何天祺中医疗骨法

何天祺　著

人民卫生出版社
·北　京·

图书在版编目（CIP）数据

何天祺中医疗骨法 / 何天祺著 . -- 北京 ：人民卫生出版社，2025. 11. -- ISBN 978-7-117-38889-4

Ⅰ. R274. 2

中国国家版本馆 CIP 数据核字第 20258W9V67 号

何天祺中医疗骨法

He Tianqi Zhongyi Liaogufa

著　　者：何天祺
出版发行：人民卫生出版社（中继线 010-59780011）
地　　址：北京市朝阳区潘家园南里 19 号
邮　　编：100021
E - mail：pmph @ pmph.com
购书热线：010-59787592　010-59787584　010-65264830
印　　刷：三河市宏达印刷有限公司
经　　销：新华书店
开　　本：889 × 1194　1/16　**印张：**44　**插页：**6
字　　数：1301 千字
版　　次：2025 年 11 月第 1 版
印　　次：2025 年 11 月第 1 次印刷
标准书号：ISBN 978-7-117-38889-4
定　　价：198.00 元
打击盗版举报电话：010-59787491　E-mail：WQ @ pmph.com
质量问题联系电话：010-59787234　E-mail：zhiliang @ pmph.com
数字融合服务电话：4001118166　E-mail：zengzhi @ pmph.com

何天祺教授简介

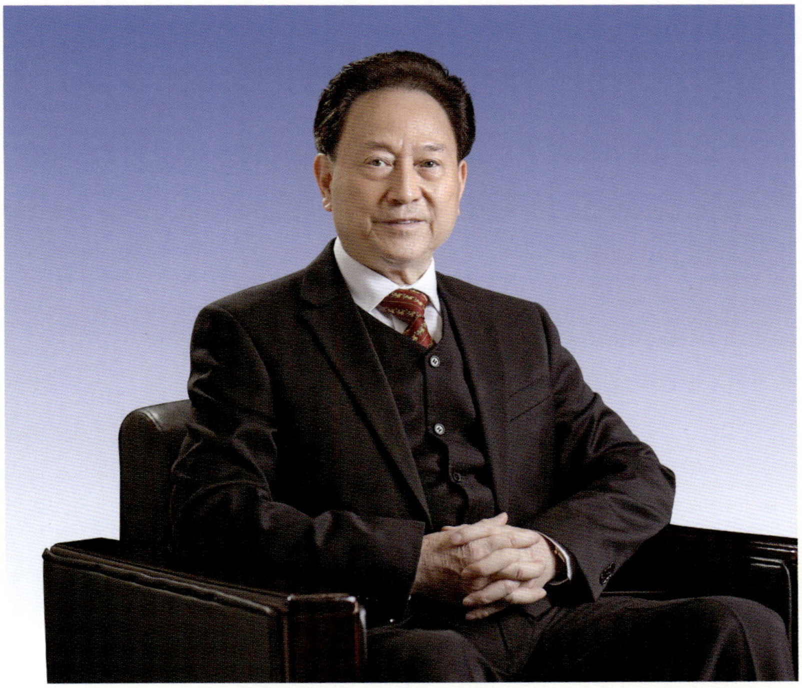

何天祺，生于蒙古族医武世家，自幼随其父名医大家何仁溥行医，系何氏骨科第五代嫡系传人。全面继承和发展了何氏骨科流派的整套医理、技术和祖传秘方，并著书立说。首创“何天祺传统中医药疗骨法”，先后入选成都市、四川省非物质文化遗产名录。

创办四川何氏骨科医院并任院长，曾任成都中医药大学客座教授，美国纽约东西中医药针灸联合会客座教授，马来西亚中医总会名誉教授，俄罗斯科斯特罗马市何氏医疗中心高级顾问。

享受国务院政府特殊津贴，先后获得国务院“全国先进工作者”、国家卫生健康委“全国卫生文明建设先进工作者”、四川省“十大名中医”、四川省“职工劳动模范”、四川省中医药科学院“终身成就专家”等荣誉，连续三届担任中共四川省委、四川省人民政府科技顾问团顾问。

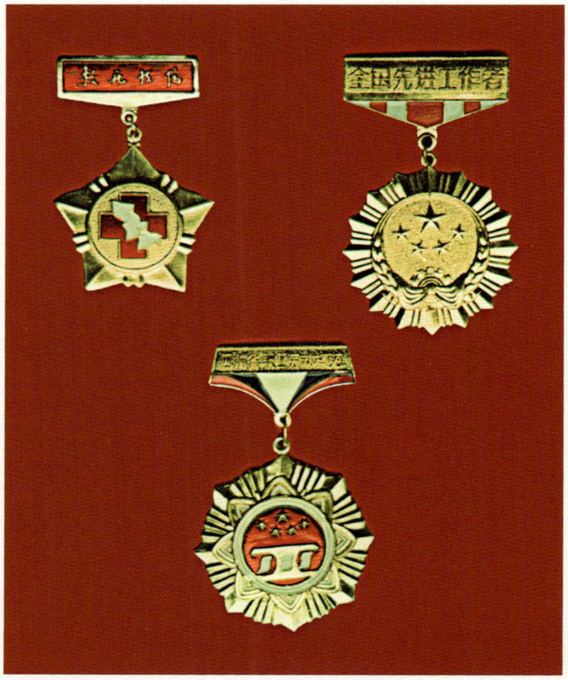

国务院、卫生部、四川省人民政府颁发的奖章

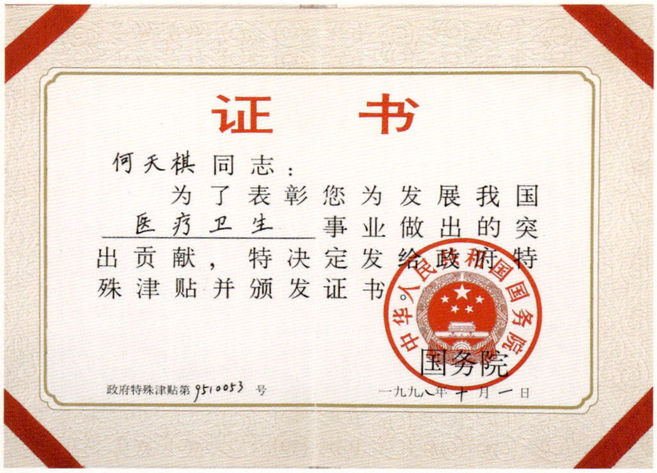
证　书
何天祺同志：
为了表彰您为发展我国
医疗卫生事业做出的突
出贡献，特决定发给政府特
殊津贴并颁发证书。
中华人民共和国国务院
国务院
政府特殊津贴第 9510053 号

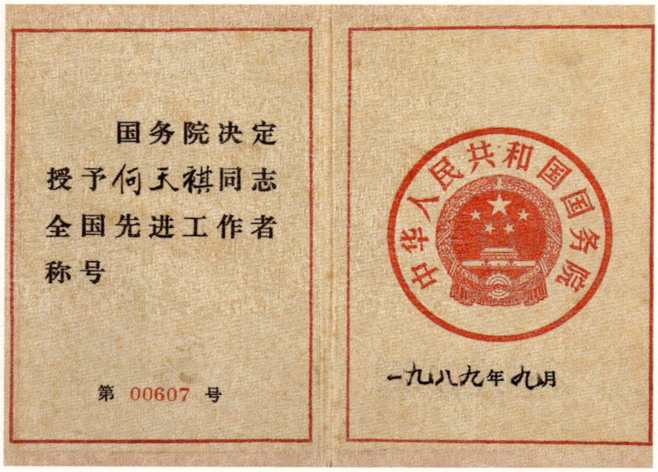

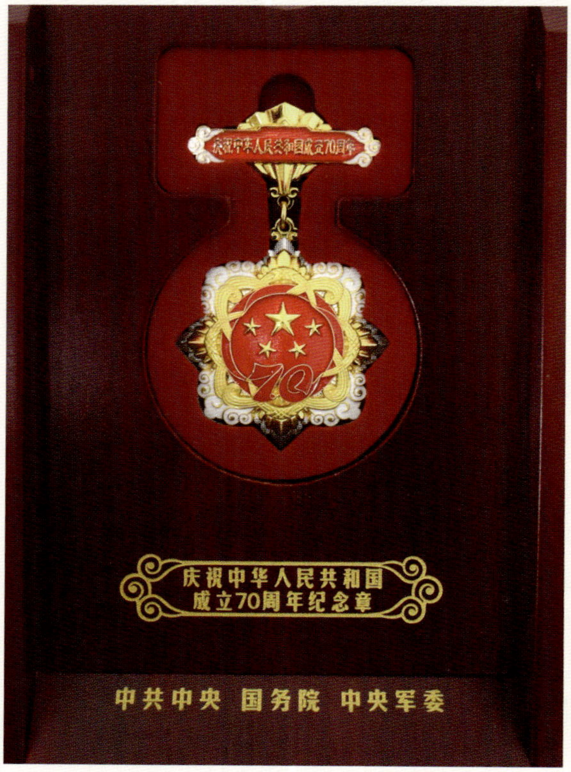
庆祝中华人民共和国
成立70周年纪念章
中共中央　国务院　中央军委

中共中央　国务院　中央军委 2019 年颁发的
庆祝中华人民共和国成立 70 周年纪念章

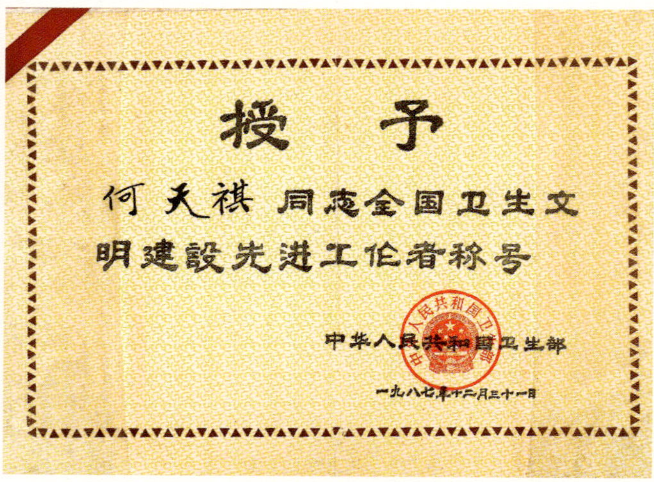
授　予
何天祺同志全国卫生文
明建設先进工作者称号
中华人民共和国卫生部
一九八七年十二月三十一日

何天祺教授获得的部分荣誉（一）

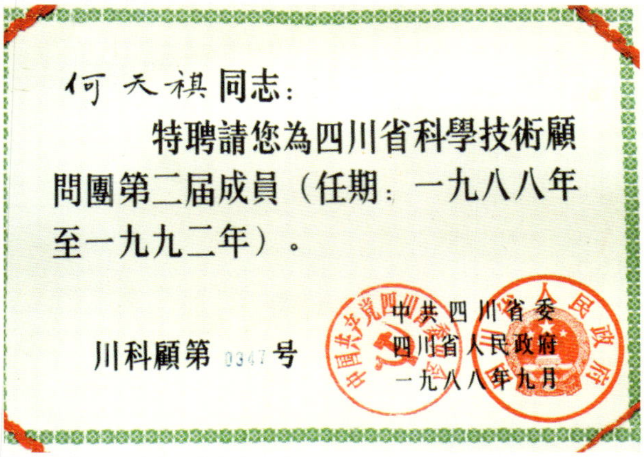

何天祺同志：

特聘請您為四川省科學技術顧問團第二届成員（任期：一九八八年至一九九二年）。

川科顧第 0347 号

中共四川省委

四川省人民政府

一九八八年九月

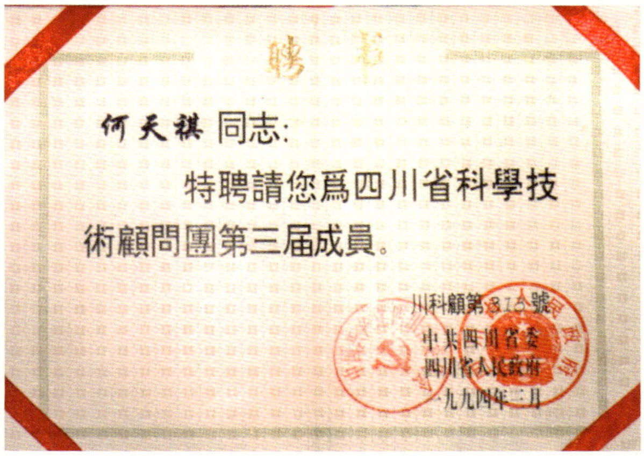

聘書

何天祺同志：

特聘請您爲四川省科學技術顧問團第三届成員。

川科顧第　號

中共四川省委

四川省人民政府

一九九四年二月

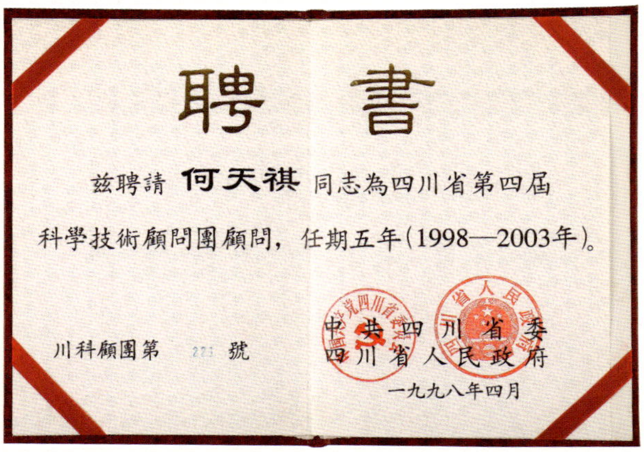

聘書

兹聘請何天祺同志為四川省第四届科學技術顧問團顧問，任期五年（1998—2003年）。

川科顧團第　號

中共四川省委

四川省人民政府

一九九八年四月

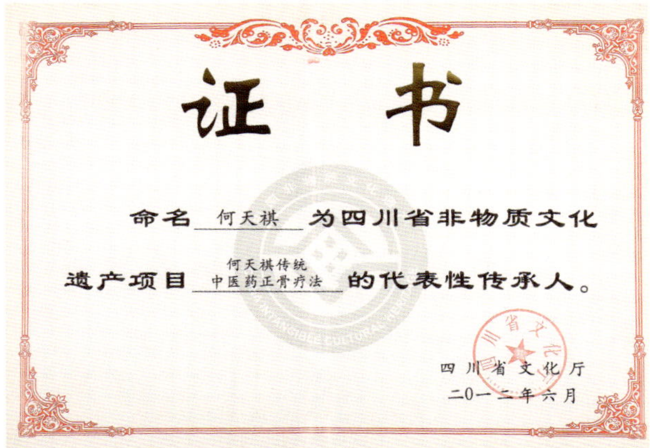

证书

命名何天祺为四川省非物质文化遗产项目何天祺传统中医药正骨疗法的代表性传承人。

四川省文化厅

二〇一二年六月

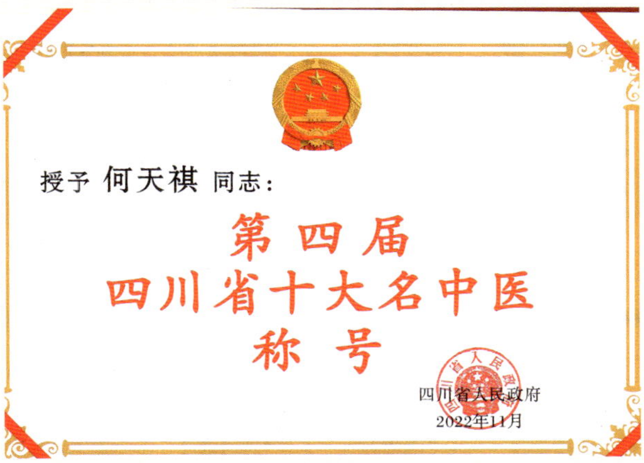

授予何天祺同志：

第四届

四川省十大名中医

称号

四川省人民政府

2022年11月

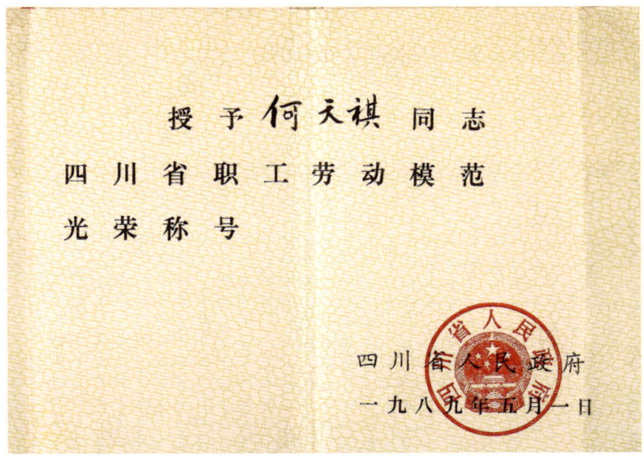

授予何天祺同志

四川省职工劳动模范

光荣称号

四川省人民政府

一九八九年五月一日

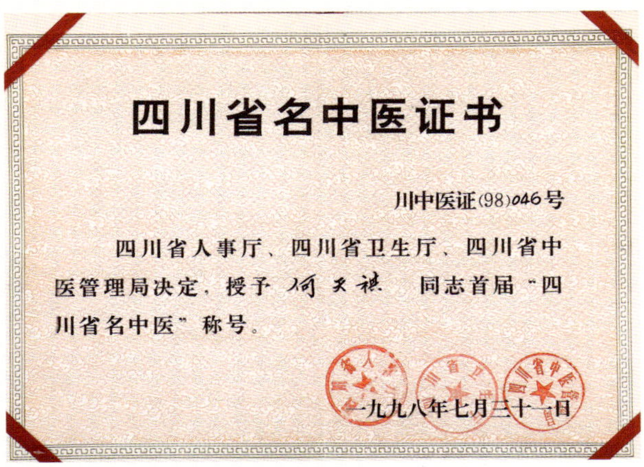

四川省名中医证书

川中医证(98)046号

四川省人事厅、四川省卫生厅、四川省中医管理局决定，授予何天祺同志首届“四川省名中医”称号。

一九九八年七月三十一日

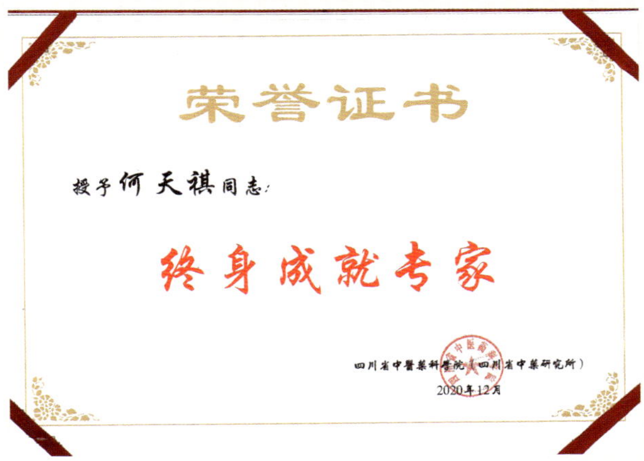

荣誉证书

授予何天祺同志：

终身成就专家

四川省中醫藥科學院（四川省中藥研究所）

2020年12月

何天祺教授获得的部分荣誉（二）

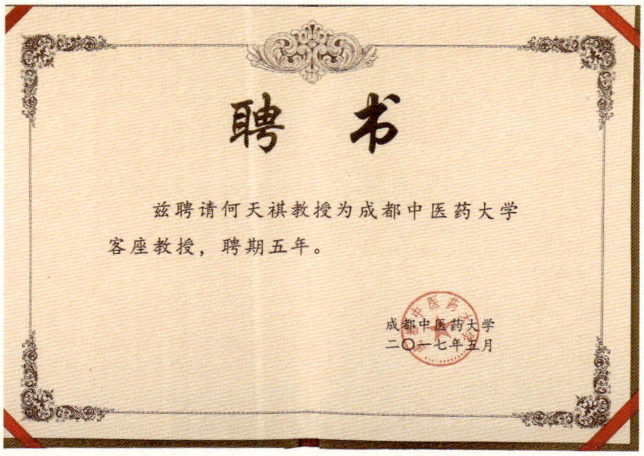
聘书
兹聘请何天祺教授为成都中医药大学客座教授，聘期五年。
成都中医药大学
二〇一七年五月

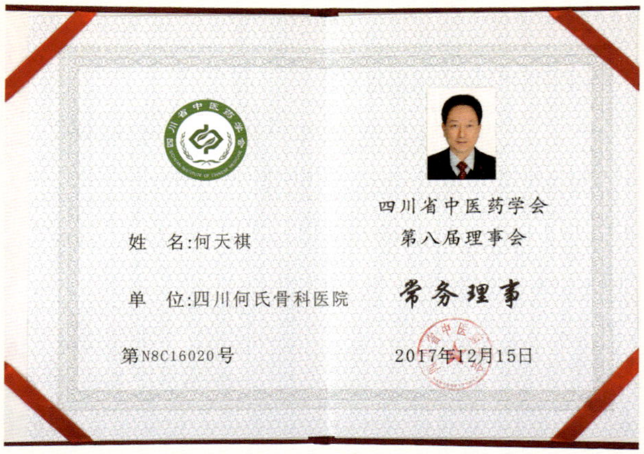
姓 名:何天祺
单 位:四川何氏骨科医院
第N8C16020号
四川省中医药学会
第八届理事会
常务理事
2017年12月15日

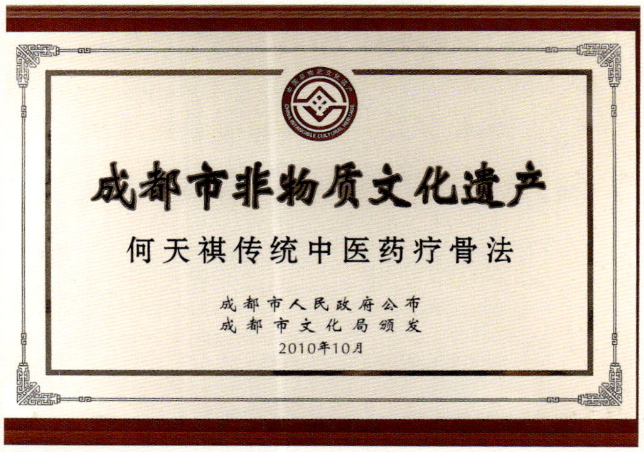
成都市非物质文化遗产
何天祺传统中医药疗骨法
成都市人民政府公布
成都市文化局颁发
2010年10月

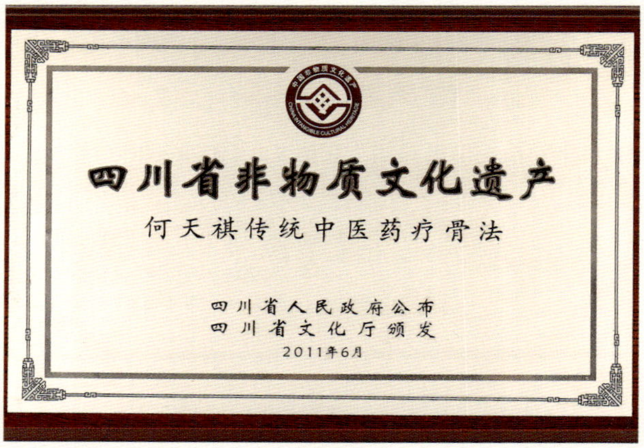
四川省非物质文化遗产
何天祺传统中医药疗骨法
四川省人民政府公布
四川省文化厅颁发
2011年6月

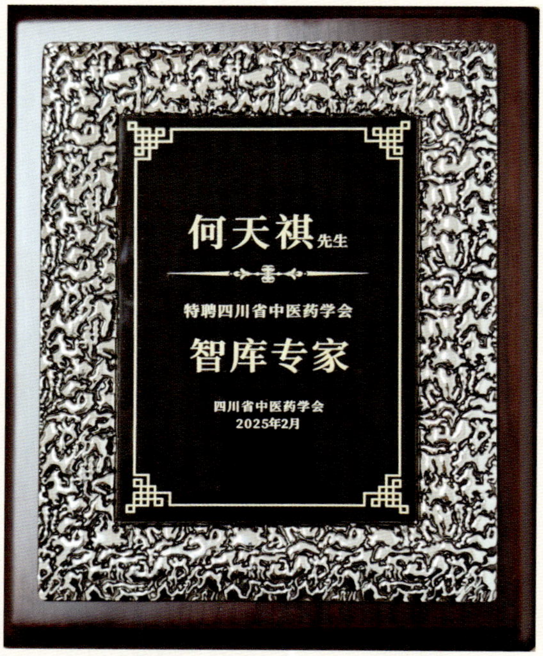
何天祺先生
特聘四川省中医药学会
智库专家
四川省中医药学会
2025年2月

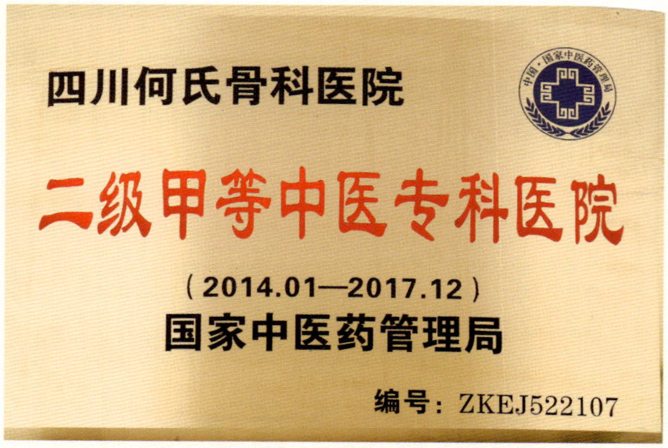
四川何氏骨科医院
二级甲等中医专科医院
（2014.01—2017.12）
国家中医药管理局
编号：ZKEJ522107

何天祺教授获得的部分荣誉(三)

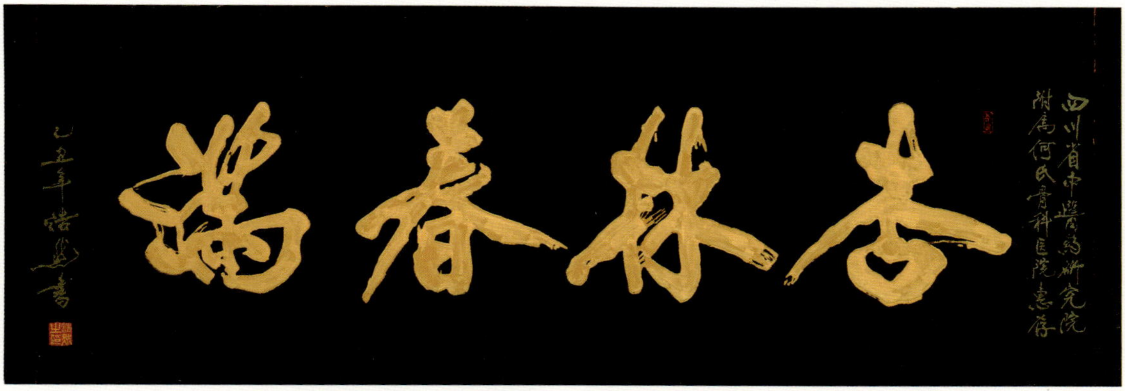

何天祺教授治愈周浩然(原四川大学教授、著名书法家)疑难骨伤骨病后,周浩然赠送牌匾

人民日報
海外版
PEOPLE'S DAILY (OVERSEAS EDITION)
1987年10月29日 星期四 丁卯年九月初七 第851號 (代號1—96)

國際·體育 1987年10月29日 星期四 第六版

運動員感激他
—— 記天府名醫何天祺

四川省各運動隊正在緊張地準備參加全運會，成都市中華何氏骨科大夫何天祺住處也繁忙起來，他正在爲運動員治傷治病，使他們以最佳的身體狀態參賽。乒乓球選手陳龍燦請他治手傷，其他球類、田徑等也有運動員前來診治。

何天祺在運動員心中威信很高，誰受了傷都希望能得到他的診治。不管是骨傷還是骨病，都要找他看。多少年來，何大夫用他那雙神奇的手，治癒了許多骨傷病人，爲運動員創造好成績作出了貢獻。我國著名短跑運動員余維立在一次比賽中跟腱斷裂，疼痛難忍，大家都感到已沒有希望拿獎牌了。誰知何天祺大夫往他腿上推拿按摩，再擦上一點藥，不久他就好了並一連奪得兩塊獎牌。在場的運動員高興極了，說何大夫的手是一雙神手。

一九八五年，四川省技巧運動員吕娟要代表祖國去參加波蘭國際技巧邀請賽，可惜她的右膝不幸受重傷，連走路都困難。何天祺大夫得知後，馬上爲其診治，使她很快痊癒。吕娟很感動，表示一定要取得好成績來感謝何大夫。結果，她以精湛的技藝奪得金牌。

何天祺給運動員治病有自己的絕招和祖傳秘方。他善於氣功，推拿、按摩能發出外氣，所以治癒率極高。據初步統計，三十年來他治癒了三十萬骨傷病人，其中包括關節部位複雜骨折、脊柱骨折、跟腱斷裂、骨髓炎等疑難重症。

何天祺取得很大的成績，受到了中央領導同志的讚揚。但他從不驕傲，總是那樣不分晝夜地工作。一封封表揚信，表達了對他的感謝。在第六届全運會前，許多傷癒歸隊的運動員更是對他感激不盡。

（黃 新）

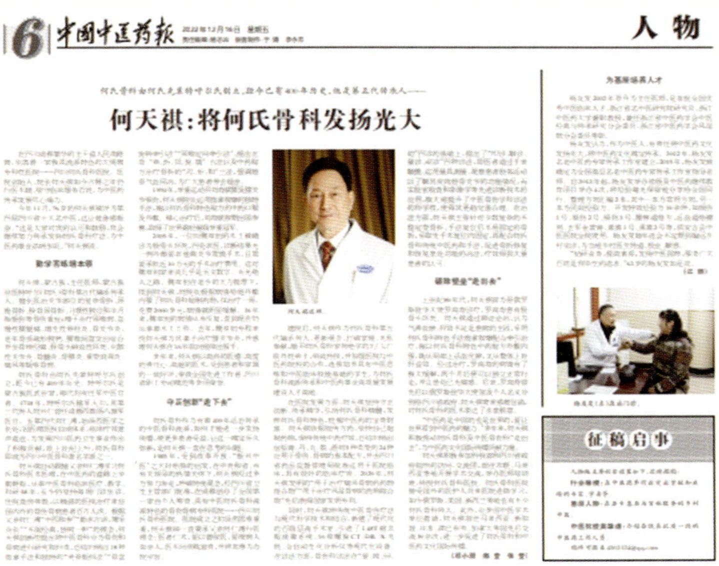

部分媒体对何天祺教授的报道(一)

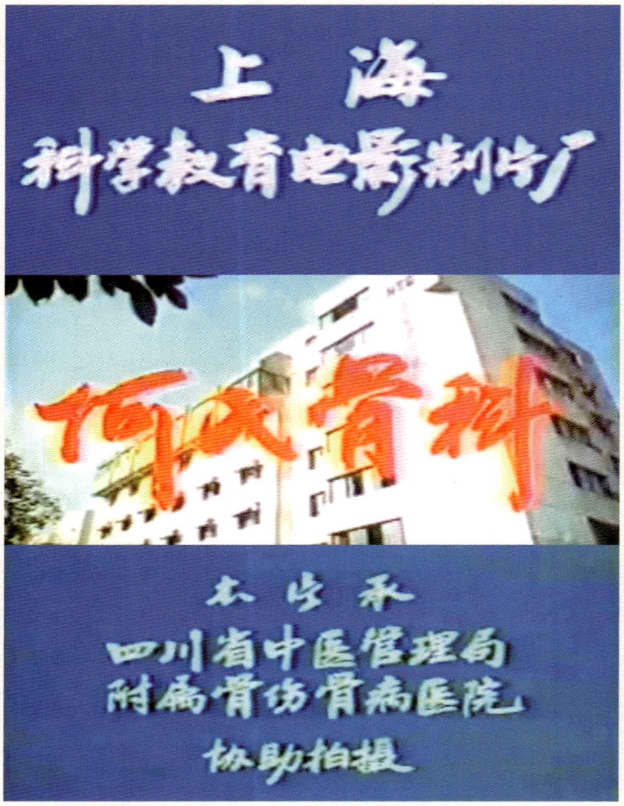

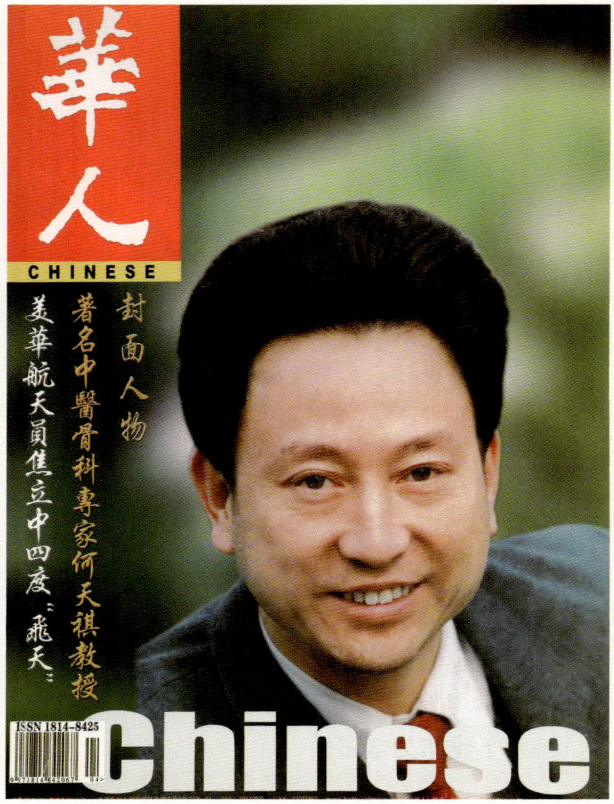

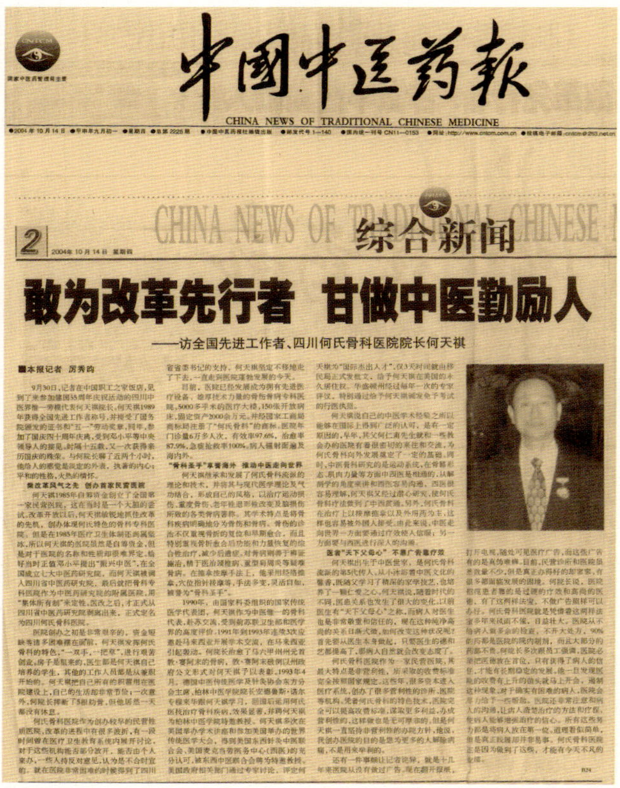

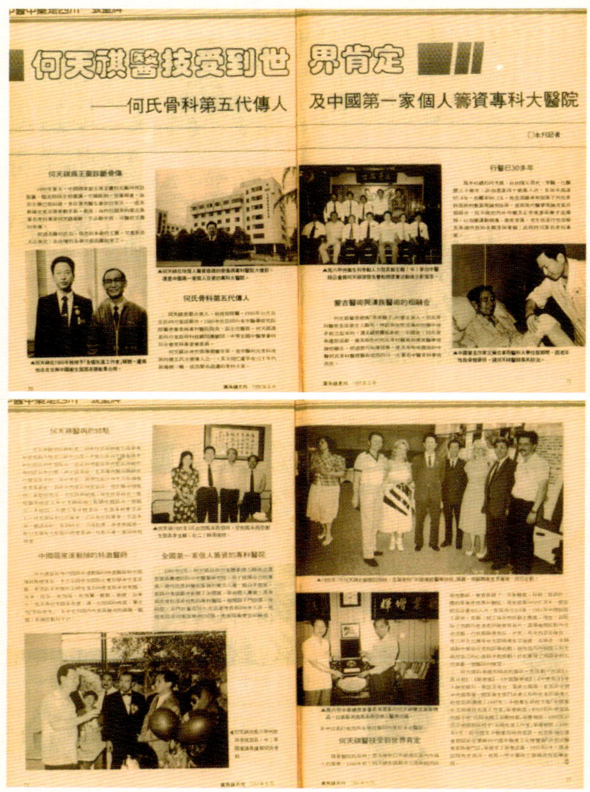

部分媒体对何天祺教授的报道(二)

内容简介

本书分为骨伤、骨病两卷，共二十五章。作者将中医药学与现代骨科医学相结合，系统全面地阐述了何氏中医骨科的学术特色，包含常见骨伤、骨病的临床表现、临床综合诊断与鉴别诊断要点，既阐发了何氏中医骨科祖传经验，又凝聚了作者几十年的临床体会和学术见解。

骨伤卷从学术源流、历史传承、特色理论、传统手法、习用本草、实用方剂等方面，详细阐述了何氏骨科对于骨折、脱位与关节紊乱、筋伤等治疗的理论和技术特色。骨病卷按照骨病、先天骨疾患、骨肿瘤分类阐述。全书重点介绍了对各类骨伤、骨病的认识、诊断、辨证论治、康复期治疗，并结合针灸、按摩等特色治疗，体现了何氏骨科的实用特色。

全书叙述条理清晰，资料翔实可靠，且以图文并茂的形式增强可读性，始终聚焦实用导向，能切实满足临床与学习需求。其适用范围广泛，既可供骨科及相关科室各级临床医师、全科医生参考借鉴，也适合医学院校学生作为学习用书使用。

包克新教授序

上下数千载，纵横几万里，中华医药源远流长，遍布四海，其中不乏传统特色医药技术，何氏骨科就是其中一枝炫目的奇葩。何氏骨科第五代嫡系传人何天祺医师从事中医骨科医疗事业六十余载，他全面继承了早在20世纪30年代就在中医骨科领域闻名遐迩的中医骨科大家何仁溥先生创立的何氏骨科流派理论和技术精髓，并与现代医学理念相结合，以内服外用药及独特的正骨推拿按摩手法为主要手段，治疗骨科范畴内的各类骨与软组织损伤及疑难骨病，疗效显著，治愈率高，患者遍及海内外。

除了临床上的成就，何天祺医师还培养了海内外大批的中医骨科人才。"何天祺传统中医药疗骨法"分别被四川省及成都市列为非物质文化遗产。为了进一步传播何氏骨科的理论与经验，《何天祺中医疗骨法》一书终于付梓。从该书所阐述的内容中，我们不难发现何氏骨科具有以下特点：

1. 内治与外治结合 中医疗法分内治与外治两大法，"毒药攻其中，镵石针艾治其外"。何氏骨科坚信人体是一个有机联系的整体，认为经络外络肢节，内属于脏腑，如果肢体受到任何外伤，皮肉筋骨固然首当其冲，遭受损伤，但气血亦必然同时受到损害，可形成气滞或血瘀，从而阻滞筋脉引起疼痛，并往往波及脏腑，出现脏腑功能失调的证候。故何氏骨科强调在治疗中将内治与外治密切结合，根据伤情或病情，或仅给予内服药，或仅施予外敷药或外用手法，或内服药与外敷药及外用手法同施，视患者的情况灵活应变，恰到好处。

比如，对骨折的处理，在手法复位固定的基础上，结合药物内服或外敷治疗，内外合治的协同作用可加快骨折的愈合，减少并发症的产生。对骨折初期、中期、后期的治疗，内治之药物方面采用不同的药方，因"固定之方，不能应万变之疾"，故遣方用药强调一个"活"字，视具体伤病而论治。外治之疗术方面则酌情选用药浴、矿泉浴、罨敷、灸法等。"当辨筋伤骨伤，气伤血伤。孰轻孰重，药有轻重之别；甚或异病同治，同病异治。""局部用药，直达病所，效速而无伤阴败胃之弊。"凡此等等。

2. 整体与局部结合 何氏骨科对伤病的处理，总是全面审察，把握整体，同时突出局部，抓住重点。由于人是一个有机统一的整体，内在的脏腑与体表的形体官窍之间是密切相关的，而整个人体又受到自然环境和社会环境的影响，当人体脏腑、气血、阴阳协调和谐，能适应社会、自然界的变化时，身体便处于健康的状态；当机体不能适应内外环境的变化，无法维持机体的和谐统一时，便可能发生疾病。人体一旦罹患疾病，局部的病变可以影响全身；精神的刺激可以导致气机乃至形体的变化，脏腑的病变可以造成气血阴阳的失常和精神活动的改变等等，任何疾病都或多或少地具有整体性的变化。何氏骨科历来都高度重视"损伤"这种外力致病因素致使人体遭受创伤，除了外力作用使局部受伤外，还极有可能导致人体内部气血、经络、脏腑等隐性损伤，从而引起全身性的病理反应。

无论从病理、病位，还是从病势来看，内伤的病机均较外损伤复杂，气血、经络、脏腑都会涉及。因此，何氏骨科在临床诊断时总是从整体出发，全面审察，把握全局，同时不忘突出局部，抓住重点，提出了"全面审察，把握整体；突出局部，抓住重点"的整体与局部结合的观念。治法上"重视整体，在乎精神；落实局部，因人制宜"，在诊断与治疗上保持一致性、连续性。

例如，全面审察、把握整体的整体观念体现在对患者作全面系统的检查与诊断；突出局部，抓住重点则是结合骨伤科的特点进行细致的局部检查，通过观察患者肢体的主动活动，结合被动运动、摸法、量法、与健肢对比，诊察肢体标志线或标志点的异常改变、损伤部位的肿胀程度、有无皮肤破损、失血多少、瘀血面积、压痛轻重、功能障碍程度，以及有无骨擦音及移位程度等病痛或损伤，全面、深刻地了解病情，作出正确诊断，为进一步治疗奠定坚实的基础。在治疗上，“气血并重，以气为主”的药物配伍大法也是何氏骨科把握整体、重视局部，整体与局部统一的体现。

3. 辨证论治与辨病论治结合 辨证论治是中医学认识疾病和处理疾病的基本原则。何氏骨科在对人体疾病或损伤的认识与处理的过程中，既强调辨证论治，又讲究辨证与辨病相结合。辨证是认识疾病、确立证候的过程，是对证候的辨析，以确定证候的位置、性质、轻重为目的；论治是依据辨证的结果，根据证候来确立治法和遣方用药，或施术。辨病是对疾病的辨析，以确定该疾病的病因病理诊断为目的，从而为治疗提供依据。辨证与辨病都是以患者的临床表现为主要依据，区别在于一为确立证候，一为确诊疾病。何氏骨科通常采用问诊、触诊、望诊和听诊四种方法对病痛与伤害进行诊断，既注重“证候”的辨与治的大原则，又力求辨明疾病或伤痛的病位与病性，针对疾病治疗，以达最佳的治疗效果。例如，同一个疾病或损伤，证情不同，治疗有异，当辨证用药，辨证施法，但这还不够，当力求明确此为何病或何伤，施治则更有针对性，对预后的判断也更有把握。

辨证论治与辨病论治结合包括了在诊断上的病证结合，在治疗时的综合协调，在理论上的相互为用。病证结合就是运用西医诊断方法确定病名，同时进行中医辨证，作出分型和分期。这样就从两种不同的医学角度审视疾病，既重视病因和局部病理改变，又通盘考虑疾病过程中的整体反应及动态变化，并以此指导治疗。综合协调是指在治疗的不同环节按中西医各自的理论优选各自的疗法，不是简单的中药加西药，而是有机配合、互相补充，这样往往能获得更优的疗效。理论上相互为用是根据不同需要，或侧重以中医理论指导治疗，或侧重以西医理论指导治疗，或按中西医结合后形成的新理论指导治疗。

4. 蒙医与汉医结合 中医和蒙医都是中华民族医学宝库中不可缺少的一部分，两者既有相同的地方，也有不同的地方。蒙医虽属中医的一部分，但它与以汉医为主的中医仍有不同，两者各有特色，尤其是骨伤外科方面，蒙医积累了相当丰富的经验。中医是二元论，药理是四气五味，而蒙医基本原理是经络学，三元论，药理是五元六味。蒙医骨科之医疗手段是整骨、按摩、火烙、针灸、放血、罨法、涂敷等。医者可以根据病情特点，对症施以熏法、热蒸法、热血浸泡法、放血疗法、皮疗法、按摩疗法、酸奶疗法等措施；根据骨折及脱位部位的不同，而采取不同的整复方法。

何氏骨科源于蒙医，临床最常用的整复方法有：调整位置松弛肌肉、拔伸牵引、抖旋按压、提按端挤、夹挤分骨、成角折顶、收挤掐拿、钩引提压、伸压撑推、捋擦拔搓等10余种。蒙医传统整骨术根据肢体的特点、关节的形状及损伤的具体情况采用不同的小夹板固定，常用的固定材料有松树板、杨木板、梧桐板、牛皮、牛骨及骆驼骨等。按照蒙医传统整骨术，自患者发生骨折起至骨折完全愈合为止，这段时期一般都要对患者进行按摩治疗以加速疾病的痊愈。在骨折的不同部位及不同时期，采用的按摩手法也有所不同。临床常用的手法有捋法、擦法、摩法、揉法、摆法、擦法、振法、推法、拿法、捏法、扯法、抹法、掐法、抖法14种按摩手法。对骨折患者的护理与功能锻炼也是蒙医骨伤科治疗骨折过程中不可缺少的内容。将中医与蒙医的长处有机结合，铸就了独特的何氏骨科。

5. 传承与发展结合 一种优秀的文化或技术既离不开传承，又不能不发展，中医学也不例外。中医学从其自身独特的理论角度系统阐释了人体生理与病理的本质规律，并形成了以整体观念和辨证论治为核心的疾病防治原则与方法，在传承中持续创新发展。何氏骨科也不例外，它能够生存与发展既得益于对何氏先驱理论与技术的完整传承，又在此基础上通过融合现代医学技术实现了创新突破，发展或创造了新技术、新工艺，这正是其保持学术生命力的核心所在。例如，何氏骨科在用药方面严格遵循祖训，对祖传特殊药物坚持自己栽种、采集、炮制，效专力宏；又如，何氏骨科坚持按祖传验方选药和炼制丹药，方药独特，这都是传承的体现。同时，何氏骨科又接受当代中医骨伤科学的发展成果与生物力学的理论指导，使得何氏骨伤科学的发展具有更为科学的理论支撑。何氏骨科认为，生物力学能够帮助医者了解器官的正常功能，以及由功能的变化预示其病理改变，以便确定治疗的大法。何氏骨科将诊断学、外科学、修复学等紧密地与生物力学联系在一起，通过对人体骨骼、肌肉、关节等生物力学性能的研究，深入了解骨的微观结构与宏观力学效应的关系，阐明肌肉收缩及其生理效应，探讨骨伤科疾病的发病机制，以及验证“从肉治骨”理论的科学性。

6. 中外医学技术结合 “以铜为镜，可以正衣冠；以古为镜，可以知兴替；以人为镜，可以明得失”。中医骨科检查是通过中医的望、闻、问、切等手段和对骨、关节的特殊检查来诊断伤病的，最早的何氏骨科本属中医骨科的范畴，但随着中外文化的交流，随着西方医学的渐入，中医与西医的结合是不可忽视的大课题，现代的何氏骨科当然要结合相关的骨伤科特殊检查、神经功能检查、影像学检查、关节镜检查、骨密度仪检测、实验室检验，将所有的检查数据进行综合分析、科学归纳，然后作出最终诊断。尽管中西医结合的发展历程充满挑战，但数十年的实践成果已验证其价值，其中骨科领域的中西医结合模式因其显著疗效而获得显著认可。现代何氏骨科既是传统何氏骨科学术的守护者，又是现代西方医学文化的借鉴者。

例如，何氏骨科主张诊病“须中西合参”，尤为强调“汲取西医仪器检测之长处”，但同时须结合临床症状细审，“不可依赖仪器”。在临床上，随着医学科学的不断发展，各种检查手段越来越先进，体层摄影、立体摄影、放大摄影、应力下摄片、关节造影、血管造影、脊髓造影、计算机体层成像（computer tomography，CT）、磁共振成像（magnetic resonance imaging，MRI）、放射性核素检查等已广泛地应用于何氏骨科；而何氏骨科同时又强调，尽管X线、CT、MRI等检查能提供令人信服的影像学资料，但临床诊断和治疗效果的评估仍需要结合临床检查的病理信息才能确定。临床物理检查方法对骨科医师来说仍然是最基本、最可靠的诊断手段和方法，骨科物理检查在临床诊断中占有很重要的地位。因此，熟练掌握物理检查方法和临床基本操作是何氏骨科医师的必修基本功。

《何天祺中医疗骨法》即将由人民卫生出版社正式出版。在众多中医药特色技术书籍中，该书以独特的理论体系和临床价值独树一帜，堪称当代中医骨伤领域的重要著作。我们深信，这部凝聚何氏骨科百年智慧的学术专著，必将为促进中医药国际传播作出重要贡献。

美国《中医科学》杂志总编辑
美国传统医药学研究院院长
加州中医针灸师联合公会会长
韩国东国大学洛杉矶分校教授
包克新博士
二〇二四年三月二十八日

陈西灵教授序

——发展中国传统医学　推动中医骨科研究

医成骨圣古来稀，良方济世合天机。
弘扬中华国粹者，菩提仁心致臻诚。

中国是个古老而神奇的国度，有着悠久的历史和璀璨的文化，而中医是中国国粹之一。何天祺主任医师作为中国四川省卓有成就的中医学杰出代表，其新作《何天祺中医疗骨法》专著即将付梓，邀我写序，我乐见其成，欣然接受。

何天祺主任医师是首届四川省名中医。他 1946 年出生于祖传儒医世家，自幼随父学医，从事中医骨科医疗事业数十载，是何氏骨科第五代嫡系传人。他从基层医师做起，直至在医院任院长，在半个世纪的临床实践中，获得了丰富的医学知识，不仅有中医方面的理论和实践功底，又学习和积累了现代医学的知识，为推进中医药现代化发展，促进中西医结合医学的理论体系的构建，作出了巨大的贡献。

何天祺主任医师以高度的历史使命感和社会责任感，创办了四川何氏骨科医院。他始终如一，采纳中西医两者之长，优势互补，走中西医结合之路。何天祺主任医师虽已进入古稀之年，但仍以旺盛的精力，勤于学习，善于思考，勇于实践，着眼创新。其新作《何天祺中医疗骨法》，具有完整的理论体系和临床实践体系，其核心内容是采用现代的科学技术和方法研究中医，把分析与综合、局部与整体紧密地结合起来，达到遵古而不泥古、发展而不离宗。相信何天祺主任医师所著《何天祺中医疗骨法》的出版，必将为中国中医药现代化和中西医结合医学理论的形成和发展作出独特的贡献。

是为序，并以此为贺。

美国纽约东西中医药针灸联合会会长　陈西灵医师

2023 年 1 月 15 日

胡云洲教授序

何天祺主任中医师，出生于祖传儒医世家，自幼随父学医，从事中医骨科医疗事业数十年，是何氏骨科第五代嫡系传人。他全面继承和发展了何氏骨科流派的整套理论和技术，并与现代医学相结合，其内外用药、正骨推拿按摩手法独特。擅长医治四肢复杂骨折、脊椎骨折、股骨颈骨折、半月板损伤等骨伤重症，以及颈椎病、慢性腰腿痛、骨质疏松脱钙、腰椎间盘突出症、股骨头缺血性坏死、骨髓炎、痛风等疑难骨病。至今诊治患者达60余万人次，疗效显著，治愈率高，患者遍及全国及海外，培养出海内外大批中医骨科人才。“何天祺传统中医药疗骨法”，分别被四川省、成都市列为非物质文化遗产。何天祺主任中医师被授予“全国先进工作者”、四川省“职工劳动模范”、首届“四川省名中医”等称号，为四川省委、省人民政府科技顾问团顾问，四川省中医药高级职称评审委员会评审专家，中国四川国际文化交流中心理事会理事，享受国务院政府特殊津贴，任四川何氏骨科医院院长、四川何氏骨科研究所所长、成都中医药大学客座教授，美国纽约中医学院客座教授、美国纽约东西中医药针灸联合会客座教授、马来西亚中医总会名誉教授。

《何天祺中医疗骨法》全面系统地总结了何氏骨科对骨伤与骨病的诊治经验，实现了传统中医骨伤科与现代骨科的有机融合，是传统经验与现代科学技术的创新结合。本书立足临床实践，理论联系实际，图文并茂，深入浅出，兼具科学性、实用性与可操作性，有助于中医骨科医师和全科医师提高临床诊治水平，亦可供中医系统医疗、教学和科研人员参考。

四川大学华西医院骨科教授　胡云洲

2024年9月于成都

杨殿兴教授序

四川素有“中医之乡、中药之库”的美誉，在独特的自然条件、深厚的社会文化积淀和长期的历史传承中，历代名医辈出，学术繁荣，流派纷呈，中医药文化源远流长。

成都地区荟萃了川派中医药的精华，就骨科而言，现存最具代表性的有四大流派，即杜氏骨科、郑氏骨科、杨氏骨科和何氏骨科。

何氏骨科由何氏先辈特呼尔氏创立。特呼尔氏系蒙古族医武世家，蒙古族是马背上的民族，人民擅长骑射，加之清代当时连年战争，骨伤骨病之人尤多，何氏先祖每代均有人在军中担任军医官，经过刻苦钻研，实践探索，代代相传，终于形成了具有蒙汉特点的何氏骨科流派。

何天祺主任中医师，为何氏骨科第五代嫡系传人，自幼随其父——著名骨科专家何仁溥先生学医，从事中医骨科医疗事业数十年。享受国务院政府特殊津贴，曾荣获“全国先进工作者”、四川省“职工劳动模范”等称号，获评为四川省名中医，现为四川何氏骨科医院院长。

何天祺先生全面继承和发展了何氏骨科流派的特长，并与现代医学相结合，注重内外用药，尤重正骨推拿，手法独特。擅长治疗脊椎骨折、股骨颈骨折、半月板损伤等骨伤重症，以及股骨头缺血性坏死、骨髓炎、痛风等疑难骨病。疗效显著，影响广泛，患者遍及全国及海外。“何天祺传统中医药疗骨法”分别被四川省、成都市列为非物质文化遗产。

《何天祺中医疗骨法》一书，是对何氏骨科流派的总结和发展，凝聚了何天祺先生致力于传承发扬何氏骨科流派的心得体会和学术智慧。全书从理论到临床，详细地介绍了何氏骨科的渊源和特色，介绍了何氏骨科的正骨手法和推拿手法，以及何氏骨科的常用药物，对有治疗特色的骨折、脱位、关节紊乱及一些疑难骨病进行了详细的论述，书中还特别注重中医与西医相结合、内治与外治相结合，药物治疗与非药物治疗相结合，全书配图800余幅，深入浅出，通俗易懂，图文并茂，可法可师。

本书既是何天祺先生的心血之作，也是何氏骨科的经验总结。本书的出版发行，必将丰富川派中医药的学术思想，并将嘉惠于医道同仁。乐于推荐，爰之为序。

中华中医药学会副会长
四川省中医药学会会长
成都中医药大学博士研究生导师、教授
杨殿兴
2024年9月于成都雅兴轩

自 序

《何天祺中医疗骨法》历经五年精心打磨，终告付梓。此刻，真是百感交集，如释重负，甚感欣慰，因为在中医骨科典籍这块瑰丽的宝库中，又增添了“何氏骨科”这一崭新的篇章。

1946年10月，在川西风格的一座小院——成都市柿子巷19号，迎来了我生命的起点。小院大树下，这块自幼随父习武学医之地，永远镌刻在我的记忆里。更难忘的是，在学校读书之余，我在古色古香的诊室里担任父亲助手的那些岁月。

何氏骨科，起源于蒙医学，系先祖特呼尔氏创立的蒙医骨科，经先辈数代人的传承、实践、研究和发扬后，名扬巴蜀。在清代，何氏先辈多人就以蒙八旗军医官的身份随军征战，在融合满、汉文化的过程中，何氏骨科得以在传承中不断丰富和发展。

家父何仁溥是何氏骨科第四代传人，他不仅融合了蒙古族、满族、汉族传统骨科及武学精髓，还曾在位于成都春熙路北段的基督教青年会学习英语，后经该会推荐进入华西协合大学医院（今四川大学华西临床医学院）学习西医。他曾拜当时的满、蒙、汉骨科名家如开长斋、春三爷、徐寿仙等人为师，学习各族骨科精华。同时，他承袭何氏骨科医武一体的传统，不仅精研何氏武功，还向当时巴蜀的武学大师学习武术，博采众长，经过不懈努力，成为巴蜀乃至全国的骨科名家，且自成一派，被公认为何氏骨科的集大成者。

家父不仅医术精湛，而且医德高尚。他常常告诫我们，医者仁术，要以德驭医，要视患者如亲人。医不问贫贱富贵，凡来就医的患者，有钱要治，没钱的也要治。家父一生行医都秉持这些准则。我印象最深的是1956年家父为东大街妇女汪琳治疗化脓性髋关节炎和股骨骨髓炎的情景。患者此前已辗转求医三年未愈。家境贫寒，骨瘦如柴，甚至萌生轻生念头，经人介绍求助于家父，家父不仅免费为其治疗数月，更以精湛医术使其痊愈。康复后的汪琳得以进入成都自行车厂工作，此后每年必来给家父拜年，感谢家父的救命之恩。这段往事深深烙印在我童年的记忆中。家父就是这样形成了自己的行医风格——行医不挂牌，诊所也不设任何标志，但医德医术仍然不胫而走，来求医者络绎不绝。

家父一生不仅继承了何氏骨科祖传医术，且治学严谨，兼收并蓄中外各家同行精华，勤于实践，建立起了以独特的理、法、方、药为基础的何氏骨科学派。他著有《特呼尔正骨手法》《无暇斋正骨经验》《仁济医话》等骨科专著，并谨遵祖训，将何氏骨科仅传予我大哥何天祥、四哥何天佐与我三人。

为培养我们三兄弟，家父可谓呕心沥血。何氏骨科的重要特点之一，便是要求医者自身必须具备武学功底，方能将何氏骨科的推拿与正骨手法学好。家父强调“手法如书法，手到，心到，气到，才能心手合一，运用自如”，要做到“气沉丹田，力透肱腕，劲达指端，视之不见，触之如电”。为此，我六岁起便随家父习武，从扎马步、推掌、打沙包、劈麻杠等基本功，到学习拳法套路、举石锁、举石蛋（石杠铃），乃至练刀棒，习剑术，日复一日勤练不辍。无论刮风下雨、酷暑严寒，训练从未间断。与同龄人相比，我的确吃了不少苦，但却为以后的行医打下了坚实的基础，且有助于强身健体，延年益寿。

家父对我们的医理学习也抓得很紧。我从十三岁开始，便在他的亲自指导下进行中医骨科理论的系统学习。我先后研读了家父珍藏的《特呼尔正骨手法》《无暇斋正骨经验》《仁济医话》《寿世验方》《寿世新方》《经穴图解》《徐评外科正宗》《瑞竹堂经验方》《蒙古秘史》《蒙药正典》《回回药方》《黄帝内经》《骨科学》《临床骨科学》《X线诊断学》等古今医学著作，还研习了国内骨科前辈学者如伊桑阿、甄志亚、缉尔济、危亦林、薛己、赵珍泉、黄家驷、孟继懋等和国外一些骨科专家的经典著述,从而为后来的从医生涯奠定了理论基础。

家父还特别重视我们临床实践的学习。自十三岁起,我每日完成学校的功课后,就必须到他的诊室观摩他对患者的诊断和治疗过程。他不仅给我们讲解各类骨伤骨病的临床表现、X 线片判读要点、诊断和鉴别诊断思路,更着重传授治疗方案的选择、治疗过程及对预后的分析。至十八岁高中毕业时,我已能在家中独立行医。

继承何氏骨科医术,成为悬壶济世的医者,既是家父对我的殷切期望,亦是我自幼立下的志向。然而,在 20 世纪 60 年代中期至 70 年代中期的特殊历史时局下,家父被剥夺行医资格,毕生珍藏的医学典籍与手稿散佚殆尽,我也被安排到成都市房建公司当工人。不久,工友们闻知我是成都骨科大家何仁溥之子,纷纷找我帮他们治疗骨伤骨病。我谨记家父仁心仁术的教诲和悬壶济世的理念,在业余时间义务为大家施治。家父得知此事,非常高兴,更是夜以继日地将其行医经验传授给我。我也利用工作之余,加紧阅读当时能找到的医学典籍和理论书刊。不久,公司把我安排到本单位卫生所做中医骨科医生,我终于得偿所愿。1969 年,家父在弥留之际,把我们几兄弟叫到他床前,嘱咐我们,一定要把何氏骨科发扬光大,更好地造福百姓。家父的临终嘱托,成了我终身的奋斗目标。

何氏骨科起源于内蒙古,形成于运动征战之中,医武结合,对治疗运动损伤有独到之处。其特点之一就是在治疗的过程中除治愈伤病外,还能很好地恢复伤病部位的功能和力量,这一特点对运动员具有重大意义。此外,何氏骨科疗法对于某些伤病有治愈的时间短、见效快的优势,对于有些伤病甚至能达到立竿见影的效果。1975 年,我被推荐到四川省体育局太平寺训练基地任骨科医务室主任,为第三届全国运动会的运动员疗伤。我充分发挥何氏骨科的特点治疗骨伤,取得了很好的效果。1987 年世界举重锦标赛备赛期间,中国举重健将刘寿斌在训练中不慎发生腰、膝关节损伤。因临近比赛,领导、教练员都非常着急。我根据多年治疗运动创伤的经验,并针对他的体质和伤情,制订了治疗方案,运用独特的何氏骨科手法推拿按摩,疏通气血、经络,通利关节,辅以用祖传药方配制的药物外敷,精心治疗一周后,刘寿斌的病情得到了缓解和控制,两周后即伤病痊愈,恢复了训练。在第 41 届世界举重锦标赛上刘寿斌取得了最轻量级抓举冠军,成为当时中国举重史上最年轻的世界冠军。当五星红旗在主赛场上升起时,他激动得流出了眼泪。回国后,他手捧金杯,特地来医院向我表示感谢并合影留念。1981 年,我作为特约医生随中国棒球队访问日本,中国队的主投手赛前感觉左臂剧烈疼痛,领队十分着急。我用何氏特制药酒和特有的手法为其推拿按摩,配合外敷中药治疗,使他第二天就重返赛场。我曾担任过第三、四、五届全国运动会为运动员疗伤的医生,并被国家体育总局聘为国家棒球队、国家女子曲棍球队的特约医生。后来,训练基地附近的居民患有骨伤骨病时也找上门来要求诊治,随着就诊患者的增多,我常常忙得没有吃饭的时间。为了更好地为广大患者治病疗伤,训练基地采纳我的提议,为我配置了助手,并选择合适的学员进行培训。这一做法,打破了何氏骨科只在族内传承的传统模式,把何氏骨科带上了一个更加广阔的平台。

1982 年,在邓小平同志“振兴中医”重要指示的推动下,四川省成立了四川省中医药研究院(现四川省中医药科学院),为引进中医专家,将我调入该院。为实现家父将何氏骨科发扬光大、造福百姓的遗愿,在中央及省市领导的关心与支持下,经四川省卫生健康主管部门批准,我创立了全国首家由个人筹资、具有何氏骨科流派特点的专科医院——四川何氏骨科医院。医院成立之初虽然困难重重,但我始终秉承家父的行医理念:医者仁术,以德驭医,视患者如亲人,医不问贫贱富贵。坚持医院的非营利性质至今,并将其尊为办院宗旨。作为一名少数民族中医工作者,数十年来,我在平凡的岗位上治病救人,获得了广大患者的赞誉和媒体的宣传报道。党和国家给了我很高的荣誉,我曾受到邓小平、江泽民等党和国家领导人的接见。我积极开展国际交流与合作,以中国传统中医药学者身份出访美国、俄罗斯、德国、新加坡、马来西亚等国,特别获得美国华盛顿州免予考试行医执照,并受聘成为一些大学、医疗协会的客座教授或特聘顾问。1990 年我随中国传统医学代表团访问俄罗斯,进行学术交流。在听了我的学术报告和临床演示后,该国科斯特罗马市热爱中医的沙里莫夫医生(莫斯科国立大学医学院毕业生)当即表示愿拜我为师学习何氏骨科医术。经过他一年多的努力后，终于获得中俄双方批准，来我院进修实习一年。回国后，他便在该市创办了“何氏中医医疗中心”，这是何氏骨科在国外第一所以“何氏”命名的医疗中心，成为祖国传统医学的骄傲。

为了让何氏骨科发扬光大，我做了很多努力，包括招收弟子、举办专题学术讲座，到国内外医学机构授课、发表专题论文等。我还将几十年来对何氏骨科的参悟和临床经验总结成具有鲜明特色的“何天祺传统中医药疗骨法”。该法以何氏骨科为基础，从辨证论治、正骨手法、遣方用药等方面提出了自己的独特理念。在辨证施治中，我将骨科疾患分为骨伤和骨病，将骨伤分为软伤和硬伤、新伤和陈旧伤，骨病分为劳损和外邪所致等，分类论治。治疗骨伤时注重骨位、生长、功能三者兼顾。在推拿和正骨手法上，总结出先采用“抚”“揉”“点”等轻柔手法让患者肌体放松，使其能配合治疗；将骨折整复手法总结为“牵”“折”“顶”“旋”“撬”五法；骨折复位后，采用小夹板、托板、压垫、中药实施联合夹缚治疗。初期采用“泻”法，止血、化瘀、消肿；中期采用“补”法，续筋接骨；后期采用“和”法，促进功能和力量恢复。骨病的治疗注重“因病论治，因证论治”随疾病的各异选择不同的治疗方法。在遣方用药方面，我在祖传秘方的基础上，依据临床使用效果，研制出膏、丹、丸、散、药酒各种剂型的数十种临床常用药，并运用现代方法降低或消除中药的毒副作用。在药方配伍上，从提高药物的纯净度、提高药物配方量的准确率、矫正药物不良气味等方面进行了探索。2010 年和 2011 年，“何天祺传统中医药疗骨法”先后被列为成都市和四川省非物质文化遗产。正是人民给予的这份殊荣，促使我萌生了全面、系统地向业界和世人介绍何氏骨科的想法，让更多人能够了解这一传统医学瑰宝并从中受益。为此，我历时数年查阅文献、收集资料（包括治疗案例和图片等），最终完成了《何天祺中医疗骨法》这部专著。现谨将此书呈献给广大读者，既希望为业界同仁的临床实践提供参考，更期待读者能够通过本书对何氏骨科有更加全面深入的了解。祖国医学博大精深，中华医学典籍浩如烟海，虽已“殚精极思，广事征引”，但终因学识有限，难免有疏漏谬误之处，恳请读者特别是学界同仁不吝指正。

何天祺

2024 年 3 月

前　言

《何天祺中医疗骨法》一书是由蒙古族特呼尔氏祖传何氏骨科第五代传人何天祺所著。作者自幼随父习武学医，6 岁起在父亲何仁溥的指导下修习武术，锻炼内力，13 岁时便成为父亲的助手，侍诊父亲左右，耳濡目染，积累临床经验，学习用药制剂，同时注重中西合参，医武结合，18 岁时便在家随父行医，迄今从事中医骨科临床、科研、教学工作六十余年。作为“何氏骨科”如今仍活跃在中医骨科第一线的唯一第五代嫡系传人，作者将数十年临床实践经验进行系统总结，希望把何氏骨科的医理、医技进一步理论化、系统化，让更多的人能够学习和掌握何氏骨科医技，惠及更多医者与患者。

在当代科学技术迅猛发展的背景下，探索如何运用现代科学技术推动中医学的创新发展，具有重要的现实意义。中医骨科在现代骨科的诊疗和康复领域展现出独特的优势和研究价值。为适应现代骨科学发展的新形势，正确而又全面地反映骨伤骨病的诊疗水平，作者总结自己数十年的临床经验，并参考国内外医学资料，结合近年来骨科学的前沿理论、技术和方法，在编写上注重先进性、科学性与实用性，内容上重点呈现中医骨科学及何氏骨科的实践经验，力求为广大骨科从业者和学习者提供一部兼具学术价值与实践指导意义的专业参考书。

本书分为骨伤、骨病两卷，共二十五章。上卷为骨伤卷，共四篇，第一篇为何氏中医骨伤科学概论，从学术源流、历史传承、特色理论、习用本草、实用方剂、传统手法等方面，详细阐述了何氏骨科的理论和技术特色，第二篇至第四篇为骨折、脱位与关节紊乱、筋伤。下卷为骨病卷。本书围绕骨伤、骨病，详解其认识、诊断、辨证论治与康复治疗，结合针灸、何氏骨科特色手法技法，尽显何氏骨科的实用价值。

全书叙述清楚，资料真实，图文并茂，重在实用。可供广大骨科及相关科室各级医生和全科医生参考，也可供医学院校学生学习使用。

编者

2025 年 3 月

上卷 骨 伤 卷

下卷　骨　病　卷

上卷

骨伤卷

第一篇 何氏中医骨伤科学概论

第一章 何氏骨科之源流

中医骨伤科学历史悠久，源远流长，是博大精深的中国医药学的重要组成部分。在其数千年的发展过程中，中国各民族的传统医药学也发挥了积极的推动作用，而医药独特、经验丰富的蒙古族骨伤科诊疗技术，在中医骨伤科学的发展史上占有突出的地位。何氏骨科起源于蒙古族传统骨伤科，与蒙医学有着密切关系。据《成都满蒙族志》《巴蜀史志》《成都少城史料》记载，何氏骨科由何氏先辈蒙古族特呼尔氏创立。何氏骨科作为融合蒙、满、汉医学特色的骨科流派，系统研究其发展脉络与学术渊源，具有重要意义。

第一节 源远流长骨伤科，人类初元即出现

中医骨伤科学的发展历史源远流长，通过对人类生存的历史进行研究，可以发现其发生的起源。从人类社会发展历程来看，疾病始终与人类相伴。由于外伤是威胁早期人类生存和健康的最主要因素，所以促使人们更早地开展对外伤治疗技术的探索与研究。正因如此，可以认为，骨伤科诊疗实践的发展历程几乎与人类的历史同样久远。

一、远古时期

远古时期，距今 100 多万年前，华夏大地上已有早期人类活动。当时社会生产力极为低下，我们的祖先为了维持生存，必须进行采集、狩猎、捕鱼等生产活动。在他们频繁攀爬树木、穿越山地、涉水作业时，以及在与毒蛇猛兽搏斗或部落冲突时，常常就有外伤发生。人们在长期实践中逐渐发现，在损伤疼痛处进行按压、抚摸，竟然可以减轻疼痛，缓解症状。于是，经过长期的摸索和积累，发现了一些简单的按摩理伤手法；在对受伤流血的伤口使用树叶、草茎、树皮等进行涂裹时，发现了一些止血、止痛、消肿的外用药物；骨折时，他们用树枝或树皮对患部进行包扎固定，以减轻骨折端移动带来的痛楚和不便；在烤火取暖的时候，发现陈旧损伤部位的疼痛因温热而得以缓解，由此发明了熨法和灸法。经过长期的反复实践，代代相传，形成了以治疗损伤疾患为主的没有文字记载的骨伤科学。

二、商代

商代青铜器的广泛应用推动了医疗工具的革新，金属刀针逐渐取代砭石成为主要的治疗器具，标志着我国针术的初步形成，也是骨伤科系统应用金属工具的开始。《韩非子》记载的“以刀刺骨”，表明这一时期金属刀具已用于骨伤治疗。从商代后期甲骨卜辞和器物铭文中可以看出，当时人们已经懂得用器官

位置给疾病定名,包括“疾手”“疾肘”“疾胫”“疾止”“疾骨”等骨伤科疾病。相传商代伊尹创制“汤液”,则反映了商代药物制备技术的进步,标志着方剂的诞生。

三、周代

周代,尤其是公元前 11 世纪到公元前 8 世纪的西周,是一个农业较繁盛的奴隶社会。此时社会文化、经济、科技的发展促进了医学的进步。这一时期医生分为“食医”“疾医”“疡医”“兽医”四类,这也是我国最早的医学分科。其中,疡医“掌肿疡、溃疡、金疡、折疡”,正如《周礼·天官》记载:“疡医,掌肿疡、溃疡、金疡、折疡之祝药,劀杀之齐。”这里的“疡”字即“伤”之意。疡医主治的疾病包括刀、戈、剑、戟等金属器械致伤的“金疡”(即开放性创伤),骨骼折断的“折疡”,一般外科感染包括开放性创伤感染引起红肿热痛的“肿疡”,以及肿疡溃破后的“溃疡”。此外,周代的骨伤科诊断法有较大的发展,如《礼记·月令》记载了“命理瞻伤,察创,视折,审断”四种辨识伤情轻重的方法,可以此指导治疗及判断预后,从而形成了独特的骨伤科“瞻”“察”“视”“审”四大诊法,为中医骨伤科诊断学奠定了重要基础。

四、春秋—秦汉

春秋、战国至秦汉时期,是中医学发展的隆盛时期,骨伤科学也有突出的成就。我国从奴隶社会进入封建社会,政治、经济、文化都有显著的进步,出现了“诸子蜂起,百家争鸣”的局面,促进了医学的发展,骨伤科学的基本理论亦初步形成。

1973 年,湖南长沙马王堆三号墓发掘的《五十二病方》《足臂十一脉灸经》《阴阳十一脉灸经》《阴阳脉死候》《导引图》等医学帛书,为现存战国时期的医学著作。其中,《五十二病方》记载了金伤、刀伤、外伤出血等多种外伤疾病,以及多种止痛、止血、洗伤口、祛瘢痕的治疗方法及药物;《足臂十一脉灸经》记载了“折骨绝筋”(即闭合性骨折);《阴阳脉死候》记载了“折骨裂肤”(即开放性骨折);《导引图》就已经有动作形象和文字注解,标明应用导引练功疗法治疗骨关节疾病。

《黄帝内经》是我国现存最早的一部医学典籍,较全面系统地阐述了人体解剖、生理、病因、病机、诊断、治疗等基础理论,奠定了中医理论体系。

《黄帝内经》中对人体解剖结构的认识已经达到相当高的水平,其中对人体头颅、躯干、四肢各部骨骼的长短、大小、广狭等都可标记出测量的尺寸,如《灵枢·经水》云:“若夫八尺之士,皮肉在此,外可度量切循而得之,其死可解剖而视之。”对人体的骨、脉、筋、肉及气血的生理功能都有精辟的论述,如《灵枢·经脉》以“骨为干,脉为营,筋为刚,肉为墙”的比喻,生动阐释了人体骨、脉、筋、肉的生理功能特征。《黄帝内经》所阐发的肝主筋、肾主骨、肺主皮毛、脾主肌肉、心主血脉及“气伤痛”“形伤肿”等基础理论,一直指导着骨伤科学的临床实践。《黄帝内经》对骨病的病因病机还有明确的阐述,如《灵枢·刺节真邪》曰:“热胜其寒,则烂肉腐肌为脓,内伤骨,内伤骨为骨蚀……有所结,深中骨,气因于骨,骨与气并,日以益大,则为骨疽。”《素问·痹论》曰:“风寒湿三气杂至,合而为痹也。”《素问·生气通天论》曰:“因于湿,首如裹,湿热不攘,大筋緛短,小筋弛长,緛短而拘,弛长为痿。”《素问·痿论》还将痿证分为痿躄、脉痿、筋痿、肉痿、骨痿五种痿证分别加以论述。

西汉初期,名医淳于意留下的“诊籍”记录了两例完整的骨伤科病案:一为举重致伤,一为坠马致伤,病例中不仅有主诉、病史,而且还记载了治疗经过。东汉早期,《武威汉代医简》载录治疗金疡、外伤方剂 10 余首,这些方药有止痛、逐瘀、止痉的作用,其配伍较《五十二病方》有明显的进步。《神农本草经》成书于东汉,载药物 365 种,其中应用于骨伤科的药物约达 100 种。中国著名的外科鼻祖华佗精通针灸、方药、养生,更擅长外科手术,他发明了麻沸散,可以对人进行麻醉以施行剖腹术及骨科手术等。东汉末年,杰出的医学家张仲景“勤求古训,博采众方”,总结前人的医学成就,并结合自己的临床经验,著成《伤寒杂病论》一书,这是我国第一部临床医学巨著。他在《黄帝内经》《难经》的理论基础上,以六经论伤寒,以脏腑论杂病,创立了理、法、方、药结合的辨证论治方法。虽然说《伤寒杂病论》不是一部骨伤科学方面的专著，但书中记载的攻下逐瘀方药，如大承气汤、大黄牡丹汤、桃核承气汤、大黄䗪虫丸和下瘀血汤等经典名方，至今仍被骨伤科医家所推崇。

五、魏晋一隋唐

这个时期，骨伤科学在诊断和治疗技术方面有显著提高。公元 4 世纪，葛洪在《肘后备急方》中首创应用局部外敷药物加小夹板固定的方法治疗骨折，其提倡的手法整复疗法和超关节的局部固定法，开创了中国骨科骨折诊疗的新局面，且这一方法一直沿用至今。葛洪提出开放创口可受“毒气”感染，指出这些损伤的危险性，主张用酒、葱白煮水及盐水处理伤口。他描述的整复下颌关节脱位的方法，至今还为临床医生所应用。葛洪还首先记载了断指缝合技术，以及危重创伤的致死部位和抢救方法，对中国骨科学的发展作出了划时代的贡献。

公元 7 世纪，隋代巢元方著《诸病源候论》一书，已经将骨伤科病列为专章。其中，有《金疮病诸候》二十三论、《腕伤病诸候》九论、《腰背病诸候》十论，以及散见于各卷的骨病三十五论。对骨折创伤及其并发症、骨病的病源和证候有较深入的论述。值得一提的是，该书指出开放性骨折可因“中风”“着水”“异物留存”“死骨”“包扎不当”等因素导致感染化脓，并提出了与现代清创手术原则相似的手术疗法。

唐代蔺道人所著《仙授理伤续断秘方》一书，是我国医学史上现存最早的骨伤科专著，也是中医骨科学的经典著作。其中阐述的骨折治疗原则为手法复位、夹板固定、功能锻炼和药物治疗，对动静结合的理论有更进一步的阐发。蔺道人对于骨折的处理，既主张复位外固定，又主张固定后要运动；既应用外治法、外用药，又创制了内服方剂；既重视骨折的治疗，又注重筋的损伤和内伤调治。这种在整体观指导下的动静结合、筋骨并重和辨证论治的治疗观，至今还指导着临床实践。

六、宋代

这一时期骨伤科的发展，表现在骨伤专业医生已有相当数量，不仅“太医局”“太医院”有“疡科”“疮肿折疡科”“正骨兼金镞科”的外科、骨科医生，民间亦涌现出大量以正骨为职业的骨伤科医生。宋代著名的巨幅画卷《清明上河图》中就绘有当时京都——汴京所设之“专门接骨”诊所。宋代治疗骨折有两个特点：一是盛行局部充血疗法，采取药物煮水淋洗、膏药贴敷及按摩治疗；二是认为骨的修复需要骨类物质补充，因而广泛选用动物骨骼内服治疗骨折。自此骨折患者就有服食猪、牛、羊等骨汤的习惯，且一直沿袭至今。在当时成书的《太平圣惠方》和《圣济总录》中，就有上述两种疗法的记载。

七、元代

13 世纪末，元朝改“折疡科”为“正骨兼金镞科”。至 14 世纪上半叶，随着元王朝疆域的扩张，欧亚大陆交通重新畅通，促进了中西医学的交流。此时骨伤科已从外科中分出独立发展，通过与蒙古族骨伤科、阿拉伯医学的交流融合，成为我国骨伤科发展史上的重要里程碑。有关元代骨伤科的成就及影响，将在后文作深入介绍。

八、明清时期

明清时期是中医骨伤科学发展的兴盛时期，出现了许多学术上卓有成就的医家，撰写了大量的骨伤科专著，不断提出新的理论和观点，形成不同学派。

明代朱棣等人编著的《普济方》中辑录了 15 世纪以前的正骨技术，收方 1 256 首，内容十分丰富。并在“接骨手法”中，介绍了 12 种骨折脱位的复位和固定方法。明代异远真人著《跌损妙方》记载全身 57 个穴位，总结了一套按伤处所在穴位而施治的方药，其“用药歌”在骨伤科广为流传。明代薛己著《正体类要》，是继蔺道人之后的又一部骨伤科专著，薛氏十分重视整体疗法，认为“肢体损于外，则气血伤于内，营卫有所不贯，脏腑由之不和”，强调突出八纲、脏腑、气血辨证论治，用药主张以补气血、补肝肾为主，行气活血次之，其“气血学说”和“平补法”对后世产生了巨大影响。明代王肯堂著《证治准绳》一书，对骨折亦有较精辟的论述，对骨伤科的方药还进行了由博返约的归纳整理，其方药治疗的原则和方剂深为后世医家所推崇。

清代吴谦等人编著了后世医家喜爱的《医宗金鉴》，其中《正骨心法要旨》较系统地总结了清代以前的骨伤科经验，对人体各部的骨度、损伤的治法、方药等记述周详，既有理论，亦重实践，图文并茂，易于学习，影响深远。该书将正骨手法归纳为摸、接、端、提、推、拿、按、摩八法，并介绍腰腿痛等疾患的手法治疗，以及运用攀索叠转法、腰部垫枕法整复腰椎骨折脱位等。清代胡廷光著《伤科汇纂》，收集了清代以前有关骨伤科的大量文献，结合自己的临床经验，系统地阐述了各种损伤的诊治，骨折、脱位、筋伤的检查与复位法，并大量介绍了骨伤科处方及用药方法。清代钱秀昌著《伤科补要》，是一部骨伤科临床专著，书中较详细地论述了骨折、脱位的临床表现及诊治方法。该书并载有医疗器具固定图说、周身各部骨度解释、伤科脉诊及大量方剂。

九、近现代

1840年鸦片战后，西方医学的传入使中医受到严重的歧视，对中医骨伤科的发展造成显著冲击。这一时期，整个中医学包括中医骨伤科的发展缓慢，骨伤科著作甚少。较有代表性的著作为1852年赵廷海编著的《救伤秘旨》，该书收集了少林学派的治伤经验，记载人体致命穴位36个，介绍了各种损伤轻重证的治疗方法，并增加了“按证加减法”。

中华人民共和国成立以前，中医骨伤科的延续一直以祖传或师承为主，医疗活动也只能以规模有限的私人诊所形式开展，学术发展主要是依靠师承及个人著作，并因地域和学术渊源的差异形成了各具特色的地方流派。

中华人民共和国成立后，在党和政府的高度重视下，中医药事业的发展迎来了前所未有的良机。国家兴办了中医院校，内设中医骨伤科学专业，培养了大批的中医骨伤科专业人才。中医骨伤科的发展亦从中华人民共和国成立初期的个体开业形式向集中的医院形式过渡。1958年以后，全国各地相继成立设有伤科、正骨科或骨伤科的中医院，甚至建设了一大批专门的骨伤科医院，中医骨伤科迎来了大发展的黄金时代。

经过几千年的发展，中医骨伤科取得了惊人的辉煌成就，为中华民族的繁衍、人民的健康作出了重要贡献。中医骨伤科学是世界民族医药学的重要组成部分，对世界人民的卫生保健事业，也起着越来越大的积极作用。中国是一个多民族的国家，许多民族都有其自己的民族医学，如蒙医学、藏医学、苗医学等。在中医骨伤科学的发展历程中，除了汉族起主要作用以外，其他兄弟民族也都起了一定的推动作用，其中蒙古族医学对中医骨伤科的贡献尤为突出，在骨伤科学的发展史上占有重要的地位。蒙古族自己的骨伤科学——蒙医骨伤科学，也如同中医骨伤科学一样，对蒙古族的繁衍生息、健康保健起到了保驾护航的重要作用。

第二节 历史悠久蒙医学，民族医学不可缺

蒙古族拥有悠久的医药学历史，其祖先与其他民族一样，创造和掌握了适应自然环境、气候变化、生活习俗和疾病特点的养生方法与医疗技术。远古时期，先民们在遭遇病痛时，会本能地进行对抓摩或按压，甚至用石块切开肿胀部位以缓解疼痛；在寻找食物的过程中，无意间摄入某些动物、植物也能减轻或治愈病痛。从这些无意识和有意识的实践中，逐渐积累了具有医疗价值的经验，为传统医学的发展奠定了基础。

远古时期，蒙古族祖先的医药知识虽然较为贫乏，然而，在治疗疾病方面，他们已发展出多种有效的医疗手段，包括整骨、按摩、火烙、针灸、放血、罨法、涂敷等。公元13世纪以后，蒙古族的传统医药知识取

得了长足的进步，内容愈加丰富，尤其是在骨伤外科方面积累了丰富的经验。蒙古族作为"马背上的民族"，人民善骑射，骑马游牧、打猎和作战是常见的活动，因此跌打损伤成为常见病。同时蒙古族人民还热衷于赛马、斗骆驼、摔跤等活动，这些活动也大大增加了骨折、脱臼、软组织损伤等骨伤疾病的发生概率，成为蒙医骨伤科产生和发展的客观因素。可以说，"马文化"不仅使蒙古族创造了辉煌的历史，也促进了骨伤科学的蓬勃发展。

急救方法是古代蒙医学的重要组成部分，在外伤出血不止时，古人常采用艾灸或烧红的烙铁烙治伤口以止血；若因出血过多导致昏迷，则用酸奶或酸奶酪进行急救。《蒙古秘史》记载："因斡（窝）阔台颈上中箭，孛罗忽（勒）将凝住的血咂去，成吉思汗见了，潸然泪下，心里难忍了，便用火将窝阔台的箭疮烙了，就与些止渴的物教吃。"这说明当时已采用烙治法进行止血，此术不仅能有效控制伤口出血，还能起到对伤口消毒、预防感染的效果。此外，医者还会根据病情特点，对症施以熏法、热蒸法、热血浸泡法、放血疗法、皮疗法、按摩疗法、酸奶疗法等多种急救措施。如《汉书·苏武传》所载：武"引佩刀自刺，卫律惊自抱持武，驰召医，凿地为坎，置煴火，覆武其上，蹈其背以出血，武气绝半日，复息。"此为热熏法结合按摩疗法进行急救的典型案例，表明早在两千多年前，蒙古族的急救医学已达到了相当成熟的水平。

药物与方剂是人类防病治病的重要手段，也是蒙医学的重要组成部分。12 世纪以后，蒙古族人民在长期实践中积累了丰富的用药经验，他们采集和利用蒙古草原、沙漠及大森林中的动植物药材，用于防治疾病及治疗各种跌打损伤等，这些药物逐渐被人们称为"蒙古药"，并广受认可。14 世纪上半叶，元朝宫廷蒙古族饮膳太医忽思慧编著的《饮膳正要》，系统整理了当时的蒙医药知识，其中记载的石榴、甘草、五味子、草果、荜茇、良姜、干姜、茴香等，至今仍是蒙医的常用药物。

随着蒙医学的不断发展，很多药材成为中医、蒙医共同使用的药物，举例如下。

"镇赫依及治心病药"中常用药材有：丁香、沉香、肉豆蔻、阿魏、白豆蔻、草果、肉桂、降香、小茴香等。

"消希拉及治肝胆病药"中常用药材有：连翘、麦冬、木鳖子、玫瑰花、熊胆、山茶花、炉甘石等。

"祛寒除巴达干及治脾胃病药"中常用药材有：木香、荜茇、石榴、寒水石、山柰、胡椒、冬青叶、石菖蒲、石斛、高良姜等。

"清奇素凉血药"中常用药材有：苏木、瞿麦、栀子、茜草、紫草、红花、紫檀香、地锦草、闹羊花等。

"燥黄水敛协日乌素药"中常用药材有：决明子、川楝子、犀角（已禁用，现多用水牛角代）、黄柏、水银等。

"杀黏驱虫药"中常用药材有：细辛、旋覆花、麝香、草乌、藁本、蔓荆子、蛇床子、秦艽、商陆等。

"清热药"中常用药材有：苦参、土木香、冰片、枇杷叶、白檀香、胡黄连、牛黄、贯众、五灵脂、木通、马钱子、甘松、葶苈子等。

"止咳平喘及治肺病药"中常用药材有：北沙参、拳参、石膏、沙棘、香附、远志、茵陈等。

"利尿逐水及治肾膀胱病药"中常用药材有：冬葵果、海金沙、槟榔、侧柏叶、蒺藜、益智仁等。

"止泻与治肠道病药"中常用药材有：五味子、葫芦子、木瓜、车前子、茯苓等。

其他如治疮生肌药有：血竭、三七、杜仲、百合、白矾、黑矾、金莲花、雄黄、硼砂等。

由此看来，蒙医学中的许多药物是中药，中医学中的许多药物也被蒙医学所习用。蒙医学的发展，常常借鉴中医学先进成熟的理论与技术，而中医学也可从蒙医学那里得到一定的启发与助益。

第三节 蒙医也有骨伤科，理法方药似中医

蒙医骨伤科学是以蒙医基础理论为指导，研究人体骨骼、关节、肌肉等疾病的病因病机、临床表现、诊断及治疗的一门临床学科。与其他临床学科相比，蒙医骨科学受当时蒙古族生活习俗、生产方式、科学文化的影响，形成较早，发展较快，而且具有鲜明的民族特色。其中，最有代表性的是蒙医传统骨折整复术。兹参考安官布、金玉主编的《蒙医学概述》有关蒙医骨伤科学的章节，简述蒙医骨伤科学的主要内容。

一、诊断方法

蒙医骨科对各种骨折、关节脱位及软组织损伤等，通常采用问诊、触诊、望诊和听诊四种方法进行诊断。

问诊：指详细询问患者病史。

望诊：通过眼睛观察，以诊断患者的伤情。主要内容是观察受伤肢体的歪斜、缩短、伸长程度、肿胀情况、体形变化、精神状态，以及局部的凸出与凹陷、患者的舌苔及大小便的变化等。

触诊：通过用手触摸的方法，主要了解患者局部压痛、肿块形状大小、软硬程度、凉热、骨折端的异常活动、关节的凹凸摩擦、损伤肢体的功能改变等以判断损伤的情况。触诊也包括切脉。

听诊：当骨折或关节脱位时，骨折两端及关节软骨面相互摩擦发出异常声音，声音的大小、性质也可有助于诊断。

二、整复方法

蒙医传统整骨术对骨折与关节脱位的整复方法很多，根据骨折及脱位部位的不同，而采取不同的整复方法。临床最常用的整复方法有：调整位置松弛肌肉、拔伸牵引、抖旋按压、提按端挤、夹挤分骨、成角折顶、收挤掐拿、钩引提压、伸压撑推、捋掖拔搓等 10 余种。

三、包扎固定

蒙医骨伤科在骨折整复后，一般采取小夹板固定。固定，是为了保持骨折在整复后的位置，以防止折端再移位。蒙医传统整骨术根据肢体的特点、关节的形状及损伤的具体情况采用不同的小夹板固定，常用的固定材料有松树板、杨木板、梧桐板、牛皮、牛骨及骆驼骨等，这些材料既具备富有弹性、干燥、轻巧结实的特点，又有取材方便、来源丰富、制作简便、费用低廉等优点。

一般取 4~8 根小夹板，用三条布带捆缚在肢体上。三条布带从两端开始捆缚。夹板的大小、厚薄、长短，根据骨折的部位、形式、脱位的方向来选择。固定的程度要以不影响血流，不压迫神经血管为标准。当肢体过于肿胀时要适当放松，过于松动时可加紧固定。如果骨折不稳定或下肢骨折时，先用小夹板固定后再用干沙袋加固。当骨折复位不准或再次错位时用“以动治动”的原则重新复位后再固定。

四、按摩方法

蒙医传统整骨术，自患者发生骨折至骨折完全愈合为止，这段时期一般都要对患者进行按摩治疗，以加速疾病的痊愈。在骨折的不同部位及不同时期，采用的按摩手法也有所不同。对闭合性骨折按摩前局部喷洒高度白酒，这样不仅有消毒作用，还有活血化瘀、消肿止痛的功效。临床常用的有捋法、掖法、摩法、揉法、摆法、擦法、振法、推法、拿法、捏法、扯法、抹法、掐法、抖法 14 种按摩手法。

五、药物及外治疗术

在手法复位固定的基础上，药物及外治疗术治疗具有协同作用，可加快骨折的愈合，减少并发症的出现。蒙医学一般将骨折分为三个阶段，骨折初期因局部瘀血、气血紊乱而产生创伤热，故常用三红汤、七珍汤、胜瘟散等。中期为加速骨折的愈合可选用铜钱 -6 味散、秘方 -9 味散等。后期为强筋壮骨可用五味清浊散、大剂汤等。外治疗术方面则酌情选用药浴、矿泉浴、罨敷、灸法等，如骨折局部热盐罨敷具有解毒、消肿、止痛等作用。

六、调护

蒙医骨伤科同样注重对骨折患者的护理，主要内容有以下几点：①注意骨折局部的清洁，并保持患者的被褥及衣着的清洁卫生；②预防压疮的形成及压疮的护理；③大小便或活动时，注意防止骨折部位的移位；④注意固定小夹板及布带的松紧度，并根据实际情况及时调整；⑤调整饮食起居。

七、功能锻炼

功能锻炼具有加强局部固定、加速气血流通、促进骨折愈合、促进肢体功能恢复等作用，所以功能锻炼同样也是蒙医骨伤科治疗骨折过程中不可缺少的内容。功能锻炼采取的方法是：右上肢骨折时，活动左上肢及下肢；左下肢骨折时，活动右下肢及上肢，并坚持活动量由轻到重、活动幅度由小到大的原则。四肢骨折初期活动指（趾）关节；中期增加肘及肩关节的活动；后期旋转前臂，活动肘、膝、踝关节。上抬受伤肢体、持物、拄拐杖下地活动，逐渐增加活动量。脊柱骨折（脊髓未受损）复位3周后可以伸腰，下地步行。肋骨、锁骨的骨折自整复后就可以进行坐卧及行走锻炼。关节脱位者，一般在复位1周后即可开始功能锻炼。

八、蒙医传统整骨术的特点

蒙医传统整骨术对多种骨折及关节脱位均可因地制宜、就地施治，不受环境、医疗设备等条件的限制。并且具有用具简、整复快、患者痛苦少、见效快、疗程短、并发症少、骨折肢体功能恢复快、费用低廉等优点。实际上，这与中医骨伤科具有“简、便、廉、验”之特点具有异曲同工之妙。

第四节　蒙古民族善伤科，伤重病危犹可活

骨伤科学的发展，到了元代，无论是中医骨伤科，还是蒙古族骨伤科，都达到了一个历史高峰。

元代征战期间，兵将的伤亡严重，由于受伤需要救治，从某种意义上促进了骨伤科的发展。正如甄志亚在他主编的《中国医学史》中所说：“由于长期战争，特别是蒙古族崇尚骑射，因金创与跌打损伤的救助需要，促进了外伤科的发展。”

由于中外交通的发展，中国和外国的经济文化交流有显著的发展。因此，随着这些经济、文化的交流与发展，中医骨伤科与蒙古族骨伤科必然会有所交流与发展。元代“太医院”设十三科，其中包括“正骨科”与“金镞兼疮肿科”。中医骨伤科，自元代开始单独成科，骨伤科又称“正骨科”。元代以前，正骨科是外科的一部分，即“肿疡、溃疡、金疡、折疡”中的部分内容。经唐代的大力发展，到元代正骨科已经不是外科的一部分，而成为独立的专科。1316年，元政府正式规定的医学十三科，其中就有正骨科，并且规定医生必须精通十三科之一始准行医，这标志着中医骨伤科进入独立成科的新时期。

元代李仲南首创过伸牵引加手法复位治疗脊柱屈曲型骨折；此外，还创制了手术缝合针——“曲针”，用于缝合伤口；提出以“有无粘膝”体征鉴别髋关节前后脱位，至今仍有临床意义。在元代，有两部著作对骨伤科具有重要贡献，那就是危亦林著的《世医得效方》及李仲南著的《永类钤方》。其中以危亦林的《世医得效方》一书影响最大，该书按元代十三科分类，其中“金镞正骨科”不仅继承前人治伤病经验，而且对骨折、脱位的整复手法和固定技术有所创新。元代《回回药方》中“金疮门”“折伤门”大部分内容继承《仙授理伤续断秘方》《世医得效方》《永类钤方》等经验，同时还吸收了阿拉伯医学知识，反映了元代中医骨伤科鼎盛的状况。

蒙古族骨伤科人才辈出，据历史记载：“绰尔济，墨尔根氏，蒙古人。天命中，率先归附。善医伤，时白旗先锋鄂硕与敌战，中矢垂毙，绰尔济为拔镞，傅良药，伤寻愈。都统武拜身被三十馀矢，昏绝，绰尔济令剖白驼腹，置武拜其中，遂甦。”（见《清史稿》列传二百八十九）。又记载：“觉罗伊桑阿，乾隆中，以正骨起家，至钜富。其授徒法，削笔管为数段，包以纸，摩挲之，使其节节皆接合，如未断者然，乃如法接骨，皆奏效。故事，选上三旗士卒之明骨法者，每旗十人，隶上驷院，名蒙古医士。”明代朝廷选出懂得正骨医术的蒙古族医生，由上驷院管理，叫作“蒙古医士”，专门为朝廷的官员治疗跌打损伤，据史料载：当时朝廷的制

度，是在三旗的士卒中选懂得正骨医术者，每旗选十名，由上驷院管理，叫作蒙古医士，如果朝廷的官员有跌打损伤者，都是命这些医士治疗，并且限定日期要治疗好，如果超过期限，必须受到惩办。侍郎器召南，因骑马从马背上跌下，头颅破裂，连脑浆也流出，蒙古医士就用牛膀胱包裹他头颅，很快治愈了。这些蒙古医士都有秘方，能够使创伤很快治好，而以伊桑阿最为有名。由于蒙古族是游牧民族，所以其救死扶伤的一些方法有特色，就是善于用活的动物内脏。通过这些文献，可以看出，到了明代，蒙古族骨伤科治疗技术已达到较高的水平。

第五节　何氏骨科成一派，开派功德在四代

何氏骨科起源于蒙古族传统骨伤科。据《成都满蒙族志》《巴蜀史志》《成都少城史料》《四川何氏骨科流派史实研究》等记载，何氏骨科由何氏先辈蒙古族武医世家特呼尔氏（汉姓何氏）创立，迄今已有四百余年历史。

一、何氏骨科史略

特呼尔氏系蒙古族医武世家，每代均有人在军中担任医官。公元 1644 年，清摄政王多尔衮奉世祖福临（顺治）旨，由辽东进山海关入中原，时任军中医官的何氏先辈随军迁徙。1718 年（康熙五十七年）因与准噶尔作战，调荆州满族、蒙古族混合编制的驻防八旗官兵 3 000 名进驻四川，何氏先辈亦随军到成都。1721 年（康熙六十年）战事平息，应四川巡抚年羹尧奏，选留官兵匠役 2 100 余名永驻成都，何氏先辈因之定居西蜀少城（今成都市柿子巷）（图 1-5-1）。因属八旗统辖，故称“旗人”，何氏家族系镶蓝旗、三甲。其第三代传人何兴仁，曾任成都西校场八旗军医官。

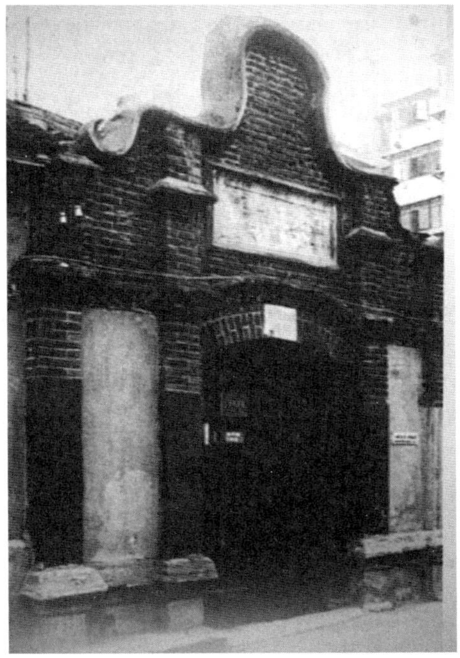

图 1-5-1　成都柿子巷（原永平胡同）现存何氏老宅

何氏先辈，因随军转战而广泛接触了满族、汉族文化，逐渐融蒙古族、满族、汉族传统骨伤科及其武学为一体，使何氏骨科在历代传承中不断丰富和发展，尤其至第四代传人何仁溥，何氏骨科开始吸收西医学之长，理法方药自成体系，临床疗效蜚声遐迩，于 20 世纪上叶发展成为四川中医骨伤科著名学派之一（图 1-5-2）。

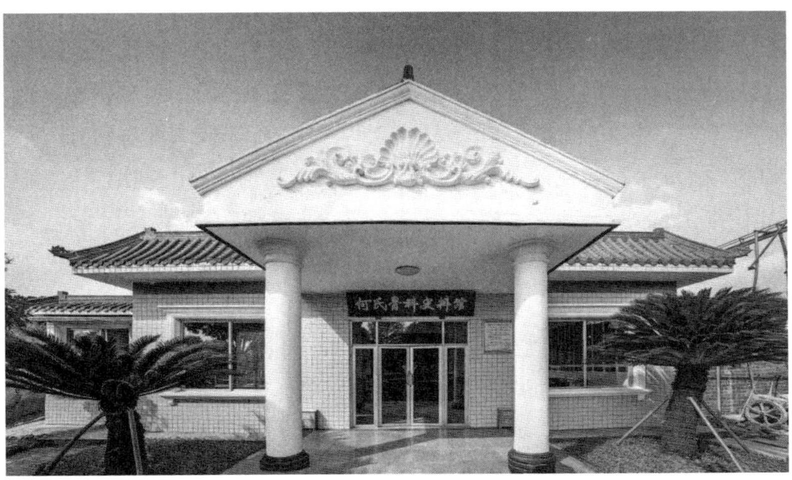

图 1-5-2　在何氏骨科史料馆内，陈列着何氏骨科近四百年淬炼的历史

二、何氏开派，功在四代

据四川省地方志编撰委员会主办的《蒙古族特呼尔氏史略》关于“何氏开派，功在四代”有明确的记述，作为20世纪上叶四川中医骨伤科著名学派之一的何氏骨科，其开派代表人物何仁溥先生为该派第四代传人，亦即本书作者的父亲，被尊为一代宗师（图1-5-3）。

何仁溥，1895年7月—1969年4月，字同良，号白玉山人，蒙古族，祖姓特呼尔，四川成都人，系何氏骨科第四代传人。何仁溥自幼从父何兴仁先生学医习武。幼年启蒙于成都市蜀华街前清秀才瑞炳麟开办的私塾，民国初年就读于成都储才中学，中学毕业后曾在位于成都春熙路北段的基督教青年会学习英文，合格后由该会推荐到华西协合大学医院（今四川大学华西临床医学院）学习西医学。青年时期还先后拜满族、蒙古族骨科名医开长斋、春三爷，汉族擅长治疗骨结核、骨髓炎的中医外科名医徐寿仙和著名拳师马震江、马镇江为师（图1-5-4）。

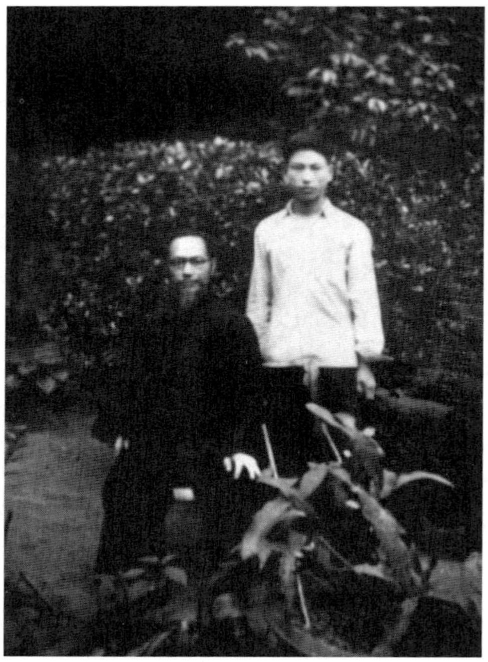

图1-5-3　本书作者何天祺与其父何仁溥20世纪60年代初合影于家中小院

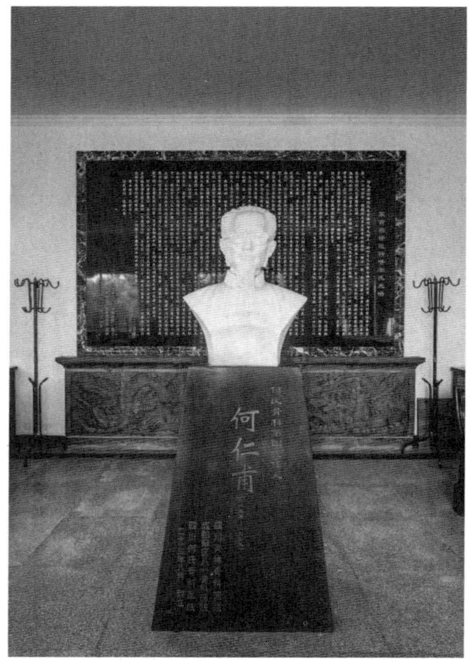

图1-5-4　以第四代传人何仁溥为代表的四川何氏骨科成为全国知名的中医骨科流派之一

何仁溥继承家学，勤求古训，坚持中西医结合，治学严谨，撰有《特呼尔正骨手法》《无暇斋正骨经验》《仁济医话》等著述，奠定了何氏骨科融蒙古族、满族、汉族骨伤科学及其武学为一体之基础，因医理医技自成体系，临床疗效蜚声遐迩，故20世纪上叶，以何仁溥为代表，何氏骨科成为四川中医骨科著名学派之一，何仁溥被誉为蜀中名医。1992年载入《四川省近现代人名录》（四川省地方志编委会省志人物志编辑组编，四川辞书出版社出版），1993年载入《成都满蒙族志》（成都市满蒙人民学习委员会、成都市满族蒙古族编撰组编印）。其学术思想及医理、医技特色，集中体现在辨证诊断、正骨手法和遣方用药三个方面。

（一）辨证诊断

何仁溥主张诊病“须中西医合参”，尤为强调“汲取西医仪器检测之长处”，但同时须结合临床症状细审，“不可依赖仪器”。对于病因病机的认识，他指出医者须有“熟悉人体之骨骼形态、关节结构，筋肉之分布及附着于骨之起止点”的功夫。诊病尤当“精细”，“诚从手本血肉之体”，骨科患者“有其内必形诸外，一举一动，一步一趋，医者观微知变”，除了详问损伤之因、仔细观察行动之，须再加双手十指触摸详审，只有诊断辨证精确，才能治疗得当，否则“差之毫厘，失之千里，贻害病家”。他将骨科疾病首先分为“骨伤”“骨病”两类，再将骨伤分为“软伤”“硬伤”两类，对于骨病，重点强调骨病与中医外科之痈疽疮疡应严加区分，不可混为一谈。

（二）正骨手法

何仁溥恪守家族传统，即蒙古族骨科医生“应当医武不分家”，他为医之时，习武强身，长于气功和单刀。他常说“夏练三伏，冬练三九”不怕苦，文艺界“台上几分钟，台下十年功”是常规，深研武术的一招一式、一拳一腿，与观察骨伤骨病的发生、发展和预后一样，都需要功在平素。骨科医生只有具备了健壮的体魄，才能避免实施正骨手法时力不从心或虎头蛇尾，因此过硬的武功是骨科医生不可或缺的基本功之一，武功扎实，用力得当，一人即可实施正骨手法治疗。实施正骨手法，他强调“手法如书法，手到、心到、气到，才能心手合一，运用自如”，同时注意尽可能减轻患者痛苦，“切忌伤而再伤”，应做到“气沉丹田，力透肱腕，劲达指端，视之不见，触之如电”。

（三）遣方用药

何仁溥认为遣方用药全在一个“活”字。他说：“同属砖瓦木料，何以能造万千风格之庙宇殿堂，匠心独运是其故也”，而“活”字当依具体伤病而论。如治损伤，“当辨筋伤骨伤、气伤血伤。孰轻孰重，药有轻重之别；甚或异病同治，同病异治”，“固定之方，不能应万变之疾”。他擅长以外用药物为主治疗骨伤骨病，认为“局部用药，直达病所，效速而无伤阴败胃之弊”。在用药方面，他严格遵循祖传方药，对祖传特殊药物坚持自己栽种、采集、炮制，如接骨要药“仙桃草”，他事先观察其生长情况，直至“小满”节前夕，先以白酒喷于草上的小桃子，使桃内小虫不致逃遁，旋即剪下小桃子并捣烂入药，故效专力宏；又如何氏骨科丹药，也是按祖传验方选药和炼制。他认为“药物乃疗伤之工具，医不精药则不足为医”。何氏骨科方药独特的临床疗效，集中体现在骨科疑难重症的治疗方面。

何仁溥为医一生，淡泊名利。民国二十五年，国民党第29军慕名礼聘何仁溥任军医顾问，他深感为医者当以济世活人为人生要旨，同时不习惯军营生活，故两年后即毅然辞去官职，回家行医和潜心研究、总结何氏骨科。何仁溥在家行医从不挂牌，亦无任何诊所标志，但求治患者络绎不绝。中华人民共和国成立初期，成都市卫生工作者协会成立，邀请何仁溥为首批会员。20世纪六七十年代，何氏家族受到极大的冲击和迫害，医武世家历代相传的家谱和大量的典籍、手稿毁于一旦。尽管如此，何仁溥弘扬何氏骨科、发展中华医学的初衷未改，在生活坎坷的晚年，悉心培养何氏骨科嫡传第五代传人，按照“父子相传，不传外人”的习俗和何氏家规，何仁溥将何氏骨科医术及其平生所学，只传给了自己三个有志继承何氏祖传医术的儿子——本书作者何天祺和长兄何天祥（1923—2019年）、四哥何天佐（1941—2018年）。何仁溥坚持“活人济世”的志向，对于经济困难的患者，他不仅免收药费，而且慷慨资助。何仁溥救济的患者难以计数，无数患者视他为救命恩人，尊称他为“布衣郎中”。1969年何仁溥病故，葬于成都市三圣乡凉风顶，2000年迁至成都市郫县安德镇“何氏骨科史料馆”。自他逝世后，每逢清明时节，一直有他救治过的患者或患者家人自发地到他的墓前祭祀、怀念。

第二章 何氏骨伤科特色

第一节 生命依赖气与血，重视阴阳法自然

探讨疾病的发生之理，往往要追溯到中医学的源头——《黄帝内经》。通观《黄帝内经》，其论疾病发生之理，乃是基于阴阳而归结到气血。气属阳，血属阴，气血是阴阳的物质基础，两者之间具有不可分割的关系。气血不和，即为一切疾病的病理基础，外感内伤之病可有阴阳不平而偏盛或偏衰之理，然而，即使因损伤而致的疾患，亦关乎气血阴阳之变。所以，何氏骨科汲古圣之理，倡先贤之论，强调伤科疾病无论在皮肉、筋骨，抑或在脏腑、经络，都与气血有密切的联系。

一、生命之根，本于气血

中医的气血理论源于《黄帝内经》，《素问·调经论》指出“人之所有者，血与气耳”。说明气和血是构成和维持人体生命活动的基本物质。《黄帝内经》论疾病发生之理，是基于阴阳而归于气血。气是体内活动力很强，运动不息的极其细微、肉眼难及的精微物质；血是脉道中运行的红色液态物质。气属阳，血属阴，故气血是阴阳的物质基础。其中，气属于阳，主动，主温煦；血属于阴，主静，主濡润。诚如《难经·二十二难》所云：“气主煦之，血主濡之。”生动形象地说明了气血对人体的作用，以及两者在属性与生理功能上的区别。

气血的功能，外可充养皮肉筋骨，温煦肢体，内可灌溉五脏六腑，濡养全身，周流运行不息，以维持人体正常生命活动。

气之与血，异名同类，两者在生成、输布等方面关系密切，气和血均源于脾胃化生的水谷精微和肾中精气，两相维附，互相依赖，相辅相成，循环全身，周流不已，发挥激发、推动、温煦、濡养之功能，共同维持人体正常生命活动。故《难经本义》说：“气中有血，血中有气。气与血不可须臾相离，乃阴阳互根，自然之理也。”气与血之间的关系密切，可以概括为“气为血之帅”“血为气之母”，表现在气能生血、气能行血、气能摄血、血能载气、血能生气等方面。两者一阴一阳，一静一动，互相依存，互相制约，互相为用，保持着相对的平衡与协调。正如《医学真传》所说：“人之一身，皆气血所循行，气非血不和，血非气不运。”明代李中梓也说：“气血者，人之所赖以生者也。”清代吴澄论气血的根本关系，在其《不居集》中说：“气即无形之血，血即有形之气……一身气血，不能相离，气中有血，血中有气，气血相依，循环不息。”何氏骨科也如前辈贤哲一样，认识到气血对生命的重要，气血为生命的根本，没有气血也就没有生命的存在。正如《医宗必读·医论图说》所言：“气血者，人之所赖以生者也。”

二、肢体受损，伤及气血

伤科疾病，不论损伤在脏腑、经络，还是皮肉、筋骨，所伤者皆离不开气血。故明代薛己在《正体类要》序中明确提出“肢体损于外，则气血伤于内，营卫有所不贯，脏腑由之不和”的观点。认为人体是一个有机联系的整体，经络外络肢节，内属于脏腑，如果肢体受到外伤，皮肉筋骨固然首当其冲，遭受损伤，但气血亦同时受到损害。任何外伤，除皮、肉、筋、骨有损伤外，还必然伤及气血，形成气滞或血瘀，从而阻滞筋脉引起疼痛。《素问·阴阳应象大论》曰：“气伤痛，形伤肿。”说明肿与痛是气血损伤的病理反应。

气无形，血有形。气为血之帅，血随气而行。气先伤及血，或血先伤及气。损伤之时，可见先痛而后肿者，为气伤形；先肿而后痛者，为形伤气。气血两伤，多肿痛并见。古人对此早有论述，《难经·二十二难》指出“气留而不行者，为气先病也，血壅而不濡者，为血后病也”。一般来说，单纯气伤则仅是气滞疼痛，而血伤则成瘀，肿胀疼痛并见。在伤科疾患中，气滞、血瘀多同时并见，不但肢体外伤如此，脏腑内伤

亦更是累及气血。《杂病源流犀烛》曰:“忽然闪挫,必气为之震。震则激,激则壅,壅则气之周流一身者,忽因所壅而凝聚一处……气凝在何处,则血亦凝在何处矣。”由此看来,肢体、脏腑损伤诸症,多伤及气血。伤气则气滞,伤血则血瘀。伤气亦可及血,伤血也能及气。气滞能使血凝,血凝可阻气行,以致病损之处形成气滞血瘀。阻于肌表则为青紫肿痛,滞于营卫则郁而化热,积于胸胁则为痞满胀闷,结于脏腑则为癥瘕积聚。

皮肉筋骨损伤的同时,气血也常常受到程度不等的损伤。早期主要表现为气滞血瘀的实证,中后期则往往转化为耗伤气血、筋骨不得濡养的虚证,或虚实夹杂之证。损伤初期,气机不畅,无以鼓动血行,气为血之帅,血为气之母,气行则血行,气滞则血瘀,或血伤而瘀凝,壅塞其脉道,必阻碍气机流通。损伤日久,正常气血不得流通,势必耗伤气血,渐致虚损,筋骨关节渐失濡养,而致骨与关节功能失常。

气血学说是中医骨伤科的基础理论核心,也是指导临床实践的重要法宝。何氏骨科始终把气血理论贯穿于整个骨伤、骨病辨证论治的过程之中。

三、治伤疗损,抓住气血

《素问·调经论》曰:“人之所有者,血与气耳。”说明了气血的重要性,气血是生命的根本。《素问·调经论》又云:“血气不和,百病乃变化而生。”则指出了气血不和是一切疾病发生的病理基础。因损伤而致的疾病,亦与气血密切相关。对于治疗伤科之患,清代王清任从气血立论,《医林改错》说:“治病之要诀,在明白气血,无论外感、内伤,要知初病伤人何物,不能伤脏腑,不能伤筋骨,不能伤皮肉,所伤者无非气血。”

对于因损伤而成的疾病,关于辨证论治的原则,虽然有内伤注意经络(脉),外伤当重筋骨一说。但简约言之,临床辨治总无法离开气血,故伤科的理论基础是建立在“气血”之上的,只有依托“气血”,才能准确论治。

四、气血并重,以气为主

何氏骨科治疗伤科的基本原则是“重视气血,以气为主”。临床治疗时,既重视有形之血,也重视无形之气,且以气为主。宋代杨士瀛言:“盖气者,血之帅也,气行则血行,气止则血止,气温则血滑,气寒则血凝,气有一息之不运,则血有一息之不行。”这说明了气血关系中气具有重要的主导作用。《医学真传·气血》论气血云:“气为主,血为辅,气为重,血为轻。”说明气血两者之间的主辅、轻重。《医宗必读·水火阴阳论》载:“气血俱要,而补气在补血之先,阴阳并需,而养阳在滋阴之上。”这是阳主阴从说在气血学说中的具体体现。

人之生死由乎气,气为之用,无所不生,一有不调,则无所不病。清代唐容川指出“夫载气者,血也,而运血者,气也。人之生也,全赖乎气,血脱而气不脱,虽危犹生。一线之气不绝,则血可徐生复还其故,血未伤而气先脱,虽安必死”,这说明无形之气重于有形之血,气有不调之处即为病本所在之地,故治病以气为首务。《景岳全书·诸气》引王应震语:“行医不识气,治病从何据?堪笑道中人,未到知音处。”

内科各证,从气论治为其大法。如《医林绳墨·痰》中说:“痰因气滞,宜以行气为要,痰生于脾胃,宜以实脾行湿,痰随气结,宜以理气清痰,痰郁于肺肝,宜开郁以行气。”可见“治痰先治气,气行痰自消”之理十分重要。此外,无论针灸、刮痧,妇科等,也多常以气论治。由此可见,何氏骨科“以气为主”治骨伤诸症,有临床各科学术成就作为佐证。

五、气血理论,指导临床

何氏骨科在历代临床实践中,检查诊断、手法治疗、辨证用药、夹板固定等诊治过程的各个环节,一直将“重视气血,以气为主”的理念贯穿其中。

骨伤科检查是治疗骨伤疾病的开始环节。全面而正确地检查,是及时恰当治疗骨伤疾病的重要前提。何氏骨科临床检查时，就特别重视气血的损伤。《素问·阴阳应象大论》曰："气伤痛，形伤肿。"虽然多数骨伤患者气形俱伤，肿痛兼有，但具体到某一病症，则有气血损伤的不同。临床所见，单肿不痛者少，单痛不肿者多，说明气伤比形伤更为广泛。对于患者的阵痛、持续痛、剧痛、隐痛、锐痛、钝痛、胀痛、刺痛、跳痛、牵引痛、放射痛、活动痛、按压痛等各种痛症都要仔细分辨，从而探知气血损伤的状况。然后，综合各方面检查的结果，得出确切的诊断。

手法治疗也是骨伤科治疗的重要方面。诊断之后，在损伤初期运用恰当的手法治疗，可以整复骨折、脱位，理顺伤筋，不仅使患者当下疼痛减轻，而且为以后的治疗打下了坚实的基础。何氏骨科在手法治疗中重视"气"的情况，认为手法的首要作用在于整理皮肉筋骨，使"气血"通畅调达。无论在损伤的初期，还是中后期，无论骨伤还是骨病，常会在手法治疗的配合下而提高临床疗效。正如《医宗金鉴·正骨心法要旨》指出"盖正骨者，须心明手巧，既知其病情，复善用夫手法，然后治自多效。诚以手本血肉之体，其宛转运用之妙，可以一己之卷舒，高下疾徐，轻重开合，能达病者之血气凝滞，皮肉肿痛，筋骨挛折，与情志之苦欲也"。

小夹板外固定是中医骨伤科习惯使用的传统固定方法。何氏骨科在临床固定时，特别重视气血的通滞。对于骨折治疗，从固定的稳定性来说，一般认为约束力越大越好；从损伤的修复、人体的生理功能而言，则约束力越小越好。固定力的大小，要具体情况具体分析。固定外力应与受缚部位的气血流通达到某种平衡，即断端在内外各种因素下的稳定程度和生理功能均为最佳值的约束力，也就是中医所说的能保证"气血通畅"的最小夹压力，这才是固定患肢最恰当的约束力。治疗时，这种对固定"度"的把握非常重要。临床治疗时应该注意的是，这个力不是一成不变的，而是随着损伤部位不同，患者的性别、年龄，患肢周径的大小，肌肉弹性的好坏，以及压垫使用的数目、形状、厚薄、大小等许多因素的不同而变化。一般说，损伤部位肌肉菲薄，附近有重要的血管神经、邻近关节等，夹压力都应适当减小；反之，患肢周径较大、肌肉粗壮，夹压力也应增大。老年人气血运行差，故夹压力应小些，年轻人夹压力可适当加大。压垫使用数目越少，形状越复杂，面积越小、越厚，越要减小夹压力。总之，固定时要做到"松紧"适度，重视气血正常的流通，才是科学合理的固定方法。

药物配伍重视气药的应用。何氏骨科在自己独特的配方中，无论是在损伤的初期、中期、后期，各种骨病的不同时期，还是在不同主治与功效的各类方剂运用中，都十分重视气药的运用。例如，当归辛甘温润，以甘温和血，辛温散寒，为血中气药，既能补血、养血，又能柔肝益阴，活血止痛，是骨伤科养血活血的常用之药。何氏骨科在使用当归时，常伍用气药川芎。川芎辛温香窜，走而不守，能上行颠顶，下达血海，外彻皮毛，旁通四肢，为血中之气药。当归以养血为主，川芎以行气为要，故二药伍用，互制其短而各展其长，气血兼顾，行气养血，活血散瘀，消肿止痛之力增强。再如桃仁、红花、苏木为破血行瘀、消肿止痛之药，在骨伤科中应用极为广泛。何氏骨科用青皮配伍桃仁、红花、苏木，青皮色青气烈，行肝胆气分，以辛温升散，苦温降下，可引诸药达于厥阴气分。青皮疏肝破气、沉降下行之峻力，大大加强了桃仁、红花、苏木破血行瘀、消肿止痛的能力，使瘀血破，肿胀消，疼痛止，验之于临床多获良效。下元虚冷、风寒湿外邪入侵是许多腰腿疼疾患的主要原因，临床常用杜仲、续断、芦巴子、补骨脂等治疗。何氏骨科常于以上药物中加入陈皮、牛膝二味，盖陈皮辛散苦降，牛膝苦平降泄，性善下行，如此配伍大大加强了宣导下行之力，能引诸药下行直达病所，提高了疗效。对一些经典名方，根据配伍规律，随证选加气分药，其临床疗效也常大幅度提高。如复元活血汤是李东垣《医学发明》中的一首著名方剂，方中以柴胡为君，当归、甘草为臣，穿山甲、瓜蒌根、桃仁、红花为佐，大黄为使，原是治疗跌打损伤，瘀血留于胁下，症见胸胁疼痛难忍，口渴，或大便秘结，舌红脉弦者。临床上若随症加用香附、延胡索理气止痛，陈皮、枳壳行气宽中，可显著增强该方的疗效，对多种损伤的初期，胁下瘀紫肿胀、不得太息、痛不可忍者均有良好的治疗作用。再如，没药降圣丹为《太平惠民和剂局方》所载方剂，由没药、当归、白芍、骨碎补、川乌头、自然铜、生地黄、川芎、乳香组成，主治打仆伤损，筋断骨折，挛急疼痛，不能屈伸等。何氏骨科运用此方，随症加入破气导瘀之青、陈二皮，理气散寒之延胡索、小茴香，诸药相伍，疗效增强，对治疗多种骨折及软组织损伤的中后期均有良好的治疗作用。还有血府逐瘀汤，系王清任用以治疗“胸中血府血瘀”所致诸症之名方，具有活血祛瘀、行气止痛之功效。该方载于《医林改错》，由当归、川芎、桃仁、红花、赤芍、生地、柴胡、桔梗、枳壳、牛膝、甘草共11味药物组成。对治疗跌打损伤、气滞血瘀诸症，临床上常根据损伤部位随症加减：倘为上肢损伤，则于原方加入香附、乳香、桂枝之品；若是下肢损伤，可在原方增添延胡索、沉香、大腹皮之味；如果胸胁损伤，肿胀、瘀痛，则常加入郁金、乌药二味。验于临床，皆取得了较好的疗效。

这些事实有力地证明了“气血并重，以气为主”是骨伤科治疗的重要大法。

第二节　何氏骨科有分类，伤科骨病及先天

起源于蒙古族伤科，吸收中医骨伤科各派精华而不断发展的何氏骨科，是中医骨科的一个组成部分。何氏骨科对中医骨科有独特认识，并依据其学科内涵，将中医骨伤科各种疾病分为三大类，即骨伤、骨病以及先天性骨疾患。

一、骨科分类，不同他派

科学研究一个基本的方法就是将研究对象进行科学分类。分类，是指按照种类、等级或性质分别归类，即按照不同的特点划分事物，使其更有规律性，目的是方便研究事物的内在本质，揭示事物的发展规律，形成科学理论以指导实践。

中医骨伤科历史悠久，早在《周礼》就把医事分为食医、疾医、疡医、兽医四大类，其中疡医“掌肿疡、溃疡、金疡、折疡之祝药，劀杀之齐”，这是我国现存最早的医学分科文献记载。其中，疡医中的“金疡、折疡”可视为骨科最早的分类。至元代在医制十三科中除金疮肿科之外，又成立了正骨科，使中医骨科正式成为独立学科。其后，随着历史的不断发展，祖国各地也形成了无数的以骨伤科为主的各家流派，独立于世，特色纷呈，为中华民族的繁衍昌盛作出了各自的贡献。

时代在发展，科学在进步，中医骨伤科要发展必须走“精、深、细”之路，因此对中医骨科做出合乎事物发展规律的疾病学分类势在必行。于是，何氏骨科纵观中医骨科发展历史，细心梳理文献资料，求证疾病发生原因，探索骨科伤患机理，深入研究概念内涵，按照逻辑分析疾病差异，对中医骨伤科各类疾病形成了自己的分类。何氏骨科主要从病因学的角度，将中医骨科分为骨伤、骨病以及先天性骨疾患三大类。每一母类又分为若干子类，每一子类又细化为各具体病种。

二、科学分类，利于诊疗

何氏骨科对疾病的分类与其他中医骨科流派对骨科的分类有较大的差别，其不仅包括了因外力所致的损伤，也包括了非外力所形成的骨病及伤病夹杂症。这种分类方法详细清楚，合乎逻辑，这为何氏骨科在认识、诊断、治疗手法、用药等方面奠定了一个良好的基础，有助于辨证论治、动静结合、整体治疗。

将“劳损(劳伤)”归入骨病的范畴，这是何氏骨科一个突出的特点。劳损，虽然是一种损伤，但是这种损伤并没有一次性致伤的暴力存在。之所以致病，不是因为机体组织遭受暴力突发破坏，而是机体局部组织逐步发生微观改变的累积过程。这和其他骨病的形成有较多的共同之处，因此从辨证、治疗、用药等各方面都更多地考虑劳损的骨病特征，就能收到更好的治疗效果。《素问·生气通天论》曰：“因而强力，肾气乃伤，高骨乃坏。”《灵枢·邪气脏腑病形》也说：“有所用力举重，若入房过度，汗出浴水，则伤肾。”都是劳损归入骨病的理论依据。

同样，将疲劳性骨折归于骨病的范畴也是何氏骨科的一个特点。我们认为，疲劳性骨折和病理性骨折一样，是属于骨病的两种情况。现代生物力学研究表明，活骨在重复载荷下，载荷大小和重复次数影响疲劳过程。由于活骨能自我修复，只有在疲劳进程超过了为防止骨折需要的重建速度时，才出现疲劳性骨折。疲劳性骨折通常发生于持续而剧烈的体力活动期间，这种活动造成肌肉疲劳，而肌肉疲劳时收缩

能力减弱，以致难以贮存能量和对抗加在骨骼上的应力，结果改变了骨的应力分布，使骨受到异常的高载荷而导致疲劳骨折。可见，疲劳性骨折与普通骨折有着本质的不同，除外力不同以外，疲劳骨折在发生之前，肌肉等软组织已经发生疲劳，而骨组织也发生了微观的改变。我们在治疗疲劳性骨折时，使用不同于治疗普通骨折的方法能收到较好的疗效，正是基于这种理论上的认识。

纵观中医骨科发展史，历代医家主要对骨科的骨伤类疾病的病因、病机、辨证论治等方面有较全面深刻的阐述，而对骨病论及较少，因此多有骨伤科学之谓。而何氏骨科分类法，则对筋骨关节（运动系统）方面的伤、病以及伤病夹杂均有较深入的研究，从而对骨病的认识、诊断和治疗诸方面有长足的发展，独具特色。

第三节　诊断局部与整体，两者辩证又统一

无论内科杂病，还是伤科疾患，作好详细而明确的诊断，对其后的治疗具有非常重要的意义。何氏骨科在几代人的医疗实践中，深刻认识到诊病既要重视局部，也要重视整体。整体是各局部的统一，局部是存在于整体中的部分，整体与局部两者辩证统一。

一、全面审察，把握整体

由于人是一个有机的整体，内在的脏腑与体表的形体官窍之间是密切相关的，而整个人体又受到自然环境和社会环境的影响。所以要求医生在诊断时要全面审察、把握整体。当人体脏腑、气血、阴阳协调和谐，能适应社会、自然界的变化时，便是身体健康的表现；否则，不能适应这些内外环境的变化，无法维持机体的和谐统一，便可能发生疾病。因此，人体一旦罹患疾病，局部的病变可以影响全身；精神的刺激可以导致气机乃至形体的变化，脏腑的病变可以造成气血阴阳的失常和精神活动的改变等等，任何疾病都或多或少地引起人体整体的变化。损伤作为一种外力致病因素，历来受到骨伤科的高度重视。当人体遭受外力的创伤时，除了外力作用的局部受到损伤，还极有可能导致人体内部气血、经络、脏腑等隐性损伤，从而引起全身性的病理反应。对此古人早有认识，如《素问·缪刺论》云："人有所堕坠，恶血留内……此上伤厥阴之脉，下伤少阴之络。"唐代王焘在《外台秘要》中指出因受伤而吐血的病"有两种，一者外损，一者内伤"。无论从病理、病位，还是病势来看，内伤的病机均较外损伤复杂，气血、经络、脏腑都会涉及。因此，何氏骨科在临床诊断时总是从整体出发，把握全局。

二、突出局部，抓住重点

何时骨科在临床诊断时，不仅要求有整体观念、全面审察，还要结合骨伤科的特点，进行细致的局部检查。骨折或关节脱位后，肢体一般均有畸形出现，可通过观察肢体标志线或标志点的异常改变作出判断。畸形往往是骨折或脱位的标志：如肩关节前脱位有方肩畸形；完全性骨折，伤肢因重叠移位而出现不同程度的增粗或缩短；股骨颈和股骨粗隆间骨折，多有典型的患肢缩短与外旋畸形；伸直型桡骨远端骨折有"餐叉"样畸形。局部损伤后因气滞血瘀，都伴有肿胀。肿胀较重，皮肤青紫者为新伤；肿胀较轻，青紫带黄者多为陈伤。为了精确掌握肢体损伤导致功能障碍的情况，除嘱其主动活动外，往往用摸法、量法，结合运动，对比健肢进行判断。医者对患者损伤部位的肿胀程度、有无皮肤破损、失血多少、瘀血面积、压痛轻重、功能障碍，以及有无骨擦音及移位程度等，均应仔细询问，检查清楚。

因此，骨科临床诊断时，既要全面审察、把握整体，又要突出局部、抓住重点。只有这样才能全面、深刻地了解病情，作出正确诊断，为进一步治疗奠定坚实的基础。

第四节　治疗重视精气神，落实局部到个人

前面阐述了何氏骨科在诊法上注重"全面审察，把握整体；突出局部，抓住重点"。那么，何氏骨科在

治疗上则突出“重视整体，在于精神；落实局部，因人制宜”。体现了何氏骨科在诊断与治疗上的一致性、连续性。

一、重视整体，在于精神

神为形之主，形为神之舍，体健则神旺，体弱则神衰。何氏骨科在治疗时，首先注重患者的精气、神态。《素问·移精变气论》说：“得神者昌，失神者亡。”这说明医者在诊治疾病时应将患者的精气神放在重要位置。

精气神与人的生命密切相关，《灵枢·本神》指出“生之来谓之精，两精相搏谓之神”。《灵枢·平人绝谷》则说：“神者，水谷之精气也。”可见，神的产生与人体精气及脏腑功能的关系十分密切，神产生于先天之精，而又必须依赖后天水谷精气的充养。只有当先天、后天之精充足，而精所化生的气血津液充盛，脏腑组织功能正常，人体才能表现出有神。由此可见，神是通过脏腑组织的功能活动表现出来的。精气是神的物质基础，而神是精气的外在表现。一般而言，精气充足则体健神旺，抗病力强，即使有病也多属轻病，预后较好；精气亏虚则体弱神衰，抗病力弱，患病多重，预后较差。对于骨伤科来说，根据患者的精神和色泽来判断损伤之轻重、病情之缓急。精神爽朗，面色清润者，正气未伤；表情痛苦，神气萎顿，色泽晦暗者，是伤势较重的表现；若神志昏迷，神昏谵语，瞳孔缩小或散大，面色苍白，呼吸微弱或喘急异常，多属危候。何氏骨科针对这些情况，分别以一般治疗、重点对待、重症急救等措施进行治疗。

二、落实局部，因人制宜

骨伤科疾病的治疗主要有药物、手法、固定、练功等多种方法，临床中应根据病情有针对性地应用。何氏骨科认为，损伤的发生一般都有特定的部位或范围。所以，在治疗上往往要落实到损伤的肢体局部。

由于损伤的部位不同、情况不同、程度不同，因此在临床治疗时就应具体情况具体分析，因伤而异，因人制宜。例如，由于骨折和脱位是两种不同的损伤，上肢肱骨干骨折与下肢股骨干骨折是两种不同部位的骨折，那么在复位手法上也就不会相同。

根据辨证施治原则，损伤部位不同，临床用药时也会有所不同。如头面部损伤，则用通窍活血汤、清上瘀血汤；四肢损伤多用桃红四物汤；胸胁部损伤可用复元活血汤；腹部损伤则以膈下逐瘀汤加减；腰及小腹部损伤可用少腹逐瘀汤、大成汤、桃核承气汤施治；全身多处损伤则可以血府逐瘀汤加味。此外，根据不同损伤的性质、时间、年龄、体质，在选方用药时，可因损伤部位不同加入适宜的引经药，使药力作用于损伤部位，以加强治疗效果。这些都是何氏骨科在治疗跌打损伤时落实局部、因人制宜的具体表现。也体现了何氏骨科以人为本的治疗理念。

第五节　骨肉相合理当知，从肉治骨术为道

何氏骨科在历代的医疗实践中，逐渐认识到软组织在治疗骨折、脱位等一切损伤类疾病及各种骨病中具有非常重要的作用。临床治疗时，无论外治法还是内治法，都是通过软组织的媒介作用，而达到治疗损伤、骨病等骨科疾患之目的。因此，何氏骨科提出“骨肉相合，从肉治骨”的治疗理念。

一、骨之为干，肉之为墙

“骨”与“肉”的概念，早在《黄帝内经》中就有记述。《灵枢·经脉》云：“人始生，先成精，精成而脑髓生，骨为干，脉为营，筋为刚，肉为墙。”“骨为干”，是指骨性坚强，能支持形体，为人身的支架，即指人之全身骨骼；“肉为墙”，即指人之肌肉，系司全身运动之组织。《素问·痿论》曰“脾主身之肌肉”正是对“肉为墙”这一理论的阐述。可见，“骨为干”“肉为墙”的概念早已被明确提出。

何氏骨科将自己的理论特色之一归纳为“骨肉相合，从肉治骨”，这时的“骨”和“肉”已经不是前面

所谈到的狭义概念，而是加以拓展的广义概念。是将“骨”作为硬组织，“肉”作为软组织，从两个相互对应的方面来看待。“骨”作为硬组织，其主体仍为骨，包括软骨；而“肉”作为软组织，则包括了皮肤、肌肉、筋腱、血管、神经等一切软组织。我们认为广义的骨与肉的概念至少包括以下几个方面。

（一）骨

追溯到《黄帝内经》时代，人们对骨就已经有较为深入的认识了。《灵枢·经水》曰：“若夫八尺之士，皮肉在此，外可度量切循而得之，其死可解剖而视之。”基于这种解剖观念，《黄帝内经》对全身主要的骨骼都有命名，记载了各长干骨的长短，指出骨骼中有骨髓，脊椎中有脊髓，脊髓与脑相通，受脑统属，还指出了各长干骨的骨髓起点。何氏骨科认为，骨即指全身的骨骼，与现代解剖学所指的骨骼相一致。

（二）骨空

骨空，即两骨间的空隙部位。《素问·骨空论》记载：“两髆骨空，在髆中之阳（近肩髃穴）。臂骨（前臂骨）空在臂阳，去踝四寸，两骨空之间。股骨上空在股阳，出上膝四寸……扁骨有渗理腠，无髓孔，易髓无空。”因此，骨髓腔称骨空。《灵枢·五癃津液别》云：“五谷之津液，和合而为膏者，内渗于骨空。”即指关节腔也是骨空。骨空，也包括在我们所谈的广义的“骨”范围内。

（三）骨解

骨与骨间相关节的部位，大的称为腔，小的称为缝，两者统称骨解。《灵枢·九针论》曰：“八风伤人，内舍于骨解腰脊节腠理之间，为深痹也。”骨解，也包括在我们所谈的广义的“骨”范畴之内。

（四）肉

肉即肌肉，为司全身运动的组织。《素问·痿论》谓：“脾主身之肌肉。”就是指人体的这部分组织，与普通所言肌肉的概念基本一致。

（五）筋

附着于骨节的叫筋，包于肌腱外的称筋膜。《灵枢·经脉》云：“筋为刚。”《素问·痿论》谓：“肝主身之筋膜。”《素问·痿论》说：“宗筋主束骨而利机关也。”《素问·痹论》云：“痹……在于筋，则屈不伸。”这里所说的“筋”与“筋膜”，即包括在广义的“肉”的范畴里。

（六）经脉、络脉、经别

经脉是气血运行的主要通道，是经络系统中直行的主要干线。《灵枢·海论》曰：“夫十二经脉者，内属于腑脏，外络于肢节。”由经脉分出网络全身各个部位的分支称为络脉，如《灵枢·经脉》所说：“经脉十二者，伏行分肉之间，深而不见……诸脉之浮而常见者，皆络脉也。”经别，则是经脉另行别出而循行于身体较深部位的分支，它在十二经脉的阴阳经之间离合出入，作为经络中途联系的通路。经脉、络脉、经别三者构成了完整的经络系统，也包括在广义的“肉”的范畴内。

（七）气

气是形成宇宙万物包括人类在内的最根本的物质实体，是人体一切组织活动的营养所系，又是推动一切组织器官的生命活力。《难经》谓：“气者，人之根本也，根绝则茎叶枯矣。”然而，气与血、精、津、液等实为一体，难以分开，所谈广义之“肉”，也包括了部分气的内容。

（八）血

血是构成人体和维持生命活动的基本物质。本文所说广义之“肉”，也包括了血。

梳理了上述各概念之后可以看出，何氏骨科的“骨”基本上保持本义。而“肉”则是广义的概念，即包括了皮肤、肌肉、神经、血管等一切软组织。这为临床上“从肉治骨”理论的产生与实践打下了坚实的基础。

二、骨肉相合，理有其据

何氏骨科的“骨肉相合，从肉治骨”的理论是经过长期的临床实践，在唯物论和辩证法思想的指导之下逐步形成的。它来源于实践，反过来又指导实践。这一独特的理论认识，其根本有以下几点。

（一）基于整体观念

整体就是统一性和完整性。中医学非常重视人体本身的统一性、完整性。它认为人体是一个有机整体，构成人体的各个组成部分之间，在结构上是不可分割的，在功能上是相互协调、密切配合的，在病理上是相互影响的。同时，也认识到人与自然环境、社会环境的密切关系。人类在能动地适应自然和改造自然的斗争中，维持着机体的正常生命活动。人是社会的人，既然生活在社会环境之中，其社会环境因素的变动与人们的身心健康和疾病有着密切关系。因此，中医学强调人与自然、社会的和谐统一，非常重视社会 - 心理因素，即情志因素对健康和疾病的影响。这种机体自身整体性、内外环境统一性的思想称为整体观念，它贯穿中医学的生理、病理、诊断、治疗等各个方面。

具体而言，人体由若干脏器组成。各个脏器都有着各自不同的功能，这些不同的功能部分又都是整体活动的一部分，决定了机体的整体统一性。因而在生理上互相联系，以维持生理活动上的协调平衡，在病理上则相互影响。人体正常的生理活动，一方面依赖于各脏腑发挥各自的特有功能，另一方面也依赖脏腑间相辅相成的协同作用和相反相成的制约作用，才能维持生理平衡。每个脏腑各有其不同的功能，同时在整体活动下分工合作，这就是人体局部与整体的统一。因此，在分析疾病的病理机制时首先着眼于整体，既要着眼于局部病变和与之直接相关的脏腑、经络，也不能忽视病变之脏腑经络对其他脏腑经络产生的影响。在诊断疾病时，可以通过观察外在变化，了解和判断内在的病变；在治疗局部病变时，也须从整体出发，才能采取适当的治疗措施。这些都是中医的整体观念的体现。

（二）联系阴阳五行

阴阳学说和五行学说，是我国古代用以认识自然和解释自然的宇宙观和方法论，具有唯物论和辩证法的思想内涵，其渗透并应用于中医学领域，成为中医学基础理论的重要组成部分。

阴阳，原是中国古代哲学的一对基本范畴。阴阳作为一对概念，本为向日和背日的意思，向日为阳，背日为阴。阴阳一词连用，首见于《诗经》，《诗经·大雅·公刘》谓："既景乃冈，相其阴阳。" 其后，《左传》《国语》中阴阳多见，其义有阴阳二气和两种对峙之势力之谓。老子提出 "万物负阴而抱阳" 的命题，把阴阳作为表示矛盾的一对哲学范畴，以揭示天地万物内在的一种本质属性。《易传·系辞上》谓："一阴一阳之谓道。" 将阴阳视为对立统一的最高哲学概念，建立了以阴阳为核心的完整哲学体系。阴阳普遍存在于宇宙万物之中，具有无限可分的特点，《素问·阴阳离合论》曰："阴阳者，数之可十，推之可百，数之可千，推之可万；万之大，不可胜数，然其要一也。" 说明一切事物变化的要领，就在阴阳对立的关系之中。《素问·阴阳应象大论》曰："阴阳者，天地之道也，万物之纲纪，变化之父母，生杀之本始，神明之府也。" 说明阴阳是自然界发展、运动的规律，是归纳一切事物的纲纪，是生长和衰亡的本源，是宇宙间各种现象的根基。既然阴阳能说明宇宙间事物发展运动的规律，那么它必然也能指导医疗实践，而成为中医的理论基础。于是，中医学吸收了阴阳学说，并以其作为基本理论指导临床实践。《素问·宝命全形论》曰："人生有形，不离阴阳。" 是说人由阴气和阳气所化生，且阴阳是人体之根本。阴阳理论对临床具有重要的指导作用，如《素问·至真要大论》云："调气之方，必别阴阳。"

《素问·金匮真言论》则说："夫言人之阴阳，则外为阳，内为阴。" "骨" 与 "肉" 相比较则是 "肉" 在外为阳，"骨" 在内外阴。阴不离阳，阳不离阴。因此，骨肉相合，正如阴阳互根，不可分离。

五行，是以五种物质的功能属性为代表来归类事物的属性，并以五者之间相互资生、相互制约的关系来论述和推演事物之间的相互关系及复杂的运动变化规律。历代医家为了说明人体内外的整体性、复杂性，把人体脏腑组织、生理活动、病理现象等与五行作了广泛的联系，如在行为水，在脏为肾，在体为骨；在行为木，在脏为肝，在体为筋；在行为土，在脏为脾，在体为肉；在行为火，在脏为心，在体为脉；在行为金，在脏为肺，在体为皮。五行学说的基本规律是五行之间的生克、制化、乘侮、胜复，这些对指导医疗实践有一定的意义。例如，肾脏有病，当然可以直接从肾脏着手治疗，但实践证明这种治疗方向有时难以奏效，这是因为水脏失常，就会通过五行之间的相生关系影响 "生我" 的金脏和 "我生" 的木脏；还会通过相克关系影响到 "我克" 的火脏和 "克我" 的土脏。这时，如果从他脏入手进行治疗，往往很快可以治好，恢复五行间的动态平衡。故黄元御在《四圣心源》中说“水性降润，渗之以土气，则水不过润，皆气化自然之妙也”，意即“骨”失其常，调整“肉”，“骨”恢复正常，这是各脏器间相互联系、制约所形成的特殊效果。所以，骨与肉之间具有密切的联系。这可谓“骨肉相合”的理论依据。

（三）合于藏象之理

藏象学说，是中医理论体系的重要组成部分，是研究人体各个脏腑的生理功能、病理变化及其相互关系的学说。中医藏象学说认为，人体的皮、肉、筋、骨、脉分别隶属于肺系统、脾系统、肝系统、肾系统、心系统。而肺、脾、肝、肾、心在神的统领下共同组成一个统一的有机整体。

按照藏象理论，肌肉、四肢属于脾，脾主运化，系将饮食水谷消化吸收转化成为精微物质，并将其运输布散至全身各处，脾的运化功能可以分为运化水谷和运化水湿两个方面。运化水谷即是饮食物的消化吸收，这是人体的消化功能，与胃、小肠等脏腑有密切的关系。例如，胃有受纳和腐熟水谷的作用；小肠则有受盛化物和泌别清浊的功能，将水谷化为精微和糟粕，精微赖脾气之升而输布全身，糟粕靠小肠之通降而下传大肠，升降相因，清浊分别。运化水湿是指脾对水液的吸收、传输、布散和排泄作用，说明了脾在调节水液代谢、维持体液平衡中所起的重要作用。脾又统血，即脾能统摄、控制血液，使之正常地在脉内循行而不溢出脉外。此外。脾主肌肉、四肢指出了脾与肌肉、四肢的内在联系，说明脾具有维持肌肉、四肢正常的生理功能。而脾之所以能维持肌肉的正常功能，是和脾的运化功能分不开的，脾主运化水谷精微和津液以化生气血，并将其输送到全身各处肌肉之中去，以供应肌肉所需之营养，保持肌肉活动的充足能量，使肌肉丰满，壮实有力。四肢也需要脾气输送水谷精微，以维持其正常生理活动。所以脾气健运，精微四布，输送至四肢的营养物质充足，则四肢活动轻松有力；反之，则四肢无力，活动困难。临床研究表明，当因某种因素造成骨的疾病时，特别需要脾为之输送水谷精微，使骨得到充分营养；特别需要脾为之调节水液代谢，维持体液平衡；特别需要脾统摄血液，使之正常地在脉内循行而不致溢出脉外。因此，从肉治骨强调了脾在骨疾患中的重要作用，强调了借助后天（脾）以补先天（肾）的治疗作用。

《素问·五脏生成》谓：“肝之合筋也，其荣爪也。”说明筋在藏象属肝。肝的主要生理功能为疏泄。肝主疏泄是指肝具有维持全身气机疏通调达的功能，亦即肝具有舒畅、开展、调达、宣散、流通以保持全身气机通畅的综合生理功能。人体是一个有机整体，时刻都在进行着各种复杂的物质代谢，而一切物质转化均是在气机的“升降出入”运动中完成的。肝主疏泄，使气的升降出入运动正常，对各脏腑的功能活动及气血、水液的正常运行，发挥着重要的调节作用。肝主藏血，对人体血液有贮藏血液和调节血量的功能，所以人体各部分的生理活动皆与肝密切相关。肝主筋，与运动有关，因此又将肝称为“罢极之本”，“罢极”即能耐受疲劳之意。人的运动能力究其根本在筋，而筋的能量来自肝。肝为刚脏，以血为体，以气为用，体阴而用阳，肝主藏血以濡养经筋，阴血充足则经筋强健，运动时不易疲劳；否则，肝血不足，经筋失养，劳动、运动则易疲劳。所以说，肝为人体运动能力的根本。当骨因某种因素造成疾患时，特别需要肝为之调畅气机，疏泄壅遏之气血，恢复各脏腑的正常功能活动；特别需要肝调节血量以充分营养患疾之脏器；运动系统损伤，则更需要肝血量充足和疏泄正常，以恢复其运动功能。由以上讨论得知，筋是软组织的一种，属于“肉”的范畴，因此，从“肉”治骨，正是从这种意义上强调了骨疾患中肝的重要作用。

三、从肉治骨，机制可靠

无论过去还是现在，骨伤都是骨伤科疾患的主要内容。治疗骨伤，包括对骨折、脱位、伤筋及其他软组织的治疗，是骨科工作的主要任务。

骨伤产生的根本机制，是暴力侵犯人体，超过了机体的负荷限度，从而造成了“肉”与“骨”的组织破坏。骨伤（包括筋伤）系由外力的作用，其损伤必然表现为由外及内，由“肉”及“骨”的过程。也就是说，当外力较小，或外力的作用主要未作用于骨时，“骨”可能没有损伤，而“肉”已有损伤（软组织损伤就是这种情况）。而当外力较大，或外力主要作用在骨时，“骨”可能就会发生损伤，与此同时，“肉”则首当其冲承受外来暴力，已先于“骨”受到了更严重的损伤（各种骨折和脱位就是这样）。考察所有损伤发生之机制，毫无例外，皆是如此。

“肉”在外为阳，“骨”在内为阴。“肉”包着“骨”，“骨”连着“肉”，且骨肉相合，维持人体正常的生理功能。中医骨伤科对骨伤、骨病的外治法，即为隔“肉”治“骨”，“骨”为本体，“肉”为媒介，但“肉”对“骨”有重要的保护及营养等作用。因此，何氏骨科在临床治疗时首先要考虑其损伤的根本机制，当然也就把“肉”的因素放在十分重要的位置上。“从肉治骨”这一治疗理论的提出，也是基于何氏骨科对骨伤发生机制的深刻认识。

四、从肉治骨，科学论证

当代中医骨伤科学的发展与生物力学的介入和渗透密切相关。由于采取了生物力学的研究方法，中医骨伤科学的发展具有更为科学的理论支撑。生物力学对中医骨伤科学具有非常重要的指导意义，正如著名美籍生物力学家冯元桢教授所说：“如果没有生物力学，则有些生物问题就不可能领会，这就好像没有空气动力学就不能造出一架好的飞机。对于一架飞机，力学可以使我们设计它的结构，预示它的性能。对于一个器官来说，生物力学能够帮助我们了解它的正常功能，以及由功能的变化预示其变化，并指出人为的改进方法。因此，诊断学、外科学、修复学等紧密与生物力学联系在一起。”通过对人体骨骼、肌肉、关节等生物力学性能的研究，我们能够深入了解骨的微观结构与宏观力学效应的关系，以及肌肉收缩及其生理效应，探讨骨伤科疾病的发病机制，验证“从肉治骨”理论的科学性。

骨肉不同，性能有异。

骨骼的功能，主要为保护内脏，提供运动杠杆和肌肉附着点，完成肢体的运动功能，骨骼肌具有独特的力学性能以实现上述功能。人体各种形式的运动，主要是靠肌肉的收缩活动来完成的。骨骼肌在体内的功能，就是其在受到刺激时产生张力或 / 和缩短，以完成躯体运动或对抗某些外力作用。生物力学的研究证实，“骨”与“肉”有着完全不同的生物力学性质。

“骨”和“肉”的力学性质，主要为强度（折断时的最大应力）和刚度（对变形的抵抗）。采用材料力学的加载测试法，可以很好地了解这些性能。载荷按给定的方式加在材料上，可测得材料的形变，并绘制载荷变形曲线，从而确定其结构的强度和刚度。如果对于相同单位元的骨与肉进行实验，并绘出“载荷 - 变形”曲线，大约可以得到一张这样的“应力 - 应变”图（图 2-5-1）。本图展示骨组织与软组织（肌肉等）在加载测试下的应力 - 应变关系。应力（纵轴）反映材料所承受的单位载荷，应变（横轴）反映组织的变形程度。图中可见骨具有更高的强度与刚度，软组织则表现出较大的可变形性。

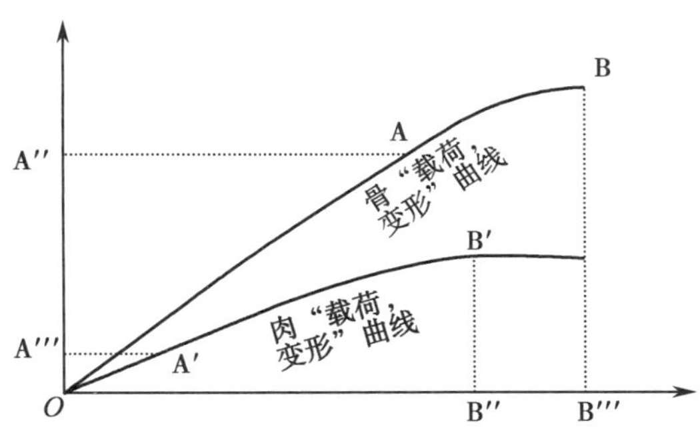

图 2-5-1　骨与肉“应力 - 应变”图

从图中不难看出，“肉”的强度和刚度都大大低于“骨”，即在相同载荷的相同情况作用下，“肉”所遭到的损害和破坏也大大超过“骨”。

在正常生理情况下，骨所承受的绝大部分生理载荷是肌肉的牵拉力（约 99.7% 以上），体重的载荷不足肌力的 0.3%。肌肉对骨所形成的牵引力可分为横向载荷与纵向载荷两种，常常受到四种因素的影响：①肌肉牵拉点及其方向；②肌肉与骨的附着点是以点的方式还是面的方式；③各组肌肉的相对能量；④正常情况下肌肉的定时收缩。当人体遭受暴力，正常生理情况被破坏时，肌肉的牵拉力可能是骨折、脱位应力的一部分，并必然是移位应力的一部分，是维持移位的主要应力。脱位后的复位、骨折后的整复，必须克服这些应力才能实现。

骨折在发生过程中，还有一个加载速度的问题。加载速度越快，骨骼达到破坏时所贮存的能量就越大。加载速度具有临床意义，它可影响骨折类型及骨折处软组织损伤的程度。骨折时，骨骼贮存能量的释放,所产生的损伤有一定规律。在低速受载时,能量可通过一线的裂纹而释放,骨与软组织能保持完整,其破坏程度也轻,骨折没有或稍有移位;而在高速受载时,较大的贮存能量不能通过一条裂隙快速释放,从而发生粉碎性骨折和广泛的软组织损伤,有的还伴有严重移位。根据骨折时能量的释放,骨折可分为三类:低能量、高能量和极高能量骨折。低能量骨折可见于单纯的扭转性滑雪骨折,高能量骨折常见于车祸,而极高能量骨折则可见于速度极快的枪弹伤。无论哪种情况骨折,都会对软组织造成损伤和破坏。脱位时,软组织也会遭到类似的损伤和破坏。

通过对骨折的力学分析可知,“骨”与“肉”具有不同的生物力学特性,且损伤时骨肉有先后的差异以及程度上的不同。这些生物力学的研究结论为“从肉治骨”的理论提供了有力的科学支撑。

五、液压效应,释理揭秘

骨骼肌受到外力后,不仅会产生应力与之抗衡,遵循其内在的生物力学规律,而且在骨折整复后,肌肉会形成特有的“液压效应”,对骨折有重要的稳定作用。从某种意义上说,这种“液压效应”的发现,很好地揭示了“从肉治骨”理论的科学内涵。

(一)肌肉力的稳固分量与转动分量

生物力学研究发现,当肌肉力的作用线位于某一基本平面时,可将肌肉力分解为两个互相垂直的分量:一个沿着骨作用方向,另一个垂直于骨作用方向。沿骨作用的分量指向关节中心,起稳固关节的作用,因而叫作稳固分量;垂直于骨作用的分量使关节产生转动,所以叫作转动分量。肌肉力的稳固分量,不仅能加强复位固定的稳定性,而且在一定条件下能增加骨断面的压力,以加速骨折愈合。因此,在骨折愈合的过程中,设法增大肌肉力的稳固分量,对促进骨折的愈合具有非常重要的意义。肌肉力的转动分量在肢体运动中有重要作用,但在骨折复位固定后是一个使骨断面产生移位的不利因素。所以,在骨折愈合以前,应尽量减少肌肉的转动分量,而使骨断面保持相对稳定的状态,以利于骨折自然愈合。但在骨折愈合后恢复功能的过程中,则要尽量发挥肌肉的转动分量,促使关节自主运动。

(二)肌肉的“液压效应”及其对骨折的稳定作用

肌肉与肌肉之间有肌间隔,肌间隔作为一个“液态样结构”,由弹性筋膜所包绕,动态载荷使固定容积的间隔发生变形,引起筋膜变化。当这些间隔由夹板或功能支架等外约束力限制时,肌肉便产生位移,直至充满所有间隙。当这些间隙被充满后,由于肌肉外面的夹板等形成的约束力是固定的,这些外固定如同一层几乎不变的“壳”,所以肌肉块变得很硬而不能活动。当载荷去除后,肌肉的筋膜因富有弹性而恢复原来形状,骨折块也恢复到原来的位置。通过对肌肉在负重状态下的机制研究发现,未加外固定时,骨折块间是松动的,骨痂形成前必须依靠软组织的支持才能稳定断面。因此,在一定外固定的支持下,肌肉间隔通过迅速的动态负荷,起到“不可压缩液体”的作用,引起组织体积的固定。这种机制被称为“液压效应”,能够控制骨折块的移动,为肢体提供支持并防止其进一步遭受损伤。

六、从肉治骨,指导临床

(一)指导骨伤用药

中医治疗骨伤疾患,药物治疗是一大特点,其中以外治法最为突出。药物外敷,即经皮给药。其机制是药物分子经过皮肤深入肌肉,作用于人体发挥疗效,途径是通过“肉”而作用于“骨”。其中,“肉”是桥梁与中介,“骨”才是需要治疗的靶器官。

中国唐代著名骨科大师蔺道人对骨折的诊疗进行了总结,著《仙授理伤续断秘方》一书。全书共载方 45 首,外用方即达 11 首。朝鲜金礼蒙所编的《医方类聚》收载于我国北宋《太平圣惠方》中的折伤方共 162 首,其中外用方达 58 首,超过三分之一。由此看出,骨伤科药物治疗的外用方药在整个药物治疗中占有举足轻重的地位。说明了经皮给药是从肉治骨理论指导下采用的重要用药途径。

骨伤科疾患外用药物的基本原理,也与其他中医各科一样,需要辨证论治,因证施药。治则不外乎补偏救弊，燮理阴阳，以期恢复正常的生理平衡。正如《素问·阴阳应象大论》所说："故因其轻而扬之，因其重而减之，因其衰而彰之。形不足者，温之以气；精不足者，补之以味。其高者，因而越之；其下者，引而竭之；中满者，泻之于内。其有邪者，渍形以为汗；其在皮者，汗而发之；其慓悍者，按而收之，其实者，散而泻之。审其阴阳，以别柔刚，阳病治阴，阴病治阳，定其血气，各守其乡。血实宜决之，气虚宜掣引之。"此外，《素问·至真要大论》也详细阐述了治疗法则："寒者热之，热者寒之，温者清之，清者温之，散者收之，抑者散之，燥者润之，急者缓之，坚者软之，脆者坚之，衰者补之，强者泻之，各安其气，必清必静，则病气衰去，归其所宗，此治之大体也。"现代医学认为，治疗骨伤疾病就是用药物改善患处的微循环，使之恢复正常的生理功能。微循环属于中医"肉"的范畴，所以药物治疗的途径是"肉"，体现了"从肉治骨"的基本原则。

另外，何氏骨科在历代临床实践中也体会到，哪怕是骨折，若单纯使用接骨药多疗效不佳，而能配伍治"肉"的药物，如行气、活血、消肿、化瘀、续筋等药物，治疗效果就会好很多。甚至在损伤初期不用接骨药，也有很好的接骨效果。历史先贤也对此有一定的认识，如唐代蔺道人在《仙授理伤续断秘方》中说："凡伤重者，未服损药，先服气药，如匀气散之类。"说明，骨伤一证，不唯骨伤，肉（软组织）也受伤。从肉治骨（或骨肉同治）的思想对骨伤科临床治疗具有重要的指导作用。

（二）指导骨病用药

对于骨病的治疗，何氏骨科同样遵循"从肉治骨"的原则。骨病的治疗若单纯地从"见骨治骨"着手，不一定收到满意的疗效。何氏骨科认为，骨病为"骨伤、劳损、六淫为病，正气虚衰、瘀、痰或兼而有之"，因此在治疗骨病时，多从气血运行、与该骨有关的各力系的平衡与否，以及周围软组织的情况等方面考虑。

例如治疗骨髓炎，无论阴证还是阳证、脓已成还是未成、脓已溃还是未溃，何氏骨科均强调以外治为主，内治为辅，尤其是对无明显全身症状的患者，往往可以专用外治收功。外治经皮给药，药物通过"肉"而作用于"骨"，换言之，药物是通过"肉"这一中介对"骨"产生了治疗的作用。治疗骨髓炎，就是通过外敷中药使局部软组织炎症得以控制（若为开放性损伤创口感染所致者，西医则先清创患处，然后敷药，再换药等以控制其感染）。对于脓成者，应助排其脓，因《灵枢·痈疽》早有明训："脓不泻则烂筋，筋烂则伤骨。"若有瘘管者还须用药捻拔毒祛腐，使脓尽腐祛新肉生。这些骨病的治疗都是在"从肉治骨"理论的指导下进行的。

（三）指导手法治疗

骨折移位、关节错缝、脱位的方向和程度，除与外力方向、大小及作用于人体部位有关外，更主要是因外力破坏了人体某处的结构，致使人体内部结构平衡失调。

人体内除少数小块状骨外，其他骨皆附着于肌肉。在未受伤时处于协调平衡状态，肢体的运动由神经支配，通过肌肉的协调放松、收缩来带动骨骼运动，使各肌肉保持拮抗平衡。骨折后，远折段的肌肉牵拉力和重力是骨折移位和整复后再移位的重要因素。因此，医者在实施手法整复时，目的是通过外力恢复骨折部位的内在平衡，而非机械地施加仅与造成骨折移位、关节脱位或错缝的原外力方向相反、大小相等且作用于同一部位的外力。人体作为一个具有生命活力的有机机体，拥有通过神经中枢进行应激反应和维持内环境稳定的能力，同时具备自我修复机制。因此，医者施以手法的目的，在于激发人体自身的恢复的潜能，为患者创造有利于康复的条件。

临床治疗中，若医生未能充分认识折复位的基本原则——即必须先解除肌肉牵拉对骨折端的影响，即使反复尝试手法复位也难以成功，甚至可能造成肌肉撕裂，血管或神经损伤；有此患者在 X 线引导下完成复位后，因固定不牢，复诊时发现再次移位，不得不反复整复，不仅加重了患者的痛苦，还延误了骨折愈合时间，特别是关节内和近关节部位的骨折，易遗留肢体功能障碍和强直。因此，在临床实践中，首要任务是消除阻碍骨折复位的肌肉抗力。例如股骨髁上骨折时，远折端常因腓肠肌牵拉而向下方、后方移位，若不先屈膝放松腓肠肌张力，单纯依靠牵引很难实现有效复位。对于股骨颈骨折的整复，何氏骨科有自己的体会，形成了治疗股骨颈骨折独特的何氏复位法，即根据股骨颈骨折的角度精准拉旋推挤，瞬间使骨折端复位。此外，治疗腰椎小关节紊乱的夹脊振抖复位法也是何氏骨科重要的治疗手法。这些临床经验充分体现了“从肉治骨”理论在骨伤科手法治疗中具有重要的指导意义。

第六节　手摸心会治损伤，瞬间复位理法彰

手法是骨伤科四大治疗方法（手法、固定、药物、练功）之一，在骨伤科疾患的治疗中占有重要的地位，手法的目的是理伤续断，所以又称理伤手法。中医在整复骨折、脱位等方面有丰富的经验，诚如《医宗金鉴·正骨心法要旨》所言：“夫手法者，谓以两手安置所伤之筋骨，使仍复于旧也。”力求达到“断者复续，陷者复起，碎者复完，突者复平”。骨折整复得越好，折端也就越稳定，骨折愈合也就越快越好。故《医宗金鉴》指出“手法者，诚正骨之首务哉”。何氏骨科根据“骨肉相合，从肉治骨”的理论，归纳总结出了治疗骨折、脱位的“瞬间复位法”。这种方法大多只需一人即可徒手复位，对于某些肌肉丰满、重叠移位较多的骨折、脱位才需助手或患者家属协助，是骨伤科中较为理想的整复骨折、脱位的闭合性复位法。

一、骨折脱位，各有机理

众所周知，准确的复位和正确有效的外固定是保证骨折、脱位患者康复的根本。而要做到整复准确到位、固定正确有效，医者必须熟悉人体解剖及造成骨折、脱位的基本机制。

一般说来，能够造成骨折和脱位的根本因素是各种外来暴力，它可分为直接外力和间接外力两种。如枪弹伤、车轧伤、打击伤等，都是外力直接作用于人体某部位而使该部位骨折、脱位，这种外力即直接外力；外力作用于人体某一部位，通过力的传导而致远离受力部位骨折、脱位者，称为间接外力。

当人跌倒时，伸手触地，跌倒时冲力引起的反抗力从地面沿肢体向上传达，在手腕、前臂及肘部所造成的桡骨远端、尺桡骨及肱骨髁上等部位的骨折，就是一种由传达暴力引起的外伤性骨折。筋肉皆附着于骨上，当肢体运动不协调或某种原因导致筋肉强力牵拉时，将筋肉附着处之骨撕裂，造成骨折。如膝关节在半蹲姿势时，股四头肌突然强力收缩，即可造成髌骨骨折；猛力投掷物体时，前臂屈肌强力收缩，造成肱骨内上髁骨折等。这类骨折都属于牵拉性外伤性骨折。

关节脱位多由传达暴力或杠杆作用引起。如患者跌倒时，肘关节伸直，前臂旋后，掌心触地，传达暴力使肘关节过度后伸，以致鹰嘴突尖端急剧地冲击肱骨下端的鹰嘴窝，产生一种强有力的杠杆作用，使止于喙突上的肱前肌及肘关节囊前壁被撕断，形成肘关节后脱位。直接暴力作用于关节部位也可造成关节脱位，如外力从前往后打击肱骨头，肱骨头过度内旋后移时可冲击关节囊后壁、盂唇软骨或盂缘，而滑入肩胛冈下形成肩关节脱位。

外力所致的闭合性骨折，一般可形成不完全骨折和完全骨折两类。不完全骨折，即骨质仅部分失去连续性或完整性，如裂纹骨折、青枝骨折等，此类骨折断端无移位或仅有成角，折断较稳定，愈合也快。完全骨折，骨折线完全通过了骨质和骨膜，使骨断裂为两段或多块，此类骨折断端间可有前后、左右、旋转、成角、重叠、分离等移位现象。

有移位骨折的移位和关节脱位的方向、程度，除与外力的大小、方向及作用于人体的部位有关外，更主要的是因外力破坏了人体某部的组织结构，致使人体内部结构平衡失调。解剖学研究表明，人体内除少数小块状骨外，其余管状骨均附着肌肉。这些附着在管状骨上的肌肉，依据功能分为许多肌群，各有不同的起止，受神经的支配而产生协调与拮抗的作用，而与其附着的管状骨处于协调平衡状态。当外力造成移位骨折后，破坏了附着于骨骼各肌肉的平衡，在骨折段上仅有部分肌肉的起止，而且大多是单方面作用的肌群，缺乏相应的拮抗肌，折骨被牵拉而移位。这是骨折后骨折端移位及整复后再移位的重要原因。此外，肢体骨折后远折段的重力，也是造成移位和整复后再移位的原因之一。

二、巧施外力，助其自复

唐代蔺道人《仙授理伤续断秘方》总结过正骨五法；清代吴谦《医宗金鉴·正骨心法要旨》提出摸、接、端、提、按、摩、推、拿正骨八法。经过历代临床实践，何氏骨科在整复（包括骨折复位、脱位复位）手法上形成自己独特的体会和认识。

何氏骨科认为，在整复有移位的骨折和关节脱位时，所施手法必须在不造成新的人为损伤的前提下进行，克服阻碍复位的抗力，充分利用人体自身恢复平衡的内在动力。医者的作用，不外是对骨折断端和脱位关节巧妙地施以外力，帮助患者恢复自身的内在平衡。人体作为一个有生命的机体，具备通过神经中枢调节失衡状态的自我修复的能力。因此，医者在使用手法治疗时，并不是机械地施以与原来造成骨折移位和关节脱位的方向相反、大小相等、作用于同一部位的外力，而是如何运用手法施加的外力调动患者自身恢复平衡的内在动力，内外结合达到准确复位的目的。基于此种认识，我们在整复骨折和脱位时，除了要了解受伤的外力和骨折断端移位的方向，还须仔细分析阻碍复位的抗力和再移位的倾向力。弄清楚这些因素，就可以达到“机触于外，巧生于内，手随心转，法从手出”的目的了。

骨折整复的基本要点是用子骨寻找母骨，也就是用骨折的远折端寻找近折端的方法。运用力学的杠杆原理，结合骨折部位的解剖关系，利用关节的功能活动，化解肌肉阻碍复位的抗力；调动人体自身恢复平衡的动力，即可恢复机体的内在平衡。对于一般有移位的四肢骨折，无须采用麻醉和持续牵引，巧妙运用医者的整复手法，瞬间即可达到准确的复位。这样不仅减轻了患者的痛苦，又促进了骨折的良好愈合，也利于关节功能的提前恢复。此即谓何氏骨科整复骨折与脱位的“瞬间复位法”。

三、瞬间复位，彰显特色

何氏骨科在临床实践中感悟生命之苦，研讨损伤机理，探究手法奥妙。历经数代艰苦实践，大胆探索，勇于创新。总结出独具特色的“瞬间复位法”，该手法具有“稳、准、轻、巧”的特点，用于临床，成功治愈了无数骨伤患者，彰显了何氏骨科的诊疗特色。

（一）稳

任何骨折与脱位，患肢远端的移位都受到一定肌力的影响。当医者要对此进行整复时，这些肌力就变成了对抗整复的肌力。瞬间复位法根据移位肌力的实际情况，不是对抗整复肌力的轴向用力，而是与之成角度用力。根据力分解的平行四边形法则，使对抗的肌力得以化解，整复过程变得容易和轻松，减少了整复过程对原损伤部位的再损伤。

（二）准

无论治疗骨折还是脱位，所有整复手法均采用复合式的动作。除了个别需要助手的配合用力，医者运用自己的双手，并在肩、身腰、腿足的协同配合下，动作连贯，一气呵成。多数情况下，即可达到一次复位成功。

（三）轻

医者施术时，要求动作精练快捷、瞬间取效。何氏正骨手法刚柔相济，于损伤要点之处使用轻力，即可达到准确复位。

（四）巧

巧，在于顺势利用有利的肌收缩。瞬间复位时，灵活运用“拔、伸、捺、正”等手法，使发力达到最大的效能，使得相应的拮抗肌的收缩变得有利于整复与固定，使骨折整复变得更为容易，且整复后骨折端的稳定度加大，愈合期缩短。

第七节 药物夹板与绷带，联合夹缚固定术

为了维持骨折整复后的位置就必须固定，固定是骨伤科治疗的重要环节。何氏骨科在临床实践中总

结并创立了一整套外固定方法，叫作联合夹缚固定术。

夹缚固定是祖国骨伤科学的一大特色，有上千年的历史。早在晋代，葛洪就已采用竹片夹缚治疗骨折。他首次推荐了竹板外固定法，从而开启了中医骨伤科小夹板外固定的历史先河。《补辑肘后方》载："治腕折、四肢骨破碎及筋伤蹉跌方：烂捣生地黄熬之，以裹折伤处，以竹片夹裹之，令遍病上，急缚，勿令转动。一日可十易，三日即差。"唐代《仙授理伤续断秘方》对夹板的制作和使用有了进一步的论述："治跌扑伤损，筋骨碎断，差爻出臼……次以木皮，约如指大片，疏排令周匝，将小绳三度缚之要紧，三日一次，再如前淋洗，换药、贴裹。不可去夹，须护，毋令摇动，候骨生牢稳方去夹，则复如故。"宋代由王怀隐等人集体编撰的《太平圣惠方》就有使用柳木夹板治疗骨折的记述。元代危亦林《世医得效方》有使用杉树皮固定脊柱骨折的记载。明代《证治准绳：疡医》、清代《医宗金鉴》都进一步对夹缚固定作了一定的论述。

近代对夹板的应用，吸取了历代使用夹板的优点，并根据人体生理解剖的特点，贯彻了"动静结合"的原则，改进了夹板固定装置。由于夹板固定对骨折端无应力遮挡作用，不破坏患者的血运，故已经成为许多骨折固定的首选方法。

何氏骨科在历代外固定实践的基础上，总结经验并提出了外固定的理论，创立了联合夹缚固定术。

一、联合外固定的概念——异常中心点、三维坐标外固定力系

中医骨伤科的外固定其实可以看作一个系统。我们将常用的外固定器材——夹板、压垫、粘膏和绷带，作为四个各具特殊作用的治疗单元。

1. **夹板元** 其作用由夹板的长短、宽窄、厚薄，以及与形体符合的程度、扎带的松紧度等因素决定。

2. **压垫元** 其作用由压垫的形状、大小、厚薄等因素决定。

3. **粘膏元** 其作用由粘膏的宽窄、牵拉方向、应力大小等因素决定。

4. **绷带元** 其作用由缠绕方向、裹缠方法、绷带宽窄、张力大小等因素决定。

骨折整复完毕，当施以外固定时，要根据患者伤损的具体情况（损伤部位、折裂移位破坏的程度、整复情况、残留成角或移位、肿胀、皮肤完整性、有无合并血管神经损伤、肌肉丰满程度、致伤时间等），选择与患处相适合的四个单元，有机地组成外固定装置。以外固定装置的杠杆来应对肢体的内部杠杆；以四种单元为主的外力结合以肌肉收缩为主的内力，内外整合，协调统一，形成以骨折部中心点为原点的三维坐标外固定系。这就是何氏骨科对外固定的基本概念。

二、联合固定的理论基础——固定与药物治疗的同一性

中医学非常重视人体本身的统一性、完整性及与自然界的相互关系。首先，它认为人体本身是一个有机整体，机体内部各个脏器之间，在功能上是相互协调、相互为用的，并进行着统一的整体活动，而在病理上又是相互影响的。同时亦认识到，人类生活在自然界中，人体的生理功能、病理变化不断地受到自然界的影响，并在能动地改造自然界和适应自然环境的斗争中，保障和维持着机体正常的生命活动。

《素问·宝命全形论》云："人生于地，悬命于天，天地合气，命之曰人。"说明了人是自然界的产物，而自然界又为人类的生存提供了必要的条件，故《素问·六节脏象论》曰："天食人以五气，地食人以五味。"《素问·阴阳应象大论》说："天地者，万物之上下也。"《素问·生气通天论》云："天地之间，六合之内，其气九州九窍，五脏十二节，皆通乎天气。"此即是说，自然界的一切事物和一切现象，彼此之间都是相互联系、相互依存、相互影响的，而不是孤立存在的，从而明确地指出了宇宙万物的整体关系。此外，人与自然的整体观、脏腑生理的整体观、病理变化的整体观、诊断治疗的整体观，这些非常重要的整体观念共同组成了中医学理论体系。

当机体发生骨折、脱位时，机体的完整性和统一性遭到破坏，造成了骨折、筋断、脉损，于是产生血溢脉外、经络受阻、气不接续、患处肿胀、疼痛麻木等一系列病理现象。经手法整复之后，采用联合固定术对

患处固定,是恢复被破坏的整体性的手段之一。固定一经使用,可视为参与了人体功能活动的一部分,对患处乃至全身的气血、阴阳都有补偏救弊、恢复正常的治疗作用。由此观之,固定与药物同样具有治疗疾病的本质作用。因此,何氏骨科认为,固定与药物都是治疗的重要组成部分,固定和药物在治疗的功能方面具有同一性。

基于上述观点,我们对各固定单元的运用,同样遵循《黄帝内经》理论。同药物配伍一样,做到选材适当、轻重有节、主次分明。临床固定时,根据具体情况将固定元件分出君、臣、佐、使,精密组合各单元,使固定与病情密切吻合,丝丝入扣,以提高治疗效果。

三、联合外固定的方法——固定元件分君、臣、佐、使

《素问·至真要大论》云:“主病之谓君……应臣之谓使。”君臣佐使是遣药组方的原则。正确运用这些原则,可增强药物的协同作用,提高疗效;可更符合病情需要,更好地治疗比较复杂的病证;还可以调偏胜,制约药物的烈性或毒性,以消除或缓和对人体的不利因素。总之,根据君臣佐使的组方原则,方剂不是一些药物的简单堆砌,而是按照严格的治则、治法,严密组织,形成条理井然的有机整体,具有更加明确的目的性,从而有利于满足临床治疗的需要。

何氏骨科治疗骨折、脱位使用夹板、压垫、粘膏和绷带时,根据固定与药物治疗的同一性理论,也有颇似中药配伍的君、臣、佐、使原则,称为外固定单元配伍。根据骨折、脱位的部位、类型和形状灵活运用。有的是以夹板为君,绷带为臣,压垫、粘膏为佐使;有的是以压垫为君,绷带为臣,夹板为佐,粘膏为使。粘膏也可以为君,如肋骨骨折,用粘膏作叠瓦式粘贴固定。绷带也可以为君,如一些关节脱位复位后,就单用一些绷带作软固定。一般骨折简单的夹板外固定就是以夹板为君,绷带为臣,粘膏为佐使的。又如股骨颈骨折的一些类型的固定,以压垫为君,绷带为臣,交叉缠绕,力点汇交作用于压垫上。绷带同样可以为佐,如锁骨骨折、肱骨髁部撕脱骨折、髌骨骨折的某些类型,即以压垫为君,粘膏为臣,绷带为佐。由此可见,夹板、压垫、粘膏和绷带四个单元在固定中的作用和角色不是一成不变的,而是根据具体情况有所变化,这同组方治病并无二致。

上述各固定单元的作用因素,好比药物的炮制方法和剂量的多少,对治疗效果起着关键作用。如压垫的形状、大小、厚薄、软硬程度等都直接影响压垫对局部的效应力。马蹄垫、月牙垫除了有垂直于患面的压应力,还有在弧形侧平行于患面的挤压分力;分骨垫更主要是对压垫两侧产生挤压分力;塔形垫使力的分布为一圆滑曲面,可保证患部足够的压应力,同时又有足够的稳度;桥形垫可从三面固定骨折,是某些骨折必不可少的固定方法;直角垫可以从两面对骨折部施力,纠正整复后的残余移位。压垫的大小与效应力的大小成反比,可按照静力学公式计算。欲增大效应力,就应相应地减小压垫的面积。压垫的厚薄决定应力集中的程度,压垫厚,效应力增大;压垫薄,效应力相对减小,即压垫的厚薄与效应力的大小成正比。过软的压垫会导致压夹力的损失,而过硬的压垫则会导致应力过分集中。因此,这两种情况对压垫的固定都是有影响的。所以,在使用压垫时应针对骨折的部位、形状和可能发生的方向选择,力求与形体吻合,既能避免压伤软组织,又可充分发挥压垫效应的最佳作用。这样做不仅控制了折端的再移位,而且形成的压应力大小适宜,并可使骨折面紧密接触,利于骨痂生长,促进骨折愈合。此外,还应根据骨折部位的形状、移位的多少、方向及接触夹板宽度,择优选择压垫的大小、厚薄和软硬程度。粘膏单元的作用因素也是多方面的,以笔者多年经验,粘膏力的大小与粘膏的宽窄成正比,与预先加在粘膏上的预应力成正比。预应力的范围不能太大,过小起不到固定作用,过大则易粘破皮肤。而粘膏的宽窄也受压垫限制,不可能过宽或过窄。影响最大、变化最多的是粘膏粘贴方向。粘膏的效应力,可按静力学平行四边形法则分解为垂直于肢体轴线的分力和平行于肢体轴线的分力。夹角的变化决定两分力大小的变化,也就是粘膏的粘贴方向在相当大程度上决定粘膏作用力。压垫的放置依赖于粘膏的稳定,特别是对于关节骨折、撕脱骨折,压垫的放置得当与否,常直接影响骨折愈合的速度及骨折部的正常位置,而压垫要放置得当,更有赖于粘膏的控制,特别是粘膏的方向影响更为明显。夹板单元和绷带单元的各种作用因素也是

很复杂的，为了科学合理地使用夹板，必须注意夹板的塑性、韧性、弹性等因素。这两方面以往文献介绍颇多，兹不赘述。理解了以上所谈及的方法。对夹板、压垫、粘膏和绷带的各种因素对固定的影响就有了深刻的认识，运用起来也就会得心应手。

四、联合外固定的优势——以切中伤情的点受力为主，点面结合的外固定法

中医骨伤科的夹板固定，特别是压垫的应用，与石膏固定相比较，其优越性表现在固定超关节和纠正残余移位的能力，以及肿胀消退后固定的松紧调节等方面。我们认为，固定的四元素中，更重要的是点和面的受力问题。对移位整复很好的稳定性骨折，撇开中药治疗作用不谈，夹板固定和石膏固定有异曲同工之效。但对关节骨折、粉碎性骨折，特别是小块的撕脱骨折，单用夹板或石膏是难以奏效的。管型石膏和单纯夹板固定，对骨折部的作用力是一个面受力，不能有效地控制骨折整复后的良好位置，更不可能协助纠正残余移位。不少医家在临床中也运用了压垫，但只是简单地运用静力学压强公式，以加大折点的局部作用力来维持整复位置，纠正残余移位。折点的作用力不可能任意加大（否则可能造成压迫性溃疡、对血管神经的影响等），而作用力除大小外，还有方向和作用点两个不可忽视的重要方面。联合外固定则全面分析伤情，确定该伤的外固定以谁为君，用谁作臣，任谁为佐，派谁为使。在应用中针对实际情况，对各固定单元的作用因素进行具体分析，不仅考虑作用力的大小，还特别注意作用力的方向以及形成该方向的辅助单元，并特别注意力的作用点以及形成该力的辅助单元力的作用点。这样，联合固定就成了一种切中伤情的以点受力为主，又点面结合受力的外固定方法。这种方法能更好地保持折端的相对稳定，且能加大肢体的活动，提高“动静结合”的水平；能较好地解决折部骨的生长与应力的问题，使折端经常保持适当的压应力而抵消引起重新成角、移位的剪应力与扭转应力；对有残余移位和残余成角的病例，还能自如地利用联合外固定装置对折部的相应点施用附加的剪应力和扭转应力，减轻残余移位和残余成角；能减小固定部的总压力，使固定部血运得以改善，提高甲皱微循环血流速度，加快骨痂生长速度，提高了骨痂质量。临床实践证明，在历代小夹板、压垫基础上发展起来的经过改进的这种外固定方法，对多数骨折、脱位的固定有明显的优越性，应作为许多骨折、脱位整复后首选的固定方法。

以上是何氏骨科在深入研究典籍，并结合祖传及个人临床经验的基础上，总结出的联合外固定的概念与特点。同药物组方一样，按君臣佐使之关系来考虑和安排外固定各作用单元，条理分明、逻辑性强，能大幅度提高外固定水平。特别对关节骨折、近关节骨折和撕脱骨折，具有其他方法达不到的治疗效果。

第八节　灵活多变推拿术，全凭十指巧运转

推拿疗法是术者运用专门的手法，作用于人体一定的部位，用以治疗伤病的一种方法。推拿的作用非常广泛，可以调节神经功能，促进体液、淋巴循环，改善新陈代谢，防止肌肉萎缩，增强肌肤御邪能力，提高机体免疫力。对于损伤，则可消肿止痛，活血化瘀，消除痉挛，松解粘连，软化瘢痕。对于筋骨痹证，能疏通经络，祛风散寒，流畅气血，调和营卫。临床实践证明，推拿对骨折、脱位、软组织损伤和风湿关节痛等骨伤、骨病都有显著的疗效。

一、位数形势，手法四维

中国推拿按摩术历史悠久，流派众多。何氏骨科十分重视推拿在治疗骨伤科疾患中的重要作用，将其视为骨科医生的基本功。何氏骨科主要运用十个手指及手掌进行推拿按摩，治疗骨伤科疾病，取得了显著的效果。而要掌握这种推拿医术，就必须了解手法的基本要素，即位、数、形、势，只有掌握了这些，才能准确把握何氏推拿术的精髓。

位，有两种含义。一是指术者手法作用的部位、穴位；二是指患者的体位，医者与患者的相对位置。

数，指手法的快慢和节律。如有的病需要手法频率快些，有的病需要手法频率慢些；有的手法节律均

匀，有的先快后慢，有的则先慢后快。总之，应根据病情需要而灵活运用。

形，指推拿施术时所采取的式样。医者需要根据不同的效应部位，以及顺筋、横筋、逆筋方向的不同，选用不同的手法种类及手法操作。包括采用简单手法、复式手法、复合式手法。选择合适的手法，则针对性强，副作用小，患者痛苦少，医者省力气，治疗效果好。

势，指医者施术时的力度和态势。患者不同，病情各异，对刺激的耐受性也不一样，甚至心理的承受力也有强有弱，所以推拿时术者应根据患者具体情况选择合宜的力度和态势，才能提高疗效。

何氏骨科推拿与其他中医治疗方法一样，贯彻整体观念和辨证论治思想。软组织损伤及许多骨伤科疾患，都有伤气伤血、在表在里、属寒属热、孰轻孰重等不同，患者身体素质、年龄、性别、所处环境、病程长短也各有差异。因此，针对患者具体情况，辨证施术，临床上要注意患者与术者的体位辨证、常法与变法的辨证、标急与本缓的辨证等。何氏骨科的推拿手法主要是针对筋肉的治疗，在治疗中抓住原发性压痛点是关键。临证特别注意辨筋施法，即根据手感下软组织的具体生理改变和病理变化来选择手法，这对提高临床疗效大有裨益。

二、十指推拿，运用灵活

手的感觉敏捷，运用灵活，力量集中，针对性强。故以双手推拿，或高或低，或轻或重，或疾或徐，或开或合，或补或泻，均可按医者意愿随时变化，做到与病情吻合，丝丝入扣。这是任何器械都无法取代的。何氏骨科推拿不用肘、臂施法，不倚器械，不用足踩，全凭双手十指灵活运用，以拇指操作为主要特色。

手法轻柔，是何氏骨科十指推拿术的一个突出特点。何氏骨科很少使用刚强手法，这是因为手法与药物一样，法虽二，理则一，使用宜慎重。刚强手法，犹如剧毒药物，非万不得已不可轻用，即便使用也须讲究分寸，适可而止。同理，阴型柔术也不可乱用，否则病本已阻遏，若乱施补法将更致壅闭。严格来说，不懂得辨证、不讲究技巧的简单动作，不能称为真正的“手法”。推拿不仅仅是靠力气，更重要的是辨证施治。如果动作简单、粗暴，不仅令患者痛苦不堪，甚至会对患者有害。因此，明代张介宾针对此等粗暴按摩提出批评：“专用刚强手法，极力困人，开人关节，走人元气，莫此为甚。病者亦以谓法所当然，即有不堪，勉强忍受，多见强者致弱，弱者不起，非惟不能去病，而适以增害，若用此辈者，不可不为知慎。”

何氏骨科在推拿时，一般用特制的中药药酒或药膏进行按摩，认为这在推拿中同样有很重要的治疗作用。何氏骨科称推拿是“带药入里治病”。此外，何氏骨科认为推拿在骨伤科治疗体系中处于从属地位。这是因为骨伤科对骨伤病的治疗有一个完整的、系统的诊疗手段和程序。从检查开始，然后辨证、确诊，接着用手法外治（包括整复、推拿），再外敷中药、固定，最后再进行包扎完毕后的检查（包括固定的稳固程度、包扎的松紧度、肢端的血运情况及患者的全身情况等）。此外，何氏骨科还有针对不同病症的特色丸药用于内服。内服与外治密切配合，发挥强大的疗效，构成了一个完整的诊疗过程。由此看出，推拿只是骨伤科治疗疾病的一部分。

三、手法繁多，个案举隅

何氏骨科按摩手法繁多，运用灵活。根据疾病的寒热虚实、表里阴阳，选用不同的推拿手法，或补或泻，调节阴阳，协和表里，则病得以除，症得以解。

何氏骨科用推拿疗法治疗肩关节周围炎（简称肩周炎）取得了较好的疗效。我们将肩周炎分为：①急性期：本期局部疼痛明显，肌肉痉挛，夜间疼痛加剧不能入眠，治疗以缓解症状和预防肩关节功能障碍为主。采取何氏外用按摩药酒，用手法对肩部进行推、摩、揉、捏等操作，促进血液循环，缓解肌肉痉挛；②慢性期：进入慢性期后，粘连是肩周炎的重要病理表现。肩关节周围组织的疼痛不剧烈，以钝痛为主，疼痛的范围模糊不清，活动时疼痛加重，渐感肩关节功能活动度减小。本期按照中医辨证一般属于肩部的气血虚弱和风寒凝聚，属阴。治疗原则是虚则补之，寒则温之，凝则解之，临床选用揉、抖、推、捏、运拉、提弹、揿揉等较重的手法，松解粘连，调和阴阳，使其粘连的组织得以松解，肩关节活动得以加大。但如果个别病例出现转证，夜痛甚，肩部肿胀、发热，须改为清热泻实的治疗原则，用压、按、点、抖、弹拨、抖揉等手法，并配以外敷清热消炎、活血除湿的中药使阴阳平衡，症状缓解。如出现肩部疼痛走窜不定、痛无定处，则必有寒痹夹风之外因，应以散寒祛风为治则，用循经推、揉、弹、点为主。这里值得一提的是对于肩关节的僵硬、强直，我们采取循序渐进、持续稳定用力的方法施以运拉、搬动手法，使肩关节活动度逐步恢复正常。功能恢复期讲究轻重手法交替运用。对于疼痛和关节粘连选用手法的原则是：如果周围组织疼痛症状表现突出，呈现昼夜剧烈疼痛、畏寒拒按等症状时，我们采用轻手法，以抑制炎症为主；如果肩周组织以功能活动障碍、动则疼痛为主要症状时，则以重手法松解粘连。而每行重手法后，疼痛必然有所加剧，我们可用中药外敷以活血化瘀，消除疼痛。这些方法体现了何氏骨科治疗肩周炎时灵活变化的辨证论治原则。

何氏骨科推拿手法不仅在同一病症的不同阶段灵活应用，而且不同的病症按摩的顺序及方法也不相同。例如，一般认为不宜按摩的骨化性肌炎，我们施以弹、理、揉的手法，活血消炎，舒筋散结，患者一经按摩后顿觉关节轻松，关节功能也逐渐得以好转。即使某些关节僵直者，经过按摩后也立觉症状减轻。如1984年笔者访问日本期间，羽衣市曲棍球协会主席畈田福先生患老年性膝关节炎，功能受限，不能全蹲，经上法按摩治疗后，下蹲时膝关节屈曲功能有明显改善。

第九节　治骨折手法为先，疗骨病药物为主

何氏骨科历来既重视手法，又重视药物；既重视整复固定，也重视辨证论治。何仁溥先生曾说："业伤科需先以内科垫底，习武术以培固医者身功，临证如大将带兵陈韬略，治病须神凝气沉巧用劲。"这几句话是说，从事骨伤科要有内科的基础，练习武术可以培养医生的内在功力。临证时，如同带兵打仗，要统观全局、运用韬略，根据患者具体病情，手法、药物、固定等适宜而用；治疗时，医者要思想专注，调节呼吸，灵活运用十指，使"断者复续，陷者复起，碎者复完，突者复平"，对患者进行整复、推拿、按摩。可以看出，何氏骨科治疗骨伤疾病是将理法方药合为一个有机整体进行的。

一、骨折治疗，手法为先

肢体以关节为枢纽，以骨骼为杠杆，通过肌肉的协调舒张而进行活动。一旦骨折移位，肢体因失去了骨骼的支架作用而不能正常活动。因此，治疗骨折首先要进行整复，把移位的骨折段重新复位。中医在整复骨折方面有着丰富的经验，骨折整复得越好，骨折越稳定，骨折愈合越快，故《医宗金鉴》明言："手法者，诚正骨之首务哉。"

在骨折、脱位、软组织损伤等疾患中，何氏骨科强调以手法治疗为先，再加上药物外敷，夹板、压垫、粘膏、绷带作固定。有的再配服中药汤剂、丸剂或酒剂，如此就形成一套完整的何氏骨科治疗程序。对于骨伤，大量临床实践证实，这个方案所涵盖的治疗手段全面，疗效确切。治疗骨伤、脱位以手法为先，是一个总体原则。但具体到每一种伤患时，也要因伤而论。例如，某些骨折无移位而软组织损伤严重，就有可能在第一、第二次治疗不用手法推拿，仅在初期治疗阶段用一些轻柔的手法梳理肌肉经络。

尽管骨折以手法治疗为先，但何氏骨科仍将药物外敷放在重要位置。何氏历代医师总结了许多治疗骨伤的方剂，疗效显著。这和其他仅仅以手法为主治疗骨折的骨科流派有很大的不同。

二、骨病治疗，药物为主

在骨病的治疗上，何氏骨科强调以药物治疗为主。这是由于骨病与骨折的病因、病机、病理以及临床表现不同，故其治疗方法也会有所不同。

何氏骨科对骨病的治疗以药物为主，因为许多骨病不是单纯用手法治疗所能奏效的。如有窦道的骨

髓炎、骨结核等只能用药捻提脓引流，用药物外敷消炎解毒，以中药内服清热凉血。对有些属于阴证的骨髓炎和骨结核，以药物外敷温阳消核，散寒除痰，用中药内服温阳散寒，活血通滞，益气补血。这些都不是仅靠手法能取效的，只有辨证施治，外敷内服结合治疗，才能取得最佳疗效。

对于一些比较特殊的骨病，如统称为老年性退行性改变的骨关节病、骨质增生、颈椎病，或劳损加受风寒造成的疾病如肩周炎等，仍须以药物治疗为主。这些疾病常常由肾气虚衰、肝不荣筋、长期劳损、风寒湿邪乘虚侵袭等原因造成，不是单纯依靠手法就能获得显效的，必须内外用药，方获殊功。何氏骨科历代总结出许多治疗骨病的方剂，验之于临床多获得十分明显的效果。

虽然何氏骨科主张治疗骨病以药物为主，但并不排斥手法治疗。事实上，何氏骨科在治疗骨病时也常常以推拿手法作为药物治疗的“开路先锋”。以手法推拿为“先锋”，中药外敷为“主帅”，再根据病情配合运用药物熏洗、中药内服、练功导引等，就构成一个完整的治疗方案。运用这一综合方案治疗骨病，可以收到调整阴阳、平衡脏腑、理气活血、舒经通络、补益肝肾、益气养血、温阳散寒等疗效。临床实践证明，对于骨病而言，这种比较全面的治疗程式常能取得较理想的疗效。

三、治伤重兼邪，疗痛先祛寒

何氏骨科对骨伤、骨病的治疗，均强调“治疗注重兼邪”及“止痛常以祛寒为先”的思想。在骨伤科临床上，损伤瘀血肿痛之处常受风寒湿等外邪的侵袭，形成伤科兼邪之证。其实骨病亦是如此。损伤日久，若患处残留疼痛、肿胀，关节拘挛、屈伸不利，或皮肤不仁、肌肉萎缩等症，皆为气血亏虚，感受外邪所致。或本虚标实，或虚实夹杂，伤患日久，必有兼邪。故南宋著名医家严用和在其《济生方》中说：“皆因体虚，腠理空疏，受风寒湿气而成痹也。”陈伤或劳损之类，多有阳气虚衰，卫阳不固，易遭风、寒、湿三气杂至，流窜经络、凝滞血脉，遂成痹证，病情也往往更为复杂。

（一）寒为阴邪，易伤阳气

外来的六淫之中，寒邪具有寒冷之性，其致病易损伤人体阳气，阳气受损，失于温煦之功，故全身或局部可出现明显的寒象。如寒邪束表，卫阳郁遏，则出现恶寒、发热、无汗等症状；寒邪直中脏腑，损伤脾胃，则纳运升降失常，以致吐泻清稀，脘腹冷痛；肺脾受寒，则宣肃运化失职，表现为咳嗽喘促、痰液清稀或水肿；伤及脾肾，则温运气化失职，表现为畏寒肢冷、腰脊冷痛、尿清便溏、水肿腹水等。

（二）寒邪为患，易致疼痛

寒邪具有凝结阻滞之性，易使气血凝滞，经脉不通，不通则痛。人体气血津液的运行，唯赖阳气的温煦推动，才能畅通无阻，一旦寒邪侵袭人体，经脉气血失于阳气温煦，易使气血凝结，阻滞经络，不通则痛。故疼痛是寒邪致病的重要特征。《素问·举痛论》曰：“经脉流行不止，环周不休，寒气入经而稽迟，泣而不行，客于脉外则血少，客于脉中则气不通，故卒然而痛。”说明寒是导致疼痛的重要原因。

由于寒邪侵犯的部位不同，所以病状各异。若寒客肌表，凝滞经脉，则头身肢节剧痛；若寒邪直中于里，气机阻滞，则胸、脘、腹冷痛或绞痛。由于寒邪具收引之性，故寒邪侵犯人体又可导致肢体拘挛作痛、屈伸不利或冷厥不仁等。伤科患者，损伤处瘀血肿胀，正气虚弱，若不注意保护，则更易受寒邪侵袭，而形成伤科与外邪的兼夹证候，此所谓“邪之所凑，其气必虚”。

（三）祛寒止痛，辨证而施

新伤疼痛，多为气血瘀滞；陈伤疼痛，则多寒瘀互结。《素问·举痛论》又说：“寒气客于脉外则脉寒，脉寒则缩蜷，缩蜷则脉绌急，绌急则外引小络，故卒然而痛，得炅则痛立止。”说明，痛得温则减。因此，何氏骨科在治疗陈旧性损伤及各类骨病方面，在其药物配方中常加入一些祛风散寒之品，如羌活、独活、川乌、草乌、桂枝等，以温经散寒，通络止痛。因寒而痛，其痛得温则减，遇寒剧增，得温则气升血散，气血运行无阻，恢复其常，故疼痛缓解或减轻。何氏骨科固然强调“治痛先祛寒”的治疗观点，然而寒盛必痛，但痛非必寒。所以何氏骨科在临床上针对所受兼邪，或寒，或风，或湿，或风寒湿三邪夹杂等不同的具体情况，更注重因人、因病、因证而异的“辨证论治”。

第十节 何氏骨科外治法，分部辨证效堪夸

一、外治为主，内治为辅

以外治法治疗骨伤病，是由骨伤科自身的特点决定的。盖因人体是一高度精密配合的有机整体，一旦损伤，或骨折、骨断、骨碎、骨出，或筋弛、筋纵、筋卷、筋挛、筋翻、筋转、筋离、筋合，若不以两手安置所伤之筋骨，使“断者复续，陷者复起，碎者复完，突者复平”，则不可言矣。所以《医宗金鉴》明言：“手法者，诚正骨之首务哉。”因此，何氏骨科对于筋骨损伤类疾患，首先以手法治疗，然后再配合外敷、内服之药。

何氏骨科治疗骨伤病多以外治为主、内治为辅。外治法中的整复、固定、推拿、敷药、熏洗、药捻、导引是常用的方法；内治法中的汤剂、片剂、丸剂、酒剂等是常用剂型。清代吴尚先根据自己的临床经验，在《理瀹骈文》中提出“外治之理，即内治之理，外治之药，亦即内治之药，所异者法耳”。

何氏骨科将外治之法归纳分析，总结为五大系列：

手法治疗，包括整复、推拿、点穴、指针等方法。

器械治疗，包括牵引、固定、机械按摩、器具矫形、机械被动运动等。

物理治疗，包括声、光、电、磁、热等各种物理方法。

药物治疗，包括药物外敷、穴贴、熏蒸、熨灸、药线烧、药布缠渍、药捻等。

导引治疗，包括各种主动的运动医疗和气功医疗等。

具体的方法多达数百种，构成了一个多层次、多方面的立体综合治疗体系。每种治疗方法都有自己的特色与作用，何氏骨科多联合使用不同方法，收到较好的临床疗效。

二、外治用药，彰显特色

药物外治是直接将药物作用于体表或损伤部位以达到治疗目的的一种方法。外用药与内服药都需在整体观念和辨证论治的理论指导下进行。此处重点介绍何氏骨科外治法中运用最多、研究最深入的外敷药物，旨在帮助读者理解何氏骨科“外治为主，内治为辅”的治疗特色。

（一）优势、特色凸显

随着对药物作用机制认识的加深，特别是对人体微循环研究的不断深入，人们越来越深刻地认识到“经皮给药”已经成为极好的给药途径。以外治为主治疗骨伤科疾患越来越显示出强大的生命力和巨大的优越性。

1. 可避免胃肠破坏和肝的首过效应 口服给药时，药物首先经消化液和各种消化酶的作用，进入血液后又受到肝的降解作用，因此药效有所降低。为了保证药物的效果，只得加大药物剂量。而外敷药物经皮穿透，避免了胃肠道的消化作用和肝脏的首过效应，常常只需较低的剂量即可达到治疗之目的。

2. 经皮给药没有肠道刺激等副作用 中医认为脾胃为后天之本，气血生化之源。脾胃为水谷之海，一切饮食物的消化吸收皆由脾胃所主。所以不伤脾胃对疾病的康复至关重要。中药外敷，不经过胃肠，不伤其正气，是祛邪而不伤正的好方法。

3. 经皮给药可保持稳定的血药浓度 药物输入人体的过程通常具有周期性和特定性。药物进入人体后，通过血液循环分布至身体各部位。在给药初期，药物的浓度迅速升高至峰值水平，此时可能会引发毒性反应和副作用。随后，随着机体的自然代谢过程，药物浓度逐渐下降，在下降到最低有效浓度之前，需再次给药以维持治疗效果。这种脉冲式的给药方式会导致血液和组织液中的药物浓度产生显著波动。外敷给药则不同，药物是经过皮肤而逐渐吸收的，皮肤本身有一定的物理和化学屏障作用，因而药物只能逐渐进入体内，所以，这种外敷中药的给药方法能保持稳定、无毒和有效的血药浓度。换言之，这是一种疗效较好且毒副作用较小的给药方法。

4. 肝毒性降低 口服给药，药物进入体循环后首先要经过肝的降解。肝的降解作用除了降低药物的疗效，还会对肝产生很大的毒性作用。外敷中药则没有肝的首过效应，对肝产生的毒性较小。中医认为，肝为罢极之本，主宗筋而利关节，肝之正气不伤，对运动功能恢复十分有利。

所以，中药外敷是中医骨伤科治疗疾患的一种重要而常用的方法。

（二）局部给药，力专效宏

骨伤科疾患绝大部分表现为局部疾患，直接用药作用于患处，可以迅速起效，且药力集中，力专效宏，可使得疗效显著提高。由于外用药不入肠胃，不经脏腑而直达病所，药物的毒副作用可减至最小。反过来讲，由于药物毒副作用最小，又可以进一步加大药物的剂量和药力，提高临床疗效。

三、分部辨证，用药精确

外敷药作为治疗骨伤疾患的主要方法，在骨伤科中被广泛应用。正如《理瀹骈文》所指出的："外治之理，即内治之理，外治之药，亦即内治之药，所异者法耳。"无论是外治还是内治，中医都以辨证论治为基本原则来认识和治疗病症。中医骨伤科的发展历程，记录了古今医家诊治骨伤科疾病时注重辨病与辨证相结合，脉象与证候互参，并灵活运用分期辨证与分型辨证等方法进行治疗的理论积淀与实践经验。何氏骨科除了采用这些辨证方法，更在自己历代的临床实践中，总结并运用了分部辨证施治的方法。在运用外敷药治疗骨伤科的损伤或骨病疾患时，采取对不同部位、不同症状外敷不同中药而进行辨证施治的方法，明显地提高了治疗效果，缩短了疾病治疗的周期。

例如，腰骶关节损伤合并双侧腰肌劳损的病例，位于腰中部的腰骶关节区域，活动时疼痛加重，有明显压痛点，按压该处疼痛有时向腰两侧放射，一般无结节和条索状组织；而在腰两侧，有较大面积之酸胀痛区域，无明显压痛点，喜按压、得热痛减；有的双侧腰肌板结，甚至可扪及条索状之肌痉挛块。何氏骨科认为，该病在腰中部与腰两侧具有不同的"证"，若按常规方法，在两处外敷同一种药物，其效果可能不如针对腰中部和腰两侧各自证候特点，分别外敷具有部位针对性的不同药物。

又如，肱骨外上髁炎患者，肱骨外上髁处有尖锐的压痛点，活动时该处有较明显的刺痛，轻度肿胀，无瘀斑，这是伸指肌腱末端反复牵拉而变性，造成局部损伤的结果。而在肘窝部及肱桡肌肌腹部，平时疼痛隐隐，按压该处有胀痛，无肌痉挛，这是受肌腱末端变性的影响，肘窝部肌筋膜发生充血性、无菌性炎症，肱桡肌乳酸沉积、排泄不畅所致。若按照一般治疗方法，外敷同一种药物，则不可能做到药证相符。但若在肱骨外上髁处外敷补益肝肾、濡养筋骨之药，而在肘窝及肱桡肌肌腹部外敷温通经络、消炎健运的中药，就能药证相符，丝丝入扣，明显提高临床疗效。

由此观之，何氏骨科的分部位用药方法，是在骨伤科辨证论治体系中实现的创新，其要点在于先辨病，再细分部位、精细辨证，继而依据辨证结果处方用药。临床中常对一种病证开具两种或三种药物联合使用。这一做法充分体现了骨伤科临床辨证细化、用药精当的治疗特点，也成为何氏骨科诊疗的重要特色。具体疾病的辨证施治可见各论各章节。

第三章　中医骨伤科学的理论基础

中医学是我国古代劳动人民在长期生产、生活及与疾病作斗争的实践中，逐渐积累经验，并逐渐形成与发展的一门医学。中医骨伤科学是中医学体系的重要组成部分，其理论观点既源于中医学基础理论，又对其进行了发展与创新。

中医骨伤科学在形成与发展的过程中，不断吸收其他相关学科的理论精华，并加以丰富发展，形成了以自身学科为根本、以中医学理论为指导的独特理论体系。这些理论主要包括功能 - 形态相关学说、气血学说、肾主骨学说、肝主筋学说及经络学说等，不仅指导了数千年的骨伤科学临床实践，还因骨伤科学的发展，进一步丰富了中医学的理论内涵。

第一节　功能 - 形态相关学说

古人认为，人体的形态与功能是相互制约、相辅相成的，并着重从生理功能的角度来阐述人体各器官的位置、形态、结构，是中医学的人体解剖学的理论核心。这种认识，对中医骨伤科学的形成具有极为重要的作用和影响。

中华民族对于人体结构的认识，可以追溯到原始社会新石器时代的二次葬墓。至商代，已出现有目的的解剖活动，开始系统观察人体结构。《黄帝内经》作为现存最早的中医学典籍，也是现存最早记载人体形态解剖的医学著作，该书对骨骼、脏腑、关节等结构已有较全面的描述。《灵枢·经水》总结对人体的认识时，指出“若夫八尺之士，皮肉在此，外可度量切循而得之，其死可解剖而视之。其脏之坚脆，腑之大小，谷之多少，脉之长短，血之清浊，气之多少……皆有大数。”

《黄帝内经》毕竟不是人体解剖学的专书。在《灵枢》《素问》对人体解剖学的描述中，更多的是论述其生理功能，并且往往是从功能去认识形态、结构和位置，而非直接观察、描述人体的解剖结构。这不仅仅表现在对脏腑的描述方面，在运动系统器官上更是如此。例如对骨的认识，《灵枢·经脉》曰：“骨为干，脉为营，筋为刚，肉为墙。”《灵枢·决气》云：“骨属屈伸不利。”《素问·脉要精微论》论骨曰：“膝者筋之府，屈伸不能，行则偻附，筋将惫矣。骨者髓之府，不能久立，行则振掉，骨将惫矣。”《灵枢·卫气失常》云：“骨之属者，骨空之所以受益而益脑髓者也。”可见，在《黄帝内经》中重视的不是解剖结构而是其功能，是骨骼的支架、杠杆、生长骨髓、贮藏骨髓以益脑髓等作用。

再者，由于历史的局限，《黄帝内经》对肌腱的认识是模糊笼统的。如《灵枢·经脉》曰“筋为刚”，是强健力量之源；《素问·痿论》论述“宗筋”的作用：“宗筋主束骨而利关节也”；《素问·五脏生成》论“诸筋者皆属于节”。此外，《黄帝内经》对肌肉、皮肤等组织的认识，也都是从功能的角度去论述的。

从现代科学角度看《黄帝内经》，尽管其理论体系显得较为朴素，某些概念尚不够清晰，但其依然是中医学的经典著作，是中医理论的源头，堪称中医理论基础的基石。其中关于生理功能与人体结构之间关联的理论观点，也为后世解剖学发展提供了重要的思想指引。

汉代已有关于人体解剖的明确记载，如《汉书·王莽传》中所载：“翟义党王孙庆捕得，莽使太医、尚方与巧屠共刳剥之，度量五脏，以竹筳导其脉，知所终始，云可以治病。”

唐代著名医药学家孙思邈在其《备急千金要方·肝藏》中论述：“夫人禀天地而生，故内有五脏、六腑、精气、骨髓、筋脉，外有四肢九窍、皮毛、爪齿、咽喉、唇舌、肛门、胞囊，以此总而成躯。”

宋代，随着法医学的兴起，形体解剖学也随之取得显著进展。宋慈所著的《洗冤集录》对骨骼系统形态和结构已有较为详细的记载。然而，中医骨伤学家在运用这些解剖学知识时，仍更注重功能层面。例如,李仲南、危亦林对于脊柱骨折后的复位,主要从恢复脊柱的功能出发,主张采用过伸复位法;对于髋、肩关节,虽认识到其解剖特点,但更重视筋肉等软组织在维持力学稳定性方面的作用,因此复位手法也侧重于动力性恢复。

清代,王清任《医林改错》等对有关脏器的描绘,均与近代解剖学中所记述的有关脏器大体近似。说明了古人确曾做过解剖,并且在此基础上对人体某些器官、骨骼、筋肉等有较为深入的观察与了解。

由中国医学发展史可知,中医骨伤科学无论在解剖结构、形态、位置的理论认识上,还是在临床实践中,始终是从发展进化的观点出发,并基于形态与功能相统一、局部与整体相联系的思维方式加以理角、运用和阐释。

第二节 气血学说

气血学说是研究人体气血的生理功能、病理变化及其相互关系的学说。气是体内活力很强、运动不息的极其细微、肉眼难以观察到的精微物质;血是脉道中运行的红色液态物质。气血既是构成人体的基本物质,也是脏腑经络生理功能的体现。气血学说既可作为辨证的依据,又可指导治疗原则的确立。因此,气血学说贯穿于整个中医学理论体系,既是中医学基础理论的核心组成部分,也是中医骨伤科学的重要理论基础。

一、气血的来源

(一) 气的来源

中医学认为,人与宇宙万物一样都由气构成,都是天地之气、阴阳相感的产物。正如《素问·宝命全形论》所说:“人以天地之气生,四时之法成。”“天地合气,命之曰人。”说明人和自然万物一样,也是天地自然之气合乎规律的产物。因此,气也是构成人体生命的基本物质。构成和维持人体生命活动的气,其来源有二。

1. 先天之气 先天之气是受于父母,贮藏于肾,习称先天之精气。先天之气先身而生,是生命的基本物质,禀受于父母之精,故《灵枢·本神》曰:“生之来,谓之精。”先天之精是构成生命和形体的物质基础,精化为气,先天之精化为先天之气,形成有生命的机体,所以先天之气是人体之气的重要组成部分。

2. 后天之气 后天之气是后天获得,由水谷精气和呼吸清气气化而成。后天之气包括饮食物中的营养物质和存在于自然界的清气。

(1) 呼吸之清气:通过人体本能的呼吸运动所吸入的自然界的新鲜空气,又称清气、天气、呼吸之气,正如《素问·阴阳应象大论》云:“天气通于肺。”人体依赖于呼吸运动,使体内外的气体在肺内不断交换,实行吐故纳新,参与人体之气的生成。

(2) 水谷之精气:又称谷气、水谷精微,是饮食物中的营养物质,是人赖以生存的基本要素。人体摄取食物之后,经过胃的腐熟、脾的运化,将食物中的营养成分化生为能被人利用的水谷精微,化生气血,输布于全身各处,滋养脏腑,成为人体生命活动的主要物质基础。故《脾胃论·脾胃虚传变论》说:“人之所受气者,谷也。”《素问·平人气象论》曰:“人以水谷为本,故人绝水谷则死。”说明了水谷之气的重要。

(二) 血的来源

血的来源主要有二。

1. 水谷精微 饮食水谷经脾胃消化后,吸收其精微部分,上输于心肺,再经肺的气化作用而生成血。水谷精微是化生血液的最基本物质,故《灵枢·决气》曰:“中焦受气取汁,变化而赤是谓血。”《景岳全书》也说:“血者,水谷之精气也,源源而来,而实生化于脾。”

2. 肾精骨髓 血的生成本源于先天之精,而精藏于肾,肾主骨,骨乃髓之府。《素问·宣明五气》云:

"肾主骨",《素问·脉要精微论》又云:"骨者髓之府"。《素问·生气通天论》说:"骨髓坚固,气血皆从。"《景岳全书·杂证谟·血证》说:"血即精之属也。"《诸病源候论·虚劳病诸候下》也说:"肾藏精,精者,血之所成也。"以上论述皆说明血液的生成与肾藏精,主骨生髓的功能有关。这与现代医学中红骨髓具有造血功能有异曲同工之妙。血的生成源于精,所以又有"精血同源"之说。

此外,中医学认为营气、津液也是血液的组成部分。如《灵枢·邪客》云:"营气者,泌其津液,注之于脉,化以为血。"《读医随笔·气血精神论》也说:"夫生血之气,营气也。营盛即血盛,营衰即血衰,相依为命,不可分离也。"

由此可见,水谷精微、营气、津液、精髓均为生成血液的物质基础,而津液和营气都来自经脾胃消化、吸收的水谷精微,所以就物质来源而言,水谷精微和骨髓是生成血液的主要物质基础。

二、气血的功能

(一) 气的生理功能

1. 气的分类 人体之气,在生命过程中一般有两种存在形式,一是聚而成形者,如人体的脏腑、形体、官窍等,二是弥漫流动者,如元气、宗气、营气、卫气等。中医学所说的气一般指后者。气,在人体内本为一体,但由于气在人体内分布的部位不同,因而也就具有不同的名称和功能。

(1)元气:又称原气、真气、真元之气,是以先天之气为基础,赖后天精气以充养,而根源于肾之气,包括元阴之气和元阳之气。

《灵枢·刺节真邪》曰:"真气者,所受于天,与谷气并而充身也。"《景岳全书》说:"命门为元气之根,为水火之宅,五脏之阴气非此不能滋,五脏之阳气非此不能发。"可见元气是人体最主要的一种气。元气根源于肾,由先天之精所化生,并赖后天之精充养而成。正如《医原》所说:"先天真一之气,自下而上,与后天胃气相接而出,而为人身之至宝。"

元气是构成人体和维持人体生命活动的本始物质,为人体生命活动的原动力。其主要生理功能有三个方面:一是构成人体的本原;二是推动人体的生长发育,人体生、长、壮、老、已的自然规律与元气的盛衰密切相关;三是温煦和激发脏腑、经络等组织器官的生理活动。

(2)宗气:宗气由呼吸清气和水谷精气所化生而聚于胸中之气。即由肺吸入的清气与脾胃化生的水谷精气结合而成,其形成于肺,聚于胸中,谓之宗气。实际上,宗气是合营卫二气而成的。所以《读医随笔·气血精神论》说:"宗气者,营卫之所合也,出于肺,积于气海,行于气脉之中,动而以息往来者也。"

宗气积聚于胸中,贯注于心肺之脉,其向上出于肺,循喉咙而走息道,经肺的作用而布散于胸中(上气海)。其向下赖肺之肃降而蓄于丹田(下气海)。

宗气的主要生理功能有三个方面:一是走息道而司呼吸;二是贯心脉而行气血;三是司呼吸、视听、言语、运动,正如《读医随笔·气血精神论》所说:"宗气者,动气也。凡呼吸、言语、声音,以及肢体运动,筋力强弱者,宗气之功用也。"

(3)营气:是由水谷精微所化生而行于脉中之清气,因富含营养,故称为营气。营气为血液的组成部分,以血脉为管道,昼夜不息地运行,人体表里上下,各个部位无所不至,五脏六腑、四肢百骸皆赖以为营养。《读医随笔·气血精神论》说:"营气者,出于脾胃,以濡筋骨、肌肉、皮肤,充满推移于血脉之中而不动者。"由于营气行于脉中,而又能化生血液,故常常"营血"并称,营气属阴,故又称为"营阴"。

营气的主要生理功能包括化生血液和营养全身两个方面。一是化生血液。营气经肺注入脉中,成为血液的组成成分之一。如《灵枢·邪客》所言:"营气者,泌其津液,注之于脉,化以为血。"二是营养全身。营气循脉流注全身,为脏腑、经络等生理活动提供营养物质。营运全身上下内外,流行于中而滋养五脏六腑,布散于外而浇灌皮毛筋骨。

(4)卫气:卫气是由水谷精微所化生而行于脉外的悍气,卫,有"卫护""保卫"之义。同营气一样,卫气也是由水谷精微和肺吸入的自然界的清气所化生,但卫气是行于脉外之气,与营气相对而言,属于阳,故又称“卫阳”。关于卫气的生成与流动，《灵枢·营卫生会》曰：“人受气于谷，谷入于胃，以传与肺，五脏六腑，皆以受气。其清者为营，浊者为卫。营在脉中，卫在脉外。营周不休，五十而复大会。阴阳相贯，如环无端。”

卫气的主要功能表现在三个方面。一是防御功能。即护卫肌表，防御外邪入侵。具体体现为卫气既可以抵御外邪的入侵，又可祛邪外出。二是温煦功能。即温养脏腑、肌肉、皮毛等。卫气可以保持体温，维持脏腑进行生理活动所适宜的温度条件，以使肌肉充实，皮肤润滑等。三是调节功能。卫气具有调节控制肌腠的开合、汗液的排泄的作用。此外，卫气的循行与人的睡眠也有密切的关系。当卫气行于体内时，人便入睡；当卫气自睛明出于体表时，人便醒寤。由于卫气是抵御外邪的护卫之气，所以，当卫气不足时，人体肌表失于固护，防御功能低下，易被外邪侵袭，且病亦难愈。

2. 气的生理功能 气是构成人体和维持人体生命活动的最基本物质，它对人体具有多种十分重要的生理功能。《素问·五常政大论》曰：“气始而生化，气散而有形，气布而蕃育，气终而象变，其致一也。”《难经·八难》谓：“气者，人之根本也。”这些均说明了气是人体生命活动的根本。分而论之，气的生理功能主要有以下几个方面。

(1) 推动作用：气是活力很强的精微物质，能激发和促进人体的生长发育以及各脏腑、经络等组织器官的生理功能，能推动血液的生成、运行以及津液的生成、输布和排泄等。人的精神也是物质之气的产物，气为体，神为用。人的精神意识活动也有赖于气的推动，故《脾胃论·省言箴》说：“气乃神之祖。”“气者，精神之根蒂也。”因此，气被称为人体生命活动的动力。气旺则推动作用增强，促进发育及脏腑功能，身体健壮；气虚则推动作用减弱，发育迟缓，体质衰弱，甚至引起各种疾病。

(2) 温煦作用：气是机体热量的来源，是体内产生热量的物质基础。其温煦作用是通过激发和推动各脏腑器官的生理功能，促进人体的新陈代谢来实现的。气对人体的温煦作用，具体表现在人体的体温需要气的温煦作用来维持；各脏腑、经络的生理活动，需要在气的温煦作用下进行；血和津液等液态物质，都需要在气的温煦作用下才能正常循行。如果气的温煦作用减弱，则可出现畏寒肢冷、脏腑功能衰退、血液和津液的运行迟缓等寒性病理变化。

(3) 防御作用：气具有护卫肌肤、抗御邪气的作用。中医学用“正气”代表人体的抗病能力，用“邪气”表示一切致病因素。用正气不能抵御邪气的侵袭来说明疾病的产生。故《素问·刺法论》说：“正气存内，邪不可干。”《素问·评热病论》说：“邪之所凑，其气必虚。”气是维持人体生命活动的物质基础，气盛则人体脏腑、经络的功能旺盛，人体抗病能力强。清代医家唐容川在《血证论》中说：“人之所以卫外者，全赖卫气，卫气生于膀胱，达于三焦，外循肌肉，充于皮毛，如室之有壁，宅之有墙，外邪不得而入也。”这说明在人体内发挥防御作用的主要是卫气。气的防御作用主要体现为：①护卫肌表，抵御外邪；②正邪交争，祛邪外出；③自我修复，恢复健康。

(4) 固摄作用：气的固摄作用，泛而言之，就是人体阳气对阴气的固密调节作用。具体而言，是指气对血、津液、精液等液态物质的稳固、统摄，以防止妄失的作用。气的固摄作用具体表现为：①气能摄血，约束血液，使之循行于脉中而不逸出脉外；②气能摄津，约束汗液、尿液、唾液、胃肠液等，调控其分泌量或排泄量，防止其异常丢失；③固摄精液，使之不因妄动而频繁遗泄；④固摄脏腑经络之气，使之不过于耗失，以维持脏腑经络的正常功能。

(5) 营养作用：气具有营养作用。是指气能够为脏腑、组织提供营养物质。具体表现为：其一，气血是维持全身脏腑经络功能的基本物质，而水谷精微作为化生气血的主要物质基础，为全身提供生命活动所必需的营养物质。其二，气通过卫气以温养肌肉、筋骨、皮肤、腠理；通过营气化生血液，以营养五脏六腑、四肢百骸。正如《读医随笔·气血精神论》说：“卫气者，本于命门，达于三焦，以温肌肉、筋骨、皮肤。”《素问·痹论》也说：“荣者，水谷之精气也。和调于五脏，洒陈于六腑，乃能入于脉也。”其三，气通过经络输送营养，并具有濡养脏腑经络的作用。故《灵枢·脉度》云：“其流溢之气，内溉脏腑，外濡腠理。”

(6) 气化作用：气化，在中医学中有狭义与广义两种含义。狭义的气化是指三焦之气的流行宣化，如

《素问·灵兰秘典论》曰:“膀胱者,州都之官,津液藏焉,气化则能出矣。”指的就是肾和三焦水液输布的功能,亦即气化作用。广义的气化,是指气在人体内推动脏腑功能活动,促进精、气血、津液等物质之间的相互化生,并实现物质与功能之间的转变的过程。这一过程涵盖了体内物质的新陈代谢,以及物质与能量的转化。气在人体内的运动可称为气机,而气机就是气化的过程和表现形式。气机的升降出入运动就是气的交感作用,人体是一个不断地发生着升降出入的气化作用的机体。人体各脏腑组织都是气机升降出入的场所,同时,气的升降出入也具体表现着各脏腑的功能活动以及它们之间的协调关系,其中脾胃是气机升降运动的枢纽。诚如古人所说:“人赖天阳之气以生,而此阳气需并于脾胃;人赖地阴之气以长,而此阴气需化于脾胃;人赖阴精之奉以寿,而此阴精必源于脾胃;人赖营气之充以养,而此营气必位于脾胃。”说明脾胃是一身之气机升降的枢纽,也阐释了脾胃的重要性。总而言之,气化过程就是人体吐故纳新的过程,即新陈代谢的过程。

气具有推动、温煦、防御、固摄、营养、气化等功能,虽然各不相同,但它们之间密不可分。在生命活动中,它们互相配合、互相促进,共同维系着人体的生命过程,其中,尤以气化功能为要。

(二) 血的生理功能

1. 血的分类 血在人体内也有不同的名称,一般有精血与营血之分。

(1)精血:血的生成,本源于先天之精。人在出生之后,血的再生则源于后天饮食中的水谷精微,而精的生成,同样也赖于后天饮食的化生。且精能化血,血能生精,精血互生,故有“精血同源”之说。《景岳全书》说:“血即精之属也。”由于肾主藏精,肝主藏血,所以精血与肝肾关系密切,精血充盈是人体健康的重要标志之一,若精血不足,多出现病理状态。

(2)营血:营气是血液的主要组成部分,营与血具有不可分离的关系,正如《读医随笔·气血精神论》所说:“夫生血之气,营气也。营盛即血盛,营衰即血衰,相依为命,不可分离也。”因此,也常常营血并称。

2. 血的生理功能 血液是在脉管内循行的,而脉管则是相对密闭的管道系统。在心气与宗气的推动下,血液有节律地沿着脉管循行周流于全身各处。血的生理功能主要有以下两种。

(1)营养滋润全身:《难经·二十二难》谓:“血主濡之。”是对血液生理功能的高度概括。全身各处,内而五脏六腑,外而四肢百骸、五官九窍等,无一不是在血的濡养作用下发挥其功能的。故《素问·五脏生成》曰:“肝受血而能视,足受血而能步,掌受血而能握,指受血而能摄。”说明人体各器官的生理功能与血液不可分离。《景岳全书》则说得更为全面:“故凡为七窍之灵,为四肢之用,为筋骨之和柔,为肌肉之丰盛,以至滋脏腑,安神魂,润颜色,充营卫,津液得以通行,二阴得以调畅,凡形质之所在,无非血之用也。是以人有此形,惟赖此血。”

血的濡养作用正常,则面色红润,肌肉丰满壮实,毛发光滑润泽等,若血的濡养作用不足,机体除脏腑功能低下外,还可见到面色不华或萎黄,肌肤干燥,肢体或指端麻木、运动不灵活等临床表现。

(2)神志活动的物质基础:血液与人的神志活动有着密切关系,是神志活动的物质基础。无论何种原因,一旦血虚或血液运行失常,均可出现神志方面的症状。如心血虚、肝血虚,常有惊悸、失眠、多梦等神志不安的表现;失血者还可出现恍惚、昏迷、烦躁、癫狂等神志失常的改变。血液供给充足,神志活动才能正常。故《灵枢·营卫生会》曰:“血者,神气也。”

三、气与血的关系

气属阳,主动,主煦之;血属阴,主静,主濡之。这是气与血在属性和生理功能上的区别。但两者都源于脾胃化生的水谷精微和肾中的精气,在生成、输布等方面关系密切。气血彼此之间互相依存,相互为用,相互制约而不可分割。气为阳,是动力,血为阴,是物质基础。血赖于气的推动作用,才能周流不息;且血在脉管中运行而不致溢出脉外,须依赖于气的固摄作用。血是气的载体,气必须依附于血才能运行,否则气无所归宿,且气需要有血不断供应营养物质才能发挥其动力作用。气与血之间的关系可以概括为两句话,即“气为血之帅”“血为气之母”。

（一）气对血的作用

“气为血之帅”包含三方面的意义。

其一，气能生血。气能生血指气的运动变化是血液生成的动力。从摄入的饮食物转化为水谷精微，从水谷精微转化为营气和津液，再由两者化赤为血。

其二，气能行血。指气的推动是血液循行的动力。一方面表现为直接推动血行，如宗气；另一方面又可促进脏腑的功能活动，通过脏腑的功能活动推动血液运行。血在脉中的流行，时时依赖气的率领与推动。

其三，气能摄血。指气对血的统摄作用，气的固摄使血液正常循行于脉管之中而不溢出脉外。

（二）血对气的作用

“血为气之母”包含两方面的意义。

其一，血能养气。气存血中，血为气的生成和功能活动不断地提供物质基础。所以血盛则气旺，血衰则气少。

其二，血能载气。气存于血之中，赖血之运载而到达全身各处。若血不载气，气将漂浮不定，无所归附，散而不收。所以在临床上，常见患者大出血时，气亦随之涣散，形成气随血脱之候。

总之，气与血，一阴一阳，互相依存，互相维系。气为血之帅，血为气之母。一身气血不能相离，气中有血，血中含气，气血相依，循环不已。气血和，则身体健康；若气血不和，则百病丛生。

四、气血学说在骨伤科上的意义

从古至今，气血学说是中医学理论的重要组成部分，并且始终贯穿在中医学全部学术体系之中，与骨伤科关系更为密切。骨伤科的病因、病机、辨证论治无不与气血有关。

《黄帝内经》不仅详细地阐述了气、血的概念，而且十分明确地论述了运动系统器官如骨骼、筋、肌肉等与气血之间的关系。指出骨骼、筋、肌肉的生长及功能都要依赖气血的滋养，强调其病变也往往是因气血紊乱而引起。

无论是《黄帝内经》还是后世医家，均运用气血学说指导临床实践，并对外感六淫及外伤致病均有详细而明确的论述。

其一，外感邪气致病。六淫邪气侵犯筋骨、肌肉，阻塞经脉，气血不能正常运行，受阻部位得不到血液的濡养，组织失营，出现疼痛，甚至坏死等病变。如《灵枢·周痹》曰：“风寒湿气，客于外分肉之间，迫切而为沫，沫得寒则聚，聚则排分肉而分裂也，分裂则痛。”由于感受的邪气不同，其病变也有所差异。《黄帝内经》认为，痹证之产生系因风、寒、湿三气乘虚侵袭所致。因三气之感受有偏轻、偏重不同，故《素问·痹论》谓：“风气胜者为行痹，寒气胜者为痛痹，湿气胜者为著痹也。”疾病的发生发展，与人体的正气密切相关。正如《素问·痹论》所说：“逆其气则病，从其气则愈，不与风寒湿合，故不为痹。”

其二，外伤致病。《黄帝内经》论及创伤后气血损伤的情况。气伤则痛，形伤则肿。恶血留内，发为痹痛。一般而言，轻的损伤如闪、挒、牵拉之伤，多以伤气为主，气无形，气伤则痛；较重的损伤如碰撞、跌仆、打击等多以伤血为主，血有形，形伤则肿。严重的复合性创伤、开放性损伤，则多为气血俱伤或亡血。气血俱伤则肿痛并见，亡血则气随血脱而出现危急证候。

气血学说不仅是阐释病因病机的理论工具，也是指导临床实践的重要法宝。唐代蔺道人认为骨骼的再生有赖于气血的滋养，并明确运用促进气血生长的药物治疗骨折，如他在《仙授理伤续断秘方·医治整理补接次第口诀》一书中指出“便生气血，以接骨耳”。后世医家大都重视运用调治气血的方法来治疗骨折。到清代，“折伤专从血论”的观点进一步指导临床。陈士铎还提出“瘀不去则骨不能接”及“瘀去新骨生”的观点，阐明了骨折愈合的病理核心。

人是一个有机整体，气血周流全身而无处不至，营养五脏六腑、四肢百骸。凡创伤，必伤及气血。从病机来说，伤气则气滞，气是血循行的动力，气滞则致血瘀。伤血则血瘀，血瘀则阻滞气行。由于气血不可分离，故伤气能及血，伤血又能及气，只是先后和轻重不同而已，严重的气血损伤还会影响经络与脏腑，甚至出现神志的改变。临床上根据病因、病机、部位、性质，以及全身与局部的症状表现，运用气血学说辨别伤气还是伤血，是气血俱伤或仅失血过多或为亡血耗气。明确辨析患者症状，精细设计治疗方案。或以理气为主，或以治血为要，或为气血兼治。治则确立，就可以选择有效方药直达病所。

第三节　肾主骨学说

《黄帝内经》关于“肾主骨”的学说，主要含义是肾所藏的“精”与所主的“液”可以化生骨髓，以滋养骨的生长。如果肾精不足，则可出现骨病，或骨折后不易痊愈。此外，“腰为肾之府”，腰部的病变也与肾精密切相关。中医骨伤科学自形成以来，一直重视“肾主骨学说”的理论价值，并以此来指导着临床实践。

一、肾的脏象

肾位居腰部脊柱两旁，左右各一，右微下，左微上。故《素问·脉要精微论》说：“腰者，肾之府。”《类证治裁·卷之首》说：“肾两枚，附脊第十四椎。”

肾有两枚，外形椭圆弯曲，状如豇豆。张景岳在《类经图翼》中说：“肾有两枚，形如豇豆，相并而曲，附于脊之两旁，相去各一寸五分，外有黄脂包裹，各有带两条。”《医贯》也说：“肾有二，精所舍也，生于脊膂十四椎下，两旁各一寸五分，形如豇豆，相并而曲附于脊，外有黄脂包裹，里白外黑。”

二、肾的生理功能

肾是人体脏腑阴阳的根本，生命的源泉，故称“先天之本”。其在五行属水，与膀胱、骨髓、脑、发、耳、二阴等构成肾系统。

（一）肾主藏精

肾藏精是肾封闭、储藏人身之精的功能。肾精为生命之根、生身之本。一般而言，精的含义有广义和狭义之分。广义之精，是构成人体、维持人体生长发育、生殖繁衍和脏腑功能活动的有形的精微物质的统称，是由先天肾精与后天水谷之精相结合化生而来。狭义之精，仅仅是指禀受于父母而藏于肾中的一种具有生殖能力的精微物质，即所谓生殖之精。故《读医随笔·气血精神论》说：“精有四：曰精也，血也，津也，液也。”前一个“精”字即指广义而言，后一个“精”当指狭义而言。

肾所藏之精，就精的来源而言，包括先天之精和后天之精。

其一，先天之精。先天之精禀受于父母，与生俱来，是构成人体胚胎的原始物质，具有繁衍后代的功能，此即《灵枢·本神》所谓“生之来，谓之精”之意。先天之精藏于肾中，出生之后，得到后天之精的不断充实，成为人体繁殖生育的基本物质，故又称之为“生殖之精”。关于先天之精为人生命之根本，《类经·脏象类》如此论说：“人之生也，必合阴阳之气，构父母之精，两精相搏，形神乃成，所谓天地合气，命之曰人也。”

其二，后天之精，又称五脏六腑之精。后天之精来源于水谷精微，由脾胃化生并灌注五脏六腑。人出生以后，饮食物经胃的腐熟、脾的运化，形成水谷之精气，转输至五脏六腑，使之成为脏腑之精。充盛的脏腑之精，除供给脏腑本身生理活动所需之外，其剩余部分则藏之于肾，以备不时之需；当体内脏腑之精缺乏时，肾又将其所藏之精输送至五脏六腑。这是一个双向的生理活动，一方面肾不断储藏来自脏腑的精气，另一方面又不断将精气输送至五脏六腑。藏与泄，循环往复，生生不已。这就是肾藏五脏六腑之精的过程和意义。

先天之精与后天之精关系密切，两者相互依存，相互为用。虽然其来源不同，但却同归于肾。先天之精为后天之精准备了物质基础，后天之精不断地为先天之精提供给养。先天之精只有得到后天之精的补充滋养，才能充分发挥其生理效应；后天之精也只有得到先天之精的活力资助，才能源源不断地化生，完成脏腑的各种生理功能。肾虽为先天之本，但只有其他脏腑的精气旺盛，接受其他脏腑的精气而将其储藏起来，才能使肾精的生成、储藏和排泄保持正常。肾中的“先天之精”与“后天之精”融为一体，是无法分开的。肾中精气不仅能促进机体的生长、发育和繁殖，而且还能参与血液的生成，提高机体的抗病能力。

正常人的一生，一般会经过“生、长、壮、老、已”五个阶段。这也是人类生命的自然规律。在人的生命过程中，人以五脏为中心，而肾为五脏之根本，肾所藏之精气为生命之本，在人生的各个阶段都起着主导作用。肾中精气盛衰的变化，形成生、长、壮、老、已的不同生理状态。肾精为人体生长发育之根，决定着机体的生长发育。如果肾精不足，则会出现生长发育障碍，在儿童可见“五迟”“五软”等病症；在青少年则可见发育迟缓、筋骨痿软、肌肉瘦削等；在成年则见未老先衰、牙齿早脱、头发早白、稀疏脱落等。所以，临床上常以补肾填精之法为延缓衰老和治疗未老先衰及老年病的重要手段，惜肾固精也是养生的一个重要原则。

（二）肾主骨

中医理论认为，肾在体合骨，其华在发。骨骼依赖于骨髓的充养，骨髓为肾精所化生。所谓“肾在体合骨”，又称“肾主骨”，是指肾精具有促进骨骼的生长发育和修复的功能。肾精旺盛，骨髓充盈，骨有所养，则骨骼健壮坚实，肢体强劲有力。若肾精不足，骨髓空虚，骨失所养，则会出现小儿骨骼发育障碍，成年人骨骼软弱无力，及老年人易于罹患骨质疏松等骨病。

牙齿是人体最坚硬的器官，具有磨碎食物和辅助发音的功能。齿与骨同出一源，而牙齿为人体外露的骨骼，故有“齿为骨之余”一说。骨与齿均赖肾精充养而生长发育，所以牙齿的生长、脱落与肾中精气的盛衰密切相关。肾中精气充盛则齿有所养，表现为牙齿坚固整齐。肾中精气不足则齿失所养，表现为小儿牙齿生长迟缓或稀疏畸形，青壮年则牙齿易于松动或过早脱落。

头发的荣枯有赖于血液的营养，故称“发为血之余”。由于头发的生机根源于肾脏，而肾精能化血，精血旺盛则头发得养。所谓“其华在发”，是指肾中精气的盛衰可在头发上表现出来。肾精充足，精血充盈，发有所养，在幼年期可见生长旺盛；青壮年期可见头发茂密乌黑而光泽；老年人肾精渐亏，精血渐衰，则可见头发花白，或失去光泽，也有老年人头发乌黑茂密者，可见其肾精之充盛。肾精不足，精血亏虚，则发失所养，小儿出现头发生长迟缓，或稀疏枯黄；成年人可见头发干枯无华，或头发早白，或头发早脱而秃顶。

三、恐惧伤骨

肾在志为恐。恐，即恐惧、害怕的情志活动。恐惧是一种企图摆脱、逃避某种情景而又无能为力的情绪体验，属于不良的情志刺激。所谓肾在志为恐，是指恐惧这类情志活动与肾精有关。肾精充足，人体接受外界相应刺激时，能产生相应的心理调节。肾精不足，稍受刺激，则表现为恐惧不安、手足无措，或两腿无力而软瘫等。反之，过度的恐惧则损伤肾气，可导致遗精、滑胎或二便失禁等肾气不固的病症。肾生髓、主骨，如《素问·阴阳应象大论》说：“肾生骨髓。”因过度的惊恐、恐惧损伤肾气，肾生养骨髓不足，则骨髓空虚，腿足痿弱，酸楚疼痛，行动不便。

中医骨伤科学吸收和发展了“肾主骨”这一学说，使其成为重要的理论基础，并以此指导着临床实践。临床常用活血补肾、益髓填精等法，以治疗骨伤、骨病等。肾之所以能生髓主骨，是由于“肾藏精”之故。因为精能生髓，髓充于骨腔而能养骨。骨靠髓生长，髓赖精化生。此乃肾、精、髓、骨之间的关系。正如《医经精义》所说：“肾藏精，精生髓，髓生骨，故骨者肾之所合也。”因此，精足则髓满，髓满则骨强，一旦肾虚则精泄，精泄则髓空，髓空则骨弱，骨弱则易于遭受损伤且愈合缓慢。所以骨的生长发育、新陈代谢、伤后修复都与肾的关系十分密切。

中医学不仅认为“有诸内，形诸外”，而且认为“伤于外，损诸内”。由于人是一个有机统一的整体，所以跌打损伤，既伤气血，也损骨伤髓。伤于外而及内，骨损髓伤，必然内动于肾。肾伤，其所司功能必然受到影响。创伤中后期，每见有梦遗滑精者，骨折就会迟缓愈合，此为肾虚之故，当用补肾壮骨、益气健脾之法才能促进骨折愈合。另外,临床治疗骨折时,医嘱伤者禁止或少行房事,就是为使患者禁欲保精,精血充足,以促进骨折及时愈合。

第四节 肝主筋学说

一、肝的脏象

肝位于腹部,横膈之下,右胁下而稍偏左。元代滑寿《十四经发挥》说:“其脏在右胁,右横肾之前,并胃,贯脊之第九椎。”明代李中梓《医宗必读·改正内景脏腑图》也说:“肝居膈下,上着脊之九椎下。”说明古代中医学已正确认识了肝脏的位置,是在右胁下右肾之前而稍偏左。

肝为分叶脏器,左右分叶,其色紫赤。杨上善《难经集注》认为:“肝者,据大叶言之,则是两叶也。若据小叶言之,则多叶矣。”杨氏之言,接近于肝的表面分叶为左右两叶,内部分叶计五叶的解剖实际。

二、肝的生理功能

肝的主要功能:一是疏泄气机,二是贮藏血液和调节血量。这两方面的功能是肝气、肝血、肝阴、肝阳的共同作用而产生的。

(一) 肝主疏泄

肝主疏泄是指肝具有维持全身气机疏通的功能。疏,即疏通;泄,即发泄、升发。元代朱丹溪在《格致余论·阳有余阴不足论》首次明确地提出“司疏泄者,肝也”的观点。

肝主疏泄的机制是调畅气机。所谓气机,即气的升降出入运动,升降出入是气化运动的基本形式,气化运动的升降出入过程是通过脏腑的功能活动而实现的。因此说,气机是人体脏腑功能活动的基本形式的概括,人体脏腑经络,气血津液,营卫阴阳,无不赖于气机升降出入而相互联系,维持其正常的生理功能。肝的疏泄功能,对全身各脏腑组织的气机出入之间的平衡协调,起着重要的调节作用。正如清代周学海《读医随笔》卷四所说:“凡脏腑十二经之气化,皆必藉肝胆之气化以鼓舞之,始能调畅而不病。”

肝主疏泄在人体生理活动中的主要作用有以下几点:①调节精神情志;②促进消化吸收,其中包括协调脾胃的气机升降与分泌排泄胆汁;③维持气血运行;④调节水液代谢;⑤调节生殖功能,其对生殖功能的调节通过调理冲任和精室而实现。

肝主疏泄的生理功能关系到人体全身气机调畅,肝的疏泄功能正常,则气机调畅,气血和调,经络通利,脏腑组织的活动也就正常协调。

(二) 肝主藏血

肝藏血是指肝脏具有储藏血液和调节血量的功能。主要有以下几点含义。

其一,储藏血液。血液来源于水谷精微,生化于脾而藏于肝。肝内储存一定的血液,既可以濡养自身,又能防止出血。

其二,调节血量。在正常的生理情况下,人体各部分的血量是相对恒定的。但是,人体各部分的血液常随着不同的生理情况而改变其血量。中医理论认为,当机体活动剧烈或情绪激动时,人体各部分的血液也就相应地增加,于是肝脏所储藏的血液向机体的外周输布,以供机体活动的需要;当人们在安静休息及情绪稳定时,由于全身各部分的活动量减少,机体外周组织对血液的需求量也相应减少,多余的血液也便归藏于肝。正所谓“人动则血运于诸经,人静则血归于肝脏”。因肝脏具有储藏血液和调节血量的作用,故肝亦有“血海”之称谓。

其三,肝主生血。肝主生血是指肝参与血液生成的作用。《素问·六节脏象论》说:“肝者,罢极之本,魂之居也;其华在爪,其充在筋,以生血气。”《张氏医通·诸血门》则说:“气不耗,归精于肾而为精。精不泄,归精于肝而化清血。”可见,肝参与血液的生成。

（三）肝主筋

中医理论认为，肝在体合筋，其华在爪。筋，包括肌腱、韧带和筋膜。筋有连接和约束骨节，主持运动和保护内脏的功能。所谓肝在体合筋，又称肝主筋，是指肝脏具有主管全身筋膜运动的功能。筋有赖于肝血的滋养，才能发挥其正常的功能。故肝血充盈，则肢体关节活动自如，强健有力；若肝血不足，筋失所养，则筋脉拘急，肢体麻木，屈伸不利，或表现为肢体关节失灵，手足震颤。

爪，即爪甲。爪甲为筋延伸到体表的外露部分，故有“爪为筋之余”之说。所谓“其华在爪”，是指肝血濡养爪甲，其盛衰可以从爪甲色泽的荣枯上反映出来。故《素问·五脏生成》说：“肝之合筋也，其荣爪也。”肝血充足，爪得血养，则爪甲坚韧、红润光泽；若肝血不足，则爪甲失养，可见爪甲淡白枯槁、软薄或变形脆裂等。

三、郁怒伤筋

肝在志为怒。怒，即愤怒、恼怒。怒是人体在气愤不平，情绪激动时强烈的情感变化，属于不良的情志刺激。怒以肝血为物质基础，与肝疏泄气机、主升发之作用密切相关，故说肝在志为怒。若肝血充足，肝气平和，虽受外界刺激，但能有所节制，怒而不过；若肝之阴血不足，肝阳升泄太过，情绪不稳定，则稍遇刺激，随之勃然大怒，不可遏制。故《素问·藏气法时论》说：“肝病者，两胁下痛引少腹，令人善怒。”大怒可使肝气上逆，血随气升，表现为头目胀痛、面红目赤，或吐血、呕血、气厥昏迷等病症；因郁怒致使肝气不舒，故可见两胁疼痛胀满、两侧乳房胀痛或少腹作胀等。肝主筋，肝郁不舒日久则筋僵不利，即使遭受轻微外力也可造成伤筋。

中医骨伤科学吸收和发展了这一学说，使之成为其理论的基础，并指导着临床实践。肝主筋，若肝之气血不足，则筋失荣养，常成为筋伤疾患的内在原因，正如《素问·上古天真论》所说：“七八肝气衰，筋不能动。天癸竭，精少，肾脏衰，形体皆极。”老年人肝肾亏虚，血不荣筋，精不养骨，临床常表现为手足拘挛、肢体麻木、屈伸不利等。外在的筋伤亦可致内损于肝，导致肝之功能失常，故《医宗金鉴·正骨心法要旨》指出：“凡跌打损伤、坠堕之证，恶血留内，则不分何经，皆以肝为主。盖肝主血也，故败血凝滞，从其所属，必归于肝。”临床常用疏肝理气、养血柔肝等法，以治疗筋伤疾病。

第五节 脾胃为筋骨之本

除“肝主筋”“肾主骨”外，脾胃与筋骨关系亦十分密切，并在中医骨伤科学的基础理论中占据重要的地位。

一、脾胃的脏象

（一）脾的脏象

脾位居于膈下中焦。《灵枢·本脏》记载有脾的形态大小、位置高下偏正、质地坚脆等内容。明代李梴《医学入门》形容脾“扁似马蹄”。明代赵献可《医贯》则谓：“其色如马肝紫赤，其形如刀镰。”

（二）胃的脏象

胃居于膈下，上接食管，下通小肠，与脾以膜相连。胃又称胃脘，脘即管腔，可容纳食物。胃脘分上、中、下三部。胃上口的贲门部为上脘，下口幽门部为下脘，上下脘之间的胃体部为中脘，故合称胃脘。《灵枢·平人绝谷》云：“胃大一尺五寸，径五寸，长二尺六寸，横屈受水谷三斗五升。其中之谷，常留二斗，水一斗五升而满。”

二、脾胃的主要生理功能

（一）脾的主要功能

脾的主要功能：一是主运化，二是统摄血液。

1. 脾主运化 运，即转运、输送；化，即消化、吸收。所谓脾主运化是指脾具有消化饮食，吸收水谷精微并将其转输至全身各处的功能。饮食物的消化吸收是一个十分复杂的生理过程，肝、胆、胃、肠均参与其中，但脾起着主导作用。水谷精微包括水谷精气（又称“谷精”）和津液（又称“水精”）。故脾主运化体现在运化水谷和运化水液两个方面。

2. 统摄血液 是指脾气具有控制血液在血脉内流行而不致逸出脉外的功能，故又称“脾统血”。如清代林珮琴《类证治裁》说：“诸血皆统于脾。”清代沈明宗在《金匮要略编注》中说：“五脏六腑之血，全赖脾气统摄。”强调了脾对血的约束作用。脾统血的机制，主要是气的固摄作用，其次与脾主运化，为气血生化之源相关。

（二）胃的主要功能

胃的主要生理功能是接受、容纳和消化饮食。由于饮食入口，经食管，过贲门，容纳于胃，故称胃为“太仓”“水谷之海”。水谷进入胃后，依赖胃的腐熟作用，将水谷消磨变成食糜，然后在脾的运化下，化生精微，以生气血津液，供养全身。

三、脾胃与筋骨的关系

脾主肌肉、四肢，主运化；胃主受纳，腐熟水谷，为“水谷之海”“六腑之大源”。脾胃纳运相互配合，共同完成对饮食物的消化、精微物质的吸收与转输。两者同为后天之本，气血生化之源。气血为人体生命活动的物质基础，不仅维持着脏腑的生理功能，也对四肢百骸、皮肉筋骨起到营养作用。但只有脾胃功能正常，相互配合，才能完成其用，正如《素问·太阴阳明论》所说：“四肢皆禀气于胃，而不得至经，必因于脾，乃得禀也。今脾病不能为胃行其津液，四肢不得禀水谷气，气日以衰，脉道不利，筋骨肌肉皆无气以生，故不用焉。”《素问·痿论》也明确指出：“阳明者，五脏六腑之海，主润宗筋，宗筋主束骨而利机关也……阳明虚，则宗筋纵，带脉不引，故足痿不用也。”故古人有“治痿独取阳明”之说，说明四肢功能的正常与否和脾胃关系甚为密切。

四、脾胃学说的伤科应用

《素问·经脉别论》说：“食气入胃，散精于肝，淫气于筋。”说明胃、肝与筋的关系密切。跌打损伤，瘀血凝滞，气血不和，使气机升降出入紊乱，一方面导致肝气郁结，另一方面则使胃的受纳、腐熟功能受损，因而影响脾胃的纳运与肝的疏泄功能，形成败血归肝、肝胃不和之证。饮食难以入胃，气血化生无源，肝血因之不足，筋骨失养，也就发挥不了正常的功能，同时败血归肝也会直接影响到筋骨的功能。诚如《医宗金鉴·正骨心法要旨》所言：“凡跌打损伤、坠堕之证，恶血留内，则不分何经，皆以肝为主。盖肝主血也，故败血凝滞，从其所属，必归于肝。”故疏肝活血、理气健脾（包括和胃）为伤科初期的主要原则之一。创伤后期，或出现迟缓愈合，或出现肢体肿胀，也多与脾气虚弱有关。因此，在治疗骨折筋伤上，自始至终都必须注意调理脾胃，促进其运化功能，使气血生化充足，以利于创伤的修复。

第六节 经 络 学 说

一、经络的概念

经络是人体结构的重要组成部分，其与脏腑、形体官窍等组织器官，共同构成了完整的人体。经络是人体内经脉和络脉的总称。

经脉是经络系统的主干部分，多行于人体的深部，有一定的循行路径；络脉是经脉小的分支，多行于较浅的部分，纵横交错，网络全身。《灵枢·经脉》云：“经脉十二者，伏行分肉之间，深而不见……诸脉之浮而常见者，皆络脉也。”又说：“经脉者，常不可见也，其虚实也，以气口知之。脉之见者，皆络脉也。”经络遍布周身，彼此相贯，通过有规律的循行和复杂的网络交会，把人体脏腑、肢体、官窍等紧密地连接成统一的有机整体，从而保证了人体生命活动的有序进行。

二、经络系统的组成

经络系统主要包括十二经脉、奇经八脉、十五络脉，以及从十二经脉分出的十二经别等(图 3-6-1)。

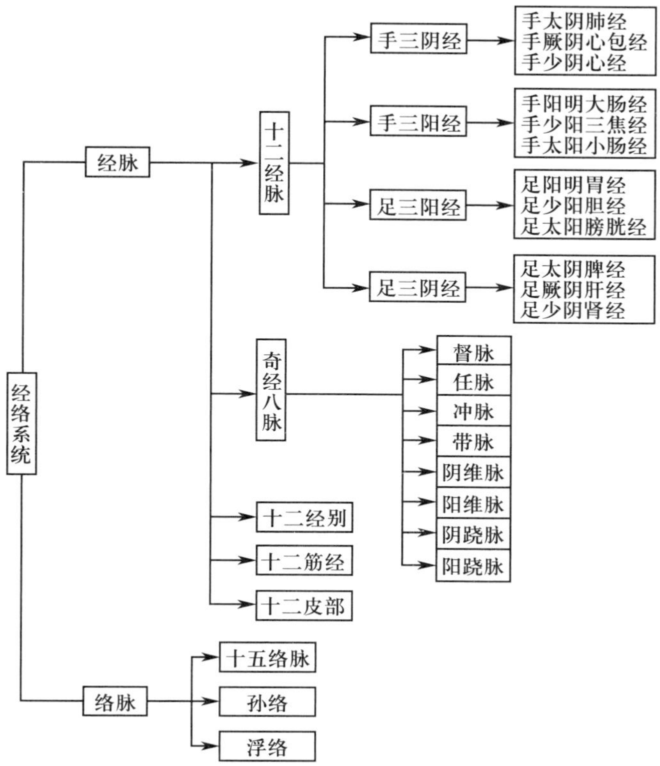

图 3-6-1　经络系统

(一) 十二经脉

十二经脉是经脉中的主干部分，分为手足三阴三阳四组，即手三阴经(手太阴肺经、手厥阴心包经、手少阴心经)、手三阳经(手阳明大肠经、手少阳三焦经、手太阳小肠经)、足三阴经(足太阴脾经、足厥阴肝经、足少阴肾经)、足三阳经(足阳明胃经、足少阳胆经、足太阳膀胱经)，合称十二经脉。十二经又称“十二正经”，这是与“奇经”相对而言的。十二经别是从十二经脉分出的最大分支，虽有别于十二经脉，但仍属于正经范围。

(二) 奇经八脉

奇经有八，即督脉、任脉、冲脉、带脉、阴跷脉、阳跷脉、阴维脉、阳维脉，合称奇经八脉。其有统率、联络和调节全身气血的作用。

关于正经与奇经的区别，元代滑寿在《十四经发挥》中认为：“脉有奇常，十二经者，常脉也；奇经八脉则不拘于常，故谓之奇经。盖以人之气血，常行于十二经脉，其诸经满溢，则流入奇经焉。”

(三) 十五别络

十五别络是络脉中较大的部分。络脉中还有浮脉和孙络。浮络是分布于人体浅表部位的络脉，即《灵枢·经脉》所谓：“诸脉之浮而常见者，皆络脉也。”孙络又称孙脉，是络脉中最细小的部分，所以《灵枢·脉度》谓：“络之别者为孙络。”

三、经络的生理功能

经络纵横交贯，遍布全身，将人体内外、脏腑、肢节、官窍联结成为一个有机而统一的整体，在人体的生命活动中，具有十分重要的生理功能。主要有以下几种功能。

（一）联系作用

人体由五脏六腑、四肢百骸、五官九窍、皮肉脉筋骨等组成，这些组织器官虽有不同的生理功能，但又共同进行着有机的整体活动，使机体内外、上下保持协调统一，构成一个有机的整体。这种有机配合，相互联系，主要是靠经络的沟通、联络作用实现的。

（二）感传作用

感传，即感应与传导。是指经络系统对于针刺或其他刺激的感觉传递和通导作用。经络系统是人体各组成部分之间的信息传导网，当肌表受到某种刺激时，刺激量就沿着经脉传递至体内的有关脏腑，使脏腑的功能发生变化，从而达到疏通气血和调整脏腑功能的目的。同时，脏腑功能活动的变化也可通过经络而反映于体表。针刺中的“得气”和“行气”现象，就是经络感传功能的表现之一。

（三）濡养作用

气血是人体生命活动的物质基础和动力之源，人体各个组织器官均需气血的濡养，才能维持正常的生理活动。通过经络，气血循环传注而通达全身，发挥营养脏腑组织器官、抵御外邪、保卫机体的作用。故《灵枢·本脏》谓：“经脉者，所以行血气而营阴阳，濡筋骨，利关节者也。”

（四）调节作用

经络在联系沟通、感应传导的基础上，通过经气的作用，调节人体功能活动，使人体复杂的生理功能相互协调，保持相对的平衡。当人体发生疾病时，出现气血不和及阴阳偏胜偏衰的证候，皆可运用针灸、推拿、刮痧等激发经络的调节作用，促使人体功能恢复到正常的平衡状态。如《灵枢·刺节真邪》所说：“泻其有余，补其不足，阴阳平复。”

四、经络学说在伤科中的应用

创伤必然伤及气血，气血损伤，或气滞或血瘀，都可以阻塞经络。经络受阻，其运行气血、感传信息、协调机体的正常功能就会受到影响。不同的损伤部位，则有不同的临床表现。若伤在四肢，轻者可见肿胀疼痛，重者远端肢体出现剧烈疼痛，麻木发凉，感觉迟钝；若伤在躯干，情况较为复杂。胁肋为肝经循行之道路，“其支者，复从肝，别贯膈，上注肺”，若伤在此处，则常见胸闷气短，咳嗽吐痰，疼痛转侧，夜寐不安。损伤脊柱，容易伤及督脉，督脉贯脊通脑，总督一身之阳，若损伤严重，不但出现肢体瘫痪，而且会累及足太阳膀胱经和手阳明大肠经，出现大小便的功能障碍。头为诸阳之会，若伤在头部，轻者头晕耳鸣，失眠，健忘，重者则扰乱神明而昏迷不醒。

经络学说被广泛地用以指导临床各科的治疗，中医骨伤科学也从很早就开始应用经络理论，治疗各种骨折、筋伤、骨病、关节类疾病。经络学说对针灸、按摩、刮痧和药物治疗，具有重要的指导意义。

第四章 临床骨科检查

第一节 概 述

随着医学科学的不断发展,各种检查仪器也越来越先进,但物理检查方法对骨科医师仍然是最基本、最可靠的诊断手段和方法。骨科物理检查在临床诊断中占有很重要的位置,尽管X线、计算机体层成像(CT)、磁共振成像(MRI)等检查能提供令人信服的影像学资料,但临床诊断和治疗效果的评估仍需要结合临床物理检查的病理信息才能确定。因此,熟练掌握物理检查方法和临床基本操作是骨科医师的必修基本功。

在当今社会经济发展和科技日新月异的背景下,患者对医务人员的专业技术要求日益提高,医务人员所承担的责任也愈发重大。因此,我们只有在技术上精益求精,熟练掌握规范的物理检查方法,并将其与现代医学仪器检查相结合,相互补充、印证,才能有效减少临床的误诊与误治情况的发生。

中医骨科检查通过望、闻、问、切四诊,结合骨、关节的专科检查及神经系统检查等,获取患者的症状与体征等临床资料,并结合影像学、关节镜、骨密度检测及实验室检验等现代技术手段,将各类信息进行综合分析、科学归纳,然后作出最终诊断。

在骨科疾病临床检查过程中,应遵循一定的步骤、顺序进行,以便为疾病诊断、治疗及时提供客观、准确、全面的第一手资料。骨科临床检查中应遵循如下原则。

一、充分显露

充分显露检查部位是骨科检查的先决条件。诊室内应保持光线充足,并在患者脱衣后维持适宜的温度。小儿患者应尽量脱去全部衣物,成人患者可仅穿短裤和背心。检查异性患者时,须有护士或患者家属在场陪同。

二、有序检查

骨科检查不是毫无章法地胡乱检查,而是按照视、触、动、量、听等顺序进行检查。虽然视、触、动、量、听是骨科检查的一般顺序,但临床上有时也并非绝对遵循这一顺序,检查者可以根据不同情况或自己的临床经验进行检查。如急症患者应先检查症状、体征明显的部位,而后遵循常规的顺序完成全身检查。对门诊或住院患者,医师可以根据自己的临床经验与习惯,例如遵循先四肢、后脊柱,最后进行神经检查的流程。

三、两侧对比

骨科检查时应进行双侧对比,注意观察外形是否对称,有无膨隆、肿胀、凹陷,双侧肢体长短、粗细等情况。在伤科检查中,将患侧与健侧对比进行检查是临床最常用、基本的方法。患侧与健侧对比检查在骨科检查中很重要,如果两侧均有异常,可选性别、年龄、体形相似的健康人作参照。

四、准确测量

正确而熟练地掌握检查方法是获得准确测量结果的先决条件。同时,测量用具应科学准确,测量结果要精确,不可粗略估计,记录要详细。骨科临床检查中常需要测量的内容包括肢体长度和周径、关节和脊柱的活动度、肌力大小、皮肤温度等。

五、轻柔到位

医师对患者进行骨科检查时，动作手法既轻柔又要到位，尽量不给患者增加更多的痛苦。例如：检查关节活动度时，关节主动与被动活动都应达到最大限度；检查肌力时，肌收缩持续时间至少不低于5秒，方能真实反映有无肌力减弱的情况。

六、反复检查

多次、反复检查是诊断不可缺少的方法，也是医生深入认识疾病的重要过程。如多发创伤合并休克或昏迷患者，急诊时可能只注意到膝、踝或肢体明显的损伤，而忽略对髋部(髋臼、股骨颈等)及脊柱等部位的检查。对于这类患者应在全身情况稳定、清醒后再做全面的检查。另外，如骨关节炎患者，在疾病进展的不同阶段可出现不同的体征，对这类患者同样需要定期反复进行检查，才能作出全面、正确的诊断。

七、全面系统

整体观念是中医学最基本、最重要的思想，中医骨科检查同样遵循这一原则。临床检查时，视人体为一个统一整体，在详细询问病史的基础上，对患者进行全面系统的检查，而不是只注意局部而忽略全身情况。例如多发创伤患者除了有骨折、脱位、伤口出血等急症情况，还常常合并其他部位、脏器的损伤，所以对这类患者不仅要注意局部骨折、脱位等，同时还要对全身进行全面检查，避免遗漏胸、腹、颅内等其他部位重要脏器损伤的诊断，以免造成严重后果或引起不必要的医疗纠纷。

八、突出重点

骨科检查既要全面系统，又要突出重点。对于病情复杂的骨伤科患者，在进行全面系统检查的基础上，抓住重点，是诊断正确的关键。尤其对于急需处理的危重患者，应先做全面而快速的检查，找出重点，再进一步检查，以便及早救治。如果仍然按常规检查，反复搬动，不仅会增加患者的痛苦，而且会耽误抢救时机。

第二节　中医骨伤科四诊检查

一、问诊

问诊是医生诊察疾病的基本方法之一。在《黄帝内经》中已记载许多问诊的具体内容，如《素问·三部九候论》说："必审问其所始病，与今之所方病，而后各切循其脉。"《素问·疏五过论》又说："凡欲诊病者，必问饮食居处。"为中医问诊奠定了基础。而后，问诊备受历代医家的重视，在长期的医疗实践中不断得到补充，使之逐渐发展、完善。

问诊是了解病情、诊察疾病的重要方法，也是骨伤科辨证非常重要的环节，中医骨伤科学根据"肢体损于外，则气血伤于内，营卫有所不贯，脏腑由之不和"的理论，认为无论内伤还是外损，局部均与全身密切相关。通过问诊可以更全面地把握患者的发病状况，更准确地辨证论治，从而提高疗效，缩短疗程，减少损伤后遗症。问诊主要包括以下内容。

(一) 一般情况

一般情况包括姓名、性别、年龄、职业、婚况、民族、籍贯、工作单位、现住址、就诊时间、陈述者等。询问一般情况，一是为了便于与患者或家属进行联系和随访，对患者的诊治负责；二是可使医生获得与疾病有关的资料，建立病历记录，为疾病的诊断提供一定的依据。

（二）主诉

主诉是患者就诊时最感痛苦的症状、体征及其持续时间。主诉往往是疾病的主要矛盾所在，通常只有一两个症状，即主症。通过主诉常可初步了解、估计疾病的范畴和类别，以及病情的轻重缓急。如患者叙述有眩晕、汗出、心悸、胸痛、神疲、乏力等，其主要症状就是心悸、胸痛，根据“心悸、胸痛”两个主症，可初步考虑为心病。因此，主诉具有重要的诊断价值，是了解、分析和认识疾病的重要线索。询问时，医生首先要善于抓住主诉。

（三）现病史

现病史是指患者从起病到此次就诊期间疾病的发生、发展及其诊治的经过。现病史应从发病情况、病变过程、诊治经过、现在症状 4 个方面进行询问。询问现在症是问诊的主要内容，为历代医家所重视。现在症是在疾病状态下，患者的异常感觉，如疼痛、麻木、痞闷、沉重、困倦等，这些症状都是患者的自身感觉，唯有通过询问才能察知。现在症是疾病现阶段病理变化的客观反映，是医生诊断的主要依据。

1. 寒热 指患者有无怕冷或发热的感觉。寒与热是临床最常见的症状，是辨别病邪性质和机体阴阳盛衰的重要依据。

恶寒发热，鼻塞流涕，脉象浮紧，多为外感伤寒；恶寒发热，创伤局部红、肿、热、痛，则为创伤感染；颅脑损伤导致高热，多伴有躁动或抽搐症状；损伤初期，气滞血瘀，经脉受阻，气血不畅，营卫失和，局部温度增高，多为瘀热。

2. 疼痛 疼痛是骨科临床上最常见的一种自觉症状，患病机体的各个部位皆可发生。一般来说，疼痛有虚实之分。实性疼痛多为新伤，常因遭遇外伤、感受外邪而得，气滞血瘀等导致脏腑经脉阻滞，气血运行不畅，此所谓“不通则痛”；虚性疼痛多为久病，乃创伤日久，精血不足，痰瘀互结，经络不通，脏腑经脉失养所致，即所谓“不荣则痛”。

由于疼痛的病因、病机不同，故疼痛的性质各异。因而询问疼痛的部位、持续时间和性质，对诊断骨科疾病具有重要的临床价值。

(1) 胀痛：指疼痛兼有胀感的症状，是气滞作痛的特点。在内科，如胸、胁、脘、腹胀痛，多是气滞为患；在骨伤科，若某处胀痛，多因闪、挫、扭、崴，损伤机体，伤处气滞所致。

(2) 刺痛：又称锐痛，指疼痛如针刺的症状，是瘀血致痛的特点。在内科，如胸、胁、脘、腹刺痛，多是瘀血阻滞，血行不畅所致；在骨伤科，若某处刺痛，多为急性损伤，导致机体局部瘀血所致。

(3) 冷痛：指疼痛有冷感而喜暖的症状，常见于腰脊、脘腹、四肢关节等处。寒邪阻滞经络者，为实证；阳气亏虚，脏腑经脉失于温煦所致者，为虚证。若骨关节病复感风寒或骨关节陈旧伤，失治、误治，久而不愈，局部组织气血不和，筋骨失养，疼痛遇寒加重，出现冷痛。

(4) 麻木胀痛：指胀痛兼有麻木的症状，常见于颈椎间盘或腰椎间盘突出症的患者。由于椎间盘突出，压迫神经根或挤压脊髓所致。

(5) 烧灼痛：指机体出现烧灼样疼痛的症状，骨伤科患者多为脊髓神经损伤所致。

3. 饮食 由饮食情况可以察知脾胃的强弱。因胃主受纳、腐熟，脾主运化，故饮食与脾胃功能密切相关。人以胃气为本，胃气的有无直接关系到疾病的轻重与转归。所以，询问患者的饮食情况，对了解脾胃功能的强弱，判断疾病的轻重和预后有重要的意义。

4. 二便 大便由肠道排出，但与脾胃的腐熟运化、肝的疏泄、肾阳的温煦及肺气的肃降有着密切关系。小便由膀胱排出，但与脾的运化、肾的气化、肺的肃降及三焦的通调有着密切的关系。因此，询问大小便的情况，不仅可以直接了解消化功能和水液的盈亏、代谢情况，而且也是判断疾病寒热虚实的重要依据。诚如《景岳全书·传忠录·十问》所说：“二便为一身之门户，无论内伤外感，皆当察此，以辨其寒热虚实。”

在骨科方面，腰椎骨折后瘀血易刺激腹膜，引起腹胀并影响排便；脊髓神经损伤，致使肠道麻痹，也可出现二便功能障碍。

（四）其他情况

1. 既往史 主要包括患者平素的身体健康状况，以及过去的患病情况。询问既往史时，重点在于询问患者过去曾患何种疾病，是否接受过预防接种，有无药物或其他物品的过敏史，做过何种手术治疗，以及有无难产、损伤史等。

2. 个人史 主要包括生活经历、精神情志、饮食起居、婚姻生育等，这些情况对医生诊断疾病也有着重要的意义。

3. 家族史 询问患者的父母、兄弟、姐妹、配偶、子女等家庭成员的健康和患病情况，必要时应注意询问直系亲属的死亡原因。因为遗传病与家庭遗传关系密切，而有些传染性疾病（如骨与关节结核病）的发病往往与家庭成员中结核病患者密切接触有关。

二、望诊

望诊，是医生运用视觉对人体外部情况进行有目的的观察，来获取其内部疾患发生的部位、性质和轻重缓急，以测知病情的基本方法。

中医理论认为，人是一个有机的整体，局部的病变可以影响全身，而体内的脏腑、气血、经络的病理变化，必然会在其体表相应的部位反映出来。因此，观察神、色、形、态的变化，不仅可以了解人体的整体情况，而且可以作为分析脏腑、气血等生理病理状况的依据之一。故《灵枢·本脏》说："视其外应，以知其内脏，则知所病矣。"

望诊在中医学中被列为四诊之首，并有"望而知之谓之神"之说。骨科临床检查，也常把望诊作为诊断疾病的首要环节。

（一）全身情况

全身望诊包括观察患者的一般情况、营养、发育、意识状态、面色、面容及表情、体态、皮肤色泽、出汗程度等，特别要注意以下几点。

1. 望神色 神是生命活动的总称，是对生命现象的高度概括。神的意义有二，一是"神气"，是指脏腑功能活动的外在表现；二是"神志"，是指人的思维、意识和情志活动。中医理论强调"神形合一"，有形才显神，形健则神旺。

对于伤科患者来说，若精神如常，面色润泽，双目有神，多是轻伤，气血未损；若精神萎靡，面色晦暗，目光无神，多为重伤，气血衰败；若神志不清，面色苍白，大汗淋漓，瞳孔散大或缩小，多为严重失血所致；倘若患者神昏谵语，面色晦暗，四肢厥冷，汗出如油，多为重度感染。

2. 观体态 体态系指人的身体轮廓。异常体态对某种疾病诊断具有重要的价值。例如：躯干发育正常而四肢明显短小是"软骨发育不全"的特征。"巨人症"，表现为体态高大而匀称，是骨骺线闭合前，脑垂体生长激素分泌过多，激发骨骼生长迅速所致。倘若骨骺线闭合后，此时长骨生长已经停止，如果生长激素分泌过多则影响膜内化骨，形成"肢端肥大症"，表现为身材高大，比例基本匀称，四肢过长，手足过长，特殊面容。另外，身高120cm以下，身材匀称，智力无异常改变，为"侏儒症"的表现，可见于遗传性或垂体性侏儒。若身材矮小且神情痴呆，多为先天性甲状腺功能减低症，即"呆小症"。

3. 察姿势 正常的姿势是通过强壮且可屈伸的肌肉、完整的韧带、活动自如的筋骨、功能正常的关节、相互平衡的力量和良好的姿态习惯来维持其平衡。健康人的坐、卧、立、行都有一定的正常姿势，而人体一旦受到损伤或处于疾病状态时，往往会有姿势的改变，即所谓病理性姿势。这些病理性姿势具有一定的诊断意义。

（1）骨折：骨折部位不同，可表现出不同的病理性姿势。例如：锁骨或上肢骨折时，患肩低落，头或身体向患侧倾斜，并以健侧手托患侧肘部；下肢骨折时，多不能直立行走，但嵌入、不完全骨折除外；股骨颈骨折移位时，患肢缩短，患髋呈屈曲内收外旋畸形，外旋常小于60°，而股骨转子间骨折，外旋可达90°；脊椎骨折时，多不能坐或直立行走，轻度者双手撑腰行走。

(2)脱位：关节脱位时，往往具有不同而独特的姿势。例如：颞下颌关节脱位时，多用手托下颌部；肩关节脱位时，除可见方肩畸形，还可见到患者身体前倾，以健侧手托患肢前臂的姿势；肘关节脱位时，表现为患侧肩部高耸，上臂贴于胸前外侧，健侧手托扶患侧前臂，且肘后空虚，肘后三角关系丧失；髋关节脱位，多不能行走，或跛行，髋关节前下脱位时，髋部变窄，患腿略长，轻度外展，足外旋；髋关节后上脱位时，髋部变宽，腿缩短内收，足内旋。

(3)软组织损伤：急性腰扭伤，患者多撑腰努臀慢行；膝关节损伤，患侧膝部不能弯曲，行走拖步；踝关节扭伤时，一瘸一拐，踮脚慢步。

(4)骨病：股骨头坏死，行走时上身多向患侧摇晃，患侧腿迈步较小；椎管狭窄重症，常有踩空或过河之势；先天性髋关节脱位，行走摇摆，双侧脱位则出现臀中肌步态(鸭步)。

(二)局部情况

检查时应当从不同角度(前面、后面、侧面)，观察患者在站立、坐位、平卧、侧卧等不同体位下，两侧是否对称，脊柱生理弯曲有无改变，肢体的力线、夹角、轴线等。

1. 皮肤及颜色 皮肤的变化可能是局部原因所致，也可能是全身病变和反应的一部分。仔细、全面、正确地检查皮肤是体格检查不可缺少的内容。最好在日光下检查皮肤的色泽、干湿度、出汗情况、弹性、皮疹、紫癜、出血点、肿胀、创面、皮肤纹理及毛发分布等。

皮肤发绀，表示静脉瘀血缺氧；皮肤呈象牙色是缺血的表现；皮肤红晕，表示血供增加；另外，皮肤颜色改变也可提示某种疾病，如红斑结节的患者可患有关节痛；大褐色斑可能为神经纤维瘤。

2. 瘀斑 多是由软组织损伤或骨折、脱位，导致血管破裂，血液外溢，瘀积于皮下所致。局部瘀斑的大小反映组织损伤的轻重、出血的多少。瘀斑的位置及其分布区域，对骨折的诊断具有重要意义。例如肱骨外科颈骨折时，瘀斑可分布于上臂内侧、胸廓外侧，或女性乳房部；骨盆骨折时，渗出的血液主要积聚于会阴；足跟部的瘀斑，可能为跟骨骨折。

此外，瘀斑的不同颜色提示损伤的时间和性质。瘀斑紫红色说明为新鲜损伤；瘀斑青紫色，说明瘀斑开始吸收；如瘀斑逐渐发黄，则表明瘀斑处在消退期；如果瘀斑呈现紫黑色则应考虑局部组织有坏死的可能。

3. 伤口 对于开放性创伤，需检查伤口情况，如有出血，应先做压迫止血、包扎等临时性处理，待手术时详细检查。检查伤口时，应注意观察伤口的形状、大小、边缘、深度等，这些情况常能提示创伤的原因和类型。如刀剑等锐器切割的伤口呈线形，边缘整齐；锯伤的伤口也呈线形，但边缘不光滑、带有纤维组织等。

临床上，常将开放性损伤分为轻度、中度、重度 3 种。

(1)轻度创伤：创伤口小而浅，创口边缘整齐，色泽鲜艳，损伤未超过 24 小时，污染不严重。或创口与骨折端相通，但出血不多，未见大的血管损伤，创口色泽鲜红，未超过 24 小时，污染不严重。

(2)中度创伤：创口较大，边缘不整齐，与骨折端相通，虽有较大的血管损伤，或损伤已经超过 24 小时，但创口污染不严重，仍可彻底清创。

(3)重度创伤：创口较大，边缘不整齐，创面色泽紫暗无渗血，污染严重，损伤已超过 24 小时，并伴有血管神经损伤，肌腱断裂。

此外，伤口的污染情况直接关系到感染发生率，所以临床检查时，要仔细检查伤口的出血性状、外露组织、异物等。

4. 畸形 创伤时的畸形主要见于骨折端的成角、缩短、旋转、移位及关节脱位或半脱位和神经损伤等。骨科疾病中有许多典型的局部畸形，成为骨科疾病的专有体征。例如科利斯骨折(Colles 骨折)可见“餐叉”样畸形；肘关节后脱位及伸直型肱骨髁上骨折可见“靴筒”状畸形；肩关节脱位可见“方肩”畸形。另外，先天发育或代谢性骨病也可造成局部畸形。例如新生儿患先天性马蹄内翻足时可见踝关节跖屈，足内翻呈马蹄内翻畸形；儿童由于饮食中维生素 D 不足引起佝偻病，下肢可发生膝内翻或膝外翻畸形。

5. 肿胀 骨科肿胀多因损伤引起，内科肿胀多与脏腑功能失调有关。骨科检查时，应注意观察肿胀的范围是以关节为中心的局限性肿胀，还是以某个部位为主的广泛性肿胀。如肿胀局限于关节，表明关节内有以下情况：①血液，急性创伤或血液凝固障碍而引起；②大量渗出液，由于创伤或非化脓性炎症而形成；③脓液，急性化脓性关节炎。若肿胀超过了关节的范围，常可提示患侧肢体的感染、肿瘤、淋巴液或静脉回流障碍等问题。

(三) 望舌

舌诊是观察患者舌质和舌苔的变化以诊察疾病的方法，是望诊的重要内容，是中医诊法的特色之一。

临床实践证明，舌象犹如内脏的一面镜子，凡脏腑的虚实、气血的盛衰、津液的盈亏、病情的深浅、预后的好坏，都能较为客观地从舌象上反映出来，成为中医诊断疾病的重要依据。舌诊不仅为历代医家所重视，中医骨科也把舌诊作为其诊断的重要组成部分。

1. 舌质 舌质是指舌的肌肉脉络组织，为脏腑气血之所荣。观察舌的颜色、形质和动态，可以察知脏腑的虚实、气血的盛衰。舌色淡红润泽、白中透红，为气血调和的征象，常见于正常人，或病中见之多属病轻。淡白舌为气血两虚或阳虚。若全舌呈现紫色，其病多是全身性血行瘀滞；局部呈现青紫斑点，可能是瘀血阻滞于某局部所致。舌尖红多为心经有热。舌两边红并有齿痕则为肝胆湿热。舌中心红多为胃火炽盛等。

2. 舌苔 舌苔是指舌上面附着的一层苔状物，是胃气上蒸所生。观察苔质和苔色两个方面的情况，可以诊断疾病的性质、浅深以及邪正的消长。舌苔薄白润泽为正常，舌苔薄白稍厚者多为外感风寒，舌苔厚腻为湿浊内阻，舌苔黄厚多湿热内盛，光剥无苔则为胃气已伤。

三、闻诊

闻诊包括听声音与嗅气味两类。通过听患者身上发出的各种声音(如语言、呻吟、呼吸、咳嗽)和嗅来自患者的各种气味(口气、呕吐物、二便、伤口或其他排泄物的气味)等方面获得临床资料。骨伤科的闻诊还需注意骨与关节的异常声音所包含的独特病理信息。

(一) 语言

语言正常，说话清晰有力为伤势不重，正气未损；语言错乱，说话声音低微无力为伤势较重，正气不足。

(二) 呻吟与啼哭

呻吟不停者，多因伤处疼痛严重，忍受不住，当引起注意，查明原因。检查小儿时，当摸到患肢某一部位时，小儿啼哭或哭声加剧，则往往提示该处可能是损伤的部位。

(三) 呼吸

一般而言，有病而呼吸正常，是形病气未病；呼吸异常，是形气俱病。患者呼吸表浅，不敢咳嗽，否则胸痛，常见于胸部挫伤，或肋骨骨折；若呼吸细微，轻声咳嗽即感胸部疼痛难忍，多见于血胸、气胸患者。呼吸急促，脉率快而不齐，口唇发绀，或肺部听诊有干啰音或湿啰音，多见于严重损伤后呼吸窘迫。伤后久卧病床，呼吸困难，痰不易咯出，多为坠积性肺炎。

(四) 气味

疾病状态下，由于脏腑功能失调，秽浊之物排出不利，腐浊之气由此而生，故可出现口气、体味、分泌物、排出物的气味异常。口气臭，多为胃热或口腔疾病；尿臊臭，多为膀胱湿热；尿液有烂苹果气味，多为糖尿病酮症酸中毒；大便酸腐，多为消化不良。

骨伤科的闻气味除二便气味外，主要是闻局部分泌物的气味。如局部伤处分泌物有恶臭，多为湿热毒盛，细菌感染严重；带有腥味，多为虚寒。

（五）异常声响

骨、关节、肌肉及韧带受到损伤时，或发炎、增生、肥厚变化后，可产生异常声响，对骨科检查具有重要的鉴别价值。

1. 骨擦音 手触摸时能听到骨折端相互摩擦的声音，谓之骨擦音。骨擦音是骨折的重要体征之一。听骨擦音，不仅可以帮助辨明是否存在骨折，而且还可进一步分析骨折属于何种性质；经过治疗，骨擦音消失表示骨折已经接续。

2. 骨传导音 用叩诊锤轻轻叩击远端骨突起部位，可听到骨传导音，若骨传导音减弱或消失，说明骨的连续性遭到破坏。听骨传导音主要用于检查某些不易发现的长骨骨折，如股骨颈骨折、股骨粗隆间骨折。检查时将听诊器置于伤肢近端的适当部位，或置于耻骨联合部上，或放在伤肢近端的骨突起部位。需要注意的是，检查时伤肢不附有外固定物，与健侧位置对称，叩诊时用力大小相等。

3. 入臼声 关节脱位在整复成功时，常能听到“咯噔”声，表明关节已复位。

4. 筋的响声 部分伤筋或关节疾病，在检查时可有特殊的摩擦音或弹响声，最常见的有以下几种。

(1) 关节摩擦音：关节活动相互摩擦时产生的声响，即为关节摩擦音。检查者一手放在关节上，一手移动关节远端的肢体，可检查出关节摩擦音或关节摩擦感。如一些慢性或亚急性关节疾患可出现柔和的关节摩擦音；骨性关节炎可出现粗糙的碾米音；如在关节运动之某一角度，听到一个尖细的声音，表示关节内有移位的软骨或游离体。

(2) 腱鞘摩擦音：指屈肌腱狭窄性腱鞘炎患者在屈伸手指时，可听到弹响声，此系肌腱通过肥厚的腱鞘，引起腱鞘振动而产生。肌腱周围炎在检查时，常可听到手指捻摩干燥头发时所发出的一种声音，即“捻发音”。多在有炎性渗出液的腱鞘周围听到，好发于前臂的伸肌群、大腿的股四头肌和小腿的跟腱部。

(3) 关节弹响声：膝关节半月板损伤或关节内有游离体时，在做膝关节屈伸活动时，可发生较为清脆的弹响声。髋部关节由于髂胫束的后缘或臀大肌肌腱部的前缘增厚，在髋关节做屈曲、内收、内旋活动时，增厚的组织在大粗隆部前后滑动而发出弹响声；成年人由于髂股韧带呈条索状增厚，在髋关节过伸，尤其是外旋时与股骨头摩擦而产生弹响。

四、切诊

骨伤科的切诊，包括脉诊和摸诊两部分。脉诊是从脉象中获取人体内部信息，以了解机体内部气血、虚实、寒热等变化；摸诊是用手直接触摸患者肢体，以获取局部损伤的症状与体征，能鉴别诊断外伤轻重、深浅和病变性质的不同。

（一）脉诊

脉象是非常灵敏的生理与病理信息，它的变化与气血的运行、疾病、损伤等有密切关系。医生通过手指对患者身体某些特定部位的动脉进行切按，体验和辨别脉象的生理与病理信息，为临床治疗提供依据。骨伤科常见脉象有如下几种。

1. 浮脉 脉象特征是轻取即得，重按稍减而不空，举之泛泛而有余。一般多见于外感表证，浮而有力为邪气盛而正气不虚；浮而无力为气虚。在骨伤科临床中，浮脉也可见于新伤瘀肿、疼痛剧烈或兼有表证之时；大出血及长期慢性劳损患者，出现浮脉时说明正气不足，虚象严重。

2. 沉脉 脉象特征是轻取不应，重按始得，举之不足，按之有余。一般沉脉主病在里，沉而有力为里实，无力为里虚。骨伤科的内伤气血、腰脊损伤疼痛时多见沉脉。

3. 迟脉 脉象特征是脉来迟慢，一息不足四至（相当于脉搏在每分钟 60 次以下）。一般迟脉多主寒证，迟而有力为实寒，迟而无力为虚寒。骨伤科骨折、损伤后期气血不足，复感寒邪，可见迟而无力的脉象。

4. 数脉 脉象特征是脉来急促，一息五至以上而不满七至（脉搏每分钟在 90~130 次之间）。多见于热证，数而有力为实热，数而无力多虚热。浮数热在表，沉数热在里。

5. 滑脉 脉象特征是往来流利，如珠走盘，应指圆滑。主痰饮、食滞、实热等，在胸部挫伤血实气壅时及妊娠期多见。

6. 涩脉 脉象特征是形细而行迟，往来艰涩不畅，脉势不匀，如轻刀刮竹。主气滞、血瘀、精血不足，损伤导致血亏津少不能濡润经络的虚证、气滞血瘀的实证多见。

7. 弦脉 脉象特征是端直以长，如按琴弦。主诸痛，主肝胆疾病。在胸胁部损伤以及各种损伤剧烈疼痛时多见，还常见于伴有肝胆疾病、动脉硬化、高血压等疾病的损伤患者。

8. 濡脉 脉象特征为浮而细软，脉气无力以动，气血两虚证或湿证多见。

9. 洪脉 脉象特征为脉体宽大，充实有力，来盛去衰，状如波涛汹涌。主热证，伤后瘀血化热时多见。

10. 细脉 脉象特征为脉细如线，但按之不绝，应指起落明显。多见于虚损患者，以阴血亏虚为主，亦可见于气虚或久病体弱患者。

11. 弱脉 脉象特征为沉细无力而软。一般见于气血两虚的患者。

12. 芤脉 脉象特征为浮大中空。为失血之脉，在损伤出血过多时多见。

13. 结脉、代脉 间歇脉之统称。结脉特征为脉来缓慢而时一止，止无定数；代脉特征为脉来动而中止，不能自还，良久复动，止有定数。在损伤疼痛剧烈，脉气不能衔接时多见。

（二）摸诊

摸诊就是用手直接接触患者的肢体，以诊查其异常情况。摸诊在骨伤科临床上属于重要的检查方法，如《医宗金鉴·正骨心法要旨·手法总论》中说："以手扪之，自悉其情。"摸诊包括最基本的摸、触、叩、压等检查方法，也涵盖了骨与关节的特有检查。通过摸诊，可以发现患者的异常活动、异常声响、功能障碍、肢体长短、畸形、疼痛、肿胀等病理信息，以诊断其发病的部位、性质及程度。

1. 摸痛点 即疼痛点和压痛部位。通过仔细触摸压痛的范围、部位和程度，鉴别是伤筋还是伤骨。一般来说，压痛明显而尖锐，范围集中者，多为骨折；压痛较轻，范围广泛者，多为伤筋。

2. 摸肿胀 肿胀是损伤的明显表现，但新伤骨折 1~2 小时内瘀肿不明显，伤后 1~2 天肿胀达高峰，2~5 天肿胀消散，瘀斑显现。触摸肿胀的软硬及有无波动，可为诊断提供一定的依据。肿胀较硬，肤色青紫者为新鲜损伤；肿胀较软，青紫滞黄者为陈旧损伤。当然也有损伤日久，瘀血凝滞不化，亦可肿胀而硬；新鲜损伤溢出脉外之血，瘀于皮下或由里及表，亦可肿胀而硬。临床需要结合病史进行诊断。

3. 摸畸形 骨折错位及关节脱位，一般均有肢体畸形。通过触摸患处高凸、凹陷等畸形，可以判断骨折和脱位的位置、性质和移位情况，以及骨折复位是否平整。斜行、螺旋形骨折一般有周径增粗或长度缩短。关节脱位时，可触摸关节处一端的一侧凹陷，而在另一侧隆起，抬动患肢出现弹性固定并疼痛；关节复位后则畸形消失。

4. 摸异常活动 四肢长管状骨损伤，非关节部位有异常活动或骨擦音，表示有骨折存在。已经确诊的骨折患者，断端仍有异常活动，提示骨折尚未连接。

5. 摸弹性固定 脱位的关节常保持在特殊的畸形位置，在摸诊时手下有弹力感。这是关节脱位的特征之一。陈旧性脱位突出的骨头，在摸拉时有弹性移动，一般能够再次复位；关节损伤后发生粘连，摸拉时有弹性活动感者，可用手法松解粘连。

6. 摸肤温 根据局部皮肤的冷热程度，可以辨别是热证或是寒证，并可了解患肢的血运情况。肿而发热，一般表示新伤或局部积瘀化热、感染；肿而肤冷，多为寒性疾患；伤肢远端冰凉、麻木，动脉搏动减弱或消失，则表示血运障碍。摸肤温时，一般用手背测试并与对侧比较。

另外，关节软组织损伤、骨性关节炎的摸诊，也有一定规律。关节软组织损伤时，肿胀、压痛均在关节缝隙处，沿着韧带走向有压痛多为韧带拉伤；膝关节患有骨性关节炎时，局部压痛、关节肿胀，若有滑膜炎时，按压时手下有柔韧感或波动感。

第三节　骨伤科特殊检查

一、颈部

（一）分离试验

检查者一手托住患者下颌部，另一手托住枕部，然后逐渐向上牵引头部，如患者感到颈部和上肢的疼痛减轻，即为阳性（图 4-3-1）。该试验可以拉开狭窄的椎间孔，减少颈椎小关节周围关节囊的压力，减少对神经根的挤压和刺激，缓解肌肉痉挛，从而减轻疼痛。

（二）臂丛神经牵拉试验

臂丛神经牵拉试验。患者取坐位，头微屈，检查者立于患者的被检查侧，一手放于患者头部并推向对侧，一手牵拉患者该侧手腕使其手心向上，向外后牵拉，做对抗牵引。此时臂丛神经受到牵拉，若患肢出现放射性疼痛、麻木，则为阳性。多见于神经根型颈椎病患者。

（三）椎间孔挤压试验

又称侧屈位椎间孔挤压试验（spurling test）。患者取坐位，头稍微后仰并向患侧侧弯，检查者位于患者后方，双手按住健侧头顶部并向患侧下方施加压力，如患肢产生放射性疼痛，即为阳性。原因在于侧弯能使得椎间孔缩小，挤压头部使椎间孔更加变窄，椎间盘突出暂时加大，故神经根挤压症状更加明显。此试验多用于颈椎病的检查（图 4-3-2）。

（四）头顶叩击试验

患者端坐，检查者将左手掌心置于患者头顶，右手握拳叩击左手背。若患者感觉到颈部不适、疼痛，或向上肢的一侧或两侧产生放射性痛或麻木，则为试验阳性。说明相对应的神经受压（图 4-3-3）。

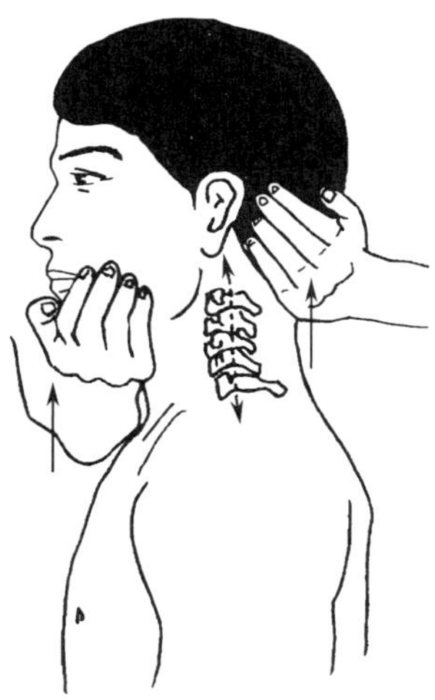
图 4-3-1　分离试验

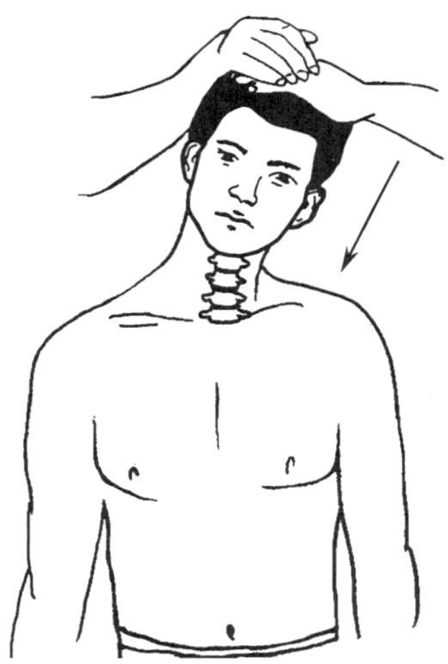
图 4-3-2　椎间孔挤压试验

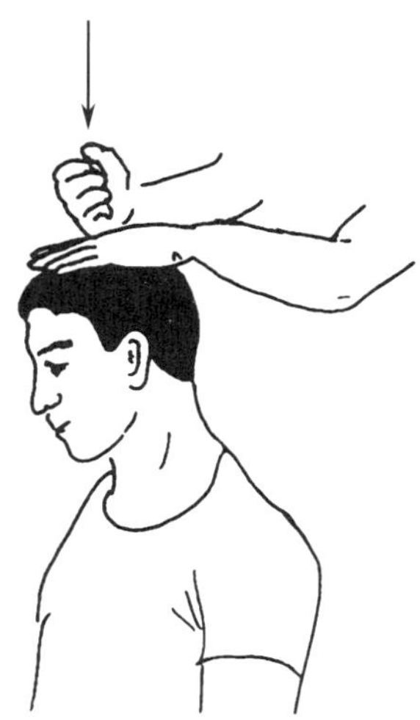
图 4-3-3　头顶叩击试验

（五）椎动脉孔试验

该试验可以检查左右两侧的椎动脉孔是否狭窄。患者取坐位，检查右侧椎动脉时，检查者立于患者左侧，一手牵拉患者左手腕，一手置于患者头顶，嘱患者将头颈部用力向后仰，同时向左侧旋转下颌。此时若患者出现头晕或恶心，说明右侧椎动脉孔有狭窄。用同样的方法检查对侧椎动脉。

二、肩部

(一) 搭肩试验

又称肩关节内收试验，杜加斯征(Dugas sign)。患者取坐位或站立位，令患者屈肘，手搭放于对侧肩部，若肘关节能贴近胸壁为正常；否则为异常(阳性)。阳性体征说明肩关节脱位。

(二) 肱二头肌抗阻力试验

患者取坐位，屈肘 90°，检查者一手扶住患者肘部，一手握腕部，令患者用力屈肘、外展、外旋，检查者拉前臂抗屈肘，如果结节间沟处疼痛为试验阳性，表示该肱二头肌腱滑脱或肱二头肌长头肌腱炎。

(三) 直尺试验

又称汉密尔顿(Hamilton)征。患者取坐位，检查者位于患侧，以直尺贴上臂外侧，正常时直尺不能触及肩峰。若直尺触及肩峰则为阳性，说明有肩关节脱位(肱骨头向内脱位)，或其他因素引起的方肩畸形，如三角肌萎缩等。

(四) 疼痛弧试验

患者取坐位，嘱患者肩外展或被动外展其上肢，当肩外展至 60°~120° 范围时，肩部出现疼痛为阳性，这一特定区域的外展痛称为疼痛弧。由冈上肌腱在肩峰下面摩擦、撞击所致，说明患有冈上肌腱炎或肩袖病变。其机理与特点是，当患有冈上肌腱炎时，冈上肌在中度外展范围(60°~120°)内正压及肩峰，由 30°~60° 时无疼痛，接近 60° 时疼痛突然出现，外展至 120° 以上时疼痛又突然消失。

(五) 冈上肌腱断裂试验

患者肩部外展，当外展至 30°~60° 时，可以看到患侧三角肌明显收缩，但不能外展上举上肢，越用力越耸肩。若被动外展患肢超过 60°，则患肢又能主动上举上肢。这一特定区的外展障碍即为阳性，提示冈上肌腱的断裂或撕裂。这一特定区域与疼痛弧一致(图 4-3-4)。

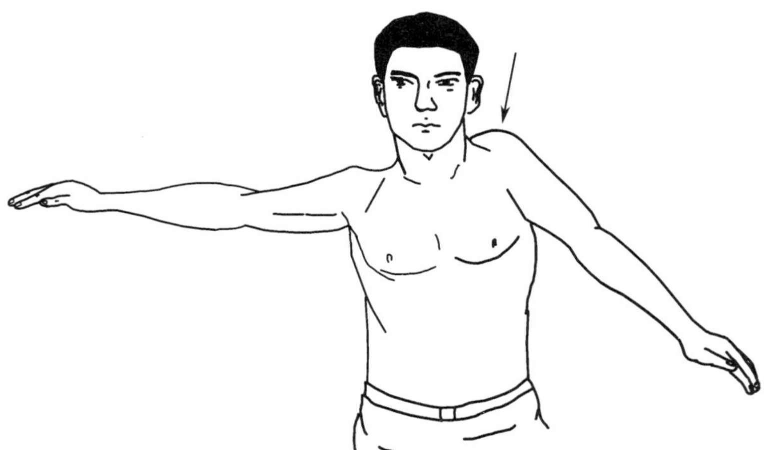

图 4-3-4　冈上肌断裂试验

三、肘部

肘部特殊检查，可对肘关节脱位、肱骨髁上骨折或先天性畸形，肱骨外髁上炎等做出诊断。

(一) 肘后三角与肘直线试验

又称修特(Huter)三角与修特线试验。正常人屈肘 90° 时，肱骨内上髁、外上髁与尺骨鹰嘴突三点成一等腰三角形，称为肘后三角(图 4-3-5)；肘关节伸直时，三点在一条直线上，称为肘直线。当肘关节脱位或有关节内骨折时，三角形状改变，伸直时

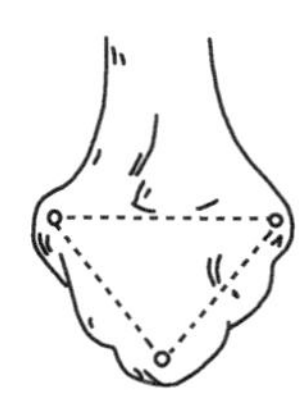

屈肘90° 时

图 4-3-5　肘后三角

三点不在一条直线上。

（二）肱骨髁干角

正常肱骨长轴与内外上髁连线成直角，髁上骨折移位或先天畸形时，此髁干角发生改变，形成钝角或锐角。

（三）腕伸肌紧张试验

又称 Mills 征。嘱患者屈腕屈指，检查者将手压于各指的背侧作对抗，再嘱患者抗阻力伸指及背伸腕关节，如出现肱骨外上髁疼痛即为阳性，则提示为肱骨外上髁炎。

（四）腕屈肌紧张试验

令患者用力握拳，检查者伸入手指与其握力对抗，若出现内上髁疼痛即为阳性，则提示为肱骨内上髁炎。

（五）肘外翻挤压试验

患者伸直腕关节，检查者一手握其腕，一手四指扶患侧肘后，拇指按于桡骨小头处，并同时外翻，若桡骨小头处疼痛明显，则提示桡骨小头骨折，若为小儿，多为桡骨小头半脱位。

（六）神经干叩击试验

检查者用手指自远端向病变区轻叩神经干分布区，可在该神经分布区的肢体远端产生如蚁行感或刺痛等异样感觉，这是神经再生或功能恢复的表现。本试验不仅用于再生的感觉神经纤维的检查，也可用来检查神经内有无神经瘤等疾患。若尺神经有神经瘤时，轻轻叩击神经瘤处便会产生疼痛向远端反射，甚至由前臂达手的尺神经分布区。

四、腕部、手部

（一）握拳尺偏试验

患者握拳时，将拇指握于掌心，同时将腕向尺侧倾斜屈曲，引起桡骨茎突部出现疼痛者为阳性（图 4-3-6）。有些患者在拇指内收时即可产生疼痛，尺偏时疼痛加重，表示桡骨茎突部患有狭窄性腱鞘炎。

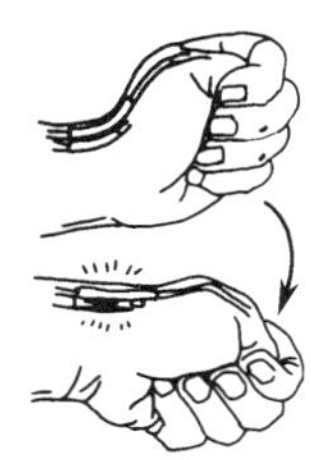

图 4-3-6　握拳尺偏试验

（二）腕三角纤维软骨挤压试验

患者端坐，检查者一手握住患者前臂下端，另一手握住手部，用力将手腕极度掌屈、旋后并向尺侧偏斜，同时施加压力旋转，若尺侧远端侧方出现疼痛，即为阳性体征，说明有三角纤维软骨损伤。

（三）舟状骨叩击试验

使患手偏向桡侧，叩击第 3 掌骨头。若舟状骨骨折时，可产生剧烈的叩击痛，有时叩击第 2 掌骨头时也可出现剧烈疼痛，即为阳性征。但叩击第 4、5 掌骨头时，则无疼痛出现。

（四）屈腕试验

将腕掌屈，检查者以拇指同时压迫双侧正中神经，或患者双腕自然下垂，1 分钟之内出现手指疼痛及麻木或麻木加重者为阳性。

（五）指浅屈肌试验

将患者的手指关节固定于伸直位，然后嘱患者屈曲需要检查的手指的近端指间关节，这样可以使指浅屈肌单独运动。如果关节屈曲正常，则表明指浅屈肌是完整的；若不能屈曲，则该肌有断裂或缺如。

（六）指深屈肌试验

将患者掌指关节和近端关节固定在伸直位，然后让患者屈曲远端指间关节。若能正常屈曲，则表明该肌腱有功能；若不能屈曲，则该肌可能有断裂或该肌肉的神经支配发生障碍。

（七）艾伦试验

又称“血管通畅试验”。嘱患者握紧拳头 30 秒，检查者双手拇指阻断腕部桡尺动脉，阻断血流通过，再嘱患者伸手至功能位，此时全手应是苍白色。检查者先松开一侧动脉的压迫；若患者手迅速由白转红，时间<5 秒，表明去除压迫的动脉血流畅通；若转红时间>15 秒，表明动脉供血不佳，为艾伦试验阳性。然后，再重复上述步骤检查另一条动脉。

（八）拇指对掌试验

拇指外展后进行与其他四指对掌动作，不能完成者为阳性，用于检查正中神经损伤（图 4-3-7）。

（九）夹纸试验

患者掌指及指间关节伸直位，将一纸片放在手指之间，用内收的手指夹住，检查者将纸张拉出，根据其夹纸力量的大小估计其功能，用于尺神经检查。

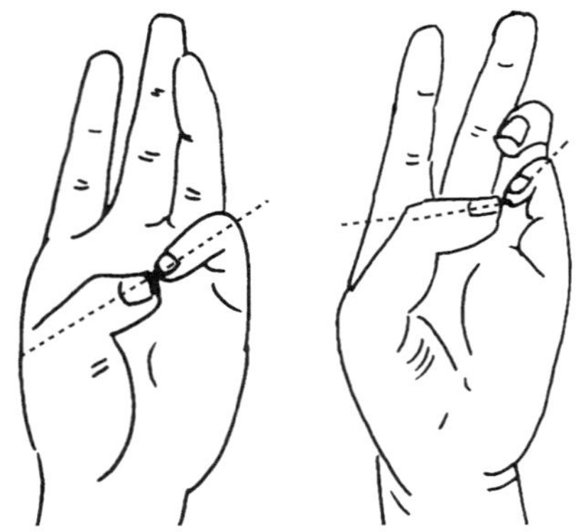

图 4-3-7 拇指对掌试验

五、髋部

（一）髋关节屈曲挛缩试验

又称托马斯征（Thomas sign）。患者仰卧，尽量屈曲健侧髋、膝关节，使大腿靠近腹壁，腰部紧贴在床面上。再让患者伸直患肢，如不能将患肢平放于床面上或平放于床上时出现代偿性腰凸者，即为阳性（图 4-3-8）。阳性体征说明该髋有屈曲畸形，髋关节僵直。患者大腿与床面形成的角度即髋屈曲畸形之角度。本试验常用于检查髋关节结核、类风湿关节炎等疾病所引起的髋关节屈曲挛缩畸形。

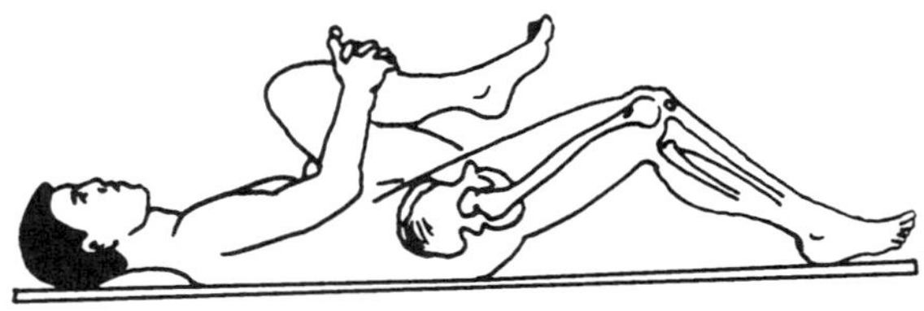

图 4-3-8 髋关节屈曲挛缩试验

（二）伸髋试验

又称腰大肌挛缩试验。患者俯卧位，屈膝 90°，检查者一手握踝部，将下肢提起，使髋关节过伸，若骨盆亦随之抬起，即为阳性。说明髋关节早期结核、腰大肌脓肿或髋关节强直。

（三）内拉通线

内拉通线（Nélaton’s line）即髂前上棘、坐骨结节连线。患者仰卧，由髂前上棘至坐骨结节画一连线，正常人此线经过大粗隆的顶部，若大粗隆顶部在该线上方或下方超过 1cm 者，视为病理现象（图 4-3-9）。

（四）布瑞安三角

布瑞安三角（Bryant’s triangle）即大粗隆与髂前上棘间的水平距离。患者仰卧，自髂前上棘向床面做一垂线，再由大粗隆顶点作一水平线，两线交点与大粗隆顶点的距离，在正常人是 5cm 左右，可与健侧比较，若大粗隆向上或向下移位，则该水平距离较健侧缩短或增长（图 4-3-10）。

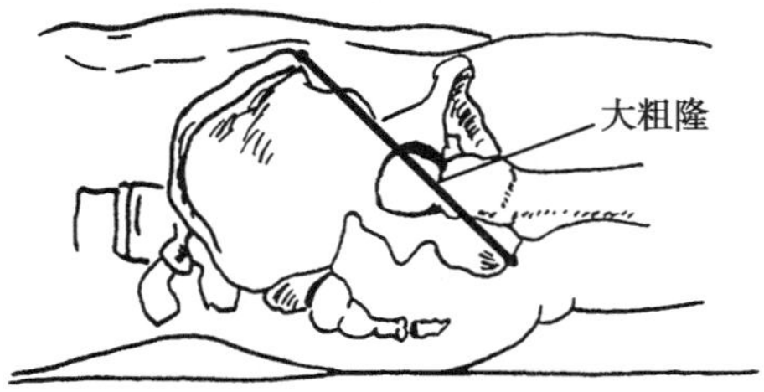

图 4-3-9 内拉通线

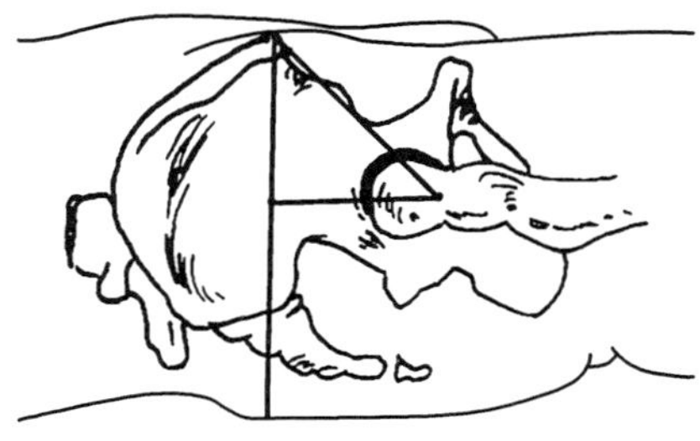

图 4-3-10 布瑞安三角

（五）阿利斯征（Allis sign）

患者仰卧，两髋及膝屈曲，两足并齐平放床上，正常情况下两膝齐平。如一膝低于另一膝为阳性（图4-3-11），说明患肢短缩，可用于肢体短缩及髋关节脱位检查。

（六）望远镜试验（telescope test）

患者仰卧，助手按住其骨盆，检查者两手握住患者小腿，伸直髋与膝关节，上下推拿患肢，髋关节有脱位者，患肢能上下移动2~3cm，即为阳性。可用于检查婴幼儿先天性髋关节脱位，往往进行双侧对照检查。

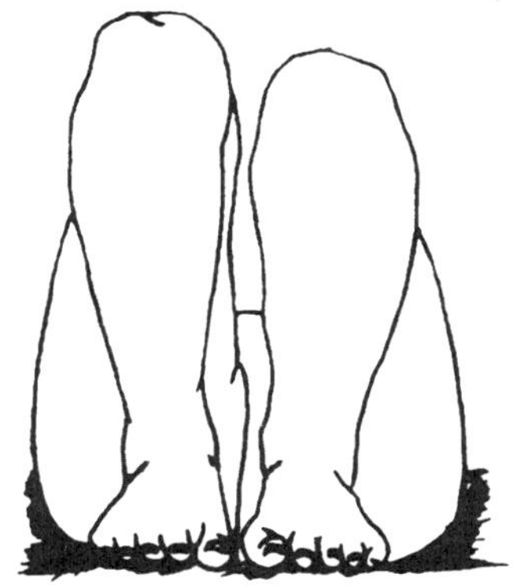

图4-3-11　阿利斯征

（七）双髋外展试验

又称蛙腿试验。患儿仰卧，使患儿双膝双髋屈曲90°，并使患儿双髋外展、外旋至蛙式位，双下肢外侧接触到检查床面为正常。若一侧或两侧下肢的外侧不能接触到床面即为阳性，提示有先天性髋关节脱位。何氏骨科在临床观察中发现，个别患儿即使双髋外展试验阳性，其髋关节仍为正常。

（八）弹响试验（snapping test）

患儿仰卧，术者一手固定其骨盆，另一手握其膝部，在屈膝状态下逐渐外展髋部。如果感到有股骨头还纳的弹响声，提示有先天性髋关节脱位。

（九）髂胫束挛缩试验

又称奥伯试验（Ober test）。患者侧卧，健肢在下并屈髋、屈膝，以减少腰椎前凸。检查者立于患者之后，一手固定骨盆，另一手握患肢踝部，使其屈膝至90°并后伸髋部，放松握踝部之手，使其自然下落。正常情况下应落在健肢后侧，若落在健肢前方，或下降受阻，为阳性。说明髂胫束挛缩。

六、膝部

（一）半月板回旋挤压试验

又称半月板回旋研磨试验，用于检查膝关节半月板有无裂伤。患者取仰卧位，使患侧髋关节和膝关节充分屈曲，并尽量使足跟碰触臀部。检查内侧半月板时，一手握膝部以稳定大腿，另一手握足部使小腿在充分外旋、外展位伸直膝关节，在伸直过程中，股骨髁经过半月板损伤部位时，因产生摩擦可感触到或听到弹响声，同时患者感觉膝关节内侧有弹响和疼痛；检查外侧半月板时，在使小腿充分内收、内旋位伸直膝关节时，出现膝关节外侧有弹响和疼痛为阳性，提示半月板损伤。根据弹响和疼痛位置，可以推断半月板损伤的部位。

（二）半月板研磨试验

又称半月板挤压研磨试验。患者俯卧，膝关节屈曲90°。检查者使用固定带稳定患者大腿下部，双手分别握持足掌部和跟部，向下挤压旋转小腿，并向不同方向研磨半月板。如有半月板损伤或关节软骨损伤，可出现疼痛，称半月板研磨试验阳性（图4-3-12）。亦可在向上提拉小腿的情况下旋转小腿，检查是否有侧副韧带损伤，损伤之韧带可在旋转时诱发疼痛（图4-3-13）。

（三）抽屉试验

又称前后运动试验、推拉试验。患者取坐位或仰卧位，双膝屈曲90°，固定踝部，检查者双手推拉小腿上段，如能明显拉向前方约1cm，即前抽屉试验阳性，提示有前交叉韧带损伤；若能推向后约1cm，即后抽屉试验阳性，则为后交叉韧带损伤；若前后均能推拉1cm，即为前后抽屉试验阳性，说明前后交叉韧带均有损伤（图4-3-14）。

（四）侧方挤压试验

又称膝关节分离试验、侧位运动试验。患者伸膝并固定大腿，检查者一手握患者踝部，另一手在患肢膝部向内或向外推压。检查者握踝部之手反向用力，在膝部之手由内向外推压，如出现外侧疼痛则为外侧副韧带损伤；检查者在膝部之手由外向内推压，出现内侧疼痛为内侧副韧带损伤（图4-3-15）。

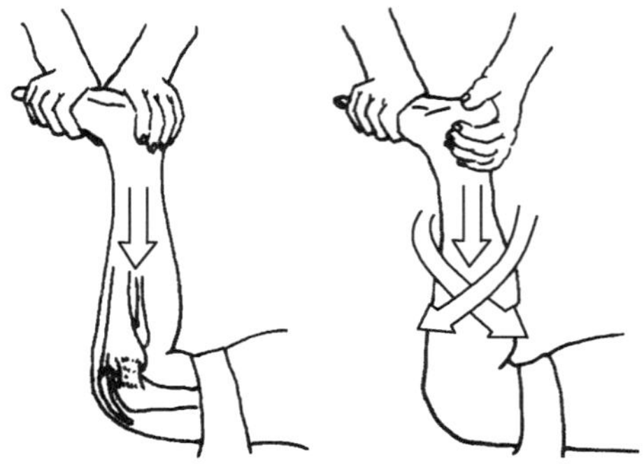

图 4-3-12 半月板研磨试验(1)

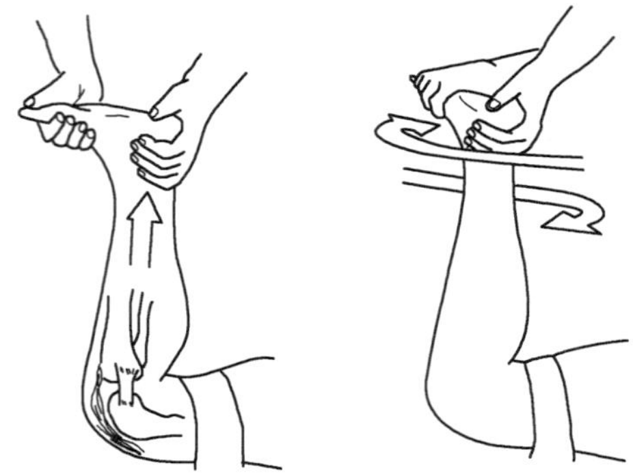

图 4-3-13 半月板研磨试验(2)

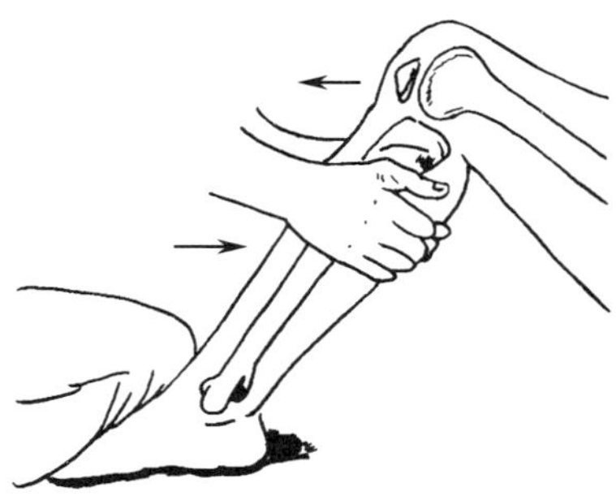

图 4-3-14 抽屉试验

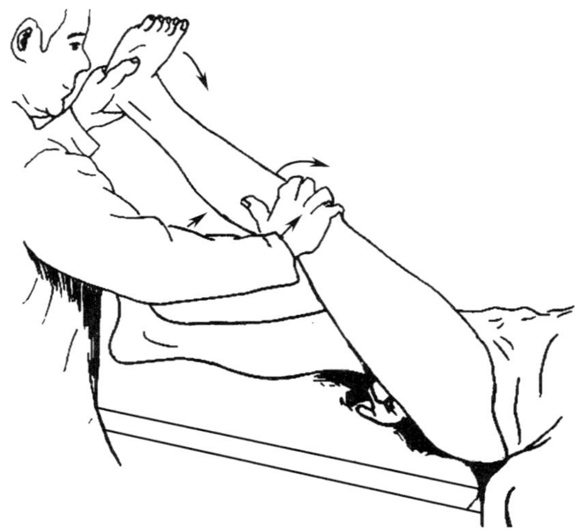

图 4-3-15 侧方挤压试验

(五) 浮髌试验

患者取仰卧位，膝关节伸直，股四头肌松弛。检查者一手掌部由髌骨上方挤压关节囊，拇指及其余四指挤压髌骨两侧关节囊，使液体流入关节腔；另一手示指由上至下按压髌骨。倘若感到髌骨有漂浮感，重压时下沉，松指时浮起，为浮髌试验阳性，说明关节腔内有积液(图 4-3-16)。

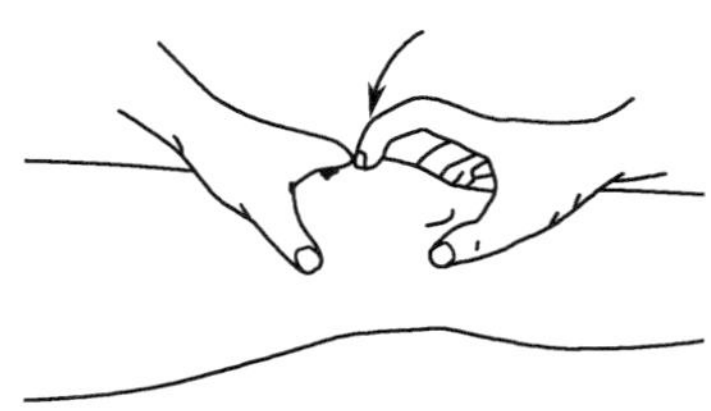

图 4-3-16 浮髌试验

(六) 膝关节过伸试验

患者仰卧，检查者一手在膝部向下用力，另一手持踝部向上用力，使膝部过伸。如果膝关节疼痛，可提示半月板前角损伤或髌下脂肪垫损伤。

(七) 下蹲试验

患者下蹲，膝关节极度屈曲，同时令患者前后左右移动，挤压半月板。如半月板损伤，可引起疼痛。滑膜炎患者，下蹲时膝关节也可出现疼痛。

七、踝部及足部

(一) 踝关节背伸试验

患者屈曲膝关节，由于腓肠肌起点在膝关节线上，此时腓肠肌松弛，踝关节能背伸；当膝关节伸直时，踝关节不能背伸，说明腓肠肌挛缩。若伸膝或屈膝时，踝关节不能背伸，说明比目鱼肌挛缩。比目鱼肌起点在膝关节线以下，所以伸膝或屈膝时做此试验结果相同。该试验是鉴别腓肠肌挛缩与比目鱼肌挛缩的方法。

（二）黑耳宾征（Helbing's sign）

正常站立时，跟腱长轴与下肢长轴平行。足外翻时，跟腱长轴向外偏斜。偏斜程度与外翻程度成正比。

（三）伸踝试验

检查时让患者伸直小腿，然后用力背伸踝关节，如小腿肌肉发生疼痛，则为阳性（图 4-3-17）。在小腿肌肉深部触诊时出现疼痛，更证实小腿有深静脉血栓性静脉炎。

（四）屈趾试验

又称斯特伦斯克征（Strunsky's sign）。患者仰卧，检查者握患肢足趾，迅速使之屈曲，如前足弓有炎症时可发生疼痛。两侧相挤压疼痛，是足弓部损伤。

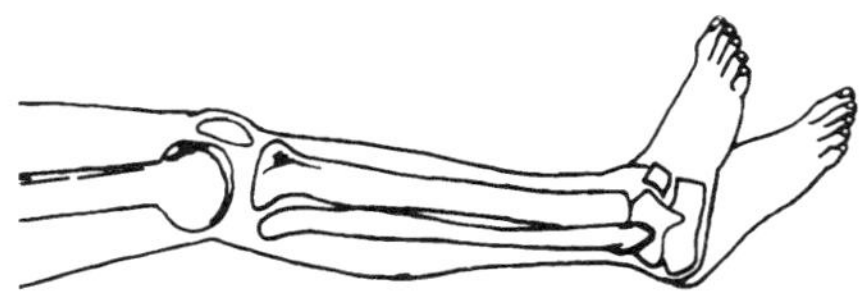

图 4-3-17　伸踝试验

（五）基恩征（Keen's sign）

踝关节骨折脱位时，两踝关节横径增大。

（六）足内、外翻试验

检查者将患足内翻及外翻。内翻时，外侧踝疼痛，提示外侧韧带损伤，若同时合并内踝疼痛，提示合并内侧韧带损伤；外翻时，内侧踝疼痛，则为内侧韧带损伤。

八、胸腹部

胸廓挤压试验

肋骨骨折时，检查者两手分别置于患者胸骨和胸椎，前后挤压胸廓，可引起骨折处剧烈疼痛，称胸廓挤压试验阳性。

九、腰部

（一）拾物试验

拾物试验主要用于观察小儿脊柱活动是否正常。嘱患儿于地上拾玩具或其他物品。正常情况下两膝微屈，弯腰俯地用手将地上东西拾起来。如患儿两膝完全弯曲下蹲时才能伸手拾物，而腰椎是挺直的，则为阳性，说明腰椎病变，以致运动受限。

（二）体位改变试验

体位改变试验又称阿莫斯征（Amoss sign）。患者由仰卧坐起，正常情况下可不用手支撑，或稍给力即可起来坐正。异常时则以手支撑艰难向上起身或不能完成，面露痛苦表情，或坐起一半时，则以手迅速置于身后支撑上半身体重，提示脊柱有病变。

（三）骨盆回旋试验

又称极度屈髋屈膝试验、屈腰试验。患者仰卧，屈髋屈膝。检查者握住患者膝部，使膝部尽量贴近腹部，并向头部方向推压，使臀部抬离床面，腰部被动前屈，如出现腰骶部疼痛，则为阳性。腰软组织损伤（包括劳损）、腰椎椎间关节、腰骶关节、骶髂关节的病变，或腰椎结核等，该试验均为阳性。但腰椎间盘突出症常为阴性。

（四）坐位屈颈试验

患者取坐位，两腿伸直，然后屈颈，下肢后侧出现放射性痛为阳性，提示腰椎间盘突出压迫神经。

（五）坐位伸膝试验（bowstring test）

患者坐位，两小腿自然下垂，检查者将其小腿拉直。正常情况下可伸直双膝并向前弯腰。若无法伸直小腿或因疼痛而受限，则为阳性体征，提示存在腰椎间盘突出症。

（六）伸背试验

患者俯卧，两手交叉于颈后，助手压住双其腿，令患者自动抬起上身，检查者再加压于背部，做抗阻力背伸，如有疼痛感则为阳性。提示腰背肌肉拉伤，椎间小关节增生、压缩性骨折、椎骨坏死等。

（七）腘神经压迫试验

患者仰卧，检查者将患侧髋、膝均屈曲 90°，然后逐渐伸膝并至出现坐骨神经痛时为止，再将膝放低至刚好不痛的体位，以手指压迫股二头肌腱内侧之腘神经，如出现腰部至下肢放射性疼痛则为阳性，提示患者有腰椎间盘突出症。

（八）屈颈试验（Linder test）

又称尼雷试验（Nery test）。患者仰卧，检查者一手置于患者胸前，一手置其枕后，然后缓缓用力使患者头前屈，如出现腰痛及坐骨神经放射性疼痛则为阳性。原因是屈颈时可使脊髓上升 1~2cm，神经根也随之受牵引，若患腰椎间盘突出症时，患肢大腿后侧则出现放射性疼痛。

（九）直腿抬高试验

又称拉塞格试验（Laseque test）。患者仰卧，两腿伸直，检查者一手握患者足部，另一手保持患者膝关节在伸直位，分别做直腿抬高动作（图 4-3-18）。正常时两侧下肢抬高幅度相等且无疼痛，一般均能自动抬高 80°~90°。若一侧下肢抬高幅度降低，举高不能达到正常角度且沿坐骨神经有放射性疼痛，则该试验为阳性。提示有神经压迫现象，此时记录两腿抬高的度数。为增加坐骨神经的张力，可在直腿抬至最高时将足被动背屈，若引起放射性痛加重，则称为直腿抬高加强试验阳性。若健侧直腿抬高时，引起患侧坐骨神经牵拉痛，则称健侧直腿抬高试验阳性。本试验的原理是直腿抬高时，坐骨神经较为紧张，从而加剧了神经根的压迫程度。该试验为所有坐骨神经紧张试验的基本试验，临床上多用于腰椎间盘突出症的检查。

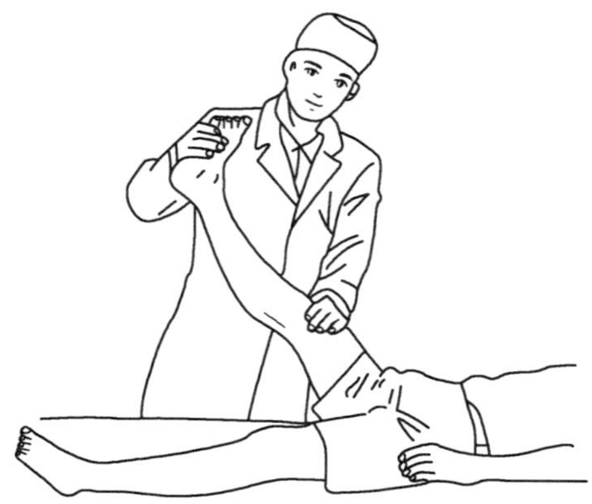

图 4-3-18　直腿抬高试验

（十）仰卧挺腹试验

本试验通过增加患者椎管内压力，刺激神经根产生疼痛，以判断神经根受累的节段及程度。其具体操作有四个步骤。

第一步：患者仰卧，双手放于腹部或身体两侧，以头枕部和双足跟为着力点，将腹部及骨盆用力向上挺起，若患者感觉腰痛及患肢感觉放射性痛则为阳性，否则进行第二步检查。

第二步：患者继续保持挺腹姿势，先深吸气后停止呼吸，用力鼓气，直至脸面潮红约 30 秒，若出现放射性腿痛则为阳性。

第三步：在仰卧挺腹姿势下，用力咳嗽，若有放射性腿痛，则为阳性。

第四步：在仰卧挺腹姿势下，患者双手拇指压迫双侧颈内静脉，若出现放射性痛则为阳性。

（十一）背伸试验

患者站立位，嘱患者腰部尽量背伸，如有后背疼痛为阳性。说明患者腰肌、关节突关节、椎板、黄韧带、棘上或棘间韧带有病变，或患有腰椎椎管狭窄症。

（十二）儿童背伸试验

患儿俯卧，检查者两手握住小儿双小腿向上提，在正常情况下患儿无疼痛感，且脊柱后伸自如，如有脊柱病变则脊柱不能后伸，此时脊柱呈强直现象。

十、骨盆及骶髂关节部

（一）骨盆挤压试验

患者取仰卧位，检查者双手置于患者髂骨翼两侧，同时用力向中线挤压骨盆；或患者侧卧挤压其上方的髂嵴。如果出现疼痛，即为骨盆挤压试验阳性，提示有骨盆骨折或骶髂关节病变。

（二）骨盆分离试验

患者取仰卧位，检查者两手分别置于两侧髂前上棘前面，两手同时向外下方推压，若出现疼痛，即为骨盆分离试验阳性，提示有骨盆骨折或骶髂关节病变（图 4-3-19）。

（三）骨盆纵向挤压试验

患者取仰卧位，检查侧的髋关节、膝关节半屈曲位，检查者两手分别置于髂前上棘，双手对向用力挤压，若出现疼痛，即为骨盆纵向挤压试验阳性，提示单侧骨盆骨折（图 4-3-20）。

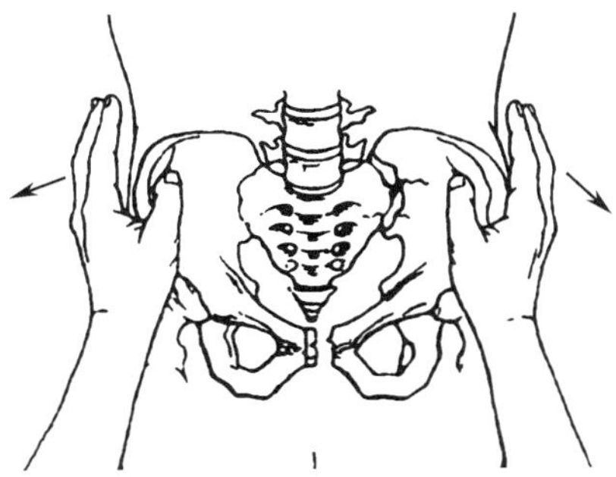

图 4-3-19 骨盆分离试验

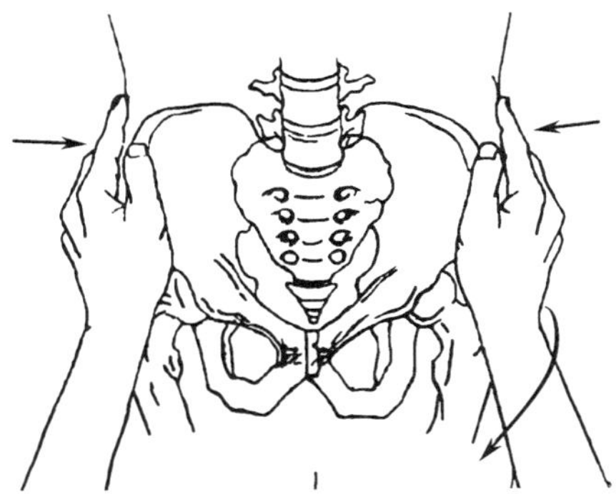

图 4-3-20 骨盆纵向挤压试验

（四）梨状肌紧张试验

患者取仰卧位，伸直患肢，做内收内旋动作，若有坐骨神经放射性痛，再迅速外展、外旋患肢，若疼痛立刻缓解，说明有梨状肌综合征。

（五）骶髂关节分离试验

又称“4”字试验、髋外展外旋试验。患者取仰卧位，屈髋屈膝把外踝放于对侧膝部，检查者一手放在对侧髂前上棘前面稳定骨盆，另一手放在屈曲的膝关节内侧，然后两手向下按压使膝部与床面接近。如被检查侧骶髂关节处出现疼痛即为阳性，说明有骶髂关节病变。

（六）床边试验

患者仰卧靠近床边，先将健侧髋、膝尽量屈曲，贴近腹部，以双手抱膝固定，患侧腿伸直垂于床边。检查者用力下压患者垂于床边大腿部，使髋关节尽量后伸，则骶髂关节转动，发生摩擦。若该侧骶髂关节发生疼痛则为阳性，表示有骶髂关节病变。

（七）骨盆分离与挤压试验

患者仰卧位，检查者双手交叉按在患者两侧髂前上棘处，并推按分离骨盆，然后两手自患者髂前上棘处向内对向挤压骨盆。骶髂关节处疼痛者为试验阳性。说明有骶髂关节病变。

（八）斜板试验

患者侧卧位，下面腿伸直，上面腿屈髋、屈膝各 90°，检查者一手将患者肩部推向背侧，另一手扶患者臀部将骨盆推向腹侧，并内收内旋该侧髋关节，若发生骶髂关节疼痛即为阳性，提示该侧骶髂关节或下腰部有病变。

第四节 神经功能检查

神经功能检查在骨伤科中相当重要，不仅脊柱、四肢损伤常伴有神经的损害，而且在诊断骨伤科疾病时，常需要与神经系统方面的疾病相鉴别。肢体损伤常常累及神经系统，造成神经损害，临床上常通过神经支配区域或部位的肌力、感觉、反射等检查，以测知神经损害的节段、性质和程度。

一、感觉检查

进行感觉检查时，患者必须意识清醒并合作。

（一）感觉分级

分为 6 级。

0 级：无知觉。

1 级：深层痛觉存在。

2 级：触觉及浅层痛觉两者之一存在。

3 级：能分辨尖锐或钝觉。

4 级：能分辨触觉部位。

5 级：两触点感觉与体形感觉正常。

皮肤感觉由神经呈节段性供应（图 4-4-1）。

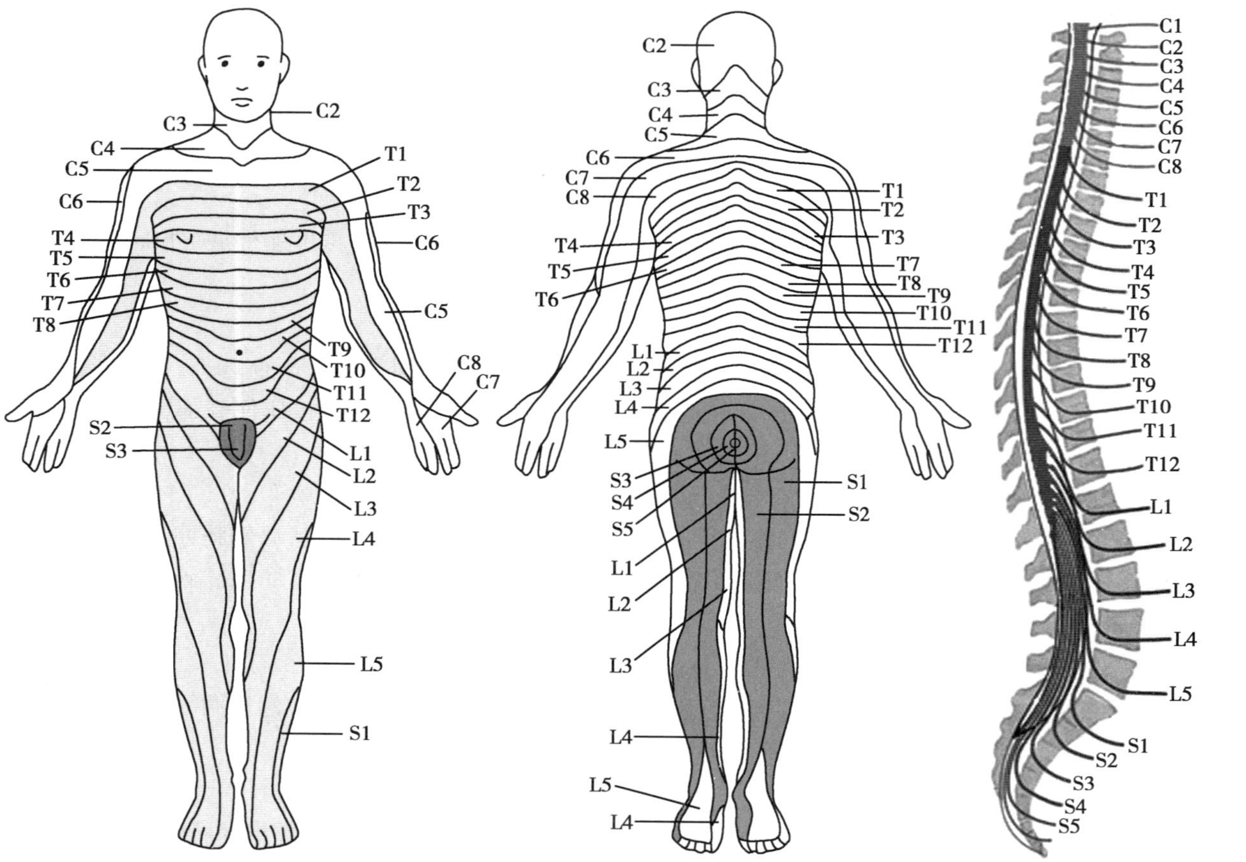

图 4-4-1　脊神经节段皮肤分布

（二）检查内容

临床上，将感觉分为浅感觉、深感觉及复合感觉三种。

1. 浅感觉　浅感觉是指皮肤及黏膜的痛觉、温度觉及触觉。

（1）痛觉：痛觉检查一般是用圆头针的针尖以均匀的力量轻刺患者皮肤，确定感觉减退、消失或过敏区域。

（2）温度觉：可用分别装有冷水（5~10℃）和温水（40~45℃）的试管轮番接触皮肤，询问其感觉，并嘱患者说出“冷”或“热”的感觉。

(3)触觉：常用棉棒或捻成细条的棉花，轻触患者皮肤，询问其感觉。每次给予的刺激强度应一致，但刺激的速度不能有规律，以免患者顺口回答。触觉分为粗触觉或精细触觉，分别在脊髓内通过对侧脊髓丘脑束及同侧后索的薄束和楔束两条通路传导，故在脊髓病变时其他感觉明显障碍而触觉仍可存在。

2. 深感觉 深感觉是指身体深部组织（肌肉、韧带、肌腱、骨骼及关节等）的感觉，包括关节觉、振动觉和深部痛觉3种。

(1)关节觉：有被动运动觉和位置觉2种。测定被动运动觉时，嘱患者闭目，检查者轻轻握住患者手指或足趾的两侧，做伸屈动作，询问被扳动的方向，如"向上""向下"等，幅度由小到大，以了解其程度。测定位置觉的方法，嘱患者闭目后做指鼻试验、踝膝胫试验、站立、行走步态等。

(2)振动觉：将音叉振动后，放在患者的骨突部，询问其有无振动及振动持续时间。脊髓后束损害时，下肢振动觉丧失往往比上肢早。下肢振动觉减退或上、下肢振动觉不同，可能具有临床意义。但是振动觉可因年老而随之进行性丧失，在较年老者可完全丧失。

(3)深部痛觉：机体深部组织所感到的疼痛，称为深部痛觉。深部痛觉的检查，可用挤压肌肉或肌腱，或压迫睾丸、眼球等方法，用力宜逐渐增加。由于深部痛觉与浅感觉的痛觉一样经脊髓丘脑束传导，所以脊髓痨患者的下肢肌腱（尤其是跟腱）深部痛觉很早就消失。周围神经炎患者的肌肉、肌腱及周围神经的压痛增加，肌炎患者的肌肉压痛亦增加。在个别周围神经损伤时，沿该神经进行压迫，有刺痛感觉的部位，即为神经再生之处。

3. 复合感觉 又称皮质感觉。是指利用上述两种及以上的感觉进行辨认的感觉，实际上并不是以上感觉的混合，而是需要经过大脑皮质（顶叶皮质）的综合、分析、统一和判断。如果单纯感觉正常，而复合感觉障碍时，提示丘脑以上（特别是顶叶）的损害。临床上常用于检查的复合感觉有皮肤定位觉、两点辨别觉、实体觉、图形觉等。

（三）临床意义

经过以上临床检查，感觉障碍可能提示有下列损害。

1. 神经干损害 深、浅感觉均受累，其范围与该损伤神经的感觉分布区相一致。

2. 神经丛损害 该神经丛分布区的深、浅感觉均受累。

3. 神经根损害 深、浅感觉均受累，其范围与脊髓神经节段分布区相一致，并伴有该部位的疼痛，称为"根性疼痛"，如椎间盘突出症、颈椎病等。

4. 脊髓横断性损害 脊髓节段损害节段以下深、浅感觉均受累。

5. 脊髓半侧损害 脊髓损害节段以下肢体产生同侧痉挛性瘫痪、深感觉障碍，对侧痛、温觉障碍，两侧触觉所受影响往往不明显，同时伴有同侧运动功能障碍，称为脊髓半侧损害综合征。

二、肌力检查

肌力检查主要是通过对肌肉形态、张力、收缩力的检查，以确定运动神经元的损害情况。

（一）肌力测定标准

目前，一般采用如下测定标准，分为6级。

0级：肌肉无收缩（完全瘫痪）。

1级：肌肉有轻微收缩，但不能够移动关节（接近完全瘫痪）。

2级：肌肉收缩可带动关节水平方向运动，但不能对抗地心引力（重度瘫痪）。

3级：能抗地心引力移动关节，但不能抵抗阻力（轻度瘫痪）。

4级：能抗地心引力运动肢体，且能抵抗一定强度的阻力（接近正常）。

5级：能抵抗强大的阻力而运动肢体（正常）。

（二）检查内容

临床上，肌力检查一般包括患者的肌容量、肌张力及肌力等。

1. 肌容量 重点是观察肢体外形有无肌肉萎缩、挛缩、畸形等。测量肢围(周径)时,应根据患者情况(成年人或儿童),规定测量的部位。如测量肿胀程度时取最肿胀之处;测量肌萎缩程度时取肌腹部位。

2. 肌张力 在静止状态下,肌肉保持一定程度的紧张度称为肌张力。检查时,嘱患者肢体放松,做被动运动以测其阻力,亦可用手轻捏患者的肌肉以体验其软硬度。如肌肉松软,被动运动时阻力减低或消失,关节松弛而活动范围扩大,称为肌张力减低;反之,肌肉紧张,被动运动时阻力很大,称为肌张力增高。

3. 肌力 指肌肉主动运动时的力量、幅度和速度。肌力测定的方法简单,一般不必使用任何特殊设备,仅通过对关节运动加以阻力(对抗)的方法即可。嘱患者做抗阻力运动,就能大致判断肌力的状况(如正常、稍弱、弱、甚弱或完全丧失)。肌力检查可以测定肌肉的发育情况以及神经损伤的定位,对神经、肌肉疾患的预后和治疗也有一定价值。检查时应两侧对比,观察和触摸肌肉、肌腱,了解肌肉收缩情况。

(三) 临床意义

1. 肌麻痹 上下运动神经元损害,均可产生肌力的减退或丧失,出现部分或完全的瘫痪。

2. 肌萎缩 下运动神经元损害多见肌萎缩,而上运动神经元损害,则无明显肌萎缩现象。但如果瘫痪过久,可出现轻度的失用性萎缩。

3. 肌张力改变 上运动神经元损害时,肌张力增高;下运动神经元损害时,肌张力减低。

三、反射检查

对感觉刺激所引起的不随意运动反应称为反射。反射由反射弧完成,是神经活动的基础,反射弧包括感受器、传入神经元、反射中枢、传出神经元和效应器 5 部分。反射中枢有两种情况,一种为传入神经元纤维直接与传出神经元接触,此为最简单的反射;另一种为传入神经元分出侧支纵横走行,与中间神经元接触,再由中间神经元发出纤维与传出神经元接触,此为多种神经元构成的反射弧。

临床上检查的反射可以分为生理反射、病理反射和脑膜刺激征等,其中生理反射包括浅反射、深反射、脊髓自动反射和脑干反射。

(一) 检查内容

1. 生理反射

(1) 浅反射:刺激皮肤或黏膜引起的反应称为浅反射。临床上常检查的浅反射有腹壁反射、提睾反射和肛门反射 3 种,以消失、迟钝、活跃和亢进记录。

腹壁反射:让患者仰卧,放松腹部肌肉,以棉签棒或钝器沿腹壁两侧上、中、下部,由外向内迅速轻划,可引出该划部的腹壁收缩(图 4-4-2)。正常时腹壁收缩,冲动沿肋间神经传导。上腹壁反射引起腹横肌收缩,反射弧中枢在胸 7~8 节;中腹壁反射引起腹斜肌收缩,反射弧中枢在胸 9~10 节;下腹壁反射引起腹直肌收缩,反射弧中枢在胸 11~12 节。腹壁某一平面反射障碍,则为相应的脊神经节或周围神经受损害,一侧反射障碍则为锥体束受损害。

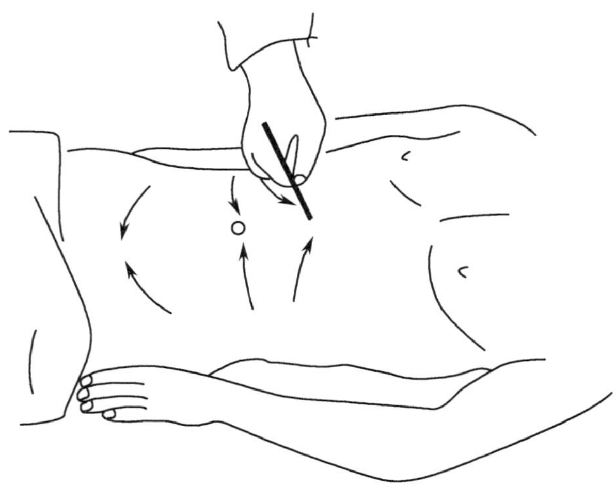

图 4-4-2 腹壁反射

提睾反射:让患者仰卧,大腿呈外旋位并放松肌肉。检查者用棉签棒或钝器轻划大腿内侧皮肤,正常时引起提睾肌收缩,同侧睾丸上提,刺激沿生殖股神经传导,反射弧中枢在腰 1~4 节。此反射障碍,为锥体束损害,或相应的脊髓、周围神经受损害。

肛门反射:患者仰卧,屈髋屈膝并放松,检查者用棉签棒或钝器轻划肛门旁边皮肤。正常时肛门收缩，为肛门括约肌收缩，刺激沿肛门神经传导，反射弧中枢在骶4~5节。若此反射消失则为相应的脊髓或周围神经受损。

（2）深反射：刺激肌腱、骨膜等引起的反应，因系通过深感觉感受器（本体感觉）传导，故称深反射（本体反应），又称腱反射。由于深感觉感受器位于肌腱、骨膜和关节内，因而在做深反射检查时，最好用较软的橡皮叩诊锤叩击有关肌腱以引起反射。临床上常做的深反射有肱二头肌反射、肱三头肌反射、膝反射和跟腱反射。以消失、减退、增强、亢进记录检查结果。

肱二头肌反射：患者前臂呈旋前半屈曲位，检查者将拇指置于肱二头肌腱部，叩诊锤叩打在检查者拇指上，可引起肘关节屈曲运动，或检查者拇指下有收缩感觉（图4-4-3）。此为肱二头肌收缩，刺激沿肌皮神经传导，反射弧中枢在颈5~7节。

肱三头肌反射：患者前臂呈旋后半屈曲位，检查者一手握其前臂，用叩诊锤轻轻叩击鹰嘴上方1cm处肱三头肌腱部，即可见到肘关节伸展运动，其冲动沿桡神经传导，反射弧中枢在颈7~8节（图4-4-4）。

膝反射：患者坐在观察床上，令两侧小腿自然下垂，腿部肌肉放松，检查者用叩诊锤叩击髌骨下股四头肌肌腱，则引出伸膝活动，此为股四头肌收缩，冲动沿股神经传导，反射弧中枢在腰2~4节（图4-4-5）。

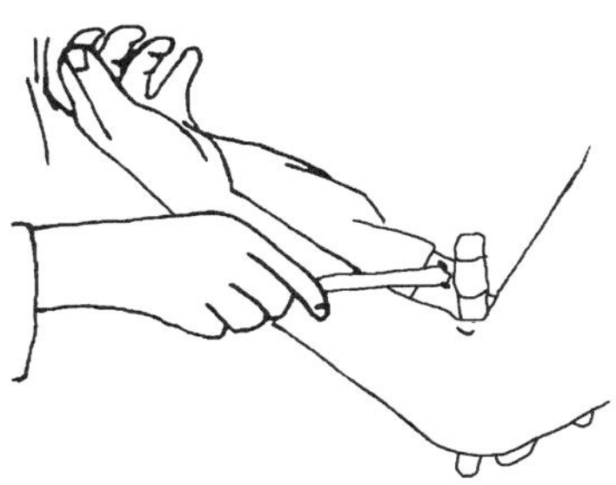
图4-4-3　肱二头肌反射

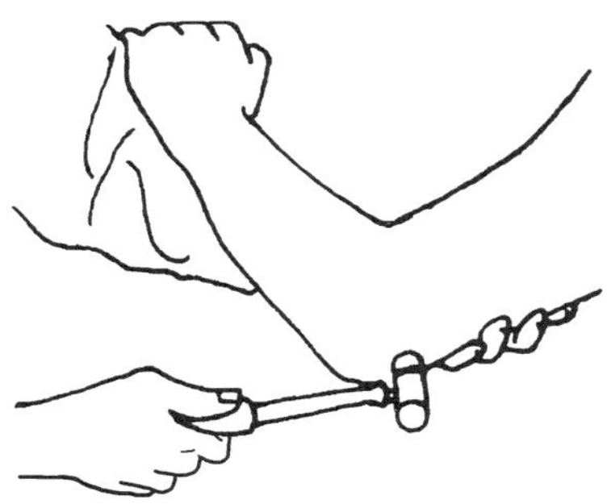
图4-4-4　肱三头肌反射

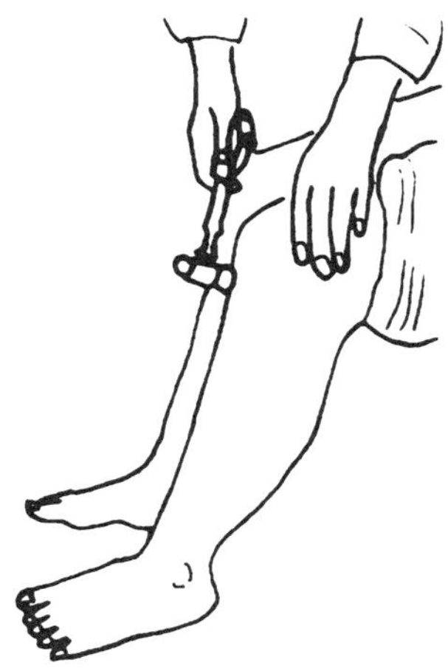
图4-4-5　膝反射

跟腱反射：又称踝反射。患者仰卧，膝关节呈半屈曲状，小腿外旋位，并放松腿部肌肉，检查者一手握患者前脚，使踝关节轻度背伸，一手持叩诊锤叩击跟腱，可引出踝关节跖屈，此为腓肠肌收缩，冲动沿胫神经传导，反射弧中枢在骶1~2节。

2. 病理反射　所谓病理反射就是正常情况下不出现，仅仅在中枢神经系统损害时才发生的异常反射。脊髓性和脑性的各种病理反射主要是由锥体束受损后，失去对脑干和脊髓的抑制所产生的。临床上常检查的病理反射有以下几项。

（1）巴宾斯基征（Babinski sign）：又称划跖试验。患者平卧，全身放松，髋、膝关节伸直，足跟放于诊疗床上，检查者一手握住其踝关节，另一手用叩诊锤尖自足底外缘从跟部向前轻划皮肤，至足趾根部转向内侧，直至踇趾附近。若踇趾背伸，其余各趾呈扇形散开，则为阳性（图4-4-6）。这是锥体束损害的重要体征，可以出现于大脑皮质运动区及其向下投射的皮质脊髓束任何部位的损害，也可出现于各种原因引起的昏迷、熟睡、深度麻醉及癫痫大发作后。

（2）奥本海姆征（Oppenheim sign）：又称压擦胫试验。患者平卧，全身放松，髋、膝关节伸直，检查者以食指和中指用力沿胫骨前嵴内侧面从上而下压擦，阳性反应同巴宾斯基征（图4-4-7）。

（3）戈登征（Gordon sign）：又称捏腓肠肌试验。检查者用力捏挤腓肠肌，阳性反应同巴宾斯基征（图4-4-7）。

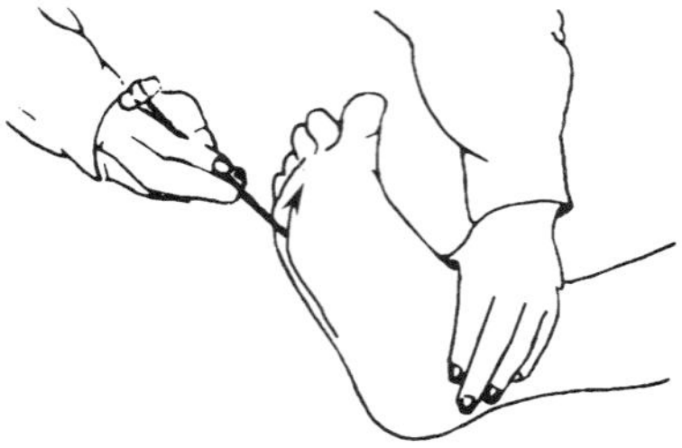

图 4-4-6　巴宾斯基征

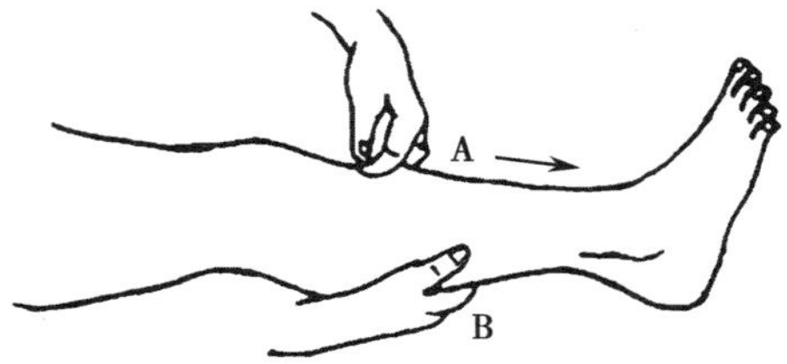

图 4-4-7　A. 奥本海姆征　B. 戈登征

(4) 霍夫曼征(Hoffmann sign)：又称弹手指征。患者腕部略伸，手指自然微屈，检查者一手握患者手掌，另一手示指和中指夹住患者中指，然后快速弹压被夹住的中指指甲，引起其余手指的掌屈反应为阳性(图 4-4-8)。

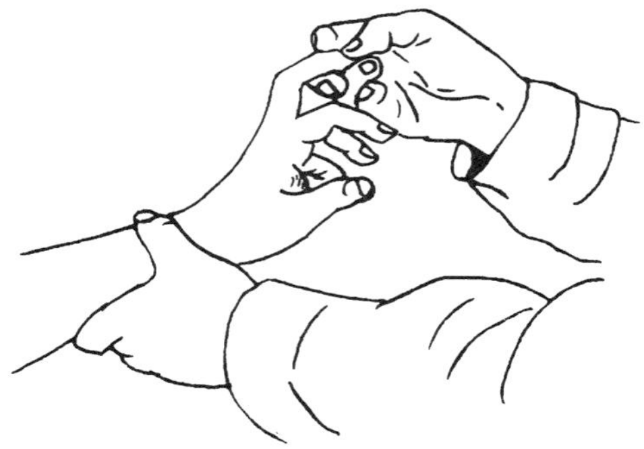

图 4-4-8　霍夫曼征

(5) 踝阵挛：患者仰卧，检查者一手托住患者腘窝，一手握其足底。迅速用力推足，使其踝关节突然背伸，然后放松，如果踝关节出现连续的交替的屈伸运动，则为阳性(图 4-4-9)。

(6) 髌阵挛：患者仰卧，小腿伸直并放松，检查者以一手的拇、示二指抵住髌骨上极，用力向下急促推动髌骨，然后放松，引起髌骨连续交替的上下移动现象，则为阳性，即为病理性膝反射亢进(图 4-4-10)。

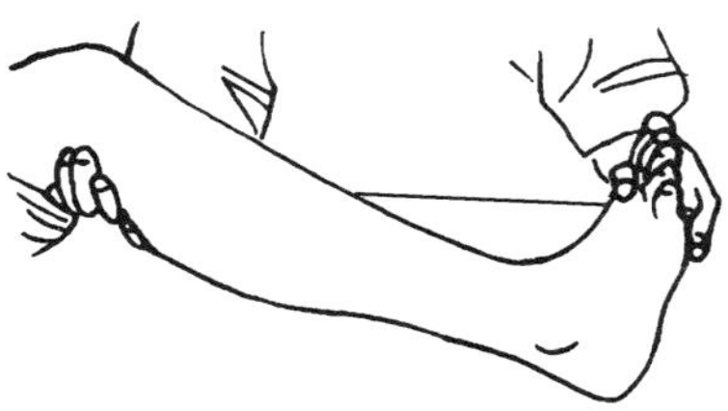

图 4-4-9　踝阵挛

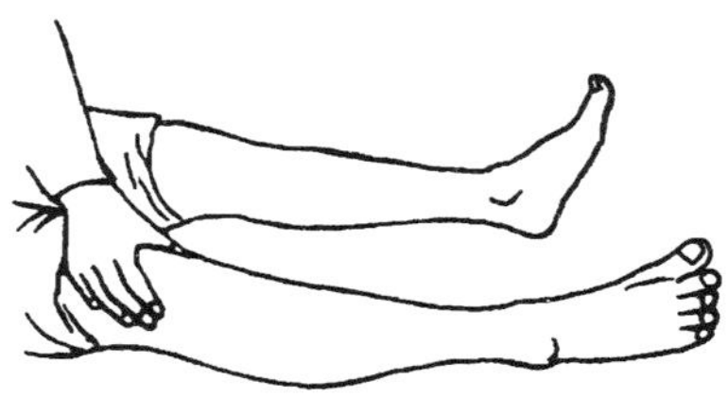

图 4-4-10　髌阵挛

(7) 脊髓防御反应：腰骶段以上脊髓完全截断性破坏，而腰骶段脊髓中枢未受损害，若受到触、捏、碰、压等刺激，即可引起失去知觉的下肢发生三屈反射，同时有排便、血压升高现象。此乃脊髓反射中枢脱离高级中枢控制，兴奋增强和扩散的结果。

3. 脑膜刺激征　脑膜刺激征多见于脑膜炎、蛛网膜下腔出血，或脑脊髓压力增高时。重要的脑膜刺激征有如下几种。

(1) 颈项强直：临床表现为颈部屈曲有阻力，下颌不能抵及胸部。其特点为颈部僵直而被动运动时有抵抗，试图活动时有疼痛和痉挛，在颈部的各种方向活动时都可能有阻力。除上述病变以外，颈项强直还可见于颈椎关节炎、颈淋巴腺病、咽后脓肿、外伤、颈椎脱位、颈椎结核等颈部的其他疾病。

(2) 克尼格征(Kernig sign)：患者仰卧，下肢髋、膝关节屈曲 90°，然后抬小腿伸直其膝部，患者因屈肌痉挛而伸膝受限，并有疼痛及阻力，则为克尼格征阳性。另外，当患者尝试伸直膝关节时，可能会因牵拉坐骨神经而感到疼痛。这种情况多见于坐骨神经痛患者。

(3) 布鲁津斯基征：又称抬颈试验。患者仰卧，嘱患者将头向胸部屈曲，阳性者可见两侧大腿及小腿屈曲。

(4) 坐位低头试验：患者取坐位，双下肢伸直，使下肢与躯干呈直角，嘱患者低头，如下颌不能触及前胸和产生疼痛者为阳性。

（二）临床意义

反射检查可以帮助判定神经系统损害的部位。反射强度和性质的改变在神经系统损害的早期即可发生，而且与神经系统其他损害比较起来，反射检查受患者的主观影响较少，因此它是比较客观和重要的检查方法。

1. 浅反射减弱或消失 脊髓反射弧的中断或锥体束病变均可引起浅反射减弱或消失，故上、下运动神经元瘫痪皆可出现。反射弧未中断时，如上运动神经元损害，亦可因浅反射的皮层反射通路受损，表现为反射减弱或消失。

2. 深反射减弱或消失 反射弧任何部位的抑制或中断可产生深反射减弱或消失，是下运动神经元瘫痪的一个重要体征。反射弧未中断时，如上运动神经元损害，可因中枢的抑制释放而反射增强，亦可因超限抑制而反射消失。另外，肌肉本身的病变也影响深反射。

3. 反射对比 临床检查反射时，一定要进行两侧对比，对称性的反射减弱和增强，未必都是损害的表现，而反射的不对称性却是神经损害的可靠指征。

4. 病理反射 提示上运动神经元损害。但对于 1 岁以下小儿，正常者也可引出，属于原始保护反射。

四、周围神经损伤

周围神经损伤包括闭合性损伤和开放性损伤。周围神经损伤后，受该神经支配区的运动、感觉和营养均将发生障碍，临床上表现为肌肉瘫痪、皮肤萎缩、感觉减退或消失。

（一）正中神经检查

正中神经是由臂丛内侧束和外侧束的内、外两根合成。在上臂沿肱二头肌内侧沟伴随肱动脉下至肘窝，从肘窝向下穿旋前圆肌，继而在前臂正中下行，位于浅、深屈肌之间，经腕管入掌。在肘部，分出旋前圆肌支、桡侧腕屈肌支、指浅屈肌支、指深屈肌支、拇长屈肌支等肌支；进入腕管以后，又分出拇短屈肌支、拇短展肌支、拇对掌肌支等。

1. 临床表现 正中神经损伤后，会出现该支配区内运动、感觉障碍或丧失及营养状况的改变。

（1）运动：正中神经支配的肌肉都受到影响。3 个鱼际肌即对掌肌、外展拇肌、屈拇短肌浅头瘫痪。因此，手指握力减弱，拇指不能对指对掌；拇、示指处于伸直位，不能屈曲，中指屈曲受限，不能完成握拳动作。鱼际肌及前臂屈肌萎缩，形成“猿手”畸形（图 4-4-11）。

（2）感觉：手部感觉丧失以正中神经损伤影响最大。伤后桡侧 3 个半指掌面及这 3 个半指背面感觉缺失，严重影响手的功能，拿东西易于失落、无实物感，并易受外伤和易烫伤（图 4-4-11）。

（3）营养改变：手部指甲、皮肤均有显著改变，指

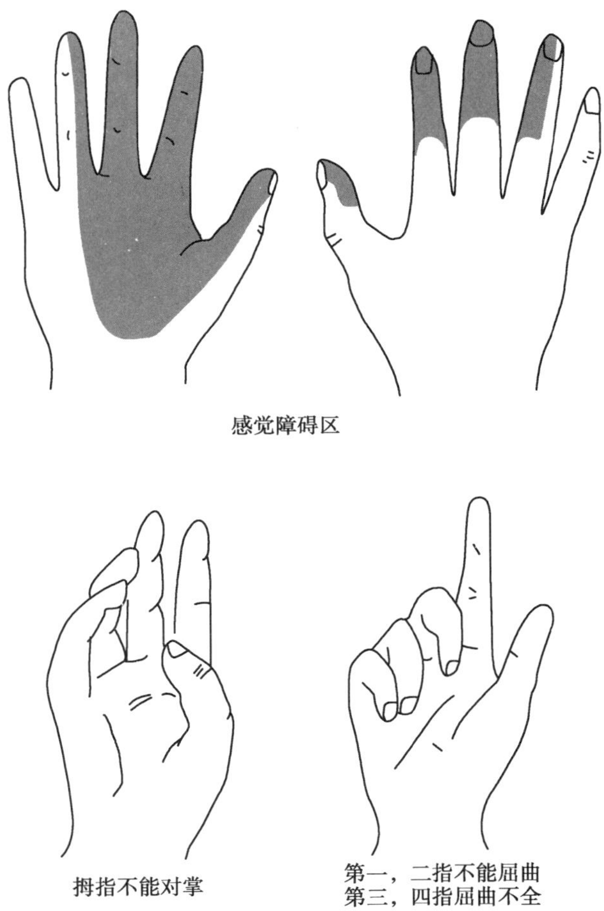

图 4-4-11 正中神经损伤

甲萎缩，指尖变小而尖。

2. 临床检查 正中神经损伤的平面高低不同，临床表现也不一样。若正中神经损伤发生在肘部以上，则前臂的旋前动作、桡侧屈腕动作、1~3 指的屈指动作完全丧失。检查旋前圆肌时，嘱患者屈肘 90°，上臂靠近胸壁，检查者握住患者的手，嘱患者做旋前运动，检查者施以旋后阻力，可测出肌力大小。当损伤平面发生在腕部时，指浅屈肌无麻痹，而只有手的内在肌麻痹。因此，检查时只有仔细区别肌肉麻痹范围，才能判断损伤平面高低。

（二）桡神经检查

桡神经由臂丛的后束延伸而来，最高分支是在腋窝部分出肱三头肌支，临床上常见的桡神经损伤，多数发生在此分支以下，所以出现肱三头肌麻痹者较少。继此分支之后，桡神经绕过肱骨桡神经沟，在三角肌粗隆下方出现，穿过肌间隔，在肘上部有四个分支，即肱桡肌支、桡侧腕长伸肌支、桡侧腕短伸肌支和旋后肌支，桡神经损伤多发生在这一段。

1. 临床表现 桡神经损伤后，可出现腕下垂，腕关节不能背伸；拇指不能外展，拇指指间关节不能伸直或过伸，掌指关节不能伸直；手背桡侧皮肤的感觉减退或消失；若肱骨中下 1/3 处的骨折损伤了桡神经，各所属伸肌可广泛瘫痪，肘关节不能伸直；前臂外侧及上臂后侧的伸肌群及肱桡肌萎缩（图 4-4-12）。

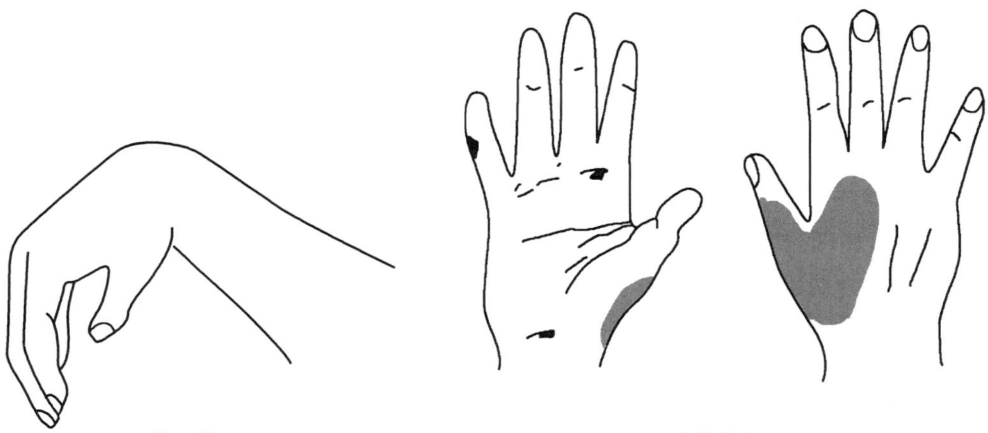

图 4-4-12 桡神经损伤

2. 临床检查 桡神经损伤后的主要临床表现是前臂伸肌群萎缩和腕下垂。因此，临床做肌力检查时，多是检查伸腕运动，检查桡侧腕长伸肌、桡侧腕短伸肌、尺侧腕伸肌的肌力。检查时，患者屈肘 90°，手掌向下，半握拳，检查者一手托其前臂，令患者做伸腕动作，并给予阻力，可根据肌力大小判断桡神经损伤程度。另外，骨折部位与桡神经损伤有一定的关系，如在肱骨中 1/3 处桡神经紧贴肱骨皮质，该处骨折时易损伤桡神经；在肱骨中下 1/3 处骨折时，易将桡神经夹于骨折缝而引起损伤。

（三）尺神经检查

尺神经是由臂丛的内侧束延伸而来，随肱动脉而下，肘部以上尺神经无任何分支。经过肱骨下端尺神经沟，到前臂分出尺侧腕屈肌支，然后下行至豌豆骨桡侧转入掌心。

1. 临床表现 尺神经低位损伤，主要表现为手尺侧（包括掌侧面的一个半手指和背侧面的一个半手指）皮肤感觉缺失，小鱼际肌、骨间肌萎缩，以第一背侧骨间肌明显，第四、五指不能做内收、外展动作，夹纸试验阳性。由于环、小指的骨间肌与蚓状肌功能丧失，失于外在肌的平衡作用，因此出现掌指关节过伸、指间关节屈曲的典型“爪形”畸形。尺神经高位损伤（肘部），除上述症状外，尺侧屈腕肌，环指、小指的屈指伸肌功能也丧失（图 4-4-13）。

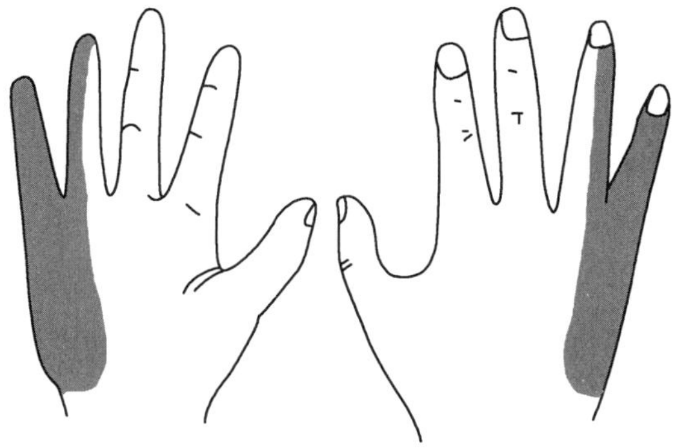

感觉障碍区

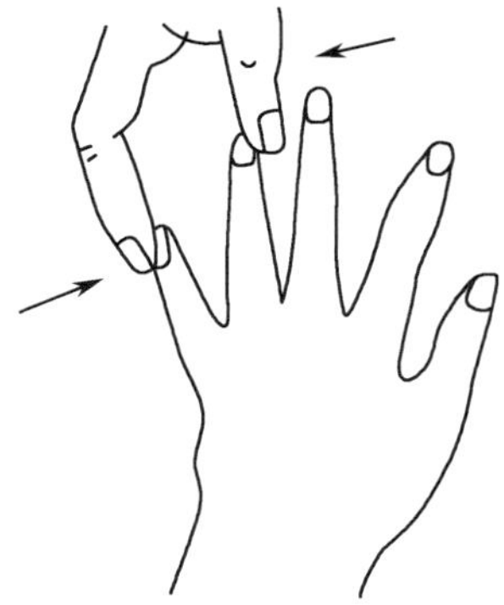

第四五指不能外展内收

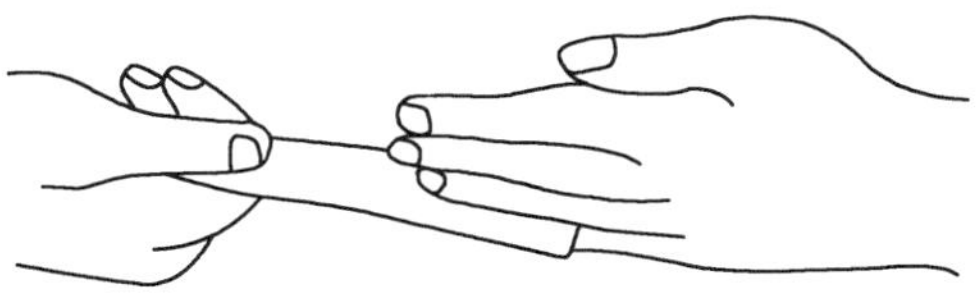

第四，五指不能夹紧纸片

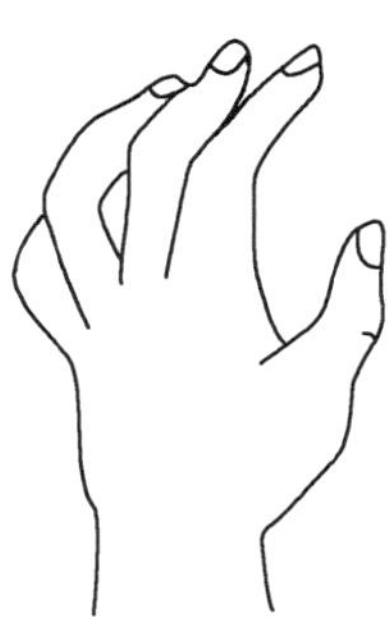

爪形手

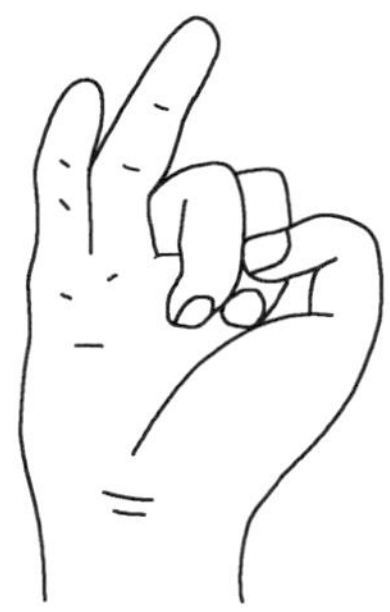

第四，五指不能外展内收

图 4-4-13　尺神经低位损伤

2. 临床检查　检查尺侧腕屈肌时，患者屈肘 90°，掌心向上，半握拳位，前臂旋后，检查者一手托住前臂，一手握住手部，令患者向尺侧屈腕，并给予阻力。检查拇指内收肌时，患者手指伸直，拇指外展，然后嘱患者做拇指内收动作，观察拇指能否向示指并拢，以检查有无拇指内收肌麻痹。

（四）股神经检查

股神经来自腰丛，是腰神经丛的重要组成部分。由腰大肌和髂腰肌间下行，并向此两肌发出分支。再从腹股沟韧带深面至大腿前部股三角内，并再分为股四头肌、缝匠肌和耻骨肌等，并发出支配小腿内侧皮肤的皮支——隐神经。

1. 临床表现　股骨骨折或髋关节脱位偶尔引起股神经损伤，表现为股四头肌麻痹，大腿前侧、小腿内侧皮肤感觉缺失；膝反射减弱或丧失，膝关节丧失主动伸直功能，股四头肌萎缩。

2. 临床检查　检查股神经是否损伤，可分为以下几点。

(1)髂腰肌检查：患者坐于诊疗床边，双腿并齐，两小腿自然下垂。检查者一手扶住患者膝部，另一手扶住肩部，嘱患者向上抬起大腿，做屈髋动作，如能抬起大腿，再进行抗阻力检查，判断肌力。

(2)股四头肌检查：患者平卧，两腿伸直并齐，检查者一手托住腘窝部，将膝抬高屈曲 90°，然后令患者将小腿伸直，如能完成伸膝动作，检查者另一手可按压踝部给予阻力，测定肌力。

(3)膝反射检查：患者坐于诊疗床边，双小腿自然下垂，检查者一手扶住膝上部，另一手持叩诊锤叩击髌韧带，若无任何反应，则为生理反射消失，说明有运动神经损伤。膝反射是检查股神经损伤和腰 2~4 神经根损伤及脊髓损伤的一种重要检查方法。

（五）坐骨神经检查

坐骨神经来自骶丛，由腰 4、腰 5 及骶 1~3 神经根组成。坐骨神经经梨状肌下孔穿出盆腔，从梨状肌中点下缘穿出，在臀大肌深面，经坐骨结节与股骨大转子之间至大腿后方，被股二头肌和半膜肌、半腱肌所覆盖。走行过程中向这些肌肉发出肌支，再向下分出腓总神经和胫神经。

1. 临床表现 坐骨神经损伤后，其体征依据损伤平面而定：膝关节以下损伤表现为腓总神经或胫后神经症状；膝关节屈曲受限，股二头肌、半腱肌、半膜肌收缩功能丧失；髋关节后伸、外展受限；小腿及臀部肌肉萎缩，臀皱襞下降。

2. 临床检查

⑴股后侧肌力检查：患者取俯卧位，双下肢并拢伸直，然后嘱患肢小腿抬高，做主动屈膝动作，然后再做足跟后部阻力对抗，嘱患者抗阻力屈膝，测定肌力大小。

⑵跟腱反射检查：患者体位同上，将双膝屈曲 90°，检查者一手扶住双足底前部，另一手持叩诊锤叩击跟腱，正常可引出踝跖屈。应进行两侧对比观察，根据是否有反射减弱或消失，从而判断坐骨神经损伤的程度。

（六）腓总神经检查

腓总神经是由坐骨神经在大腿中部下方分支而来，至腘窝处向外走行，绕过腓骨颈下外侧到小腿外前方分为深、浅两支。深支支配胫骨前肌、趾长伸肌、踇长伸肌、趾短伸肌等，其皮支分布于第 1、2 趾之间背面皮肤；浅支支配腓骨长肌和腓骨短肌。

1. 临床表现 腓总神经损伤，其表现为踝关节不能背伸及外翻，足趾不能背伸，足下垂，走路呈“跨阈步态”；小腿外侧及足背皮肤感觉减退或缺失，胫前及小腿外侧肌肉萎缩（图 4-4-14）。

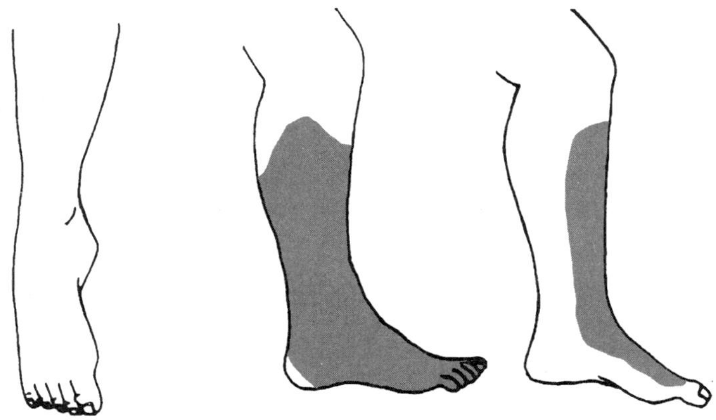

图 4-4-14　腓总神经损伤

2. 临床检查

⑴胫骨前肌检查：患者坐于诊疗床上，两腿伸直，嘱患者做踝关节背伸动作，检查者可用手按压跖骨远端部，令患者抗阻力背伸，以判断其肌力情况。

⑵踇长伸肌检查：体位同上，嘱患者做踇趾背伸运动，然后检查者用手按住踇趾背侧，令其抗阻力背伸，可测出肌力。

（七）胫神经检查

胫神经是坐骨神经的主要延续部分，在大腿后侧中下部与腓总神经分开，从腘窝部向下穿过比目鱼肌腱弓，在肌层内伸延到足跟部，然后入于足底，分为足底内、外侧神经。胫神经的主要肌支有腓肠肌支、比目鱼肌支、胫骨后肌支、趾长屈肌支、踇长屈肌支。

1. 临床表现 胫神经损伤，其表现为小腿后部肌肉及足底肌肉瘫痪，踝关节不能跖屈和内翻，足趾不能跖屈内翻，足部仰趾外翻，并有“弓状”足、“爪状”趾畸形，足底及趾跖面皮肤感觉缺失；小腿后侧肌肉萎缩；跟腱反射丧失。

2. 临床检查

(1)腓肠肌检查:患者取直立位,单腿站立,然后将足跟抬起,前足着地,如不能抬起足跟,则说明有腓肠肌麻痹或肌力不足。

(2)踇长屈肌检查:患者坐于诊疗床上,两小腿伸直,嘱患者踇趾跖屈运动,然后检查者在患者踇趾跖屈方向上施加阻力,令患者抗阻力跖屈,测肌力大小。

胫神经的感觉支配区为小腿的后外侧和足底部,如有胫神经损伤,则此区皮肤感觉丧失。跟腱反射也常用于胫神经的检查。

第五节 影像学检查

一、X线检查

X线检查是骨伤科临床检查、诊断的重要手段之一。骨组织是人体的硬组织,含钙量高、密度大,X线不易穿透,与周围软组织形成良好的对比,在X线检查中能清晰显影。骨密质与骨松质之间亦有明显差异,因此一般的骨折、脱位和其他骨伤病,通过一般常规X线检查便可明确诊断,必要时可进一步做特殊或造影检查。

(一)常规X线检查

常规X线检查包括透视与摄片。

1. 透视 由于X线透视检查无法留存影像记录,在评估病变进展时缺少原始资料作为对比依据,且对患者和医务人员均存在辐射损伤风险。因此,临床上一般仅限于异物定位、复杂性骨折的手法整复,以及部分治疗过程中的时实复查等。

2. 摄片 X线摄片检查不仅可以了解骨与关节伤病的部位、类型、范围、性质、程度,还可以观察骨骼生长发育的情况,以及某些营养和代谢性疾病对骨骼的影响。临床常规X线摄片位置如下。

(1)正位片:又分前后正位片和后前正位片。适用于髋部、肩部及锁骨等,首先只照正位片,如有需要可再加照其他位置。

(2)侧位片:适用于跟骨、髌骨等,需要时再加轴位片。

(3)正、侧位片:一般部位均采用正、侧位投照。正位片与侧位片结合起来,即可获得被检查部位的完整影像。

(4)正、斜位片:当侧位投照有过多的骨骼影像相互重叠时,应采用斜位。为显示椎间孔或椎板病变,一般采用斜位片避免骨骼影像相互重叠的干扰。骶髂关节在解剖上是偏斜的,也只有斜位片方能看清骶髂关节间隙。

(5)开口位:适用于颈椎正位观察第1、2颈椎,减少下颌骨的重影。开口位X线片可以看到寰枢椎脱位、齿状突骨折、齿状突发育畸形等病变。

(6)后前斜位:疑有股骨头后脱位时,可采用此位置摄片。

(7)功能位:适用于脊椎运动状态的检查,为了解椎间盘退行性病变(退变)情况、椎体稳定性,取侧位脊椎过伸、过屈位摄片,对诊断很有帮助。

(8)屈膝位:用以了解股骨髁间窝病变。

此外,临床上有时也根据实际情况采用穿胸位、双侧对比位、安氏位等体位摄片,以对患处病变作出明确诊断。

(二)特殊X线检查

常规X线检查有一定的局限性,无法对复杂病情做详细、明确的诊断。为了进一步了解病情、诊断和治疗,亦需要做一些特殊X线检查。

1. 体层摄影 体层摄影系通过一定装置使人体某一层组织清晰显影，而其他层次的影像则模糊不清，可以减少重叠影像，显示常规摄片所不能显示的细微病变。临床上主要用于寻找平片显影不良，或临床上虽有病变的客观表现，但普通X线不能显示的微小病灶。骨肿瘤早期采用体层摄影检查，能够显示常规摄片不能显示的细小骨质破坏，对明确病变性质、范围、程度等有重要意义。另外，对于显示慢性骨髓炎的死骨也很有价值。

2. 立体摄影 立体摄影可获得立体影像，即三维成像。可观察结构复杂或厚密部位的病变深度和范围，临床上主要用于正侧位无法拍照的部位及体内异物的空间定位。如颅骨、脊椎、骶髂关节、骨盆等部位的骨伤、骨病情况。

3. 放大摄影 又分为直接放大摄影与间接放大摄影两种。所谓直接放大摄影就是根据焦点、物体及胶片间的几何关系，增加物片距离使X线影像直接放大的摄影技术，通常放大倍数为1.5倍或2倍。间接放大摄影则是普通X线片通过光学放映机进行放大观察，可将影像放大4~10倍。放大摄影用于观察骨骼的细微结构和轻微变化，特别是细小的骨小梁早期脱钙、骨皮质侵蚀及关节面的早期破坏等，做出早期诊断。

4. 应力下摄片 又称强迫位摄片。该方法主要适用于X线检查不能显示的关节松弛及关节脱位，最常用于膝、踝关节。如踝关节检查时采取强迫位置，将被检查肢体放在正位，强迫内翻、外翻足，分别摄片，以了解关节解剖关系有无变化。腰椎分别在过屈位、过伸位摄片，可以排除因椎间盘退变造成的假性脱位。

（三）造影检查

1. 关节造影 因关节内结构由软组织构成，密度均匀且对比度不足，常规X线检查无法清晰呈现。选用关节造影可以显示关节软骨、软骨板或韧带的损伤情况，关节囊病变以及关节结构的变化。造影剂可选用气体或有机碘溶液，前者称为阴性造影，后者称为阳性造影。现在多使用双重对比造影，即同时选用气体和有机碘溶液，具有反差大、对比度强的优点。但需要做碘过敏试验，阳性者禁用。关节造影多用于膝关节、肩关节、腕关节、颞下颌关节等，对关节内的滑膜、软骨、半月板、韧带等软组织进行检查，如有损伤或病变，可相应出现充盈缺损、造影剂断裂等征象。

2. 血管造影 血管造影多用于四肢血管，对骨骼肿瘤的良、恶性鉴别有重要意义，近年来血管造影在烧伤、血栓闭塞性脉管炎及断肢再植等方面也有较多的应用。血管造影分为动脉造影和静脉造影，动脉造影可显示骨肿瘤的范围，鉴别其性质、来源类型及血管丰富程度，为手术提供参考；静脉造影可观察骨骼病变中血液循环情况，了解血栓形成或静脉瓣的功能等。

3. 脊髓造影 又称椎管造影，是检查椎管疾患的一种重要方法。将造影剂（碘油或碘苯酯）注入蛛网膜下腔，透视观察其充盈和流动情况，造影剂呈条带分散成细珠状向前移动，到顶点汇合成柱状。柱状影的中央有比较透明的带状影，即脊髓影像，正位X线片上呈现与椎管相一致的节段性变化。当有梗阻时，可有相应的充盈缺损、造影剂中断等征象。摄片可了解脊髓的外形、大小，椎管通畅性，梗阻部位、范围及性质等。椎管造影可用于检查椎管肿瘤、椎间盘突出症等疾病。

二、CT检查

（一）CT图像形成的原理

计算机体层成像（computed tomography，CT）是20世纪70年代初发展起来的一门放射诊断方法。它将X线与计算机结合起来，并将影像数字化，彻底改变了传统的、直观的影像学方法。CT在骨伤科疾病诊疗活动中的应用日益普及，并且在很多方面体现出其独特的优势。

（二）CT在骨伤科的应用

高分辨率CT在解剖观察上优于X线片，能从横断面观察脊柱、骨盆、四肢骨关节的病变情况。它不受骨阴影重叠或肠内容物遮盖的影响，尤其是椎体本身、椎管侧隐窝、小关节突、骨盆、长骨骨髓腔等处病变，均可通过CT横切面扫描检查发现。CT在骨伤科上主要用于以下情况。

1. 外伤 CT扫描能发现X线片很难辨认的小骨片，如陷入髋关节腔内的股骨头或髋臼缘骨折形成的小碎片。此外，对肌腱、韧带、半月板撕裂和盘状半月板诊查也有很大帮助。

(1)骨折：CT扫描可显示骨关节三维空间结构，适用于复杂结构的骨关节损伤，可清楚显现骨折的部位、类型和程度。CT观察颅骨骨折的同时，对判断颅内出血和脑髓损害具有重要意义。由于CT能够较好地显示骨折片与椎管、脊髓的关系及脊柱后侧骨折的影响范围，因此多用于脊柱外伤的检查，以清楚显示骨折碎片、移位、神经受压情况和血肿的大小。

(2)脱位：CT扫描关节脱位，可清楚显示脱位后的关节结构关系，关节头的移位方向，以及造成软组织损伤和出血的情况。

(3)半月板损伤：在CT检查中，半月板撕裂时可见到裂隙，水肿可出现低密度区，出血则密度增高。后期若CT显示半月板边缘不光滑，轮廓不规则，提示纤维粘连或瘢痕硬化的形成。

2. 脊柱疾患 CT能清晰显示椎管的形态和大小、椎骨及椎间关节的结构，以及椎管内外的软组织情况；增强扫描能进一步提高对脊髓神经根病变的敏感性。临床上常应用CT检查如下脊柱疾病。

(1)椎间盘突出症：包括颈椎、胸椎及腰椎间盘的突出。CT扫描可以显示椎间盘突出的位置，如侧方、中央、中间偏一侧和最外侧的较小范围突出。突出部位邻近的硬膜外脂肪消失，硬膜囊受压变形，神经根移位、增粗、变形及突出的髓核钙化等，由于脊柱两侧自然对称，更容易发现异常变化。对于椎间盘突出症手术后症状复发的患者，CT扫描可以帮助区分骨性压迫和软组织的压迫，了解病变部位上、下椎间盘的情况。

(2)椎管狭窄：椎管狭窄是一种由先天性骨发育异常、脊柱退行性变或多种混合因素导致脊髓、马尾神经、神经根受压的脊柱疾患。临床上，腰椎管狭窄最为常见，颈椎管狭窄次之，而胸椎管狭窄则较为罕见。CT扫描能明确区分大多数椎管狭窄类型，包括发育型、退变型以及混合型。

腰椎管狭窄的临床表现为上、下关节突增生肥大，椎管呈三叶状改变，通常椎管矢状径小于12mm，侧隐窝小于5mm者可判定为狭窄。黄韧带增厚是造成椎管狭窄的重要因素之一。颈椎管狭窄与腰椎管狭窄的原因基本相同，但由于颈椎解剖结构较腰椎解剖结构更为复杂，其临床症状也更加复杂多样。虽然大多数学者应用测量椎管矢状中径的数值作为判断狭窄的依据，但不能作为诊断椎管狭窄的唯一标准。

当椎间盘退变并伴有椎间盘膨出时，CT图像可见椎体周围呈均匀性膨隆，有时呈多节段性。与腰椎间盘局限性突出不同的是，椎间盘膨隆在脊柱原有退变的基础上可进一步加重对脊髓、神经根的压迫。

(3)其他脊柱疾病：CT扫描对寰枕畸形、脊柱结核、脊椎滑脱、颈椎后纵韧带钙化、侧隐窝及椎间孔狭窄症等具有较高的诊断价值。

3. 软组织及骨肿瘤 CT扫描有助于肿瘤定位和明确其受累范围，能很好地反映病变的大小、位置、骨皮质完整性以及骨内外浸润的范围，此外CT扫描还能清晰显示肿瘤和周围软组织、血管和神经的关系，评估瘤内成分及关节软骨是否受累等。

三、磁共振成像检查

（一）磁共振成像应用原理

磁共振成像（magnetic resonance imaging，MRI）是利用人体中质子在强磁场内受到脉冲激发，产生磁共振现象，经过空间编码技术，把以电磁波形式放出的共振信号接收转换，最后通过计算机形成图像，从而进行疾病诊断的技术。

MRI可以多层面、多序列成像，对发现脊髓和髓核病变有很大潜力，对诊断骨关节疾患显示出越来越重要的作用。MRI显示关节结构清晰，可以三维成像，已全面替代髋关节、膝关节及腕关节造影检查。目前公认MRI在软组织成像方面优于CT，也比脊髓造影优越，可作为评估脊髓和髓核病变的首选影像检查方法。

（二）MRI在骨伤科的应用

1. 骨折 MRI多以组织中的氢核质子的变化为信号来源，软组织因氢核密度大，发出的信号强，分辨能力好。而密质骨缺乏信号，显示能力不如X线与CT，但骨折缝隙仍可清晰显示。松质骨含大量含脂量高的骨髓，信号强，因此累及骨髓的肿瘤、感染、变性和代谢病，均可在MRI图像中得以清晰显示。MRI还可显示病变对周围软组织的侵袭情况。

2. 脊柱损伤 脊柱是MRI临床应用的重要领域，其多平面成像能力能够清晰显示脊髓和神经根的病变情况。对急性脊柱创伤患者进行MRI检查时，可不翻动伤员身体即可获取详细的各部骨结构与脊膜囊及脊髓之间相互的关系信息，并能发现蛛网膜下腔阻塞和脊髓肿胀情况。应用MRI检查脊柱损伤时，主要在于观察脊髓及内脏的损伤情况。如椎体压缩性骨折T1加权成像（T1WI）信号减低，T2加权成像（T2WI）信号增高。脊髓损伤局部出现T2WI点片状高信号区，提示有出血或水肿。此外，用MRI追踪观察脊髓创伤可显示脊髓萎缩、血肿吸收、脊髓坏死及随后形成的脊髓空洞等变化。

3. 椎间盘突出 MRI在椎间盘疾患的诊断中能发挥重要作用。T1和T2加权成像都可以显示椎间隙变窄，但T2加权成像对椎间盘变性更为敏感。正常情况下，纤维环含水量约为78%，髓核含水量约为85%~95%，但椎间盘变性后两者含水量均下降至70%左右，以致两者在MRI图像中变得难以区别。由于几乎所有突出的椎间盘都伴有变性，此种现象就更具有临床意义。采用T2加权MRI矢状面检查脊柱，可以迅速评估椎间盘疾患情况。MRI矢状位检查能清晰显示椎间盘后突压迫脂肪囊（表现为一处或多处脊髓腹侧受压，或硬膜脂肪囊中断）。椎体后角变尖，为骨质增生，相应平面椎管变窄，T2WI信号减低。脊髓相应平面局限性T2WI信号增高，提示脊髓水肿。横轴位T2WI可显示椎间盘向后方偏左或偏右突出的情况。

4. 椎管狭窄 MRI在椎管狭窄症中显示压迫部位及范围的精确度较高，由于T2加权成像通常能清楚分辨脑脊液与变性的椎间盘，从而可用于评估椎管变窄程度。尤其当椎管高度狭窄时，T2加权MRI可较好地显示脊膜管的硬膜外压迹。MRI在诊断神经根管狭窄方面具有较高的准确性，硬脊膜外脂肪和侧隐窝内脂肪减少是诊断神经根受压的重要标志。此外，MRI还能显示蛛网膜下腔完全梗阻时梗阻的上、下平面，并能迅速排除枕骨大孔疾病和髓内病变等。矢状面MRI屈、伸位动态检查可观察颈椎排列情况，用于颈椎融合术前、后，有助于判断融合部位是否稳定。

5. 膝关节病变 MRI可显示膝关节前、后交叉韧带和侧副韧带的结构，可用于急性韧带损伤，特别是完全性韧带撕裂的诊断。MRI对诊断半月板损伤及区别损伤的部位、类型具有很高的参考价值，是目前比较公认的无创性检查，膝关节内、外侧半月板呈低强度信号，若T2WI见半月板内信号增高，呈球状或呈线状且未达关节面，多为半月板退行性变；若矢状位见半月板内有条状横行T1WI中等信号影，为半月板撕裂，在横轴位T2WI见半月板高信号影。

6. 骨髓炎 当急性炎症消退后，若留有无效腔，即为慢性骨髓炎。无效腔内含有炎性肉芽组织、脓液、死骨、瘢痕组织和残留细菌。早期MRI显示T1WI信号减低，高信号的骨髓质被低信号的炎症组织代替，T2WI信号增高．后期骨质破坏，T2WI显示骨皮质变薄、结构不规则或由高信号的炎症组织代替。

7. 脊髓内、外肿瘤 MRI可清晰显示脊髓及其周围结构的能力有助于脊髓内、外肿瘤的诊断，并能确切区分肿瘤实质和囊性成分。多平面成像技术对神经纤维瘤的诊断非常精准，可以描绘出硬脊膜囊的扩张以及肿瘤的硬脊膜内外成分。脂肪瘤则在T1WI与T2WI上均显示特有的强信号；脊髓肿瘤不论是原发性还是继发性，均表现为T1WI信号减弱，而T2WI信号增强。椎体血管瘤T1WI表现为中等信号强度。

8. 骨肿瘤 骨肿瘤一般分为良性与恶性两类，MRI 对区分骨肿瘤属性具有较高的诊断价值。良性骨肿瘤边界清楚，无软组织肿块，T1WI 为低或中等信号，T2WI 信号较高；恶性骨肿瘤边界不清，T1WI 显示中等信号影，其内若有溶骨性破坏或液化，可见囊状低信号影，T2WI 显示病灶信号明显增高。

四、放射性核素检查

(一) 放射性核素应用原理

核素骨扫描是利用亲骨性放射性核素及其标志物注入机体后在骨骼和关节部位浓聚的方法，通过扫描仪或 γ 照相仪探测，使骨骼和关节在体外显影成像的一种诊断技术。该方法可以显示骨骼的形态、血供和代谢情况，是一种比较新的辅助检查方法。

骨组织主要由有机物、无机物和水组成。有机物主要是胶原纤维，无机盐中 45% 是无定型的磷酸钙，其余均为羟基磷灰石结晶。骨骼中存在的羟基磷灰石结晶和未成熟的骨母质，与骨显像剂具有一定的亲和能力，或进行离子交换（如 ^{85}Sr、^{18}F），或进行吸附与结合（如 ^{99m}Tc 或 ^{113m}In 标记的磷酸化合物）。由于这些物质具有放射性，故能使骨骼显像且分布与骨代谢活性相一致。当骨骼某处有病变时，通常会发生骨质破坏及骨质修复两种改变，使放射性显像剂在病灶部位相对减少形成"冷区"，或沉积增加形成"热区"。放射性核素检查就是根据体内各部位放射性核素分布的情况，以了解各部位解剖结构及其功能变化。

(二) 放射性核素在骨伤科的应用

全身骨骼均可进行扫描，骨伤科常利用放射性核素显像协助诊断骨骼系统疾病，可提高诊断阳性率，并且具有早期诊断的价值。

1. 骨折 放射性核素检查对应力性骨折、病理性骨折及手、足、颅骨、肋骨等处的骨折灵敏度高，外伤后数小时内骨显像即可出现异常的放射性浓缩，而 X 线检查在较长时间内也往往不能发现异常，容易漏诊。若外伤后数天，骨显像仍然正常，则可基本排除骨折。放射性核素骨显像有一个显著的特点，就是可以提供定量数据，研究骨折的愈合过程，了解骨折愈合的时间，显示骨折愈合延迟或不愈合，骨折远端为"冷区"说明为缺血性骨折，有可能延迟愈合甚至不愈合。据此可以评价治疗骨折方法的优劣。

2. 急性血源性骨髓炎 骨显像是骨髓炎早期敏感的诊断方法。一般 X 线检查 2 周后才发现骨质异常，而骨显像则通常在发病后 2 天就可见到病变处出现局限性放射性浓聚的"热区"，随时间的延长而增加，少数病灶为"冷区"。骨显像还可鉴别骨髓炎与蜂窝织炎，后者放射性核素呈弥漫性浓集，并随时间的延长局部放射性逐渐降低。

3. 移植骨成活的判断 骨显像对判断移植骨是否成活具有独特价值，较 X 线检查能更早、更准确地提供有关信息，可在骨移植术后 10 天左右进行，如果移植骨放射性增高呈"热区"则为移植骨成活，反之则为未成活，可进行一系列观察、随访。

4. 股骨头坏死 X 线检查股骨头坏死缺乏特异性，发现时已经是较晚期或病灶比较严重。骨显像在这方面优于 X 线，它能早数月发现异常征象。股骨头坏死，早期表现为放射性核素减低区，晚期则呈"炸面圈"样改变，即股骨头中心放射性减少，而周边放射性增多。

5. 骨肿瘤 骨动态显像早期血流相有助于良、恶性骨肿瘤的鉴别诊断。早期良性骨肿瘤血流相不出现放射性增高或仅有轻度增高；而恶性骨肿瘤则可出现明显的放射性核素浓聚现象。良性骨肿瘤的诊断，主要依靠 X 线检查，CT 和 MRI 可作为辅助性方法，放射性核素骨显像的特异度和灵敏度均不高，应用受到一定的限制。但对恶性骨肿瘤而言，放射性核素骨显像则较 X 线检查早 2~3 个月可见异常征象，而 X 线检查表现为正常的病灶。该技术对恶性骨肿瘤的临床分期及治疗计划的制订、疗效评价及转移瘤的定位等方面均具有重要价值。目前，全身骨扫描已成为恶性肿瘤患者治疗前后随诊的常规定期项目，是一种简便、安全、灵敏的诊断手段。

6. 代谢性骨病 代谢性骨病,如佝偻病、佩吉特病、骨软化症、原发性甲状旁腺功能亢进症、肾性骨营养不良在病变活动时,由于骨代谢异常,出现反应性新生骨,骨摄取显像剂呈放射性浓聚,同时能灵敏地反映出病变的活跃程度,有助于确定诊断标准和观察病情变化。

7. 关节疾病 放射性核素检查对关节疾病的诊断具有较高的灵敏度。正常关节的放射性核素含量低于周围组织,与正常骨的比值小于1.8。关节有炎症时,骨膜的通透性和血流量增加,周围羟基磷灰石结晶沉着增加,使病变关节摄取放射性核素明显增加。

第五章　何氏骨科常用手法

第一节　常用的正骨手法

中医骨伤科正骨手法源远流长，我国幅员辽阔，民族众多，历史悠久，形成的流派很多，手法名称纷繁复杂，异名同法或同名异法者不少，但考察其机制原理，实则大同而小异。下面就何氏骨科常用正骨手法作一介绍。

1. 触摸法　即手摸心会，亦即唐代蔺道人《仙授理伤续断秘方》所谓的“相度损处”。这是古人治疗骨折的重要手段，也是施行手法的前提，且贯穿于整复过程的始终。面对骨折患者，术者首先要用手触摸骨折部位，先轻后重，由浅及深，由远至近，两端相对，仔细摸清肢体骨折的具体情况，然后在头脑中构成骨折移位的立体形象(图 5-1-1)。从而达到《医宗金鉴·正骨心法要旨·手法总论》的“知其体相，识其部位，一旦临证，机触于外，巧生于内，手随心转，法从手出……法之所施，使患者不知其苦”的诊疗境界。

2. 拔伸法　即拔伸牵引，这是整复骨折与关节脱位的基本手法，即通过外力的拔伸、牵引，克服肌肉的抗力，矫正骨折重叠移位，恢复肢体长度(图 5-1-2)。该法所遵循的原则是“欲合先离，离而复合”。开始牵引时，肢体先保持在原来位置，沿肢体纵轴方向，由远近骨折段作对抗牵引，将移位于骨折部软组织内的骨折断端缓缓地牵拉出来，然后再按照正骨步骤改变肢体方位，持续牵引，即可矫正重叠。若仍有重叠，可用折顶手法矫正。拔伸牵引是骨折整复的基本手法，为下一步捺正、端提等手法的运用创造条件。临床运用该法进行骨折整复时应注意力度及时间，牵引力小或牵引时间过短则无法拉开重叠移位；牵引力过大或牵引时间过长，肌肉失去回缩弹性，导致骨折愈合困难。

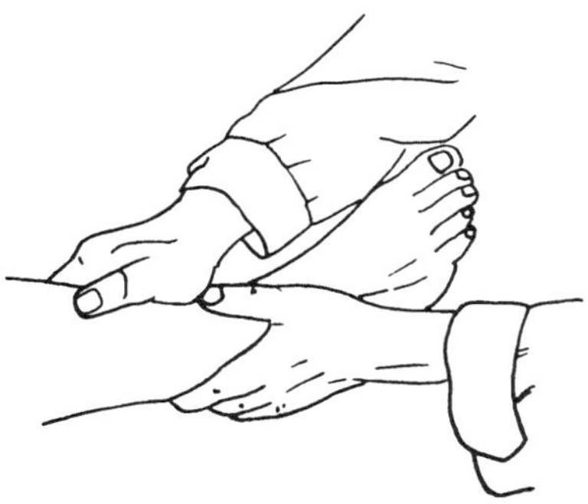

图 5-1-1　触摸法

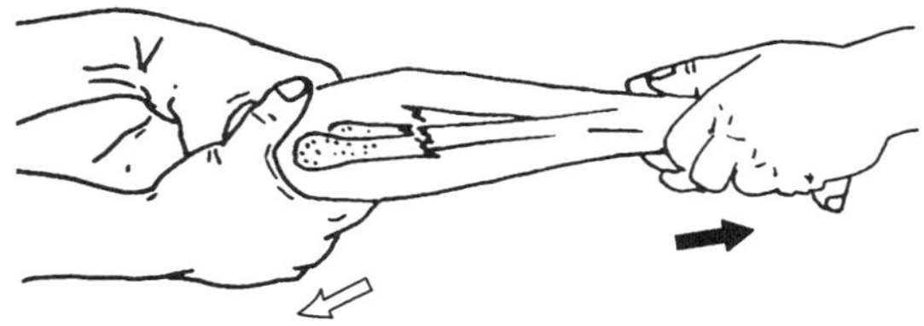

图 5-1-2　拔伸法

3. 折顶法　即成角折顶，一些在肌肉较丰富的部位发生横行或锯齿状骨折，由于重叠移位较多，单用拔伸牵引不能达到完全矫正的重叠移位，则可采用折顶手法进行矫正。术者用拇指并列抵压骨折突出的一端，以两手其余四指重叠环抱骨折下陷的一端，在沿肢体轴线牵引的基础上，两拇指用力挤按突出的骨折端，并使骨折处的原有成角加大(30°~50°)，然后用环抱的四指将远骨折端的折角伸直，进行反折，与此同时，拇指继续推按突出的骨折端，骨折即可复位(图 5-1-3)。本法不仅有助于矫正重叠移位，亦可矫正侧方移位，多用于前臂骨折。用该法时应注意折角不宜过大，折角方向应避开神经、血管，并注意骨折端切勿刺破皮肤。

4. 旋转法　是指在有旋转移位骨折的肢体上，根据骨折旋转的方向，反向用力旋转，使移位得以整复。接近身体的近侧骨折段位置不易改变，而远侧骨折段因已失去连续，骨折断端间有旋转或成角移位，即可使用该法进行整复矫正。整复时，在牵引下将骨折的远段或旋转、或屈伸，用远端对近端，使其与近侧骨折段方向一致，将骨折两端恢复到正常轴线上，成角畸形才能矫正(图 5-1-4)。

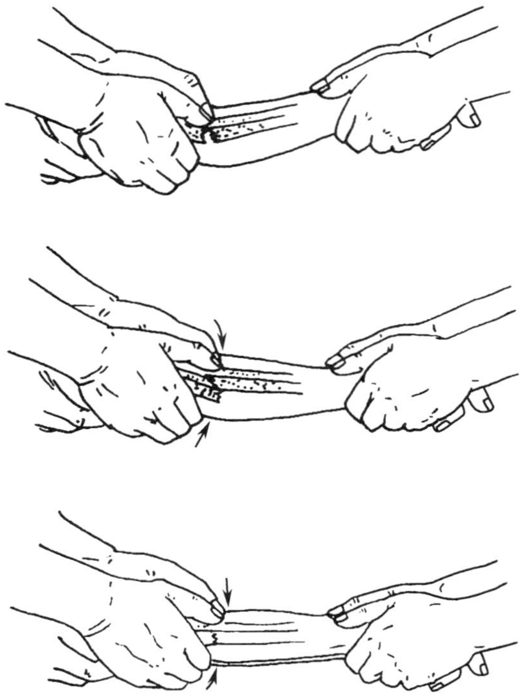

图 5-1-3　折顶法

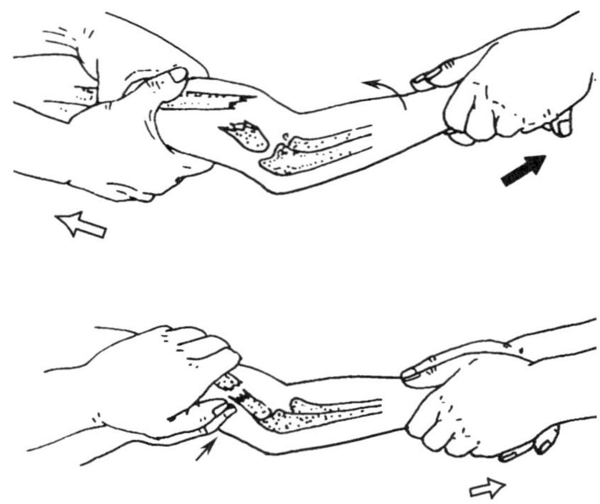

图 5-1-4　旋转法

5. 屈伸法　在拔伸下做关节屈伸的手法(图 5-1-5)。此手法多用于近关节骨折或关节内骨折的整复,也用于上述骨折整复后,用屈伸手法整复归原。有时近关节的骨折太短小,不易握持,无法复位,采用该法可以利用关节屈伸时周围筋膜、肌腱的牵拉力带动骨折的整复。《医宗金鉴·正骨心法要旨》中"或拽之离而复合,或推之就而复位",讲的就是运用屈伸手法使骨折复位。

6. 捺正法　即端挤提按,骨折侧方移位可分为前后侧(即上下侧)和内外侧(左右侧)移位两种。矫正侧方移位,一般以手指直接用力作用于骨折断端按捺平正。前后侧方移位以提按为主,内外侧移位以端挤为要。临床操作时,术者一手固定骨折近端,另一手握住骨折远端,或上下提按,或左右端挤。凹陷者予以端提,突起者予以挤按,从而达到"陷者复起,突者复平"的目的(图 5-1-6)。

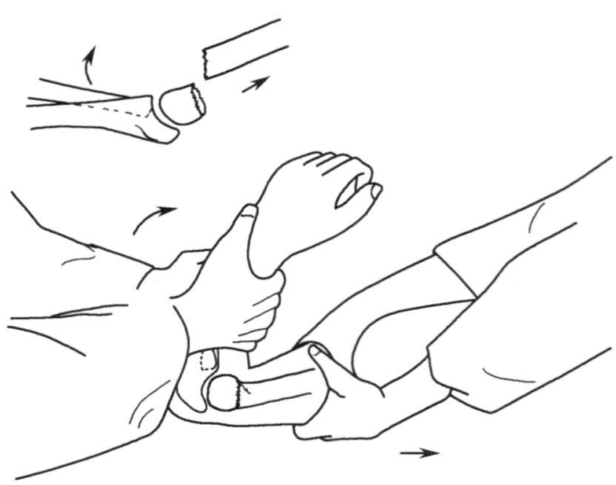

图 5-1-5　屈伸法

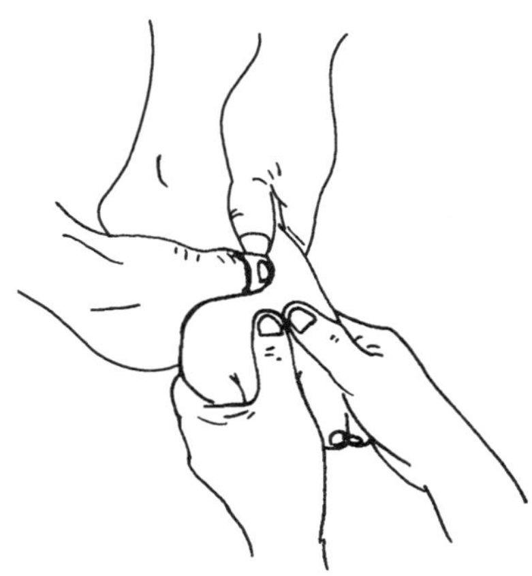

图 5-1-6　捺正法

7. 回绕法　即旋转回绕,该手法适用于背向移位的斜行骨折、螺旋形骨折,或骨折端有软组织嵌入的骨折。有肌肉组织嵌入的横行骨折须加重牵引,使两骨折段分离,嵌入其中的软组织即可自行解脱,然后放松牵引,助手固定骨折近端,帮助牵引,术者握住骨折远端,按原来骨折移位方向逆行回绕,使断端相对。可从骨折断端相互触碰时骨擦音的有无和强弱来判断嵌入其中的软组织是否完全解脱。背对背移位的骨折以骨折移位时的相反方向施行回绕手法。临床整复时,必须谨慎,避免损伤血管神经。若感觉有软组织阻挡时,应改变回绕方向,使背对背的骨折断端变成面对面,如此则可矫正移位(图 5-1-7)。

8. **分骨法** 即挤捏分骨,该手法适用于矫正两骨并列部位的骨折,如尺桡骨双骨折、胫腓骨双骨折、掌骨与跖骨骨折等。因受骨间膜或骨间肌的牵拉,骨折段呈相互靠拢的侧方移位。临床整复时,术者可用两手拇指和示、中、环三指分别在骨折部的掌背两侧对向挤捏或夹挤两骨间隙,使骨间膜紧张,靠拢的骨折断端便会分开,远近骨折段各自稳定,并列双骨折就像单骨折一样得到整复(图 5-1-8)。

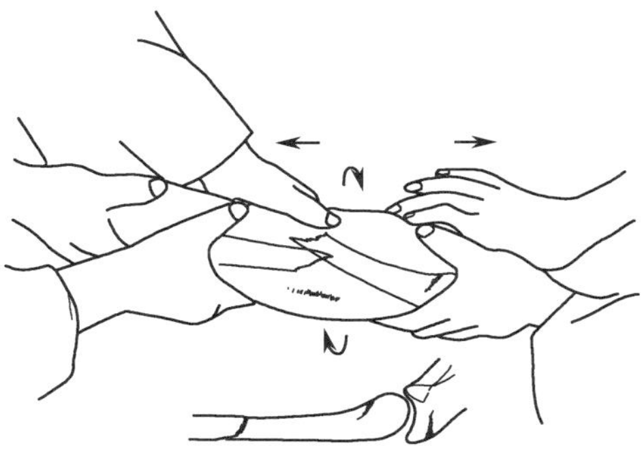

图 5-1-7 回绕法

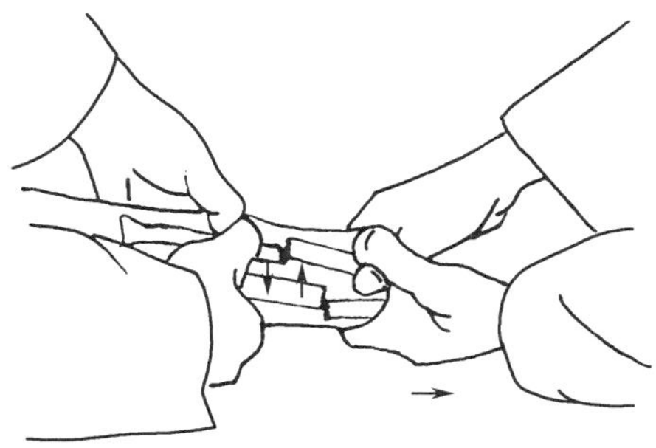

图 5-1-8 分骨法

9. **摇晃法** 即摇摆触碰,用手法使骨折两端呈内外方向或前后方向轻度成角状移动,称摇晃法。经过上述手法,一般骨折可基本整复,但横行或锯齿状骨折断端之间可能仍有裂隙,使用摇晃法可使骨折面紧密接触。术者用两手固定骨折部,在助手维持牵引下轻轻地左右或上下摇摆骨折远端,待骨擦音逐渐变小或消失后,骨折面即紧密吻合(图 5-1-9)。发生于干骺端的横型骨折,整复与固定后,可用一手固定骨折部的夹板,另一手轻轻叩击骨折远端,使骨折部紧密嵌合。

10. **合骨法** 即对扣捏合,适用于分离性或粉碎性骨折。如髌骨骨折、尺骨鹰嘴突骨折、肱骨外科颈骨折等均可采用轴向加力,使骨折面彼此靠紧。具体操作方法是,用两手手指交叉合抱骨折部,双手掌对向扣挤,把分离的骨块捏合紧密平顺。对粉碎骨块可用拇指与其他四指对向捏合,但力度要适中,不可过大,保护仍然相联系的骨膜,否则会使骨块游离,影响愈合(图 5-1-10)。

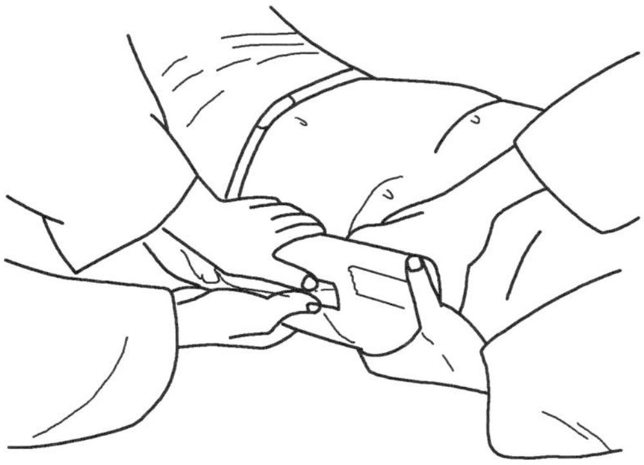

图 5-1-9 摇晃法

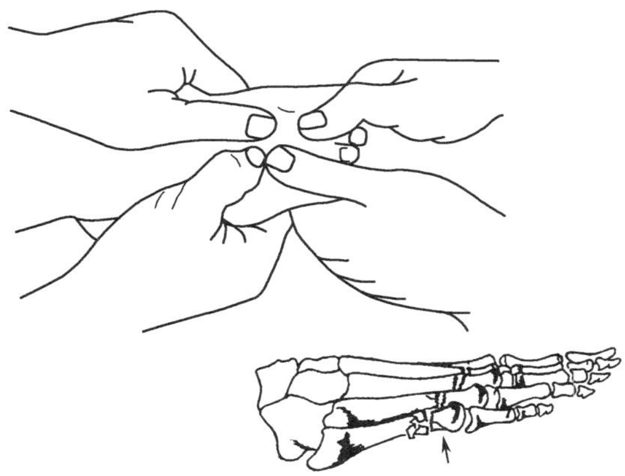

图 5-1-10 合骨法

第二节　常用的推拿手法

推拿手法是中医骨伤科的一种重要治疗手段，而且随着社会的发展，其治疗手法不断丰富，治疗范围也在不断扩大。何氏骨科十分重视推拿手法在治疗骨伤科疾病中的重要作用，将其视为骨科医生的基本功。

一、单式推拿手法

1. 推法　系术者用指或掌沿着人体一定部位作单方向的直线或弧形移动。在治疗骨折、脱位时，单方向用力推捺，在拔拉后应用推捺，使骨折端及脱骱入位。推法应用于软组织治疗时则为用拇指指端、大小鱼际及掌根部位，在病变体表上下、前后、左右来回推。

推法又包括许多具体的手法，如单指推、双指推、跪指推、掌根推、大鱼际推、小鱼际推、直推、分推、刨推、合推等(图 5-2-1~ 图 5-2-3)。

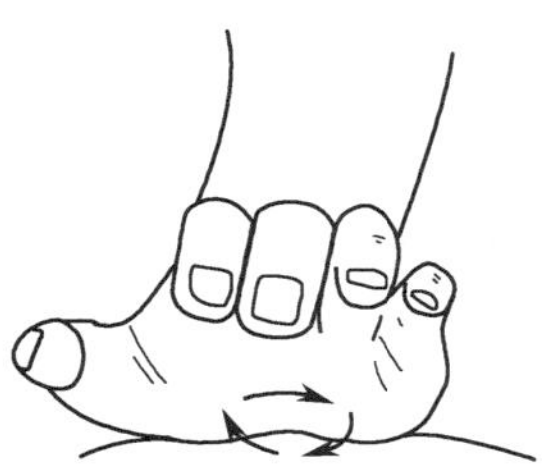

图 5-2-1　掌根推

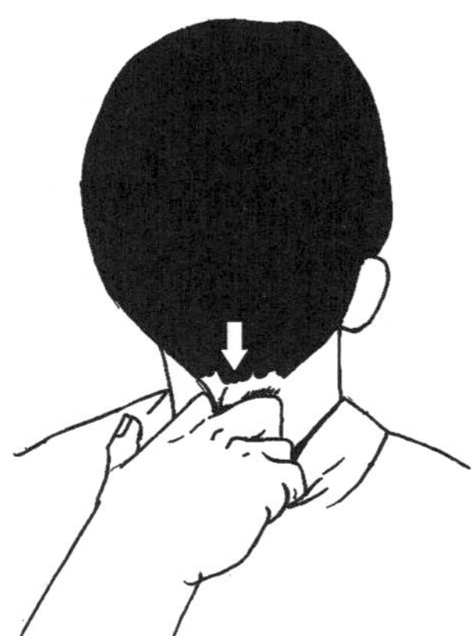

图 5-2-2　何氏双指跪夹脊振动法

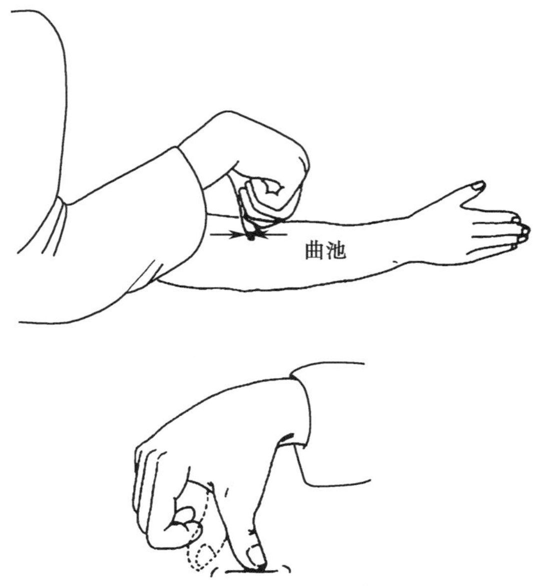

图 5-2-3　单指推

临床上常用的拇指推法，民间又称一指禅推法，是用拇指单独进行的摆动性推法。操作要点是用拇指指端或偏峰着力于一定的部位或穴位上，通过腕部的摆动和拇指关节的屈伸活动，使力持续作用于穴位上。要求沉肩、垂肘、悬腕。推法具有循经散结，祛风散寒，理气消瘀，消肿止痛等作用。与推法动作相似的还有抹、拘、刮等手法。

2. 拿法　为一手或双手以拇指与示指、中指相对，捏住人体某一部位或穴位，逐渐用力捏紧，然后做放松的、持续的揉捏动作。

拿法又包括许多具体的手法，如三指拿、四指拿、五指拿、固定拿、拿提抖动法、拿筋法、拿揉法等(图 5-2-4、图 5-2-5)。根据用力的轻重，拿法又分为两种，逐渐用力拿捏后迅速放松为重拿，逐渐用力拿捏再逐渐放松为轻拿。与拿法动作相似的还有抓法、捏法、提法、握法、挪法、挤法、扭法、拢法等。拿法具有解除肌肉痉挛、调理筋腱、理气活血、疏通经络的作用。

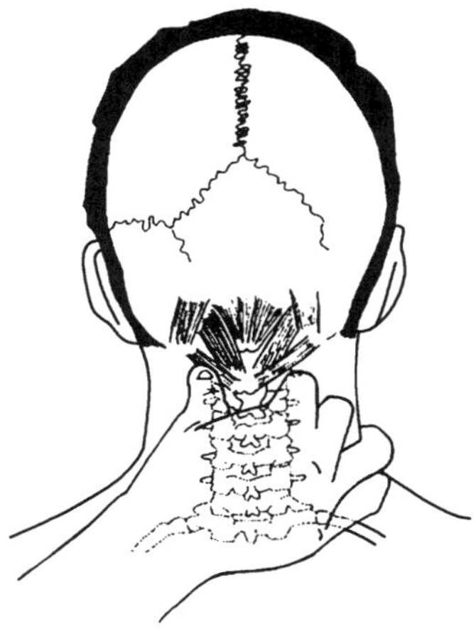

图 5-2-4　三指拿

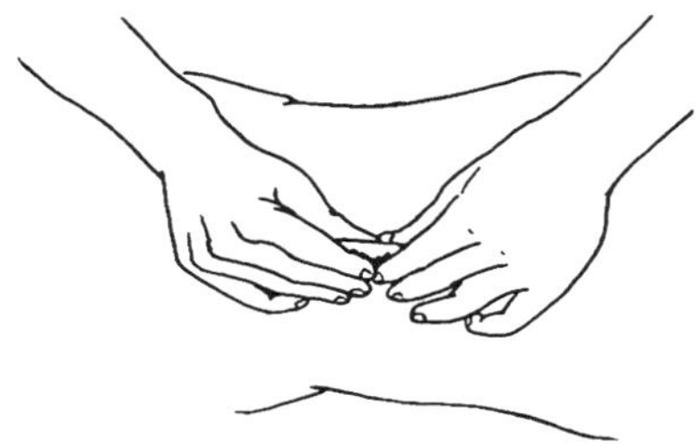

图 5-2-5　拿筋法

3. 按法　按有按压的意思。用手指或掌面或掌根，一手或双手叠压在一起，着力在患者肢体或体表某一部位，向下、向内按压，称为按法。按法有单手按和双手按之分，单手按较轻，双手叠在一起按较重。按法的操作要领是按压方向要垂直，用力要由轻到重，由浅入深，按至局部有酸痛、胀麻感为度。切忌用力迅猛，损伤患者筋骨，给患者造成不必要的痛苦。

按法又包括许多具体的手法，如指按、掌按、跪指按、握拳按等(图 5-2-6~ 图 5-2-8)。与按法相似的有压法、点法、掐法、扪法、抵法等。按法具有促进气血循环，通经络，行气血，散风寒，止疼痛的作用。

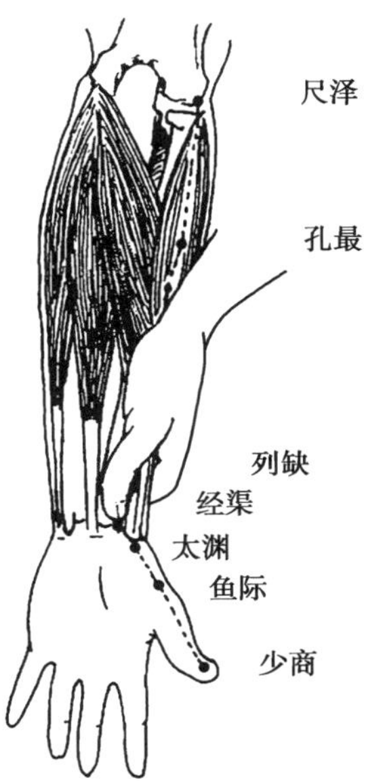

图 5-2-6　指按法

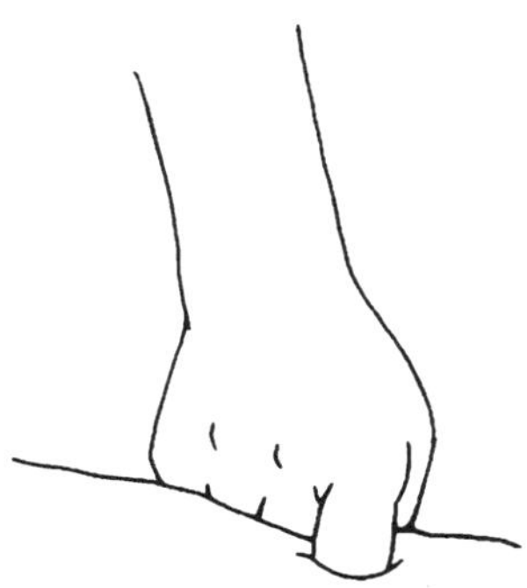

图 5-2-7　跪指按法

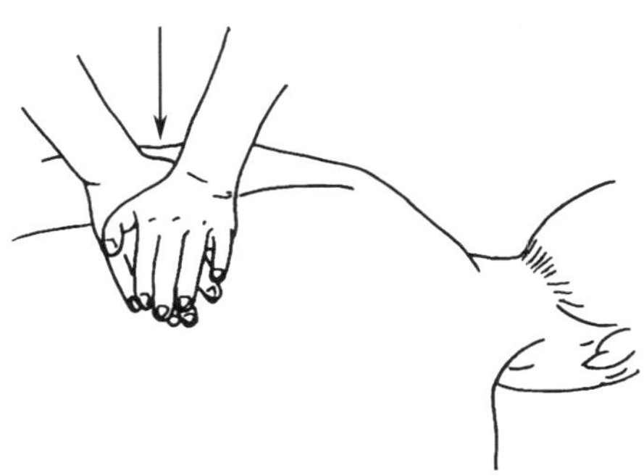

图 5-2-8　掌按法

4. 摩法　摩有抚摩之意，用手指或手掌在体表的一定部位，做回旋而有节奏的抚摩动作，称为摩法。摩法有单手摩与双手摩之分，又有快摩与慢摩之别，快摩为泻，慢摩属补。摩法主要用于皮肤肌肉受伤、瘀血肿痛、肢体僵硬麻木之处。

摩法又包括许多具体的手法，如单指摩、三指摩、掌摩、直摩、横摩、斜摩等(图 5-2-9~ 图 5-2-11)。摩法具有理气和血、消瘀散结的作用。

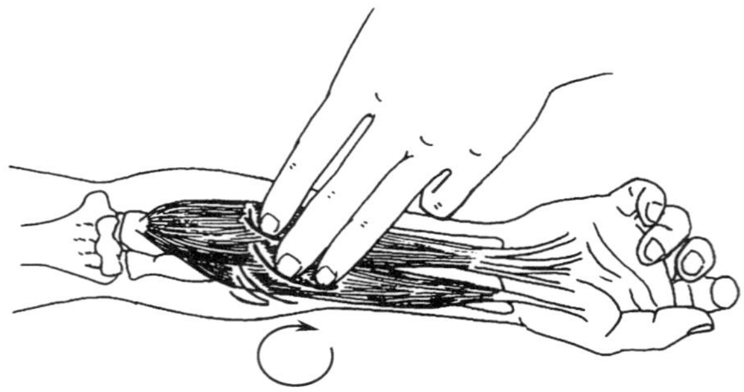

图 5-2-9　三指摩

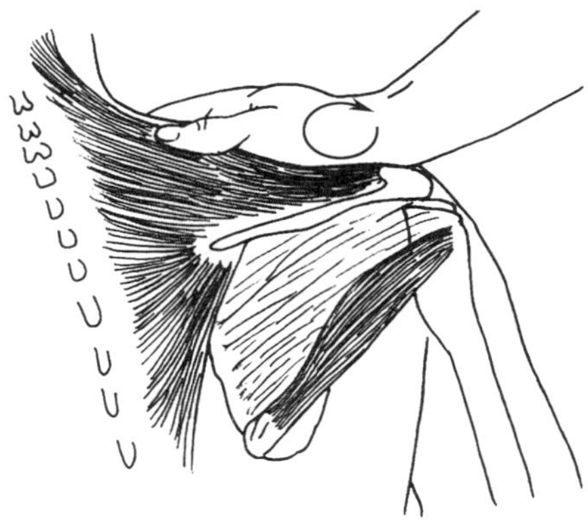

图 5-2-10　掌摩

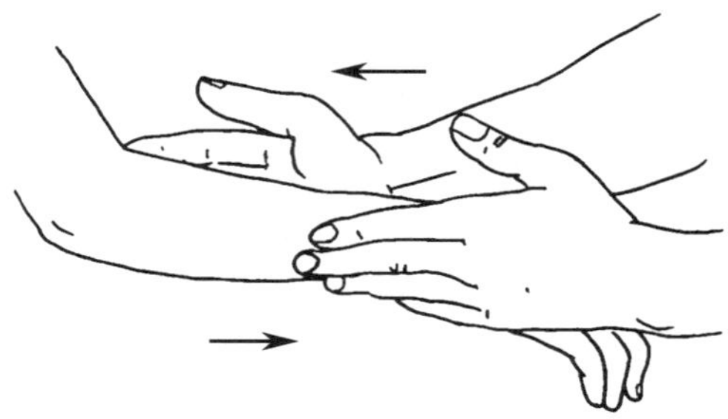

图 5-2-11　直摩

5. 揉法　用手掌鱼际、小鱼际、掌根、手指在体表某一部位作轻柔和缓的环旋转动，带动手下的肌肉组织，称为揉法。该法主要用于关节脱位复位后的患处整理，也常用于软组织损伤后期的治疗。

揉法又包括指揉、大鱼际揉、小鱼际揉及掌根揉等多种具体手法（图 5-2-12~ 图 5-2-14）。揉法具有活血通络、祛风散寒、消肿止痛等作用。此外还有剥离粘连，减轻疼痛，消除肿胀，增加肌肉弹性，改善新陈代谢及麻醉作用。

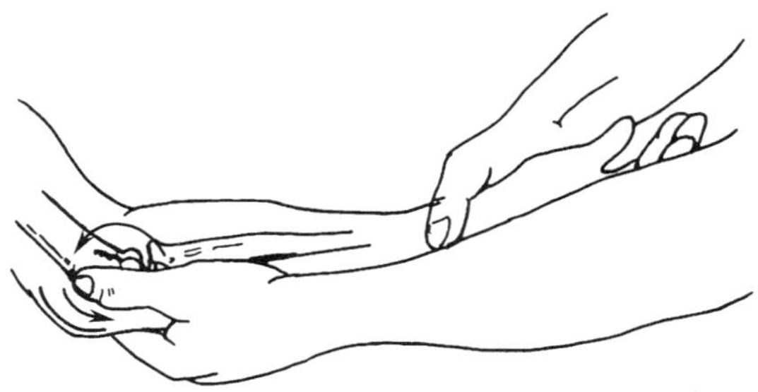

图 5-2-12　拇指揉法

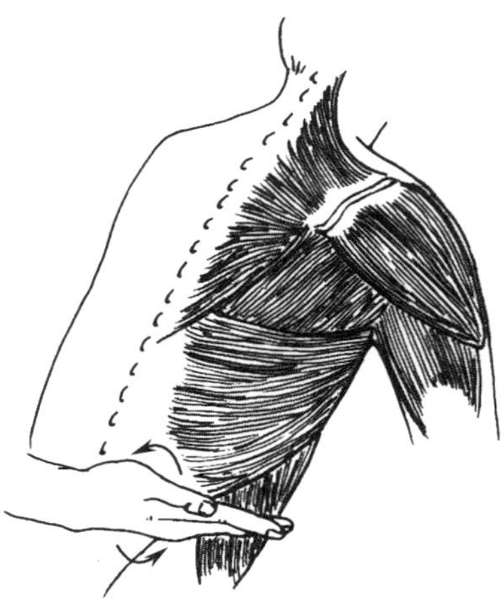

图 5-2-13　小鱼际揉法

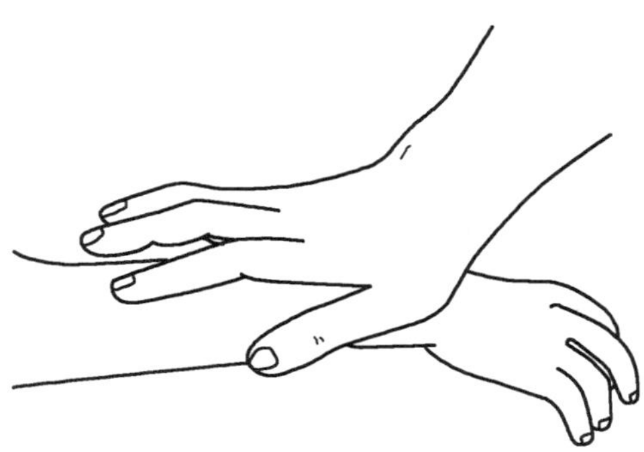

图 5-2-14　掌根揉法

6. 捏法 医者拇指与示指，或拇指与其余四指分别置于被治疗部位的两侧，做相互的捏挤动作，并可移行的手法，称为捏法。

捏法又包括掌捏、指捏、捏脊等几种具体手法(图 5-2-15)。捏法具有通经解痉、疏通气血的作用。可以消除肌肉组织的酸胀或肿胀，缓解肌腱挛缩等。

7. 搓法 用两手掌夹住肢体的一定部位，相对用力，做方向相反、快速来回运动的手法，称为搓法。搓法包括掌搓、拳搓、虎口搓等具体手法(图 5-2-16)。

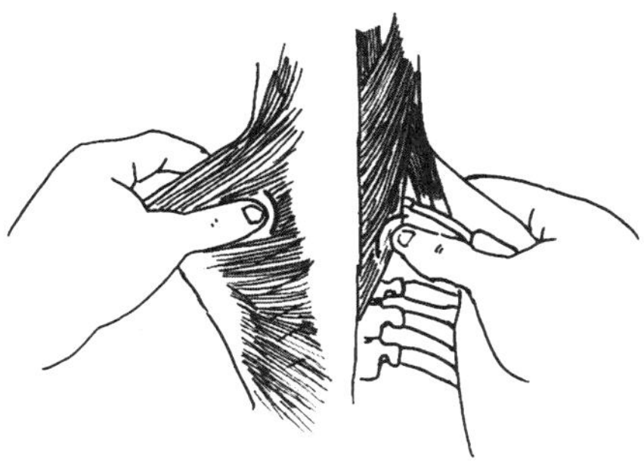

图 5-2-15 捏法

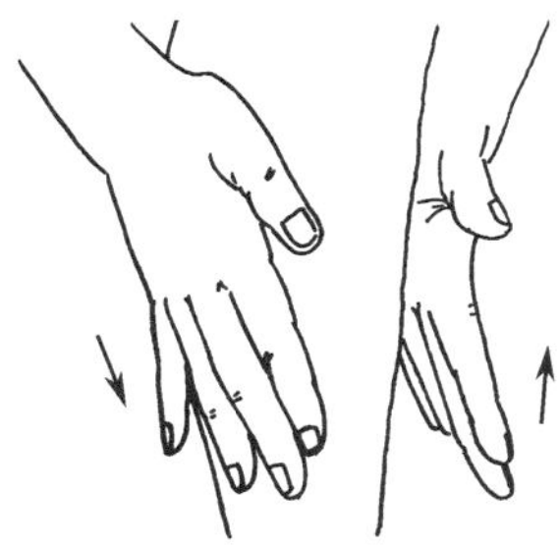

图 5-2-16 搓法

搓法具有疏通经络、行气活血、放松肌肉的作用。可以解除痉挛，松解粘连等。

8. 击法 术者用掌根、拳头等，采取不同方式、不同力度在患者体表的一定部位进行敲打、叩击的手法，称为击法。轻打为叩，重打为击，这类手法动作较为简单，然多属“刚劲”手法，运用不当，也可对患者造成不良刺激。故临床应注意技巧，根据病情与治疗部位选择相宜的手法和力度，做到刚中带柔，重而不硬。

该法包括空拳盖击、空拳侧击、掌面击、掌侧击、掌背击、指击等多种具体手法(图 5-2-17~ 图 5-2-19)。与此类似的手法有拍、捣、啄、敲等。击法具有舒筋解痉、流通气血、止痛除胀的作用。常用于陈伤、劳损以及大量活动后消除疲劳等。

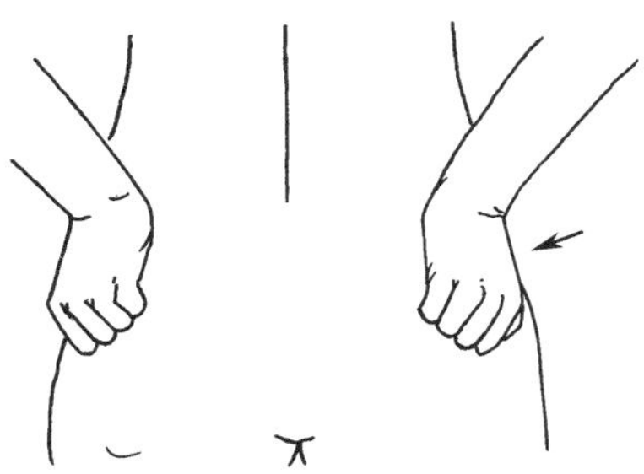

图 5-2-17 空拳盖击法

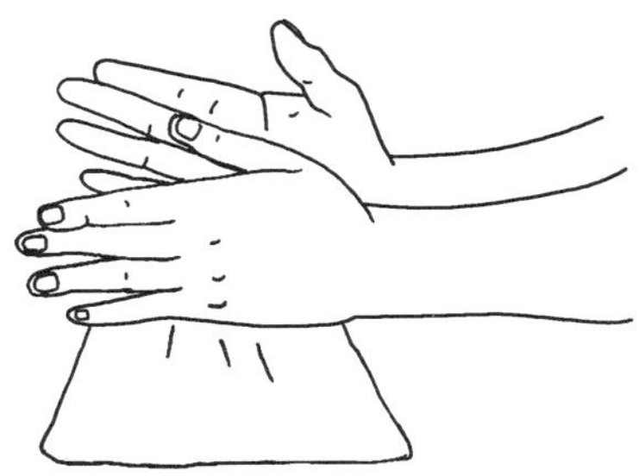

图 5-2-18 掌侧击法

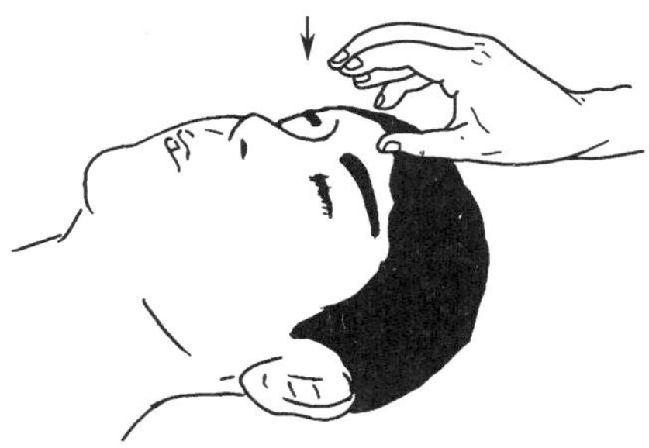

图 5-2-19 指击法

9. 擦法 用手掌紧贴皮肤，稍用力下压并做上下或左右直线往返运动的手法称为擦法。擦法与摩法相近，但擦法力量较大。擦法包括掌擦、鱼际擦、侧擦、指擦、拳擦等多种具体手法(图 5-2-20~ 图 5-2-22)。

擦法具有祛风除湿散寒、温通经络的作用。对肌肉麻痹、萎缩、劳损、风湿痛等效果较好。

10. 擦法 术者用手背掌指关节突出部在患者身体上做旋转和滚动的复合运动的手法，称为擦法。该手法的要点是，操作时手呈半握拳状，以小鱼际的侧面和小指掌指关节的上方接触被推拿部位，着力按压，同时用力作旋后滚动，用力要均匀，滚动的手如同吸附在肢体上一样，不能跳动(图 5-2-23、图 5-2-24)。

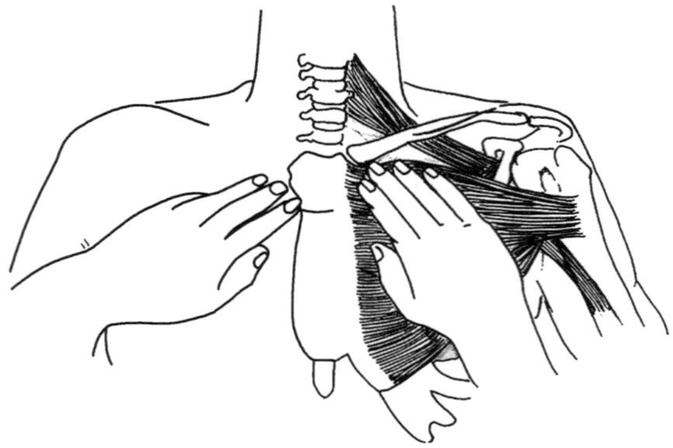

图 5-2-20　掌擦法

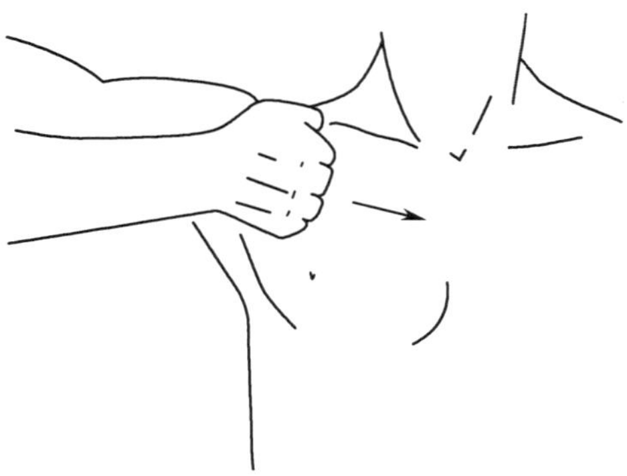

图 5-2-21　拳擦法

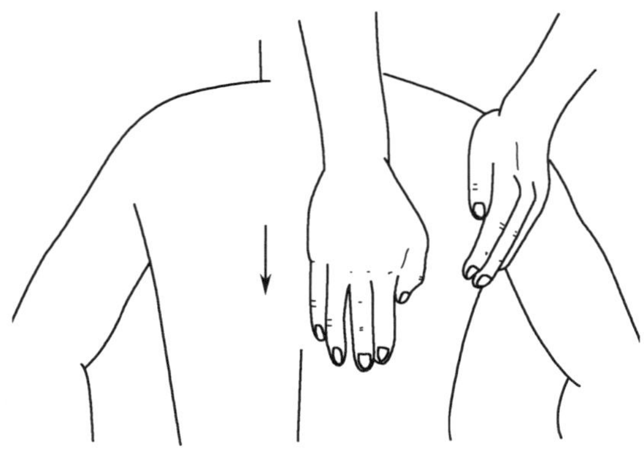

图 5-2-22　小鱼际擦法

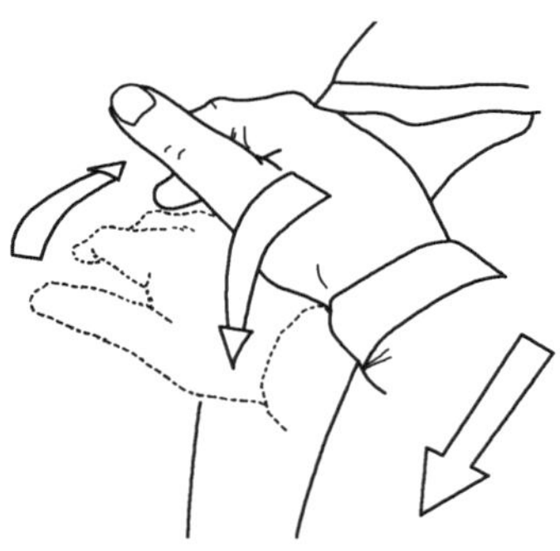

图 5-2-23　何氏小鱼际揉揉法

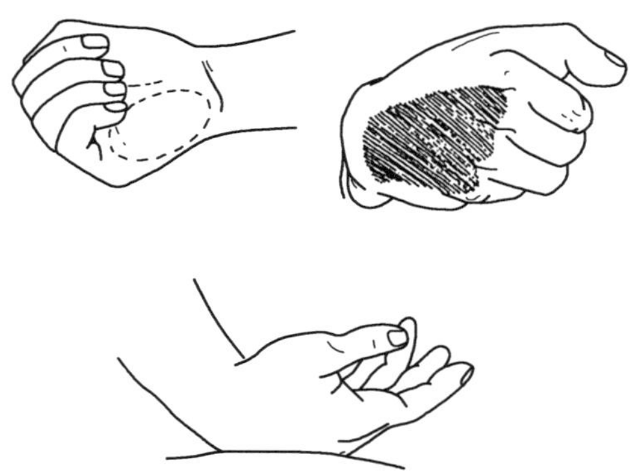

图 5-2-24　小鱼际揉法

揉法具有舒筋活血、滑利关节、缓解肌肉及韧带痉挛、增强肌肉韧带活动功能的作用。适用于腰背、四肢肌肉丰厚的部位,对风湿酸痛,麻木不仁,肢体瘫痪,运动功能障碍等疾患有较好的治疗作用。

11. 扳法　在患者脊柱、关节功能活动范围内予以最大限度的扭转和伸展的手法,称为扳法。扳法的手法很多,如颈椎旋转复位法、腰椎斜扳法、腰椎过伸扳法、腰椎旋提复位法、肩关节上举扳法、肩关节内收扳法、肩关节后伸扳法、肩关节外展扳法、肘关节屈伸扳法、腕扳法、踝扳法等(图 5-2-25~图 5-2-31)。

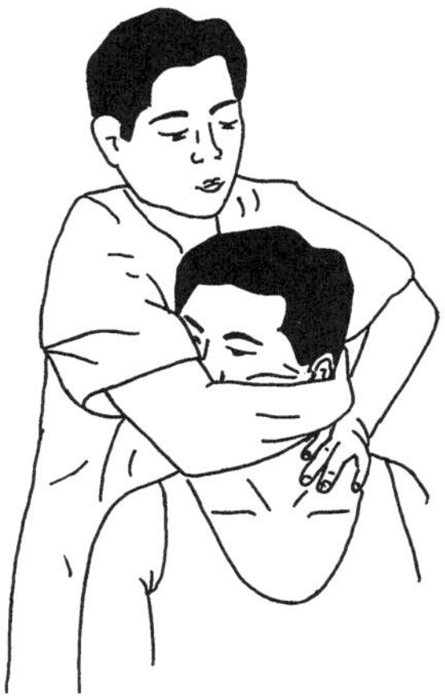
图 5-2-25 颈椎旋转复位法

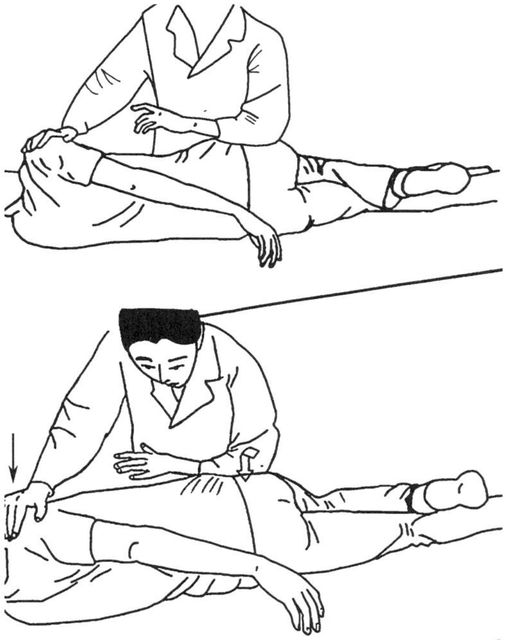
图 5-2-26 腰椎斜扳法

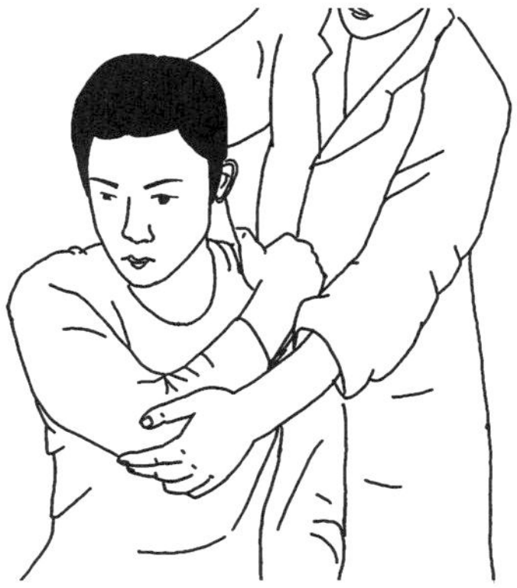
图 5-2-27 肩关节内收扳法

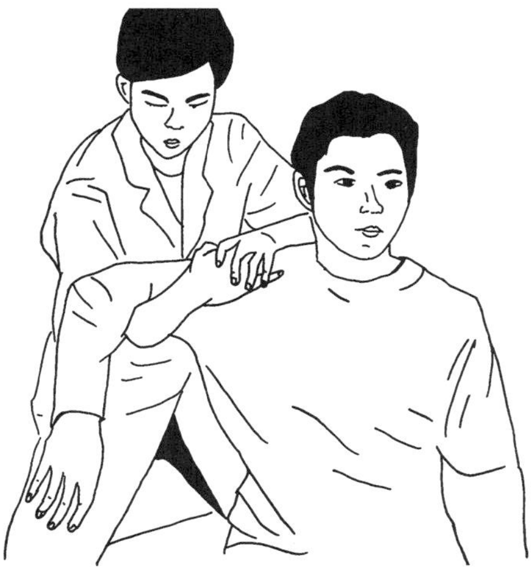
图 5-2-28 肩关节外展扳法

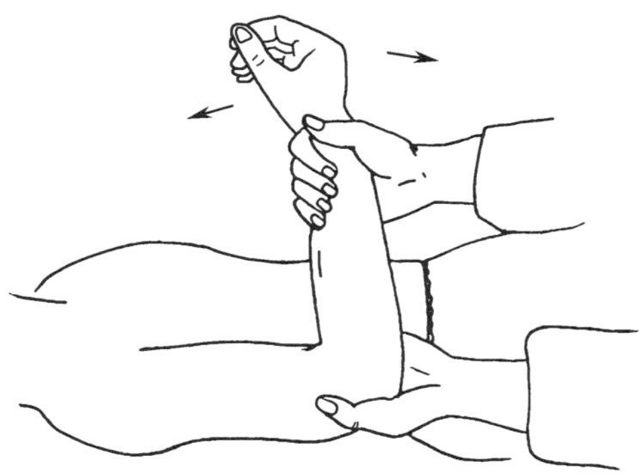
图 5-2-29 肘关节屈伸扳法

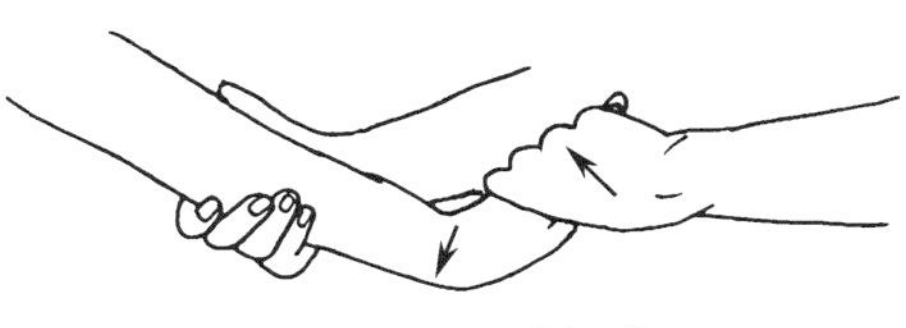
图 5-2-30 腕扳法

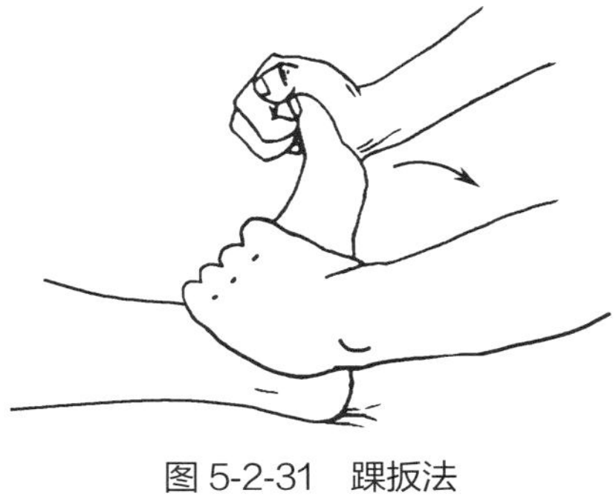
图 5-2-31 踝扳法

扳法运用得当，不失为一种行之有效的好手法。但因其具有一定的危险性，若方法不当，很可能造成更大的伤害。故临床采取扳法时，必须掌握适应证和手法技巧，且使用时应谨慎，以免导致医疗事故。

12. 摇法 用一手握住（或扶住）被摇关节的近端肢体，另一手握住关节远端肢体，做缓和回旋的转动，称为摇法。

该法包括摇颈、摇肩、摇腰、摇髋、摇踝等具体手法。具有舒筋活血、滑利关节、松解粘连、增强关节活动功能等作用（图 5-2-32~ 图 5-2-34）。

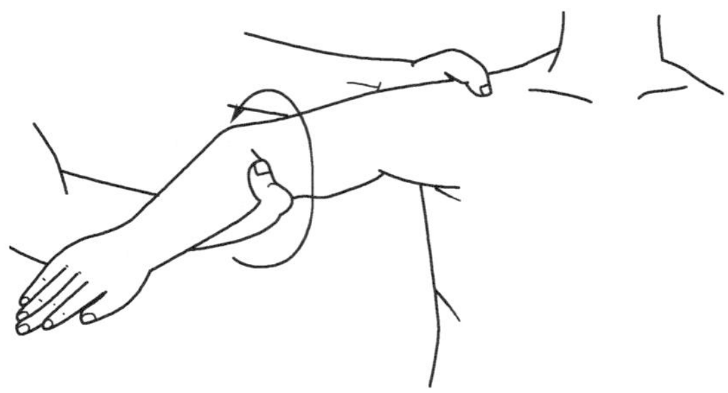

图 5-2-32 摇肩法

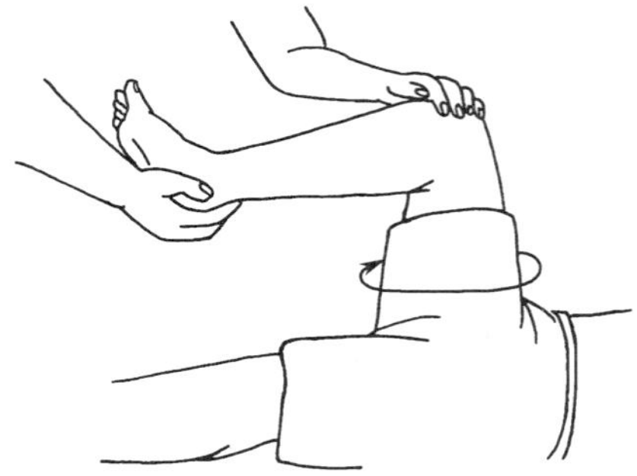

图 5-2-33 摇髋法

13. 抖法 术者握住患者肢体远端，在向远端引伸的基础上将肢体用力上下或左右抖动，称为抖法。抖法振动幅度大小及用力轻重视部位和病情而定。施行抖法时，嘱患者要充分放松肌肉，术者则使用巧劲，而不可用间断的力使患者不适（图 5-2-35）。

抖法具有舒解肌腱、滑利关节、调理气血的作用。有助于治疗椎间盘突出症和小关节紊乱，对伤后所引起的关节功能障碍也常取得较好的疗效。

14. 拨法 术者用指按于肌腱一侧，与肌腱呈垂直方向用力弹拨肌腱，称为拨法（图 5-2-36）。拨法具有调理肌腱、疏通筋络、缓解痉挛、解除粘连的作用。

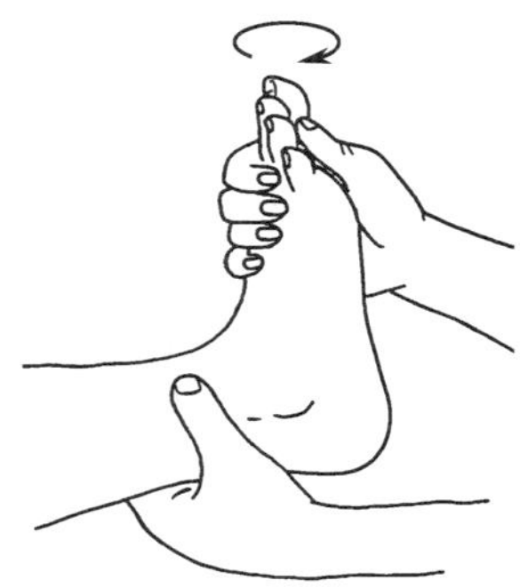

图 5-2-34 摇踝法

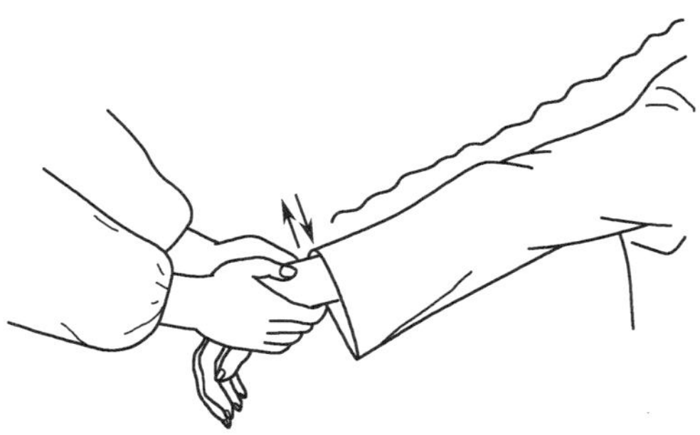

图 5-2-35 抖法

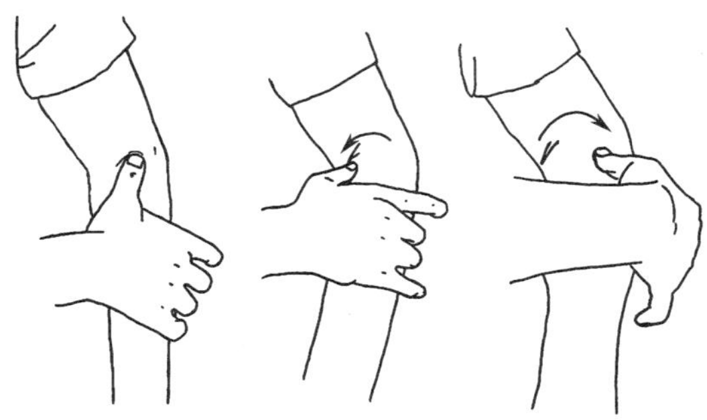

图 5-2-36 拨法

15. 牵法 术者双手沿患肢轴向用力，使肢体具有轴向延长的趋势，称为牵法。该法又包括颈拔伸、肩拔伸、腕拔伸、指拔伸等手法。牵法具有增加关节间隙、拉伸挛缩肌腱、松解粘连、流通气血、帮助骨及关节复位等作用（图 5-2-37~ 图 5-2-40）。

二、复式推拿手法

1. 旋运法 术者一手把定关节的上骨干，一手握关节的下骨干的合宜施力点，在关节功能范围内使患部做矢向和额向双轴面的运动，称为旋运法（图 5-2-41）。该法具有行气活血、散瘀消肿、理顺肌筋、松解粘连、活络关节的作用。

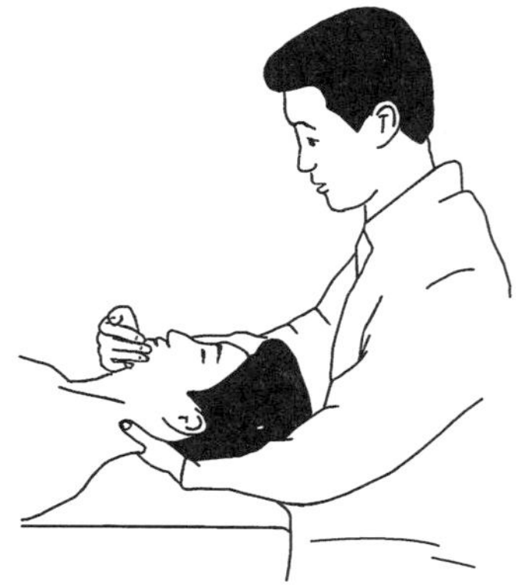

图 5-2-37 颈拔伸法

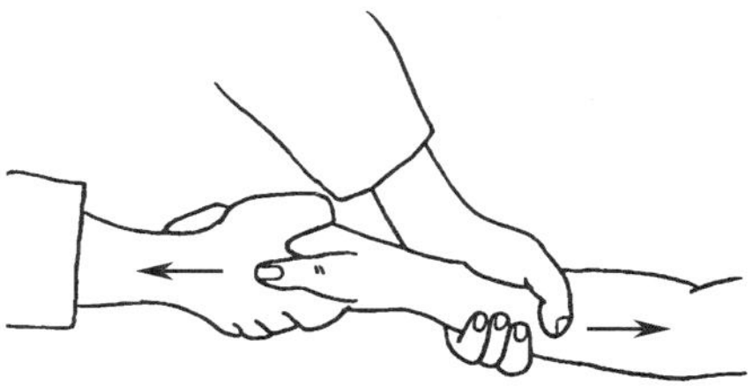

图 5-2-38 腕拔伸法

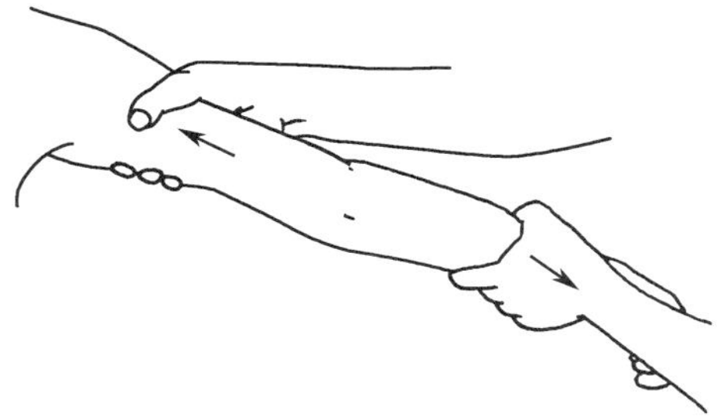

图 5-2-39 肘拔伸法

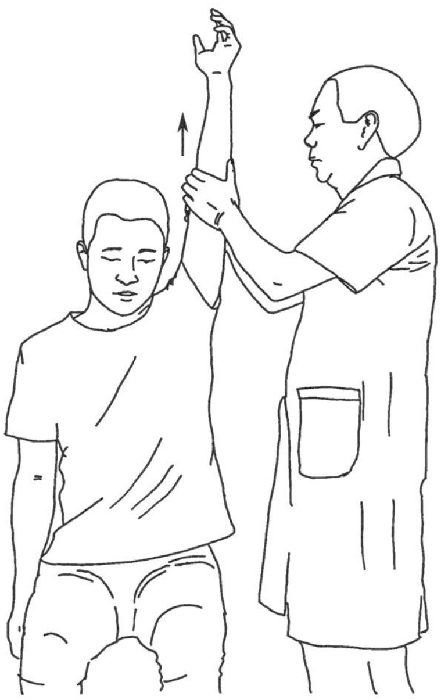

图 5-2-40 肩拔伸法

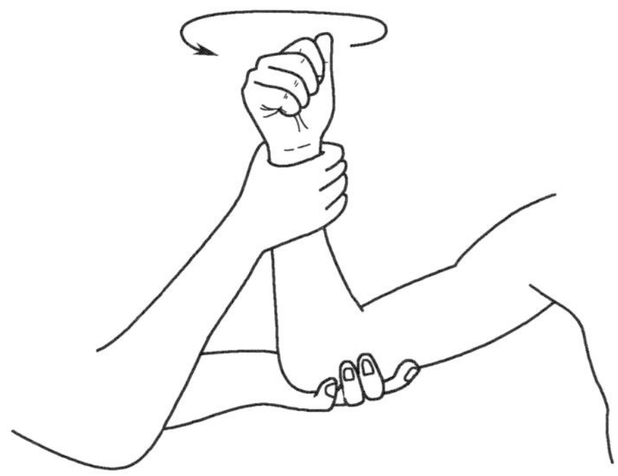

图 5-2-41 旋运法

2. 点揉法 术者以一手或双手拇指腹部深压在人体某一部位，运指旋转和揉动，着力平稳，或顺筋从上而下螺旋式移动，或按经络走行移动(图 5-2-42)。在相应穴位作重点揉理，故称点揉(图 5-2-43)。从该法的特点上可以看出，点揉法可力透穴位，既可补又可泻，还可平补平泻，适应面广泛。具有舒筋活络、散瘀消肿、理伤定痛、散结除痹的作用。

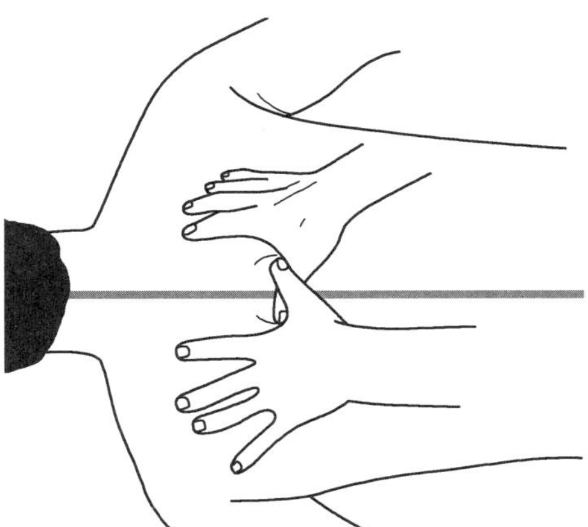

图 5-2-42 何氏双手拇指交叉夹脊法

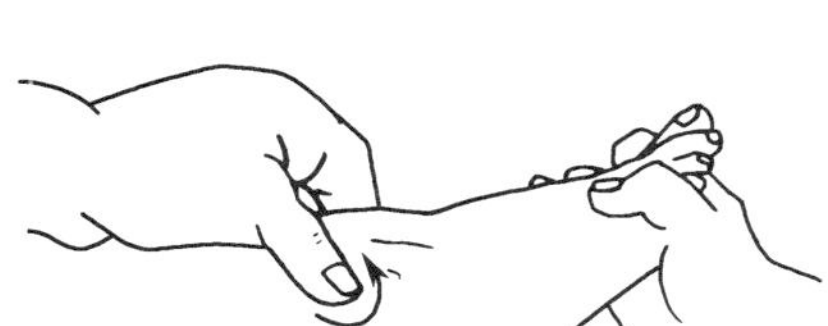

图 5-2-43 点揉法

3. **切颤法** 术者以掌侧面小鱼际外缘贴于患部，以掌侧切力在患部做中速的切下运动，并同时和缓地顺轴移动（图 5-2-44）。这是何氏骨科的特色手法之一，其特点类似在砧板上切菜的动作。使用切颤法治疗时，术者以内劲带动手腕做高频率震颤，使震颤力渗透患部。该法具有疏通气机、理肌散结、醒脑提神、消增健运的作用。

4. **聚合法** 术者以双手掌或双手拇、示指相对抱握患处，一松一紧地对称用力向中间聚合（图 5-2-45）。采用聚合手法时，应逐渐加力，着重在“紧”字。该法具有益气养血、滑利关节、强筋壮骨的作用。常用来治疗肩周炎等。

5. **抚摩法** 术者手心密切接触患者肌肤，手随意动，以轻柔和缓之力在患者身上做圆弧运动（图 5-2-46）。其特点是来回抚摩的力量虽然不大，但有节律变化，如同按正弦波形变化的变力作用于患部肌肤。该法具有安神缓痛、散滞解郁的作用。

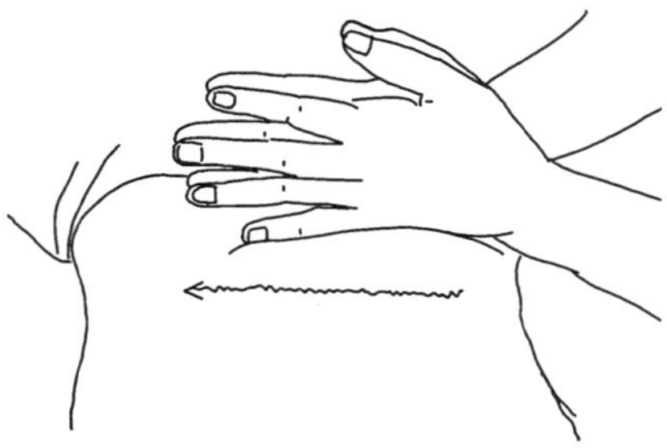
图 5-2-44 切颤法

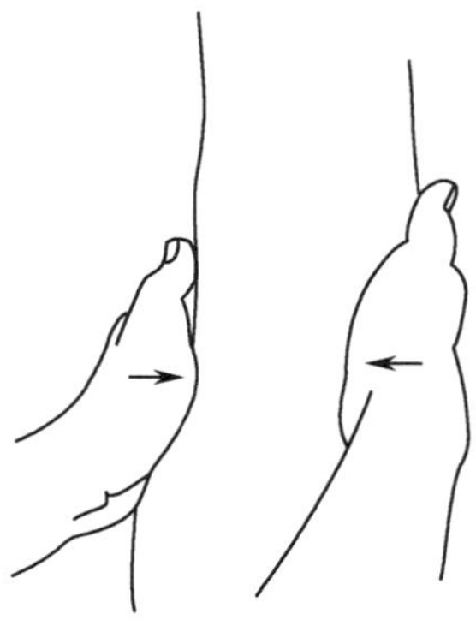
图 5-2-45 聚合法

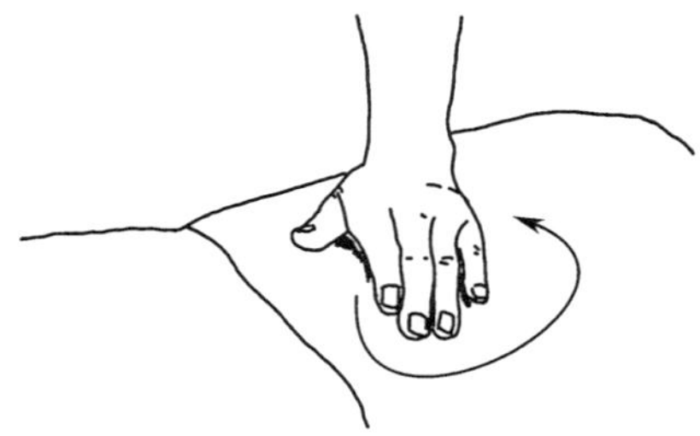
图 5-2-46 抚摩法

6. **拿捏法** 术者拇指与其余四指相对形成钳形，捏住患处，力贯指端，做自上而下捏拿的运动（图 5-2-47）。运用该手法治疗时，要注意使被捏拿部位在轴向和切向同时受力，产生复式运动。本法具有开窍醒神、镇静止痛、疏通经络的作用。常用于肩部、背部等处。

7. **密拿法** 术者以拇、示、中三指指端凑在一起，做一张一合、一紧一松的快速拿捏动作，称为密拿法（图 5-2-48）。该法具有疏风通络、调和气血、醒皮知觉的作用。多用于神经疾患及神经功能性局部麻木、感觉迟钝等。

8. **提弹法** 术者以拇指与示指、中指或拇指与其余四指相对形成钳形，用平稳的力量将肌肉、肌腱提起，然后突然放松，让被提起的软组织从指间弹出，恢复原位，如此反复数次。该法具有顺理肌筋、消炎止痛、缓解痉挛、消除粘连的作用（图 5-2-49）。

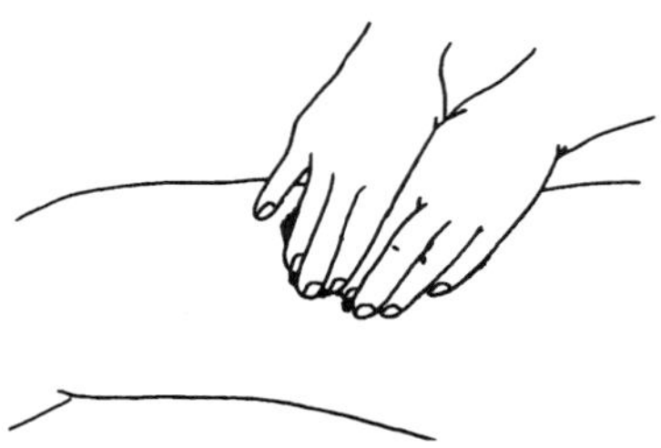
图 5-2-47 拿捏法

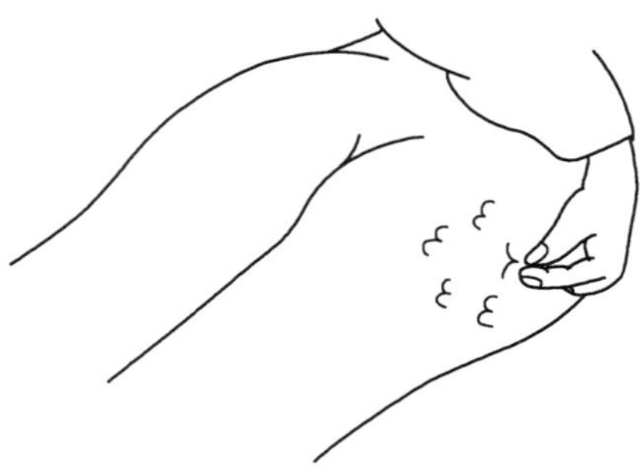
图 5-2-48 密拿法

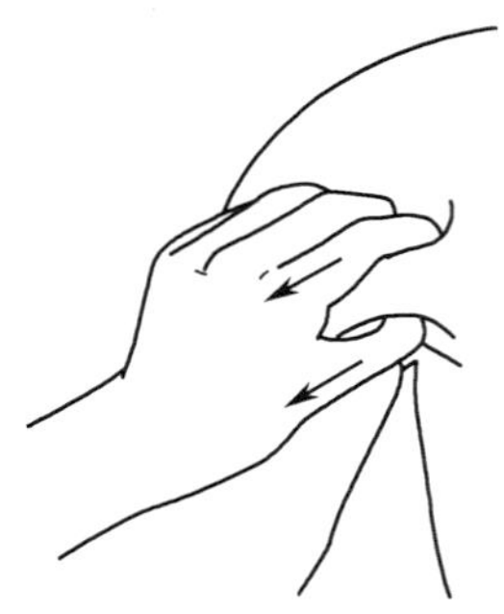
图 5-2-49 提弹法

9. **颤推法** 患者取俯卧位，术者沉肩、伸臂、屈腕，以单手或双手置于施治部位，将力集中在掌根部，稍用力向下按，同时以内力引手做高频颤动，并缓缓向前推动（顺筋或逆筋方向视病情而定）。该法具有解散筋结、通经活络、化瘀止痛的作用（图 5-2-50、图 5-2-51）。

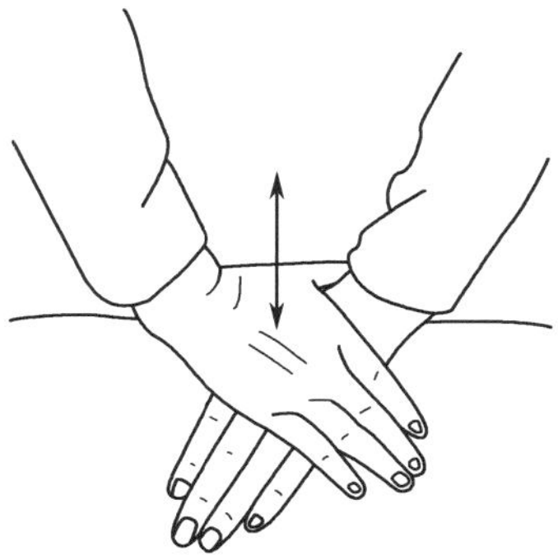

图 5-2-50 何氏掌根交叉按压振动法

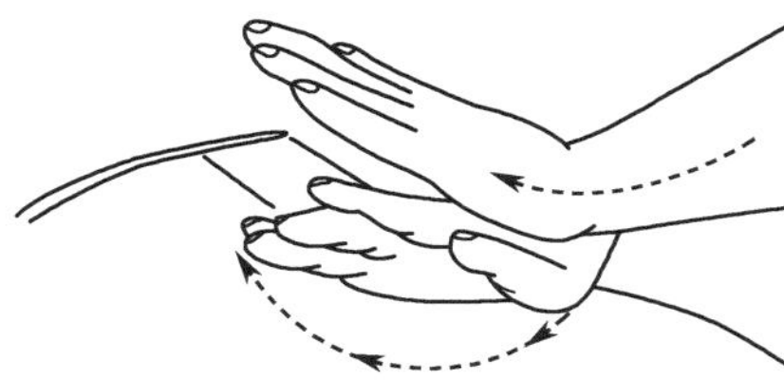

图 5-2-51 颤推法

10. **振抖法** 术者用双手拇指和示指、中指对应握持患部的近端，距患部 5~15cm，以手力带动患部做等幅振动，并同时双手向患部移动，至患部稍加大振幅，同时继续向远端移动，在距患部适当距离时加用轴向牵引力，同时大幅度快速振动，迅即停止，再逐渐减小牵引力（图 5-2-52）。此法具有松解粘连、疏筋解聚的作用。

11. **揉擦法** 术者在施用擦法的同时，加以小鱼际肌在患处做环形按揉，称为揉擦法。此法为何氏骨科的特殊手法之一，由于本法接触面较广，比擦法更柔和而舒适，而力的渗透性更大，治疗效果更好，多用于肌肉较丰厚的部位。该法具有舒筋活血、松解粘连、缓解痉挛、消除疲劳的作用（图 5-2-53）。

12. **分理法** 术者以双手或一手拇指腹部贴于患处，保持一定的按压深度，缓缓地自上而斜下地推动（图 5-2-54）。操作要点是下推时着力，手不离皮肤，缓缓而动。该法具有理顺肌筋、舒缓痉挛、消瘀散结、活络止痛的作用。

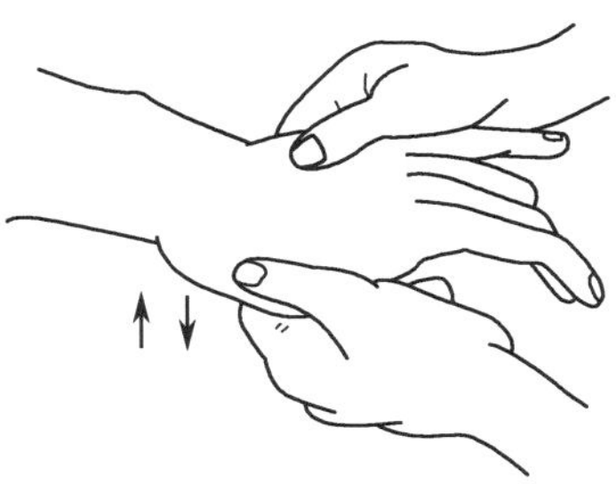

图 5-2-52 振抖法

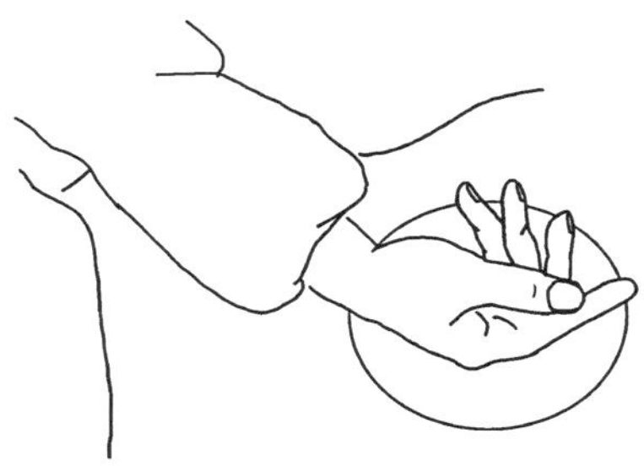

图 5-2-53 揉擦法

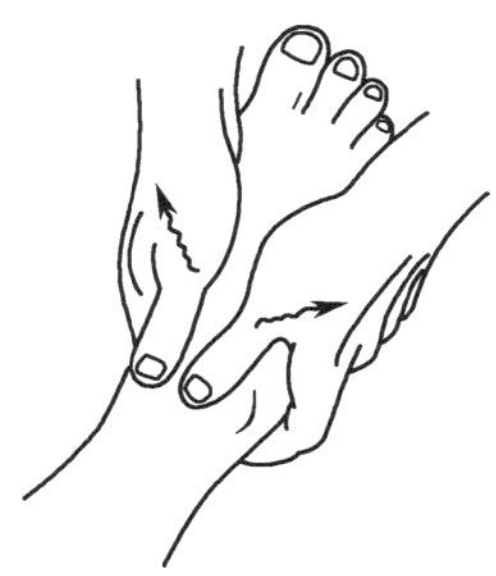

图 5-2-54 分理法

13. **揉按法** 本法是在指揉的基础上对相应穴位施以点按的一种手法（图 5-2-55）。具有经络与穴位兼顾，主次分明，着力深透的特点。本法乃为何氏骨科的常用手法，具有散瘀消肿、活血通络、理气止痛的作用。

14. **屈伸法** 术者一手握住患者关节近端，一手握住远端，双手协调，做关节的牵拉或屈压动作，使患肢关节作被动活动，称为屈伸法（图 5-2-56）。本法具有松解粘连、滑利关节、理顺筋腱、舒筋活络的作用。

15. **展压法** 术者一手使关节做过伸牵拉，一手拇指在患处做按压揉拨动作，称为展压法（图 5-2-57）。本法具有松解粘连、理顺经络的作用。

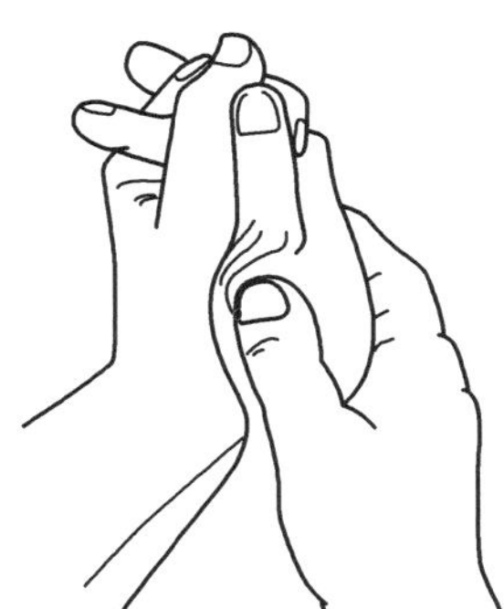

图 5-2-55 揉按法

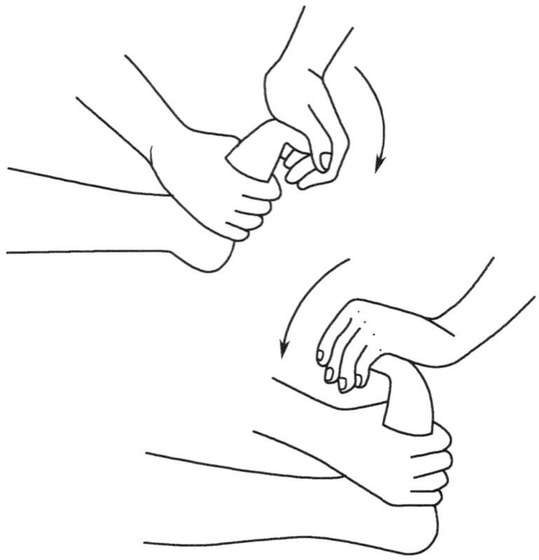

图 5-2-56 屈伸法

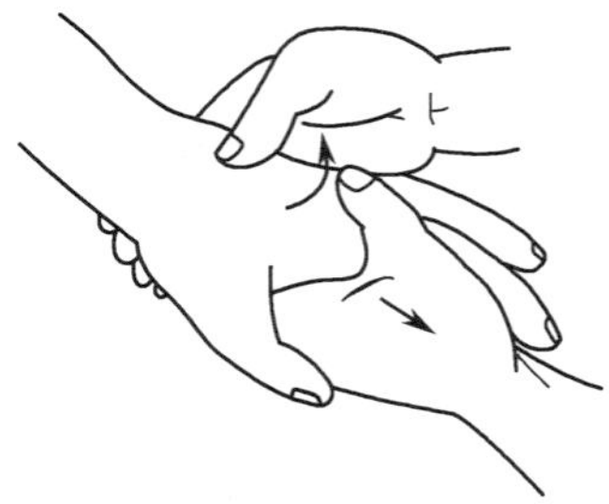

图 5-2-57 展压法

16. 拍击法 术者五指并拢，掌指关节微屈，平稳而有节奏地打患部，为拍法；以拳掌面或拳侧面着实地打患部，为击法。拍法与击法交替施加于同一患部为拍击法（图 5-2-58）。拍法轻灵空巧，具有兴奋、激发、舒张阳气的作用；击法稳实深透，具有散凝、破瘀、宣导气血的功能。

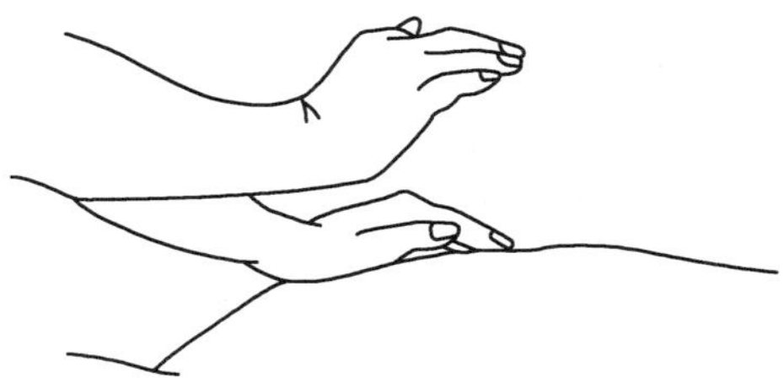

图 5-2-58 拍击法

第六章　何氏骨科常用药物

中药是祖国传统药物的主要组成部分，是我国人民防治疾病、强身健体的重要手段，数千年来，中药对保障国人的健康和中华民族的繁衍昌盛发挥了巨大的作用。中医骨伤科学作为中医学的重要组成部分，历来重视中药的研究也应用，以期不断提升治疗水平，更好地为广大骨伤患者服务。

中医骨伤科学的起源可以追溯至远古时代。我们的祖先为了生存，必须与恶劣的气候、环境及野兽毒虫进行不懈的斗争。在这一过程中，先民难免遭受各种创伤，其原始治疗主要依靠外治法。早在氏族制度形成的山顶洞人时期，就已出现将赤铁矿（代赭石）粉末撒于尸体上的做法，这从侧面反映出药物与人体之间已建立某种联系。从无意识的偶然发现，到有意识的探索，经过漫长岁月，我们的先民逐渐认识到自然界中的某些动植物和矿物质可以用来外敷患处、包扎创伤，并能取得止血、止痛、促进愈合的治疗作用。于是，这些动植物、矿物质也就成为原始人类最早认识并使用的天然药物。

西周时期，疡科疾病的治疗已取得显著发展，其总体法则是内外并治。《周礼·天官》记载："凡疗疡，以五毒攻之，以五气养之，以五药疗之，以五味节之。凡药以酸养骨，以辛养筋，以咸养脉，以苦养气，以甘养肉，以滑养窍。凡有疡者，受其药焉。"这段文字阐述了内服药物治疗疡病的法则，说明早在周代，用药物治疡（包括骨伤病）已成为重要治疗手段。由此可见，这个时期已经发展出外治法与内服药两种治疗手段。《诗经》作为我国现存最早的一部诗歌总集，编成于春秋时期，其中记载了芍药、白芷等五十余种中药。从其载述的文字来看，具有活血化瘀作用的桃仁、芍药等药物，至少在春秋时代就已经用于骨伤科病症的治疗。

至于汉代，人们已经广泛采用药水冲洗之法治疗痈疽等感染性伤口。《五十二病方》中有"稍（消）石直（置）温汤中，以酒痛"的记载。消石即芒硝，主要成分是硫酸钠，用芒硝水冲洗创口有杀菌消炎的作用。该书还记载了用水银治疗外科感染，这是世界范围内较早记载应用水银配方治疗外科感染的文献。此外，《五十二病方》也有对骨伤科病症的描述，收录治伤方 40 余首，对骨伤外科病症，采用内治与外治等多种疗法。

东汉时期，《神农本草经》成书。该书系统总结了汉代以前我国药学发展的成就，是现存最早的药学专著，为本草学的发展奠定了重要基础。书中收录药物 365 种，其中明确记载能主治创伤、折跌、强筋，治金创死肌者有 40 种，治疗痈疽者有 50 余种，治疗各种痹痛、腰痛的药物达 60 余种，由此可以了解当时骨伤科用药的水平。从《五十二病方》记载治伤的续断，到《神农本草经》明确其能"疗金疮，续筋骨"，反映这一时期对药物功效的认识日趋明确。更为突出的是，张仲景在《金匮要略》中不仅运用"王不留行散方"，还用大黄、桃仁治疗马坠及一切筋骨损伤，进一步发展了活血逐瘀治法在骨伤疾病中的临床应用，建立了既能对症用药，又能审因论治的组方原则，对后世产生了深远的影响。

三国至南北朝时期，由于长期战乱，创伤骨折、疮疡杂染等病甚多，患者不论显贵贫民，均求治于疡医。骨伤科在这一历史时期，由于对前人经验的继承和北方少数民族药物知识的传入，以及南方药物的开发，如檀香、丁香、琥珀、茅根、蒲黄、天花粉、苏木、接骨木、沉香、薤白、乳香、穿山甲、红花、丁公藤、刘寄奴等药物被运用于骨伤科临床，丰富和发展了骨伤科学的药物及疗法。

到了唐代，公元 659 年《新修本草》颁行。该书是我国历史上第一部由政府颁行的药典性本草著作，也被公认为世界上第一部国家药典，比公元 1546 年问世的欧洲纽伦堡药典《科德药方书》早八百余年。该书记载的许多外来药物已在民间广泛应用，如常用于骨伤科的密陀僧、麒麟竭、硇砂、郁金、安息香、薄荷、芸薹等，都是《新修本草》收载的。

自宋代以降，直至清代与民国时期，历代医家在药物发掘与应用方面持续探索，对骨伤科药物的研究与发展也各有贡献。

何氏骨科历来重视药物的治疗作用,认为药物是疗效的载体,每一味药都有其独特的功能与效用。临床用药时,药物之间的配伍有一定的规律和法则可以遵循。经对历代用药的经验、规律进行分析、概括,可以将何氏骨科用药的理论以“用药如用兵”论来阐释。这一理念其实早在明代徐大椿的《医学源流论》中已有阐述:“圣人所以全民生也,五谷为养,五果为助,五畜为益,五菜为充,而毒药则以之攻邪。故虽甘草人参,误用致害,皆毒药之类也……然而选材必当,器械必良,克期不愆,布阵有方,此又不可更仆数也。孙武子十三篇,治病之法尽之矣。”这种将用药物治疗疾病比喻为用兵打仗的说法,生动形象,予人启迪良多。

现代系统科学认为,人体是一个复杂的巨系统。一味药或几种药物配伍在一起,即所谓信息论中的信息或复合信息,治疗相当于控制论的控制过程。药物治疗是遵循信息变换原理,当药物作用于人体之后,人体便开始产生某些反应、变化。根据反馈机制,医者及时调整处方,以使患者尽快痊愈。因此,系统科学对中医骨科学有一定的指导意义。

何氏骨科将“用药如用兵”论与现代系统科学相结合,形成自己独特的用药思维。将军带兵打仗,既要知道敌军的情况,又要熟悉自己士兵的战斗能力、作战特长及性格脾气,才能“知己知彼,百战不殆”。同样,医生治病既要深入了解患者的病情,又要熟知所用之药的性味、归经、升降沉浮、引经报使、配伍禁忌等药理知识,才能合理用药,取得最佳疗效。

第一节 理 气 药

凡能调理气分,疏畅气机,消除气滞的药物,称为理气药。中医认为气运失常是多种病症的基本病理变化,故有“气机不利,则生百病”之说。何氏骨科非常重视气分药物的使用,因为“气为血之帅”,通过疏理气机,使得气血运行畅达,消除脏腑功能障碍,从而修复因伤病而受损的组织,改善和恢复其生理功能。在内服、外治诸多方剂中,理气药的正确运用对提高临床疗效起到极为重要的作用。

1. 香附 香附味辛、微苦甘,性平。入肝、脾、三焦经。其气平而不寒,辛能散滞,苦降逆气,归肝经以理气开郁,走三焦以行气分之滞,主一切气,有“气病之总司”的称谓,既为疏肝解郁的要药,也是调经止痛的必用之品,常用于气郁不得流通的胸胁脘腹胀痛。气与血有密切关系,“气行则血行,气滞则血凝”,所以在伤科能治软组织损伤中后期局部肿胀、疼痛,或因肝郁气滞所致胁肋胀痛,肝气犯胃疼痛等症,尤对胸壁挫伤、肋间肌和腰肌损伤疗效显著。

2. 木香 木香味辛,性温。归脾胃、大肠、胆、三焦经。本品辛散温通,气味芳香,能升降诸气,善于泄肺气,疏肝气,和脾气,故为宣通上下、畅利三焦气滞的要药。何氏骨科常将本品与黄柏、延胡索配伍,治疗伤后局部疼痛、肿胀,与续断、地鳖虫、官桂等配伍,可治陈伤之局部经常酸胀、冷痛和不能负重着力等。

3. 陈皮 陈皮味辛苦,性温。归脾、肺经。辛能行散,苦温燥湿,有理气健脾、燥湿化痰的作用。何氏骨科常取其理气燥湿的功能,与青皮配伍,用于伤后局部痰湿阻滞,经络不通,疼痛胀麻,或因脾胃气滞而脘腹胀满,内服外用,共奏舒肝和胃、理气止痛之功,是骨伤科临床常用药物之一。

4. 青皮 青皮味苦辛,性温。归肝、胆、胃经。其气峻烈,沉降下行,功能疏肝胆,破气滞,散结消坚,理气止痛。何氏骨科主要用于治疗伤科患者中后期因气滞血瘀所致的局部肿胀疼痛,胸壁挫伤局部胀痛或食积痰滞脘腹胀痛等症,与陈皮配伍可使其疗效增强。

5. 枳实 枳实味苦辛,性微寒。归脾、胃、大肠经。本品能破气滞,行痰湿,消积滞,除痞塞,为通塞破气之要药。枳实苦泄沉降,气锐力猛,性烈而速,因善于下达,破中焦之气,故跌打损伤初期热结便秘,腹部胀满、疼痛者疗效较好。

6. 枳壳 枳壳味苦、辛、酸,性微寒。归肺、脾、胃、大肠经。本品辛开苦降,长于理气宽中,消胀除痞。主要用于胸腹气滞，痞满胀痛之症。伤科用于治疗躯干内伤，症见胸脘腰腹闷胀不舒、呼吸不利，或伤后肢体胀痛，痛无定处等，常与青皮、川芎、当归、延胡索配伍。具有行气活血、和营止痛之效。枳实、枳壳性味相同，但枳实力强，多用于破积导滞、通利大便；枳壳力缓，多用于理气宽中、消胀除满。

7. 厚朴 厚朴味苦辛，性温。归脾、胃、肺、大肠经。辛能行散，苦而降泄，苦能燥湿，有行气消胀、下气除满、燥湿化痰的作用，是化湿导滞、降逆平喘、宽肠降气的主药。本品以散满除胀为主，对实证或虚中夹湿之证均可应用。伤科常用来治疗跌打损伤患者兼有湿困脾胃、气滞胀满或痰湿内阻等证。

8. 大腹皮 大腹皮味辛，性微温。归脾、胃、大肠、小肠经。它有降气的作用，适用于因气不下降的胸腹胀闷；并有利水湿、健脾胃的功效，可治因水湿停留而致的浮肿。因其下气力强，偏于泄散腹部皮水，故伤科也可用于治疗跌打损伤患者水湿内停，或肢体水肿。本品即槟榔的外壳，与槟榔均能行气畅中、利水消肿。然大腹皮性较和缓，善散无形之滞气；槟榔药性峻猛，善泄有形之积滞。

9. 乌药 乌药味辛，性温。归肺、脾、肾、膀胱经。辛开温通，宣畅气机，有除寒顺气止痛的作用，善于治疗寒郁气逆，胸腹胀痛，气逆喘急，寒疝腹痛，和膀胱有冷气引起的小便滑利频数，是顺气散寒的常用药物。骨伤科用以治疗跌仆损伤，若胸胁胀痛，则可与延胡索、川楝子、香附等配伍以顺气止痛；若伤后腹满胀痛，常与吴茱萸、小茴香、肉桂等配伍以温中止痛。

第二节 活血化瘀药

凡以通利血脉、促进血行、消散瘀血为主要作用的药物，称为活血化瘀药或活血祛瘀药，简称活血药。其中活血作用较强者，又称破血药。本类药物味多辛苦，多归心、肝经而入血分，善走散通行，促进血行。

正常人气血旺盛而调达，营血畅流全身，滋养脏腑与四肢百骸。一旦损伤，或久伤成病，或久病致伤，均可导致血流不畅，瘀阻于脉络，积聚于脏腑体腔，滞留于肌肉皮肤，形成瘀斑、肿块、疼痛不适的病症。活血化瘀类药物就具有治疗这类病症的作用，因此，骨伤科临床常常以此类药物治疗各种跌打损伤疾病。近代研究证实，活血化瘀类药物能扩张血管，改善血液循环，特别是微循环，能调整内脏及血管平滑肌的功能，促进增生性病变组织的软化与吸收，抑制血小板凝集，防止血栓形成及调整体内纤维蛋白溶解活性，增强溶解血栓的作用，有的还有镇痛、抗菌、消炎的作用。

1. 三七 三七味甘、微苦，性温。归肝、胃经。三七甘缓温通，苦降下泄，功擅散瘀和血，瘀散则血自归经，血和则肿消痛止，故有止血行瘀、消肿定痛的作用，为治跌仆瘀损，血滞诸痛之要药。三七具有止血不留瘀血、行瘀不伤新血的优点，因此对于身体内外的各种出血证，如吐血、衄血、便血、崩漏下血、外伤出血，以及跌仆损伤瘀血作痛等症，不论内服或外敷，均有良效。此外，本品甘温主补，还能补益气血、强健身体，民间常用于失血、贫血和产后病后气血虚弱者。

2. 川芎 川芎味辛，性温。本品辛散温通，性善走窜，上行颠顶，下走血海，中开郁结，旁达四肢。入血分行气，气行则血活，血脉流畅，瘀滞消散，故为重要的活血化瘀药。川芎功擅活血行气，祛风止痛。治血瘀气滞诸痛，有寒者用之最宜，被前人誉为“血中之气药”。

何氏骨科运用川芎，常与当归配伍。当归、川芎为血分之主药，性温而味甘、辛，温能和血，甘能补血，辛能散血。明代张景岳云：“一名芎归汤，亦名当归汤。治产后去血过多，烦晕不省，并一切胎气不安，亦下死胎。”今用于骨伤科，当归养血、川芎活血，二药伍用，互制其短而展其长，气血兼顾，行气活血、散瘀止痛之力增强。何氏骨科临床制剂，多取酒川芎入药，意即增强行气、活血、止痛的作用。

3. 丹参 丹参味苦，性微寒。归心、心包、肝经。本品苦寒清泄，专入血分。既善活血祛瘀而通经止痛，又善清心凉血而除烦消痈，主治血瘀、血热、热扰心神所致诸证，兼治热毒所致的疮痈肿毒。古虽有“一味丹参散，功同四物汤”之谓，但临床所用丹参，实对血虚血瘀而微有热象者最为合适。

4. 桃仁 桃仁味苦、甘，性平。归心、肝、肺、大肠经。本品主入心肝血分，善活血祛瘀，为血瘀诸证之要药。因其活血力强，能促进新血生长，故习称其能“破血”“祛瘀生新”。桃仁得春生之气最厚，能入血分而化瘀生新，苦能降泄以破瘀，甘能和畅气血以生新，故为化瘀导滞常用之品。兼入肺与大肠经，又富含油脂，可润燥滑肠、止咳平喘，为治疗肠燥便秘、肠痈、肺痈之佳品。骨伤科常以此治疗跌打损伤后瘀热内积所引起的便秘。桃仁虽然善于活血化瘀，但也有破血的作用，用之不当亦有弊端。诚如《神农本草经疏》所言："桃仁性善破血，凡血结、血秘、血燥、瘀血、留血、蓄血、血痛、血瘕等证，用之立通。第散而不收，泻而无补，过用之及用不得其当，便使血下不止，损伤真阴，为害非细。"

5. 红花　红花味辛，性温。归心、肝经。辛散温通，有活血行瘀的作用，能消除因瘀血而引起的发热。为活血散瘀之要药。适用于因瘀血不行导致的经闭、难产或产后瘀阻腹痛及跌打损伤瘀血作痛等，亦可治斑疹紫斑见有瘀滞征象者。前人认为，红花多用则破血，使血行不止，少用又起养血的作用，故剂量宜掌握适宜为度。

骨科临床中常将桃仁、红花配伍使用。盖桃仁破血行瘀，润燥滑肠；红花活血通经，祛瘀止痛。桃仁破血力强，红花行血力胜。二药伍用，相互促进，祛瘀生新、消肿止痛的力量增强。

6. 赤芍　赤芍味酸苦，性微寒。善除营血分郁热且能散血中之瘀。还可以散痈肿，泻肝火，通经闭。适用于热毒痈肿和妇女瘀血不行的月经停闭，以及因跌打损伤而引起的各种瘀血肿痛。因其长于活血散瘀，并能"除血痹、破坚积""散血块"，故为伤科常用药物。

7. 苏木　苏木味甘、咸、微辛，性平。咸能入血，辛可走散，有活血通经、行瘀止痛、消肿疗伤之功。亦为伤科常用的药物。本品又有类似红花的作用，能治产后瘀血作痛、月经困难和瘀血不行、少腹作痛等症。在骨伤科上，常以苏木与血竭、自然铜配伍，用治跌打损伤、筋伤骨折、瘀血青紫肿痛等症。

8. 姜黄　姜黄味苦辛，性温。有破血、行气、止痛的作用，可以治气滞血瘀的胸腹作痛和月经停闭、腹中结块等症。本品辛散、苦泄、温通，内行气血、外散风寒，还有祛风除痹、通络止痛之功，故可用于治疗风寒湿痹，尤以寒凝血滞、经络不通所致的肩臂疼痛最为适宜。主要用治跌打损伤，肿胀疼痛，血瘀气滞所致的胸胁刺痛，肩臂风寒湿痹等病症。骨伤科以此治疗跌打损伤，常与桃仁、苏木、乳香等配伍使用。

9. 蒲黄　蒲黄味甘，性平。既能破瘀血，治经闭不通和产后瘀血腹痛；又能涩敛止血以治疗子宫大出血，以及吐血、鼻衄、便血等各种出血证。本品甘缓不峻，性平无寒热之偏，生用可化瘀止血而无留瘀之弊；炒炭则偏于收涩止血。伤科也常用蒲黄治疗各种跌倒损伤、外伤出血等病症。

10. 五灵脂　五灵脂味甘，性温。归肝、脾经。具有行瘀血、止肿痛的作用。本品甘缓不峻，性温能通，主入肝经血分，为一味治疗血滞诸痛的要药。

11. 血竭　血竭味甘、咸，性平。归心、肝经。血竭味咸，专入血分，内服可活血散瘀止痛，外用能止血敛疮生肌，用治跌仆损伤、瘀血肿痛、金疮出血、疮口不敛等症均有良效，是伤科和外科的要药。治跌打损伤，瘀血肿痛或外伤出血，常与乳香、没药、红花、儿茶同用，内服外敷均有良效；若伤筋骨折疼痛难忍，可与当归、赤芍、桂心、没药、白芷等同用，有疗伤止痛之功。

12. 乳香　乳香味辛、苦，性温。归心、肝、脾经。乳香辛香走窜，苦温通泄，内能宣通脏腑，外能透达经络，功擅活血消瘀。瘀消则血和，血和则痛止，于是痉挛舒，肌肉长，故乳香有活血理气、止痛生肌的作用。伤科治疗跌仆损伤，瘀血肿痛或外伤出血者，常配伍没药、血竭、儿茶、麝香、冰片、红花等同用。

13. 没药　没药味苦、辛，性平。归心、肝、脾经。功能活血止痛，消肿生肌，能治疗外科痈肿疮疡和伤科的跌打损伤、瘀血作痛，是外、伤科的要药。现代药理研究表明，本品含树脂、树胶、挥发油等成分。能降低血胆固醇含量，防止动脉壁斑块形成；抗炎，退热，镇痛；对黏膜有收敛作用，可兴奋肠蠕动。此外，还对多种致病真菌有不同程度的抑制作用。

乳香、没药虽常同用，但两者功效与适应范围亦有区别。一般认为，乳香辛香温润，能于血中行气，舒筋活络，消肿止痛；没药苦泄力强，功擅活血散瘀，消肿止痛。故乳香以行气活血为主，没药以活血散瘀为要。乳没二药参合运用，气血兼顾，共奏宣通脏腑、疏通经络、活血祛瘀、消肿止痛、敛疮生肌之功。

14. 刘寄奴　刘寄奴味苦，性温。归心、脾经。有破瘀血、消肿胀、止疼痛的作用。可治疗因瘀血阻滞的月经不通和产后腹痛，以及跌打损伤，瘀血肿痛。外敷又能止血，可治外伤出血及烫火伤。临床治疗跌仆折伤肿痛，可配骨碎补、延胡索同用。本品研粉外敷，可止创伤出血疼痛。

15. 鸡血藤 鸡血藤味苦微甘，性温。入肝经。为补血行血，舒筋活络之品。本品既可补血活血，用于治疗血虚经闭、月经不调、痛经，又能舒筋通络。骨伤科临床多用以治疗损伤瘀血，风湿麻木，腰膝酸痛等症，尤对陈旧性软组织损伤和慢性腰肌劳损更适宜。

16. 牛膝 牛膝味苦酸，性平。归肝、肾经。性善下行，开泄宣通，导邪下达，有补肝肾、强筋骨和活血通经的作用。可治风湿关节痛和腰膝酸痛，或两足痿弱不能行走等症。本品尚有四川产的"川牛膝"和河南沁阳市（古称"河南怀庆"）产的"怀牛膝"之分，均有活血祛瘀之功。但川牛膝偏于活血通经，引血下行，用于瘀血阻滞、经脉不通；怀牛膝偏于补肝肾、强筋骨，用于肝肾不足的腰膝软弱等症。

17. 紫荆皮 紫荆皮味苦，性寒。有行气活血、化瘀镇痛、消肿解毒之功，为伤科常用药物。用治跌打损伤，局部肿痛。新伤骨折、筋伤，瘀肿焮痛者，配赤芍、桃仁、红花等外敷或内服；若伤后肿胀灼痛，或伤后神经麻木不仁者，配川芎、延胡索、五加皮等外敷患处，疗效显著。

第三节 接骨续筋药

凡能促进骨折愈合和软组织损伤修复的药物称为接骨续筋药。机体受伤以后，除自身具有修复损伤组织的能力外，临床配合适当的药物内服、外用，对促进损伤愈合和功能恢复有极大的帮助。

1. 续断 续断味苦辛，性微温。归肝、肾经。主要有补肝肾、强筋骨、和血止痛、疗伤续折的作用。可治因肝肾不足所致的腰膝酸痛、脚软无力、关节不利、行动困难，以及跌仆损伤所致的骨折伤筋疼痛等。续断有补而不滞、行中有止的特点，是一味临床常用的接骨续筋药。

2. 骨碎补 骨碎补味苦，性温。归肝、肾经。善治跌仆筋骨损伤，瘀血停积疼痛。本品还有滋补肝肾、强筋健骨、聪耳固齿之功效，可治肾虚久泻、耳鸣、齿痛等症。骨碎补能补肾接骨，行血止血，化寒解凝，善止疼痛，为伤科常用之补品。本品与续断虽同具补肝肾、强筋骨之功，但续断偏于通血脉，入肝经而续筋；骨碎补则长于温下元，入肾经而接骨。

3. 地鳖虫 地鳖虫味咸，性寒，有小毒。走血分而化瘀血，系力量较为峻猛的破血消瘀散结之品。可用于血滞经闭和瘀血积聚、腹中成块的癥瘕，以及跌打损伤、筋伤骨折、瘀血肿胀、疼痛麻木等症。本品治疗损伤功效较好，这是因为它除能行血化瘀外，又有续筋接骨的功用。诚为破坚逐瘀、疗伤止痛之良药。

4. 脆蛇 脆蛇味甘、咸，性平。归肝、脾、肾经。具有散瘀接骨、祛风除湿的功效。伤科用于治疗跌打损伤、伤筋折骨等，有促进骨折愈合的作用。对风湿痹痛也有一定的疗效。

5. 螃蟹 螃蟹味咸，性寒。入肝、肾经。本品能散瘀通经，接骨续筋，除热解结。伤科常用螃蟹治疗骨折和韧带损伤，能促进骨痂的生长和软组织损伤的修复。

6. 象皮 象皮味甘、咸，性温。入脾经。有敛疮生肌、止血镇痛的功用。临床应用时，应将象皮制成粉末状，其方法是先将滑石粉放锅内加热，然后倒入象皮，烫至鼓起并呈焦黄色时取出，筛去滑石粉，放凉，研成细粉即可。亦可配入油蜡膏及铅丹膏中。对于疮疡久不收口或肉芽生长不良，使用象皮能收敛疮面而促使愈合。

7. 狗骨 狗骨味辛、咸，性温。归肾、脾经。辛可祛风，温可祛寒，故有追风定痛、强筋健骨之功，治"风痹"效果尤佳。本品亦为养筋补血之药，用治精血衰少，腰膝痿软，筋骨疼痛等症。

8. 狗脊 狗脊又名金毛狗脊，味苦甘，性温。归肝、肾经。甘温主补，用酒蒸后入药，具有补肝肾、强腰膝、祛风湿的作用。善治肝肾不足、腰背足膝酸痛无力，以及关节酸痛的风湿痹证。因本品补肝肾、强腰脊，兼可祛风除湿，故为治疗脊柱病之要药。此外，其温补固摄，还有缩尿止带之功，能治下焦虚寒、尿频带下。

9. 五加皮 五加皮味辛，性温。归肝、肾经。五加皮辛散温通，有祛风湿、止痹痛、补肝肾、强筋骨的作用。五加皮有南北之分，南五加皮补肝肾、强筋骨、祛风湿较好；北五加皮又叫香加皮，利水去湿作用较好，但有一定毒性，不能过量使用，以防中毒。临床上所用的五加皮多为南五加皮，用治风湿痹痛兼有肝肾不足者，或痹痛日久，肝肾受损，筋骨痿弱等出现的关节风湿疼痛、腰腿酸痛、半身不遂等症。

10. 白及 白及味苦甘涩，性平。涩而质黏，有收敛止血、生肌消肿的作用，能治痈疽肿毒疮疡等症。白及涩中有散，补中寓破，故能逐瘀祛腐，封填破损，生肌长肉。既可用于初期的收敛止血，又用于损伤后期的骨折不愈、筋伤缺损，是止血与续筋生肌的常用之药。

11. 自然铜 自然铜味辛，性平。归肝、肾经。有续筋接骨、散瘀止痛的作用，为伤科接骨要药。可治跌仆筋骨折伤，瘀血阻滞疼痛等症。自然铜入肝能散，入肾能镇惊，得辛可散瘀血、破滞气，故痛止伤愈。用治跌打损伤，瘀血肿痛，常以本品配当归、没药等份为散剂，以酒调服。用治筋骨折伤，常与乳香、没药、当归、羌活同用，醇酒调服。然本品秉性刚坚，接骨之后，应中病即止，不可过服、久服，以免伤害身体。

第四节 补 益 药

凡能补益人体气血阴阳的不足，以达到补虚扶正目的的药物即称为补益药。虚证一般有气虚、血虚、阴虚、阳虚之分，补益药亦根据其性能与应用范围而分为补气药、补血药、补阴药、补阳药四类。

一、补气药

1. 人参 人参味甘微苦，性温。归肺、脾、心、肾经。甘温主补，最善补益元气。元气源于肾精，化生周流全身的元阳、元阴之气，是推动脏腑功能、气血运行和营养全身的动力。本品峻补元气，益气固脱，为治疗元气虚脱、虚劳内伤的第一要药。人参具有大补元气、补脾益肺、生津止渴、安神益智四大功效。其大补元气兼补五脏之气，化生周身气血，外既能养卫气，内又可调营血，凡气血津液不足、心神不宁等症，均可随症配伍应用。

2. 党参 党参味甘，性平。归脾、肺经。有补中益气、生津止渴、养血和营的作用，常用于脾肺气虚、声音低微、懒言短气、四肢无力、食欲不佳等症。党参善补中气，又益肺气，性质平和，不燥不腻，为补脾肺气虚常用之药。本品功效与人参相似，常为人参的代用品，惟药力薄弱。治一般虚证，可代替人参使用；虚脱重证，则仍以人参为宜。

3. 黄芪 黄芪味甘，性温。归脾、肺经。甘补温升，为补气升阳的要药。主要有补气升阳、固表止汗、托毒生肌、利水消肿四大功效。卫气虚则肌表不固，可引起汗出不止，本品能补肺气、固卫气，故常用于表虚不固的自汗。气充则血足，所以黄芪又能补气血，用于治疗因气血亏虚无力托毒排脓或不易收口生肌的痈疽疮疡等症。黄芪生用，重在走表，可敛汗固表，托毒排脓，生肌敛疮，利尿消肿；黄芪炙用，重在走里，补中气而扶脾生血。

4. 白术 白术味甘苦，性微温。归脾、胃经。甘温补气，苦燥湿浊，有补益脾胃之气、燥湿化浊止泻的作用。白术为健脾要药，用治骨伤科患者气血亏损所致的脾胃虚弱及陈旧性腰膝损伤疼痛，对腰肌损伤疗效较好。

5. 山药 山药味甘，性平。归脾、肺、肾经。山药既能补气，又可养阴，药性温和，有补脾胃、止泄泻和滋肾益肺的功效，为平补脾、肺、肾三经之药，适用于脾胃虚弱、食欲不振、泄泻久痢及肾虚遗精、带下、尿频及肺虚咳喘等症，并治消渴等病。

6. 黄精 黄精味甘，性平。归肺、脾、肾经。有补脾润肺、益气生津、补肾益精的作用，可治脏腑虚损的劳伤病，如脾胃虚弱，肺虚咳嗽和精亏消渴等症。骨伤科在应用黄精方面，主要针对脏腑虚损的劳伤病，常配伍党参、白术、茯苓、甘草、陈皮等，如有瘀血阻滞，则加桃仁、红花、地鳖虫、当归、川芎等。

7. 蜂蜜 蜂蜜味甘，性平。归脾、肺、大肠经。蜂蜜有补脾益气、缓急止痛的作用，治脾虚倦怠乏力，食少，脘腹疼痛，配伍白芍、炙甘草、陈皮煎液兑服，即蜜草煎，以补脾止痛。蜂蜜还有润肺止咳、润肠通便的作用，治脾肺两虚之虚劳咳嗽，干咳少痰，咽燥咯血，气短乏力，配伍党参、生地、白茯苓，即《洪氏集验方》琼玉膏，以滋阴润肺，益气补脾；治体虚津枯之肠燥便秘，可单用蜂蜜 30~60g 冲服；慢性便秘，伍黑芝麻、当归、生首乌、肉苁蓉，以养血润燥。蜂蜜炼制，具有甘温滋补的作用，用于老少体衰，营养不良，病后调养。蜂蜜还可以用来做炮制辅料，增强其他药物的效用，如蜜制黄芪能增强补气之功，蜜制麻黄可减轻辛散之性，以润肺止咳。此外，蜂蜜还有解毒疗疮、润肤生肌的作用，用治疮疡、水火烫伤、目赤、口疮、慢性溃疡、手足皲裂等，可单味应用，或伍大青叶、升麻、生甘草同用，以清热解毒，润缓其痛。

8. 大枣 大枣味甘，性温。归心、脾、胃经。本品能调和百药，并有益气补脾、养血安神的作用，可治脾胃虚弱、食少便溏和血虚脏躁等症。大枣质润性缓，善补脾胃、润心肺、调营卫、补阴血、生津液，骨科临床上用以治疗患者因脾胃虚弱而致倦怠无力、食少胀满或因情志抑郁所致的脏躁证等。要注意的是，本品为补养药，容易助湿生痰，因此由痰湿引起的胸中胀满不宜服用。

二、补血药

1. 当归 当归味甘、辛、苦，性温。归肝、心、脾经。主要有补血活血的作用，当归补血之力较强，可扶助虚衰、补益亏损，用治血虚亏损诸证，且辛能行散，又有逐瘀血、生新血、调经脉、止疼痛的功用，所以又常用于妇女月经不调、痛经闭经以及痈疽肿痛、跌打损伤等症。此外，本品还有补血润肠通便的作用，可治血虚、津液亏虚的大便秘结。骨伤科用于治疗跌打损伤之瘀血肿痛，多与大黄、桃仁、红花等同用。

2. 熟地黄 熟地黄味甘，性微温。归肝、肾经。甘润滋补，是滋肾补血、补益精髓的首选药。善治肾虚精亏的腰膝软弱和头昏目眩、盗汗遗精，以及阴血亏虚的面色萎黄、心悸、月经不调等症；并能治精血不足引起的须发早白。跌打损伤中后期，血虚或肾精不足所致的骨折迟缓愈合，常在对症方药中重用熟地黄，以补血滋肾、益精填髓，促进骨痂生长愈合。

3. 何首乌 何首乌味苦、甘、涩，性微温。归肝、肾经。本品甘而主补，微温不燥，补而不腻，为滋补佳品。何首乌主要有补肝肾、益精血、润肠通便、截疟解毒的功效，并能乌须黑发，不但能治肝肾精血亏损所致的虚弱证，同时还能增强人体的免疫抵抗力，从而延年益寿。临床使用何首乌时有制、生之分，一般酒蒸熟、晒干用为制何首乌，功能补肝肾、益精血，用于肝肾不足、精血亏虚所致诸证最为适宜；何首乌之新鲜或生者(干品)，功能润肠通便、解毒截疟，适用于疮痈、瘰疬、久疟正虚、肠燥便秘等症。骨科临床也常用制何首乌，配伍当归、川芎、熟地黄、巴戟、枸杞等，以补肝肾、益精血、壮筋骨。

4. 白芍 白芍味苦、酸，性微寒。归肝、脾经。甘补酸收，有收敛和养阴补血的作用。本品酸敛肝阴，平抑肝阳，补血柔肝，缓急止痛，因此可治木旺乘土的泄泻、痢疾、腹痛，以及因阴虚血亏而肝阳偏旺所引起的胸胁脘腹疼痛、四肢拘挛疼痛、月经不调等。临床常以白芍、桂枝配伍使用以调和营卫，贯通气血。桂枝、白芍伍用，出自张仲景《伤寒论》桂枝汤。白芍酸收，和营敛阴；桂枝辛散，和营解肌。二药相配，发汗之中寓有敛汗之意，和营之内尤有调卫之力。故《医宗金鉴》云："此方为仲景群方之冠，乃解肌发汗、调和营卫之第一方也。"

5. 阿胶 阿胶味甘，性平。归肺、肝、肾经。阿胶为血肉有情之品，质黏滋润，有补血、止血、滋阴润肺的作用，可治疗虚劳咳嗽、吐血、咳血、便血以及崩漏下血等症。此外，本品还可以治阴虚所致的心中烦热、不得安卧等症。骨科临床上对于阴血亏虚的患者，以阿胶烊化，兑入汤药内服用。

三、补阴药

1. 沙参 沙参味甘、微苦，性微寒。归肺、胃经。有清肺火、益肺阴的作用，并能消肿排脓，治肺中有热、胸膈作痛、咳吐脓血的肺痈和肺虚有热的咳嗽。此外，还能补肝，可治疗肝虚气郁的胁肋疼痛。沙参甘寒养阴，不仅益肺阴，还能养胃阴、生津液，常用于温病邪热伤阴或胃阴不足等证。临床所见沙参有南北之别，北沙参养胃阴，平补正气，偏于"虚证"；南沙参与北沙参相似，但补气之力较差，清肺祛痰、生津养阴之功较好，偏用于“实证”。

2. 麦冬 麦冬味甘、微苦，性微寒。归肺、胃、心经。甘寒养阴清热、生津止渴，能解除因热病伤阴引起的口渴及心胸烦热。既可补养心阴，清泻心热，治心阴不足、心火上炎的心烦不寐、健忘多梦；又能滋养肺阴，清降肺火，治热伤肺阴、阴虚肺燥的鼻燥咽干、干咳少痰、劳嗽咳血等症。麦冬能生津液、清心火、养胃阴、滋肺燥、润肠枯，实为清补之佳品，诚如张锡纯所言：“麦冬，味甘，性凉，气微香，津液浓厚，色兼黄白。能入胃以养胃液，开胃进食，更能入脾以助脾散精于肺，定喘宁嗽，即引肺气清肃下行，统调水道以归膀胱。盖因其性凉、液浓、气香，而升降濡润之中，兼具开通之力，故有种种诸效也。用者不宜去心。”

3. 玉竹 玉竹味甘，性微寒。归肺、胃经。甘寒养阴、质润除燥，有养阴润燥、生津止渴的作用，对治疗肺热的燥咳或胃热的烦渴都有较好的功效。

4. 石斛 石斛味甘，性微寒。归胃、肾经。石斛甘寒养阴，主要能滋胃阴、生津液，适用于热性病津液损伤或阴虚内热，以及舌光无苔、津液亏少等胃阴不足证。本品又善滋肾补虚，可治以腰膝酸软为特征的肾阴亏损证。石斛为清补之佳品，清中有补，适于虚中有热者。

5. 女贞子 女贞子味甘、苦，性凉。归肝、肾经。女贞子甘而能补，微寒清热，补中兼清，有补益肝肾阴血及清虚热的作用，乃为清补退热之佳品，能乌须黑发、养肝明目和强筋健骨。用治须发早白、腰膝筋骨酸软无力，以及肾阴不足、肝风上扰的头目眩晕等症。骨科也以此治疗筋骨痿弱、行走无力等肝肾阴亏之证。本品特点是补中兼清，补而不腻，性较平和，作用缓慢，久服方效。

6. 墨旱莲 墨旱莲味甘、酸，性寒。归肝、肾经。甘酸养阴，寒能清热，功能补肾滋阴、生须黑发，可治肾阴不足所致的须发脱落和早白。此外还有清热、凉血、止血的作用，可治赤痢和便血。临床上常将墨旱莲与女贞子配对使用，名曰二至丸。女贞子冬至之日采，墨旱莲夏至之日收。二药伍用，有交通季节、顺应阴阳之妙用。二药皆入肝、肾两经，相须为用，互相促进，其清虚热、疗失眠、补肝肾、强筋骨、乌须黑发之力增强。

7. 龟甲 龟甲味甘、咸，性寒。归肝、肾、心经。咸而入血入肾、甘寒润养清补，主要有滋阴补肾的作用，并能强筋健骨，潜阳息风。可治阴虚发热或阴虚风动和肾虚的筋骨不健，腰腿软弱无力，以及小儿的囟门久不闭合等症。龟甲一般要经过砂炒、醋焠的炮制，才能更易于煎出有效成分，并可祛除腥味。骨伤科也常以此入药，促进骨折后骨痂生长。

8. 鳖甲 鳖甲味咸，性平。归肝、肾经。咸入阴分，性能潜降，有滋阴潜阳、清热除蒸、通利血脉、软坚散结、消痞除癥的作用。善治阴虚火旺、肝风内动或虚劳咳嗽、骨蒸盗汗和瘀血停滞的月经不通、癥瘕痞块等症。此外还可消肿，对痈肿而有瘀血者有效。在骨伤科上，取其补肝滋肾、软坚散结、通利血脉之功，故能强筋壮骨，活血散瘀，因而用于治疗肝肾阴虚，骨蒸劳热、腰腿酸痛，骨痂生长不良等症，临床上常与龟甲配伍使用，可对加速骨伤后骨痂生长与功能恢复有显著疗效。

四、补阳药

1. 鹿茸 鹿茸味甘、咸，性温。归肝、肾经。甘温主补，咸而入肾，又入血分，主要有温壮肾阳、峻补精血、强筋壮骨、培补中气、固护冲任的作用。适用于肾阳不足的阳痿、遗精，女子崩中带下，以及腰膝寒冷，下肢软弱无力，遗尿、尿频或小便带血、阳虚精亏等一切虚损病变。在骨伤科上用以治疗骨折愈合迟缓，常将本品与熟地黄、枸杞子、续断、骨碎补等配伍，以补肾益精促进骨痂生长。此外，本品还可治虚寒性疮疡，穿溃后久不收口，用此可补益精血，外托疮毒，有生肌收口之功效。

2. 鹿角胶 鹿角胶味甘、咸，性温。归肝、肾经。甘能润补、温可散寒，有补益精血的作用，并能止血安胎，适用于虚寒性吐血、衄血和虚损瘦弱、崩中带下等症。骨伤科上也以此治疗跌仆损伤、骨折筋断，对于促进骨痂愈合具有较好的疗效。

附注：本品系由鹿角煎熬、凝结而成。鹿角味咸、性温，熟用补肾助阳、强筋健骨，功同鹿茸，但效力薄弱；生用活血散瘀，消肿止痛，多用于痈疽肿毒，也可用于骨折筋伤，内服外敷均可。鹿角霜是熬制鹿角胶后的剩余骨渣，味咸性温，有益肾助阳的作用，但功效薄弱，可治肾阳不足、脾胃虚寒引起的食少、便溏、呕吐等症。外用止血敛疮，治创伤出血及疮疡久溃不敛等。骨科以此治疗骨折筋伤后期，肿痛日久，肌肉萎缩，肢体畏寒，脚软无力等症。

3. 海龙 海龙味甘、咸，性温。归肝、肾经。甘能润补，温可散寒，咸以软坚，有补肾、壮阳、纳气的作用，并能散结消肿，化瘀消癥，适用于肾气虚弱的遗精、阳痿、早泄、不育，肾不纳气导致的虚喘，以及痈肿疔疮，瘰疬、瘿瘤等病。骨伤科在对症方药中加入海龙，以补肾壮阳、接骨续筋，对人体遭受损伤后骨折筋伤的恢复有较好的作用。

4. 海马 海马味甘、咸，性温。归肝、肾经。甘可补益，温能散寒，咸以活血散结，有补肾壮阳、益精填髓、活血散结的作用，适用于肾阳虚衰的精少阳痿、宫寒不孕及腰膝酸软、夜尿频数等症。因海马有补肾益精、活血散结的功效，骨科常以此治疗跌打损伤、筋骨肿痛之症，临床常配伍苏木、桃仁、红花、当归尾，以活血散瘀，消肿止痛。

5. 韭菜子 韭菜子味辛、甘，性温。归肝、肾经。有通胃气、散寒邪的作用，可治疗胃寒气滞、闷胀作痛。韭菜汁能活血散瘀，韭菜子能温肾助阳，可治肾阳虚衰导致的梦遗滑精，也可治肝肾不足、肾阳虚衰、腰膝酸痛、久泻久痢等症。常与血余炭配伍使用，一(韭菜子)温阳，一(血余炭)滋阴；一渗利，一收缩，阴阳双补，肝肾同调。从而增强了补肝肾、壮元阳、祛瘀生新、活血止痛、通利小便的力量。

6. 淫羊藿 淫羊藿味辛、甘，性温。归肝、肾经。甘温主补，有补肾益精、壮阳起痿的作用，能治疗肾虚精亏的阳痿和子宫虚寒的不孕症。淫羊藿还有强筋健骨、祛风除湿的作用，可治腰膝无力、筋骨酸痛或四肢拘挛、麻木不仁。也可治疗骨伤患者因肾阳不足所致阳痿早泄、腰膝冷痛等症。

7. 巴戟天 巴戟天味甘、辛，性微温。归肝、肾经。有补肾壮阳、强筋健骨和祛除风湿的作用，可治疗虚损病症，如肾虚阳痿、梦遗滑精和腰背酸痛、足膝痿软、宫寒不孕、经期小腹冷痛，以及风湿关节疼痛等症。由于本品功能补肾阳、强筋骨、祛风湿，故可治疗骨伤患者因肝肾不足所致的筋骨痿软、步履艰难或风湿痹痛等症。本品温而不热、性质柔润，还有健脾开胃之功。该药既益元阳，又滋肾水，诚为先后天均受补益之佳品。与淫羊藿相比，虽辛散壮阳之力及温燥之性均较后者稍弱，但本品特点在于既能治肾阳亏虚，又可兼疗风寒湿痹。

8. 仙茅 仙茅味辛，性热，有小毒。归肾经。有补肾壮阳、散寒除痹的作用，可治肾虚引起的腰膝筋脉拘急，肌肤麻木，关节不利，行动困难等虚损劳伤诸病。由于仙茅能壮肾阳、强筋骨、祛寒湿、暖腰膝，故骨科临床常用于治疗肾阳不足引起的腰膝冷痛，阳痿遗精；或风湿痹痛、四肢麻木、筋骨痿软等症。

9. 肉苁蓉 肉苁蓉味甘、咸，性温。归肾、大肠经。咸而入肾、甘温补阳，有较强的补益精血的作用，并可壮阳。临床常用来治疗肾阳虚衰、精血不足的阳痿、早泄，以及腰膝无力、软弱冷痛等症。此外，本品甘而质润，还可润肠通便，常用于血虚、肠液干枯的大便秘结。一般补阳药多燥，滋阴药多腻，但肉苁蓉温而不燥，滋而不腻，补而不峻，药力和缓。本品有补肾阳、益精血、润燥滑肠之功效，诚为阴阳俱补之佳品，又为平补阴阳之和剂。临床可用来治疗骨伤患者后期因肝肾不足所致的筋骨痿弱、腰膝冷痛等症。

10. 锁阳 锁阳味甘，性温。归肾、肝、大肠经。有补精壮阳、养筋健骨、润燥滑肠的作用，适用于肾虚的阳痿遗精、筋骨痿弱、腰膝无力及肠燥便秘等症。锁阳之谓，因其专能补肾中之阳而不散，故曰锁阳。本品用治骨伤患者中后期因肾阴亏虚所致的筋骨痿弱，腰膝酸痛，步履艰难，或因肾阳不足所致的阳痿、遗精等症。

11. 菟丝子 菟丝子味辛、甘，性平。归肝、肾、脾经。有补肝肾、益精髓、壮筋骨的作用，可治肾虚的阳痿、有梦的遗精和无梦的滑精，以及肝肾两虚的腰膝冷痛、软弱无力及小便失禁等症。本品补肝肾、固冲任而能安胎止血，常用于妊娠胎动不安之症。此外，尚有益火补土之功，又能止虚泻，可治脾虚湿盛、久泻便溏。还可补肝肾不足，明目，治目暗不明。总之，菟丝子可以补益肝肾、助阳缩尿、养肝明目，为补肝肾药中兼具补肝阴者，既可用于肾阳亏损，又适于肝阴不足。实为平补肝肾之佳品。骨伤科在对证方药内加入菟丝子，具有接骨续筋之效。

12. 补骨脂 补骨脂味辛、苦，性温。归肾、脾经。有补肾助阳、固精缩尿、温脾止泻、纳气平喘的作用，可以治疗肾阳虚的阳痿遗精、腰膝酸痛、小便频数，脾肾虚寒的泄泻，以及肾不纳气的虚喘等病症。先用酒浸，晒干后再用盐水炒，可以增强本品的补肾温阳的作用。

现代药理研究表明，本品含脂肪油，挥发油，树脂及补骨脂素，异补骨脂素，补骨脂甲素、乙素等。补骨脂乙素能强心，扩张冠状动脉，增加其血流量，增强心肌收缩力，提高心率；补骨脂素能收缩子宫及促凝止血，减少出血量，舒张支气管平滑肌，具有平喘作用；有致光敏作用；可增强免疫功能，促进骨髓造血，升高白细胞；尚有抗衰老、抗肿瘤、抑菌、杀虫及雌激素样作用。

13. 胡芦巴 胡芦巴味苦，性温。归肝、肾经。有温肾阳、逐寒湿的作用，治肾阳不足而有寒湿者，如寒湿脚气、腰膝冷痛、足胫肿胀、步行无力等症，胡芦巴配伍补骨脂、木瓜、川牛膝、吴茱萸、猪苓等以散寒逐湿。本品温小腹之寒，壮下焦之阳，守而不走，温而不燥，类似肉桂之性，但其引火归原之力不如后者。

14. 益智仁 益智仁味辛，性温。归脾、肾经。既有暖肾固精缩尿之功，又有温脾止泻摄涎之效。善治肾气虚寒的遗尿或小便频数及遗精，又可治脾寒所致的恶心呕吐及唾涎多等症。用治肾气虚寒的遗尿或小便频数，多与山药、乌药、桑螵蛸等同用。

15. 杜仲 杜仲味甘，性温。归肝、肾经。有补肝肾、强筋骨、固冲任、安胎元的作用，常用于肾虚腰痛、足膝无力、筋骨痿软，以及阳痿、尿频、头晕、目眩等症，又对肾脏虚寒、胎动不安、腰痛胎漏，以及习惯性流产等，具有较好的疗效。

16. 山茱萸 山茱萸味酸、甘，性微温。归肝、肾经。酸能收敛养阴，温可助阳，有补益肝肾、益髓涩精、敛汗固脱的作用，可治肾虚的遗精、耳鸣、小便频数、自汗、盗汗、大汗虚脱等。凡是由肾虚引起的腰膝酸痛等症，应用本品可以止痛。此外，本品还有补脾气、固冲任的功效，可治疗脾气虚弱、冲任不固所致的崩漏下血及月经过多等症，配伍炒白术、炙黄芪、煅龙骨、煅牡蛎、海螵蛸、茜草、棕榈炭等。山茱萸既有收敛之性，以秘藏精气，固摄下元；又能补益肝肾，以滋养精血而助元阳不足，实为一味阴阳双补之佳品。伤科临床上多用治损伤中后期，因肝肾亏虚所致的筋骨痿软，腰膝酸痛，骨痂生长迟缓和腰肌劳损等症。

五、气血阴阳俱补药

紫河车 紫河车味甘、咸，性温。归肺、肝、肾经。咸入阴分、甘主温补，本品具有养肝肾、益精血，补肺气、定咳喘，气血双补的功效，善于治疗男女一切虚损劳伤诸疾，如劳热骨蒸、盗汗、咳嗽气喘、吐血、咳血等症。本品即胎盘。新鲜胎盘用清水漂洗，待洗净血水后，放火上烘干，然后再将其研末服用。

第五节 祛风湿药

凡以祛除风湿、解除痹痛为主要作用的药物，称为祛风湿药。本类药多辛散苦燥，具有祛除肌表经络风湿的作用。有的还分别兼有散寒或清热、舒筋、通络、解表、止痛，以及补肝肾、强筋骨的作用。

一般而言，祛风湿药主要是针对风湿痹证。但痹证与骨伤科关系甚为密切，甚至绝大多数的骨病都与痹证有关，即使是先天性骨疾患也与痹证相关。骨伤的中期和后期，患者多有痹证的症状，临床诊治时一般都要酌情选用恰当的祛除风湿药，才能取得较好疗效。历代骨伤科医家、各骨伤科流派，在运用祛风湿药物方面积累了丰富的经验。何氏骨科历代积累的骨伤、骨病疾患的灵验秘方中，祛风湿药亦占有相当重要的位置。

骨伤科对祛风湿药的应用，同样要遵循一定的配伍方法，才能取得最好的疗效。一般来说，病邪在表，或疼痛偏于上部者，配祛风解表药；病邪入络，血凝气滞者，配活血通络药；寒湿偏盛者，配温经药；郁久化热者，配清热药；病久气血不足者，配益气养血药；肝肾亏损，腰痛脚弱者，配补养肝肾药。痹证虽是风寒湿三气杂合而致，但临床所见各有偏胜。风气胜者，为行痹；寒气胜者，为痛痹；湿气胜者，为着痹。选用此类药物应根据症状、证候，细化区别，发挥各药的特长，才能达到最佳的临床疗效。

1. 羌活 羌活味辛、苦,性温。归膀胱、肝、肾经。有发汗解表、祛风散寒、除湿止痛的作用。治疗风寒感冒,身痛头痛和因风寒湿引起的关节筋骨疼痛。本品善治上半身的风寒湿邪,功效较为显著,并有舒筋活络的功能。骨伤科善治跌打损伤后所致的瘀血肿痛兼风寒痹痛。

2. 独活 独活味辛、苦,性微温。归肾、膀胱经。有发表散风、除湿止痛的作用。既可治疗外感风寒湿邪所致的恶寒发热、无汗、头身疼痛之风寒感冒,也可治疗风寒湿痹之腰、膝、腿、脚之关节疼痛等症。至于其他各种风湿性疾病,无论新久,应用本品均有疗效。临床上独活常与羌活相须为用,但两者各有所长。羌活长于祛风寒,行上焦而理上,能直上颠顶,横行肢臂,治游风头痛、骨与关节风湿疼痛等症;独活也长于祛风湿,但善行下焦而理下,能通行气血,疏通腰膝,下行腿足,治伏风头痛,腰、腿、膝、足湿痹等症。两药伍用,一上一下,直通足太阳膀胱经脉,共奏疏风散寒、除湿通痹、活络止痛之功。

3. 秦艽 秦艽味苦、辛,性微寒。归胃、肝、胆经。有祛风湿、舒筋络、退虚热、除骨蒸、利湿退黄的作用。秦艽质地滋润,药性平和,辛散苦泄,辛而不燥,为“风药之润剂”。善治风湿痹痛,无论寒热之偏,四肢关节拘挛和痔疮肿痛、大便下血,以及虚劳骨蒸的发热等症。骨伤科临床常以此治疗韧带和神经损伤,筋脉拘挛,肌肉萎缩,风中经络等,均有一定疗效。

4. 防风 防风味辛、甘,性微温。归膀胱、肝、脾经。辛而发散,微温不燥,气味俱升,功善疗风,有“治风通药”之称。既散肌表风邪,又除经络留湿,有发表出汗、散风寒除湿的作用。能治风寒感冒的头痛头晕、身痛等表证和风湿性关节疼痛的痹证,以及因风邪引起的牙关紧闭、口不能张、头项强直、四肢抽搐等症。本品微温不燥,药性缓和,治周身之风,在伤科中更为常用。

5. 海桐皮 海桐皮味苦、辛,性平。归肝经。辛散行气,苦燥湿浊,主要有祛风湿、通经络、杀虫止痒的作用,故治风湿痹痛,四肢拘挛,腰膝酸痛等症,还可治疗小儿形瘦腹大、消化不良的虫积疳疾,以及疥癣等皮肤疾病。本品祛风湿,通经络,且有较好的止痛效果,善治风湿关节痛,尤善治疗下肢关节痹痛。若与萆薢合用,则治疗关节风湿酸胀疼痛效果尤佳。故骨科临床常用来治疗腰、膝痹痛或麻木,四肢拘挛,关节肿痛,屈伸不利等症。

6. 威灵仙 威灵仙味辛、咸,性温。归膀胱经。辛散温通,性猛善走,有散风寒湿邪和通络止痛的作用。善治腰膝四肢风寒痹痛,又能消除痰水积聚。威灵仙主十二经络风湿疼痛,尤其擅长治疗久病之顽固性关节痛,为骨伤科临床常用之品。本品能损真气,气弱者不宜服。服药时忌茶水面汤。

7. 川乌 川乌味辛、苦,性热,有大毒。归肝、脾、肾经。辛散走窜,深入骨髓,能搜散筋骨中的风寒,具有祛风除湿、散寒止痛、麻醉止痛的作用。善疗风寒湿痹、关节疼痛或麻木。川乌是破除寒冷积聚的药物,所以又能治阴寒内盛的心腹冷痛和睾丸作痛连及少腹的寒疝。骨伤科以此治疗风湿痹痛及跌打损伤,可与桂枝、威灵仙、五灵脂等同用以温经活血、除湿止痛。本品辛热,峻烈有毒,生品毒性尤烈,其性疏利迅猛,走而不守,善入经络,直达病所。

8. 草乌 草乌味辛、苦,性热,有大毒。归心、肝、脾经。具有祛风除湿、温经散寒、消肿止痛的作用,可以治风寒湿痹之肢体酸痛、关节疼痛,头风头痛,跌打损伤之筋骨疼痛。在伤科临床中,草乌与川乌也常相须为用,以治风湿性关节炎、关节痛、腰腿痛、神经痛等,具有较好的疗效。

9. 木瓜 木瓜味酸,性温。归肝、脾经。酸而入肝,和血益筋;温香化湿,又能醒脾。具有舒筋活络、化湿和胃的作用。善治湿邪引起的足膝肿痛或麻木的脚气病,以及因吐泻而津液亏乏不能养筋引起的小腿肌肉挛急的转筋症。在骨伤科中,用治风湿痹痛、筋脉拘挛、湿困脾胃、腿肚转筋等症,疗效较好。

10. 伸筋草 伸筋草味苦、辛,性温。归肝、脾、肾经。辛而行散,苦燥湿浊,温通经络,有祛风止痛、散寒除湿、舒筋通络、利水退肿的作用,适用于风寒湿痹、皮肤麻木、四肢关节酸痛、筋脉屈伸不利等症。本品善治筋骨疾病,并长于祛风通络、舒筋活血,为治筋病之要药。骨伤科临床多用于风湿痹痛、筋脉挛急,及跌打损伤后期关节肿痛、屈伸不利等症。

11. 透骨草 透骨草味辛,性温,有小毒。归肝、肾经。为凤仙花科植物凤仙花的茎,故学名应为凤仙透骨草。入药以开白花,不带叶,红棕色者为佳。晒干,生用。有祛风除湿、活血止痛的作用,可治风湿痹痛，无论新久均可应用；还可治妇女经闭、痛经，及跌打损伤之瘀血疼痛。

12. 豨莶草 豨莶草味辛、苦，性寒，有小毒。归肝、肾经。苦能燥湿、寒可清热，有祛风湿、通经络、利关节、除湿止痒的作用，尤善化湿热之邪。可治因风湿引起的四肢肌肤麻木和筋骨酸痛、腰膝无力，以及风疹、湿疮瘙痒等症。又有聪耳明目和乌须黑发的作用，用治耳聋、视物模糊及须发早白等。

13. 徐长卿 徐长卿味辛，性温。归肝、胃经。具有祛风除湿、散风止痒、解毒消肿、止诸疼痛的作用，可治各种风湿痹痛，以及寒疝、气滞、血瘀所致的各种痛症；也可治湿疹、风疹、顽癣等瘙痒性皮肤病。此外，也可用以配伍半边莲、七叶一枝花治毒蛇咬伤，以及治疗疮毒痈肿等症。本品既能祛风，又善止痛，故骨伤科常用以治风湿关节痛、腰痛及跌打损伤疼痛等症。临床研究证实，本品还可以提高痛阈，延长疼痛反应时间，对腰肌劳损引起的腰腿疼痛效果尤为明显。

14. 千年健 千年健味苦、辛，性温。归肝、肾经。有祛风湿、强筋骨的作用，适用于风寒湿痹、筋骨无力，以及腰膝冷痛、四肢拘挛麻木等症，有通痹止痛的功效。为强壮性祛风湿药。骨科临床以千年健治疗老年筋骨痿软无力，常配伍怀牛膝、杜仲、续断、熟地黄、枸杞子等；治疗跌打损伤筋骨疼痛，配伍骨碎补、续断、桃仁、红花、乳香、苏木等。

15. 老鹳草 老鹳草味苦、微辛，性平。归肝、大肠经。主要有祛风除湿、活血通络的作用，可以治疗风湿痹痛、拘挛麻木等症。本品长于祛风湿、通脉络、利筋骨，故骨科常用于治疗跌打损伤所致的筋骨肿痛、腰部扭伤疼痛、肢体麻木、筋骨瘫痪等症。

16. 艾叶 艾叶味苦、辛，性温。归肝、脾、肾经。其气芳香温通、苦燥辛散，有温经止血、散寒止痛的作用。常用于孕妇的子宫出血和胎动不安，以及虚寒性的月经不调、腹痛等症。艾叶散寒理气、暖宫止血，善治下焦虚寒证，对于胸脘寒痛，使用本品也能很快止痛。本品捣绒，制成艾条、艾炷，用于外灸，能使热气内注，具有透达经络，温煦气血，激发人体阳气的作用，可以治虚寒性诸多病证及气血凝滞诸证。

17. 松节 松节味苦，性温。归肝、肾经。本品苦燥温通，有祛风燥湿、通络止痛的作用，适用于风寒湿痹痛、关节不利、筋骨酸痛等症。松节善去筋骨间风湿，故骨科临床常用于风寒湿邪流注关节，屈伸不利，筋骨疼痛，以及跌打损伤之瘀血肿痛等症。

18. 白花蛇 白花蛇味甘、咸，性温，有毒。归肝经。有搜风通络、祛风止痒、定惊止痉的作用，可治风湿引起的肢体筋脉拘挛疼痛，或麻木不能活动，口眼㖞斜，以及小儿急慢惊风抽搐等症。对因破伤风引起的痉挛抽搐也有一定作用。白花蛇能内走脏腑，外彻皮毛，可引多种风药到达病所，具有良好的祛风湿、通经络、定惊厥的功效，故凡人体内外风湿之邪皆可用之。此外，本品还可治皮肤瘙痒、疥癣及大麻风等顽固难疗之疾，具有祛风、止痒、攻毒之良效。

19. 乌梢蛇 乌梢蛇味甘，性平，无毒。归肝经。有祛风、通络、定惊、止抽搐的功效，用于风湿麻痹、小儿惊风抽搐、皮肤疥癣及大麻风等症。本品与白花蛇功用相同，但性较平和，作用缓慢。常与白花蛇配伍，以增强白花蛇的功效。

第六节 温里散寒药

凡能温里散寒，以治疗里寒证为主要作用的药物，称为温里药。本类药多味辛，性温热，主入脾、胃、肾、心经，兼入肝、肺经。主能温里散寒，温经止痛，补阳助火，兼能化痰，杀虫，止呃。何氏骨科对温里散寒药物的使用有其特色，将祛风除湿药、活血化瘀药配伍温里散寒之品，将会增强其疗效。

1. 附子 附子味辛、甘，大热。有毒。归心、肾、脾经。本品辛热温煦，能通行十二经脉。行上焦可助心阳以复血脉，走中焦能温脾阳以散寒，入下焦又峻补肾阳以逐在里之阴寒，且可外达皮毛固卫阳以散在表之风寒，药力很快地通达全身而发挥作用。故附子为温里、扶阳、祛寒之佳品。具有回阳救逆、散寒通痹、助阳补火、温阳解表的作用。能治大汗亡阳的四肢厥逆、脉微欲绝等虚脱危证，为回阳救逆的要药；善治风寒湿痹，周身骨节痛属寒湿偏盛者；治脾肾阳虚，寒湿内盛所致的脘腹冷痛、大便溏泻等症；治疗阳虚感冒，恶寒，脉反沉，以助阳散寒解表。

2. 肉桂 肉桂味辛、甘，性大热。归肝、肾、心、脾经。本品辛甘性热，纯阳温散。既主归肾经，长于温补命门之火而益阳消阴，引火归原，为治下元虚冷、虚阳上浮诸证之要药；又兼入脾经，善温脾胃，散寒邪，为治脾肾阳衰之佳品；还兼入心肝血分，善散血分阴寒而温经通脉，为治寒凝血瘀诸痛及阴疽所常用。临床适用于肾阳不足，畏寒肢冷，腰膝冷痛，寒疝腹痛，妇女血寒经闭、痛经，以及虚寒性的脘腹冷痛、冷泻等症，均可起到较好疗效。

3. 干姜 干姜味辛，性热。归脾、胃、心、肺经。本品辛热，主归脾胃经，既能祛脾胃寒邪，又能助脾胃之阳，为温中散寒之要药。兼归心经而能通脉回阳，但药力单薄，故常配附子治亡阳欲脱；兼归肺经而能温肺化饮，治寒饮咳嗽常投。干姜具有温中散寒、回阳通脉、温肺化饮、温经止血的功效，故无论外寒内侵之实寒证，或阳气不足之虚寒证均可应用。在骨伤科常用于骨伤患者中后期脾胃虚寒，呕吐泄泻，以及阴寒内盛之证。

4. 川椒 川椒味辛，性热。归脾、胃、肾经。有温肾暖脾、逐寒燥湿止痛和杀虫止痒的作用，适用于胸腹冷痛或泻痢腹痛，以及虫积腹痛、湿疹、阴痒等症。本品辛热燥烈，还有补火助阳的功效，可治肾阳虚、肾不纳气的痰喘咳嗽，但阴虚火旺者忌用。

第七节 解 表 药

凡以发散表邪，解除表证为主要功效的药物，称为解表药。本类药多具辛味，主入肺与膀胱经，性善发散，能使肌表之邪外散或从汗而解。主要具有发散解表功效，但也兼有宣肺、利水、透疹、祛风除湿等作用。

1. 麻黄 麻黄味辛、微苦，性温。归肺、膀胱经。本品质地轻扬，辛散性温，入肺与膀胱经，重在宣肺，药力较强。外能开腠理，透毛窍，散风寒，以发汗解表；内能开宣肺气，通畅气机，以平咳喘。此外，通过宣肺，又能通调水道而利水消肿。故麻黄主要有发汗散寒、宣肺平喘、利水消肿三大功效。何氏骨科善于运用麻黄治疗骨伤科疾患，如消肿止痛膏中就有麻黄。外敷药物中随证配用麻黄，有以下几方面的作用：①调和营卫，布行津液，破癥坚积聚，消血滞水肿；②泄卫中风热，开鬼门气闭，疏气血壅遏，散炎症发热；③祛营中寒邪，治麻痹不仁。临床实践证明，如此用药确有良效。

2. 桂枝 桂枝味辛、甘，性温。归心、肺、膀胱经。辛温发散，甘温助阳，可行里达表，有温通一身之阳气，流畅血脉的功效，故可温通经脉，发汗解肌，助阳化气，用治跌打损伤兼风寒湿痹，邪阻经络致肢体关节疼痛，或阳气不行所致的肿胀不消，或外感风寒之表证。因本品尚有温经活血、通阳化气的作用，可治疗妇女血寒的痛经或经闭，以及阳气不得流通，痰湿停留不化的痰饮眩悸、水肿、小便不利等病症。

3. 荆芥 荆芥味辛，性微温。归肺、肝经。辛散气香，善散风邪，且微温不燥，性较平和，既可散风寒，又疏风热，并能疏散血中之风热，故表寒表热皆可用之。本品轻扬透散，能发汗解表，散风邪，清头目，透疹毒，消疮肿，治风寒引起的头痛、目赤、咽喉肿痛等症，以及皮肤疮疹或麻疹不易透发等症。荆芥炭有止血功效，可治各种出血。

4. 白芷 白芷味辛，性温。归肺、胃经。辛温燥散，芳香走窜，其性上达，能解表散寒，祛风止痛，宣通鼻窍，善治风寒侵犯阳明经引起的前额及鼻渊头痛，是风寒感冒的常用药。又能祛风除湿止痒，并能燥湿止带，治皮肤风湿瘙痒，以及带下过多等症。此外，白芷还有活血消肿排脓的作用，所以对治疗痈疽疮毒、乳痈肿痛等也是常用之药。

5. 柴胡 柴胡味苦、辛，性微寒。归心包络、肝、胆、三焦经。有和解退热、疏肝解郁、升举阳气的作用。可治因肝胆郁热引起的头晕、口苦、呕吐、两胁作痛等症。本品为治疗邪在半表半里（少阳胆经）出现寒热往来的主要药物。因其具有和解表里的功能，故又可治疗疟疾。柴胡不仅可以和解退热，疏肝解郁，还能升提中气，所以又常用于气虚下陷的脱肛和妇女子宫脱垂，以及肝气郁结的头目眩晕、胁痛和月经不调等。本品醋炒，可加强疏肝解郁的作用，鳖血炒用可退虚热。

在骨伤科临床上既可用于虚证又可用于实证，配伍不同的药物，则具有不同的功效，如配香附、郁金、青皮、桃仁、红花等，治疗胸胁部损伤所致的胸胁胀痛、肝气不舒等症；配伍党参、黄芪、桔梗等，能升举阳气，治骨折中后期的气虚倦怠、脾胃虚弱、筋骨酸软、骨痂生长缓慢等。

6. 葛根 葛根味甘、辛，性平。归脾、胃经。辛能发散，甘而质润生津，有发散风邪、解肌退热的作用。用治发热口渴、项背强、无汗怕风的外感表证和先热后寒、往来不止的"温疟"。骨科临床多用于跌仆损伤外感发热头痛及颈椎病项背僵痛等症。

7. 薄荷 薄荷味辛，性凉。归肺、肝经。辛能发散，凉能清热，轻浮上升，芳香通窍，具有清利头目、利咽喉、散风热的作用。治头痛、目赤、牙痛、咽喉肿痛等风热上攻头目诸症。由于本品具有散风热的作用，故可治风热束表之麻疹不透及风疹瘙痒等。此外，还有疏肝解郁的功效，治肝郁气滞之胸闷胁痛，月经不调，配伍柴胡、白芍、当归等，即逍遥散，以疏肝理气调经。

8. 升麻 升麻味辛、甘，性微寒。归肺、脾、胃、大肠经。辛能升散，甘寒泄热，有散风热、清胃火、解热毒的作用，善于清解阳明经热毒；并能引清阳之气上升，为升阳举陷的要药。所以本品可以治外感风热之发热，阳明前额痛，因胃火热毒引起的咽喉肿痛、口疮和牙痛，以及气虚下陷导致的脱肛、子宫脱垂等症。可治跌打损伤所致阳气不足，脾胃虚弱之纳差、肿痛不消、骨痂不生、筋骨痿软等，或治疗局部闭合性感染、红肿热痛未溃者，则取其升阳举陷和清热解毒之功效。

9. 桑叶 桑叶味微苦、甘，性寒。归肺、肝经。质轻升散，善疏散风热；性寒又能清肺润燥、清肝明目。可治外感风热的发热咳嗽、头痛目赤以及肝阳上亢引起的头晕目眩等，并可治燥热伤肺、咳血咽痛等。

10. 菊花 菊花味辛、苦，性微寒。归肺、肝经。有散风热、清肝火、平肝阳、明目的功效，能治外感发热感冒，头晕目眩或目赤多泪等症。本品苦寒能清热解毒，用治疗疮肿痛，内服外敷均可。菊花又有"黄菊花"（杭菊花）、"白菊花"（滁菊花）和"野菊花"之分。黄菊花以产于浙江杭州的最好，其功效偏于散风热；白菊花以产于安徽滁州的最好，其功效偏于平肝阳；野菊花的功效则偏于解毒，常用于疔疮肿毒。

第八节 清 热 药

凡药性寒凉，以清解里热为主要作用的药物，称为清热药。本类药的药性大多寒凉，少数平而偏凉，味多苦，或甘，或辛，或咸。主要具有清热、泻火、解热毒、退虚热作用，兼有燥湿、利湿、滋阴、解表等功效。

1. 金银花 金银花味甘，性寒。归肺、心、胃经。有清热解毒的作用，对痈肿疮毒有很好的疗效。用于痈肿疮毒初起时可以消肿，已成脓时则可托毒排脓，促进早日溃破。本品善散肺经邪热，又可清解心胃热毒，为清热解毒之良药，且可疏散风热。骨科临床治疗跌打损伤患者外感风热或温病初起之证，运用本品效果较好。

2. 连翘 连翘味苦，性微寒。归肺、心、胆经。善于清热解毒、消痈散结，有"疮家圣药"之称。其味苦入心，善清心火，且清中有透而能散风热，可治外感风热、邪犯卫分的发热头痛、口干咽痛，以及温邪入营，心烦不安等。

3. 黄芩 黄芩味苦，性寒。归肺、胃、胆、大肠经。善清肺、大肠、小肠、脾、胆经之湿热，有清热燥湿、泻火解毒、凉血止血、除热安胎的作用，尤长于清泄肺与大肠之火。本品用于伤科，常与黄柏、红花等配伍，治疗局部红肿热痛等症，无论内服，还是外敷，其散瘀退热止痛之效尤佳。

4. 黄连 黄连味大苦，性大寒。归心、肝、胃、大肠经。具有清热燥湿、清心除烦、泻火解毒的作用。其泻心火，可治心火旺的心烦不眠和热病烦躁及神昏谵语；又能清热明目，治疗目赤肿痛；还能清泻中焦和大肠的湿热，增强胃肠功能而止湿热泻痢。本品大苦大寒，善解热毒，为治疗湿火郁结之主药。在骨伤科方面，主要治跌打损伤所致的局部红肿热痛兼有湿热内蕴，高热烦渴和外伤性感染等病症。

5. 黄柏 黄柏味苦，性寒。归肾、膀胱、大肠经。有苦寒清热燥湿，泻火解毒疗疮的作用。本品善泄肾经相火，清下焦湿热，能治由湿热所致的血痢、便血及妇女色黄味臭的白带和尿道涩痛的淋证，还可用于足膝肿痛、痈肿湿疮等症。在骨伤科，为治疗损伤所致红肿热痛之要药，内服外用均可。对损伤初期，若无全身实热之证，最宜局部外用。

6. 栀子 栀子味苦，性寒。归心、肝、肺、胃、三焦经。其苦寒清降，既清气分之火，又解血分之热，善于清泻火热、清心除烦，能治热扰心神所致的心烦不安、躁扰不宁，并能凉血止血，治疗血热妄行的吐血、衄血等出血证。治跌打损伤，皮肤青紫肿胀疼痛，或损伤出血等，外敷患处，效果较好。

7. 知母 知母味苦、甘，性寒。归肺、胃、肾经。有清热、滋阴、润燥的作用。上能清肺热而润肺燥，中可泻胃火而除烦渴，下以润肾燥而滋肾阴。故能解除温热病邪入气分的高热烦渴，阴虚火旺的骨蒸劳热、盗汗，以及肺热燥咳的痰不易出等症。临床常以知母、石膏配伍，知母清润，重在滋润肺胃之燥，而石膏偏于清泻肺胃实火，两者伍用，可增加清热生津、止渴除烦的功效。

8. 板蓝根 板蓝根味苦，性寒。归心、胃经。具有清热凉血、解毒利咽的作用，适用于风温时毒，发热头痛，头面部红肿胀痛的大头瘟及咽喉肿痛。本品大苦大寒，不仅清心胃火热毒邪作用较强，且有清利肝胆之效。用治跌打损伤兼有温病热毒发斑者更为适宜。

9. 土茯苓 土茯苓味甘、淡，性平。归肝、胃经。既能淡渗利湿，又能清热解毒，为治梅毒的要药。另外，也可用治湿热淋浊带下、湿疹瘙痒。因本品善利湿导热，凉血解毒，舒利关节，故骨伤科用治跌打损伤、关节不利、疼痛水肿、肢体拘挛和风湿骨痛等症。内服本品忌茶，肝肾阴虚者慎用。

10. 败酱草 败酱草味辛、苦，性微寒。归胃、大肠、肝经。既能清热解毒，消痈排脓，又能祛瘀止痛，为治疗肠痈之要药。亦可用于瘀血阻滞之胸腹刺痛，产后瘀滞腹痛。因其性微寒，故产后虚寒腹痛者不宜用。

11. 天花粉 天花粉味甘、微苦，性微寒。归肺、胃经。甘寒能生津、苦寒能泄热，所以具有清热除烦、生津止渴的作用。善于治热病津伤的烦热口渴；并能消肿解毒排脓，治疗痈肿疮毒。伤科取其清热与黏腻之性，治疗跌打损伤，痈疽肿毒，有消肿止痛，收束疮根，使炎症局限不致扩大的作用。

12. 桔梗 桔梗味苦、辛，性平。归肺经。辛开苦泄，性平不燥，功善开宣肺气、宽胸利咽、祛痰止咳，是治疗咽喉肿痛的要药；并有载药上行的作用，可作为治疗上部疾病的引导药。还能宣通肺中的痰阻壅塞，有开胸利壅的作用，可治肺痈胸痛，咳吐脓血等病症。在伤科中用治胸胁部疼痛兼咳嗽不畅，痰咳不出等症，有较好的效果。

13. 地骨皮 地骨皮味甘，性寒。归肺、肾经。甘寒清润而入血分，为清热凉血之要药，能退热除蒸、清泻肺火、生津止渴。治疗汗自骨髓透发而出的热证，症见阴虚潮热、盗汗、劳嗽咳血和肺热咳嗽气喘、心烦口渴等症。此外本品兼有生津止渴作用，还可治内热消渴。本品重在清骨蒸发热，在伤科临床上，多用于治疗骨膜炎、骨膜损伤，以及骨髓炎初期的疼痛，肿胀发热和伤后阴虚发热久而不退等症。

14. 蒲公英 蒲公英味苦、甘，性寒。归肝、胃经。有清热解毒、消痈散结及清肝明目的作用，能消除坚硬的肿块或结核，可治痈肿疔毒，尤其是乳房生痈；又可治肝火上炎之目赤肿痛，单用取汁点眼，或浓煎内服。本品苦寒又能清泄湿热、利尿通淋，对湿热引起的黄疸、淋证也有较好疗效。骨科临床用治跌仆损伤所致的局部感染红肿灼痛，痈疮肿毒，以及湿热黄疸和热淋涩痛等症。

15. 紫花地丁 紫花地丁味苦、辛，性寒。归心、肝经。苦泄辛散，寒能清热，有清热解毒、凉血消痈散结的作用，善治热毒引起的痈肿疔疮及毒蛇咬伤。可治跌打损伤局部感染导致的红肿焮痛，并常用于痈疽疔疮所致的红肿热痛等症。此外，也常治疗湿毒热盛所致的皮炎、湿疹、痤疮、银屑病等皮肤病。

临床常将蒲公英与紫花地丁配伍运用，紫花地丁清热解毒，消散痈肿；蒲公英清热解毒，散结消肿。二药伍用，清热解毒、消炎止痛、散结消肿的力量增强。

16. 石膏 石膏味辛、甘，性大寒。归肺、胃经。辛能散肌表邪热，甘以生津止烦渴，且本品质重气浮，入于肺、胃经，故既能清泄肺热而平喘，用于治疗肺热气喘诸症；又能清热泻火，清泄气分实热，以解肌表邪热，用于治疗温病，热在气分，所致壮热汗出、神昏谵语、烦躁口渴、脉象洪大之症；还能清泻胃火、止渴生津，治疗胃火亢盛、胃火上炎，以致头痛、牙龈肿痛等症。骨伤科临床常以生品配入治疗痈疽肿毒及火毒诸疮之围敷药中，取其清热之力，以泻火解毒、消肿止痛；熟石膏则有收湿敛疮之效，多用于疮疡溃后之脓水浸淫、湿烂疮面等症。

17. 牛黄 牛黄味苦，性凉。归肝、心经。本品苦能泄降，凉（寒）能清热，有息风止痉、清心开窍、豁痰定惊、清热解毒的作用。若取其清痰热、泻心火、解百毒之功，可治咽喉肿痛、口疮腐烂及痈疽疮毒等一切恶毒疮疡，无论阴阳、肿溃，不论内服或外用，都有解毒消炎之效。但何氏骨科临床常以本品随证作掺药或配入药捻使用，收效甚佳。

第九节 消导泻下药

消食导滞药具有健运脾胃、消食除胀、和中宽肠的作用，故凡是胃脘胀闷、嗳气吞酸、恶心呕吐、大便失常之脾胃虚弱、消化不良等证，均可使用。泻下药主能泻下通便，以排除胃肠积滞、燥屎及其他有害物质（毒物、寄生虫等），或清热泻火，使实热壅滞通过泻下而清解；或逐水退肿，使水湿停饮从大小便排出，达到祛除痰饮、消退水肿之目的。

1. 山楂 山楂味酸、甘，微温。归脾、胃、肝经。本品酸甘，微温不热，药力颇强。入脾胃经，善消食化积，为治油腻肉积之要药。入肝经，善活血散瘀，为治血瘀痛经、经闭等症所常用。山楂生用有行气结、破瘀血之功，并治男子疝气、睾丸肿痛；又能散瘀血，使疮疹迅速外透。

2. 神曲 神曲味甘、辛，性温。归脾、胃经。能健脾开胃，行气消食，适用于消化不良的食积胀满，食少纳呆等症，可除痰湿，和脾胃，畅气机，使消化功能恢复正常，尤对谷食积滞不消最为适宜。

3. 鸡内金 鸡内金味甘，性平。归脾、胃、小肠、膀胱经。本品主要有健脾胃、消食积的作用，善治食积停滞引起的脘腹胀闷、嗳气或腹胀泄泻，以及小儿疳积等。并有固精、止遗的作用，治疗肾虚导致的遗精及遗尿。此外，本品还有通淋化石的作用，治疗砂石淋证及胆结石，一般配伍金钱草使用。

4. 莱菔子 莱菔子味辛、甘，性平。归脾、胃、肺经。既善于消食除胀，治食积胀满最宜；又长于降气消痰，治痰壅咳喘亦佳。

5. 大黄 大黄味苦，性寒。归脾、胃、大肠、肝、心经。为大苦大寒之品，其性沉而不浮，其用走而不守，其力猛而下行。能直达下焦，峻下实热，荡涤胃肠，为荡涤实热、攻下燥结之要药。因其性重浊，主沉降，力猛善行，如同军中大将，故有“将军”的称号。骨伤科临床用治骨折和软组织损伤局部瘀血不散，红肿热痛等，可泄血热，祛瘀滞，通血脉，利关节，因此为治跌打损伤所致瘀血、肿胀、疼痛的常用药物。

6. 芒硝 芒硝味咸、苦，性寒。归胃、大肠经。咸以软坚润燥，寒能清热泻下，有荡涤胃肠三焦实热，善除宿食积滞燥屎之功。取其清热散瘀之力而收软坚消肿之效，故骨伤科临床用治跌仆损伤所致瘀血肿痛，痈疽肿毒与软组织急性炎症之红肿热痛等症。芒硝常与大黄配伍，两药相须为用，泄热导滞、通便除满、消炎散结之力增强。

7. 番泻叶 番泻叶味甘、苦，性寒。归大肠经。有泄热、消积、通便的作用，适用于积食停滞、便秘不通，以及消化不良、胸腹胀满等症。此外，本品还有泻下逐水的功效，可以治疗水肿腹胀等症。

第十节 化痰散结药

凡具有祛痰或消痰作用的药物，称为化痰药；凡是具有散结块、消痈肿作用的药物，称为散结药。化痰与散结，是骨伤科治疗各种癥坚积聚，如肿块、粘连、骨化、骨刺、骨质增生的重要治则，因此化痰药、（软坚）散结药也就成为骨伤科临床必备的常用药。

1. 半夏 半夏味辛，性温。归脾、胃、肺经。具有燥湿化痰、降逆止呕、消痞散结的功效，善治脾湿不化，痰饮内停所致的咳嗽痰多，以及胃气上逆之多种呕吐；还可治痰热互结所致胸脘痞闷，按之则痛的小结胸证。伤科外用，取其开泄行滞之力，治跌仆损伤，瘰疬痰核等血滞痰凝所致诸症，皆有消瘀血、散结肿、止疼痛的功效。对肌肉、肌腱、韧带等损伤后的功能障碍，局部疼痛、肿硬不消的关节肿胀，以及骨质增生疼痛等症，均有较好的疗效。

2. 天南星 天南星味苦、辛，性温，有毒。归肺、肝、脾经。辛散能祛风，苦温性烈，有燥湿化痰、祛风解痉、消肿散结的功效。治中风痰迷，突然昏厥，口眼㖞斜，半身不遂，风痰眩晕；又可治破伤风，肢体强直、痉挛抽搐等症。天南星亦为骨伤科常用止骨痛之药，外用则多用生南星，治疗跌打损伤，局部瘀血肿胀，功能障碍，关节肿胀经久不消、疼痛日久不减，挛缩拘急等症，常与半夏配伍，有较好疗效。

3. 白附子 白附子味辛、甘，性温，有毒。归肝、胃经。本品形似附子而色白，为天南星科植物独角莲的块茎，又称禹白附。其辛散温通，性偏升散上行，功善祛风痰、散寒湿，能治疗各种面部疾病，如风痰阻于头面经络所致的口眼㖞斜等症；还可治风邪乘虚侵入致肢体麻木的血痹和疮疡等症。特别是对偏正头痛、口眼㖞斜、中风痰壅、破伤风等症，疗效较好。此外，本品还有解毒散结的作用，可外敷或内服治毒蛇咬伤，瘰疬痰核等症。

4. 白芥子 白芥子味辛，性温。归肺、胃经。具有温肺化痰、豁痰通络、散结消肿的作用。专化寒痰气滞于胸胁的悬饮，治寒痰壅肺之胸胁胀满、咳嗽喘急等症，配伍紫苏子、莱菔子，即三子养气汤，以豁痰利气；并可治痰滞经络所致的肩、臂、肢体、关节疼痛等症。由于本品又具有散结消肿的功效，故骨伤科多用治跌打损伤中后期损伤局部冷痛、麻木疼痛、肿硬不消等症，以散寒通络、消肿止痛。

5. 海藻 海藻味咸，性寒。归肝、胃、肾经。有化痰软坚、散结消肿的作用，能消瘿瘤，散瘰疬，除胀满，消减腹部肿块，也可治疗睾丸疼痛。此外，还有利水消肿的功效，伍泽泻、茯苓、大腹皮、赤小豆，治疗水湿停留之脚气浮肿及水肿，小便不利。伤科取其软坚散结之力，用治肌肉、韧带等软组织损伤中后期局部肿胀发硬、疼痛麻木、功能障碍等，疗效较好。

6. 昆布 昆布味咸，性寒。归肝、肾经。有化痰软坚、散结消肿的作用，能治瘿瘤、瘰疬痰核，以及胁下肿块疼痛和睾丸肿痛等症。取其化痰、软坚、散结之力，伤科用以治疗跌打损伤中后期肌肉、韧带、关节肿硬疼痛，功能障碍等，效果较好。临床常将本品与海藻配伍，二药同为咸寒之品，参合为用，其消痰破积、软坚散结之力增强。

7. 三棱 三棱味苦、辛，性平。归肝、脾经。苦平降泄，入肝脾血分，功专破血祛瘀、行气止痛、化积消块。用治血瘀经闭、痛经、腹中包块、产后瘀滞腹痛，以及饮食停滞、胸腹胀满疼痛之症；又可用于肝脾肿大、胁下胀痛、疮肿坚硬及跌打损伤等症。本品既可入血分，以破血内之结痛；又能走气分，以行气中之滞胀，为气中之血药，故用于一切血瘀气滞，均具有较好的疗效。本品更为骨伤科临床常用之药，治疗跌打损伤瘀血肿胀、关节屈伸不利等，效果较好。

8. 莪术 莪术味辛、苦，性温。归肝、脾经。辛能行散，苦可降泄，入肝脾气分，功专行气破血，散瘀通经，消食化积。用于治疗气滞血瘀引起的经闭、痛经、腹中包块，以及心腹疼痛、胁下胀痛、癥瘕积聚等症；又能治疗饮食积滞、脘腹胀痛及跌打损伤之症。临床常将本品与三棱配伍，三棱善于破血中之气，以破血通经；莪术长于破气中之血，以破气消积。二药伍用，气血并施，则活血化瘀、行气止痛、化积消块之力大增。

9. 穿山甲 穿山甲味咸，性微寒。归肝、胃经。本品性善走窜，功专行散，内通脏腑，外透经络，直达病所，故有通经下乳、通络搜风、消肿溃痈、托毒排脓之功。用于治疗妇女瘀血经闭、癥瘕痞块等症，或风湿痹痛、肢体拘挛，或关节强直、屈伸不利、疼痛麻木及痈肿疮疡等症。

10. 皂角刺 皂角刺味辛、咸，性温。归肺、大肠经。本品辛散温通，药力锐利，直达病所。功专搜风、拔毒、消肿、排脓，用于治疗痈疽、疮毒、疠风、疥癣、胎衣不下等症。其功效与皂角相似，可软坚消痰，但无除垢之功。然本品偏于软坚散结、穿溃脓头，为托毒消肿、散结透脓之常用药物，且攻毒力强。在疮疡将溃未溃之时用之最宜。

临床常将本品与穿山甲配伍，二药伍用，走窜行散，透达攻通，直达病所。其通络搜风、攻毒散结之力益彰。

第十一节 渗湿逐水药

渗湿逐水药包括利水渗湿药与峻下逐水药两部分。主要治疗因机体排水功能失常，水湿潴留之证。气化不利，水湿为患，外溢肌肤为浮肿、内停脏腑为胀满。水湿弥漫上焦则喘满咳逆，蓄积下焦则小便不利，甚而形成胸腹积水、痰饮结聚等症。骨伤科则多用在骨髓炎、骨结核、关节炎、风湿痹痛等疾患，以及小便不利、四肢水肿、痰癖饮澼等兼夹之症。

1. 茯苓 茯苓味甘、淡，性平。归心、肺、脾、肾经。甘平和缓，淡而渗利，有利水渗湿、健脾益胃、宁心安神的作用。治水湿停滞之水肿胀满、小便不利，不论寒、热、虚、实，各种水肿皆可配用；可治脾胃气虚，不能运化水湿所致的食少便溏、腹胀等症；还可用于脾虚不能运化水湿，以致水饮凌心而引起的惊悸失眠等症。本品分赤、白两种，一般认为白茯苓健脾功效较好且微有补性，善于化痰涎，专走气分；赤茯苓则长于利小便、通水道，功效虽胜白茯苓，但无补性，主入血分。

2. 猪苓 猪苓味甘、淡，性平。归肾、膀胱经。本品甘淡渗泄，功专利水渗湿，用于治疗小便不利、水肿、泄泻、淋浊、带下等症。猪苓、茯苓皆能利水渗湿，但茯苓能利能补，可健脾宁心；猪苓专能利水，且较茯苓为强，无补益作用，凡水湿停聚兼有热象之症，用之适宜。

3. 泽泻 泽泻味甘、淡，性寒。归肾、膀胱经。有利小便、清湿热的作用，可治小便不利的水肿和湿热引起的口渴、泄泻、淋病以及阴部出汗等症。此外，本品还有清肾经虚火的功效，用治肾阴不足、虚火亢盛者。其特点是利水之中又寓有泻相火的作用，故为利水、渗湿、泄热常用之品。骨伤科取其利水渗湿之性，配合活血化瘀药，如桃红、归芎之辈，治疗跌打损伤所致的关节、肌肉肿胀等症，可收活血化瘀止痛、利水消肿除胀之功。

4. 薏苡仁 薏苡仁味甘、淡，性微寒。归脾、胃、肺经。淡能渗利，甘以补中，寒可清热，有健脾补肺、利水渗湿、清热排脓的作用。主要治水湿停留的水肿、泄泻、尿少；并治咳嗽胸痛吐脓血的肺痈以及咳吐浊痰涎沫的肺痿。此外，薏苡仁尚有祛湿除痹、舒利关节之功，用治风湿痹痛，筋脉拘挛等症，偏于热者较为适宜。

5. 车前子 车前子味甘，性寒。归肝、肾、肺、小肠经。本品甘寒滑利，性专降泄，既能利水通淋，渗湿止泻，用于治疗热结膀胱引起的小便不利、淋漓涩痛，以及湿盛泄泻、暑热泻痢诸症；又能清肝明目、降低血压，用于治疗肝经风热所致的目赤肿痛，以及血压升高导致的头昏头痛等症；还可清肺化痰，用于治疗肺热咳嗽、痰多黄稠等症。

6. 木通 木通味苦，性寒。归心、小肠、膀胱经。苦寒通利而清降，有清热、利尿的作用。善治小肠有热的小便淋沥、尿道疼痛，以及小便不利的浮肿病。又能疏导血脉，通经行滞下乳，可治妇女经闭及产妇乳汁不通等症。本品还有清心泻火的作用，对心火上炎所致的口舌生疮、溃疡疼痛等症，有较好疗效。伤科用于跌打损伤所致的肌肉肿胀疼痛，皮肤发热，关节积水或湿热痹痛，关节屈伸不利等症，内服外用均有疗效。

7. 防己 防己味苦、辛，性寒。归膀胱、肾、脾经。本品辛能发散、苦寒降泄，既能祛风散邪，又能泄热除湿，有利小便、消水肿、祛风湿、止痹痛的作用。治疗膀胱有热的小便不利、水肿等症，以及风湿热邪壅滞经络所致的风湿痹痛、关节肿胀疼痛及足膝肿痛等症。防己有两个品种，除风湿止痛宜木防己，利小便退肿宜汉防己。

8. 冬瓜子 冬瓜子味甘，性微寒。归肺、脾、小肠经。性寒质润，既能清上焦肺部蕴热，又能清下焦大肠的积热，并可排脓消肿。对湿热内蕴、日久成脓的肺痈和肠痈，有良好的效果。本品尚有化痰之功，用于痰热咳嗽，疗效也很好。此外，本品还有清除下焦湿热的作用，可治白带、白浊等症。冬瓜皮与冬瓜子性味相同，而功效偏于利水退肿，常用于水肿胀满。小便不利等症。

9. 甘遂 甘遂味苦，性寒，有毒。归肺、肾、大肠经。苦寒大泄，是猛烈的峻下逐水药。功能通利二便，泻痰逐饮，消肿散结，研粉内服可以破除腹部积滞结块，痰水停留的水饮病。并治疗疮痈肿毒，本品研粉，水调外敷，以清热解毒，消肿散结。

10. 大戟 大戟味苦、辛，性寒，有毒。归肺、肾、大肠经。苦寒大泄，是猛烈的峻下逐水药。功能消水肿、通二便，可治腹胀和瘀血结聚成块；还适用于痰水停留的水肿胀满、痰饮积聚等。此外，本品还有消肿散结的作用，可治热毒壅滞所致的痈肿疮毒，以及痰火凝聚所致的瘰疬痰核。大戟、甘遂虽同为泻水逐饮、消肿散结之品，但两者相比，大戟之力稍逊于甘遂。

11. 牵牛子 牵牛子味苦，性寒，有毒。归肺、肾、大肠经。苦寒降泄，有通二便、消水肿、泻肺逐饮、消食导滞、去积杀虫作用，能治水湿积聚的水肿、臌胀、二便不利，肺气壅滞的痰饮咳喘，以及饮食积滞所致的嗳腐吞酸、脘腹胀满等症。

第十二节　平肝息风药

凡以平抑肝阳、息风止痉为主要作用的药物，称平肝息风药，适用于肝阳上亢所致的头目眩晕，肝风内动引起的惊痫抽搐，以及小儿惊风、破伤风等病症。本类药皆入肝经，多为介类（贝类）或虫类药，古有介类潜阳、虫类搜风之说，具有平肝潜阳、息风止痉或镇静安神等作用。平肝息风药与安神药，对部分骨伤、骨病具有较好的疗效，故这类药物在骨伤、骨病中也经常使用。

1. 石决明 石决明味咸，寒。归肝经。本品性寒清热，质重镇潜，专入肝经，既能平肝潜阳，又能清肝明目，为治疗肝阳上亢及目疾之要药。常用于肝阳上亢的头目眩晕及肝热生风的小儿惊风、四肢抽搐等症，以及治疗两目昏暗、视物模糊或目赤畏光等眼疾。此外，还能治阴虚的骨蒸劳热等病症。

2. 牡蛎 牡蛎味咸，性寒。归肝、心经。有涩精、止汗的作用，可用治遗精滑精、自汗盗汗；并治子宫出血及带下等症。由于本品味咸寒，又能软坚散结、清化顽痰，可治胁下坚满作痛和颈项痰核、瘰疬等症。此外，本品咸寒质重，又能益阴清热，平肝潜阳，镇惊安神，还可治疗阴虚阳亢，头晕目眩，或热病伤阴，虚风内动，以及烦躁不安，惊悸失眠者。临床常与龙骨配伍，二药伍用，相互促进，益阴潜阳、镇静安神、软坚散结之力加强。

3. 天麻 天麻味甘、辛，性平。归肝经。具有平肝息风、定惊止痉、祛风通络的作用，可治疗肝风引起的头痛眩晕和小儿惊风，昏厥抽搐，以及四肢拘挛或麻木不能行动的瘫痪等症。骨伤科临床利用本品祛风湿而通经络、利腰膝而强筋骨、通血脉而止诸痛的作用，治疗中风后遗症、关节筋骨风湿疼痛等症。本品味甘质润，药性平和，无燥伤阴血之弊。平肝风，祛外风，为"诸风通用"之品，无论寒、热、虚、实，皆可配伍运用。

4. 钩藤 钩藤味甘，性微寒。归肝、心包经。有清热和平肝息风的作用，善治小儿高热，肝风内动的惊痫，并治成年人肝风上扰的头目眩晕等症。

5. 全蝎 全蝎味辛，性平，有毒。归肝经。有祛风痰、止痉挛、平抽搐的作用，善治中风引起的口眼㖞斜、半身不遂，以及小儿惊风、痫证等四肢抽搐。本品还有解疮毒、消痈肿、散痰结的功效，可治痔疮或疮毒发痒及瘰疬痰核诸症。

6. 蜈蚣 蜈蚣味辛，性温，有毒。归肝经。有息风止痉、通络止痛的作用，可治惊风、中风、癫痫、破伤风等多种原因所致的痉挛抽搐、角弓反张等症，并可治风湿顽痹，疼痛麻木等。骨伤科临床多以此治疗跌打损伤后期，虽瘀肿不显，但关节筋骨麻木、痉挛等症，搜风剔络，息风止痉，疗效较好。此外，还有解疮毒、蛇毒的作用，能治疗毒蛇咬伤和恶疮肿毒。

7. 僵蚕 僵蚕味咸、辛，性平。归肺、肝经。有疏散风热、平肝息风、止痉化痰的作用，可治疗惊风和痫证的四肢抽搐及风热头痛、齿痛、目痛、咽喉肿痛等症。因本品又有解毒散结的作用，可治疗痰火互结、留滞络脉所致之痰核、瘰疬，以及风温热毒所致的痄腮肿硬疼痛等症。

8. **地龙** 地龙味咸，性寒。归肝、肺、膀胱经。本品咸能入血、性寒清热，善走窜搜风，有清热、镇痉、息风的作用，能治伤寒或温病高热不退、惊狂乱语和小儿惊风抽搐等症，奏效很快。本品又有通络除痹、利尿通淋、清肺平喘的作用，可治热痹及中风的肢体屈伸不利、热结膀胱的小便不利，以及肺热壅遏的喘咳等症。

第十三节 安 神 药

凡具有安定神志功能的药物，称安神药。主要适用于神志不安的病证，症见心悸、失眠、多梦、惊风、癫狂等。何氏骨科常用的安神药有以下几种。

1. **朱砂** 朱砂味甘，性寒，有毒。归心经。本品甘寒质重，寒能清火，重可镇怯，专入心经。既善重镇而安神，又善清泻心火而解毒。既为治心火亢盛之心神不安、惊悸失眠之要药，又为治热毒疮肿及口疮咽痛所常用。本品不可过服或久服，以防中毒。

2. **珍珠** 珍珠味甘、咸，性寒。归心、肝经。甘咸益阴，性寒清热，质重潜降，有镇惊安神、养阴息风、明目退翳的作用，治疗惊悸怔忡、惊风癫痫、目赤翳障等病症。本品还可解毒敛疮，常用于咽喉肿痛、牙疳、口疮及溃疡不易收口等症，能起到防腐生肌的作用。何氏骨科以本品外治一切皮肤与黏膜溃疡，无论新溃久疡，皆有生肌长皮、促进伤口愈合之效。

3. **酸枣仁** 酸枣仁味酸、甘，性平。归心、肝、胆经。甘润滋养心阴，酸可收敛止汗，酸又入肝，能养心肝之血而除虚烦，故有补血安神、敛汗生津的作用，可以治疗心悸不安、虚汗不止、失眠多梦等症。生用能清胆火，可治多眠；虚烦不眠宜炒熟用。

4. **柏子仁** 柏子仁味甘，性平。归心、肾、大肠经。甘润主补，药性平和，有养心安神、益阴止汗、润肠通便的作用，善于治疗心血不足的虚汗过多和肠中津液不足的大便干燥，并治心气不足的心悸失眠等症。

临床常将酸枣仁与柏子仁配伍使用，两者均有安神的作用。但酸枣仁偏于养心阴，益肝血，清肝胆虚热而宁心安神；柏子仁则养心气，润肾燥，安魂定魄，益智宁神。二药伍用，相得益彰，养心安神，增进睡眠，其效益甚。

5. **远志** 远志味苦、辛，性微温。归心、肾、肺经。可以助心阳，益心气，能使肾气上交于心，以交通心肾，有安神益智之效，善于治疗心悸不安、失眠健忘等症。本品辛温通利，苦燥祛痰，还有化痰开窍、消痈散肿的作用，适用于痰阻心窍，痰热内扰所致的癫痫昏仆、痉挛抽搐等，以及因痰湿壅塞经络而产生的痈疽等症。

6. **夜交藤** 夜交藤味甘，性平。归心、肝经。具有养心安神、祛风通络的作用，多用于虚烦多梦、睡眠困难及血虚导致的肢体酸痛等症，本品煎汤外洗，能治皮肤疮疹瘙痒，有祛风止痒的功效。骨科临床上用以治疗骨伤患者中后期阴虚血少所致的虚烦不眠、骨痂生长不良等症。

第十四节 芳香开窍药

凡具辛香走窜之性，以开窍醒神为主要功效的药物，称开窍药。本类药物多辛香行散，性善走窜，皆主入心经，功能通痹开窍、苏醒神志，故又称为芳香开窍药。本类药主要适用于热陷心包或痰浊闭阻心窍等所致的神昏谵语，以及惊痫、中风等症。

严重的跌打损伤可导致患者出现气血逆乱，神昏窍闭之危重证候。而本类药物具有开窍醒神之功效，可以治疗跌仆损伤，气血逆乱，气滞血瘀，瘀血攻心，神昏窍闭之危重病症。临床多配伍活血、化痰类药物，治疗气闭昏厥、瘀血攻心、阴阳失调和痰阻清窍等心神失主、昏迷不醒之症。此外，骨伤科临床上还经常利用此类药的芳香辟邪作用,外用治疗骨髓炎、骨结核等,何氏外用药乌龙丹内就含有麝香,利用其芳香开窍之性,以收活血散结、消肿止痛之效。

1. 麝香 麝香辛,温。归心、脾经。本品辛香走窜,温通行散,入心、脾二经,善通闭开窍。既为开窍醒神、辟秽定惊之要药,治气闭神昏无论寒热均可;又为活血通经、消肿止痛之佳品,治瘀血诸证无论新久皆宜。此外,取其活血通经之功,还常用于疮肿、死胎及胞衣不下等。麝香对损伤所致的神昏惊厥,中风口噤等有明显的疗效。骨伤科治疗各种损伤瘀血肿痛和陈旧性风寒湿痹诸证,在辨证方药中加入麝香,能引诸药直达病所,加速伤病痊愈,故为伤科治疗的常用药物。

2. 冰片 冰片辛、苦,微寒。归心、脾、肺经。又名龙脑,气极芳香。辛香有开窍醒脑之功,苦寒具清热消肿之效。内服可治疗痰热内闭的神智昏迷、惊痫癫狂、胡言乱语等症;外用又可治目赤肿痛、翳膜遮睛和咽喉肿痛、口疮牙疳,以及痈疽疮疡等症。冰片内服虽开窍醒神之力不及麝香,但外用则以清热消肿、防腐生肌见长。骨伤科临床常以此入于酒剂使用,可治疗跌打损伤,关节肌肉肿胀、经络不通等症。

3. 石菖蒲 石菖蒲味辛、苦,性温。归心、胃经。性善走窜,既善化痰湿、开窍闭,又能宁心神、和胃气。可治痰湿蒙闭清窍所致的神昏、惊恐、失眠多梦等症,以及湿浊中阻所致的脘闷、腹胀、纳呆等症。外治皮肤湿疮,有祛湿止痒之效。

第十五节 收 涩 药

凡以收敛固涩为主要作用的药物,称为收涩药。本类药适用于久病体虚、正气不固所致的自汗、盗汗、久泄、久痢、遗精、滑精、遗尿、尿频、久咳、虚喘,以及崩漏不止等滑脱之证。中医骨伤科临床也会遇到损伤严重,气随血脱,或久病体弱,正气虚脱的病症,急则治其标,或标本兼治,使用一些收涩药以固涩气血,对扭转病势,防止病情加重,有一定的作用。何氏骨科临床常用的收涩类药物有以下几种。

1. 诃子 诃子味苦、酸、涩,性平。归肺、大肠经。苦能泻火,酸可敛涩,有涩大肠、止久痢的作用,可治久泻、脱肛。又可治肺虚有痰的久咳、气喘、失声,可起到收敛肺气以止咳、清肺利咽而开声的作用。但咳嗽和泻痢初起,外邪未清的不宜使用。

2. 乌梅 乌梅味酸、涩,性平。归肝、脾、肺、大肠经。酸性收敛,又可生津,有敛肺止咳、生津止渴的作用,能治肺气虚的久咳不止和津液不足的消渴;并能涩肠止泻,用于久泻久痢。此外,本品还有安蛔止痛、和胃止呕的作用,可治疗胃热肠寒、蛔动不安所致的呕吐腹痛等症。

3. 五味子 五味子味酸、甘,性温。归肺、心、肾经。五味俱全,独酸取胜,味酸善收敛,性温而质润。其上能收敛肺气以止咳,下可滋肾水而固涩下焦,内凭生津宁心而消烦渴,外借收敛之力而止虚汗。故临床常用以治疗劳嗽气喘、自汗盗汗、梦遗滑精、久泻久痢,以及治疗心肾不交、阴血亏损所致的失眠多梦、惊悸不安等症。

4. 桑螵蛸 桑螵蛸味甘、咸,性平。归肝、肾经。具有补肾助阳、固精缩尿的作用,可治肾虚引起的小便频数、遗尿、淋浊和白带经久不止、梦遗滑精等;并治疝气腰痛。是治疗肝肾虚损不可缺少的药物。本品既能收敛,又可补益,可用于治疗骨伤患者梦遗滑精,或骨伤中后期肾气不固,腰酸背痛、夜尿频数等症。

第十六节 何氏骨科秘方解析

骨科疾病有骨折、脱位、筋伤及内伤等不同,临床用药强调辨证施治,在局部与整体、外伤内治等中医基础理论的指导下,选择精当的何氏骨科秘方进行治疗。

何氏骨科内治善用丸散,外治则多以散剂外敷患处。笔者根据数十余年的行医经验,对骨科临床所用药物有深入的认识和研究,对何氏骨科祖传秘方又有很大的改进,形成了四川何氏骨科医院独特的院内制剂。

本章所列方剂均为常用之选，且经无数骨科疾病患者临床应用验证，疗效显著，广受赞誉。今不揣浅陋，秘囊示人，与同道交流共进。

一、外用制剂

在大量的骨伤与骨病的临床治疗上，何氏骨科擅于运用外治药物且取得良好的疗效。外治药物不仅临床疗效好，没有内服药的苦涩难咽等特点，而且还有经局部吸收、不伤脾胃、见效快等优点。

1. 川草止痛膏

配方：当归、川芎、羌活、防风、白芷、桃仁、红花、杜仲、续断、大血藤、制川乌、制草乌、生橡胶、松香、氧化锌。

功能与主治：活血祛瘀，消肿止痛。用于一切闭合性软组织损伤及筋骨损伤，症见局部肿痛，按压痛甚者。

用法与用量：外用。取本品，去衬盖，贴于患处。1~2 日换药 1 次。

方解：跌打损伤之后，瘀血阻滞，脉道不通，局部肿痛难忍。因“气伤痛，形伤肿”，气无形，血有形，伤血者及气，跌打、碰撞、碾压之后，损伤筋骨及软组织，故肿且痛，固定不移。治以活血化瘀，消肿止痛之法。方中当归、川芎、桃仁、红花、大血藤活血通经；杜仲、续断配伍，名曰杜仲丸，出自《赤水玄珠》，主要用于治疗妊娠腰背痛，但何氏骨科借此二味入于伤科方剂，具有补益肝肾、接骨续筋之妙用，与上面活血化瘀之药相合，可增强筋壮骨之效。伤后风寒湿邪易乘虚而入，留于关节，痹阻经脉，川乌、草乌两药性大热，辛散走窜，深入骨髓，能搜散筋骨中的风寒，善于治疗风寒湿痹关节疼痛或麻木，是方中君药，再配伍羌活、防风、白芷等风药以温经散寒，通络除湿。全方构思精巧，配伍严谨，合而用之，可活血散瘀、接骨续筋、温经散寒、通络止痛。

2. 归红化瘀酒

配方：当归、川芎、羌活、防风、白芷、桃仁、红花、杜仲、续断、陈皮、大血藤、制川乌、制草乌。

功能与主治：活血化瘀，消肿止痛。用于一切闭合性软组织损伤及骨折初期，症见局部红肿、疼痛，活动不利等。

用法与用量：外用。受伤 24 小时后，搽于患处，每日 1 次。

方解：跌仆、扭伤软组织，或跌打损伤筋骨，经脉受损，气滞血瘀，则局部红肿、疼痛。治当活血化瘀，消肿止痛。方中以当归、红花为君，配伍川芎、桃仁、大血藤、陈皮以理气活血、散瘀止痛。肌肉、筋骨损伤之后，瘀血肿痛，营卫不和，易受风寒之邪气侵袭，何氏骨科重视“伤之兼邪”，故方中配伍制川乌、制草乌、羌活、防风、白芷以祛风除湿、散寒止痛，“血得温则行，遇寒则凝”，二乌大辛大热，辛散走窜，不仅搜散筋骨肌肉之风寒，且可温通血脉，逐寒止痛。又配杜仲、续断补益肝肾、接骨续筋。诸药合用，具有理气活血、祛风散寒、接骨续筋、消肿止痛之良效。

3. 活血祛瘀散

配方：当归、川芎、桃仁、红花、杜仲、陈皮、制川乌、制草乌。

功能与主治：活血祛瘀，消肿止痛。用于一切闭合性筋骨关节及软组织损伤，症见局部肿胀、疼痛，活动不利者。

用法与用量：外用。根据患处面积大小，取本品适量，先加酒，后加温水调成糊状，敷于患处。

方解：跌打损伤导致筋骨关节、软组织肿胀疼痛。治当活血祛瘀，消肿止痛。方中当归、川芎为何氏骨科习用药对，当归性柔而润，活血止痛，祛瘀消肿；川芎辛温香窜，行气活血，祛风止痛。当归以养血为主，川芎以行气为要。两者配伍，行气活血、散瘀止痛之力增强。桃仁、红花也是何氏骨科习用药对，桃仁破血行瘀，红花祛瘀止痛，两者配伍，互相促进，祛瘀生新、消肿止痛的效力增强。川草二乌性味辛热，不仅温通血脉、散寒止痛，而且具有预防患处“虚而受邪”的作用。杜仲功善补肝肾而强筋健骨，与当归、川芎配伍,其效力增强。陈皮辛散走窜,理气、燥湿、化痰。诸药配伍,具有理气活血、祛瘀消肿、散寒止痛之良效。

4. 筋骨痛贴膏

配方:当归、川芎、羌活、独活、木瓜、牛膝、桑寄生、秦艽、杜仲、续断、制川乌、制草乌、生橡胶、松香、氧化锌。

功能与主治:祛风除湿,活血止痛。用于风寒湿痹,筋骨关节劳损,症见颈肩背痛、腰腿痛等。

用法与用量:外用。取本品,去衬盖,贴于患处,1~2 日换药 1 次。

方解:颈肩背痛、腰腿疼痛,多因筋骨关节劳损、感受风寒湿邪等,导致经络痹阻、气血不畅。治当以祛风除湿、活血止痛之法。方中羌活、独活、秦艽、木瓜、牛膝祛风除湿、舒筋通络;制川乌、制草乌相须为用,可温通血脉、散寒止痛;杜仲、续断、桑寄生补益肝肾,强筋壮骨,其中桑寄生既能祛风湿,又能养血而补肝肾、强筋骨;当归、川芎行气活血、散瘀止痛。祛风除湿药多具燥烈之性,方中加入当归,养血润燥,使风湿得去而不伤阴血,如此配合,相得益彰。诸药配伍,具有祛风散寒、除湿止痛、活血通络的作用。

5. 牛木通痹膏

配方:当归、黄芪、牛膝、杜仲、威灵仙、细辛、木瓜、红花、桃仁、制川乌、制草乌、生橡胶、松香、氧化锌。

功能与主治:通经络,祛痹痛。用于骨质增生、颈椎病、肩周炎等风寒湿痹证,症见局部疼痛,畏寒怕风,关节屈伸不利。

用法与用量:外用。取本品,去衬盖,贴于患处,1~2 日换药 1 次。

方解:骨质增生、颈椎病、肩周炎等关节疾患,多因患处劳损、气血虚弱,复受风寒湿邪气侵袭,经络不通,气血痹阻,筋骨失养所致。治当温通经络、散寒除痹、益气养血。方中牛膝、木瓜、威灵仙祛风胜湿、通络除痹;制川乌、制草乌散寒止痛;桃仁、红花活血止痛;杜仲补肝肾、强筋骨;细辛气温而烈,为宣通内外、发散风寒的要药,本方用之,具有较好的通络止痛之功;当归、黄芪益气养血,活血止痛,且当归养血润燥,可以牵制方中二乌、细辛等药的燥烈之性。诸药配伍,具有温经通络、散寒除痹、活血止痛之较好效果。

6. 强筋除湿膏

配方:三七、血竭、杜仲、续断、熟地黄、土鳖虫、脆蛇、羌活、独活、生橡胶、松香、氧化锌。

功能与主治:强筋壮骨,祛风除湿。用于各种非开放性筋骨损伤。

用法与用量:外用。取本品,去衬盖,贴于患处,1~2 日换药 1 次。

方解:闪挫、跌仆,损伤筋骨,瘀血阻滞于关节筋骨之内,则伤处肿痛,屈伸不利。治当活血散瘀,强筋壮骨之法。方中三七、血竭、土鳖虫、脆蛇活血散瘀、接骨续筋;杜仲、续断、熟地黄补益肝肾,强筋壮骨;羌活、独活祛风除湿,活络止痛。诸药合用,共奏强筋壮骨、祛风除湿、活血止痛之效。

7. 强筋生骨散

配方:续断、杜仲、自然铜、人参、三七、血竭、海马、当归。

功能与主治:补益肝肾,强筋壮骨。用于损伤后期,骨折愈合迟缓或不愈合。

用法与用量:外用。根据患处面积大小,取本品适量,先加酒,后加温水调成糊状,敷于患处。

方解:跌打损伤,筋骨断折,气血已伤,瘀血阻滞,经脉不通,则骨折愈合迟缓或不愈合,疼痛不止。治当活血祛瘀,补益肝肾,接骨续筋。方中自然铜、血竭、三七、当归活血散瘀,接骨续筋;续断、杜仲补益肝肾,强筋生骨;人参、三七益气活血,散瘀止痛;海马为血肉有情之品,可补肾助阳,活血散结,消肿止痛。诸药配伍,可以补肝肾,生筋骨,消瘀肿,止疼痛。用于骨折中后期,骨折愈合迟缓或不愈合,以及关节、筋骨肿痛等都有较好的效果。

8. 苏桃软坚散结散

配方:苏木、桃仁、三棱、莪术、半夏、羌活、独活。

功能与主治:化瘀散结,舒筋活络。用于筋骨关节损伤后期之功能障碍,筋腱僵硬,屈伸不利等症。

用法与用量：外用。根据患处面积大小，取本品适量，先加酒，后加温水调成糊状，敷于患处。

方解：骨折中后期，或跌仆损伤，失治误治，形气俱伤，瘀血留滞，则硬肿疼痛；或伤后感受风寒湿邪，痹阻经络，瘀血日久不除，化作痰瘀，痰瘀互结，阻碍气血运行，导致筋腱僵硬，关节屈伸不利，功能障碍。治当以化瘀散结，舒筋通络之法。方中苏木、桃仁活血祛瘀、消肿止痛。三棱、莪术为何氏骨科常用药对，其中三棱苦平辛散，为血中气药，长于破血中之气，以破血通经；莪术苦辛温香，为气中血药，善破气中之血，以破气消积。二药配伍，气血双施，活血化瘀、消积散结。羌活、独活配伍运用，可疏风散寒、除湿通痹。方中半夏一味，燥湿化痰、消痞散结，用于方中，尤有妙处。诸药合用，共收燥湿化痰、软坚散结、舒筋通络之良效。

9. 通关活络散

配方：续断、骨碎补、杜仲、伸筋草、透骨草、路路通、制川乌、制草乌。

功能与主治：补肝肾，强筋骨，温经通络。用于脊柱损伤及其他损伤后期之失用性萎缩，关节拘挛。

用法与用量：外用。根据患处面积大小，取本品适量，先加酒，后加温水调成糊状，敷于患处。

方解：跌打损伤，腰脊骨折，或腰背扭挫伤，瘀血留于脊柱、关节，经脉瘀滞，拘挛作痛。治当通关活络，强筋壮骨。方中路路通苦平，通行十二经，功专祛风通络，行气活血，利水消肿；伸筋草、透骨草祛风除湿，舒筋活络；川草二乌祛风除湿，散寒止痛；续断、杜仲、骨碎补补益肝肾，强筋壮骨。诸药合用，可起到温经通络，补肝肾、强筋骨的良好效果。

10. 通阳活络散

配方：当归（酒炙）、三七、地龙、穿山甲。

功能与主治：活血，祛瘀，通络。用于脊柱损伤引起的肢体麻木不仁。

用法与用量：外用。根据患处面积大小，取本品适量，先加酒，后加温水调成糊状，敷于患处。

方解：脊柱受损，伤及神经，引起肢体麻木。治当活血祛瘀、通经活络。方中当归甘温补血力强，可扶助虚衰，补益亏损，并可逐瘀血、生新血、止疼痛；三七活血散瘀、消肿定痛，并有行瘀而不伤新血的优点；地龙味咸，性寒，咸能入血，善走窜搜风，可息风止痉；穿山甲味咸，性微寒，其性善走窜，功专行散，内通脏腑、外透经络，可破血消肿。诸药伍用，祛瘀生新、通阳活络、化痰散结、舒展筋骨、营养神经之力增强。

11. 温筋壮骨散

配方：香附、乌药、黄芪、续断、三七、熟地黄、羌活、独活。

功能与主治：强筋壮骨，行气活血。用于筋骨关节损伤所致的筋骨不健及损伤日久未愈，气血亏虚，夹风寒湿邪侵袭所致的筋骨骨节疼痛。

用法与用量：外用。根据患处面积大小，取本品适量，先加酒，后加温水调成糊状，敷于患处。

方解：筋骨关节损伤，伤后风寒湿邪乘虚而入，留于关节，经脉痹阻，气血运行不畅，则关节疼痛。治当温经散寒，行气活血，强筋壮骨。方中羌活、独活可以温经散寒，祛风除痹。羌活、独活为何氏骨科常用药对，其中羌活辛温苦燥，升浮发散，作用偏上偏表，主散肌表游风及寒湿而通利关节止痛，尤善治太阳头痛及上半身风湿痹痛；独活辛温苦燥，药力较羌活为缓，作用偏里偏下，主散在里伏邪及寒湿而通利关节止痛，尤善治少阴伏风头痛及下半身风寒湿痹。两药相合，走里达表，散风寒湿力强，治风寒湿痹痛无论上下均可。方中续断、熟地黄以补肾壮骨；香附、乌药以理气，三七活血，其中香附为行气开郁之要品，乌药辛开温通，既能通理上下诸气，又能理气散寒，行气止痛。三者相伍，理气活血效力增强。黄芪益气固卫，助羌活、独活温经止痛，又可助三七活血止痛。诸药配伍，具有温经散寒、行气活血、强筋壮骨之良效。

12. 温通经络液

配方：羌活、独活、川芎、三七、没药、乳香、天麻、续断、海马、杜仲、白酒。

功能与主治：温经通络，祛风除湿，散寒。用于劳损和风寒湿邪引起的筋骨关节疼痛。

用法与用量：外用。搽患处，局部按摩。每日 1~2 次。

方解：伤后瘀血未尽，或筋骨劳损，风寒之邪乘虚而入，留滞经络，气血欠通，则关节肌肉肿胀疼痛。

治当活血祛瘀，祛风除湿，散寒止痛。方中羌活、独活疏散风寒之邪，并可祛风除湿；川芎、三七消散未尽之瘀血；乳香、没药为何氏骨科常用药对，可活血定痛，消肿生肌；天麻、杜仲、续断补益肝肾而接骨续筋；海马为血肉有情之品，不仅补肾助阳，还可活血散结，消肿止痛。合而成方，可使经络通，风湿除，肿胀消，疼痛去，则筋骨关节活动自如。

13. 温通散

配方：黄芪、当归、羌活、独活、川芎、牛膝、制川乌。

功能与主治：祛风除湿，散寒，活血，止痛。用于风寒湿痹或筋骨劳损，症见颈肩背痛，腰腿痛，关节屈伸不利者。

用法与用量：外用。根据患处面积大小，取本品适量，先加酒，后加温水调成糊状，敷于患处。

方解：损伤后期或筋骨劳损，正气虚弱，风寒湿邪乘虚而入，留着经络，气血运行不畅，则项背肢节疼痛，手足冷痹麻木，关节屈伸不利。治当益气活血，祛风除湿，散寒止痛。方中黄芪、当归、川芎、牛膝益气活血；羌活、独活疏风除湿，通痹止痛；制川乌味辛，性大热，辛散走窜，是破寒冷积聚的要药，能搜散筋骨中之风寒，可散寒止痛。诸药合用，可使风寒散，经络通，气血和，疼痛止。

14. 拔毒消炎散

配方：黄柏、大黄、天麻、防风、白芷。

功能与主治：清热解毒，泻火消肿。用于筋骨关节的急性炎症，如急性关节炎、化脓性关节炎、骨髓炎、痛风等，症见关节红肿、疼痛、活动受限者。

用法与用量：外用。根据患处面积大小，取本品适量，用凉水将药物调成糊状，敷于患处。

方解：本方所治筋骨关节的急性炎症乃湿热壅滞于血脉，气血为之不畅，继而瘀热内蕴，症见局部红肿热痛，甚至热壅肉腐，脓肿疼痛；或是跌打损伤，经脉破损，瘀热内积，气滞血瘀，则肿痛难忍。两者病症虽异，然病机则一，皆由气血壅滞，热毒内结而成。治当清热解毒，泻火消肿。大黄味苦，性寒，能清热解毒，泻火凉血，行瘀通经；黄柏味苦，性寒，能泻火解毒，清热燥湿；白芷味辛，性温气厚，芳香走窜，能通络止痛，除湿消肿。故方中重用黄柏、大黄、白芷以清热解毒，活血通络，消肿止痛。天麻味甘，性微温，为肝经之气分药，能祛风除湿、镇痉止痛；防风味辛、甘，性微温，为祛风圣药，能祛风湿而止痛。本方药味不多，但却包含了著名方剂玉真散中的三味药，即天麻、白芷、防风，具有预防破伤风的良好作用。诸药合用，具有清热解毒、消肿止痛、息风镇痉的良好效果。

15. 五行消炎散

配方：细辛、白芷、羌活、独活、防风、三七。

功能与主治：利湿活血，消肿止痛。用于寒湿引起的筋骨关节炎，症见关节疼痛，畏寒，活动不利者。

用法与用量：外用。根据患处面积大小，取本品适量，用沸水将药粉调成糊状，晾温后，敷于患处。

方解：筋骨关节或因跌打损伤，或为劳损，风寒湿邪乘虚而入，导致筋骨关节疼痛，畏寒，活动不利。治当以祛风除湿，活血消肿之法。细辛味辛而厚，气温而烈，上行入肺，以发散在表之风寒；下行入肾，以散肾经之风寒，故为宣通内外，发散风寒的要药。方中细辛配伍白芷、羌活、独活、防风辛香开窍，祛风除湿。三七味甘微苦性温，既善化瘀而止血，又善活血而止痛，且有止血而不留瘀、化瘀而不伤正之长。何氏骨科将三七与上述通经开窍、祛风除湿之药相伍，颇具“治风先治血，血行风自灭”之深意。诸药合用，可使经络通，风湿去，则肿痛止。

16. 消增通痹散

配方：当归、黄芪、木瓜、牛膝、制川乌、制草乌。

功能与主治：通络，除痹。用于骨质增生，颈椎病，肩周炎等风寒湿痹证，症见局部疼痛，畏寒怕风，关节屈伸不利者。

用法与用量：外用。根据患处面积大小，取本品适量，先加酒，后加温水调成糊状，敷于患处。

方解：骨质增生、颈椎病、肩周炎等风寒湿痹，虽病名不同，但其核心发病机理相通。脊柱、肩、膝等关节劳损，患处气血虚弱，风寒湿邪易于乘虚而入，阻滞关节经络，导致局部疼痛，畏寒怕风，关节屈伸不利。治当温经通络，祛寒除痹。方中当归、黄芪益气活血；木瓜舒筋活络，缓急止痛；牛膝活血祛瘀，舒筋通络，并可补肝肾、强筋骨。川乌、草乌两药性大热，辛散走窜，深入骨髓，能搜散筋骨中的风寒，善于治疗风寒湿痹、关节疼痛或肢体麻木，是为方中君药。值得一提的是，本方重用黄芪以益气固表，配合二乌，使邪气去而卫气固，祛邪而不伤正，如此配伍，扶正祛邪，理法彰显。由上观之，诸药合用，共奏温经散寒、消风通痹、活络止痛之效。

17. 续筋接骨散

配方：当归、续断、三七、血竭。

功能与主治：行气活血，续筋接骨。用于闭合性筋骨损伤中后期，症见关节僵硬或痿软、活动不利、疼痛者。

用法与用量：外用。根据患处面积大小，取本品适量，先加酒，后加温水，将药物调成糊状，敷于患处。

方解：筋骨关节跌打损伤，经过早期治疗，肿痛渐解，筋骨初接，但瘀血未化，经脉欠通，故见关节僵硬或痿软，活动不利，肿痛时作。治当祛瘀止痛，活血通络，接骨续筋。方中当归、三七、血竭活血祛瘀，通经止痛；续断重用以接骨续筋。续断甘温能补，苦辛行散，补中有行，补而不滞。本品入肝肾经，既补肝肾，又行血脉，还续筋骨，为内科补肝肾、妇科止崩漏、伤科疗折伤之常用之品。故何氏骨科将续断在此重用，作为君药。诸药合用，具有活血散瘀、消肿止痛、接骨续筋之佳效。

二、内服药

外用药物治疗骨伤，何氏骨科有其特色，而运用内服药物也是何氏骨科治疗骨伤科疾病的重要手段。对于临床上外力致伤、痰浊血瘀、邪毒浸淫或脏腑功能紊乱而致正虚邪实所产生的各种骨伤科疾病，何氏骨科独具特色的中药内服制剂在临床中发挥了很大的作用。

1. 骨关节炎丸

配方：桑寄生、川续断、川牛膝、杜仲、川芎、千年健、秦艽、当归、三七、人参、川木通。

功能与主治：祛风除痹，通络止痛。用于风湿痹证，症见关节疼痛或肢体麻木、活动不利等。

用法与用量：口服。1 次 1~2g，1 日 2 次。

注意：孕妇禁服。如正在服用其他药品，服本品前请咨询医师。

方解：腰脊损伤后期；或骨与关节损伤，久治不愈；或慢性筋骨劳损等。肝肾不足，气血亏虚，风湿乘虚而入，痹阻经络，骨与关节失养，以致骨关节疼痛或肢体麻木，腿足屈伸不利等。治当补益肝肾，祛风除痹，通络止痛。方中桑寄生、川续断、杜仲、川牛膝补益肝肾、强筋壮骨。千年健、秦艽为何氏骨科习用药对，千年健味苦，性温，有祛风湿、强筋骨的作用；秦艽味苦、辛，性微寒，既能祛风湿，疗痹痛，又能退虚热。二药伍用，一温一寒，互制其短，各展其长，通行十二经脉，以祛风除湿、通络止痛益彰。方中人参配伍三七，前者以补气为主，后者以散瘀为要，二药参合，一补一散，相互制约，相互为用，益气活血，散瘀定痛。当归补血和血，川芎活血止痛。川木通长于利水湿，疗热痹，具有消除关节积液的作用。诸药合用，可以起到益气活血、补益肝肾、祛风除痹、利水消肿的良好效果，从而使骨与关节之功能恢复正常。

2. 活血理气丸

配方：枳壳、香附、木香、丹参、当归、川芎、羌活、防风、白芷、桃仁、红花、三七、杜仲、续断、陈皮、大血藤、延胡索。

功能与主治：活血，祛瘀，止痛。用于筋骨关节软组织创伤，症见局部肿痛，活动不利者。

用法与用量：口服，1 次 2g，1 日 3 次，或遵医嘱。

方解：对于跌打损伤，气滞血瘀，脉道不通，胀痛拒按，伤气及血，气滞血瘀，气血并重之症。治以行气活血、祛瘀止痛之法。方中枳壳、香附、木香、陈皮一派辛香行气消滞之品，以理气滞；桃仁、红花、三七、丹参、当归、川芎、大血藤、延胡索一派辛润活血化瘀之物，以治血瘀。当归、川芎伍用，名曰佛手散，又名芎归散，出自《普济本事方》，治妇女妊娠伤胎，难产，胞衣不下等症。何氏骨科用此二味，当归以养血为主，川芎以行气为要。二药配伍，互制其短而各展其长，行气活血、散瘀止痛之力增强。何氏骨科方药配伍颇具深意，伤患之处，气血瘀滞，营卫不和，正气虚弱，易受风寒之邪侵袭，形成所谓“伤兼外邪”，方中防风气味俱升，性温而润，被誉为“风中之润剂”，偏于祛周身之风，且能胜湿；白芷色白，性温气厚，芳香升散，偏于祛风止痒，通络止痛，除湿消肿；羌活辛温，气雄而散，味薄上升，偏于宣散太阳之经气，以解表散邪，解肌退热。防风、白芷、羌活三药配伍，祛风止痒、散寒除湿、温经通络之力加强。方中杜仲、续断，补肝益肾，接骨续筋。统观全方，主要由行气药、活血药及祛风药组成，行气可以活血，祛风可以通络，这种配伍更能促进气血的畅通，使之气行血活，血行瘀化，则肿痛诸症亦随之消解。

3. 排毒固本丸

配方：车前子、黄芪、三七、大黄、甘草。

功能与主治：清热利水，消肿止痛。用于痛风、痹证属湿热郁滞者，症见关节红肿疼痛，舌红，苔黄。

用法与用量：口服，1 次 1~2g，1 日 2 次，或遵医嘱。

方解：痛风，或痹证，症见关节红肿疼痛、舌红、苔黄等，多为湿热郁滞，蕴热为毒，热毒阻滞经络，不通则痛。治当清热利湿，消肿止痛，排毒固本。方中车前子甘寒滑利，性专降泄，可利水通淋，清泄湿热；大黄苦寒沉降，善荡涤肠胃，峻下实热，又可凉血解毒，祛瘀通经。黄芪、三七益气活血，可助车前子、大黄排毒固本。甘草甘平和缓，益气解毒，并可调和方中各药的偏性。本方配伍精炼、药简效宏，具有清热利水、益气活血、消肿止痛、排毒固本之佳效。

4. 强筋壮骨丸

配方：白芍、熟地黄、当归、川芎、红花、三七、人参、黄芪、杜仲、续断、桑寄生、牛膝、枸杞子。

功能与主治：行气活血，续筋接骨。用于骨折中后期和筋骨关节虚损，症见局部疼痛，微肿，活动不利。

用法与用量：口服。1 次 2g，1 日 3 次，或遵医嘱。

方解：跌打损伤，筋骨断折，气血已伤，瘀血未尽，经脉不通，则疼痛不止。治当活血祛瘀，益气养血，补肝益肾。方中人参、黄芪、当归、熟地黄、白芍益气养血；红花、三七、牛膝、川芎活血祛瘀止痛；杜仲、续断、桑寄生、枸杞子补肝益肾，壮骨生髓。方中杜仲、续断配伍，为何氏骨科常用药对。杜仲补肝肾，强筋骨，善走经络关节之中；续断补肝肾，强筋骨，通利血脉，在于筋节气血之间。二药伍用，补肝肾、壮筋骨之力加强。人参与三七配伍，尽得益气活血之妙。人参大补元气，补肺益脾，生津止渴，宁神益智；三七活血养血，祛瘀止痛。人参以补为主，三七以散为要。二药参合，一补一散，相互制约，补散兼施，相互为用，益气活血，散瘀定痛甚妙。纵观全方，诸药合而用之，可使血行瘀化，瘀去骨接，加之益气养血、补益肝肾，更能促进强筋接骨之疗效。

5. 温经活络酒

配方：当归、川芎、羌活、木瓜、牛膝、桑寄生、秦艽、杜仲、续断、鸡血藤、白酒。

功能与主治：温经通络，祛风除湿，散寒。用于风寒湿痹所致的关节炎及筋骨关节肿痛，腰腿痛，四肢麻木。

用法与用量：口服。1 次 15~20ml，1 日 2~3 次。

方解：跌打损伤或筋骨关节劳损，风寒湿邪侵袭入内，经络痹滞，气血不畅，则筋骨关节肿痛发炎，四肢麻木等。治当温经通络，祛风除湿，散寒止痛。方中羌活、秦艽、木瓜、牛膝、鸡血藤祛风除湿、舒筋通络；当归、川芎活血养血；桑寄生、杜仲、续断补益肝肾，强筋壮骨。白酒味甘辛，性热，可通利血脉，以此浸泡诸药而助药效。诸药合用，具有祛风除湿、活血通络、散寒止痛之作用。

6. 养元壮骨酒

配方：西洋参、杜仲、龙眼肉、枸杞、三七、冰糖、白酒。

功能与主治：固气血，养心神，补肝肾，壮筋骨。用于骨质疏松，无菌性骨坏死，症见筋骨痿软，活动不利者。

用法与用量：口服。1次10~15ml，1日2~3次，可随餐服用。

方解：养元壮骨酒是何氏骨科用来治疗骨质疏松、无菌性骨坏死等骨骼疾患的特色药酒。方中西洋参、三七益气活血，散瘀定痛；杜仲、枸杞补益肝肾，强壮筋骨；龙眼肉补心脾，养气血，与西洋参配合，其益气养血之力增强。冰糖味甘，可缓急止痛，调和脾胃；白酒可通利血脉并助药力。诸药合用，共奏益气血、养心神、补肝肾、强筋骨之功。该药酒不仅可以用来治疗骨质疏松、无菌性骨坏死等骨骼疾病，还可以用来养生保健，具有养颜驻容、延年益寿之良好效果。

7. 正骨通关丸

配方：金钱白花蛇、威灵仙、透骨草、穿山甲（制）、血竭、防风。

功能与主治：舒筋活络，通痹开窍。用于椎间盘突出症，椎管狭窄症引起的上下肢麻木疼痛。

用法与用量：口服，1次1~2g，1日3次。

方解：椎间盘突出症是因椎间盘变性、纤维环破裂、髓核突出，刺激或压迫神经根等而表现出的一种综合征；而椎管狭窄症，则是原发或继发因素造成椎管结构异常、以椎管腔内变窄为特征的一类疾病。该病的发生以经络痹阻，气血不和，筋骨失养为根本原因，治当以舒筋活络、通痹开窍之法。方中以金钱白花蛇、穿山甲为君药，功善透骨搜风，祛风通络，配威灵仙、透骨草、防风以祛风湿、通经络，此五味为治风寒湿痹、肢体拘挛、四肢麻木之要药。方中血竭一味，颇具深意。该药内服活血散瘀止痛，外用止血生肌敛疮。何氏骨科将血竭纳入正骨通关丸之剂，在数味祛风除湿药中加入血竭，不仅具有活血散瘀止痛之效，更有“治风先治血，血行风自灭”之妙。诸药合用，共奏祛风除湿、舒筋活络、通痹开窍之良效。

第二篇
骨 折

第七章 骨折概论

第一节 骨折的概念与病因

一、骨折的概念

人们认识或强调的重点不同，因而骨折的定义也有所不同。如岑泽波主编的《中医伤科学》对骨折下的定义："由于外力的作用破坏了骨的完整性或连续性者，称为骨折。"这里只强调了骨折的外力因素。施杞主编的《中医骨伤科学》对骨折的定义为："骨或软骨组织的完整性或连续性遭到部分或全部破坏，称为骨折。"董福慧主编的《尚天裕实用中医骨伤科学》中骨折的定义是："骨或骨小梁的连续性中断称为骨折。"没有说内外之因。其实，骨折是外力结合内因而造成的。因此，何氏骨科认为，骨折的定义应为：外力结合内因，使得骨或软骨组织的完整性或连续性遭到部分或全部破坏，称为骨折。

唐代王焘在《外台秘要》中明确地给出了"骨折"的病名。尽管这一病名出现较晚，但对骨折的概念，我国古人很早就有所认识，甲骨文已有"疾骨""疾胫""疾肘"等病名；《周礼·天官》记载了"折疡"；《灵枢·邪气脏腑病形》记载了"折脊"；汉代马王堆出土的医籍也记载了"折骨"；国外也有骨折的考证，如考古发现早在七千多年前古埃及的木乃伊上就有用夹板固定治疗骨折的证据。从某种意义上讲，骨折是伴随人类文明产生的损伤性疾病。

临床上，一般将骨折分为创伤性骨折与病理性骨折两类。正常骨骼受到外力的作用而发生骨折者，称为创伤性骨折。若骨骼本身原已有某种病变而受到外力影响发生骨折者，称为病理性骨折。一般泛称之"骨折"，系指创伤性骨折。

二、骨折的病因

通常而言，骨折发生的原因有内、外之分。外力在骨折的发病中虽是重要因素，但并非决定因素。因为外因是变化的条件，而内因才是变化的根据，外因只有通过内因才能起作用。所以，骨折的发生，是内、外因素综合作用发生的结果。全面而辨证地看待骨折的内外因素，对于认识和分析骨折的多发年龄、好发部位、骨折类型、移位状况，以及骨折的预后等，都有着深刻的指导意义。

（一）外因

外力损伤是由于外力作用于骨骼，使骨的组织结构受到破坏，造成骨或骨小梁的连续性中断。外力损伤的特点是受伤程度与作用力大小、方向、性质、程度、接触部位有关，骨折的类型因外力不同而有差异。造成骨折的外力可分为直接外力与间接外力两类。

1. 直接暴力 直接外力所致的损伤发生在外力作用的部位,即外来暴力直接作用于人体的某一部位,而致该部骨折损伤。如棍棒打击、拳打脚踢、车辆撞击、机器挤压、砖石砸碰、跌仆摔倒、金刃伤害、枪弹贯穿等所引起的损伤。外力作用首先引起皮肤、筋膜、肌肉的损伤;若外力较大,还可致韧带、肌腱、关节、骨骼的损伤,甚至血管、神经、肌肉的断裂,关节脱位和骨折。

这类骨折多为横行骨折或粉碎性骨折,常伴有不同程度的软组织或内脏损伤,故局部和全身症状往往较重,骨折可为开放性。如为开放性骨折,则因打击物由外向内穿破皮肤,伤口污染较严重,故感染率较高。骨折若发生在前臂或小腿,两骨骨折部位多在同一平面。

2. 间接暴力 间接外力是指外力作用于人体后,损伤不发生在外力接触的部位,而是远离外力作用的部位。根据损伤外力的不同性质,又可分为以下几种。

(1) 传达外力:指外力作用于A处,却在B处引起相应的损伤。如重物打击头部,引起颈部的骨折、脱位或筋肉损伤;跌倒时手掌触地,引起的肱骨髁上骨折及桡骨远端骨折;高处坠落,臀部着地,躯干的重力向下,地面的反作用力从臀部向上传达,集中于腰部,导致腰部椎体的压缩性骨折;急刹车引起的颈部挥鞭性损伤等。

(2) 扭转外力:是肢体不协调扭转所致的损伤。损伤局部承受的是合力,所以扭转外力可与传达外力同时作用于同一部位。如投掷手榴弹动作引起肱骨干螺旋形骨折;滑雪时,发生的小腿扭转骨折;或身体固定,头部向一侧旋转,外力经上颈椎传达至下颈椎,引起下颈椎的损伤。扭转外力对脊柱所致的损伤,可能并不发生在旋转最初发生的节段,而是发生在应力较集中和生理结构薄弱的部位,常见的为颈4~5、腰4~5、腰5~骶1。

(3) 杠杆外力:指外力与身体重力之间形成杠杆,在其支点发生损伤。如人体颈椎如同一个悬臂梁,承受着头部的重量,在其屈伸和侧方活动中,颈4是其活动的支点。骤然、强力或超过正常范围的活动会造成支点处的损伤,如小关节紊乱、关节脱位或压缩性骨折等。杠杆所致的损伤常常发生于脊柱的活动与不活动相交的节段,如颈4~5、颈5~6、胸12~腰1、腰4~5或腰5~骶1。

(4) 肌肉牵拉力:骨周围附着的肌肉是关节活动的动力因素,周围肌肉突然强力不协调地剧烈收缩可使肌肉附着点发生撕脱性骨折。如猛力投掷物体时,前臂屈肌强力收缩,造成肱骨内上髁骨折;膝关节在半蹲姿势时,股四头肌突然强力收缩,即可造成髌骨骨折等。这类骨折的骨块多有分离移位或翻转移位。

(5) 积累性外力:长期、反复、轻微的应力集中在骨骼的某一部位也可导致骨折的发生,这种骨折又称为疲劳性骨折。如长时间从事某种运动,积累性外力使某处骨骼负担过重,疲劳过度,从而发生骨折,多见于长途徒步行走或行军引起的跖骨骨折和胫骨骨折;排球运动员发生胫骨上端骨折等。这类骨折多为横行或裂纹骨折,骨折端很少有移位,局部症状较轻,易被忽略,有时骨折初期X线检查不易发现,常在一两周之后方可显现。

(二) 内因

从机体内在因素分析,骨折发生的原因更是多方面的,与以下几个方面密切相关。

1. 年龄和健康状况 某些骨折与年龄有密切的关系,如儿童与青少年的骨骺分离、青枝骨折、骨膜下骨折,老年人的股骨颈骨折与股骨粗隆间骨折。一般来说,年轻体健,筋骨坚韧,不易受损;年老体弱,缺乏运动或锻炼,或长期废用者,其骨质脆弱、疏松,一旦遭受外力作用,易引起骨折。

2. 解剖生理 正常成年人的某些骨折与部位有关,骨折一般易发生在解剖薄弱部位或应力集中部位。如肱骨下端扁而宽,前面有冠状窝,后面有鹰嘴窝,中间仅有一层较薄的骨片,这一部位就容易发生骨折;有些骨折则由骨的结构特点所决定,如长管骨的松质骨与坚质骨交界处,锁骨的中外1/3交界处等,这些都是应力集中部位,容易发生骨折。

3. 骨骼病变 至于病理性骨折,因为骨组织本身的病理变化,已经造成骨质的部分破坏和损伤,因而受到轻微的外力即可发生骨折,外力仅是诱因,甚至在没有外力影响的情况下,也会发生骨折,骨折的根本原因在骨病本身。此类病理性骨折常见于营养不良、佝偻病、甲状腺功能亢进症、骨肿瘤、骨结核、骨坏死、骨质疏松症、脆骨病、软骨病等患者。

骨折的发生，总是内外因素综合作用的结果。如在同样外力的作用下，体质虚弱者容易骨折，而体质强壮者则安全无恙。而同样的体质，由于外力的不同，强大的外力超过了人体应力的极限，也会导致骨折。在造成骨折的各种因素中，内因与外因是不能截然分开的，如筋肉牵拉，虽列为外因，实际也是内因，即筋肉收缩为主导。

第二节　骨折的移位与分类

一、骨折的移位

骨折移位的程度与方向，一方面与暴力的大小、作用方向及搬运情况等外在因素有关，另一方面还与肢体远侧段的重量、肌肉附着点及其收缩牵拉力等内在因素有关。骨折移位方式有 5 种，临床上常合并存在（图 7-2-1）。

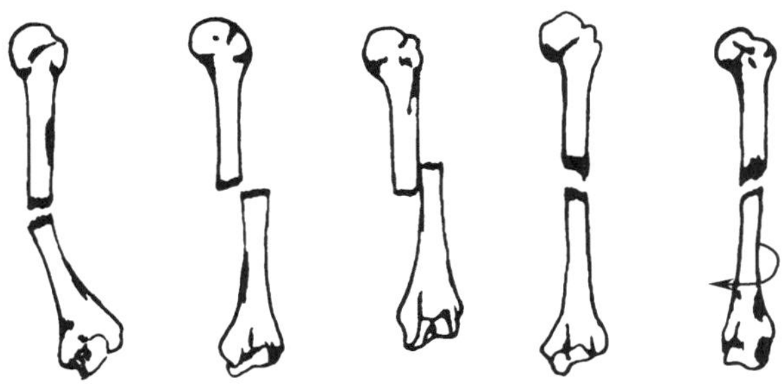

A　B　C　D　E

A. 成角移位；B. 侧方移位；C. 缩短移位；D. 分离移位；E. 旋转移位

图 7-2-1　骨折的移位

（一）成角移位

两骨折段的纵轴线交叉成角，以角顶的方向来说明成角移位的方向，有向前、向后、向内、向外等。

（二）侧方移位

两骨折端移向侧方。一般四肢骨折以近骨折段纵轴为基准，以远骨折段移位的方向来说明；但脊柱则以下段为基准，以上段移位的方向来说明。有向前、向后、向内或向外侧方移位等。

（三）缩短移位

骨折段相互重叠或嵌插，骨的长度因而缩短。又称重叠移位。

（四）分离移位

两骨折端相互分离，没有接触，骨的长度因而增加。

（五）旋转移位

骨折一端围绕骨之纵轴而产生程度不等的旋转。

二、骨折的分类

对骨折进行分类，是决定治疗方法和掌握其发展变化规律的重要环节。骨折的分类方法很多，每种方法都有其特定的临床意义。同一病例，根据骨折前后的变化和骨折局部的病变可有不同的分类方法。

（一）根据骨折处是否与外界相通分类

1. 闭合性骨折　骨折部表皮未破，骨折断端不与外界空气相通者，为闭合性骨折。除骨折外，无其他重要软组织损伤者，为单纯性骨折；若合并血管、神经、肌腱损伤者，为复杂闭合性骨折。此类骨折感染机会较少，但由于瘀血积于体内，出血多时则易在局部形成较大血肿。

2. **开放性骨折** 骨折部附近皮肤或皮下组织破裂，骨折断端与外界相通者，为开放性骨折。未发生重要血管、神经、肌腱损伤者，为单纯性开放性骨折；若合并重要血管、神经、肌腱损伤者，则为复杂性开放性骨折。此类骨折治疗较闭合性骨折复杂，且易发生感染，导致变症。

（二）根据骨折的损伤程度分类

1. **不完全骨折** 骨质仅部分失去连续性或完整性，如裂纹骨折、青枝骨折等。此类骨折断端无移位或仅有成角，较稳定，愈合快。

2. **完全骨折** 骨折线完全通过了骨质和骨膜，使骨断裂为两段或多块。此类骨折断端多有移位。

3. **单纯骨折** 无并发神经、重要血管、肌腱和脏器损伤者。

4. **复杂骨折** 有并发神经、重要血管、肌腱和脏器损伤者。

（三）根据骨折线的形状分类

骨折后，可见到不同的形态，在 X 线片上可以见到如下类型（图 7-2-2~ 图 7-2-4）。

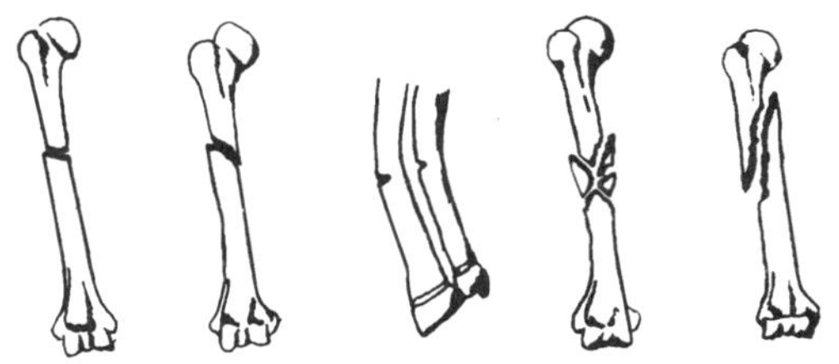

A. 横断骨折；B. 斜行骨折；C. 青枝骨折；
D. 粉碎骨折；E. 螺旋骨折

图 7-2-2 骨折线分类（一）

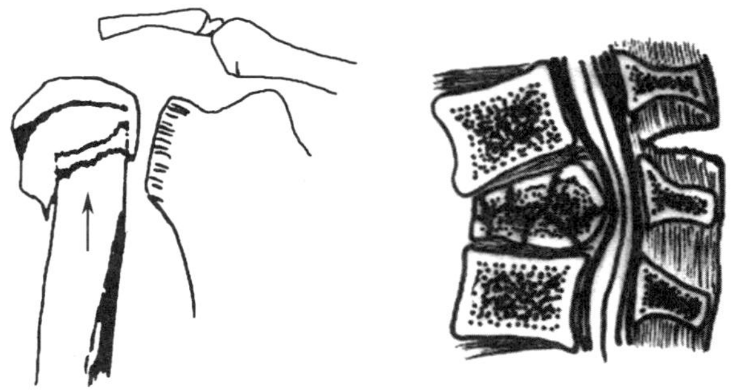

嵌入骨折　压缩骨折

图 7-2-3 骨折线分类（二）

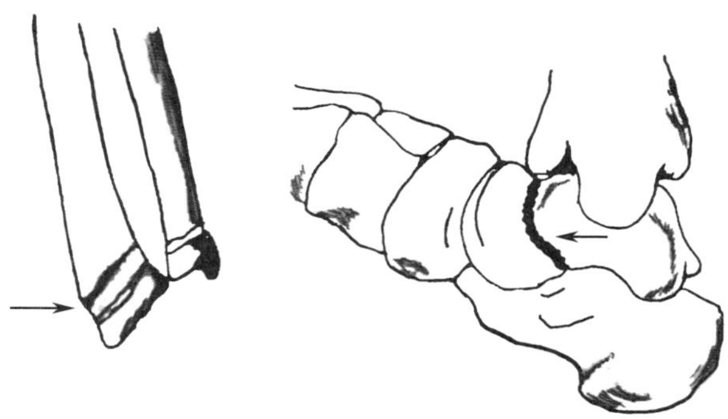

骨骺分离骨折　裂纹骨折

图 7-2-4 骨折线分类（三）

1. **横行骨折** 骨折线与骨干的纵轴垂直，呈直角或接近直角。整复后骨折端较稳定。

2. **斜行骨折** 骨折线与骨的纵轴斜交成锐角。整复后断端稳定性较差。

3. **青枝骨折** 多发生于儿童。仅有部分骨质和骨膜被拉长、皱折或破裂，骨折处有成角、弯曲畸形，骨折线不规则，骨皮质部分断裂而尚有部分连续，折端变形，与青嫩的树枝被折时的情况相似。故将该类骨折形象地称为青枝骨折。

4. **粉碎性骨折** 骨折线两条以上，使骨断裂为三块以上。骨折线呈“Y”形、“T”形或星（米）形时，又称为“Y”型骨折、“T”型骨折或星（米）形骨折等。

5. 螺旋形骨折 骨折线弯曲，使骨折断面呈螺纹状。整复后易旋转移位。

6. 嵌入骨折 骨折的一个断端嵌插入另一断端内，多发生于密质骨与松质骨交界处。骨折后，密质骨嵌插入松质骨内，多发生在股骨颈和肱骨外科颈等处。

7. 压缩性骨折 骨体被传导外力压缩变形，多发生在松质骨较多的椎体骨，松质骨被挤压，体积缩小，密度增大。

8. 骨骺分离骨折 发生在骨骺板部位，使骨骺与骨干分离，见于小儿与青少年。

9. 裂纹骨折 或称骨裂。骨折间隙呈裂缝或线状，形似瓷器上的裂纹，该类骨折常见于颅骨、肩胛骨等处。

(四) 根据骨折的稳定性分类

1. 稳定性骨折 经复位和外固定后，骨折断端一般不易再发生移位，如横行骨折、小斜行锯齿状骨折、嵌入骨折等。该类骨折治疗容易，效果好，容易愈合。

2. 不稳定性骨折 移位之骨折断端经复位后，在一般外固定下易发生再移位，如大斜行骨折、螺旋形骨折、粉性碎骨折等。此类骨折复位与固定都比较困难，预后一般比稳定性骨折差。

(五) 根据骨折发生后的时间分类

1. 新伤性骨折 骨折端的血肿没有完全吸收，尚未形成纤维骨痂包裹者，称为新鲜骨折。一般骨折发生后 1~2 周内(小儿除外)的骨干骨折属于此类。对于愈合较慢的股骨颈骨折、手舟骨骨折，在伤后 3 周内，也属新鲜骨折。

2. 陈旧性骨折 骨折断端间已有纤维组织或骨痂包裹者称为陈旧性骨折，多为骨折发生后 2~3 周以后的骨折，此类骨折复位较难，愈合缓慢。若时间过久，骨折可以畸形愈合、迟缓愈合或不愈合。

3. 迟缓愈合 骨折后 3 个月不愈合者，且具有迟缓愈合症状体征。

4. 骨不愈合 骨折后 6 个月不愈合者，且具有骨不愈合症状体征。

(六) 根据受伤前骨质是否正常分类

1. 外伤骨折 骨折前，骨质结构正常，纯属外力作用而引起骨折者。

2. 病理骨折 骨折前，骨质原已有病变(如患骨髓炎、骨结核、骨肿瘤等)存在，因经轻微外力作用而产生骨折者(图 7-2-5)。

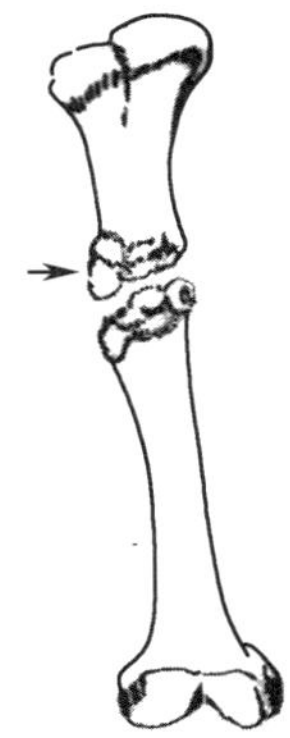

图 7-2-5 病理骨折

第三节 骨折的临床表现及诊断

一、全身表现

本书所说的骨折乃为新鲜骨折。较轻的骨折，一般无明显的全身症状，但骨折较重者均可产生不同程度的全身症状。其临床表现有以下几点。

(一) 晕厥与休克

1. 晕厥 多见于打仆坠跌之际，当即晕厥，呼之不应，脉见细数或沉伏。亦可见于较大之骨折(如股骨)，多发性骨折等。此类晕厥多由于患者素体虚弱，骨折后患者精神高度紧张或极度恐惧，疼痛严重，发生突然晕眩而倾倒，面色苍白，表情淡漠，脉细弱，以致失去知觉和活动能力，血压之收缩压下降而舒张压一般无改变。以上表现是由于创伤刺激或一时性的脑缺血所致，经过一般救治措施都可于数分钟或半小时内恢复正常。

2. 休克 休克是一种以急性循环衰竭为主的综合征，多因机体受到强烈刺激所引起。主要病理改变是有效血循环量锐减，心排血量急剧减少，因而导致全身组织缺氧，除循环系统的急剧变化外，神经系统、内分泌、代谢等方面都发生了不同程度的功能紊乱。

骨折损伤所导致的休克，可见于失血较多的开放性骨折，内出血较多的骨折如骨盆骨折、股骨干骨折、多发性骨折，或合并内脏器官损伤的其他严重骨折等。系由于全身有效循环血量骤减，发生急性周围循环衰竭所致，中医学认为是因出血过多，气随血脱以致元气暴脱、气血双亡所致。

骨折伴休克的临床表现，其早期表现可有短时间的兴奋、多语、烦躁、脉速、血压正常或偏高，但脉压变小。继而进入抑制状态，精神萎靡，表情淡漠，周身无力，反应迟钝，面色苍白，呼吸表浅，汗出肢冷，脉微细欲绝，血压下降甚至不能测出。若得不到及时有效的抢救，病情继续恶化，神志转为昏迷，可危及生命。

（二）脏腑内伤

骨折不是独立发生的，必然伤及脏腑，影响脏腑功能。脏腑内伤，轻者气机不畅，功能紊乱，是各种骨折后最常见的全身症状；重者为脏腑的器质性损伤，出现各种严重的症状。

1. 脏腑气机失调 骨折后，局部气血瘀阻，往往可导致整个机体的气机失调，影响各脏腑功能，便会出现相应症状。正如《正体类要》所说："肢体损于外，则气血伤于内，营卫有所不贯，脏腑由之不和。"肺气伤，则咳、喘、胸闷、气短、咳痰不爽及呼吸作痛，多见于肋骨骨折。脾胃气伤，轻者症见腹胀、纳呆、脘闷，或干哕呕吐、嗳腐吞酸；重者症见脘腹胀满、腹痛呕吐、大便不通、舌苔垢腻、脉弦滑。肝胆气伤，则胁肋窜痛，不敢转侧，多见于肋骨骨折等。肾与膀胱气伤，则小便不利或失禁，多见于髋骨、骨盆骨折。心气内伤，则有心悸、怔忡、失眠、多梦等症，常见于较重之骨折。

2. 脏腑器质损伤 各种原因造成骨折的同时，也可能导致内在脏腑实质的损伤。可见于躯干部挤压骨折，骨折端如刺似刀的截面戳伤内在脏器或外力的直接作用所致。如肋骨骨折刺破肺脏，可造成喘促、咳血、气胸、血胸；下肋骨骨折可致肝脾破裂，或肾脏损伤引起尿血或大出血；骨盆骨折可伤及膀胱，尿液内溢腹腔等。脏腑实质的损伤破裂、内出血及脏腑内容物的流溢，是造成严重后果的主要因素。如果躯干部骨折发生后，迅速出现喘促、烦闷、苍白、发绀、冷汗、血压下降、腹部剧痛、板硬拒按、咳血、尿血或便血等，都应考虑邻近脏器实质损伤的可能性。应高度警惕，迅速查明病情，积极救治。

（三）气血阻滞

骨折局部瘀血，导致周身经络之气血不调，运行不畅，发生瘀滞。可有以下表现。

1. 经络瘀滞 周身气血循环不畅，出现全身不适，酸楚疼痛，心烦意乱，坐卧不安。此类症状多发生在骨折后 1 周内，其后则逐渐缓解。

2. 瘀血发热 骨折后，气血瘀于腠理，营卫阻遏不通，郁而化热。患者发热，体温不高，多在 38℃左右，常伴倦怠乏力、食欲不振、口渴等症。这种发热常于骨折后 2~3 日发生。

二、局部表现

骨折后，骨折及邻近部位即有显著的病理表现。这些表现主要有以下几点。

（一）疼痛

疼痛是骨伤科最常见的症状。骨折发生后半小时内，一般疼痛较轻，往往有"发木"的感觉，即所谓的"局部休克"。随后疼痛逐渐加重，动则痛甚，骨折部之远端肢体轻微震动，即可引起骨折部剧痛。骨折部位有不同程度的疼痛和压痛，压痛最明显的部位是骨折处，四肢损伤可沿肢体纵轴施以压力或叩击，可引起伤处剧痛；胸廓或骨盆损伤，对抗挤压往往在骨折处有明显疼痛或剧痛。这些特点是诊断骨折的有力证据，无痛骨折只是特例。

（二）肿胀

肿胀是骨折后必然产生的体征，在骨折发生部位，局部血管破裂，离经之血瘀积在软组织内，可立即形成血肿，局部凸起，按之波动。随后数小时，血液透过筋膜和肌膜不断地蔓延及凝结阻塞，气血运行不畅而使肿胀范围逐渐扩大，出现瘀斑，伤处变硬，血液也可流注至远离骨折的部位，引起远处肢体肿胀，骨折部位往往起水疱，儿童患者尤甚。

骨折后的血肿与骨的血运状况密切相关，骨的血运越丰富（如股骨干、肩、肘、膝、踝等），伤后形成的血肿越大，肿胀也严重。倘若血肿过大，可能会产生如下不良后果。

1. 影响复位固定 损伤后，出血过多，血肿过大，可能会加大骨折移位，造成复位困难，如股骨干骨折。若局部肿胀严重及皮肤起水疱，则会影响骨折的及时复位与固定（图 7-3-1）。

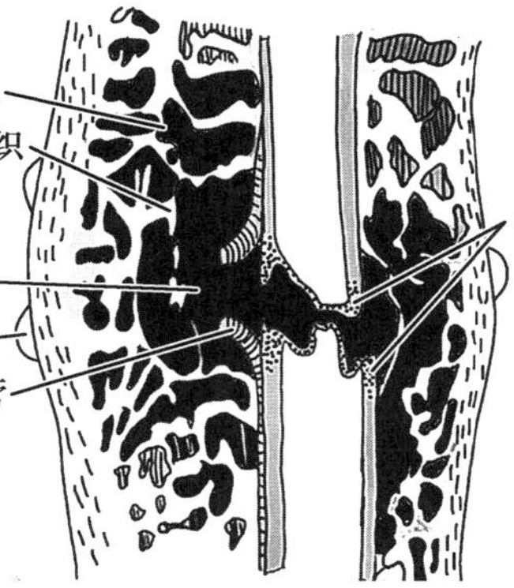

图 7-3-1 股骨干骨折血肿

2. 影响骨折愈合 血肿过大，时间过长，瘀血不去，新血不通，骨折部位得不到新鲜血液供应的营养物质，往往会妨碍骨折的正常愈合。

3. 容易导致变证 血肿过大往往导致局部筋膜内张力增高，压迫血管，可造成局部血运障碍，引起组织缺血缺氧，产生严重的缺血性肌挛缩，甚至引起肢体坏疽。另外，血肿过大时，肿胀消退时间会延长，从而增加关节僵硬的风险。

因此，伤处局部明显的血肿不仅是诊断骨折的依据之一，而且也为临床治疗提出了紧迫的要求，必须在治疗过程中及时采取有效措施，处理瘀血肿胀，以防止由此产生的不良后果。

（三）功能障碍

骨折发生后，失去了骨骼正常的杠杆支撑力，大多有程度不同的肢体功能障碍，主要表现在运动功能及骨骼支架功能的障碍。如尺桡骨双骨折时手不能握物，小儿小腿骨折时不敢站立等。此表现有时成为最先发现的骨折特征，但有些骨折，肢体功能障碍不明显，如小儿锁骨青枝骨折、某些嵌入型骨折。另外，疼痛、肌腱痉挛、肌腱断裂、神经损伤等也是功能障碍的原因。

（四）异常活动

异常活动又称假活动，是指肢体某部位出现的在正常情况下不可能有的活动。如正常长骨平时不可能产生关节样活动，但若长骨干部位有关节样活动，是骨折的确证。假活动可在搬动患肢时发现，也可用一手握伤处一手轻轻摆动伤肢远端的方法查出。有时可以从假活动的程度可以判断骨折的对位程度和稳定性，假活动明显的，往往表示骨折端移位较大，稳定性较差。若需要检查异常活动时，医者应慎重，以免加重骨折的移位程度。

（五）畸形

由于骨折部位不同，可表现出不同的病理性姿势。通过望诊，观察患者的各种病理性姿势，对于诊断疾病具有一定的临床意义。多数骨折，都有肢体形态的改变，与正常情况不同的病理改变称为畸形。由于骨折的部位、类型、移位程度以及受伤机理的不同，可出现不同的畸形。如骨的轴线方向的改变，可使肢体出现成角及弯曲畸形；长骨骨折端重叠，可有肢体缩短畸形；骨折断端移位，肢体可出现成角、缩短、旋转、分离等畸形。畸形是长骨骨折的特有征象之一，但不是骨折的必备特征。另外，畸形的纠正与否也是判断治疗好坏的重要标志之一。

（六）骨摩擦征

骨摩擦征，是完全骨折两断端互相触碰摩擦所表现的征象，包括摩擦感和摩擦音。医者做动诊检查时，用手可触知骨折处摩擦错动的感觉，称为摩擦感；骨折两端相互触碰发出的音响，称为摩擦音。骨摩擦征的存在是完全骨折的确证。另外，通过骨折摩擦征也可以初步判断骨折的性质，如粉碎性骨折，手下可有握碎石样感觉。在用其他方法检查已经确诊为骨折的情况下，应避免刻意寻查摩擦征，以免加重损伤或造成骨折移位或磨损骨折断端影响整复，以及增添患者痛苦，使其痛上加痛。骨折端明显移位而查不出骨摩擦征时，说明骨折端可能嵌入软组织。

（七）骨传导音改变

当长骨骨干发生骨折后，骨传导音可发生质与量的变化，嵌插骨折除外。正常骨传导音为清脆高亢的实音，骨折后传导音变低，音量变弱。骨折端移位越大，骨传导音改变越明显，骨折愈合后骨传导音恢复正常。

三、骨折的诊断

（一）临床诊断

对于急性损伤患者，应优先评估生命体征（面色、呼吸、脉搏、血压、瞳孔等），快速判断是否存在危及生命的情况（如气道梗阻、大出血、休克等），同时简要采集病史（伤因、受伤部位、症状变化等）。如有病情危重的征象，应立即采取有效的抢救措施。

若患者一般状况良好，即可根据望、闻、问、切、摸、量、X线检查等方法所收集的资料，进行分析、归纳、判断和推理，从而作出骨折是否存在，骨折部位和类型、移位情况、有无并发症等正确诊断。其中，畸形、骨擦音和异常活动是骨折的特征，这三种特征中只要出现一种，即可在临床上初步诊断为骨折。

在骨折诊断过程中，应仔细询问病史，认真分析症状和体征，要避免只看表浅伤，不注意骨折；只看到此处伤，而忽略他处伤、多处伤；只注意骨折局部，不顾全身伤情；只顾检查，不顾患者痛苦和增加损伤。必要时，作X线检查，则可得出全面正确的结论。

（二）X线检查

X线检查能显示临床检查难以发现的损伤和移位，如不完全骨折、体内深部骨折、脱位时伴有小骨片撕脱等。因此，X线检查对于了解骨折的具体情况有重要的参考价值和意义。

尽管X线检查对于骨关节损伤的诊断如此重要，但并不能完全取代临床骨科检查。借助X线检查可以检查印证临床现象，帮助确定骨与关节损伤的存在与否，但决不应单纯依赖X线检查去发现损伤，否则便有可能为照片的假象所蒙蔽，导致误诊或漏诊的发生。如有些无移位的手舟骨腰部骨折（图7-3-2）、股骨颈骨折早期（图7-3-3），或肋软骨骨折，X线检查不容易发现。当X线检查结果与临床其他诊断有矛盾，尤其是临床上有明确体征，而X线检查显示阴性时，必须以临床表现为主，或者再做进一步检查，从而发现问题。

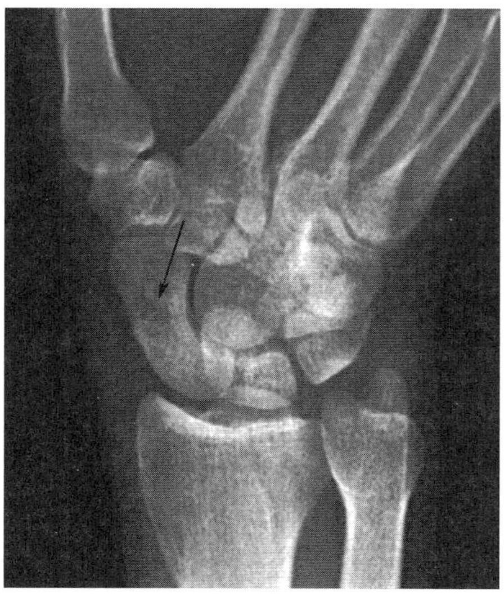

图7-3-2　无位移的手舟骨腰部骨折

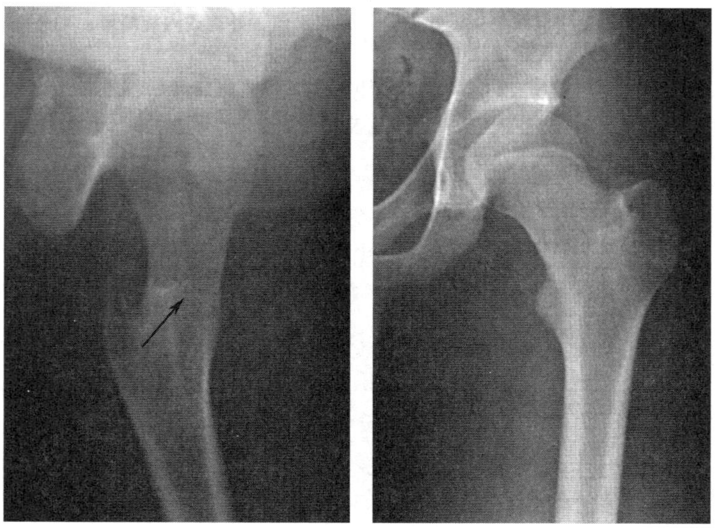

图7-3-3　股骨颈骨折早期

（三）其他检查

实验室检查虽然不是一般骨折的常用方法，但对于某些骨折患者则具有一定价值。如怀疑骨折可能伤及内脏实质者，可查大便是否隐血、尿中是否有血。开放性骨折是否感染，也可查血白细胞计数，已经感染者可做细菌培养和药物敏感试验，以便恰当使用药物等。对于原有内脏疾病的骨折患者，以及病理性骨折的诊断，实验室检查通常是必要的辅助诊断手段。

第四节　骨折的并发症

骨折并发症是指在骨折发生、愈合过程或临床处理过程中，由骨折本身或相关干预措施引发的全身性或 / 和局部性异常表现。有的并发症只需和骨折同时处理，或待骨折愈合后再行处理即可；但严重的并发症对人体的危害往往超过骨折本身，可在短时间内危及生命，必须立即急救处理。因此，临床检查时必须周密细致，不得疏忽，确定有无并发症，然后决定处理方法。

一、外伤性休克

休克是严重骨折患者常伴有的并发症。骨折刺激和组织损害，引起以微循环障碍为特征的急性循环功能不全及组织器官血流量灌注不足，从而出现相应脏器损害的综合征即休克。骨和软组织损伤，通常伴有一定量的失血。多发骨折、出血多的骨折（如骨盆骨折、股骨干骨折）或骨折合并内脏损伤（如肝、脾破裂时），出血量很多，多合并休克。休克的临床表现是面色苍白、汗出肢厥、指端发绀、全身无力、反应迟钝或烦躁不安、脉细而数、血压下降甚至不能测出。肢体的严重挤压伤，既可造成血液和血浆大量丢失，又能产生许多毒性物质，吸收后进一步加重休克的程度。骨折伴发休克可在短时间内危及患者生命。本病关键在于预防，一旦出现应立即采取各种有效措施进行抢救。

二、感染

开放性骨折如不及时清创或清创不彻底，有发生化脓性感染或厌氧菌感染的可能。化脓性感染严重者，可导致骨髓炎、败血症的发生；若发生破伤风、气性坏疽等厌氧菌感染，后果更为严重。因此，对于开放性骨折应尽早彻底清创，术后给予祛瘀、清热、解毒药物并注射破伤风抗毒素，或内服玉真散。

三、内脏受损

1. 肺损伤　肋骨骨折可合并肺实质损伤或肋间血管破裂，引起闭合性气胸、开放性气胸、张力性气胸、血胸、血气胸等。

2. 肝脾破裂　暴力打击胸壁下段时，除可造成肋骨骨折外，还可发生肝或脾破裂。特别是在肝脾肿大时更易破裂，形成严重的内出血和休克。

3. 膀胱、尿道、直肠损伤　骨盆骨折特别是耻骨和坐骨支同时断裂时，容易导致后尿道损伤，若此时膀胱处于充盈状态，则可被移位的骨折端刺破，这种膀胱损伤多为腹膜外损伤。尾骨骨折还可导致直肠损伤。

四、重要血管损伤

多见于严重的开放性骨折和移位较大的闭合性骨折。如肱骨髁上骨折伤及肱动静脉，股骨髁上骨折伤及腘动静脉，胫骨上段骨折伤及胫前或胫后动静脉。动脉损伤可有以下几种情况。

1. 开放性骨折合并动脉破裂　这种情况则鲜血从伤口喷射流出。若出血过多易引起休克，紧急情况下，可用止血带止血，每隔 1 小时松解 1 次。同时应尽快输血，清创探查，酌情结扎或吻合血管（图 7-4-1）。

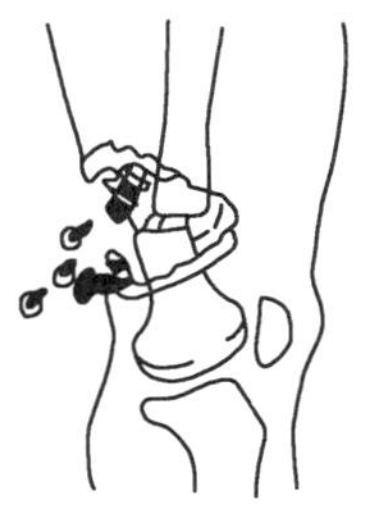

图 7-4-1　开放性骨折合并动脉破裂

2. 闭合性骨折合并动脉破裂 这种情况可导致局部血肿及进行性肿胀。按之发硬，肢体远端发凉、麻木、苍白或发绀，脉搏消失或减弱（图 7-4-2）。该类动脉损伤，后期可形成假性动脉瘤；若动静脉同时被刺破，则可形成动静脉瘘。

3. 闭合性骨折压迫血管 从外在看，尽管血管的连续性未被破坏，但由于骨折压迫或刺激血管，导致其内膜有不同程度的挫伤或破裂，可引起血栓形成或主要分支痉挛，表现为肢体远端发凉、麻木、苍白或发绀等远端严重缺血征象（图 7-4-3）。

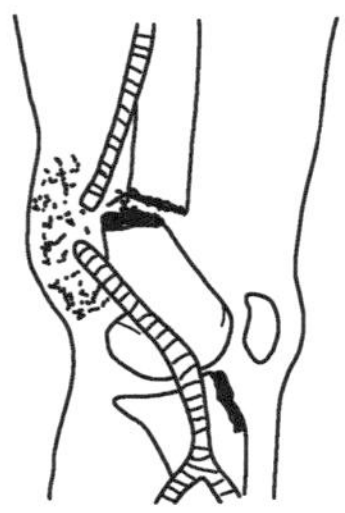
图 7-4-2 闭合性骨折合并动脉破裂

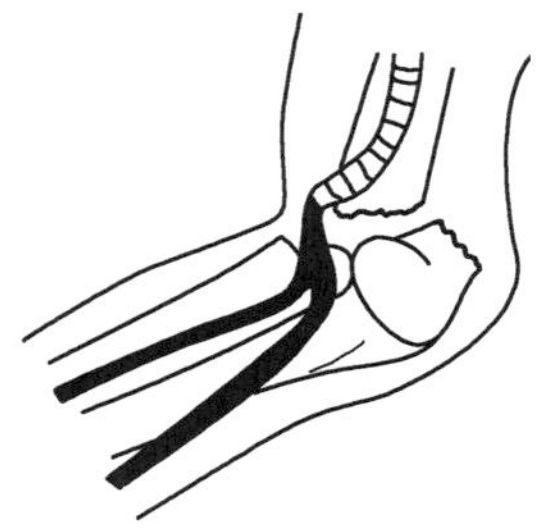
图 7-4-3 闭合性骨折压迫血管

五、缺血性肌痉挛

这是损伤后骨筋膜室综合征产生的严重后果。上肢多见于肱骨髁上骨折或前臂双骨折，下肢多见于股骨髁上或胫骨上端骨折。上、下肢的重要动脉损伤后，血液供应不足或因包扎过紧，前臂或小腿的肌群因缺血而坏死。早期出现伤肢肿胀、按之硬实，持续性疼痛、麻木、发凉、皮肤苍白或发绀，远端脉搏消失或微弱等症。继而肌群机化、瘢痕形成，伤肢侧屈肌挛缩而形成特有的鹰爪形畸形——爪形手、爪形足，可造成严重的残疾（图 7-4-4）。

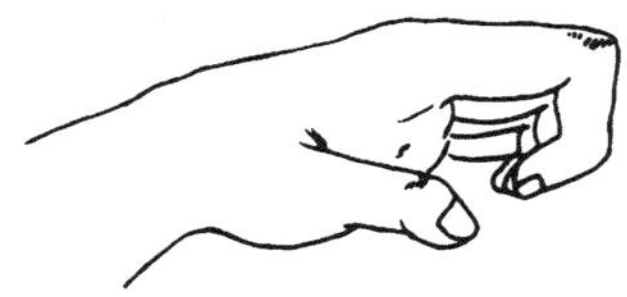
图 7-4-4 缺血性肌痉挛

六、脊髓损伤

较严重的脊椎骨折脱位，可并发脊髓挫伤或断裂，脊髓损伤发病机制、病理改变、临床症状及体征较为复杂。损伤轻微者，若处理及时合理，可以恢复正常生活或工作；损伤严重者，可能遗留永久性截瘫或残疾，甚至危及生命。脊髓损伤多发生在颈段、胸段和腰段，以胸腰段最多见。

七、周围神经损伤

早期可因骨折时神经受牵拉、压迫、挫伤或刺激所致；后期可因外固定压迫、骨痂包裹或肢体畸形牵拉所致。如肱骨骨折，可合并桡神经损伤；腓骨小头上端骨折，可合并腓总神经损伤。神经损伤后，其所支配的肢体范围即可发生感觉障碍、运动障碍，后期出现神经营养障碍。

八、脂肪栓塞

是少见而严重的骨折并发症。成人骨干骨折后，若髓腔内血肿张力过大，骨髓脂肪侵入血流，形成脂肪栓塞而堵塞血管，可以导致肺、脑等重要脏器或组织的缺血，症状危急且病死率高。骨折合并脂肪栓塞者，其临床表现多样，如突然死亡、休克、昏迷、急性肺水肿或出现类似肺炎的症状。体格检查常可发现患者的胸壁和结膜下有出血点，血气分析有重要意义。脂肪栓塞多见于股骨干、骨盆等脂肪丰富的大骨骼骨折。

九、坠积性肺炎

下肢和脊柱骨折，需长期卧床静养，致使肺功能减弱，痰涎积聚，咯出困难，导致中小气管阻塞和肺部坠积性充血，成为细菌的良好培养基，极易诱发肺及呼吸道感染。以老年患者多见，肺部感染对老年人来说是极其危险的，控制不好除可引起败血症、毒血症、呼吸窘迫综合征外，还可引起肺源性心脏病，常因此而危及生命。故患者在卧床期间应多做深呼吸，或主动按胸咳嗽以助排痰，并注意练功活动。

十、压疮

严重损伤导致昏迷，或脊椎骨折并发截瘫者，由于长期卧床，肢体或自身重量造成骨突部位如骶骨、髂后上棘、股骨大转子、足跟和后枕等处经常受压，而致局部血液循环障碍，组织坏死，形成溃疡，经久不愈。故应加强护理、早作预防。对压疮好发部位要保持清洁、干燥，给予定期翻身、按摩，或在局部加棉垫、毡垫或空气垫圈等，以减少压迫，预防压疮的发生。

十一、尿路感染和尿路结石

骨折后长期卧床，或脊椎骨折合并瘫痪者，需长期留置导尿管，若处理不当，引起逆行性尿路感染，可发生膀胱炎、肾盂肾炎，甚至形成尿道周围脓肿或附睾炎。另外，由于骨折造成骨骼钙质脱出，致使大量钙盐从肾脏排出，若患者活动少、饮水不足，会导致尿液浓缩或排尿不畅，增加了发生尿路结石和尿路感染的风险。因此，对于需留置导尿管的患者，应在无菌操作下定期更换导尿管并冲洗膀胱，同时鼓励患者多饮水，并进行适当的功能锻炼。

十二、损伤性骨化

关节内或关节附近骨折、脱位，骨膜被剥离，形成骨膜下血肿；或因损伤严重或延期复位，或急救固定不良，或反复施行粗暴的整复手法和被动活动，致使血肿扩散或局部反复出血，渗入被破坏的肌纤维之间，血肿机化后，通过附近骨膜化骨的诱导，逐渐变成软骨，然后再钙化、骨化，因而影响关节活动，即所谓的损伤性骨化，亦称骨化性肌炎。如肘部损伤后在肱肌、膝部损伤后在股四头肌可出现骨化性肌炎，临床以肘关节多发。在 X 线片上可能见到骨化阴影。

十三、创伤性关节炎

关节内骨折脱位若整复不良或错位愈合，骨干骨折成角畸形愈合，可导致关节面不平整或关节面压力失衡，长期的磨损会造成关节软骨面损伤与退行性变，引发创伤性关节炎。

十四、关节僵硬

严重的关节内骨折可引起关节骨性僵硬。一般是由于外固定时间过长及未注意功能锻炼，可发生关节周围软组织粘连和肌腱挛缩、关节内积血机化，而致关节僵硬、活动障碍。因此，对关节内有积血者，包扎固定前应尽量抽净积血。固定的范围和时间应恰到好处，并早期进行合理的功能锻炼。

十五、缺血性骨坏死

骨折后，若骨折段的血液供应发生障碍，可导致缺血性骨坏死。临床上，以股骨颈骨折并发股骨头坏死、手舟骨腰部骨折并发近侧段坏死为多见。范围较小的缺血性坏死，在一定条件下是可以修复的，其方式称为爬行替代。

十六、迟发性畸形

少年儿童发生骨折时，若损伤骨骺，可能影响骨关节的正常生长发育，导致生长阻滞或随年龄增长逐渐出现肢体畸形（该过程常需数年），例如，肱骨外髁骨折可继发肘外翻畸形（图 7-4-5）。另外，骨折后也可能因尺神经受牵拉而出现爪形手畸形。

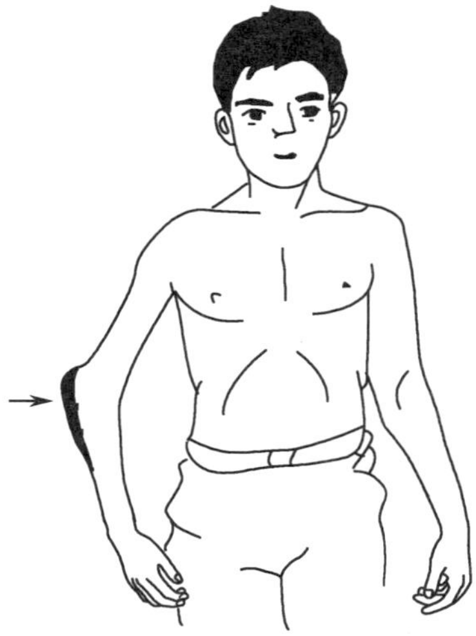

图 7-4-5 迟发性肘外翻畸形

治疗骨折时，对这些并发症应以预防为主，如果出现则应及时诊断，并加以妥善治疗，大多数并发症是可以避免或治愈的。

第五节 骨折的愈合过程

骨折的愈合是指骨折断端间的组织修复反应，这种反应表现为愈合过程，最终结局是恢复骨的正常结构与功能。中医骨伤科学认为，骨折的愈合过程是“瘀去、新生、骨合”的过程，整个过程是持续和渐进的。一般将骨折的愈合过程分为血肿机化期、原始骨痂期和骨痂改造期 3 个阶段。

一、血肿机化期

骨折发生后，由于骨膜、骨皮质及邻近软组织的血管断裂出血，在骨折部位形成了血肿，血肿于伤后 6~8 小时即开始凝结成含有网状纤维素的血凝块。骨折端因血液循环中断而逐渐发生坏死，约有数毫米长，由此导致吞噬细胞活跃，以清除坏死组织。随着新生组织的出现，毛细血管和成纤维细胞亦开始增生，与此同时，红细胞破坏，纤维蛋白渗出，以及吞噬细胞和异物巨细胞的侵入，共同促使血肿逐渐机化，新生的肉芽组织随之形成并演化，最终形成连接两骨折端的纤维结缔组织，即纤维性骨痂，通常在骨折后 2~3 周内形成。同时，骨折端附近骨外膜的成骨细胞在损伤后不久即活跃增生，约 1 周后即开始形成与骨干平行的骨样组织，并逐渐向骨折处延伸、增厚。骨内膜也发生类似变化，但其进程稍晚（图 7-5-1）。

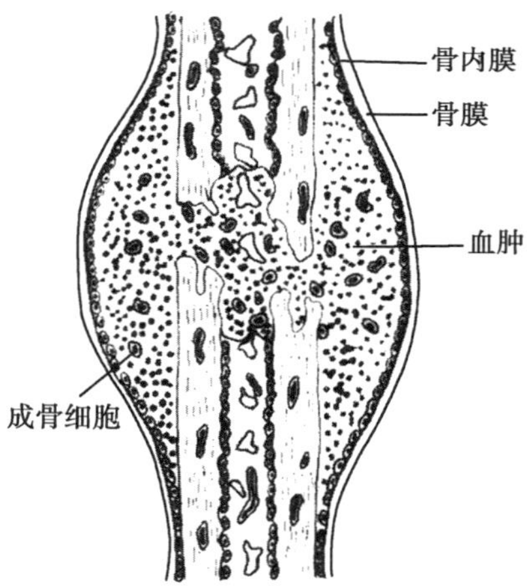

图 7-5-1 血肿机化期

这一时期，若发现骨折对位不良，尚可再次行手法整复、调整外固定或牵引方向加以矫正。内服活血祛瘀药物，以加强骨折端局部血运功能，并清除血凝块以及代谢中的分解产物。

二、原始骨痂期

由血肿机化而形成的纤维结缔组织充塞在两骨折端之间，大部分转化为软骨。软骨细胞经过增生、变性、钙化而骨化，称为软骨内骨化，该过程复杂而缓慢。

骨折后24小时内，骨折端的外骨膜开始增生、肥厚。外骨膜的内层即生发层，富含血管、神经和骨祖细胞，骨祖细胞在骨折刺激下不断分裂分化为成骨细胞，产生骨化组织，形成新骨，称为骨膜内骨化。新骨不断增多且紧贴在骨皮质的表面，并填充于骨折端之间，越靠近骨折线越多，呈斜坡样聚集，称外骨痂。与此同时，骨折端髓腔内的骨膜也以同样的方式产生新骨，填充在骨折端的髓腔内，称为内骨痂。由于髓腔内血供不佳，故内骨痂生长缓慢。

骨性骨痂的形成与骨膜内骨化及软骨内骨化密切相关。主要是经骨膜内骨化（外骨痂为多、内骨痂次之），其次为软骨内骨化（中间骨痂）而形成。它们的主要成分是成骨细胞，其次为成软骨细胞，均来自外骨膜深层和内骨膜。内外骨痂沿着密质骨的髓腔侧和骨膜侧向骨折线生长，彼此会合。当内外骨痂和中间骨痂会合后，这些原始骨痂不断钙化而逐渐加强，其强度足以抵抗肌肉的收缩、成角、剪力和旋转力时，则骨折已达到临床愈合，一般需4~8周时间。此时，骨折处一般无压痛；纵轴叩击时亦无疼痛；自动或被动活动患肢时，骨折处也无异常活动。X线检查显示骨折处四周有连续性梭形骨痂阴影，但骨折线仍模糊可见（图7-5-2）。

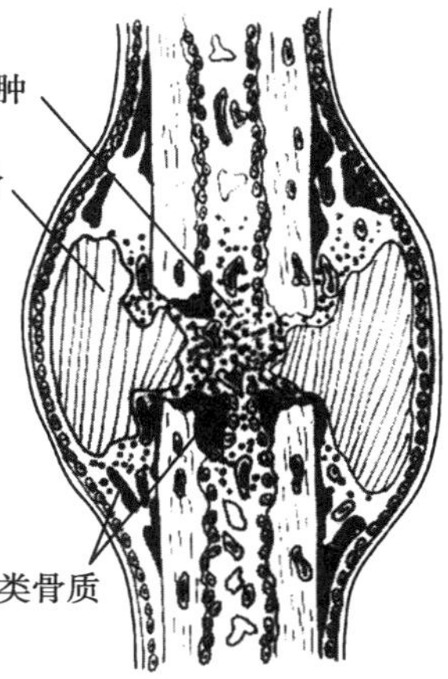

图7-5-2　原始骨痂期

骨折愈合过程中，骨膜内骨化与软骨内骨化在其相邻处互相交叉，但前者远比后者为快，故应防止在骨折处形成较大的血肿，以减少软骨内骨化的范围，加速骨折愈合。且骨性骨痂主要是经骨膜内骨化形成，并以外骨膜为主，因此，外骨膜在骨痂形成中具有重要作用，任何对外骨膜的损伤均对骨折愈合不利。在治疗中应注意保护骨膜，凡损伤骨膜的操作，如切开复位内固定、粗暴的手法整复、过度牵引等，应尽量避免。

这一时期，骨折已达临床愈合，故可解除外固定，加强患肢的活动锻炼。若此时发现骨位不良，手法整复已相当困难，调整外固定亦难以改变骨位。

三、骨痂改造期

骨折处的原始骨痂进一步改造，成骨细胞增加，新生骨小梁也逐渐增加，且逐渐排列规则和致密。骨折端无菌坏死部分经过血管、成骨细胞和破骨细胞的侵入，清除坏死骨并形成新骨的爬行替代，骨折部位形成了骨性连接。这一过程一般需要8~12周才能完成（图7-5-3、图7-5-4）。

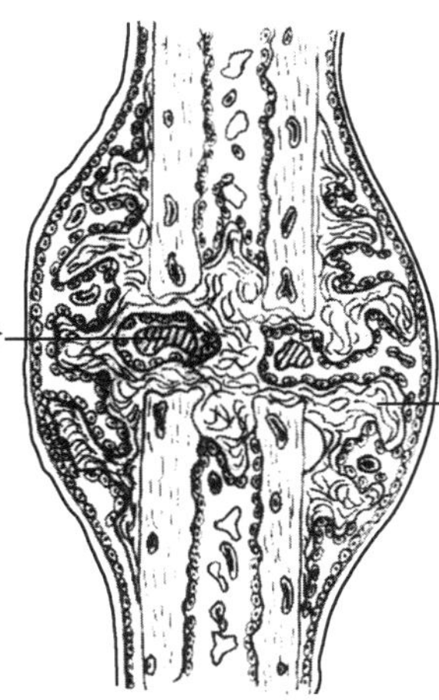

图7-5-3　骨痂改造期（一）

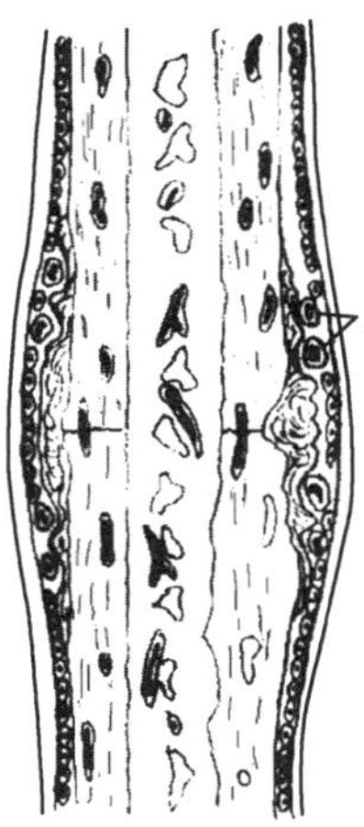

图7-5-4　骨痂改造期（二）

随着肢体活动和负重，骨痂之骨小梁根据重力线的需要，通过破骨细胞与成骨细胞的相互作用，进行重新排列，吸收不需要的骨痂，不足部位则生长出新的骨质，骨髓腔重新开放，恢复骨的正常结构。最终，骨折的痕迹从组织学和影像学上完全消失。成年人所需时间一般 2~4 年，儿童则在 2 年内。但是，如果骨折部位破坏严重或复位不良，即使经过充分塑形，骨折的痕迹也不能完全消失。

第六节 骨折的愈合标准

骨折的愈合一般分为临床愈合与骨性愈合两种。掌握骨折的临床愈合和骨性愈合的标准，有利于确定外固定时间、练功计划和辨证用药。根据患者的各种迹象并结合 X 线或 CT 等影像学资料的表现，进行动态性、连续性的观察，从而判断其愈合标准。

一、骨折的临床愈合标准

1. 局部无压痛，无纵向叩击痛。
2. 局部无异常活动。
3. X 线片显示骨折线模糊，有连续性骨痂通过骨折线。
4. 在解除外固定情况下，进行功能测定，上肢能高举 1kg 重物达 1 分钟，下肢能连续步行 3 分钟，并不少于 30 步。
5. 连续观察 2 周，若骨折处不变形，则观察的第 1 天即为临床愈合日期。

在做上述检查或测定时，需要小心仔细。尤其第 2 项和第 4 项的测定必须慎重，以不发生变形和再骨折为原则。

二、骨折的骨性愈合标准

1. 具备临床愈合标准的条件。
2. X 线片显示骨小梁通过骨折线。

第七节 影响骨折愈合的因素

影响骨折愈合的因素很多，可分为全身因素和局部因素两大类，也可按其对愈合的影响分为有利因素与不利因素。认识影响骨折愈合的各种因素，充分利用有利因素，避免不利因素，对促进骨折早日愈合、缩短治疗时间具有重要的现实意义。

一、全身因素

（一）患者年龄

骨折愈合速度与年龄关系密切。小儿生机蓬勃，发育迅速，组织的再生和塑形能力强，骨折愈合速度快；老年人则气血衰弱、肝肾亏虚，代谢水平低下，骨折愈合慢，且常容易发生再骨折。如股骨干骨折的愈合时间，小儿需要 1 个月，成年人往往需要 3 个月左右，而老年人则需要更长时间。

（二）健康状况

人体会调动体内一切力量以促进骨折愈合。若身体强壮，气血旺盛，对骨折愈合非常有利；反之，若患有慢性消耗性疾病，或存在气血虚弱、肝肾亏虚的情况，例如糖尿病、重度营养不良、骨软化症、恶性肿瘤，或骨折后出现严重并发症者，其骨折愈合过程往往较为迟缓。

二、局部因素

（一）损伤的程度

1. 软组织损伤 对于骨折伴有软组织损伤的患者来说，骨折局部的软组织损伤程度直接影响骨折愈合。软组织损伤程度轻，骨折愈合快；反之，则骨折愈合慢。

2. 骨的缺损 骨痂的形成主要来自外骨膜和内骨膜，故骨膜的完整性对骨折的愈合有较大的影响。骨缺损较大或骨膜损伤严重者，愈合也较困难。严重的骨缺损或骨折过牵，延迟了桥梁骨痂的形成，是骨折延迟愈合或不愈合的常见原因。

（二）骨折的类型

骨折累及的是密质骨还是松质骨，其愈合速度有明显的差异。一般松质骨愈合很快，密质骨愈合较慢。这可能是由于松质骨接触面大，血供较好，局部受到的扭转剪切力干扰小，故愈合较快；而密质骨的愈合过程复杂，受外部影响因素多，若整复差，对位不良，固定不合理，则断端常出现絮状骨痂，且愈合时间长。

（三）断面的接触

骨折断面接触面积大则愈合较易，反之愈合困难。故整复后对位良好者愈合快，对位不良者愈合慢；螺旋形、斜行骨折往往较横行骨折愈合快。若有肌肉、肌腱、筋膜等软组织嵌入骨折断端间，或过度牵引而致两断端分离，则妨碍了骨折断面的接触，愈合就更加困难。

（四）断端的血供

组织的再生需要足够的血液供给。血供良好的松质骨部位骨折愈合较快，而血供不良的部位骨折愈合速度缓慢，甚至发生延迟愈合、不愈合或缺血性骨坏死。胫骨干下 1/3 的血供主要是依靠上 1/3 进入髓腔的营养血管，故胫骨下 1/3 骨折血供较差，愈合迟缓。股骨头的血供主要是来自关节囊和股骨头韧带的血管，故股骨头下部骨折后，因血供较差而有发生缺血性骨坏死的可能。手舟骨的营养血管由掌侧结节处和背侧中央部进入，其腰部骨折后，因该段血供较差而愈合迟缓。另外，一骨有数段骨折者，由于中间骨折段血供不足而愈合缓慢。

（五）固定情况

良好的固定可以维持骨折端整复后的位置，防止软组织再受伤和血肿再扩大，以保证修复过程顺利进行，而任何不恰当的固定，都可导致延迟愈合或不愈合。因此，固定在骨折愈合过程中有非常重要的作用。

“固定恰当、稳而不过”是正骨固定应遵循的原则。固定不稳定可导致骨折再移位，很容易干扰骨折愈合的第一阶段，使骨折周围再生的毛细血管撕裂，外骨痂失去其早期的稳定作用。如果整个骨折愈合过程中的固定都不合理，则可在断端形成假关节。但若固定太过，导致局部血运不佳，骨代谢降低，骨质疏松，肌肉萎缩，同样不利于骨折愈合，可能造成骨折延迟愈合。

（六）感染

感染对骨折愈合的影响主要有两个方面。一方面，在处理开放性伤口时，如果忽视了对骨折的固定，可造成骨折迟缓愈合。另一方面，由于感染引起的局部炎症性充血时间较单纯骨折所引起的局部创伤性充血时间要长得多，骨化要待感染停止、充血消失才开始。因此，要积极而有效地控制感染，以促进骨折的愈合。

（七）关节内骨折

关节内骨折面临的主要问题是关节滑液中含有纤维蛋白溶酶，可使骨折早期的血凝块溶解，从而延迟骨折的第一期修复过程。虽然关节内骨折能够愈合，但其愈合过程远比关节外骨折更为困难。

（八）其他因素

整复手法、治疗及时与否、功能锻炼及护理条件等因素，均可影响骨折的愈合。

第八节　骨折急症处理

临床所见的骨折，除因日常生活中常见的摔跌磕碰外，其他如交通事故、建筑工伤、矿难塌方、机械损伤等往往导致严重的骨折及其复杂的合并性损伤。因而骨折的急症处理，不只局限于骨折本身，处理复杂的合并伤（如内脏、血管、神经、挤压综合征等）往往更为紧迫和重要。所以骨折的现场救护很重要，其目的在于抢救生命、保护伤肢，安全而又迅速地运送伤员至附近医院，以获得妥善的处理。若处理不当或抢救不及时，可能加重损伤，增加患者痛苦，甚至造成残疾或危及生命。因此，作为中医骨科医师不仅要娴熟地掌握中医正骨技术，还要善于学习现代医学的救治知识与技术，遇到严重的骨折合并伤，除充分发挥中医急症治疗的技能外，应当及时采取中西医结合治疗措施，运用先进的技术手段，积极救治，最大限度地保障伤者的生命安全。

一、晕厥与休克的处理

对严重损伤、多发骨折、骨盆骨折以及合并其他脏器损伤的患者应注意有无晕厥和休克的发生，若有晕厥、休克，应及时尽早处理，以抢救患者生命。

（一）晕厥的处理

伤者发生晕厥后，可采取以下临时措施：①使患者平卧，保持安静，不得轻易搬动患者，待患者清醒、生命体征稳定后，再妥善运送；②天冷要保暖，天热要防暑；③若有伤口出血，暂时以干净敷料覆盖，加压包扎止血，较大的动脉出血用指压法或止血带，注明扎止血带的时间并定期放松；④患肢应予简单而有效的临时固定。

（二）休克的处理

一旦发生休克、昏迷，应中西医结合，分秒必争，积极采取一切可行措施进行急救。同时，也要针对发生或加重休克的原因请专科医师协助判断原因并积极治疗。

二、一般闭合性骨折的急症处理

对于一般闭合性骨折的急症患者，应根据损伤的具体情况，采取适当措施展开救治。

（一）现场固定

骨折现场救护时，将骨折的肢体进行妥善固定至关重要，其目的是防止骨折端移动造成软组织、血管、神经或内脏的继发性损伤；发挥止血、止痛、减少毒素吸收的作用，有利于预防休克的发生；便于伤员的转运。现场进行临时固定时，可选用木板、竹板、木棍、竹竿等作为夹板材料，以绷带或绳子扎缚固定，固定范围至少要超过受伤部位上、下两个关节，也将伤肢与健肢或躯干绑缚在一起。为了防止皮肤受压损伤，应在夹板与肢体之间垫衬布片、棉垫、卫生软纸等材料；四肢固定时需露出指、趾末端，以便于观察血液循环情况。这样既可以防止骨折断端移动错位，减轻疼痛，又能最大限度避免二次损伤。

（二）严格遵循搬运原则

对骨折患者进行搬运时，须遵循一项基本原则：不得因搬运操作引发患者剧烈疼痛，或导致骨折移位或错位，或重复受伤机制，或造成新的损伤。将伤员送至医院各科检查、治疗的过程中，要针对伤者具体病情采取恰当的搬运方法。四肢骨折患者的搬运相对简单，但对于脊柱损伤的患者要特别注意。脊柱骨折的救护，要切忌硬拖患者身体的某一部分，否则易增加骨折脱位及脊髓神经损伤。如对于胸腰椎压缩性骨折损伤者，应使患者保持躯干伸直位，宜三人平托，一人抬肩部，一人抬腰髋部，一人抬下肢，搬运者同时协调用力，将患者搬至担架上。对于颈椎骨折脱位者，最好有三人同时搬运，一人用双手托扶患者枕颌部作轻轻牵引，第二人双手托在患者肩腰部，第三人托住患者髋部及下肢，搬运时三人动作协调，保持患者头颈部伸展，不屈曲和扭转，移至担架后，患者取仰卧位，并将患者头与颈项两侧分别用沙袋、枕头或衣服围起，以免在搬动时突然引起扭转。若搬运不得其法，使脊柱发生屈曲或扭转，则有可能造成脊髓损伤的严重后果。

（三）密切观察患者病情

骨折若有严重的并发症，如移位骨折端压迫动脉、血肿过大、外固定物过紧阻碍血运，移位骨折端或外固定物压迫神经干等，均应迅速采取有效措施进行处理。

较严重的闭合性骨折，患者常由于内出血而发生晕厥或休克。因此，在现场救护及将患者运送至医院的途中，必须高度警惕发生晕厥或休克的可能。由于闭合性骨折所致的大量内出血常被低估，这一潜在的致休克因素易被忽视，若未能及时采取迅速有效的抢救措施，则会增加患者死亡的风险。凡遇到骨盆骨折、股骨骨折及多发性骨折等情况，均应密切注意是否存在内出血而引起继发性休克的可能性。

如患者素体虚弱，或患有其他慢性内脏疾病，更应该注意可能因骨折而诱发其他变证。

三、开放性骨折的急症处理

开放性骨折是指骨折部位的皮肤或黏膜破裂，骨折处与外界相通者。开放性骨折若不及时尽早处理，或处理不当，伤口污染后邪毒将深入内部组织，有发生感染和导致骨髓炎的危险，从而使其病理变化更加复杂，治疗也更为困难。更为严重者，可致肢体残疾和丧失生命。因此，遇有开放性骨折，都应视为紧急情况，应按照急症迅速处理。

（一）尽早施行清创术

清创是指清除伤口内异物、切除已失去活力和受污染的组织，使其成为由健康组织构成的新鲜创面。清创是手术治疗的第一步，也是非常关键的一步，为进一步的治疗创造了条件。清创的主要目的是预防感染、闭合创面、缩短疗程和减少功能障碍。彻底清创是预防开放性骨折发生感染的最根本措施，所以只要全身及局部情况允许，清创术应尽早施行，不可延误。

1. 清创的最佳时机 一般认为在伤后 6~8 小时之内为污染阶段，为清创术的最佳时机。若错过这一时机，时间超过 8 小时，伤口处的细菌已开始繁殖，进入肌肉组织深层，则不易达到清创的目的。但也应视伤口具体情况而定，若伤口较为清洁，全身情况良好，有适宜的抗菌消炎条件，伤后 24 小时以内者，也可施行清创术。

2. 麻醉 对小而表浅的伤口，可用局部麻醉，一般可采用臂丛、硬膜外或神经阻滞麻醉。对大而深入的创口，必要时可作全身麻醉，但有加深休克的风险。

3. 清创处理 给予适当而有效的麻醉后，将患肢置于适当的位置。术者常规洗手、戴无菌手套，将伤口用消毒纱布覆盖，外露之骨折切忌纳入，剃去伤口周围毛发，用汽油或乙醚擦去油污，再用软毛刷蘸肥皂水洗涤伤口周围皮肤且力度要轻，绝对避免粗暴刷洗伤口内部。接着用大量无菌生理盐水冲洗，一般反复洗刷、冲洗 3 次。然后以消毒纱布擦干皮肤。更换手套，揭去伤口的纱布，先用 3% 过氧化氢溶液冲洗伤口，再用大量无菌生理盐水冲洗，无菌纱布擦干皮肤。伤口周围皮肤用碘伏消毒，皮肤消毒后，铺盖无菌手术巾。用有齿镊子夹住创口皮肤边缘，用锐利的手术刀片切除已撕裂和挫伤的皮肤边缘，一般只切除伤口内缘 1~2mm 的污染区域，对整齐的伤口皮肤边缘不必切除。然后由外向内、由浅入深切除已挫伤和污染的皮下组织、肌肉和筋膜等，并将所有肉眼可见的异物彻底清除。必要时扩大创口，不使有创腔存留，以除去深部污物并便于止血。为尽量减少对组织的创伤，宜用利刀切割，少用剪刀，更不宜作大块的钳夹和结扎，值得注意的是，不可将存活的皮肤过多地修剪，造成创面缝合的困难，尤其对手指、面部和关节附近伤口的皮肤更加珍惜。然后对处理后的伤口用无菌生理盐水再彻底冲洗一次。

（二）骨折端及软组织的处理

前期清创完毕，医者重新更换手术衣、手套和无菌器械，在创口周围再铺一层无菌巾，然后进行骨折端的处理和神经、血管、肌腱等的修复手术。

对于与软组织完全脱离的小骨片应予去除，而对较大的骨片或仍与软组织连接的骨片应予保留，以避免肢体发生不必要的缩短及骨不连接。随后，可用咬骨钳将骨折断端咬除少许，并刮除深约 1cm 的骨髓腔内容物，以降低感染风险。接着应用手法将骨折端复位，一般不宜做内固定，若骨折损伤到清创手术时间较短，伤口较清洁，清创彻底，抗菌药应用充足，或须处理更重要的损伤，也可将骨折端做内固定。若不做内固定，则于复位后，保持对位，待伤口缝合后，采用适当而可靠的外固定。

中、小血管损伤时，应沿着血管走向找到出血部位，一般可行结扎止血，小出血点用止血钳钳夹止血即可。大血管损伤应予血管修补或吻合，以免导致肢体缺血坏死。神经或肌腱断裂损伤时，应将其污染的断端切除少许，行对端缝合。若因条件限制无法立即修补者，可用黑丝线将断端标记并固定在周围组织上，以便于日后修补时识别和处理（原则上仍应优先争取一期吻合）。

（三）皮肤伤口的处理

将创面进行清创，及时缝合，并实现一期愈合，从而使开放性骨折转化为闭合性骨折，是清创术的主要目的。

经过上述各个环节的处理，最后是皮肤伤口的缝合。皮肤缝合之前，为了彻底清创，可用无菌生理盐水再次清洗伤处 2~3 次，将肉眼看不到的破碎组织残渣清除干净，然后用碘伏冲洗或擦拭，杀灭残余细菌（该溶液对组织无不良反应）。若创口污染严重，距受伤的时间较长，可加用过氧化氢溶液清洗，以减少厌氧菌感染的机会，然后再用无菌生理盐水冲洗。清创后的伤口，大多数都可做一期缝合，一般不必放引流条。如果污染较重，清创不彻底，或其他条件不允许者，不宜缝合或简单缝合并放置引流条。将伤口内填入大黄软油膏纱布，消毒纱布覆盖包扎。待延期缝合或二期缝合，或伤口自行愈合。

（四）清创后处理

1. 固定　清创后，一般采用石膏或牵引对患肢做必要的制动和固定。以石膏固定者，可在石膏上开窗，既可以进行换药，又不引起骨折端的移位，且有利于搬运；以牵引法固定者，注意牵引力不可过度而造成骨端分离，因为断端分离容易导致骨不连接，故应经常检查牵引状况。待伤口愈合后即可做一般闭合性骨折处理。

2. 药物治疗　清创之后，应立即使用人破伤风免疫球蛋白（TIG/HTIG）深部肌内注射，以预防破伤风的发生；并给予有效抗生素等以防伤口感染。中药方面，为预防伤口感染，宜清热解毒，可选清心药、五味消毒饮加减；为预防破伤风，宜祛风镇痉，可内服玉真散；若伤及血脉，气血受损，肌肤失于濡养，伤口久不收敛者，宜补气养血，可选补中益气汤、人参养荣汤、十全大补汤等加减。

（五）开放性骨折感染后的处理

开放性骨折若不及早处理，或处理不当，则创面与骨折端可能发生感染，出现伤口周围红、肿、热、痛、化脓、全身发热等一般化脓性感染症状，应尽量设法控制炎症的发展和蔓延，防止骨髓炎及其他特殊感染疾病的发生。

1. 充分引流　充分引流是最重要的治疗手段。引流减压不仅可以控制感染向周围扩散，减少细菌与毒素进入血液循环，从而减少败血症的发生机会，减轻毒血症的症状，而且可以改善局部血液循环，有利于组织的愈合。引流通道必须畅通，引流方向尽可能成为直线，对创口小、引流不畅者应扩大切口。凡是已经感染的筋膜间隔区务必充分敞开，而未能确定者，则应设法保持其密闭状态。引流时要小心、仔细，勿伤及邻近部位的重要神经和血管。

2. 脓腔内开放式灌注　将抗菌溶液或以清热解毒、祛腐生肌的中药煎煮成的无菌药液灌注到敞开的感染腔内，有机械冲洗和局部杀菌的双重作用，可以促进伤口早日愈合。

3. 全身辨证治疗　全身治疗主要是运用消、托、补三法辨证施治。初期，红肿热痛者，应以消法为主，宜清热解毒，活血通络，临证可选仙方活命饮、五味消毒饮合黄连解毒汤加减；中期，若脓已成而未溃，可以托法为主，宜托里透脓，用托里消毒饮；后期，脓去肿消，气血亏虚，应以补法为主，宜气血双补，用八珍汤、十全大补汤、补中益气汤等。

4. 特殊感染　若发现特殊感染如气性坏疽、破伤风等，应采取紧急有效措施，中西医结合，进行隔离和抢救。

第九节　一般骨折的治疗

人体以骨骼为支架和杠杆，以关节为支点及枢纽，通过肌肉提供的动力而进行活动。骨折后丧失了支架的稳定和肌肉动力的协调平衡，不能保持正常的活动。因此，治疗骨折，首先要进行整复，即把移位的骨折段重新复位，以恢复其正常的解剖关系。

中医在整复骨折方面有着极为丰富的经验。其目的是整复之后恢复原状。整复要力求达到“断者复续，陷者复起，碎者复完，突者复平”。骨折整复得越好，骨折越稳定，愈合也越快。

骨折发生至完全愈合恢复功能，一般要经过复位、固定、练功活动、辨证用药四大环节。辨证地处理好这些关系对骨折治疗具有重要意义。

一、复位

所谓复位，就是将移位的骨折段恢复正常或近乎正常的解剖关系，重建骨骼的支架作用。在全身情况许可下，复位越早越好。复位的方法有两类，即闭合复位和切开复位。闭合复位又可分为手法复位和持续牵引。持续牵引既有复位作用，又有固定作用。

（一）手法复位

1. 复位前准备 骨折整复前，主治医生要周密计划，与参诊人员一起做好人员准备、麻醉准备及物品准备等工作。

(1) 人员准备：确定主治者和助手，并做好分工，明确每个人的具体任务。参加整复者应先对患者的全身和患处局部有充分的了解，结合病史、受伤机制、临床检查结果以及 X 线片等，明确骨折部位、类型、移位情况等，并作出诊断。通过分析归纳，制订科学合理的治疗方案，如确定该骨折需要哪些整复手法以及助手的配合，根据骨折情况将患者及伤肢置于恰当的位置等。

(2) 物品准备：骨折整复后，一般需要包扎固定。根据整复需要，准备好所需用品，如膏药、夹板、棉垫、扎带、绷带、胶布、棉花、小压垫、剪刀，以及需要的牵引装置等。另外，还须准备必要的急救用品，能够及时处理整复过程中发生的意外，以保障患者生命安全。

(3) 止痛与麻醉：整复时，若不予以止痛或麻醉，患者会因疼痛剧烈，坐卧不安，身体扭动，无法配合医生的整复手法，从而影响复位效果，所以只有充分止痛，才能使整复手法得心应手。因此，根据患者的具体情况，选择有效的止痛或麻醉措施对整复骨折具有相当重要的意义。采用麻醉可使局部肌肉放松，便于复位操作。麻醉时，必须严格无菌操作，以防骨折部位感染。在骨折局部皮肤先做少量皮内注射，再将注射针逐步刺入深处，当注射针进入骨折部的血肿后，可抽出暗红色的陈旧血液，然后缓慢注入麻醉剂。麻醉剂注入血肿后即可均匀分布于骨折部，通常在注射 10 分钟后即可产生麻醉作用。四肢骨折一般用 2% 普鲁卡因注射液 10~20ml，即可产生满意的麻醉效果。

2. 骨折复位的基本手法 正骨手法是治疗骨折的主要手段之一。应用手法使骨折复位，称为手法复位。对于移位之骨折，复位是骨折治疗中的第一环节，是治疗骨折的第一步，也是最关键的一步，手法操作的好坏是骨折复位成功与否的关键，而复位成功与否关系到骨折治疗的成败。诚如《医宗金鉴》所言：“手法者，诚正骨之首务哉。”绝大多数骨折都可通过手法复位取得满意的效果。手法复位要求及时、稳妥、准确、轻巧而不增加损伤，力争一次整复成功。历代医家在长期的医疗实践中，深刻认识到正骨手法对治疗骨折的重要性，并积累了丰富的经验。唐代蔺道人所著《仙授理伤续断秘方》总结了正骨五法，清代吴谦在《医宗金鉴·正骨心法要旨》中提出“摸、接、端、提、按、摩、推、拿”正骨八法。何氏骨科正骨手法在继承祖传技艺、学习前人经验，并结合个人长期临床实践的基础上，逐步发展为正骨十二法。

(1) 触摸：这是中医诊治骨折的重要手段，为正骨复位的必用和首用手法。触摸，即是术者用拇指或拇、示、中三指接触骨折部位，先轻后重，由浅及深，由远及近，两端相对，仔细体察，并结合 X 线检查结果，充分了解骨折端的移位情况，在术者脑中构成骨折移位的立体形象，达到“知其体相，识其部位，一旦临证，机触于外，巧生于内，手随心转，法从手出”的目的。通过触摸，术者可做到“心中明了”，为下一步复位手法提供依据，此所谓“手摸心会”。手法运用要求稳、准、轻、巧，不可粗暴。

(2) 拔伸：这是大多数移位骨折整复的必用手法。拔伸，即牵拉伸张，主要用以克服肌肉张力和痉挛，纠正骨折的重叠移位，恢复肢体长度。拔伸操作由助手或术者与助手协同进行，术者一般握持骨折端准备整复。按照“欲合先离，离而复合”的原则，先保持伤肢原始姿态，1~3 人作助手，对远、近骨折段沿着肢体纵轴作对抗牵引，把移位于骨折部软组织内的骨折断端缓缓拔伸出来，在拔伸过程中应注意调整肢体的力线，以利于纠正畸形，提高复位成功率。拔伸力量应根据伤肢肌肉发育情况和局部肿胀及骨折移位程度而定，用力适当，勿太过或不及。对于肱骨干骨折（尤其是粉碎性骨折），治疗中须注意避免过度牵引，以防不良后果。

（3）回转：回有绕的意思，转即旋转。回转即回绕旋转。该手法主要矫正骨折断端的旋转及背向移位。回绕手法多用于骨折断端之间有软组织嵌入的肱骨干骨折或股骨干骨折，或背对背移位的斜行骨折，整复时应先加重牵引，使两骨折端分开，嵌入的软组织常可自行解脱；然后，放松牵引，术者两手分别握住远、近两端，将远侧断端由移位时的原位逆行绕回，导引骨折断端相对；背对背移位的骨折以骨折移位时的相反方向施行回绕手法，使骨折面由背对背变为面对面而对合。旋转手法施用于牵引过程中，以远端对近端，围绕肢体纵轴向内或向外旋转，以恢复肢体的正常生理轴线。

（4）折顶：又称成角折顶法，此法常用于两种情况。一是骨折端对位良好而仅有明显成角畸形者，术者一手按于骨折成角突出处，一手握持伤肢远端，在拔伸的基础上用反折力将成角扳回，恢复骨的正常轴线。二是用于肌肉较丰富部位的横行或锯齿状骨折，由于重叠移位较大，单靠一般拔伸牵引不能完全矫正重叠移位者，如股骨干骨折、前臂骨骨折等，在加大骨折端成角的基础上，用力拔伸，同时以拇指顶压远侧骨折端，使之向远侧移动，至两断端同侧骨皮质相对顶住时，然后骤然反折，将远侧端拉直，恢复骨干正常轴线，骨折端即可复位。通过这一手法，不仅可以矫正重叠移位，也可同时矫正侧方移位。施行折顶手法时要注意三点，即加大成角、断端相顶、反折对位。操作此法时，助手与术者动作应协调、稳妥、敏捷。操作时要仔细，注意防止骨折端锋利的断面伤及血管、神经、肌肉等软组织。

（5）端提：该手法主要用于矫正侧方移位。术者两手拇指压住突出的远端，其余四指捏住近侧骨折端，在牵引的基础上向上用力提起，使“陷者复起，突者复平”。对于上、下侧移位（即前、后侧或背、掌侧）者，可用端提手法。操作时一手固定骨折近端，一手握住骨折远端，或外端内提，或上提下按，明确部位，方向要准，用力适当，着力要稳。

（6）捏挤：该手法常用于细小部位骨折的整复，如指（趾）骨骨折。术者以拇指与示、中二指相对，捏住骨折部或移位之骨块，用力挤压，使之复位。有时也可使用两手掌根部按于骨折部，余指相扣，用力对挤，亦称挤法。此法稳妥有力，可以矫正骨折侧方移位或粉碎性骨折移位，如跟骨骨折的整复可用此法。

（7）分骨：凡是两骨并列部位的骨折，骨折段因骨间膜的收缩而相互靠拢，导致成角移位等。分骨法主要用于骨干并列部位的骨折，如尺、桡骨，胫、腓骨，掌、跖骨等。整复时，术者拇指与其余四指相对，由骨折部的掌背侧用力挤压并列两骨干之骨间隙，将靠拢的骨折断端分开，使折断骨与相邻骨干的骨间隙恢复正常，骨折端即可自然对位。对于并列双骨折，采用此法可达到类似单骨折整复的效果。

（8）屈伸：术者一手固定关节的近端，一手握住远端，并沿关节的冠轴摆动肢体以整复骨折脱位，此手法常用于关节部位骨折的整复，如肘、腕、踝部骨折等。在拔伸牵引的基础上，配合推按手法，根据骨折类型，使关节或伸直，或屈曲，或屈伸活动数次，将移位之骨折复位。所谓“凡捺正，要时时转动使活”即包含此意。

（9）摇摆：此法一般作为整复骨折的辅助手法。经过以上手法的整复，一般骨折即可基本复位，但横行或锯齿状骨折两端之间可能仍有裂隙，使用摇摆法可使骨折面紧密接触。即在骨折移位用其他手法基本矫正后，稍放松牵引力，术者一手握骨折端加以维护，一手握伤肢远端轻轻摇摆晃动数次；或术者双手固定骨折部，助手在维持牵引下稍微左右或上下摇摆骨折远端，待骨擦音变小至消失后，骨折面即可紧密吻合。通过此手法，可使骨折端接触更为紧密，增加其稳定性，以利于骨折尽早愈合；对于关节内的骨折，也可因此手法而对关节面产生“自身模造”作用，恢复关节面的形状和平滑度，防止创伤性关节炎的发生。

（10）叩击：某些稳定性骨折经过其他手法整复后，为了检查复位效果，可由术者两手固定骨折部位，让助手在维持牵引下，稍微向左右上下摇摆远端，术者双手可感觉到骨折的对位情况。然后，助手以拳头或掌根沿着纵轴方向自伤肢远端向近端叩击或挤压数下，力量大小应视病情而定，若骨折处不发生缩短移位则说明骨折对位良好（图 7-9-1）。此手法可使骨折端紧密接触，并可增加骨折稳定性，从而促进愈合。

（11）气鼓：是整复肋骨骨折的常用方法。肋骨骨折有凹凸移位者，整复时由助手用双手按于患者上腹部，嘱患者深吸气，然后用力咳嗽。在咳嗽的瞬间，助手用力按上腹部，术者用拇指或手掌下按高突的骨折端，术者和助手协作配合，即可复位（图 7-9-2）。

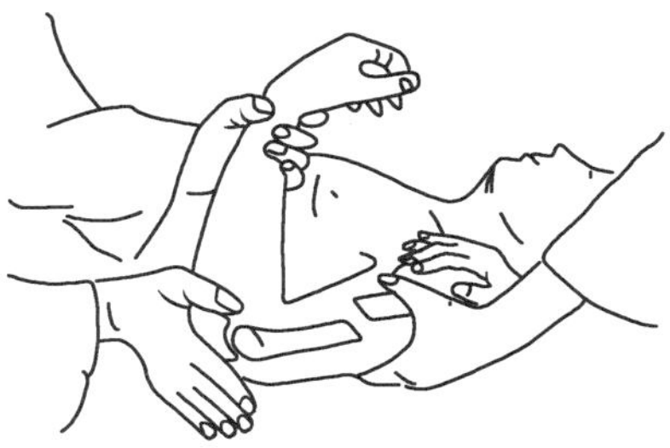
图 7-9-1　叩击法

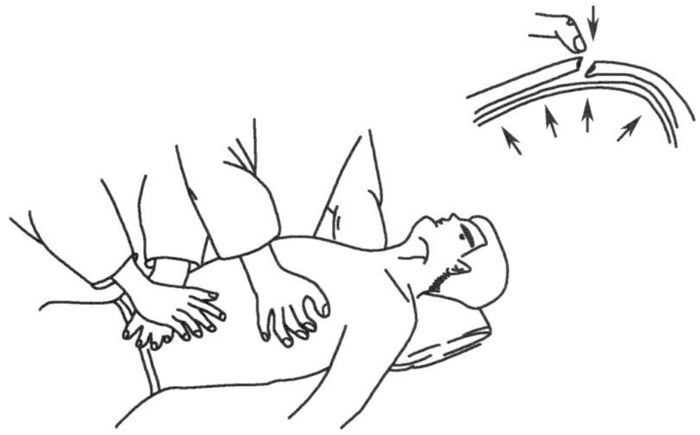
图 7-9-2　气鼓法

（12）按摩：按摩是骨折整复后的辅助手法，按摩与推拿，密不可分。本法适用于骨折复位后，主要是调理骨折周围软组织，使扭转曲折的肌肉、肌腱，随着骨折复位而舒展通达。按摩推拿对于关节附近的骨折尤为重要，操作时要轻柔，避免粗暴，按肌肉、肌腱走行方向，由上而下，顺骨捋筋（图 7-9-3）。恰当运用这一手法，可以起到散瘀舒筋的良好效果。

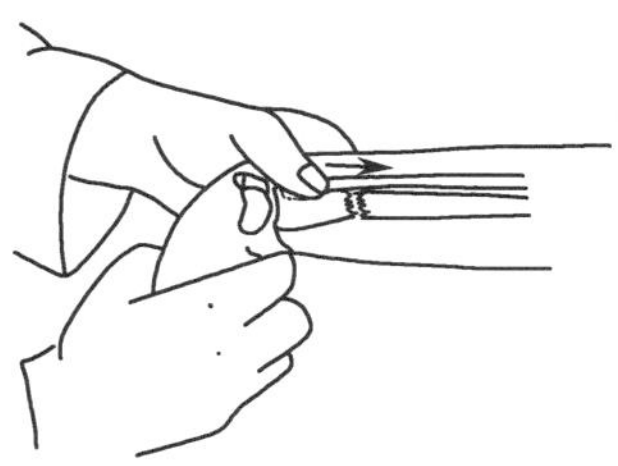
图 7-9-3　按摩法

3. 复位标准　中医骨伤科学对骨折整复有一定的要求，此即所谓的复位标准。临床上对手法复位标准进行了界定，一般分为解剖复位与功能复位。

（1）解剖复位：经手法整复后，骨折之畸形和移位完全得到纠正，恢复了骨的正常解剖关系，对位（指两骨折端的接触面）和对线（指两骨折段在纵轴上的关系）完全良好时，称为解剖复位。解剖复位是最理想的复位，它可使断端稳定，便于早期练功；断端接触面最大，血供良好，骨折愈合也快，功能恢复好。对所有骨折原则上都应争取达到解剖复位。

（2）功能复位：若虽尽最大努力，仍无法完全纠正某种移位，骨折在此位置愈合后，对肢体功能无明显妨碍者，称为功能复位。临床上若不能达到解剖复位者，必须达到功能复位。功能复位的要求，因年龄、职业和骨折部位的不同而有所区别。如治疗老年人骨折，首要任务是保存其生命，对骨折复位不可要求过高；然而，对于舞蹈演员、体育运动员，如果不能达到解剖复位，则必须达到程度较高的功能复位，否则会影响其运动功能。功能复位具有以下 3 个标准。

1）对线：对线是骨折整复中的基本要求，骨折部位的旋转移位必须完全纠正。成角移位若与关节活动方向一致，由于日后可在骨痂改造塑形时有一定的矫正和适应，可允许少许的成角，但成人不宜超过 10°，儿童不宜超过 15°。向侧方成角若与关节活动方向垂直，日后不能矫正和适应，故必须完全复位。正常膝关节的解剖特点是关节面与地面平行，行走时关节内、外两侧负重所受的压力均匀，否则会引起损伤性膝关节炎。所以当股骨干骨折或胫骨干骨折时，若有侧方成角畸形，则可引起膝、踝关节内、外两侧在负重时所受的压力不均，日后将导致损伤性关节炎的发生，引起疼痛及关节畸形。上肢不同部位的骨折，其要求亦不相同，例如，肱骨干骨折即使存在一定程度的成角畸形，对功能的影响通常不大；而前臂双骨折若有成角移位，则将影响前臂的旋转功能。

2)对位：长骨干骨折，对位应达 1/3 以上，干骺端骨折对位应达到 3/4 左右。

3)长度：儿童处于生长发育时期，如无骨骺损伤，若下肢骨缩短 2cm 以内，可在生长发育过程中自行矫正；成年人缩短移位不得超过 1cm，否则可造成跛行。

4. 手法复位的注意事项

(1)切忌使用暴力：拔伸牵引要徐徐用力，恰到好处，不得使用暴力。整复时，着力部位要准确，用力的方向、大小都应视病情而定。不得用手指在伤处反复摩擦，增加软组织损伤，而于骨折无益。

(2)尽量一次性复位：多次整复往往加重局部软组织的损伤，使肿胀更加严重，再复位则难以成功，而且可能造成骨折迟缓愈合或关节僵硬。所以正骨复位最好能一次复位即达到满意结果。

(3)因人制宜：患者体质有差异，病情有不同。对于身体甚为衰弱、有其他严重疾病、多处骨折者，以及身体较弱之孕妇等，整复时应特别慎重，以免出现意外。若感觉到复位难度很大，不得勉强为之。宁可暂缓复位，或大体改善骨折移位状况，待条件成熟时再设法弥补。

(二) 切开复位

切开复位指通过外科手术切开骨折部的软组织，暴露骨折段，在直视下将骨折复位。切开复位往往与内固定同时进行，手术内固定一般可获得准确的复位和牢固的固定，但骨折部位的骨膜剥离、髓腔的扩大、钻孔等操作又都不同程度地破坏了骨本身的血运，影响骨折的愈合。因此，要严格掌握手术的适应证。

1. 切开复位与固定的适应证 ①经中医手法治疗，不能取得功能复位者；②有少数不适于长期卧床，须早期离床活动者；③有利于减少后遗症发生的机会，如关节内骨折者，通过手术解剖复位并愈合后，晚期发生创伤性关节炎的机会大大减少；④切开复位有利于合并的血管、神经的修复和皮肤缺损的修复者。

2. 注意事项 ①术中应注意严格的无菌操作，动作轻柔，切忌粗暴；②尽量减少对周围软组织的损伤，避免对血管、神经的损伤；③避免过多剥离骨膜，对直视下难以判断复位情况者，可进行术中摄片。

二、固定

固定是治疗骨折的一种重要手段，已复位的骨折必须持续地固定在良好的位置，防止再移位，直至骨折愈合为止。因此，在复位后固定起到主导及决定性作用。目前，常用的固定方法分为外固定和内固定两类。

(一) 外固定

1. 外固定的原理与原则 为了维持整复后骨折端的稳定，必须对其加以固定。这些外固定多为局部外固定，其原理是以外固定装置的杠杆来对应患肢内部骨折再移位的杠杆，即应用方向相反、大小相等的外力来对抗骨折移位的倾向力。

固定，虽然可使断端稳定但也势必限制肢体活动，而活动又是保持肢体功能，促进血液循环，增强物质代谢，加速骨折愈合的重要因素，然而活动也会影响固定。不固定无法维持骨折端的稳定，而不活动又将影响肢体功能，所以固定和活动成为一对矛盾，为了解决这一问题，中医骨伤科学根据肢体的力学原理，合理地将固定与活动有机地结合在一起，按照每一种骨折的特点，形成一种功能适应的固定方法。其原则如下：

(1)局部外固定既要保持整复后的骨折对位，又要为功能锻炼创造条件。

(2)合理的外固定，把肢体置于相应位置，通过患者有节制地进行活动，便可将因肢体重力和肌肉牵拉力所造成骨折再移位的消极因素转化为维持固定和矫正残余移位的积极因素。

(3)局部外固定装置的外固定力不能超出肢体正常的生理适应能力，应在维护其生理功能的基础上施用外固定。违反肢体生理功能、有损于软组织的强直固定，应绝对避免。

2. 外固定法 目前，临床常用的外固定法有夹板固定(又称小夹板固定)、石膏固定、穿针外固定和持续牵引等。

(1)夹板固定：夹板固定是一种能动的固定形式，它根据肢体的动态平衡原理，从肢体的功能出发，通过绷带对木板的约束力，纸压垫对骨折端制约或矫正成角畸形和侧移位的效应力，并充分利用肢体肌肉收缩活动时所产生的内在动力，使肢体内部因骨折所致的动力不平衡得到恢复。何氏骨科临床上一般均使用小夹板固定。

(2)石膏固定：以石膏绷带固定骨折是广泛采用的一种方法，已有近百年的历史。适用于全身各部骨折的固定，其特点是坚强可靠，便于搬动和护理，不需要经常更换或调整，是一种重要的外固定方法。石膏绷带固定按肢体外形塑形，施加一种全面的均匀压力。石膏绷带固定在骨折线以上的范围要有足够的长度，才能消除或减少重力加于骨折部的影响。石膏绷带固定虽有良好的可塑性，但凝固后坚硬而缺乏弹性。对石膏绷带固定的优缺点加以了解，临床上可以防止后遗症的发生。

根据不同部位和需要，石膏绷带固定有石膏托、管型石膏、石膏夹板、肩人字石膏、髋人字石膏、石膏裤、石膏背心、石膏床等多种形式(图 7-9-4)。

使用石膏绷带固定时，将石膏卷或石膏片平放于 30~40℃的温水桶内，待气泡出净后，用手握其两端，挤出多余水分即可使用。

(3)穿针外固定：外固定器疗法是以中医骨伤科的夹缚固定为基础，吸取中西医治疗骨折方法之长，结合现代科学技术，以“动静结合”原则为指导，治疗骨折或其他骨疾病的方法。目前，国内外有多种形式的骨外固定器，但任何一种形式的外固定器，在结构上都有钢针、固定钢针的针座和连接杆三种基本部件。钢针是外固定器和骨唯一的联系，通过钢针形成骨外固定系统(图 7-9-5)。

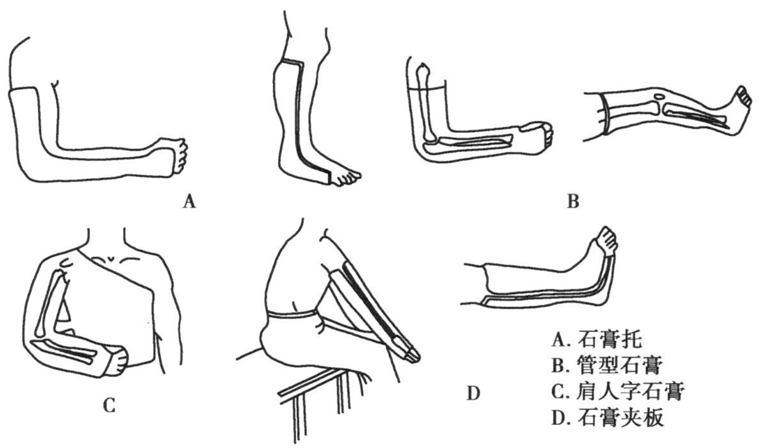

图 7-9-4 石膏固定

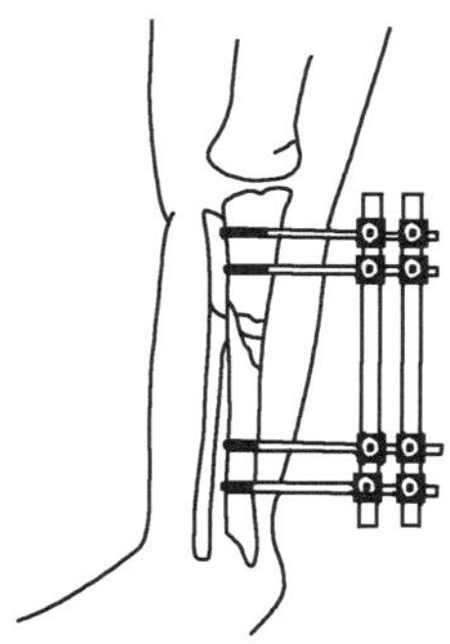
图 7-9-5 穿针外固定

(4)持续牵引：运用牵引力和反牵引力对肢体或躯干进行牵引，使骨折移位、关节脱位得到复位和固定，或使关节挛缩畸形得到矫正。持续牵引的同时，可加用小夹板和纸压垫治疗骨折，以加强断端的稳定性。在牵引下练习肢体活动，可以充分发挥肢体活动时所产生的内在动力，不仅可以保持骨折对位，而且原来骨折对位稍差的残余移位，还可以得到自行矫正。常用的牵引方法有皮肤牵引、骨牵引两种(图 7-9-6、图 7-9-7)。牵引时，其牵引质量视骨折移位缩短的大小和患者的体重而定。

(二) 内固定

内固定是中医骨伤科学界结合现代医学的产物，其原则是肢体骨折后要保持充分的活动而不影响骨折的愈合。肢体早期充分活动可使因长期固定而产生的肢体水肿、肌肉萎缩、关节僵硬等所谓的“骨折病”显著减轻，从而尽快恢复肢体的全部功能。目前，常见的骨折内固定方式有螺丝钉固定、钢板螺丝钉固定、髓内针固定三种(图 7-9-8~ 图 7-9-10)。

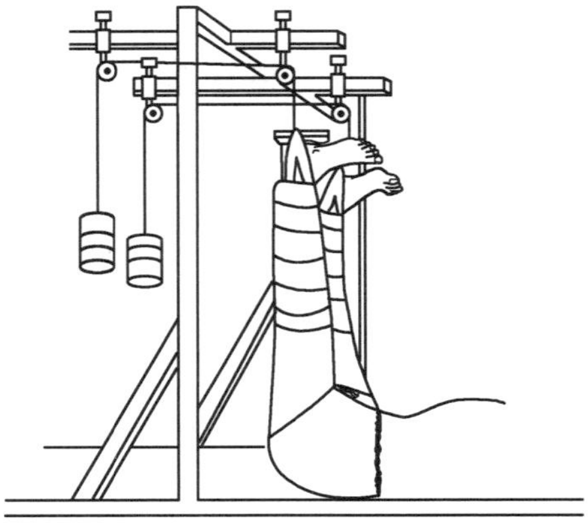

图 7-9-6　皮肤牵引

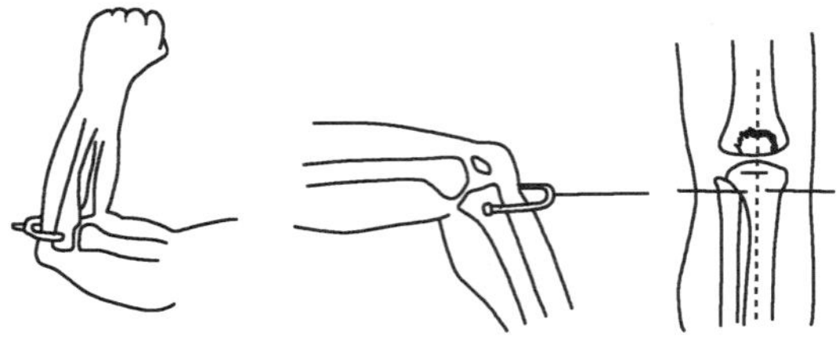

尺骨鹰嘴牵引　　胫骨结节牵引

图 7-9-7　骨牵引

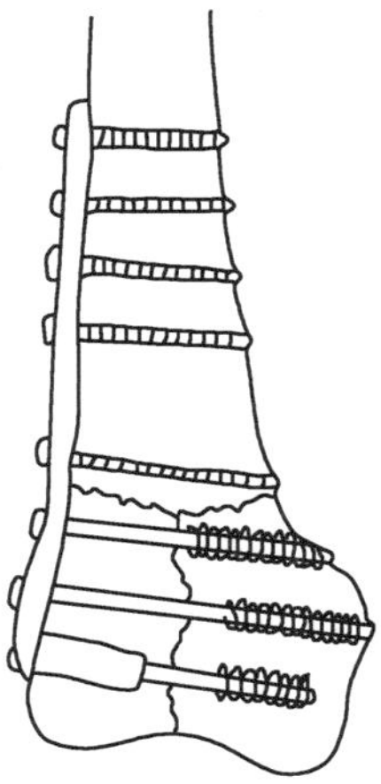

图 7-9-8　螺丝钉固定

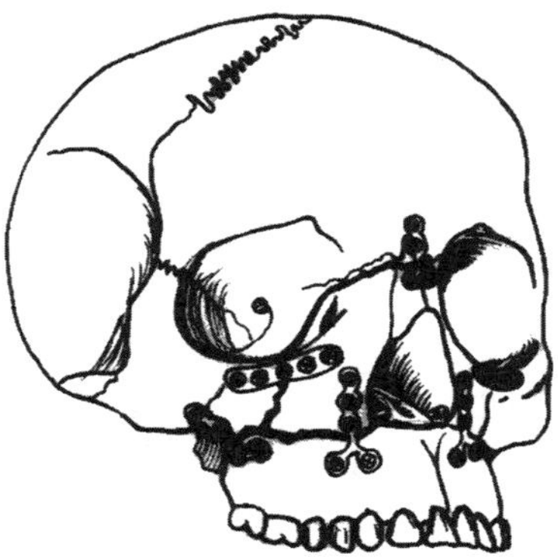

图 7-9-9　钢板螺丝钉固定

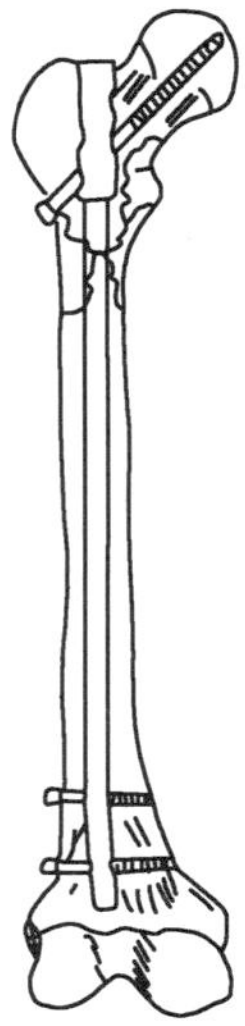

图 7-9-10　髓内针固定

由于本书着重探讨的是传统中医的固定方式，所以切开手术复位及内固定方面从略。

三、练功活动

（一）功能锻炼原则与方法

功能锻炼（又称练功活动）是骨折治疗的重要组成部分，骨折经复位与固定后，必须尽早进行练功活动，以促进骨折愈合，防止发生筋肉萎缩、骨质疏松、关节僵硬以及坠积性肺炎等并发症。功能锻炼一般要遵循以下原则与方法。

第一，功能锻炼必须与骨折的具体情况相适宜。功能锻炼必须以保持骨折对位、骨折端稳定，促进骨折愈合为前提。功能锻炼是一种有选择、有节制的活动，首先应按照骨折的具体情况加以分析，对骨折愈合有利的活动应加以鼓励，如使骨折断端紧密相连、互相嵌插等；对骨折不利的活动则须严加控制，如使骨折断端旋转、成角、分离等。

第二，功能锻炼必须以恢复和增强肢体的固有生理功能为中心。上肢固有的生理功能为握拳拿物，因此上肢练功时要握紧拳头，只有这样才能维持骨折断端稳定，恢复其固有的生理功能。下肢的固有生理功能主要为负重与行走，下肢练功时，要做踝关节背伸、股四头肌收缩动作，其目的在于早期准备恢复肢体负重能力与行走功能。

第三，医患配合，动静结合。功能锻炼既要在医务人员指导下进行，又要充分发挥患者的主观能动性。医患密切配合，使患者掌握正确的练功术式，在伤肢及全身解除疼痛的情况下，做全面的主动活动，把固定（静）与活动（动）对骨折有利的作用发挥出来，既对骨折部位保持固定，又为伤肢及全身活动创造了条件。

第四，功能锻炼应贯穿从整复固定后开始的全部治疗过程。练功活动应根据骨折的具体情况，如骨折部位、类型，骨折稳定程度，选择适当的练功姿势，在医护人员的指导下，进行练功活动。动作协调，由简至繁，用力由小到大，负重由轻到重，次数由少至多，循序渐进，逐步发展，直至功能恢复正常。

（二）功能锻炼的步骤与形式

练功活动从复位、固定后开始，并且贯穿整个治疗过程。根据中医骨伤理论及临床经验，一般将功能锻炼分为 3 期。

1. 骨折早期 伤后 1~2 周，局部疼痛，肢端肿胀，骨折断端不稳定，容易发生再移位，损伤的筋骨正处于修复阶段。此期练功的主要目的是加强气血循环，促进肿胀消退，防止肌肉萎缩，预防关节粘连。练功的主要形式是肌肉收缩锻炼，具体方式依上下肢损伤情况而异。上肢：可做握拳、吊臂、提肩等动作，而握拳是上肢活动的基本动作，握拳时一定要用力，使手指能完全伸直和屈曲。只有紧紧握拳，上肢肌肉才能用上力，骨折断端即可相对稳定，也才能作吊臂、提肩等动作。例如前臂骨折时，可做适当的握拳及手指屈伸活动，上臂仅做肌肉舒缩活动，而腕、肘关节不活动。下肢：可做踝关节的背伸、股四头肌收缩锻炼，使整个下肢肌肉用力，而后放松。除足踝部骨折可做患肢抬高活动外，其他如胫腓骨、股骨干经整复后，只能在枕垫及支架上做肌肉收缩活动。健肢及身体其他各部关节也应进行练功活动，卧床者要加强深呼吸练习并结合自我按摩等。练功时，以健肢带动患肢，次数由少到多，时间由短到长，活动幅度由小到大，以患部不痛为原则。

2. 骨折中期 伤后 3~4 周，这时患处疼痛消失，肿胀消退，一般软组织已修复，骨折断端也初步稳定，纤维组织粘连，骨痂也开始出现。此期虽骨痂初生，骨折部趋于稳定，但瘀未尽去，此期练功的目的是加强祛瘀生新、和营续骨能力，防止局部肌肉萎缩、关节僵硬以及产生全身的并发症。练功活动的形式除加强力度继续进行原来活动外，还可在医务人员的帮助下逐步活动骨折部位的上下关节。只要骨折部位不疼痛，肌肉有力，患者能握紧拳头，上肢即可做一些主动性关节伸屈活动，先由单一关节开始而后逐渐发展到多关节协调锻炼。患者的下肢在踝关节背伸或患肢抬高活动时，足不发颤，在夹板固定的情况下可扶拐行走，或可进行撑臂抬臀、伸屈髋膝等活动。胸腰椎骨折患者，则可做飞燕点水、五点支撑、三点支撑等活动。练功时，动作应缓慢、活动范围应由小到大，至接近临床愈合时应增加活动次数，加大运动幅度和力度。

3. 骨折后期 骨折达到临床愈合标准，即进入末期。此期局部软组织已恢复正常，骨痂接近成熟，骨折断端已相当稳定，夹缚固定已解除。但筋骨未坚，肢体功能未完全恢复。此期练功的目的就是尽快恢复伤肢关节功能和肌力，达到筋骨强劲、关节滑利。练功时常取坐位、站位，加强伤肢各关节的活动为练功之重点。

上肢：腕、肘、肩关节以不负重活动为主，应着重各种动作的练习，如肩关节回旋、前屈、后伸，前臂的旋转等活动。肩关节活动受限者，可配合滑车牵拉法锻炼，或鼓励患者采用摸墙爬高法积极锻炼并配合推拿按摩等。

下肢：着重进行负重与行走的训练等。此时，患者可下地行走，由扶床、扶高凳，到扶拐杖，然后弃杖行走，循序渐进，稳步进行。踝、膝、髋关节的活动，由不负重活动逐步转为负重活动，如屈膝下蹲活动。

末期的练功活动极为重要，应抓紧时间，积极锻炼。其锻炼应以主动活动为主，重点是关节的活动范围和肢体持重的锻炼。

练功的原则是，除不利于骨折愈合的某一方向的关节活动仍需要限制外，其他方向的关节活动在患者力所能及的情况下，其活动的次数及范围都可以逐渐加大。在练功期间可同时进行熏洗、热熨等。部分患者功能恢复困难时，或已有关节僵硬者可配合按摩、推拿手法以协助治疗，尽快达到康复之目的。

四、药物治疗

除整复手法外，内服与外用药物是治疗骨折的两大重要方法。中医骨伤科学经历了漫长的历史岁月，很早以前就确立了内、外治疗相结合的原则，如《素问·至真要大论》说："从内之外者，调其内；从外之内者，治其外；从内之外而盛于外者，先调其内而后治其外；从外之内而盛于内者，先治其外而后调其内；中外不相及，则治主病。" 因此，对骨折的药物治疗也和其他疾病一样，要有整体观念，既重视内治，也不能忽略外治，根据病情需要，内外结合，灵活运用。

社会发展，时代进步，科学可谓日新月异，但中医骨伤科学的基本理论依旧是遵循古人的论述，清代陈世铎《辨证录·接骨门》指出"人有跌伤骨折……内治之法，必须以活血去瘀为先，血不活则瘀不能去，瘀不去则骨不能接也"。因此，近现代中医骨伤科学仍旧是将"瘀去、新生、骨合"作为重要的经典理论并以其指导临床实践，辨证用药，内外兼治。这一理论对纠正因损伤而引起脏腑、经络、气血的功能紊乱，调动体内一切的有利因素，促进骨折愈合均有良好的作用。

(一) 骨折初期

损伤后 1~2 周，由于筋骨、脉络的损伤，离经之血，凝聚成瘀，瘀积不散，经络受阻，肿痛即作。此期，若瘀不去，则经脉不通，气机阻滞，正常气血不能宣通，损伤之筋骨不能得到气血的濡养，势必影响骨折的愈合连接。故治宜活血化瘀、消肿止痛。根据人体生理的复杂性、病理变化的隐蔽性、证候表现的多样性等特点，在骨折治疗的初期阶段，常用的用药法有如下几种。

1. 行气活血，散瘀消肿法 这是骨折初期药物治疗最常用的一种方法，凡是损伤局部有瘀血、肿胀、疼痛、麻木等症状者均可采用。方剂组成也多以活血祛瘀药物为主，配以行气通络之品，再分清寒热虚实，精细辨证，随症加减。

(1) 内服药：何氏骨科主要使用活血理气丸等药内服，也可选用活血止痛汤、新伤续断汤、复元活血汤、夺命丹、七厘散、跌打丸等。

(2) 外用药：可根据患者具体损伤情况，辨证使用何氏骨科活血祛瘀散，敷贴患处。

2. 消肿止痛，清热解毒法 骨折初期，若损伤局部红、肿、热、痛，或周身发热、体温升高者，采用此法治疗。方剂组成多为活血化瘀与清热解毒药物并用。

(1) 内服药：一般骨伤科学以清心药加减，或黄连解毒汤加桃仁、红花等，何氏骨科则以排毒固本丸为主进行治疗。

(2) 外用药：红肿热痛时可外敷如意金黄散、清营退肿膏、双柏散、消毒定痛散等。

3. 行气导滞，攻下逐瘀法 跌打损伤外及皮肉筋骨，内传五脏六腑，轻则气机逆乱，损伤局部胀满作痛，或痛无定处；重则损伤血脉，断筋折骨，气滞血瘀，郁结成实，痛处固定，腹满胀痛，大便不通等。

(1) 内服药：对出现腹胀、纳呆、呕哕或吐、苔腻等胃肠气滞证候者，予行气、活血、导滞之品，方选顺气活血汤加减；若出现腹胀、腹痛、呕吐、二便不通、苔厚等气血瘀阻证候者，应予攻下逐瘀之剂，可用大成汤加减。

(2) 外用药：可根据患者具体损伤情况，辨证使用何氏骨科活血祛瘀散敷贴患处，或选消肿止痛药膏、消肿化瘀散等以活血祛瘀，消肿止痛。

(二) 骨折中期

损伤后 3 周到骨折接近临床愈合的时期。此期肿胀逐渐消退，疼痛明显减轻，但瘀肿虽消而未尽，骨折尚未连接，所以治疗以接骨续筋为主，兼调相关脏腑功能。

1. 内服药 通过临床辨证，可选正骨紫金丹、接骨紫金丹、新伤续断汤、续骨活血汤、肢伤二方、补骨方等。常用接骨药有自然铜、骨碎补、土鳖虫、续断、杜仲等。

2. 外用药 外用药物以接骨续筋类散剂为主，如何氏骨科续筋接骨散、接骨续筋药膏、接骨膏、驳骨散、碎骨丹等。

（三）骨折后期

骨折接近临床愈合至骨折已坚固愈合、功能已基本恢复的时期。一般为骨折后8周至临床痊愈时期。此期已有骨痂生长，但不够坚固，肢体功能尚未完全恢复，患处软组织粘连，痰瘀互结，阻塞络道，且由于骨折后损伤气血，元气衰弱，肝肾亏虚，若兼受风寒湿等外邪，导致患处虚、痰、瘀与风湿驳结，则病情更为复杂，每遇天气变化则有微肿、麻木、疼痛、冷热等不适症状。故治以养气血、补肝肾、壮筋骨为主，兼以温通经络，化痰散瘀。

1. 内服药 临床可选用壮筋养血汤、生血补髓汤、六味地黄丸、补中益气汤、归脾丸、八珍汤、健步虎潜丸等，并可适当配伍羌活、独活、半夏、天南星等祛风除湿、化痰止痛之品，以增进疗效。

2. 外用药 可用舒筋活络类膏药外贴，如万应膏、损伤风湿膏、坚骨壮筋膏、金不换膏等。如骨折发生在关节附近，为防止关节强直、筋脉拘挛，可外用熏洗、熨药、何氏活血药酒揉擦，并配合练功活动。一般常用的熏洗及熨药方有海桐皮汤、舒筋活血洗方等。

运用中药治疗骨折是中医骨伤科学的优良传统，也是一大特点。中药内服和外用治疗骨折是中医学理论体系的重要组成部分，是中医骨伤科学的一大特点与特色。中医学认为人是一个有机的统一整体，五脏六腑、四肢百骸、皮肉筋骨、经络气血之间都存在着密切的联系。肢体某处发生骨折，不只是该处受到损伤，也往往影响全身其他各处，除局部症状外，常出现脏腑、经络、气血功能的失调，诚如《正体类要》所说："肢体损于外，则气血伤于内，营卫有所不贯，脏腑由之不和。"因此，中医骨伤科临床用药是以辨证论治为基本原则，调整机体的生理功能，消除骨折损伤所导致的各种病理症状，以达到治愈骨折的目的。

从传统中医治疗骨折的用药规律中不难发现"调理气血"在治疗骨折中所占有的主导地位，并特别注重治"血"。早在《黄帝内经》时代，人们就已认识到"血"的重要："是故血和则经脉流行，营覆阴阳，筋骨劲强，关节清利矣。"此后，历代医家治伤用药也多着手从"血"论治，提出"损伤一证，专从血论"（《玉机微义》），"内治之法，必须以活血去瘀为先，血不活则瘀不能去，瘀不去则骨不能接也"（《辨证录》）。所以，自古及今的中医骨伤科学一以贯之，治疗骨折所用药物大多是活血化瘀药，接骨方药几乎均以活血化瘀药为主体部分，再辅以接骨续筋药。

骨折治疗分为初、中、末三个时期，根据不同时期选择相应的治疗方法，初期基本以活血化瘀、消肿止痛为主；中期则以活血生新、接骨续筋为要；末期则注重养血活血、补益肝肾、舒筋通络，以促进骨痂生长。如此，则紧紧抓住了骨折治疗三个阶段的主要矛盾。但由于骨折治疗的三个阶段中又各有不同特点及具体情况，所以在临床工作中，既要坚持骨折治疗规律的共性又必须从患者自身实际出发，精细辨证，精当选药，方为妥帖。

第十节　骨折畸形愈合、延迟愈合及不愈合的处理

骨折后，损伤部位与程度不同、患者体质的差异、治疗手段合理与否等，都关系到骨折是否愈合，愈合良好还是畸形愈合等。

一、骨折畸形愈合及处理

（一）骨折畸形愈合

骨折畸形愈合，系指骨折的远近两端之间发生重叠、旋转、成角连接愈合，并因此而引起肢体功能的障碍。患处发生畸形改变、肢体功能产生障碍是骨折畸形愈合的两大特征。如果断端虽有轻度移位或成角而不妨碍肢体功能，则不应称为畸形愈合。本病多由于骨折后未得到整复和固定，或整复效果不良（对位、对线较差），或固定效果不好，或过早拆除固定，或不恰当地活动、负重等而发生。

骨折畸形愈合引起的肢体功能障碍，可表现为：①骨折段因相互重叠，引起肢体明显缩短；②骨折段因成角、旋转畸形而影响正常的身体平衡或步态；③骨折段成角、旋转或缩短后，由于体重、负载力量的不

均匀传导或关节面负重不平衡而引起创伤性关节炎；④突出的骨折端可以引起邻近关节活动受限。骨折畸形愈合，导致肢体外观不佳、行动姿态的改变，并可能由此而引起患者一系列心理上的疾患如自卑、沮丧、厌世等。所以，骨折治疗时要把握好整复、固定与功能锻炼三个关键，以防止骨折畸形愈合带给患者不必要的痛苦。

（二）处理方法

对于畸形较轻，年龄在 13 岁以下的患者，除旋转及严重成角畸形外，常能在发育过程中自行矫正，不必进行医学处理。如畸形严重，影响肢体功能者，不论年龄大小，均应及早进行治疗。治疗可根据骨折畸形部位、范围大小及愈合的坚固程度，采用手法折骨、手术折骨术、切开复位内固定植骨术等方法治疗，在中西医结合的条件下，一般骨折畸形愈合都可得到较为有效的纠正，不致于形成残疾。对骨折畸形愈合进行处理的方法有如下几种。

1. 闭合折骨术 此法适用于长骨干接近中段的骨折畸形愈合为时尚短者。若伤后 2~3 个月的患者，骨干骨折虽已愈合，但还不坚固，可以使用手法折骨，将骨折处重新折断，把陈旧性骨折变为新鲜骨折，然后按照新鲜骨折处理。

手法折骨时，患者取仰卧位，上肢用臂丛神经麻醉，下肢用腰椎麻醉。折骨前最好用坎离砂 4~5 袋，以醋拌湿，装入布袋内，置于伤处外熥，热熥时注意切勿烫伤皮肤。热熥 2~3 小时后，骨折部位一般可变得较为柔软，然后趁热迅速施行麻醉和闭合折骨手法。手法要点：一助手用双手固定骨折近端，术者用双手抱住骨折远端，在对抗牵拉下，慢慢旋转骨折远端，使两折端之间产生一种扭转作用力，首先将骨折断端的桥梁骨痂折断，然后再按照骨折原来成角方向来回反折，将包围骨痂完全折断，直至远近骨折断端完全松动。若骨折愈合较为坚固，徒手无法折断时，可用木板三点着力法折骨，即将骨折部位置一绷带卷，长木板的一端用绷带固定在骨折近端上方，然后将木板下端用力压向患肢方向，一般即可折断。操作时应注意加压点和折骨成角方向，避免伤及重要血管和神经。

对邻近关节与小儿骨骺附近的畸形愈合，因手法折骨时常可损伤关节周围的韧带和骨骺，宜慎重使用。

手法折骨后，再行复位（牵引、手法）、固定、功能锻炼、药物治疗等治疗手段。由于陈旧性骨折折断后，其愈合速度较新鲜骨折慢，所以牵引和固定的时间亦须适当延长。

2. 开放折骨复位固定术 此法适用于畸形愈合不宜用闭合折骨术或闭合折骨术失败的病例。受伤时间超过 3 个月，骨折已经坚固地骨性愈合，无法采用手法折断者，或者由于骨质疏松，不宜采用闭合折骨术的患者，最好通过手术方法治疗。其方法是：按照骨科手术规程进行，消毒、麻醉、切开，直达骨膜，切开骨膜并以剥离器将骨膜掀起，暴露已愈合的骨折端，凿开骨折端之连接处，剔除多余的骨痂及肉芽组织，将骨折端剔掉少许，挖通骨髓腔。以无菌生理盐水冲洗干净后，在直视下将断段复位，以持骨器固定之。用接骨板、螺丝钉做内固定完毕，再以无菌生理盐水冲洗干净伤处，依次缝合。用石膏夹板固定患肢，或以持续牵引维持，直至骨折愈合。

对关节附近骨折成角畸形愈合、关节内骨折畸形愈合、陈旧性尺桡骨双骨折，同时有旋转、重叠畸形者，多采用手术治疗。

二、骨折迟缓愈合及处理

（一）骨折迟缓愈合

新鲜骨折经过常规治疗后，若超过一般愈合时间（正常成人 3 个月左右）仍未连接，且骨折的局部症状与体征仍较明显，可诊断为骨折迟缓愈合。其主要表现为：骨折处超过同类骨折正常愈合的最长期限，骨折处局部仍存在肿胀、压痛、纵轴叩击痛、异常活动、功能障碍，X 线片显示骨痂生长缓慢、骨折端未连接，骨折断端无硬化现象（可有轻度脱钙），骨髓腔仍通畅。骨折迟缓愈合的原因，多由于过度牵引，骨折对位不良，固定不当，骨折端有软组织嵌入，骨折部位血运较差，折端经常承受如扭转力、剪切力等有害伤力，以及感染等。骨折迟缓愈合多发生于胫骨下段、尺骨中下段、手舟骨、肱骨干中下段及第二、三跖骨远端等部位。

（二）处理方法

多数骨折迟缓愈合，只要去除妨碍愈合的因素，进一步采取针对病因治疗的有效措施，一般均可获得连接、愈合。临床处理方法有以下几种。

1. 如因过度牵引造成骨折断端分离者，应立即减轻牵引质量，使骨折端回缩，并以叩击法协助治疗，可以缩短疗程。

2. 固定不当与折端经常承受有害伤力，往往合并存在，由此所致骨折迟缓愈合者，当改善固定方法，加强固定效能。

3. 骨折端对位较差所致者，若愈合后对功能影响不大，则可适当延长固定时间，并加强功能锻炼，直至愈合牢固。

4. 由于感染而引起者，应积极采取抗感染措施，中西药并用，伤口保持清洁。感染得到控制，伤口愈合后，适当延长外固定时间，骨折一般均可获得连接。

5. 对于局部血运较差所致者，在合理有效的外固定下，可用坎离砂热熨或理气养血中药外熥，每日 1 次，以温通经脉，改善血运，促进愈合。若骨折端对位较为稳定，可配合纵轴叩击法，即沿骨纵轴方向以拳捶击，使断端紧密接触，刺激断端骨痂生长，促进愈合。叩击时应注意力度适当，每次 20~30 拳，每日 2 次。

6. 如体质虚弱所致者，多为气血耗伤，肝肾亏虚，宜养气血，补肝肾，壮筋骨，可选用六味地黄丸、健步虎潜丸等内服。

7. 若骨缺损较多所致者，可考虑植骨手术。并在术后加强益气活血、补养肝肾的药物治疗，可促进骨折痊愈。

三、骨折不愈合及处理

（一）骨折不愈合

骨折不愈合是指骨折端在某些条件影响下，愈合功能停滞，骨折已无愈合能力。骨折经骨科常规治疗 6 个月以上仍不连接，骨折端已形成假关节者，即可诊断为骨折不愈合。骨折不愈合一般有如下特点：X 线片显示骨折端互相分离，间隙较大，骨端硬化，萎缩疏松，骨髓腔封闭。一旦确诊为骨折不愈合，即意味着骨折端已无自我愈合能力，继续原有的保守固定治疗通常无法使其连接，需通过手术等干预手段方能实现愈合。

引起骨不愈合的原因：骨折端嵌入较多的软组织；骨缺损，或开放性骨折扩创中过多地去除骨碎片造成骨缺损；手术内固定不良，或多次切开手术破坏了骨折部的血液循环；局部血运不良并经常承受有害伤力等。

骨折不愈合的常见部位：股骨颈，肱骨中、下段，尺骨下段，胫骨下段，手舟骨，距骨等。

（二）处理方法

目前多数学者认为，对本病的治疗较为有效的方法是植骨术。针对不同部位、不同特点的骨折不愈合均需以不同方式的手术治疗，如在肱骨、胫骨、尺骨等部位可采用不同方式的植骨术。植骨术后，应加强益气活血、补养肝肾的药物治疗，以促进骨折痊愈。

第十一节　小夹板与固定垫（压垫）的制作

骨折整复后采用夹板固定是中医骨伤科学的一大特色和优良传统，在我国有悠久的历史。早在晋代葛洪就已经采用竹片固定治疗骨折，并指出骨折固定后患肢“勿令转动”，主张用柔软的旧布包扎，松紧适宜，既要固定患处，又不妨碍血液运行。因此，夹板与压垫是维持骨折部位稳定的重要工具，其科学合理的制作是骨折治疗的重要环节。

一、小夹板

(一) 夹板固定的科学原理

毋庸置疑,夹板是固定骨折部位并维持其稳定的最主要的外在力量。夹板固定,是从肢体的生理功能出发,通过扎带对夹板的约束力,固定垫对骨折断端防止或纠正成角畸形和侧方移位的效应力,充分利用肢体肌肉收缩活动时所产生的内在动力,使肢体内部动力因骨折所致的不平衡重新恢复到平衡状态的重要手段。因此,夹板局部固定是一种“以动制动”的动态平衡,它是一种积极能动的固定方式,可适应肢体生理的要求,符合外固定的生物力学原理。

(二) 理想夹板应具备的性能

夹板是局部外固定的主要工具,只有性能良好的夹板才能发挥其固定的最佳效果,良好的夹板一般应具备以下几种性能。

1. 塑性 便于塑形以适应肢体形态和各部位生理弧度。

2. 韧性 夹板要具备足够的支撑强度,既能起到有效的外固定支架作用,又能保证自身在固定过程中不致发生弯曲、劈裂或折断。

3. 弹性 夹板具有适度的弹力是非常重要的,以适应肢体肌肉收缩和舒张时所产生的肢体内部张力的变化。收缩时,夹板可吸收压力发生形变;舒张时,形变后夹板具有自身弹性回位功能,通过纸压垫对骨折端发挥其持续整复作用。

4. 吸附与通透性 夹板具有良好的吸附与通透性,有利于肢体在固定期间皮肤呼吸代谢的正常进行(包括热的散逸和汗的挥发等),以增加皮肤对外固定的耐力。

5. 质轻 固定时不增加肢体的重量,从而相应地减少对骨折端的剪力作用。

6. 不妨碍X线的透射 夹板具有不妨碍X线的透射的性能,可方便在固定期间进行X线透视或摄片检查,观察骨折对位与愈合情况,以便决定是否需要调整夹板和纸压垫及解除外固定等。

根据临床应用和力学测定,在木质夹板中,以梧桐木、柳木最好,椴木次之,榆木尚可,杨木最差。另外,竹片夹板也是性能较好的夹板之一,临床使用较多。

(三) 夹板固定的优点

夹板只需固定骨折局部,一般不超过上、下关节,便于及时进行功能锻炼,同时不妨碍肌肉的纵向收缩活动。当肌肉收缩时,肢体周径变粗,夹板、扎带和固定垫的压力因此而暂时增加,残余的骨折端侧方移位或成角移位得以进一步纠正。肌肉收缩还可使骨折端互相纵向挤压,有利于骨痂生长、骨折愈合。因此,夹板固定法具有固定确实可靠、骨折愈合快、功能恢复好、患者痛苦少、治疗费用低五大优点。另外,夹板固定也具有防止关节僵硬、肌肉萎缩、骨质疏松、骨折迟缓愈合和不愈合等并发症发生的作用。

(四) 夹板固定的适应证

1. 四肢闭合性骨折。股骨骨折因大腿肌肉有较大的收缩力,常需结合持续皮牵引或骨牵引。
2. 四肢开放性骨折,创面小或经处理后创口已愈合者。
3. 陈旧性四肢骨折,适合于手法复位者。

(五) 夹板的制作及固定原则

1. 制作夹板的材料 常用的夹板制作材料有树皮(如杉树皮、杜仲皮、黄柏皮、桉树皮等)、木板(如梧桐木、柳木、杉木等)、竹(如毛竹)、纸板(如马粪纸、工业硬纸板等)、胶合板(如三合板),以及某些金属(如铝片、铁丝等)。另外,也有以聚氯乙烯树脂为主体材料制成的塑料夹板。

2. 夹板的种类及规格 因骨折的部位不同,夹板的大小、厚薄也是不一样的,夹板分不超关节固定和超关节固定两种。不超关节固定夹板适用于骨干骨折,其夹板的长度以等于或接近骨折段肢体的长度,并以不妨碍上下关节活动为度;超关节固定夹板适用于关节内或关节附近的骨折,其夹板通常超出关节外2~3cm,以能缚扎带为度(图7-11-1)。

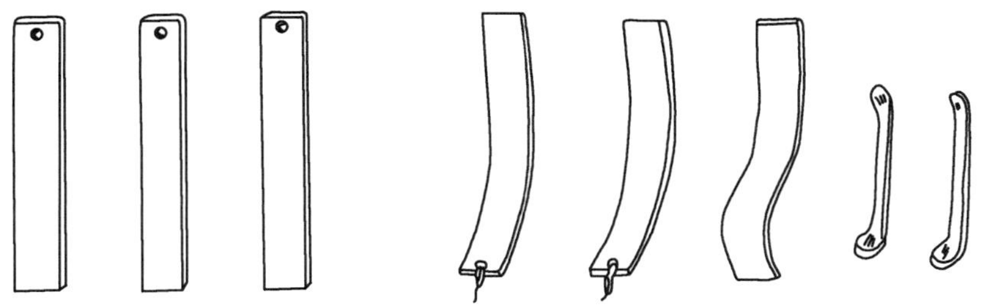

图 7-11-1 超关节固定夹板

3. 夹板固定的原则 夹板固定一般用 4 块或 5 块，总宽度相当于所要固定肢体周径的 4/5 或 5/6 左右，夹板之间要有一定的空隙，夹板不宜过厚或过薄，以有足够的支持力为原则，夹板增长时，厚度则需相应增加。

（六）衬垫外套

夹板外使用衬垫外套的目的是不使坚硬的固定器材直接压迫皮肤，因长时间固定而损伤皮肤及软组织等。衬垫应质地柔软，对皮肤无刺激并有一定的吸水性及散热功能。衬垫常选用棉花、海绵、棉毡、软布、绷带等制作而成，其厚度为 0.3~0.5cm，表面平整，厚薄均匀，大小以覆盖夹板的面及边缘为度。

二、固定垫

固定垫是夹板固定时起辅助作用的工具。利用其所产生的加压或杠杆作用，以维持骨折端在整复后的良好位置，但不可依赖固定垫对骨折段的挤压作用来代替手法复位，否则将引起压迫性溃疡或肌肉缺血性坏死等不良后果。

（一）固定垫的特性

固定垫必须质地柔软，不对皮肤造成伤害；具有一定的弹性和支持力，能维持一定形态；能吸水，可散热，对皮肤无刺激。

（二）固定垫的制作

现代中医骨伤科常用毛头纸、棉花或棉毡等材料制作。固定垫的大小、厚度及硬度等均可影响它对软组织产生的作用力。厚而太小、坚硬的固定垫，易于引起压迫性溃疡，且使夹板与肢体不能紧密贴合而固定不稳；薄而过大、柔软的固定垫，又因作用力太小，不能有效发挥其作用。临床常用的固定垫有如下几种（图 7-11-2）。

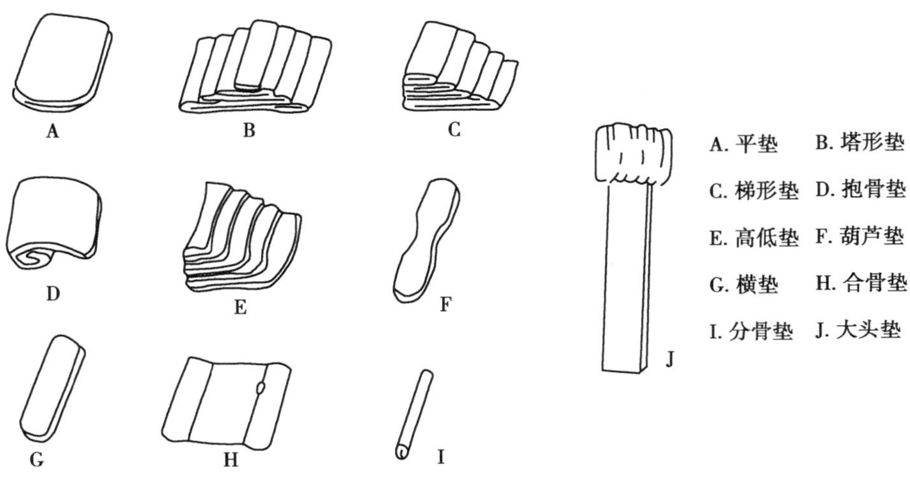

图 7-11-2 固定垫类型

1. 平垫 适用于肢体平坦的部位,如骨干部。平垫一般有方形、长方形两种,其宽度可稍宽于该侧夹板,用以扩大与肢体的接触面;其长度可根据作用部位而定,一般为4~8cm,其厚度可根据患肢局部软组织的厚薄与强弱而定,为1.5~4cm,软组织薄弱之处可用较薄的固定垫,软组织丰厚之处可用较厚的固定垫。

2. 塔形垫 适用于关节凹陷处,如肘、踝关节等处。将固定垫做成中间厚、两边薄,形如宝塔。

3. 梯形垫 适用于肢体斜坡处,如肘后、足踝部。做成一边厚、一边薄,类似梯形踏步式的固定垫。

4. 高低垫 适用于锁骨及整复后固定不稳的桡尺骨。做成一边高、一边低的固定垫。

5. 抱骨垫 适用于鹰嘴及髌骨。呈半月状,可用绒毡剪成。

6. 葫芦垫 适用于桡骨小头处。做成两头大、中间小,像葫芦状的固定垫。

7. 横垫 适用于桡骨远端处。一般长6~7cm,宽1.5~2cm,厚约0.3cm。

8. 大头垫 适用于肱骨外科颈骨折。将棉垫包扎于夹板的一头,做成蘑菇状的固定垫。

9. 分骨垫 适用于前臂尺、桡骨骨折。骨折复位后,以一根铅丝为中心,外用棉花卷成梭形分骨垫,其大小根据患者前臂情况而定(一般直径为1~1.5cm,长6~10cm),置于尺、桡骨的骨间隙背侧、掌侧。分骨垫不宜卷得过粗和过硬,否则易产生压迫性溃疡。分骨垫中放一短铅丝的目的是在X线检查时,便于了解其位置是否安放恰当。

10. 合骨垫 适用于桡尺远侧关节分离。

11. 空心垫 适用于内、外踝骨折。内或外踝骨折整复后,在其上放置固定垫时,为了适应内、外踝的骨隆凸外形,防止局部产生压迫性溃疡。可在平垫中央剪一圆孔,即成为空心垫。其实质仍为平垫。所以有的中医骨伤科学将空心垫归于平垫之列。

第八章　上 肢 骨 折

上肢是人从事劳动的主要部位，它是以上臂和前臂为杠杆，各关节为运动枢纽，通过手部操作而实现其功能的。因此，上肢功能要求其灵活性高于稳定性。治疗上，必须重视骨折固定和关节活动的统一，在稳定骨折端的前提下，早期进行关节功能训练，以期获得良好的关节功能，上肢固定时间一般较下肢略短。

第一节　锁 骨 骨 折

一、解剖特点

锁骨，横架于肩峰与胸骨间，是肩胛骨、上肢骨与躯干骨的唯一骨性联系。锁骨呈“~”状弯曲，内侧2/3向前凸，外侧1/3向后凸（图8-1-1、图8-1-2）。锁骨内侧端与胸骨柄的锁骨切迹构成胸锁关节，锁骨外侧端与肩胛骨的肩峰构成肩锁关节。锁骨外1/3截面为扁平状，内1/3截面近似菱形，中1/3是内外侧交接部位，是锁骨力学的薄弱点。锁骨全长位于皮下，位置表浅，在受到外力时容易发生骨折，是常见的骨折之一，发生率占全身骨折的5%~10%，任何年龄均可发生，但多发生在儿童及青少年。

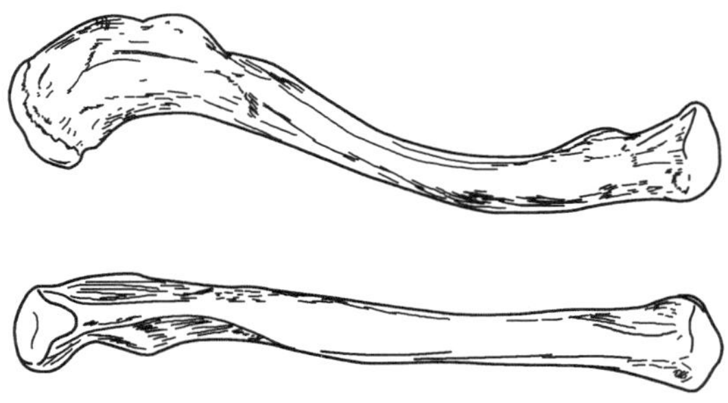

图8-1-1　锁骨形态

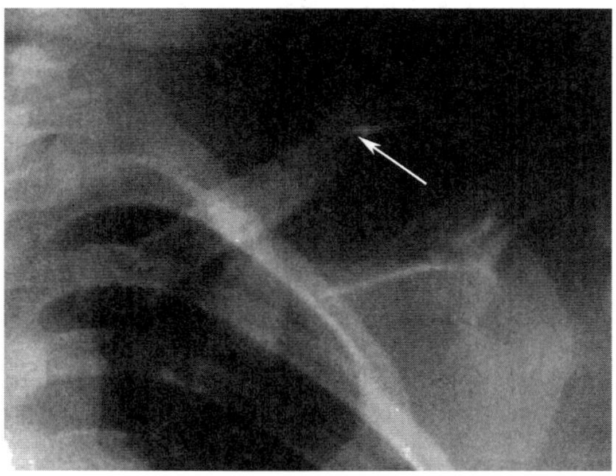

图8-1-2　锁骨正常弯曲

二、发病机制

锁骨骨折可由直接暴力或间接暴力所引起。锁骨位置表浅，易发生骨折。间接暴力造成骨折多见。如跌倒时以手或肘触地，或肩外侧直接触地，外力自前臂或肘部沿上肢向近端传导冲击力与体重下压力交会形成剪力，将锁骨折断。

间接暴力造成的骨折多为斜行或横行，其骨折部位好发生于外1/3、中段及中外1/3的交界处。直接外力（如棍棒打击）造成的骨折因着力点不同而异，多为粉碎性或横行（图8-1-3），但直接外力导致的锁骨骨折少见（图8-1-4）。锁骨内外端之骨折较少见。幼儿锁骨骨折多为青枝骨折或横行（图8-1-5），青壮年及老年人锁骨骨折，多为斜行或粉碎性，偶为横行（图8-1-6）。

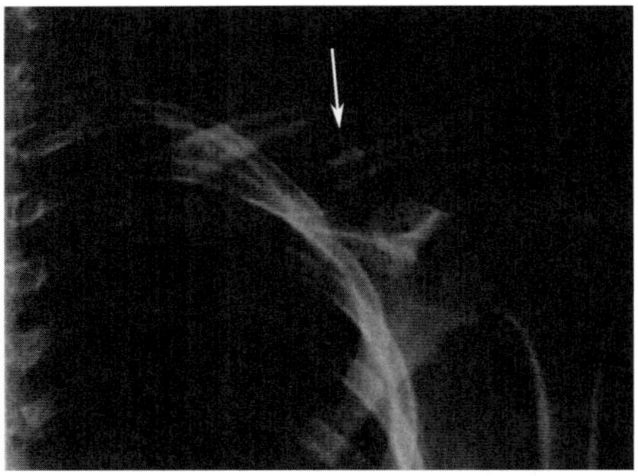

图 8-1-3 锁骨横行骨折

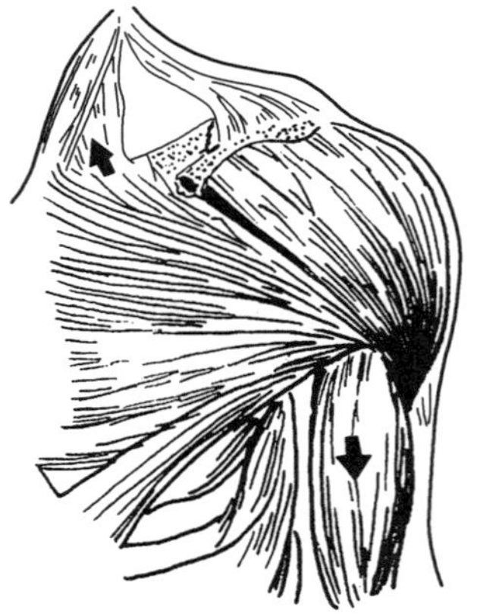

图 8-1-4 直接外力导致的锁骨骨折

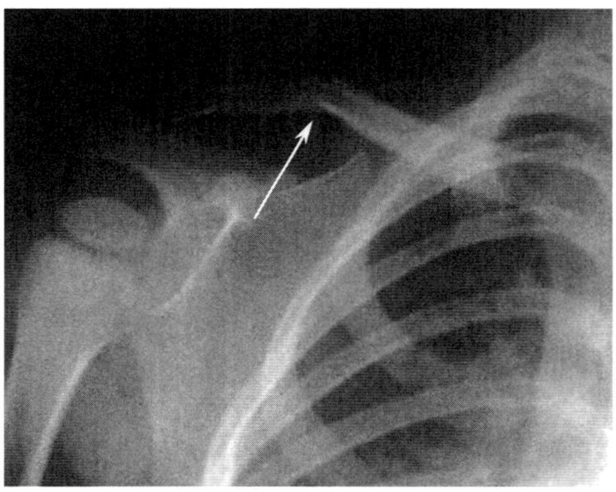

图 8-1-5 锁骨青枝骨折

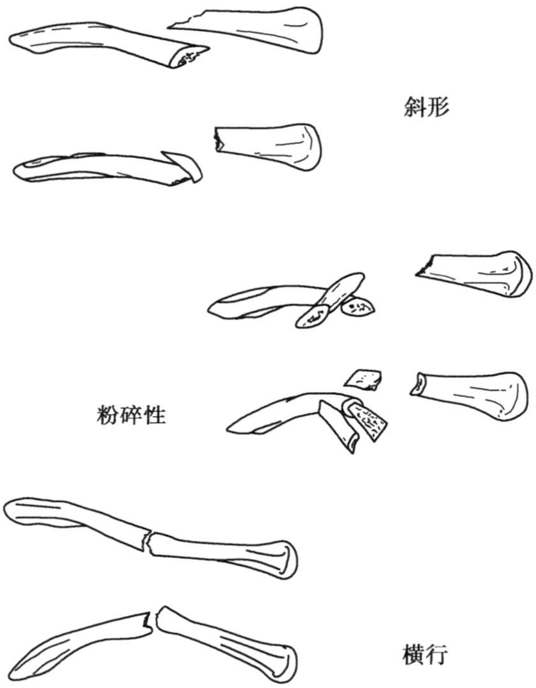

图 8-1-6 骨折分型

锁骨骨折多发生于锁骨中段,因肌肉的牵拉和肢体重力的影响,断端易重叠移位。近端受胸锁乳突肌的牵拉向上、向后移位,远端因上肢的重量及胸大肌的牵拉而向下、向前及向内移位,致两断端重叠。上翘的近侧端有时能刺破皮肤,造成开放性骨折,下移的骨折远端可压迫锁骨下的血管和神经。但两者均少见。锁骨骨折的分类,根据骨折部位的不同可分为外 1/3、中 1/3 和内 1/3 处锁骨骨折。

三、临床表现及诊断

患者有外伤史,伤后肩锁部疼痛,肩关节活动受限。因锁骨全长位于皮下,骨折后局部有明显肿胀、畸形、压痛,扪诊可摸到移位的骨折端,可觉察骨折摩擦征及异常活动,并可闻及骨擦音等。其典型体征是痛苦表情,肩部下垂内收、不能抬举,头偏向患侧,患者常以健侧手托患侧肘部,因这种姿势或体位可以减轻疼痛(图 8-1-7)。

婴幼儿锁骨骨折成角移位不明显，不能诉说外伤经过和疼痛部位，多为青枝骨折，常见兜肩试验阳性，即从腋下托患儿双肩若患儿疼痛哭叫为阳性。

X 线检查可明确骨折类型与程度，青枝骨折常见上缘骨皮质断裂，下缘骨皮质成角。移位骨折有分离、成角、重叠、旋转，应拍正侧位片，粉碎性骨折有碎裂骨块。

诊断骨折的同时，应检查有无锁骨下动、静脉以及臂丛神经的损伤，是否合并有气胸等。

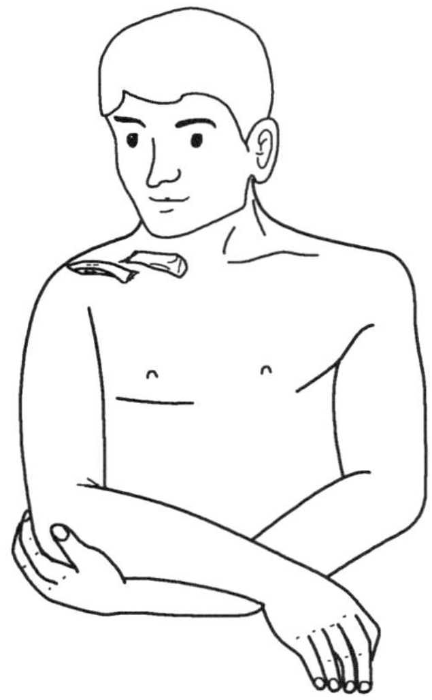

图 8-1-7　典型体征

四、手法治疗

(一) 整复

关于锁骨骨折的整复，《医宗金鉴·正骨心法要旨·锁子骨》云："断伤此骨，用手法先按胸骨，再将肩端向内合之，揉摩断骨令其复位。" 简要地指出了锁骨骨折的整复手法，此法沿用至今。

锁骨骨折整复手法较多，如膝顶复位法、仰卧复位法、外侧牵引复位法、穿腋复位法(图 8-1-8)等，这些复位法有一共同点，就是保持患肩或双肩的外展后伸位，既利于骨折重叠的矫正，也有利于骨折上下移位的矫正。

对于锁骨骨折的手法复位，本文采用膝顶复位法作范例。患者端坐于方凳上，两手叉腰，抬头挺胸，双臂外展，助手立于患者背后，一足踩于凳上并屈膝屈髋，膝部置于患者肩胛间区，两手分别握其双肩，向后、外、上方牵拉，同时膝部用力向前顶住患者，手拉膝顶，徐徐用力，使肩后张，以牵开骨折断端之移位重叠。术者则立于患侧或前方，两手拇指、示指分别捏住骨折的远端和近端，近端向前、下按，远端向后、上提，以远端凑合近端，使骨折端对位。复位后，术者可用一手拇指、示指顺锁骨轴线方向触摸，检查是否完全复位，若仍有移位，可再行提按，直至完全复位(图 8-1-9)。

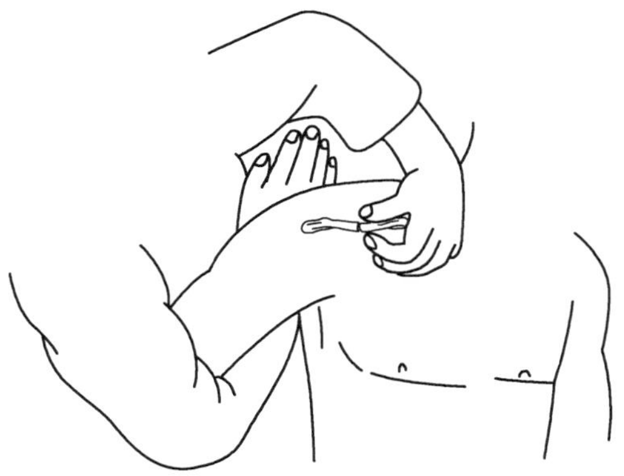

图 8-1-8　穿腋复位法

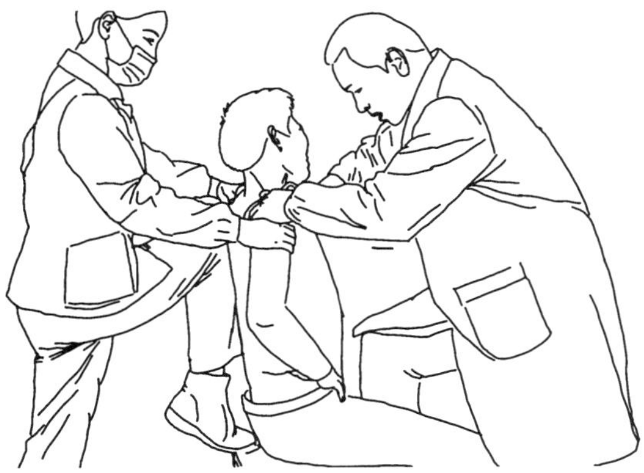

图 8-1-9　膝顶复位法

(二) 固定

骨折复位后，采用压条加小压垫与后背双肩作 "∞" 字绷带固定法进行固定。具体方法如下：压条两根，剪一细条硬纸壳或细铁丝作中轴，外裹药棉搓紧似卷烟状，长短适宜，分别压于锁骨上窝和下侧，用四条胶布呈 "井" 字形粘贴固定。骨折局部外用何氏骨科活血祛瘀散，用绷带作后背双肩 "∞" 字形包扎(图 8-1-10)，根据患者具体情况于包扎前做好弧形压垫备用，压垫以硬纸壳剪成，内衬适量药棉。包扎方向为：绷带先从患肩前方开始，绕肩至腋下、腋前，缠绕一圈后从后背至健侧腋下，绕过健肩前上方，再经过后背至患侧腋下。如此顺序包扎几圈,再将弧形压垫置于骨折部并压住两压条即成合骨垫,用胶布粘贴固定,继续将绷带以同样顺序作后背双肩"∞"字包扎,使患者保持双手叉腰位,或者用三角巾将患侧前臂悬吊在侧位,固定完毕。应该强调的是,在固定时,患者必须保持挺胸旋肩位,绷带包扎的起点与缠绕方向,是从患肩前经后背至对侧肩前。包扎前,两腋下各放一棉纱团,患侧稍大,起增加肩部伸展能力的作用,也可以防止压迫腋神经和血管。

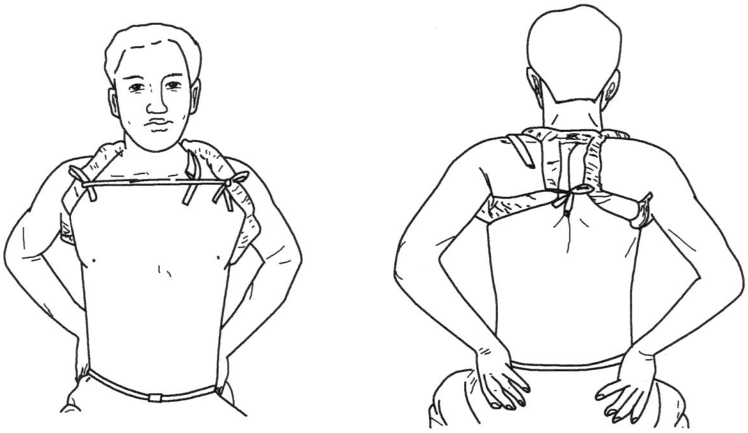

图 8-1-10 "∞"字绷带固定法

固定后应注意观察,询问患者肢端是否有发绀、疼痛及发麻等现象,如有这些症状应立即调整放松。患者睡觉时宜仰卧,以枕物垫脊,悬肩胛以顺应伸肩姿势。

五、药物治疗

锁骨骨折的药物治疗,同样遵循中医骨伤科学的原则,即针对骨折的初期、中期与后期进行辨证论治。

外敷用药:初期,运用活血祛瘀散;中期,骨折部位用续筋接骨散,周围部位则用活血祛瘀散,也可根据情况外敷何氏强筋生骨散等;后期,骨折部位用强筋生骨散,周围部位用活血祛瘀散加温通散或消增通痹散,若关节粘连严重,可加苏桃软坚散。

内服用药:初期,内服活血理气丸以利于骨折愈合,也可内服可选桃红四物汤、活血止痛汤等;中期,服用活血理气丸加强筋壮骨丸,也可内服宜选用接骨丹等;后期,内服强筋壮骨丸,也可根据不同情况加以辨证施治,内服小活络丹等。

按摩用药:初期,使用归红化瘀酒;中后期,则使用温通经络液。

何氏骨科对于治疗体质较好的锁骨骨折患者,一般不用内服中药,仅局部外敷活血祛瘀散即可。

中老年患者平素体质亏虚者多,骨折后期多有肝肾亏损、气血不足等证,锁骨骨折易并发肩关节周围炎,治疗时宜益气养血、培补肝肾,内服补中益气汤、六味地黄丸等加减。

六、功能锻炼

整复固定后,患者即可活动手指、腕部,做握拳、屈伸腕部关节活动等,以促进气血运行,减轻患肢肿胀疼痛。中期,可适当活动肘关节并配合轻柔和缓的手法进行按摩。后期,解除固定后即可进行负重练习,增加肩关节的各种活动。

七、预后

一般锁骨骨折预后均良好。小儿 2~3 周,成年人 4~6 周,均可获得临床愈合。由于中医骨伤科治疗该类骨折多使用手法复位，只要在固定过程中不使近侧骨折端过度翘起，即使有些骨折重叠错位愈合，日后并不妨碍生产劳动及日常生活。个别延迟愈合或不愈合病例，多为固定不良或手术切开后破坏局部血运所致。

八、现代研究进展

中医治疗锁骨骨折可以取得不错的疗效，尤其对于无移位的稳定性骨折，中医治疗常作为首选的治疗方案并被证实效果较好。笔者认为，即使是有移位的不稳定性锁骨骨折，也很少需要通过手术来固定骨折，因为中医治疗锁骨骨折的不愈合率极低。

外固定器治疗锁骨骨折是近来发展较迅速的一种方法，应用简便，固定强度高，可早期活动患肢，避免肩关节活动受限，能较好地恢复锁骨力线及功能，同时整个肢体基本处于裸露状态，便于观察血运，能随时调整松紧度观察皮肤是否有受压情况，而且重量轻，携带方便，便于搬运及护理。但对于不稳定性锁骨骨折、陈旧性锁骨骨折、开放性锁骨骨折不宜使用。

问题与展望　锁骨骨折是一种较常见的骨折，大多由于间接暴力引起。由于锁骨位置表浅、隆起，支撑着胸廓，周围血管、神经较多，骨折的复位与固定，对于肩关节的功能恢复、上肢神经功能的保护以及人体外形的美观，都具有重要的意义。虽然锁骨骨折诊断与治疗都已经很成熟，但锁骨远端骨折、肩锁关节脱位在诊断及治疗上仍然存在挑战，特别是基层医院很容易忽视肩锁关节脱位、喙锁韧带断裂（图 8-1-11）的诊治，需要引起注意。

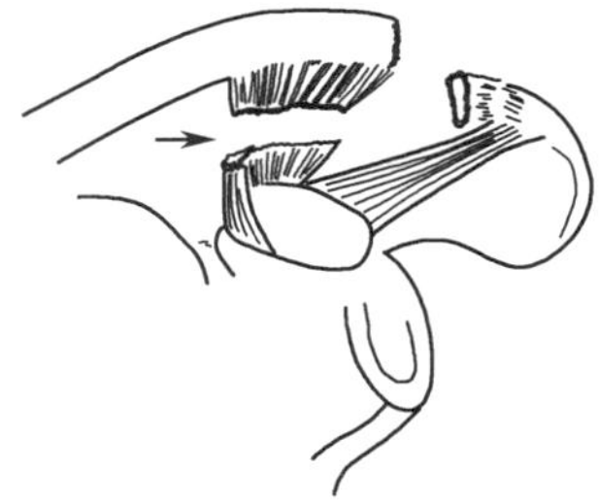

图 8-1-11　喙锁韧带断裂

九、病例

患者吕某，男，33 岁。

【主诉】左肩部跌伤后肿痛，活动受限 2 小时。

【现病史】患者于 2016 年 8 月 19 日为避让车辆不慎跌倒，左肩部触地受伤，即感左肩部疼痛、肿胀，活动受限，受伤当时无昏迷，无头晕、头痛，无恶心、呕吐，无胸闷、气促。伤后未做任何处理及治疗。

【检查】左肩部中度肿胀，左锁骨中段压痛（+）、叩痛（+），可扪及骨擦感，功能障碍，左上肢血循环、感觉、运动正常。双膝内侧可见 2cm × 2cm、1cm × 0.5cm 皮肤擦伤，渗血，余正常。

辅助检查：四川省骨科医院 2016 年 8 月 19 日数字 X 射线摄影（DR）片示：左锁骨中段粉碎性骨折；心肺未见确切异常。

【诊断】左锁骨中段粉碎性骨折。证属骨断筋伤，血瘀气滞（图 8-1-12）。

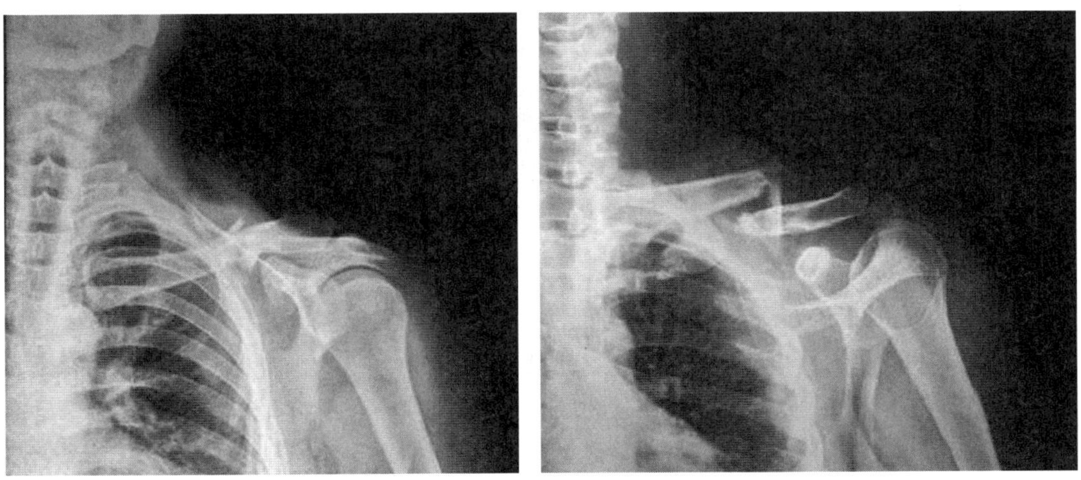

图 8-1-12　左锁骨中段粉碎性骨折

【治疗】采用何氏骨科手法复位后，让患者保持挺胸叉腰的姿势，用“∞”字绷带固定。按照何氏骨科经验辨证用药，第 1 周、第 2 周口服活血理气丸及外敷活血祛瘀散消肿止痛，有利于肿胀消退，第 3 周起开始口服强筋壮骨丸及外敷续筋接骨散，以促进骨折愈合。

第二节　肱骨外科颈骨折

一、解剖特点

肱骨大、小结节下方连线到胸大肌止点上方，大小结节下方 2.5cm 处为外科颈。该处为骨松质、骨密质的相邻之部位，又无肌肉附着，常易发生骨折，各年龄段均可发生，老年人较多(图 8-2-1)。

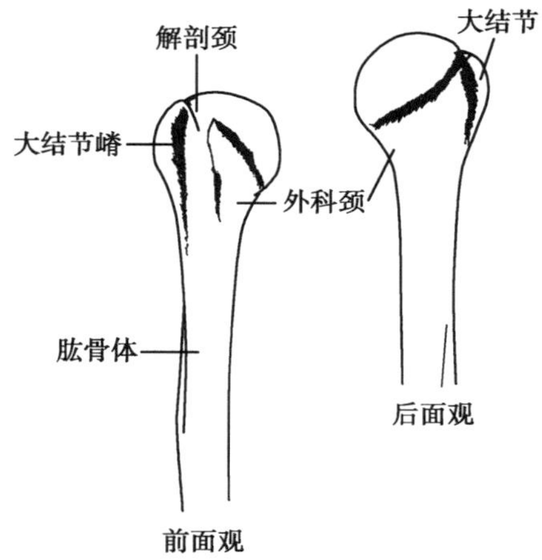

图 8-2-1　肱骨外科颈解剖

二、发病机制

肱骨外科颈骨折可由直接暴力或间接暴力所致，以间接暴力致伤多见。近年来的研究表明，肱骨外科颈骨折与骨质疏松也有一定关系，对老年患者而言，轻度或中度暴力即可造成骨折。肱骨外科颈骨折临床常见，尤其多见于儿童与老年人，由于损伤机制的不同，临床可见以下几种类型。

(一) 外展型

患者跌倒时上臂外展位，手或肘部着地，外科颈承受剪切力而折断。并使骨折远端呈外展，近侧端内收，形成骨折端向内成角移位。远侧端之骨皮质大都有一部分嵌插入近侧端骨松质内，致使折端交错重叠移位(图 8-2-2)。

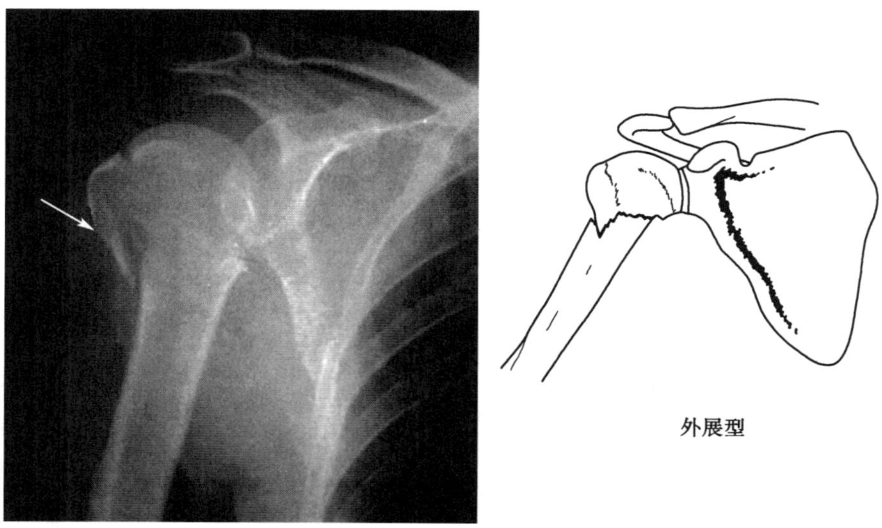

图 8-2-2　肱骨外科颈骨折外展型

(二) 内收型

患者跌倒时，上臂内收位，手或肘着地而伤。形成骨端向外成角移位，两骨折端内侧常可嵌插。移位严重者，骨折面近于互相垂直，骨折面不接触，远侧端向上移位顶向三角肌(图 8-2-3)。

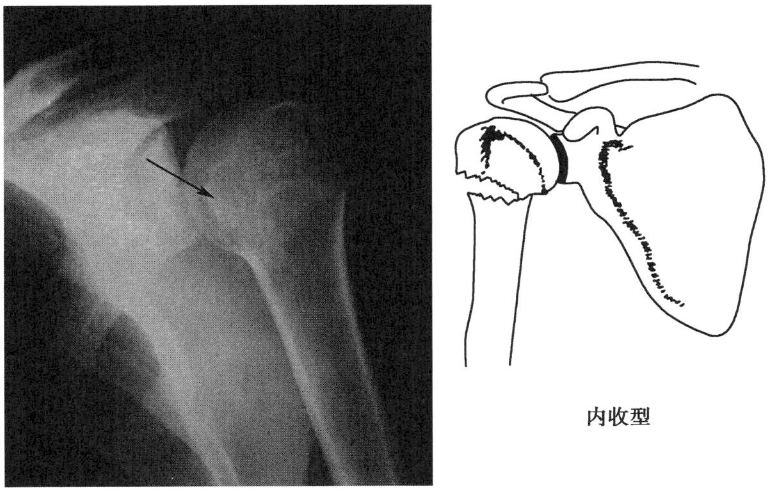

图 8-2-3　肱骨外科颈骨折内收型

（三）裂纹型

导致该型骨折的暴力较轻，仅产生肱骨大结节与外科颈裂纹骨折，可表现为仅一侧骨皮质裂纹。断端轻微成角，或表现为骨皮质皱起，呈“竹节样变”。单纯裂纹骨折可仅在局部表现为一骨折裂隙（图 8-2-4）。

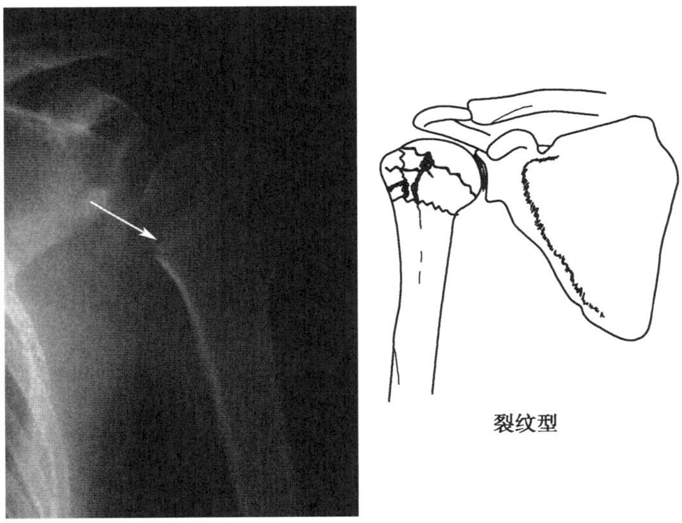

图 8-2-4　肱骨外科颈骨折裂纹型

（四）后伸型

跌倒时，上臂呈后伸位或后伸伴外展或内收位，暴力沿上肢纵轴传导至肩部产生骨折。其共同特征是：骨折端向前成角和向后成角大于向外或向内成角。多数远端向前移位，或伴有向内或向外侧移位。该型骨折发生率较高（图 8-2-5）。

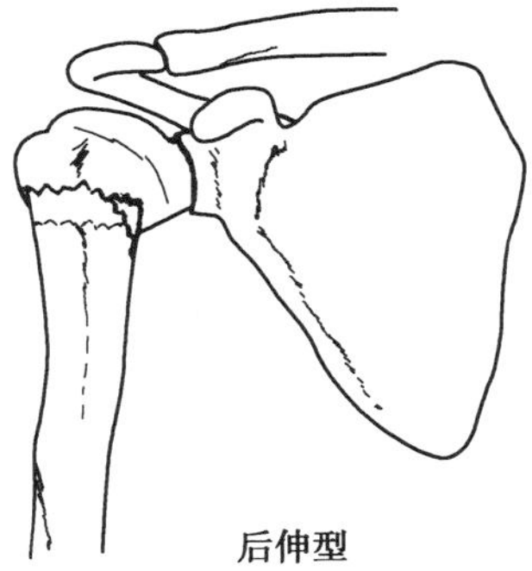

图 8-2-5　肱骨外科颈骨折后伸型

（五）骨折合并脱位

该型所受暴力较为严重，受伤时患肢在外展外旋位，致外展嵌入骨折，当暴力继续作用于肱骨头，可形成肱骨头向前下方脱位。肱骨外科颈骨折合并肩关节脱位，临床较为少见，但由于骨折远端在外侧受胸背肌肉向内牵拉将肱骨头向内挤压，以及肩胛盂、喙突、肌腱和关节囊等阻碍，致使脱位的肱骨头不易整复（图 8-2-6）。

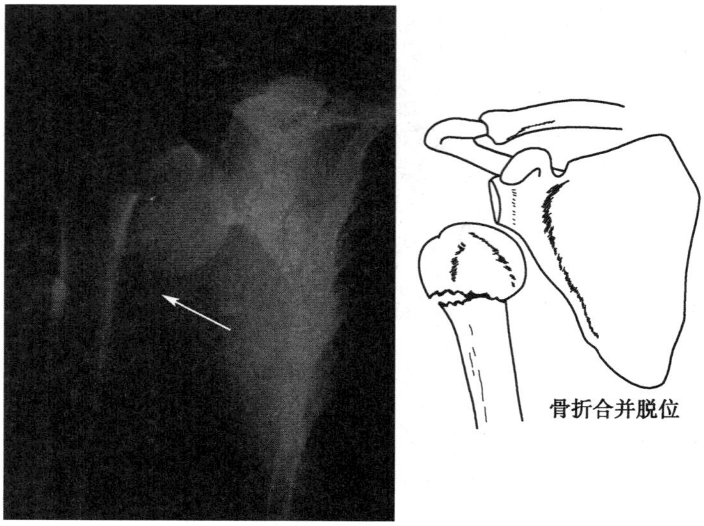

图 8-2-6　肱骨外科颈骨折并脱位

三、临床表现与诊断

患者受伤后肩部多疼痛剧烈，肱骨外科颈局部压痛及肿胀、瘀斑明显，肩关节活动功能丧失，伤肢多不能抬举。在肱骨大结节下方有压痛，纵轴叩击痛，患肢较健侧略短，除无移位骨折外，均可出现畸形、骨擦音和异常活动。

外展型者，有时颇似肩关节脱位，但肩部仍保持丰隆之外形，与脱位导致的“方肩”有区别。即使伴有肩关节脱位的骨折，因肿胀较重，也往往缺乏典型的肩关节脱位体征（图 8-2-7）。裂纹型者，可仅有局部压痛、纵轴挤压痛及功能障碍。X 线检查非常必要，应拍摄正侧位片观察骨折类型、移位程度，以及是否伴有关节脱位等。临床检查时，应注意观察有无神经和血管损伤。由于在紧靠外科颈的内侧有腋神经向后进入三角肌内，臂丛神经、腋动静脉通过腋窝，如果骨折移位严重，可能导致神经血管的损伤（图 8-2-8）。全身反应有时可见瘀血发热、肠胃气滞等症。

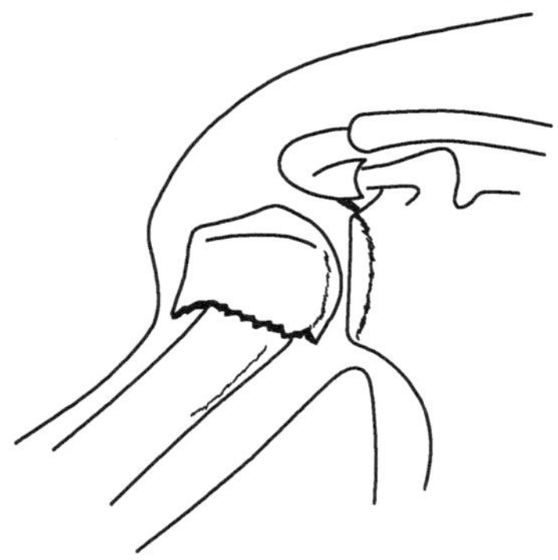

图 8-2-7　骨折体征（外展型骨折）

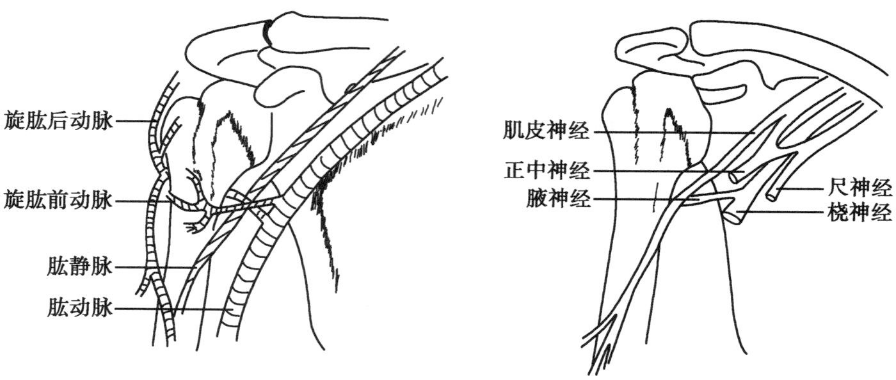

图 8-2-8　血管和神经分布

四、手法治疗

(一) 整复

1. 外展型 患者取正坐位,患肘屈 90°,前臂中立位。助手 2 人,分上助手和下助手。整复时,上助手用布带绕腋下,向肩部上方提拉;下助手握前臂及肘部。两助手对抗牵引,下助手须先顺骨折远端纵轴方向顺势牵引。术者站立于患侧,两拇指顶于肱骨大结节部,其余手指环握远折端内侧。当两助手对抗牵引拉开嵌入和重叠骨折后,术者拇指用力推按近折端向内,余指扳提远折端向外,下助手同时将患肘移向躯干,以纠正向内移位和成角。然后术者更换手指的位置,纠正向前移位和成角,同时下助手将患肢前屈、内收至肘窝对准患者的鼻尖部位。最后,在患肢屈肘位叩击尺骨鹰嘴处,使两折端紧密嵌插。为使复位易于成功,在术者用力使用推按扳提手法的同时,下助手在牵引下将患肘向躯干移动并靠拢,是复位成功的重要步骤,必须配合好(图 8-2-9)。

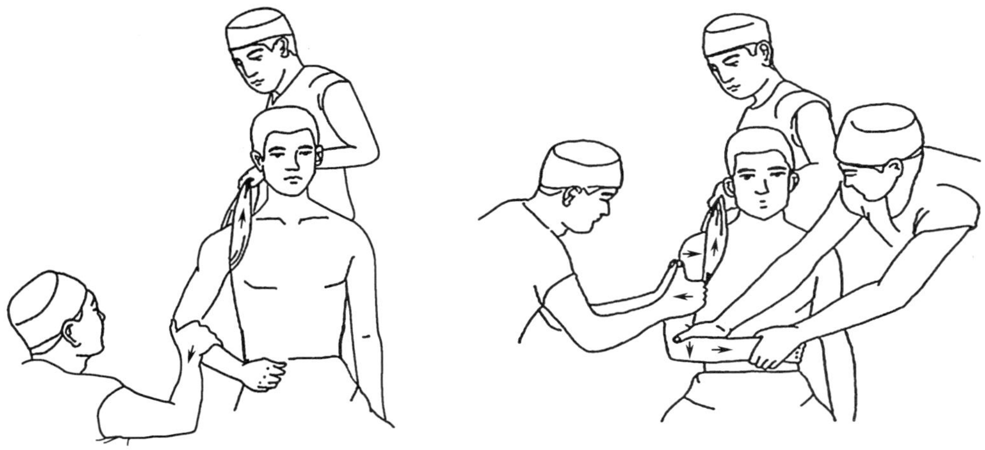

图 8-2-9　外展型复位法

2. 内收型 患者取正坐位,肩部固定,下助手握住患肢肘部和腕部,上助手用布带绕腋下,向肩部上方提拉,术者位立于患侧,双手固定患肩。下助手须先顺远折端的内收方向顺势牵引,术者两拇指推按远折端向内,其余手指扳提近折端向外,此时下助手在牵引下将伤臂外展,即可复位。若移位较大时,下助手可使患臂高举过顶,术者可以推扳手法复位(图 8-2-10)。

3. 后伸型 患者坐位,伤肢屈肘 90°,上臂中立位。上助手用一宽布带绕伤肩腋下,向肩部上方牵拉,下助手则握住伤肢肘部沿肱骨纵轴顺势牵引。术者立于患者后侧,双手拇指放于近折端后侧,其余手指环抱远折端前侧,对向推挤。同时,下助手将上臂屈曲,纠正骨折的向前成角和向前移位。然后更换手指位置,根据骨折移位情况,或纠正向外移位和成角,或纠正向内移位和成角(图 8-2-11)。

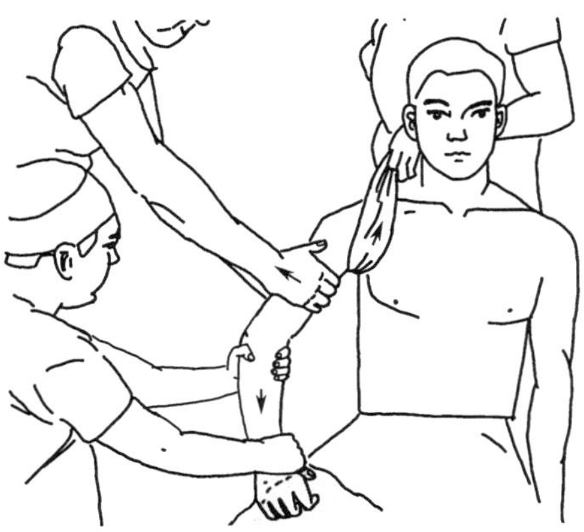

图 8-2-10　内收型复位法

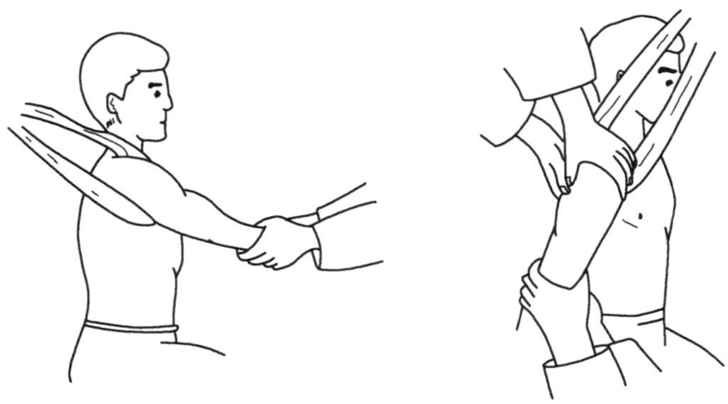

图 8-2-11　后伸型复位法

4. 骨折伴肩关节脱位 先整复脱位,再依法整复骨折。整复脱位时,不必像单纯性肩关节脱位那样用力拔伸,可在上臂顺势牵引下,一助手用布带绕过肱骨上端,向外牵拉,术者用手指扣住肱骨头,使之还纳至关节盂内(图 8-2-12)。

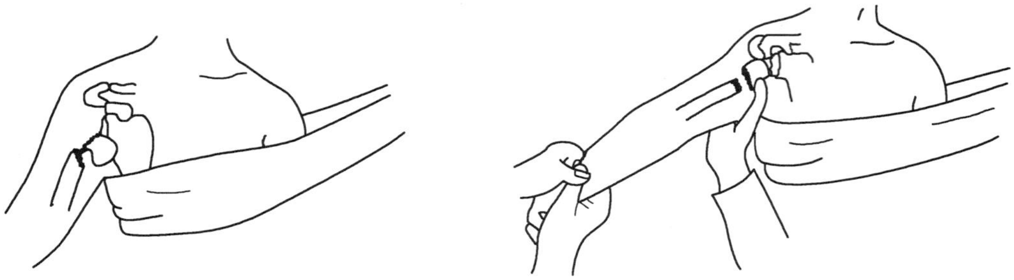

图 8-2-12 骨折伴肩关节脱位复位法

(二) 固定

青枝型及单纯裂纹型或嵌入型骨折,折端成角不明显,错位甚小者,无须整复。即可在局部外敷中药后,用超肩小夹板(又称连肩板)固定,前臂以托板悬吊于胸前。

对于其他各型,局部外敷中药后,再根据骨折移位及成角方向,分别置以小压垫,用超肩小夹板固定。若为外展型,则在内侧夹板的近端用棉垫包裹成大头垫,与外侧小压垫形成三点加压固定。若为内收型或后伸型,均可用三点加压固定,仅改变方向即可(图 8-2-13)。外展型前臂悬后,屈肘 90°,上臂自然下垂,用三角巾兜于胸前。内收型则将患肢固定于外展位,而后伸型则将患肢体上臂前屈固定。若骨折伴脱位,则根据骨折移位情况而定。

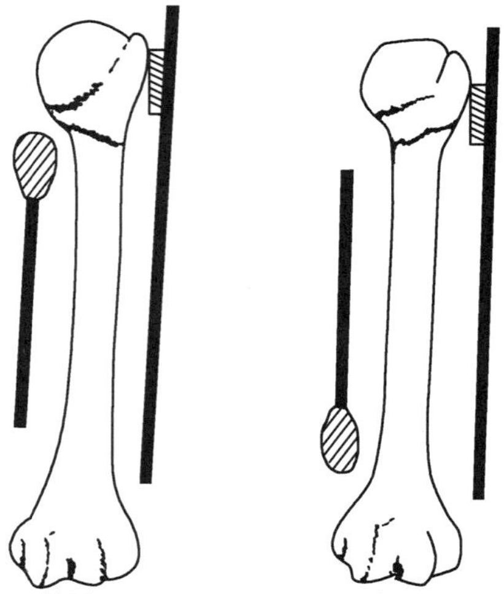

图 8-2-13 压垫放置法

五、药物治疗

肱骨外科颈骨折的药物治疗,同样遵循中医骨伤科学的原则,即针对骨折的初期、中期与后期进行辨证论治。

外敷用药:初期,运用活血祛瘀散;中期,骨折部位用续筋接骨散,周围部位则用活血祛瘀散;后期,骨折部位运用强筋生骨散,周围部位使用活血祛瘀散加温通散或消增通痹散,若关节粘连严重,可加苏桃软坚散。

内服用药:初期,内服活血理气丸以利于骨折愈合,骨折早期因气血瘀滞严重者,可内服一盘珠方加减,要求尽快消除瘀血,以利于骨折愈合,且有防止肩关节粘连的作用;中期,服用活血理气丸加强筋壮骨丸,也可以服用接骨丹;后期,内服强筋壮骨丸,也可根据不同情况加以辨证施治。

按摩用药:初期,用归红化瘀酒;中后期,用温通经络液。

六、功能锻炼

整复固定后即可做手及腕关节活动,嘱患者做手指、腕部的屈伸和前臂轻微旋转等活动。移位骨折整复固定后,在 10 天之内宜限制上臂和肘部的过度活动,以防止骨折端移位及成角。平时可常做用力握拳动作,以防前臂肿胀。在此基础上,可逐步开始练习肘关节屈伸和肩关节活动。进行功能锻炼时,应注意外展型骨折活动时应避免外展活动,内收型骨折应防止内收活动。由于固定中容易出现再移位,所以应注意保持上臂轻度前屈位,避免后伸。

七、预后

肱骨外科颈部位血运丰富，而且骨折两端面积较大，复位后接触面较广，易于嵌插，属于稳定性骨折，小儿3周，成人4周左右，骨折即可牢固连接，故骨折愈合较快。但由于该骨折是发生在肩关节附近，其周围肌肉比较发达，肩关节的关节囊和韧带比较松弛，骨折后局部血肿与其附近软组织易于发生粘连。同时，骨折移位会直接影响到结节间沟的平滑，致使肱二头肌长腱发生粘连，如长期固定，则易发生肩凝，严重影响肩关节的活动。然而，只要解除固定后，抓紧时机加强肩关节的功能锻炼，并配合中药烫洗，一般不留后遗症。但骨折伴有肩关节脱位或经手术治疗者，往往遗留肩关节不同程度的活动受限。故该骨折在良好整复与固定的基础上，必须坚持动静结合的原则进行功能锻炼，老年患者更应该尽早锻炼活动。

八、现代研究进展

一般用非手术治疗方法即可，肱骨外科颈骨折行闭合整复外固定术主要有石膏和夹板两种固定方法。此两种方法已在临床使用多年，其中连肩夹板外固定和石膏外固定是固定中最理想的，但对于Neer（尼尔）Ⅲ型、Ⅳ型，虽然C臂X射线机的使用使复位成功率大大提高，仍存在维持复位困难、骨折易移位、局部畸形、影响外观和功能、固定烦琐、对粉碎性骨折易出现肱骨头缺血坏死等缺点。

闭合复位经皮穿针固定术是一项微创技术，是近年来发展的治疗肱骨外科颈骨折的较好方法之一，应用此种方法可以避免骨折周围软组织的过度剥离破坏，从而利于骨折愈合，降低肱骨头缺血坏死的风险，该方法可为患者进行早期肩关节功能锻炼提供满意的稳定性。

问题与展望　目前对肱骨外科颈骨折，特别是伴有骨质疏松的肱骨外科颈骨折尚缺乏理想的治疗方法。临床治疗仍未形成一个固定的、被大多数学者接受的治疗模式。方法各有利弊。笔者认为，应根据不同的骨折类型及患者具体情况，采用不同的治疗方法。石膏和夹板外固定对于无移位的肱骨外科颈骨折疗效确切，费用低，痊愈快，应为首选。如何结合中西医两方面的优势，针对不同分型的肱骨外科颈骨折，制订出一套微创、简单、安全、有效而经济的治疗方案，应是目前乃至未来研究与努力的方向。

九、病例

患者廖某，男，77岁，退休工人。

【主诉】右肩部跌伤后肿痛，活动受限9小时。

【现病史】患者9小时前在家中行走时不慎跌倒，右肩部先着地受伤，当即感右肩部疼痛剧烈、肿胀、活动受限，伴头痛、头晕、乏力，无恶心呕吐，无胸闷、气促，急至当地某医院摄片示：右肱骨颈骨折。未作处理，患者为求进一步治疗，遂转来我院就诊，诊断为“右肱骨颈骨折”收入三病区住院治疗。

【既往史】患者有糖尿病史27年余，每日肌内注射速效胰岛素4次控制血糖；有高血压病史7年余，自服药物控制；有腰椎间盘突出症史7年余；自诉肾功能不全，有肾病综合征病史多年；自诉对磺胺类药物过敏；否认有肝炎、结核病史，否认有中毒和输血史，否认有食物过敏史，否认有慢性咳嗽史。预防接种史不详。

【检查】右肩部中度肿胀，右肱骨外科颈压痛（+）、叩击痛（+），可扪及骨擦音及骨擦感，右肩部功能障碍，右上肢血循环、感觉均正常。双下肢轻度水肿。

神志清晰，面色红润，形体一般，痛苦面容，扶入病房，呼吸正常，无特殊气味闻及。舌质淡红，苔薄白，脉平。腹平软，全腹无压痛及反跳痛，肝脾肋下未及，双肾区无叩痛。

外院X线片示：右肱骨颈骨折。

【诊断】肱骨外科颈骨折。证属骨折筋伤，气滞血瘀。

【治疗】麻醉下予以手法复位及小夹板外固定，术后摄片及三维复查示骨折对位对线好，每日调整夹板松紧度。第1周、第2周摄片复查骨折对位对线良好，予何氏中药制剂活血理气丸内服，活血祛瘀散外敷；第3周开始予何氏中药制剂强筋壮骨丸内服，续筋接骨散外敷。患者住院治疗16天，病情好转出院（图8-2-14、图8-2-15）。第4周、第8周、第12周X线检查见骨折愈合良好，中等量骨痂生长。

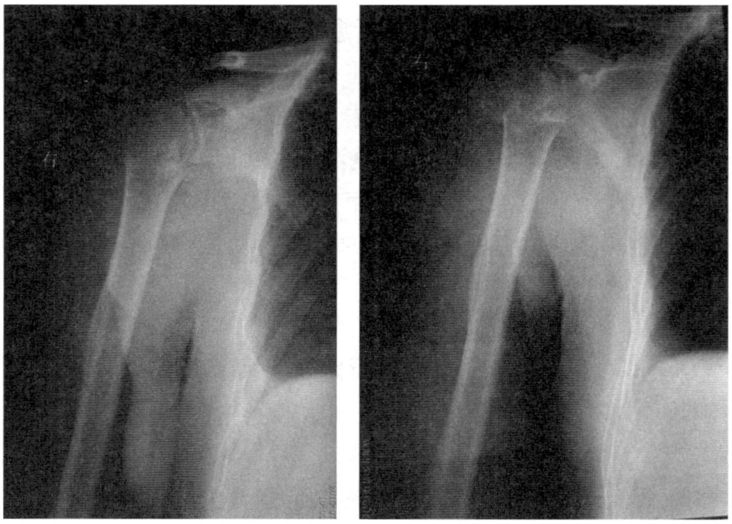

图8-2-14　复位前

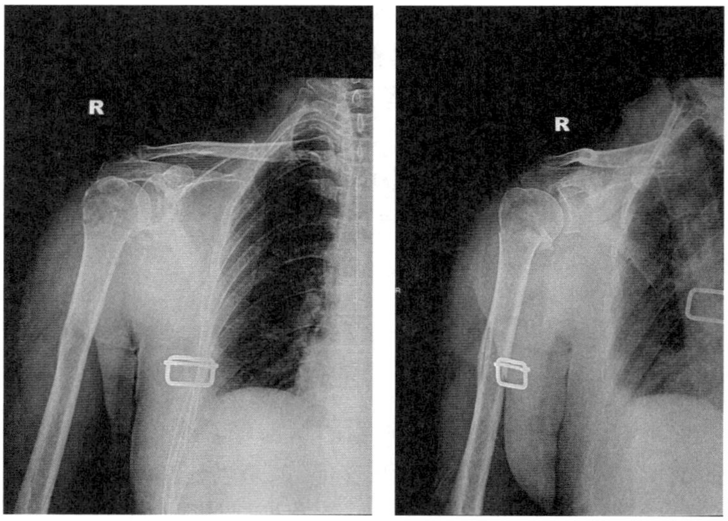

图8-2-15　复位后

第三节　肱骨大结节骨折

一、解剖特点

肱骨大结节位于肱骨上端结节间沟的外侧，是肱骨上端外侧的骨隆起，系松质骨，为冈上肌、冈下肌、小圆肌附着点。大结节前内侧是肱二头肌肌腱沟，肱二头肌长头肌腱由此通过。骨折可发生在各年龄段，以老年人多见。

二、发病机制

肱骨大结节骨折多为间接暴力所致，如摔倒时臂外撑，致使肩外展，暴力沿臂向上传达，肱骨大结节可与肩峰相撞挤，再由于冈上肌等肌肉强力收缩而产生急剧牵拉，使大结节发生撕脱性骨折（图 8-3-1）。

肱骨大结节骨折常并发于肩关节前脱位，单纯大结节分离骨折并不多见。骨折块较小而移位较大者，多为肩关节脱位及肱骨外科颈骨折的并发症，常易漏诊。肩关节前下脱位时发生肱骨大结节骨折，当肩关节前脱位时，大结节可因冈上肌等的牵拉而有明显的分离移位（图 8-3-2）。单纯骨折可仅表现为裂纹，有时可略微向内上轻度移位。该型骨折也可由打击伤所致，骨折多为粉碎型，骨折块较大，但移位不明显。临床上应与正常骨骺相区别。

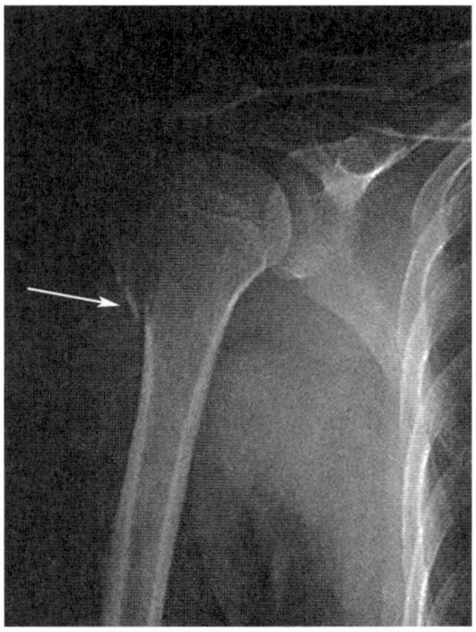

图 8-3-1 肱骨大结节骨折

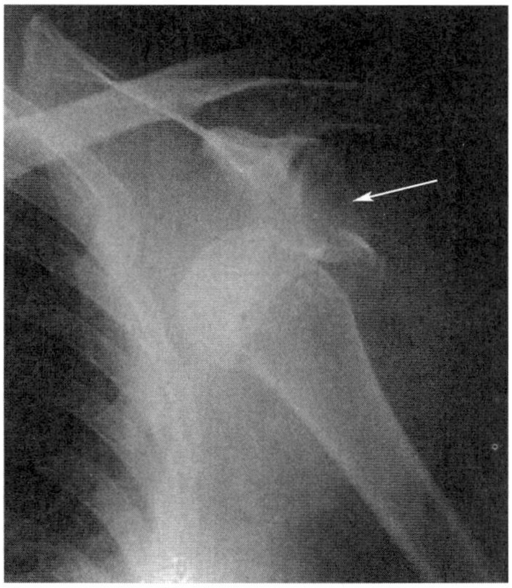

图 8-3-2 肩关节脱位合并大结节骨折

三、临床表现与诊断

一般有明确的外伤史。伤后肩部疼痛肿胀，肩峰下方肿胀明显，甚至出现皮下瘀斑；上臂功能受限，尤其外展及外旋时疼痛加剧；压痛点集中在肩峰下方，有时可以触到骨摩擦征。肩关节脱位及肱骨外科颈骨折患者，常与大结节骨折并存。伴肩关节脱位的骨折，可有肩脱位的体征，但疼痛及局部肿胀均较单纯肩脱位重。单纯的肱骨大结节骨折诊断比较困难，一般体征不明显，其确诊有赖 X 线检查。

四、手法治疗

（一）整复

对于肱骨大结节骨折，首选的方法是手法整复（图 8-3-3）。

1. 裂纹骨折 无移位的裂纹骨折，无须整复，患处用何氏骨科的活血祛瘀散外敷，以绷带包扎，将前臂用托板悬吊于胸前即可。

2. 肩关节脱位合并大结节骨折 对于肩关节脱位合并大结节撕脱性骨折，大结节骨块与肱骨干多有骨膜联系，肩关节复位成功，骨折多能随之复位，包扎固定如前。

3. 分离移位的骨折 单纯大结节骨折，移位较小的给予手法按压复位；分离移位较大者，整复时一手托患肘，使臂外展 90° 左右，一手拇指按压骨块即可复位。整复后，以上臂外展支架固定 2~3 周。

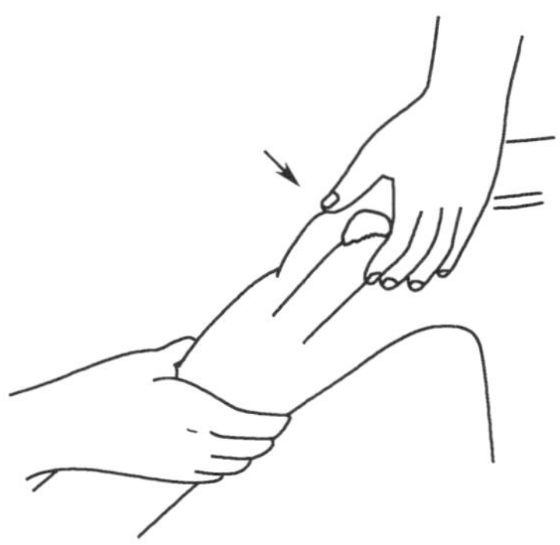

图 8-3-3 复位手法

另外，对于单纯大结节骨折，骨折块被嵌在肩峰下或被软组织缠绕（肱二头肌腱卡入骨折间隙），手法整复难以成功者，应采取外科手术治疗,否则将严重影响关节外展功能。

(二)固定

裂纹骨折以绷带包扎,用肩肘腕前臂拖带悬吊于胸前即可;肩关节脱位合并大结节骨折将患肢内收内旋位固定于胸前;分离移位的骨折以上臂外展支架固定 2~3 周;单纯大结节骨折,手术后将患肢悬吊于胸前。

五、药物治疗

何氏骨科对于肱骨大结节骨折的药物使用,同样遵循中医骨伤科学的原则,即针对骨折的初期、中期与后期进行辨证论治。

外敷用药:初期,用活血祛瘀散;中期,骨折部位用续筋接骨散,周围部位则用活血祛瘀散;后期,骨折部位用强筋生骨散,周围部位用活血祛瘀散加温通散或消增通痹散,若关节粘连严重,可加苏桃软坚散。

内服用药:初期,因气血瘀滞严重,要求尽快消除瘀血,内服活血理气丸以利于骨折愈合,且有防止肩关节粘连的作用;中期,服用活血理气丸加强筋壮骨丸;后期,内服强筋壮骨丸,也可根据不同情况加以辨证施治。

按摩用药:初期,使用归红化瘀酒;中后期,则使用温通经络液。

六、功能锻炼

整复固定后即可活动腕及手部关节。可用力做握拳动作,以促进血液运行,减轻固定后之肿胀。但须注意禁止肩关节的外展和外旋动作。一般 2 周后即可解除固定,锻炼肘部及肩部的屈伸活动,3 周后即可逐步锻炼肩关节的各方向活动,直至恢复正常。

七、预后

肱骨大结节处血运丰富,愈合快,一般 3~4 周骨折部位即可连接。但是,由于骨折后该部位易发生较大量出血,继而形成血肿机化和粘连,若同时伴有肩关节脱位,则会显著增加此类风险。所以,早期服用大量活血化瘀药物很重要,尽量使肿胀在 1 周内彻底消退。再者,骨折块移位之骨折,若复位不良,特别是骨块较大的骨折,骨折线波及肱二头肌肌腱沟,致使肌腱之滑动受阻而产生慢性肩痛。

另外,外固定的时间不得超过 4 周,否则活动过晚,易导致关节僵硬粘连,影响肩部功能,必须强调肩部活动锻炼的重要性,这对于青壮年患者尤为重要。肱骨大结节骨折后不规则外形摩擦所致的冈上肌炎,大部分可通过功能锻炼、按摩和理疗治愈。

八、现代研究进展

本病一般经中医治疗即可获得满意的治疗效果,若闭合复位无法成功时,可选择关节镜下复位并固定大结节或切开复位内固定术,可收到比较满意的治疗效果。笔者认为,本病需要重视的是大结节骨折伴肩关节脱位,如果复位有困难则需要在臂丛神经阻滞下进行,如果强行复位,可造成肱骨近端骨折且后果严重。目前肱骨大结节骨折的分类尚不完善,并发症仍然时有发生,应该完善大结节骨折的分类,从而指导临床。同时,如何更好地实现中西医结合治疗本病,以及如何选择最佳的手术方式,仍需要进一步研究。

九、病例

患者夏某,男,48 岁。

【主诉】右肩部跌伤后肿痛伴活动困难。

【现病史】患者不慎从 1 米多高处摔下,右肩部着地,即感肿痛及活动困难。

【检查】一般情况尚可，右肩部肿胀、压痛，搭肩试验阳性，腋下可扪及肱骨头，活动功能尚失。本院DR 检查示：右肩关节前脱位、肱骨大结节撕脱性骨折移位。

【诊断】右肩关节脱位合并肱骨大结节撕脱性骨折。证属关节脱位，筋骨伤断，气滞血瘀。

【治疗】采用何氏骨科正骨手法牵引，患者平卧放松，一助手固定双肩腋下，向上用力，术者握住患肢对拉持续牵引，外展外旋，一手掌握顶住腋下的肱骨头，向上用力顶推，内收屈曲肘关节，听到一声弹响后关节即复位，随即推挤肱骨大结节处骨片，骨折复位成功。后经 DR 检查示：右肩关节已复位，肱骨大结节撕脱性骨折，骨片已复位（图 8-3-4）。

外敷何氏活血散，内服活血丸，骨折部用压垫，以绷带包扎固定，用三角巾悬吊于胸前，隔日换药1 次。1 周后复诊，右肩部肿痛减轻，骨折部用何氏骨科续筋接骨散，周围仍用活血散，加服强筋壮骨丸。3 周后拆除压垫，予何氏手法推拿按摩，功能逐渐恢复。DR 检查示：右肩关节结构正常，骨折部已有明显骨痂生长。关节功能基本正常，后期做康复治疗。

【体会】患者为中年男性，有明显外伤史，临床体征明显，经 DR 检查显示肩关节脱位，合并肱骨头撕脱性骨折，经何氏手法牵引，外展外旋，手掌顶住腋下肱骨头致肩关节复位，后采用推挤手法，致肱骨大结节骨折复位。采用何氏骨科药物外敷，内服何氏祖传制剂，并采用何氏骨科推拿手法进行推拿按摩，预防关节粘连，防止创伤性肩周炎的发生，效果理想。

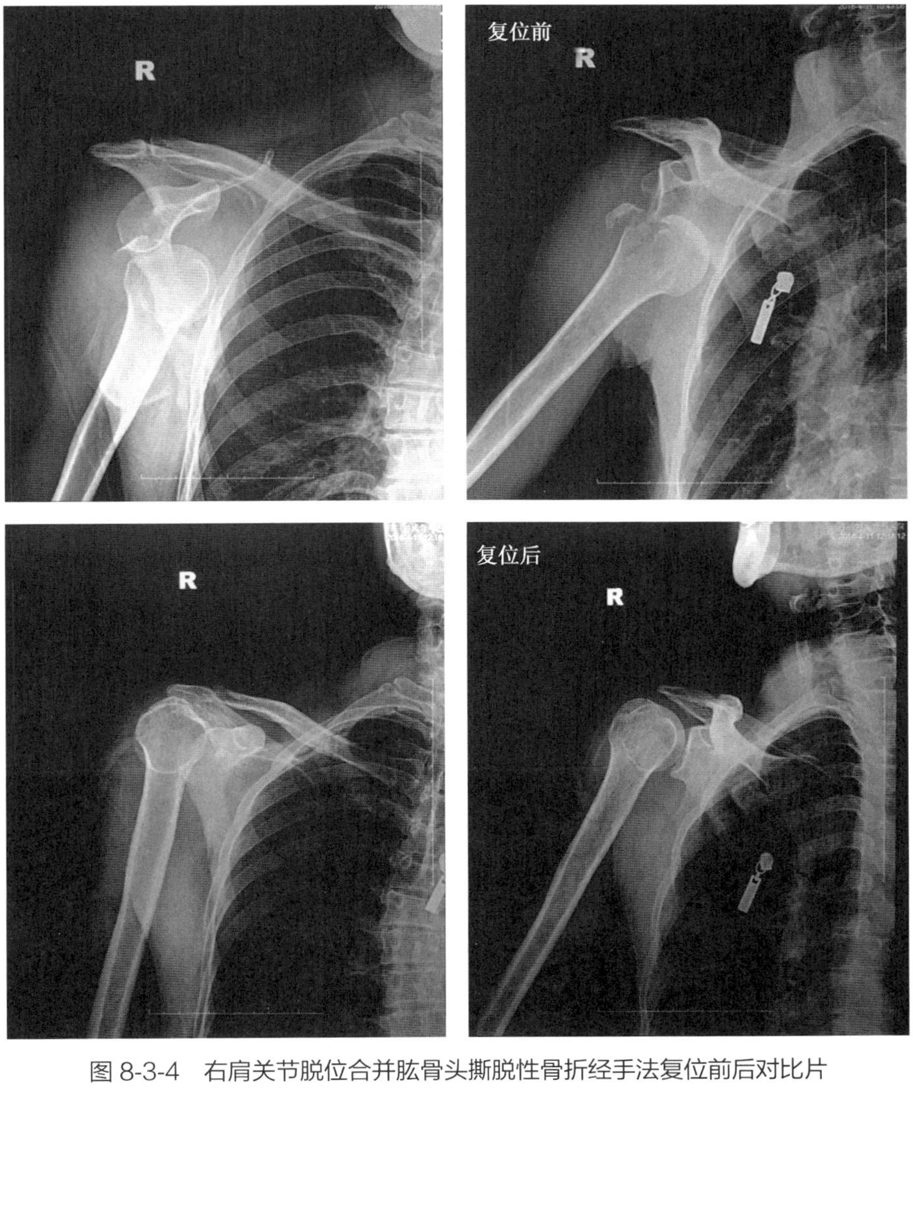

图 8-3-4　右肩关节脱位合并肱骨头撕脱性骨折经手法复位前后对比片

第四节　肱骨干骨折

一、解剖特点

肱骨,古称臑骨,即“肩下肘上之骨也”。肱骨干系指肱骨外科颈以下 2cm 至肱骨髁上 2cm 的一段管状骨。肱骨干的中上 1/3 交界部外侧为三角肌附着处,骨干中下段的后外侧有桡神经通过,肱二头肌与肱三头肌之间的内侧沟中有上臂的主要神经通过。

二、发病机制

肱骨干骨折是指肱骨外科颈下 2cm 至肱骨髁上 2cm 之间的骨折,古人谓之“折肱”“胳膊骨折”,约占全身骨折的 3.5%,30 岁以下成人多见,男性多于女性。

(一) 暴力损伤

引起骨折的暴力有直接暴力和间接暴力两种。

由于肱骨干的中上段较坚硬,故该处骨折多由直接暴力引起。如打击伤、挤压伤、火器伤、机器缠绕等,常造成肱骨中上部骨折,多为横行或粉碎性骨折,有时也可发生开放性骨折或多段骨折。

肱骨干的下段骨质较薄弱,间接暴力所致的骨折多发生在该处。若摔倒时以手或肘部着地,外力传达至肱骨而致骨折,此乃传达暴力所致,常造成肱骨干下部骨折,且多为斜行或螺旋形骨折。另外,若扳手腕、投掷标枪或手榴弹时上臂肌肉强烈地收缩,肱骨干受到负荷扭转应力的作用而发生骨折,此乃扭转暴力所致,常造成肱骨干中下 1/3 交界处骨折,且多为螺旋形或大斜行,有“肱骨投掷骨折”之称。

(二) 肱骨干骨折的特点

肱骨干骨折的移位与暴力方向和肌肉牵拉有关。临床发现肱骨干骨折移位情况特点如下。

1. 肱骨干上部骨折　三角肌止点以上骨折,骨折近端由于受胸大肌、背阔肌、大圆肌的牵拉,向前、向内移位,骨折远端因受三角肌的牵拉,而向上、向外移位,骨折处向内成角且有重叠(图 8-4-1)。

2. 肱骨干中部骨折　三角肌止点以下部位骨折,骨折近端由于受三角肌和喙肱肌的牵拉,向前、向外移位,骨折远端因受肱二头肌和肱三头肌的牵拉而向上移位,骨折处向前外侧成角并有重叠(图 8-4-2、图 8-4-3)。

3. 肱骨干下部骨折　肱骨干下部骨折,断端移位方向不固定,常随前臂和肘关节的位置而异。伤后患者常将前臂贴近胸前,造成骨折远端内旋移位(图 8-4-4)。

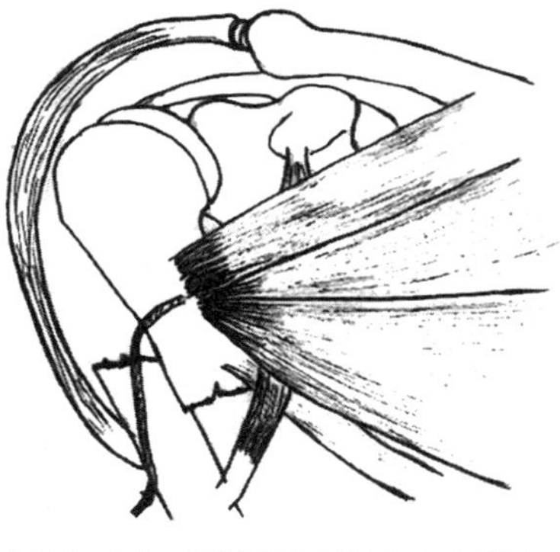

图 8-4-1　骨折在三角肌止点以上

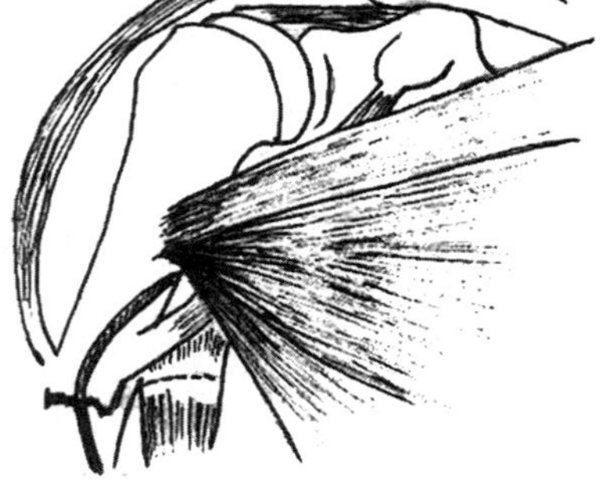

图 8-4-2　骨折在三角肌止点以下

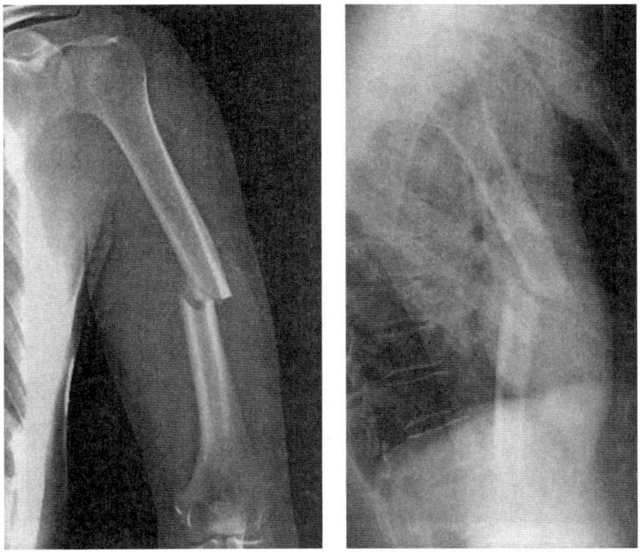

图 8-4-3　肱骨干中段骨折

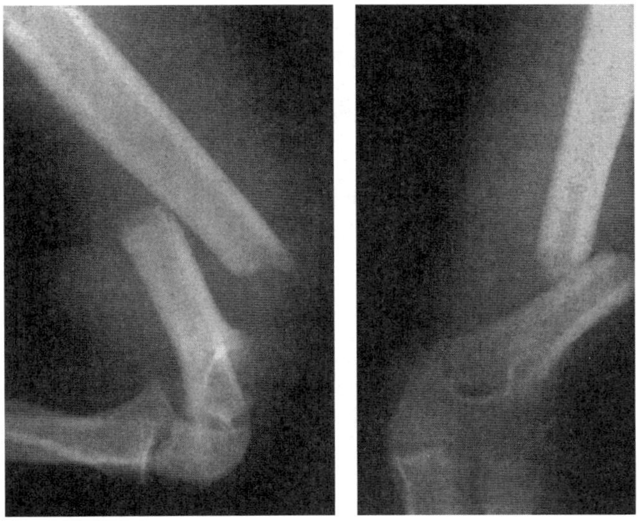

图 8-4-4　肱骨干下段骨折（向后外成角）

（三）骨折并发症

直接暴力引起的肱骨干骨折，有时可伤及上臂内侧的血管和神经。由于营养动脉自上臂中部进入肱骨内，故肱骨中段以下骨折常导致营养动脉的损伤，从而影响骨折愈合。肱骨中下 1/3 外侧髁上嵴部位，桡神经紧贴肱骨干走行而活动度小，故该处骨折最易伤及桡神经。

三、临床表现与诊断

肱骨干骨折后，上臂有明显的疼痛、肿胀和功能障碍。绝大多数骨折端有移位，上臂出现缩短和成角畸形。查体时，骨折局部周围有明显压痛和纵轴叩击痛，骨折断端也易触及，触之有异常活动及骨擦音，叩听检查则闻及骨传导音改变等。进行肱骨正、侧位 X 线检查，范围应包括肩及肘关节在内，可明确骨折部位、类型、移位程度以及是否合并关节骨折或脱位。

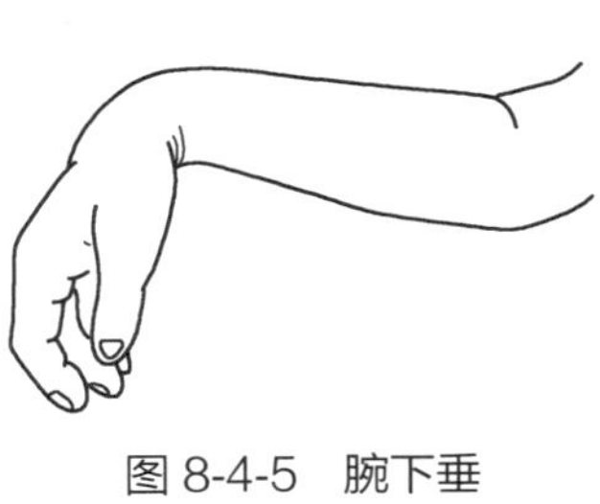

图 8-4-5　腕下垂

临床检查时，要注意有无神经和血管损伤。若出现典型的腕下垂（图 8-4-5）、拇长伸肌及掌指关节功能障碍，手背桡侧皮肤感觉障碍或丧失等，则应考虑有桡神经损伤的可能。若局部肿胀严重并出现紫斑、水疱等，可能有营养动脉的损伤。

四、手法治疗

古代对肱骨干骨折的治疗已有相当的经验，如《普济方》记载："令患人正坐，用手按捏骨正，依前法用药扎缚，凡病患手面于仰看可为妙。" 古人认识到肱骨干骨折整复后易于内旋，患者只有掌心向上，才可能避免旋转。

(一) 整复

对无移位的肱骨干骨折，不需要手法整复，外敷活血祛瘀散后，用小夹板固定上臂即可。

对于骨块分离移位者，则运用拔伸牵引、端挤提按、摇摆触碰、推拿按摩等手法整复。手法整复时，患者取坐位，一助手固定患臂肩部，二助手一手握住其肘部，另一手握其腕部，伤肢体屈肘，上臂无旋转，肩关节略前屈位，对抗牵引，力量适中，术者立于患侧待机而动。

若骨折为三角肌止点以上者，将伤肢上臂下垂，贴近胸壁，术者将两手拇指抵住骨折远端外侧，两手其余四指抱住近折端内侧，待重叠纠正后，双手四指用力向外推抵近折端，同时，两拇指向内推挤远折端，然后用两手环抱住近端以掌根前后挤压使骨折对位。

若骨折为三角肌止点以下者，令患者伤臂外展 40°~50°，术者两手拇指置于近折端外侧，而其余四指则环抱远折端内侧，同时用力相向推挤，然后再纠正前后移位，当双手感觉到折部已经成为一条直线时，表明骨折已经复位（图 8-4-6）。对肱骨干中下 1/3 骨折有软组织嵌入者，用旋转回旋手法，因该处紧邻桡神经，手法宜轻柔和缓（图 8-4-7）。其他应根据折部移位成角情况，手法略有不同。若折端向内侧成角，则将肘关节屈曲并略加牵引前臂，如果向外侧成角，则将肘关节呈半伸位并将前臂略向后推，而术者则根据骨折移位的方向，用两手分别握住骨折上下段，从两侧或前后挤按骨折部，使骨折对位（图 8-4-8）。

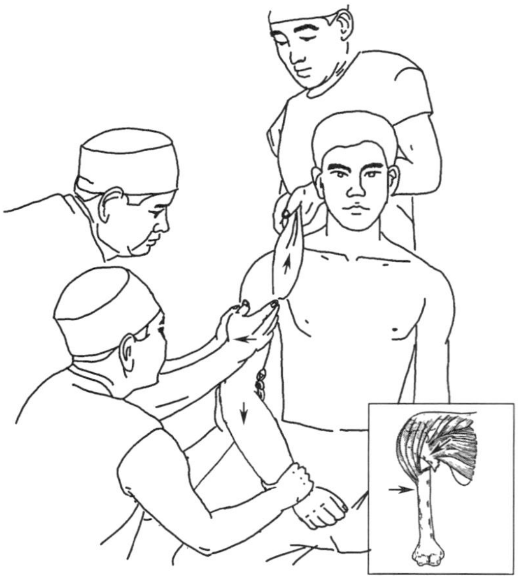

图 8-4-6　推挤复位法

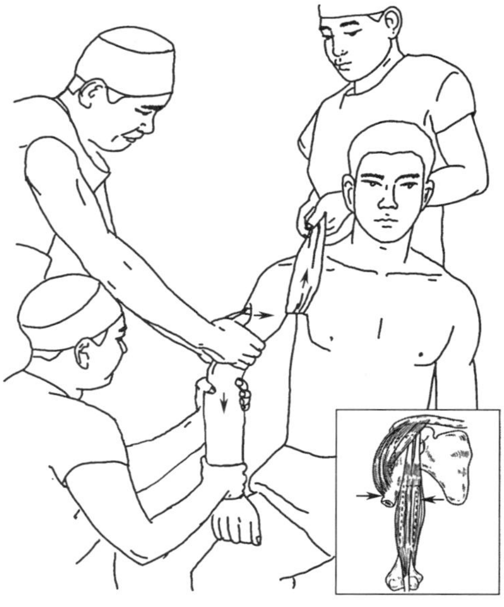

图 8-4-7　旋转回旋复位法

肱骨干骨折的整复不必强调端 - 端对合或解剖复位，只要对线良好，成角畸形不超过 20°，无旋转畸形，或对位在 1/3 以上均为满意。如对位基本满意，成角一时难以纠正，不必反复整复，以夹板固定后嘱患者行握拳、耸肩等功能活动，成角有时可在肢体重力牵引下和夹板的杠杆作用下，以及肌肉收缩的内在复位作用下自行复位。整复儿童肱骨干骨折，可允许轻度重叠，愈合后往往可自行矫正。

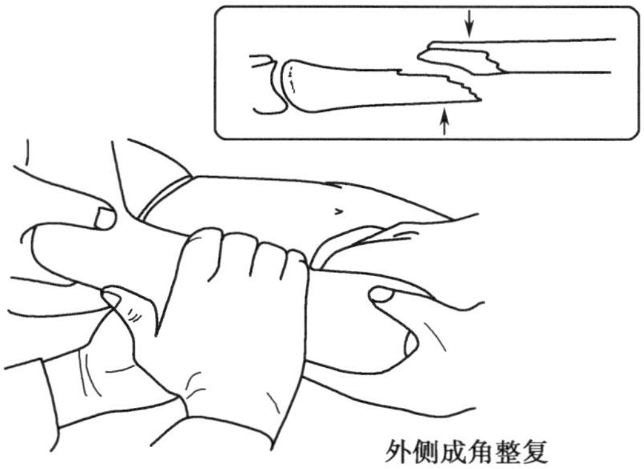

图 8-4-8　外侧成角复位法

（二）固定

肱骨干骨折整复固定有一定讲究，这对骨折的愈合及功能的恢复有重要意义。整复后，局部外用活血祛瘀散，以绷带包扎缠绕方向为由内向外，由下向上并超过肩关节，充分利用绷带向上的牵拉力让断端紧密接触，然后根据移位成角方向，选用两点挤压法，将压垫置于骨折部两侧，一块放在骨折近端，一块放于远端对向挤压。或选用三点挤压法间接加压，在骨折移位处采用长条压垫半环形放置。并根据其移位程度，将内衬棉花层的厚度适宜增减，以充分利用小压垫的点压力来纠正残余移位。最后，将事先根据患者自身情况制成的上臂小夹板按照一定的顺序固定在骨折部位。小夹板的制作有一定要求，其宽度根据患者上臂粗细而定。前侧夹板长度自肩部至肘窝，后侧夹板长度自肩部至尺骨鹰嘴上 1cm，内侧夹板长度自腋窝至肱骨内上髁，外侧夹板长度自肩部至肱骨外上髁。将四个小夹板按顺序放置好，然后用三根缚扎带和一条绷带固定（图 8-4-9）。

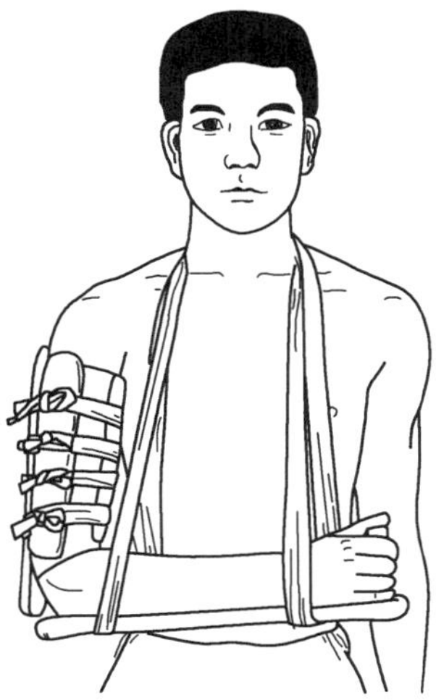

图 8-4-9　肱骨干骨折固定法

对肱骨干上 1/3 骨折用超肩部夹板、中 1/3 骨折用肱骨干夹板、下 1/3 骨折用超肘夹板固定。患肢置于屈肘 90°，前臂旋后位固定 4~6 周即可。

骨折整复时，须注意防止骨端分离。对于横行骨折和粉碎性骨折不要过度牵引，以免骨折端分离或骨折碎片之间失去联系，增加不愈合的危险。若横行骨折端有分离，可每日叩击患侧肘部，令骨折两端接近。骨端也将在反复应力刺激下加速成骨。

（三）并发症的处理

肱骨干骨折最常见的并发症就是桡神经损伤，多数为挫伤，可由于移位骨折端的刺戳及粗暴的整复手法所造成。严重的骨折，可造成神经断裂。

若为轻度挫伤，一般在数天至 4~6 周内神经功能可自行恢复。若逾期而无恢复迹象，则可能为桡神经断裂，可做肌电图以帮助诊断，如为断裂则应及早手术探查。

五、药物治疗

何氏骨科对于该骨折的药物使用，同样遵循中医骨伤科学的原则，即针对骨折的初期、中期与后期进行辨证论治。

外敷用药：初期，用活血祛瘀散；中期，骨折部位用续筋接骨散，周围部位则用活血祛瘀散；后期，骨折部位用强筋生骨散，周围部位用活血祛瘀散加温通散或消增通痹散，若关节粘连严重，可加苏桃软坚散。

内服用药：初期，因气血瘀滞严重，要求尽快消除瘀血，内服活血理气丸以利于骨折愈合；中期，服用活血理气丸加强筋壮骨丸；后期，内服强筋壮骨丸，也可根据不同情况加以辨证施治。

按摩用药：初期，使用归红化瘀酒；中后期，则使用温通经络液。

六、功能锻炼

骨折整复固定后，即可做患肢腕、手指活动，可做用力握拳动作，通过前臂肌肉的收缩活动，促进气血流通，防止前臂及手部肿胀。初期禁止做上臂旋转活动，以免发生再移位。中期，可增加肘关节的伸屈活动及肩关节小范围的耸肩活动，以防止肘、肩部关节僵硬，并使骨折端接触紧密，促进愈合。拆除外固定后，作肩关节功能锻炼。

七、预后

一般情况下，骨折后 4~6 周即可连接，预后良好。即使有轻度侧方移位，也不至于影响功能。但如果治疗方法不当，或断端夹有软组织，或营养血管破坏较重，可能产生骨折迟缓愈合或者骨折不愈合。

此外，发生在肱骨中、下段骨折的个别病例，随着骨折的日益愈合，逐渐出现桡神经损伤症状，乃是由于骨痂的生长，压迫桡神经所致，应及早行神经松解术。

八、现代研究进展

肱骨干系非承重骨，肌肉附着点多，应力复杂，因而其骨折固定以及骨愈合过程较为特殊，无论是采用非手术治疗还是手术开放复位内固定治疗，发生骨不连的情况均非少见。闭合复位小夹板外固定是传统治疗方法，笔者认为不合并血管神经损伤时通过手法整复夹板外固定，一般均能达到满意的临床效果。对轻中度移位的骨折效果更好。

悬吊石膏适用于肱骨干骨折移位并有短缩或斜行或螺旋形骨折。悬吊石膏通常可获得较高的愈合率，但对成角移位的纠正不够。功能性支架是利用上肢的重力作用达到骨折的对线，肩、肘关节的生理活动可促进骨折端骨愈合。若仅通过软组织加压来固定上臂，一般达不到解剖复位，骨折愈合后常遗留成角，但一般不影响功能和外观。

目前肱骨干骨折内固定的各种治疗方法，各有优点，但应用上也相对局限。如何结合中西医各自的优点治疗该病，以及如何选择最佳的手术方式，都需要进一步研究。

九、病例

患者姚某，女，64 岁。

【主诉】左上臂摔伤后肿痛，活动受限 3 小时。

【现病史】患者于 2015 年 11 月 26 日中午 12 时左右在家打扫卫生时不慎从约 1 米高的梯子上摔下，左上臂着地受伤，即感剧烈疼痛、肿胀，活动受限，无头晕、头痛、呕吐以及大小便失禁，未作其他特殊处理，即被送至我院就诊。

【检查】左上臂中度肿胀、畸形，左肱骨中上段压痛(+)、叩痛及轴向叩击痛(+)，可扪及骨擦音及骨擦感，功能障碍，左手虎口部感觉减退，左腕关节、左手指及左拇指背伸肌力 2 级，余感觉肌力均正常，左桡动脉搏动良好。

辅助检查：本院 DR 检查示：左侧肱骨中段骨折，断端错位，成角；局部折线累及肱骨中上段致肱骨头。

【诊断】左肱骨中上段粉碎性骨折。证属骨断筋伤，血瘀气滞。

【治疗】手法复位后，按照何氏骨科经验辨证用药，第 1 周、第 2 周口服活血理气丸及外敷活血祛瘀散消肿止痛，有利于肿胀消退，第 3 周起开始口服强筋壮骨丸及外敷续筋接骨散，以促进骨折愈合(图 8-4-10)。

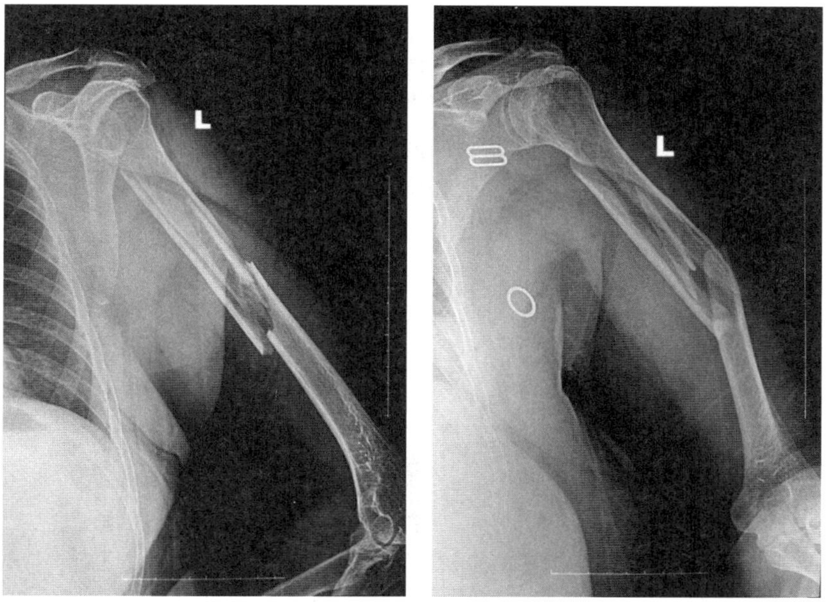

图 8-4-10 左肱骨中上段粉碎性骨折

第五节 肱骨髁上骨折

一、解剖特点

肱骨髁上系指肱骨下端内外两髁之上 2cm 松质骨与坚质骨交界处(图 8-5-1)。肱骨远端前后位扁平,其骨质坚硬的部分位于冠状突窝和鹰嘴突窝的两侧,形成支柱,称为内侧柱与外侧柱,并向远端延伸张开,由鹰嘴窝和滑车分隔。该处前后扁薄而内外宽,呈鱼尾状,在结构上最为薄弱,这是此处易发生骨折的内在原因之一。此外,肱骨下端向前倾斜,偏离肱骨干长轴 25°~40° 的前倾角,也是该处易发生断裂的重要原因。

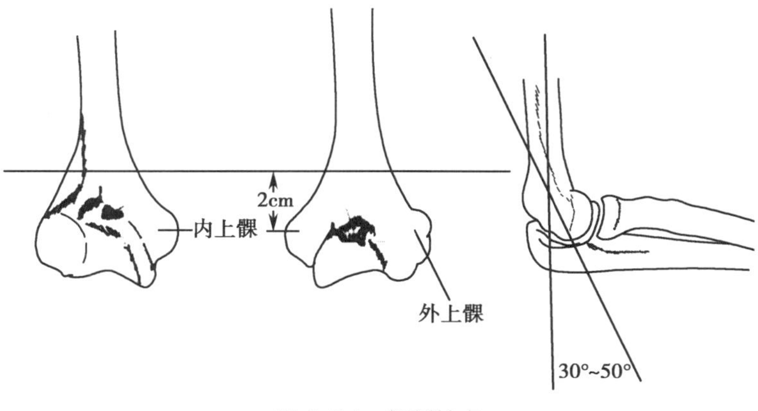

图 8-5-1 解剖特点

二、发病机制

肱骨髁上骨折临床常见,但本病多发于 5~8 岁的儿童,占全部肘部骨折的 50%~60%,属于关节外骨折。由于损伤机制不同,肱骨髁上骨折一般可分为伸展型和屈曲型两种,伸展型约占 95%。

伸展型：占肱骨髁上骨折的绝大多数，多为跌倒时手掌撑地，肘部过伸，肘部受到内收或外展的直接暴力所致。骨折线多为横行或小斜行，骨折线自前下方斜向后上方，骨折远端向后向上移位，近侧端则向前移位而突向肘前窝。对于伸展型，又分为尺偏型和桡偏型，其中尺偏型多于桡偏型（图 8-5-2）。尺偏型肱骨远端髁上骨质中断，折线前下至后上，远折端呈尺偏，并向后移，折处向前成角。而桡偏型折端向前内侧成角，远折段向后并向桡侧移位（图 8-5-3、图 8-5-4）。

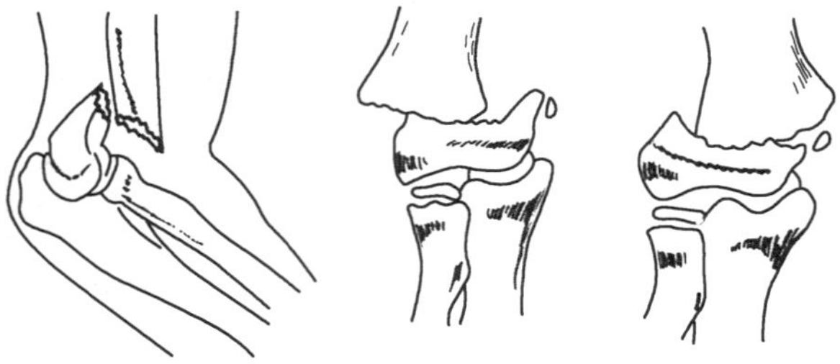

图 8-5-2　伸展型骨折

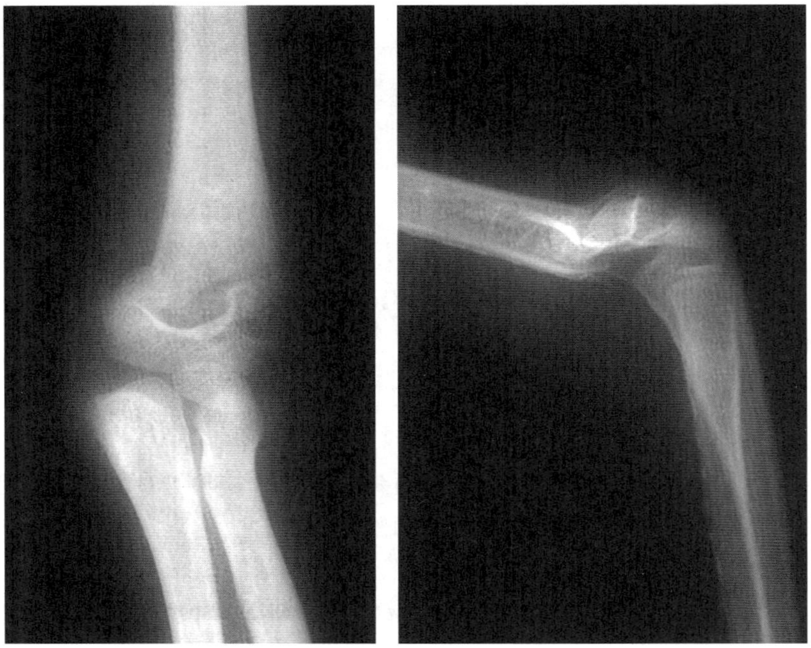

图 8-5-3　肱骨髁上骨折伸展尺偏型

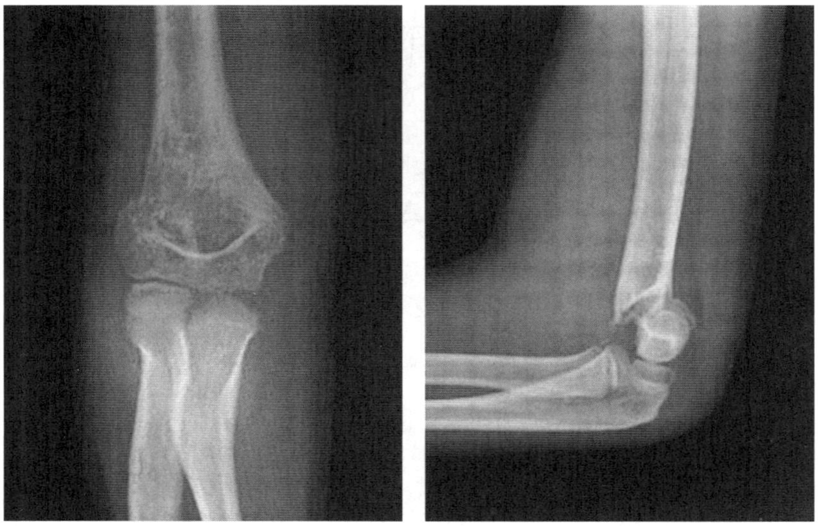

图 8-5-4　肱骨髁上骨折伸展桡偏型

屈曲型：相对少见，多为跌倒时肘部处于屈曲位，肘部后方受到直接应力所致。骨折线多自后下方斜向前上方。骨折远端向前上方移位，近端则向后方移位(图 8-5-5，图 8-5-6)。

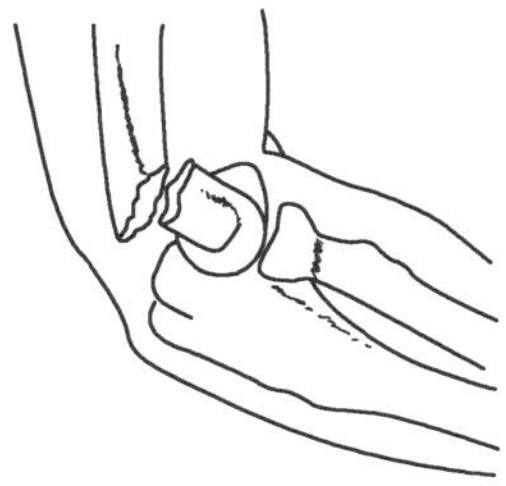

图 8-5-5　屈曲型骨折

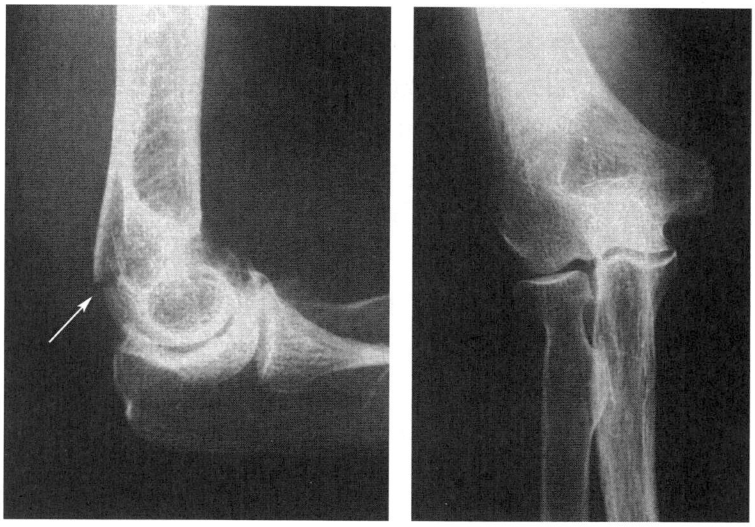

图 8-5-6　肱骨髁上骨折屈曲型

注：移位不明显，前倾角增大，折端向后成角。

此外，若暴力较小，可形成青枝骨折。伸展型者表现为掌侧骨皮质断裂，骨折部向掌侧成角；屈曲型者则表现为背侧骨皮质断裂，或掌侧骨皮皱起。

肘部血管网丰富，肱骨髁上骨折易引起后肘部瘀血肿胀严重，容易发生水疱(图 8-5-7)。其原因大都是由于骨折端对血管的直接压迫或刺激，过大之血肿导致肘前部深筋膜下张力过大压迫动脉等。前臂缺血造成的后果极为严重，骨折损伤神经者，常可伤及正中神经，其次是尺神经和桡神经，伤后出现相应的临床体征(图 8-5-8)。

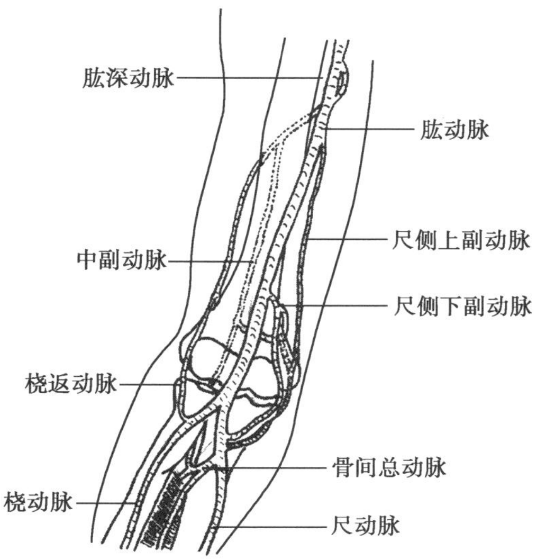

图 8-5-7　肘部血管

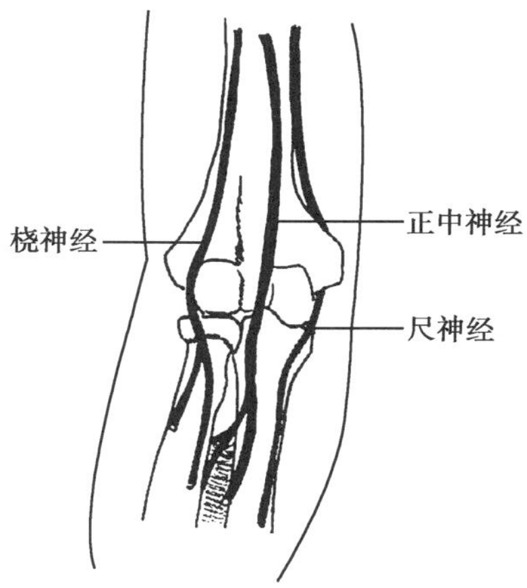

图 8-5-8　经过腘窝的神经

三、临床表现与诊断

肱骨髁上骨折的诊断较容易，患者有跌倒的外伤史，伤后肘关节部位迅速肿胀、疼痛、功能障碍或丧失，髁上部位压痛明显，完全骨折者可触及骨擦感和反常活动。

肘部畸形：伸展型者，骨折呈靴型半屈曲位，肘部向后突出，肘窝上方可触及骨折端；屈曲型者，肘关节呈屈曲位，肘后平坦，肘前突出；有侧方移位者，肘尖偏向一侧。

血管损伤：临床检查时，应特别注意有无血管损伤。因为肘部血管丰富，骨折时极易损伤血管，血管损伤则会出现桡动脉、尺动脉搏动减弱或消失，末梢循环障碍。

神经损伤：正中神经损伤时，拇、示二指不能屈曲，拇指不能对掌，腕不能桡屈。桡侧 3 个半手指及手掌桡侧皮肤感觉障碍，日久鱼际肌萎缩。尺神经损伤时，小指与环指的指间关节屈曲，掌指关节过伸，腕不能向尺侧屈曲，各指不能分开及并拢。拇指内收障碍，小指与环指的尺侧半皮肤感觉障碍。日久则小鱼际肌、骨间肌萎缩。

X 线检查极为重要，肘关节骨性标志即肘后三角关系正常时，关节正、侧位片可显示骨折的类型和移位的程度。X 线片有助于诊断及鉴别诊断，临床诊断时应注意勿将肱骨下端骨骺线误认为骨折线。

四、手法治疗

(一) 整复

肱骨髁上骨折类型较多，现以伸展型尺偏为例，阐述手法整复要点。患者坐位或者仰卧位，一助手把握患肢前臂，在肘关节半屈位下做对抗牵引，以矫正重叠畸形。在牵引下，术者位于患侧以双手拇指抵住鹰嘴部位向前推，同时双手四指环抱骨折近端向后提拉，在矫正伸展型移位的同时，术者右手掌向内推挤骨折近端，牵拉前臂助手略向外展便可纠正尺偏移位。手法要求医者、助手协调配合，达到牵引下瞬间复位(图 8-5-9)。

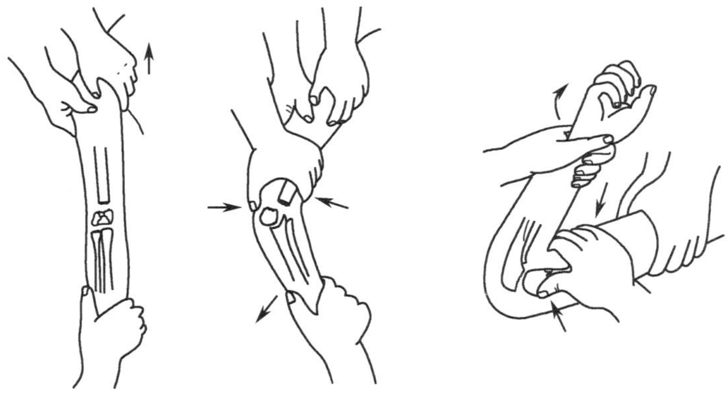

伸直型骨折复位　　外展纠正尺偏移位

图 8-5-9　整复方法

(二) 固定

骨折整复前要做好各项准备工作，如根据患肢长短粗细制作相应的小夹板、小压垫，以及外敷药物、胶布、绷带等。伸展型肱骨髁上骨折在维持牵引的情况下，将一弧形小压垫置于肱骨内髁处，用 3 条胶布交叉粘贴固定，然后外敷中药，再用绷带由内向外包扎几圈，用 4 块小夹板固定。

夹板及固定要求：前后两块夹板的下端呈向上的弯月弧形，且弧形上面有一突起的小栓以便绑扎绷带；前侧夹板下端弧形置于肘窝；后侧夹板下端的弧形则置于尺骨鹰嘴且上方放一棉垫，棉垫的厚度根据当时具体情况而定；内侧夹板下端超过肱骨内髁 1~2cm；外侧夹板下端至肱骨外髁。4 块夹板上端以不影响肩关节活动为准，夹板外再用扎带绷带包扎于屈肘 80° 左右位固定(图 8-5-10)。

屈曲型肱骨髁上骨折，用 4 块直夹板加小压垫外固定。绷带包扎于伸直位。2~3 周后改为半屈曲位固定，以免影响关节功能。

其他方法：对于无移位的裂纹骨折或轻度青枝骨折，无须整复。伸展型者，外敷何氏骨科活血祛瘀散后使患肘屈曲小于90°，肘部"8"形绷带固定。屈曲型者，外敷活血祛瘀散，患肘伸直位，肘后置长木板或瓦形硬纸壳，再以绷带包扎即可。

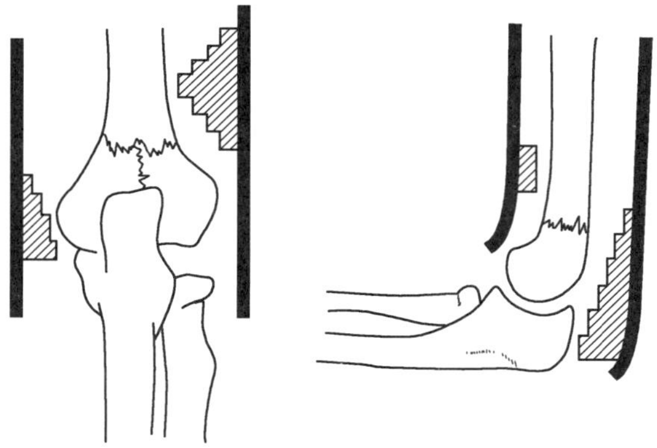

图 8-5-10　压垫放置法

整复固定后，应摄片检查是否复位、固定是否良好。同时，还要注意患肢远端的血运情况及手指的运动和感觉，如有问题应立即纠正。

笔者强调，对肱骨髁上骨折的复位要求是获得断端的完整准确对线，彻底纠正骨折端的旋转畸形、前后倾斜及侧向倾斜，特别是有尺偏移位的骨折，一般主张"矫枉过正"，即让桡侧嵌插，尺侧稍见分离，这样可以更好地预防肘内翻的发生。

五、药物治疗

何氏骨科对于肱骨髁上骨折的药物使用，同样遵循中医骨伤科学的原则，即针对骨折的初期、中期与后期进行辨证论治。

外敷用药：初期，用活血祛瘀散；中期，骨折部位用续筋接骨散，周围部位用活血祛瘀散；后期，骨折部位用强筋生骨散，周围部位用活血祛瘀散加温通散或消增通痹散，若关节粘连严重，可加苏桃软坚散。需要注意的是，小儿患者关节骨折一般不使用续筋接骨散和强筋生骨散。

内服用药：初期，因气血瘀滞严重，要求尽快消除瘀血，内服活血理气丸以利于骨折愈合；中期，服用活血理气丸加强筋壮骨丸；后期，内服强筋壮骨丸，也可根据不同情况加以辨证施治。

按摩用药：初期，使用归红化瘀酒；中后期，则使用温通经络液。

肱骨髁上骨折多为儿童，一般身体状况良好，骨痂生长较快，不必内服中药。对于个别儿童及老年、平素体弱多病的患者，若损伤严重，肿痛剧烈，可以适当内服行气消肿的中药，如复原活血散、顺气活血汤。有开放性骨折者，还应注意使用清热解毒、活血消肿的中药，以防伤处感染。

六、并发症及其处理

单纯肱骨髁上骨折，只要复位良好，一般容易愈合。但是，肱骨髁上骨折易合并血管、神经损伤，形成并发症、后遗症，且后果严重，临床诊疗中应充分注意。

1. 缺血性肌挛缩　缺血性肌挛缩常见原因有：①向掌侧移位之近侧骨折端压迫肱动脉；②骨折端刺激血管而使其持续性痉挛，并使侧支循环发生反射性痉挛；③血肿过大，致肘前筋膜下张力过大压迫血管；④外固定过紧压迫血管，固定时肘的屈曲度过小。这些因素，单一或复合存在，阻碍血液流通，使得前臂及手部肌肉缺血，若不能及时处理，6~8 小时之后即可发生变性，导致前臂及手部缺血性肌挛缩，造成患肢不易补救的残疾。

缺血性肌挛缩的预后主要取决于造成血液循环障碍的程度、各种影响因素消除的程度以及建立侧支循环的速度。骨折后，仔细检查和提前预防是减少缺血性肌挛缩发生的关键。如在整复前从桡动脉搏动及患处肿胀情况即可查知桡动脉是否损伤、破裂。固定过紧是发生缺血性肌挛缩的最常见原因，如果能在固定时注意包扎的松紧程度，固定完毕再认真检查，及时纠正，则多数缺血性肌挛缩都可以避免。

缺血性肌挛缩的发生，多数是可以治疗的。何氏骨科对缺血性肌挛缩，采取在阳面（背侧）外敷强筋壮骨、活血通络的药物；阴面（掌侧）外敷舒筋活络、软坚散结（破除粘连）的药物，并用方形夹板固定，疗效显著。

2. 神经损伤　肱骨髁上骨折，可伴有正中神经、尺桡神经损伤，以正中神经损伤多见，尺神经损伤少见。一般多为压迫、挫伤，骨折远侧断端向背侧移位者，可伤及正中神经；向外侧移位者，可伤及尺神经；

向内侧移位者，可伤及桡神经。粗暴的整复手法，或牵拉过度，也可导致神经损伤。神经损伤后，可在该神经支配区域内出现感觉障碍和运动障碍，以及神经营养障碍的征象。该骨折引起的神经损伤，在骨折复位后，一般都可以逐渐恢复。若骨折对位不良，2~3 个月神经损伤症状不改善者，应考虑手术探查。

神经损伤及早发现、及早治疗，效果较好，辨证施治、服用中药及推拿按摩，2~3 个月即可恢复。何氏骨科临床使用温经通络药液推拿，外敷养血活血、搜风剔痰、温经通络药物，疗效显著。

3. 肘内、外翻畸形 某些肱骨髁上骨折病例，可在骨折愈合后数月或数年内发生肘内、外翻畸形，严重时可影响关节功能，临床上以肘内翻畸形多见（图 8-5-11、图 8-5-12）。肘内翻畸形产生的原因是多方面的，主要有：①骨折移位，骨折远端内旋位愈合；②尺偏移位的髁上骨折，骨折内侧被挤压而塌陷或缺损，虽经整复，但尺偏移位倾向依然存在，导致迟发性尺偏肘内翻；③骨折后，肱骨髁上尺侧皮质嵌插形成肘内翻；④骨折伴骨骺损伤，儿童骨骺生长不平衡。

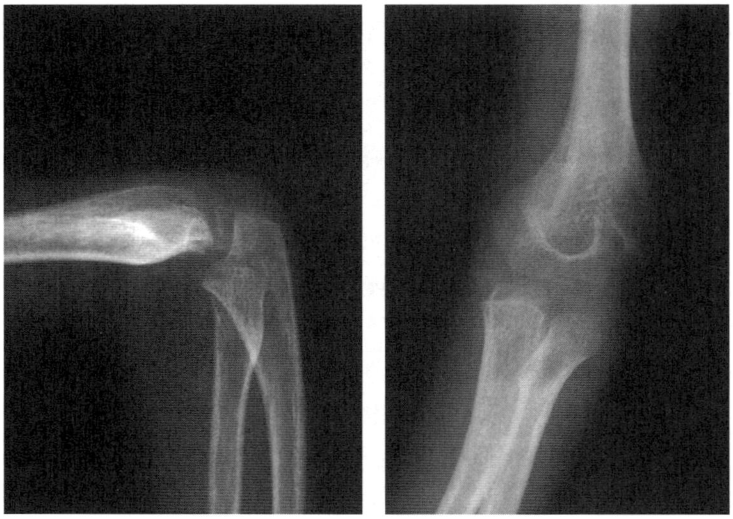

图 8-5-11 陈旧性肱骨髁上尺偏型骨折

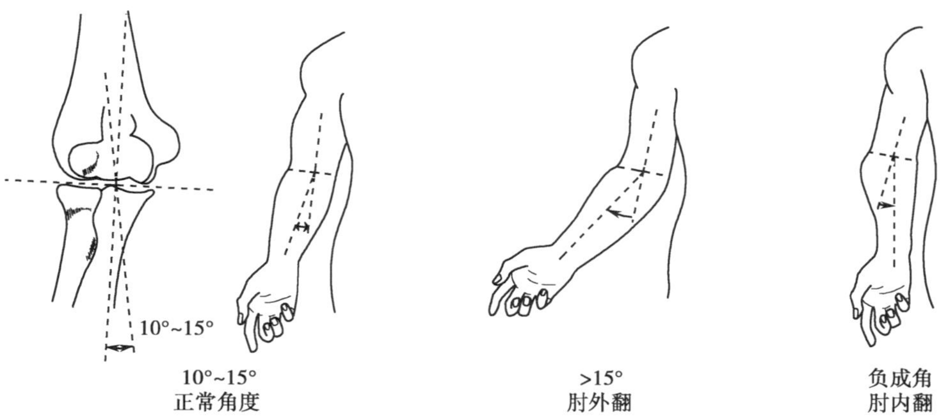

图 8-5-12 肘内翻，肘外翻畸形

总之，肘内翻畸形的最大原因是复位不当，良好的复位是预防的有效方法，尤其纠正尺偏型的肱骨髁上骨折，对防止肘内翻畸形十分重要。所以，整复时务必充分注意使用正确的手法，固定时也一定要保持携带角，预防肘内翻畸形。

对于肘内翻畸形的治疗，可以采用外敷中药后再用铝合金铰链式双弧夹板外固定，有一定疗效。若肘内翻畸形已经发生，并严重影响功能时，应考虑手术矫正。

对于肘外翻畸形的预防和治疗与肘内翻畸形类似，只是夹板、包扎的方向与肘内翻畸形相反。

4. 骨折错位连接 骨折错位连接是没有及时整复，或复位不当的结果。若骨折移位不大，而无侧方移位，畸形可在以后的骨骼生长中，逐步自行纠正，功能也无大碍。若骨折移位较大，严重影响功能者，可采用手术治疗。

七、功能锻炼

固定后即可开始练习手指的握拳动作和腕部的屈伸活动，以减轻前臂及手的肿胀，但肩肘部关节保持不动，以免引起骨折移位。骨折基本愈合后，逐渐活动肩关节。骨折愈合解除固定后，应积极练习肘的屈伸活动，配合烫洗、按摩等，力争在 2 周内使肘的活动恢复正常。

八、预后

一般而言，无移位及复位良好的骨折都可在 3~4 周内牢固连接。晚期配合按摩、中药烫洗，并积极主动地进行功能锻炼，皆能达到临床痊愈。但是由于骨折的程度或骨生长的特点，以及治疗不当等，个别患者可产生肘内翻、肘外翻畸形或骨折错位连接而影响其功能。

九、现代研究进展

施行手法复位外固定是最广泛采用的治疗肱骨髁上骨折的基本方法，无明显的禁忌证。夹板固定或石膏固定等传统治疗方法均可，也可以采取牵引治疗，因为牵引可消除骨膜及肌张力等影响肘内翻畸形的因素，而手术治疗肱骨髁上骨折并非首选。手术切开复位内固定虽有时能获得较满意的复位，但不能防止肘内翻畸形发生。

问题与展望 儿童肱骨髁上骨折的治疗目前存在的主要问题是，无论是中医治疗还是手术治疗，肘内翻畸形发生率仍较高，缺血性肌挛缩与关节僵硬等严重并发症仍时有发生，因此，对儿童肱骨髁上骨折的治疗仍值得重视和研究。

十、病例

患者王某，男性，12 岁。

【主诉】右肘关节外伤 1 小时。

【现病史】患者于 2006 年 5 月在学校打篮球时不慎摔伤，右肘触地，致右肘关节损伤，遂来我院就诊。

【检查】痛苦面容，面色苍白，乏力，精神萎靡。体温 36.4℃，脉搏 78 次 /min，呼吸 17 次 /min，血压 120/80mmHg。心、肺、腹无特殊。

专科检查：右肘关节肿胀，畸形，皮下出血，皮温正常。右肘关节屈伸功能受限，主动功能缺失，被动功能差。

辅助检查：右肘关节 X 线片示：右肱骨髁上骨折，骨骺分离。

【诊断】右肱骨髁上骨折。

【治疗】行手法复位，纠正右肘畸形，挤压骨位和右肘关节骨形态至正常位，而后骨折处外用何氏活血散外敷，骨折周围用活血散，超关节夹板和托板呈 110° 角固定。绷带包扎，悬吊于胸前。复位后摄片复查，骨位对位对线，关节各骨对应关系良好。

嘱：隔日换药 1 次。2 周后摄片复查，骨位尚可，有少量骨痂生长，此时用药调整为骨折处外用续筋接骨散，骨折周围仍用活血散。4 周后摄片复查，大量骨痂生长，此时拆除夹板，同时运用何氏温通经络液辅以何氏手法点穴，按摩，打通经络，松解周围组织，使药物充分吸收。嘱加强功能锻炼。经过 5 次治疗后痊愈离院。离院时右肘关节功能恢复度 80%。

半年后随访，患者右肘部力量恢复正常。

第六节 肱骨髁间骨折

一、解剖特点

肱骨远端前后位扁平且前倾约 30°，后面的鹰嘴窝与前面的冠状突窝之间骨质薄弱，受外力时容易发生骨折。冠状突窝和鹰嘴窝的两侧骨质比较坚硬，称为内侧柱和外侧柱，并向远端延伸张开，由鹰嘴窝和滑车分隔。肱骨的内、外髁与鹰嘴构成肘后三角，肱骨髁间骨折或肘关节脱位时，该结构改变。肘关节前后方均为动脉网，血供较佳。肱骨髁间骨折多见于青年人和中年人，约占全身骨折的 0.48%，由于骨与关节、肌腱紧密相连，骨折发生后关节面破坏，整复困难，固定不稳，易遗留关节僵直，至今仍是比较常见的复杂骨折。

二、发病机制

肱骨髁间骨折多为跌跤引起，肘尖部触地或臂垂直而手触地，传达暴力使尺骨滑车切迹、桡骨头分别与滑车及肱骨小头相撞，将肱骨内、外髁劈成两半。骨折线呈“T”或“Y”形。同样，当直接外力如打击、碰撞等，也可以发生此类骨折，但较少见。根据临床所见，此类骨折一般分为两型。

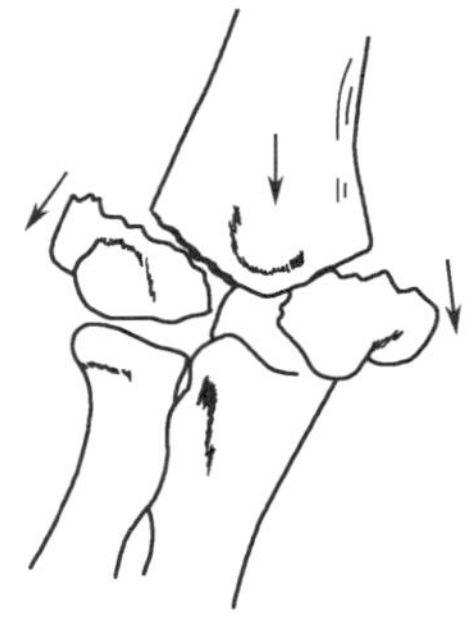

图 8-6-1 伸直型骨折

1. 伸直型 跌倒时，肘关节半屈曲位或伸直位，掌心着地，暴力经前臂传导至肱骨下端，将肱骨髁推向后方。同时，由上而下的重力将肱骨干推向前方及近端，向两髁下劈的力量，造成伸直型髁间骨折(图 8-6-1、图 8-6-2)。

2. 屈曲型 肘关节屈曲位跌倒时，肘后部着地，暴力由后下方向前上方撞击尺骨鹰嘴，致使尺骨鹰嘴向上顶挤肱骨髁部，将两髁劈开，造成骨折，骨折远端向前方移位(图 8-6-3)。

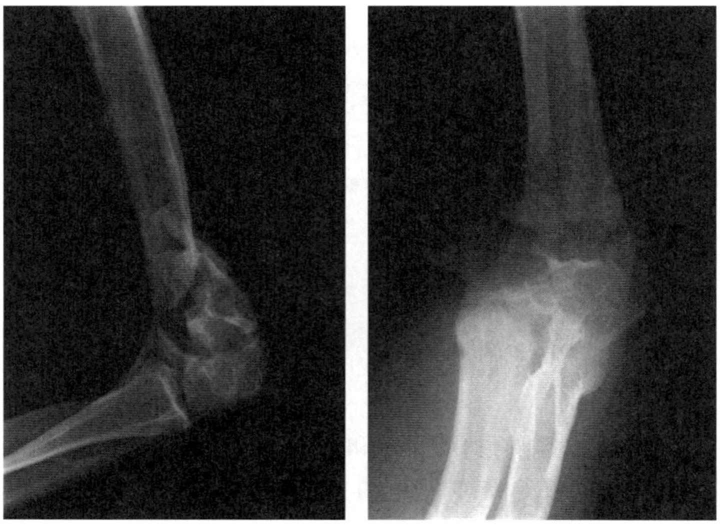

图 8-6-2 肱骨髁间粉碎性骨折伸直型

注：纵行骨折，髁上骨折呈前下至后上斜行，内髁上方可见三角形骨折块，远端向后内移位，折处向前成角。

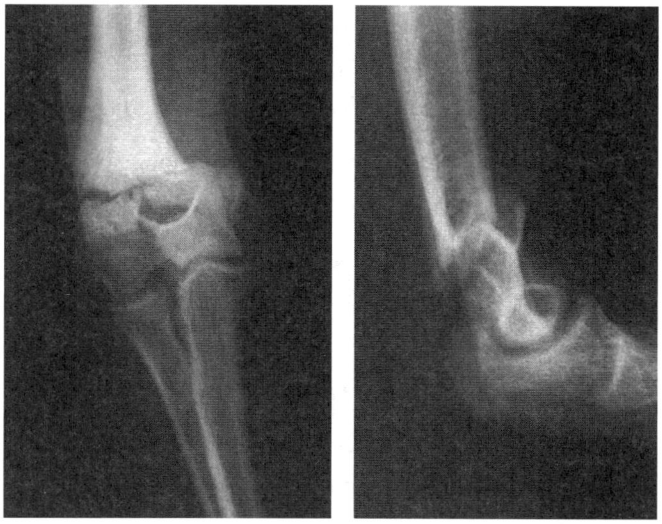

图 8-6-3　肱骨髁间骨折屈曲型

注：正位骨折线呈“T”形，侧位则呈后下至前上斜行，远端向前移位。

根据肱骨髁间骨折的移位程度，Riseborough 等将肱骨髁间骨折分为四度（图 8-6-4），对临床诊疗具有一定的指导意义。

Ⅰ°骨折移位轻微或无移位，关节面基本平整。

Ⅱ°骨折有移位，但两髁无旋转或分离，关节面基本平整。

Ⅲ°骨折远端两髁旋转分离，关节面不平。

Ⅳ°骨骼粉碎，肱骨髁碎成三块以上，关节面严重破坏。

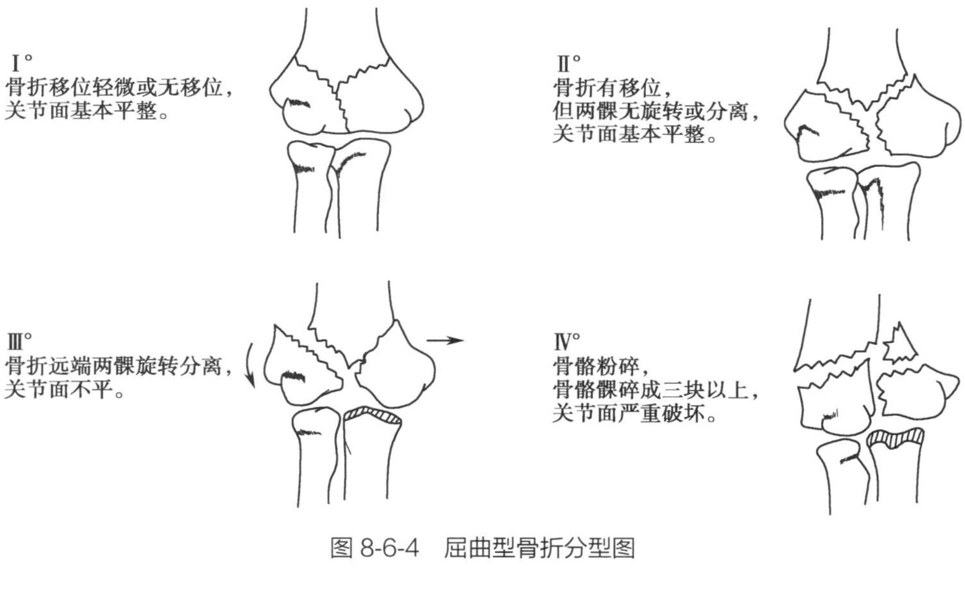

图 8-6-4　屈曲型骨折分型图

三、临床表现及诊断

患者肘部往往严重肿痛，内外髁压痛明显，皮肤青紫、瘀斑或起水疱等。查体可见骨性标志紊乱，有明显骨擦音及骨折摩擦征，如握碎石感。肘关节活动受限或功能完全丧失，前臂之旋转活动亦受限。该骨折有时伤及尺神经而出现相应体征。

拍摄 X 线正、侧位片，可以帮助判定骨折的移位和粉碎情况。注意观察骨折线，若骨折线通过肱骨内外髁的中间，而非通过滑车或肱骨小头的关节面，则可推断预后一般良好。若通过关节面则有产生损伤性关节炎的可能。需要注意的是，由于大多数骨折呈明显粉碎状态，很难判断许多小骨折块的原始位置，所以骨折的真实情况常常比 X 线片表现得还要严重。

四、手法治疗

(一) 整复

骨折肿痛严重者，可采用局部麻醉或臂丛神经阻滞麻醉。对于移位的骨折，先纵向分离纠正后，再按照肱骨髁上骨折的治疗方法进行整复。

患者取坐位，患肢上臂外展 70° 左右，肘关节伸直(屈曲型)或屈曲(伸直型)90°，前臂呈中立位。一助手双手握住上臂，术者面对患者，一手握其腕部，另一手握其肘部，拇指与余指分别抵住旋转的骨片，在牵引下向中心推挤，同时手掌亦呈抱髁状用力合抱分离的内外两髁，使分离旋转的骨片紧密连接。然后可用整复肱骨髁上骨折的方法，整复尺侧或桡侧移位，最后再整复前后移位。整复前后移位时，屈曲型要加大牵引力度(图 8-6-5)。

对于肱骨髁间骨折，也可以采取如下方法进行整复。患者坐位，上助手握住患臂上段，术者立于患侧，一手握前臂下段拔伸牵引，一手置于患肘背侧，拇指与余指相对捏住肱骨之两髁，两手同时用力拔伸、捏挤，并在此手法基础上施展屈伸手法，使肘维持在微屈位，屈伸活动数次，骨块即可复位。拔伸、捏挤、屈伸手法同时并用是该骨折整复成功的要领。

另外，在肱骨髁间骨折的整复过程中，术者一手始终要保持抱髁位，避免两髁及骨块分离，以实现合骨手法及整复目的。整复后，助手乙应反复屈伸肘关节数次(在 100°~150° 范围内)，以保证肱骨滑车之关节面平整、光滑，避免遗留创伤性肘关节炎。

(二) 固定

整复后，局部外用何氏活血祛瘀散外敷，再用绷带包扎数层，在肱骨内外髁上部各置一小压垫。如果骨折前后移位，则可在肘部前后各置放一小压垫(图 8-6-6)。然后用四块夹板固定，方法同肱骨髁上骨折。

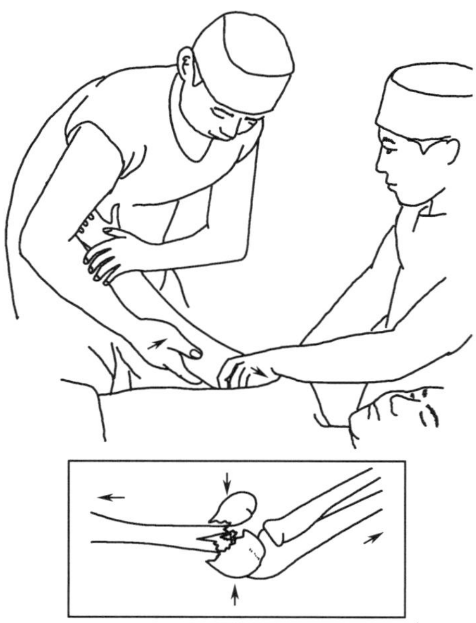

图 8-6-5　整复手法

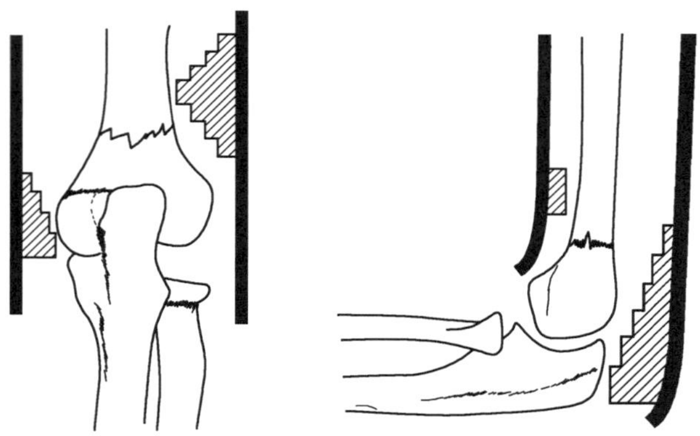

图 8-6-6　压垫放置法

五、药物治疗

肱骨髁间骨折出血多、肿胀严重,早期宜用大剂量活血化瘀药物。除外用药选用何氏骨科活血祛瘀散,还可用桃红四物汤加味内服,以促进瘀血消散、血肿吸收。

临床可按照骨折初期、中期、末期用药原则,辨证内外用药。

外敷用药:初期,用活血祛瘀散;中期,骨折部位用续筋接骨散,周围部位则用活血祛瘀散;后期,骨折部位用强筋生骨散,周围部位用活血祛瘀散加温通散或消增通痹散,若关节粘连严重,可加苏桃软坚散。

内服用药:初期,因气血瘀滞严重,要求尽快消除瘀血,内服活血理气丸以利于骨折愈合;中期,服用活血理气丸加强筋壮骨丸;后期,内服强筋壮骨丸,也可根据不同情况加以辨证施治。

按摩用药:初期,使用归红化瘀酒;中后期,则使用温通经络液。

六、功能锻炼

肱骨髁间骨折为关节内骨折,强调早期及时进行功能锻炼,既可纠正骨折端残余移位的作用,又有对损伤的关节面进行模造塑形的意义,有利于骨折的愈合和功能恢复。另一方面,该处骨折瘀血肿胀均较严重,早期适宜的活动具有预防肘关节周围软组织机化粘连的作用,若活动过迟,易产生肘关节僵硬。所以,整复固定后即可活动手指及腕关节,但不宜用力握拳,以防伸肌群、屈肌群的牵拉而使骨折移位。肩关节也应早期锻炼活动,3 周后去除外固定,逐步锻炼肘关节的屈伸活动。锻炼活动时,配合中药烫洗,则效果更好。

七、预后

由于肱骨髁间骨折为关节内骨折,如果整复时不能完全纠正骨折移位,将容易产生创伤性肘关节炎。所以对该处骨折的复位应尽力达到解剖对位,并早期练习肘关节活动,使破坏的关节面恢复正常,减少创伤性关节炎的发生。除早期锻炼活动外,晚期烫洗时加入软坚药物,以使变硬之组织软化,这对肘关节功能的恢复也有重要的意义。

八、现代研究进展

肱骨髁间骨折因其复杂的解剖结构、严重的骨折程度,成为骨科治疗的难点之一,首选中医手法治疗。对于复位不成功者,可采取手术治疗以获得比较好的治疗效果。

问题与展望　此类骨折治疗的目的是通过治疗干预,使肘关节恢复无痛且功能良好。然而肱骨髁间骨折治疗难度大,针对不同的骨折类型,治疗方式多样,应该对其进行系统比较,结合中西医之所长,使该骨折的治疗取得更好的疗效。

第七节　肱骨外髁骨折

一、解剖特点

肱骨外髁骨折多发生于 4~5 岁以上儿童及少年,临床比较多见。儿童时期因肱骨外髁处于骨骺软骨阶段,易发生骨折。由于骨骺软骨 X 线下不显影,故骨折块在 X 线片上仅见到肱骨小头的骨化中心及部分骨骺端的骨质显影,实际上骨折块几乎相当于肱骨下端的一半,所以不可误认为仅是小片骨折而忽视之。

肱骨外髁包含非关节面(包括外上髁)和关节面两部分。前臂伸肌群及部分旋后肌附着于肱骨外髁的外后侧,这些肌肉的牵拉是骨折块移位的内在因素。

二、发病机制

骨折多由间接暴力引起。跌倒时，前臂外撑，暴力沿前臂传至尺、桡骨上端，因桡骨小头的冲撞力和滑车切迹的楔入力而使肱骨外髁骨折。骨折片多是整个肱骨小头骨骺连同肱骨外上髁与一块干骺端，或连及肱骨滑车的外侧部（图 8-7-1）。

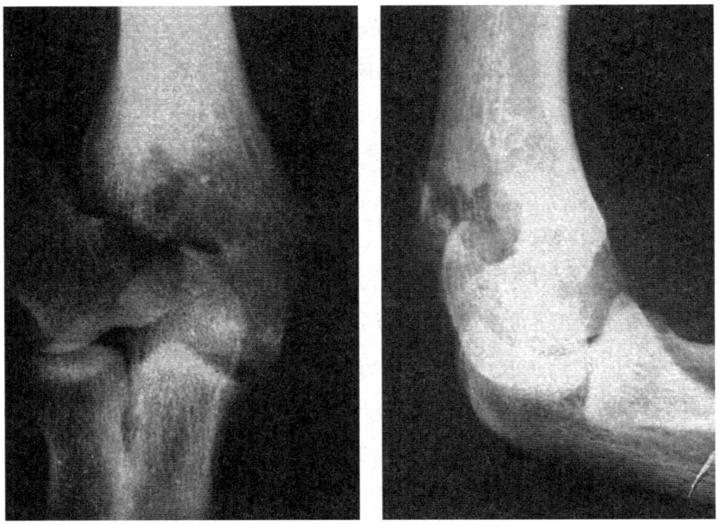

图 8-7-1　肱骨外上髁骨折

注：肱骨外髁骨折，骨折线斜行穿过滑车关节面，骨折块较大，向外移位翻转，肱尺关节失常。

骨折的移位情况，取决于伤力的大小及肌肉的牵拉力。根据骨折块的移位程度及情况，临床一般可分为三型（图 8-7-2）。

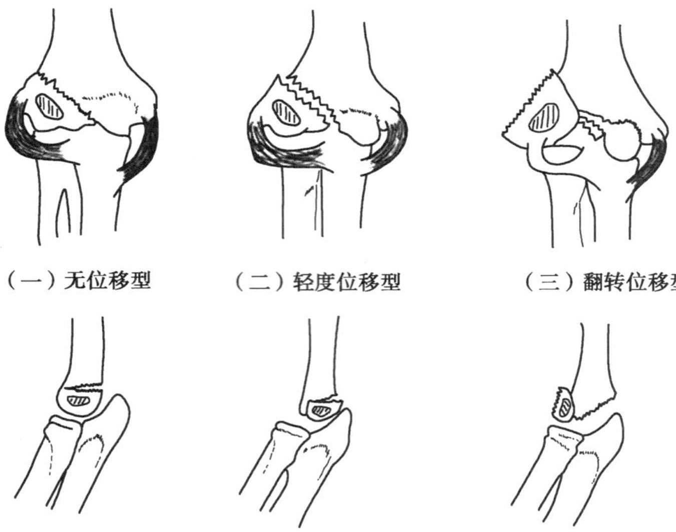

图 8-7-2　骨折的移位

（一）无移位型

暴力作用较小，骨折线仅为一裂缝，骨折面接触好，骨折块无移位。

（二）轻度移位型

骨折块向外侧轻度移位，折块上筋膜未完全撕裂，骨折块仍位于桡骨小头与肱骨近端折面之间。虽无旋转畸形，但骨折线常波及肱骨滑车关节面，破坏了整个肘关节的吻合性。

（三）翻转移位型

遭受的暴力较为严重，肱骨外髁骨折块被推向后、外上方，骨折块的筋膜被完全撕裂。骨折块一方面受到桡骨头的挤压，另一方面又受到附着于肱骨外髁后、外侧的桡侧腕长、短伸肌和指总伸肌的牵拉，因而在矢状面和冠状面发生了严重的翻转和旋转移位。骨折块在冠状面上的向外旋转可达 90°~180°。

三、临床表现与诊断

伤后肘外侧肿胀迅速，并很快蔓延至全肘，关节功能丧失，多数保持在 135° 的位置上。肱骨外髁部压痛明显。若断端移位，肘后三角关系异常，并可出现过度肘外翻，触摸时可发现骨折摩擦征及骨擦音。

X 线检查结合临床检查可以确诊，正常肱骨小头骨骺在正位片上略似三角形，若有纵轴旋转移位的骨折块，该骨骺则变为圆形；在侧位片上，正常者骨骺略似圆形，而骨折块翻转后则改变为三角形；正侧位正常 X 线片上，桡骨的纵线通过肱骨小头骨骺中心，骨折块有移位者此线将偏离骨骺中心。

四、手法治疗

肱骨外髁骨折为关节内骨折，要求解剖对位和妥善地固定，但忌反复多次整复，否则会影响骨折的血液供给，并损伤骨骺线，影响骨的生长发育而产生肘外翻畸形等并发症。

（一）整复

根据骨折的不同类型，采取相应的整复手法。

1. 向外侧移位而无翻转者 患者取坐位，患肘半屈位。一助手握持患侧上臂下段，术者一手握前臂下段，另外一手四指扳住患肘内侧，拇指按在骨折块上，两手向相反方向用力，使患肢肘内翻，以加大肘关节外侧之间隙，同时拇指用力，将移位之骨块向内按压，即可复位。然后，拇指按住已复位的骨折块，施用屈伸手法，使肘关节在伸 135° 的状态下缓慢做几次屈伸动作，骨折复位即可稳定（图 8-7-3）。

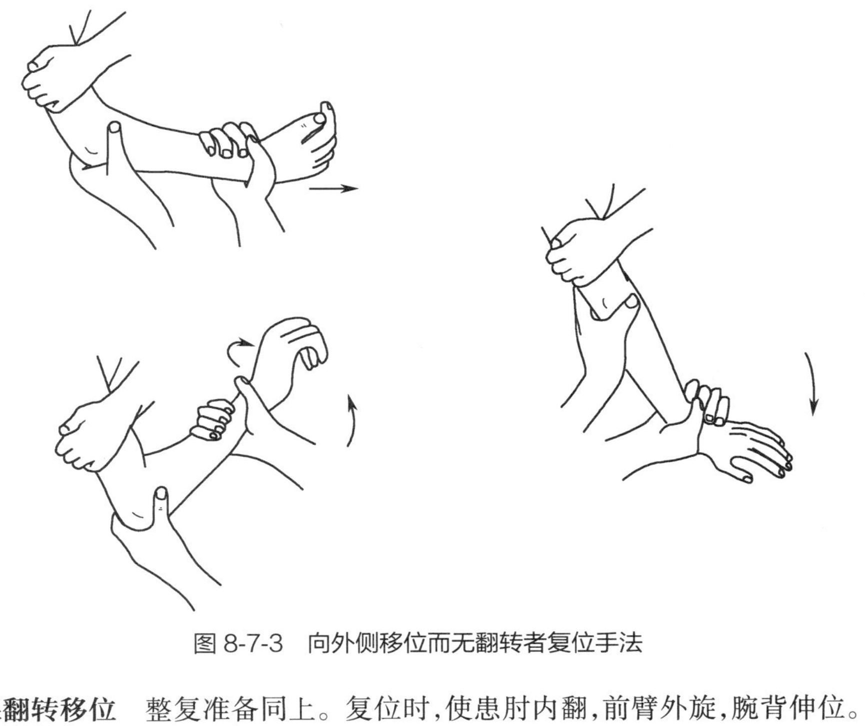

图 8-7-3 向外侧移位而无翻转者复位手法

2. 肱骨外髁翻转移位 整复准备同上。复位时，使患肘内翻，前臂外旋，腕背伸位。推按骨折块之拇指，先以指尖自外向内按压骨片的上缘，纠正其翻转，变成向外侧移位之骨折，然后再将骨块压向内侧，即可复位（图 8-7-4）。

若已整复者，则骨折块外上髁端与肱骨远端外侧骨嵴连续性及时恢复，肘部畸形消失，肘后三角关系正常。整复后，手指按住复位后的骨折块，做肘关节轻度屈伸活动，无骨擦音，折块亦不滑出，表明复位稳定良好(图 8-7-5)。

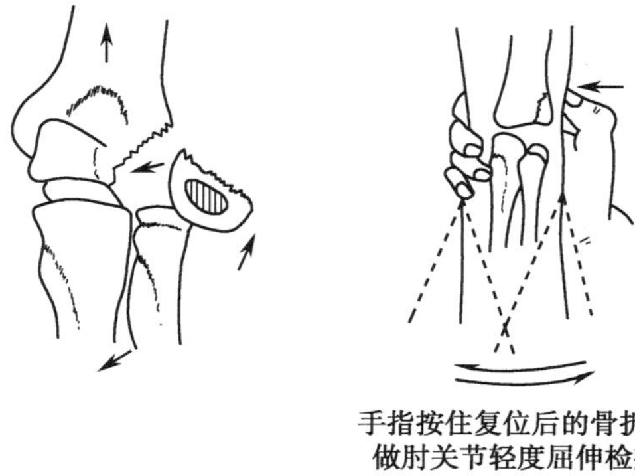

图 8-7-4　肱骨外髁翻转移位复位手法(一)

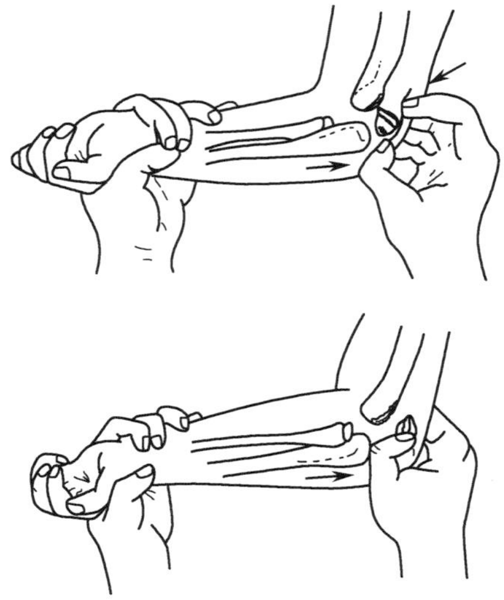

图 8-7-5　肱骨外髁翻转移位复位手法(二)

无论是轻度移位型还是翻转型骨折，整复前，术者都应先确定肱骨远端外侧纵行的长条状骨嵴的位置，以此作为复位的准心。

（二）固定

根据骨折移位情况采取适当的方式固定，用一弧形压垫在其骨折部外后侧或前外侧用胶布粘贴固定。然后，在局部外敷中药，用绷带在肘部做“8”字固定，缠绕几圈后再用四块小夹板以扎带捆扎，再以绷带同样做“8”字固定。最后，肘关节半屈位 135° 左右，用三角巾悬吊于胸前。

五、药物治疗

何氏骨科对于肱骨外髁骨折的药物使用，同样遵循中医骨伤科学的原则，即针对骨折的初期、中期与后期进行辨证论治。

外敷用药：初期，用活血祛瘀散；中期，骨折部位用续筋接骨散，周围部位则用活血祛瘀散；后期，骨折部位用强筋生骨散，那些血供良好、易于骨痂生长的部位可用续筋接骨散，周围部位使用活血祛瘀散加温通散或消增通痹散。

内服用药：初期，因气血瘀滞严重，要求尽快消除瘀血，内服活血理气丸以利于骨折愈合；中期，服用活血理气丸加强筋壮骨丸；后期，内服强筋壮骨丸，也可根据不同情况加以辨证施治。

按摩用药：初期，使用归红化瘀酒；中后期，则使用温通经络液。

六、功能锻炼

初期功能锻炼应极为慎重，仅能做手指轻微的屈伸活动。腕部活动及用力握拳动作应加以限制，避免前臂伸肌紧张牵拉折块导致移位。10~15 天后，骨折基本稳定，可逐步练习腕关节与肩关节的活动。解除固定后，可逐步加强肘关节的屈伸活动锻炼。

七、预后

一般预后良好。固定 3~4 周，骨折即可连接。但复位不良之骨折，有时可形成肘外翻畸形(图 8-7-6)，严重者可继发尺神经损伤。部分较小儿童，可随骨骼的生长发育，畸形日趋严重。影响其功能时，待骨生长停止后，予以手术矫正。

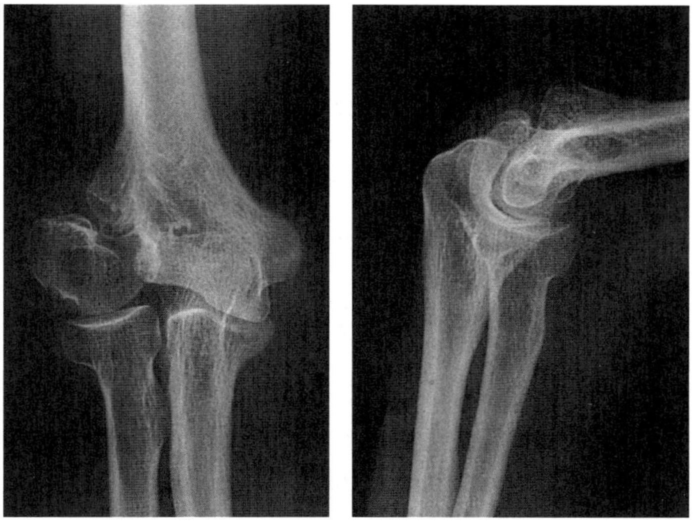

图 8-7-6 肱骨外髁骨骺骨折不愈合形成外翻畸形

八、现代研究进展

肱骨外髁骨折首选中医治疗，因肱骨外髁骨折系关节内骨折，复位有一定的困难性，一般认为骨折移位大于 0.2cm，外髁翻转严重，可手术治疗，如切开整复克氏针内固定。

问题与展望 肱骨外髁骨折（尤其是翻转移位骨折）是临床上处理较为困难的骨折之一。应该从生物力学上对其发生机制进行研究，结合中西医之长处，找出一种较为适宜的治疗方法。同时，有必要结合现代骨科的新进展、新技术对其进一步研究，以便更好地指导临床。

九、病例

患者谯某，女性，45 岁。

【主诉】左肘摔伤肿痛，活动受限 1 天。

【现病史】入院前 1 天（2015 年 11 月 3 日 8 时 40 分左右），患者在天府大道骑自行车时不慎跌倒而损伤左肘部，当即感左肘部疼痛，继而肿胀，活动受限，无昏迷，之后无恶心、呕吐，无胸闷、气促及大小便失禁，自行回家休息，疼痛肿胀未缓解，逐渐加重，为求进一步诊治，遂来我院门诊就诊。

【检查】查体：左肘部肿胀明显，肱骨外髁及桡骨小头部压痛、叩痛及轴向叩击痛明显，可扪及明显的骨擦音及骨擦感，左肘活动明显受限，左上肢远端血供、感觉、运动良好。

本院 DR 检查示：左肱骨外髁及左桡骨小头骨折。

【诊断】左肱骨外髁及左桡骨小头骨折。辨证：骨断筋伤，气滞血瘀。

【治疗】在助手配合下，行手法复位，纠正左肘畸形，挤压骨位和左肘关节骨形态至正常位，而后骨折处外用何氏祖传秘方活血祛瘀散以活血祛瘀，凉血止痛，骨折周围仍用活血祛瘀散，以超关节夹板和托板呈 110° 固定。以绷带包扎，悬吊于胸前。复位后摄片复查，骨位对位对线，关节各骨对应关系良好。2 周后摄片复查，骨位尚可，有少量骨痂生长，此时用药调整为骨折处外用续筋接骨散，骨折周围仍用活血祛瘀散，以续筋接骨，活血祛瘀。4 周后摄片复查，大量骨痂生长，此时拆除夹板，同时运用何氏温通经络液辅以何氏手法点穴、按摩，舒筋活络，松解粘连，经过 5 次治疗后痊愈离院，离院时左肘关节功能恢复程度约 60%。半年后随访，患者肘功能恢复程度 100%，力量恢复正常。

第八节 肱骨内上髁骨折

一、解剖特点

肱骨内上髁为肱骨远端向内方的明显突起，尺神经沟紧贴其后，此处骨折好发于 7~15 岁儿童。

二、发病机制

肱骨内上髁骨折可由直接、间接暴力引起。跌倒时，前臂外展触地，暴力使肘部外翻，由于前臂屈肌腱骤然牵拉而将肱骨内上髁撕脱，或骨骺分离，骨折块被腕屈肌拉向远端。投掷动作过猛，前臂屈肌骤然收缩加肘外翻暴力，同样可将内上髁撕脱。轻者可仅为裂纹骨折；损伤严重时，肘内侧韧带撕裂，关节向外侧脱位，骨折块被拉入关节间隙。

Watson-Jones 按骨块移位程度将肱骨内上髁骨折分为四型（图 8-8-1）。

Ⅰ型：移位甚微，仅有骨折或骨骺分离（图 8-8-2）。

Ⅱ型：骨折块有分离或旋转移位，可达肱尺关节线水平，但肘关节正常。

Ⅲ型：骨折块移位旋转，并进入肱尺关节，被肱骨滑车和滑车切迹关节面紧紧夹住，肘关节有半脱位。

Ⅳ型：骨折块旋转移位并伴有肘关节向桡侧完全脱位，骨折面向滑车（图 8-8-3）。

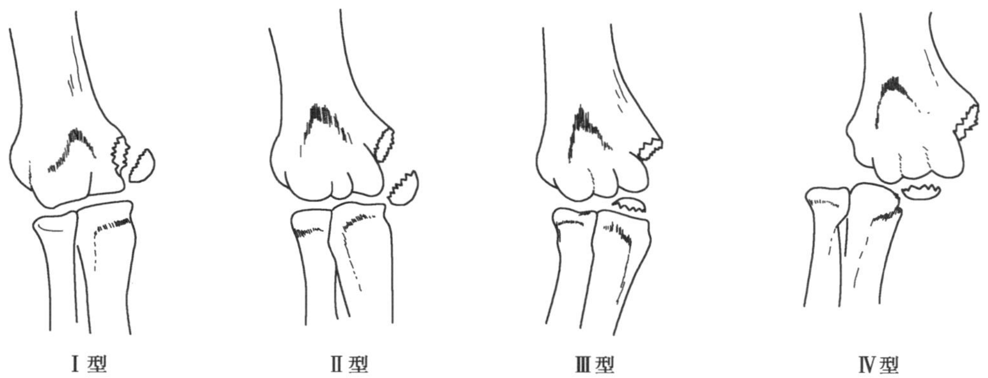

图 8-8-1 Watson-Jones 骨折分型

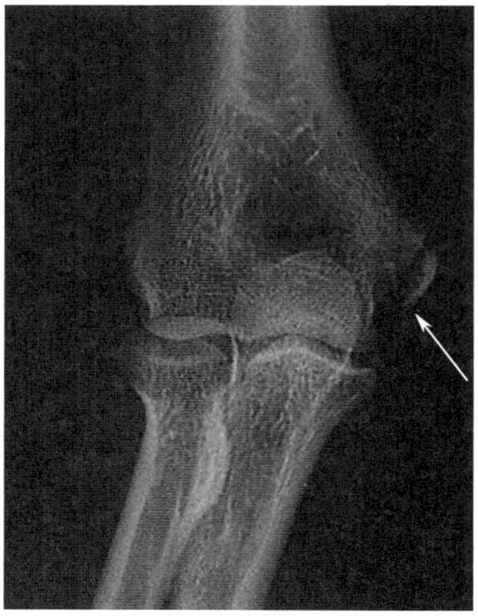

图 8-8-2 肱骨内上髁骨折

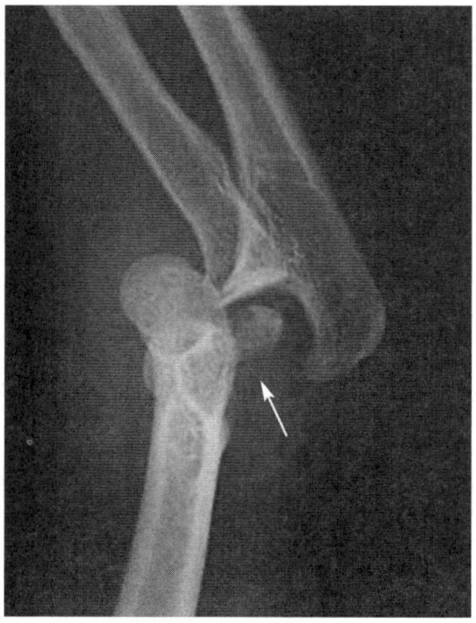

图 8-8-3 肱骨内上髁骨折合并肘关节脱位

三、临床表现与诊断

骨折后肘部内侧肿胀、疼痛,皮下瘀血,局部压痛明显。握拳及腕掌屈时,可引起肘内侧疼痛。有分离移位时,肘后三角关系改变,往往很易触及移位之骨折块,活动性大。若骨折块夹于肱尺关节内,肘的屈伸活动明显受限。肱骨内上髁骨折常合并内侧副韧带损伤,故有时内侧不稳,被动外翻程度加大。

临床检查应注意尺神经是否损伤,特别是伴有肘关节脱位时,极易损伤尺神经。检查肘外侧是否有明显之肿胀及压痛,以判断肱尺关节的损伤程度。

拍摄 X 线正、侧位片可明确诊断骨折类型和移位程度,以及是否有骨块翻转及进入关节腔等。但 6 岁以下儿童骨骺尚未出现,如 X 线检查阴性,只要临床检查符合即可诊断,不必完全依赖 X 线检查,必要时拍摄健侧肘部 X 线片进行对比。

四、手法治疗

无移位的裂纹骨折,常规运用活血祛瘀散,肘仅以绷带做“8”字固定即可。前臂悬吊胸前。对于有移位的骨折,则需要手法整复。

(一) 整复

患者取坐位,助手握持上臂,术者一手握其前臂,使患肘屈 90° 并屈腕,一手拇、示二指向后上方推按移动之骨块,觉察有粗糙之摩擦感,即是骨块复位。若骨块夹于肱尺关节内,整复时,术者一手拉患肘伸直,一手四指扳住肘外侧,使肘外翻,伸指伸腕,这样可因肱尺关节间隙加大,以及利用屈肌群的牵张力,将夹入肱尺关节的骨块拉出。然后再将骨块推按复位(图 8-8-4、图 8-8-5)。

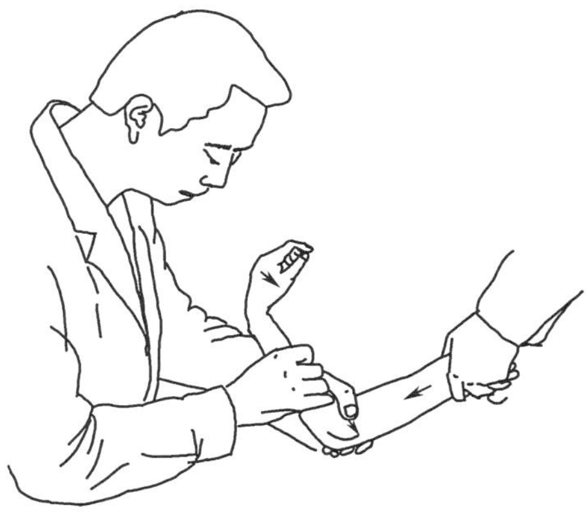

图 8-8-4　整复手法(一)

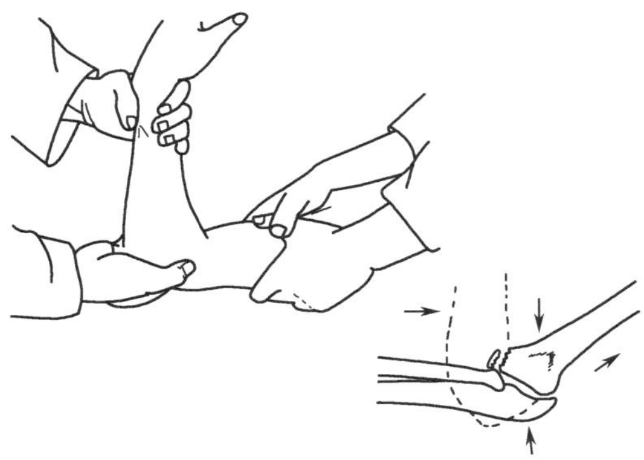

图 8-8-5　整复手法(二)

伴有肘关节脱位者,应先整复其脱位,然后再做骨折整复。整复时,助手必须在牵引的同时内收患者肘关节,使肘关节内侧间隙变窄而避免骨块嵌入。

对于Ⅳ型肱骨内上髁骨折,先试行手法整复,如不能成功则考虑手术治疗。

(二) 固定

复位后,损伤局部敷活血祛瘀散。然后加纱布平方垫,用胶布贴住,外包棉垫,以小夹板包扎,再缠绕几圈绷带固定。屈肘部 90°,用三角巾悬吊于胸前。

五、药物治疗

何氏骨科对于肱骨内上髁骨折的药物使用,同样遵循中医骨伤科学的原则,即针对骨折的初期、中期与后期进行辨证论治。

外敷用药：初期，用活血祛瘀散；中期，骨折部位用续筋接骨散，周围部位则用活血祛瘀散；后期，骨折部位用强筋生骨散，周围部位使用活血祛瘀散加温通散或消增通痹散。

内服用药：初期，内服活血理气丸；中期，内服活血理气丸加强筋壮骨丸；后期，内服强筋壮骨丸，也可根据不同情况加以辨证施治。

按摩用药：初期，使用归红化瘀酒；中后期，使用温通经络液。

六、功能锻炼

整复固定后，应限制腕、指的屈曲活动及用力握拳动作。肩部活动可不限制。待骨折基本连接，可逐步加强腕、指关节的屈曲活动。

七、预后

固定3~4周后，骨折即可连接。一般不遗留功能障碍。软组织损伤较重者，可产生暂时性伸肘受限，经中药烫洗及加强功能锻炼，一般都能恢复正常。尺神经损伤多为骨折牵拉引起，无须特殊处理，内服中药（如三元丹合三虫散），一般3个月左右恢复。Ⅲ型、Ⅳ型骨折可引起轻度肘关节功能障碍，应以肘关节功能恢复为基础，固定时间不宜过长。

八、现代研究进展

肱骨内上髁骨折一般认为中医治疗即可，当手法整复失败，或陈旧性骨折影响功能恢复，可手术治疗，基本可以获得良好的治疗效果。

问题与展望　肱骨内上髁骨折以往多采取手法复位，但因本病可出现一些并发症，若处理不当，可发生骨折不连接或畸形愈合、肘关节屈伸功能障碍、尺神经损伤、骨化性肌炎等并发症，较大程度影响了患者的生活质量和心理健康。而良好、系统的治疗可以明显减少并发症的发生。随着现代医学的发展，对肱骨内上髁骨折治疗采用中医非手术方法还是手术方法一直存在较多争议，应该进一步探讨如何提高治疗效果。

九、病例

患者郑某，女性，62岁。

【主诉】右肘摔伤活动不利半天。

【现病史】2017年4月14日上午8:00患者行走时不慎滑倒，致右肘关节活动不利，当时给予冰敷等处理，患者照常活动。伤后就近到附近医疗机构行CT检查示：右侧肱骨内上髁、右尺骨近端内侧撕脱性骨折。现患者自感肘关节疼痛肿胀加重，活动受限，为求进一步诊治，遂来我院门诊就诊。

【检查】查体：患者右肘肿胀明显，右肘关节后部部分压痛、叩痛及轴向叩击痛明显，可扪及明显的骨擦音及骨擦感，主动活动明显受限，右桡动脉搏动扪及正常，右上肢远端血供、感觉、运动良好。

外院（2017年4月14日）右肘关节CT示：右侧肱骨内上髁、右尺骨近端内侧撕脱性骨折，肘关节内侧软组织轻度肿胀。

【诊断】肱骨内上髁、右尺骨近端内侧撕脱性骨折。辨证：骨断筋伤，气滞血瘀。

【治疗】在助手配合下，行手法复位，纠正右肘畸形，挤压骨位和右肘关节骨形态至正常位，而后骨折处外用何氏祖传秘方活血祛瘀散以活血祛瘀，凉血止痛，骨折周围用活血祛瘀散，以超关节夹板和托板呈110°固定。用绷带包扎，悬吊于胸前。复位后摄片复查，骨位对位对线，关节各骨对应关系良好。2周后摄片复查，骨位尚可，有少量骨痂生长，此时用药调整为骨折处外用续筋接骨散，骨折周围仍用活血祛瘀散，以续筋接骨，活血祛瘀为主。4周后摄片复查，见大量骨痂生长，此时拆除夹板，同时运用何氏温通经络液，辅以何氏手法点穴，按摩，舒筋活络，松解粘连，经过 5 次治疗后，患者右肘关节功能恢复度 60%。

半年后随访，患者右肘关节功能恢复度 100%，力量恢复正常。

第九节　尺骨鹰嘴骨折

一、解剖特点

尺骨近端较粗大，包括鹰嘴、冠突、滑车切迹和尺骨粗隆，是尺骨最坚强的部分，肱骨滑车的关节面与鹰嘴凹陷的关节面相互咬合在一起，共同构成了肱尺关节，其为肘关节的主要组成部分。鹰嘴是尺骨的最高点，后方有肱三头肌肌腱附着，肱三头肌及其肌腱、腱膜是保证肘后稳定的重要组成部分，同时也是肘关节伸肘功能的动力装置，尺骨鹰嘴发生骨折，则预示着肱三头肌伸肘装置的断裂（图 8-9-1）。

二、发病机制

尺骨鹰嘴骨折多见于成年人。间接暴力和直接暴力均可造成，以间接暴力为主（图 8-9-2）。间接暴力引起的骨折常见于跌倒时手掌着地，由于肱三头肌的强力牵拉而将尺骨鹰嘴损伤（图 8-9-3），骨折线多为横行或斜行，在青少年常为骨骺分离。儿童跌倒时手掌着地，暴力沿尺骨纵轴向上传导，身体重力自上而下经肱骨作用于滑车切迹，则可产生裂纹骨折或青枝骨折，有时合并桡骨颈骨折（图 8-9-4）。

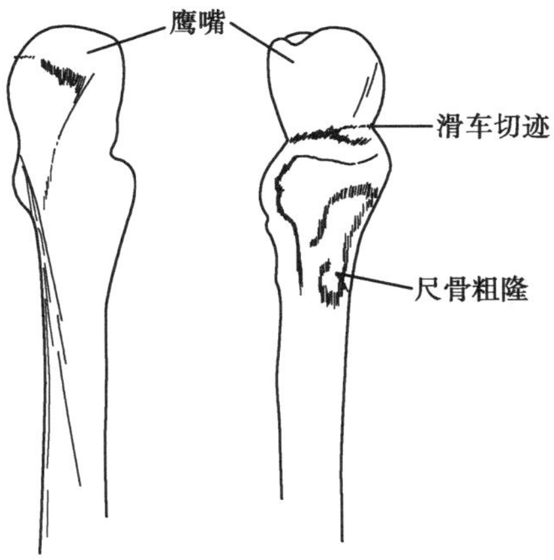

图 8-9-1　解剖特点

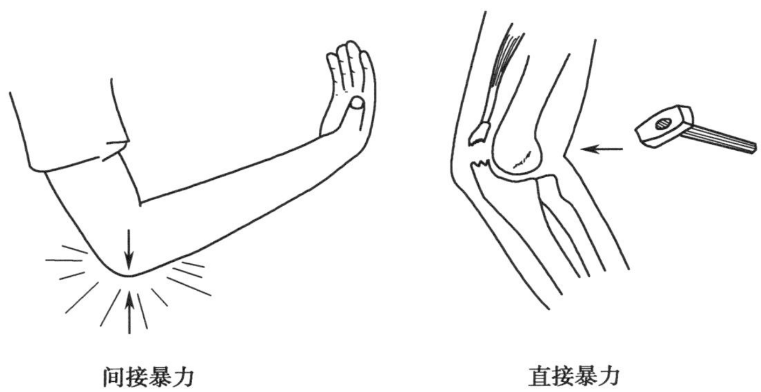

图 8-9-2　损伤机制

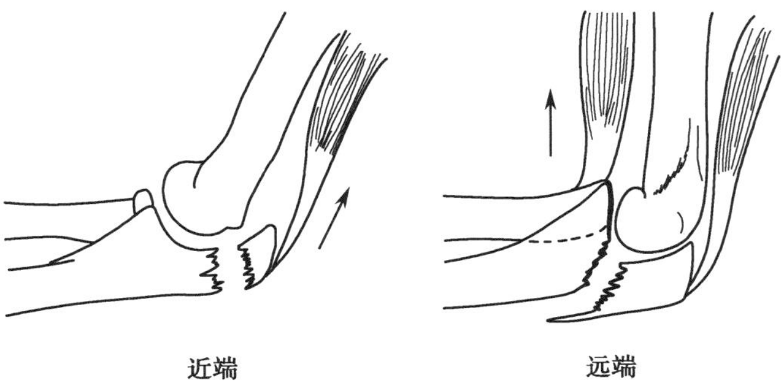

图 8-9-3　肱三头肌牵拉机制

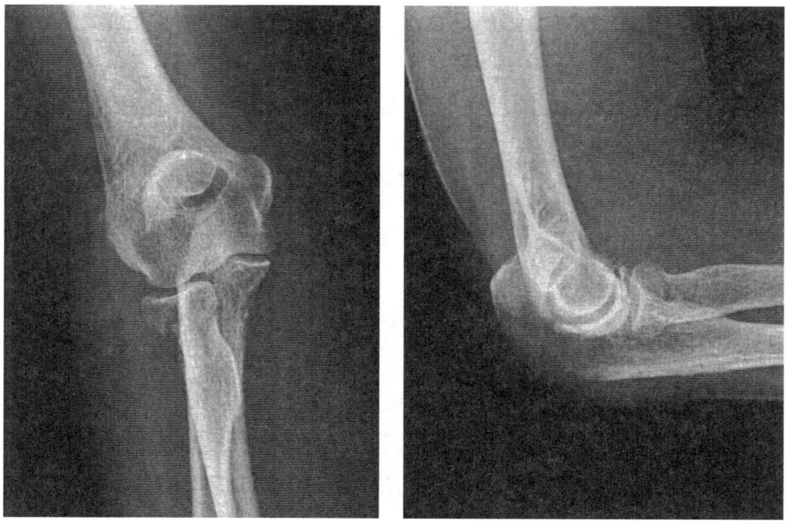

图 8-9-4 尺骨鹰嘴骨折合并桡骨颈骨折

直接暴力引起的骨折多见于跌倒时肘后部着地或肘后部遭到直接打击、碰撞，其骨折多为无移位或粉碎性骨折（图 8-9-5）。因骨折片周围的骨膜及其支持带尚完整或损伤较轻，故骨折移位不大。直接及间接暴力合并引起者，则会造成移位和粉碎性骨折。

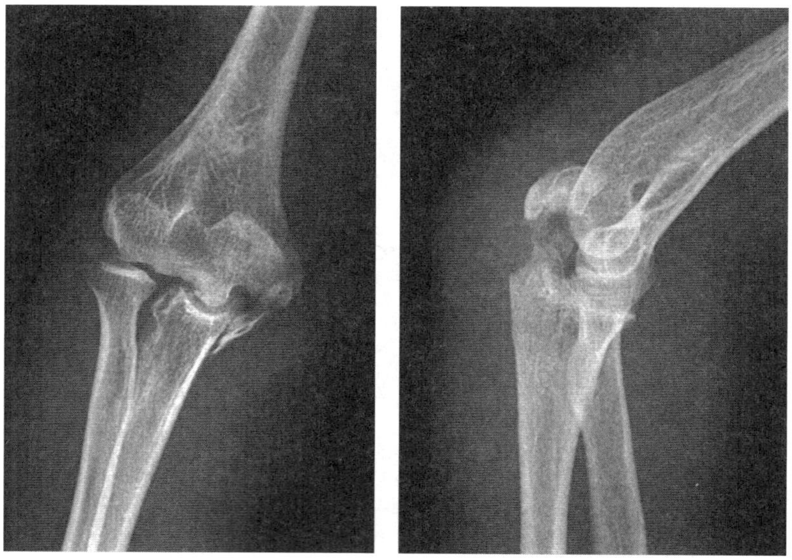

图 8-9-5 尺骨鹰嘴粉碎性骨折

三、临床表现及诊断

伤后肘背侧肿胀和疼痛，尺骨鹰嘴突压痛明显，肘关节屈曲活动时疼痛加重，主动伸直活动障碍，伸肘时疼痛加剧。骨折有分离移位时，可触及骨摩擦征及假活动，肘关节内积血时，鹰嘴两侧凹陷处隆起，肘关节正、侧位片可以明确骨折类型、骨折块大小及移位程度。

四、手法治疗

除少数撕脱性骨折外，尺骨鹰嘴骨折都涉及关节，属于关节内骨折。根据骨折的类型采取不同方法进行治疗，治疗时应强调解剖对位，以恢复关节面的平整、光滑，避免创伤性关节炎的发生。

（一）整复

尺骨鹰嘴骨折除少数尺骨鹰嘴尖端撕脱骨折外，大多数病例为骨折线波及半月状关节面的关节内骨折。由于肘关节的伸、屈肌的收缩作用，骨折很容易发生分离移位。因此，在治疗时恢复其关节面的正常解剖对位、牢固固定、早期活动是获得良好功能的重要措施，如果关节面对合不整齐，日后可能引起创伤性关节炎，导致肘关节疼痛和功能受限。笔者认为，准确复位和牢固固定是防止关节不稳及预防骨性关节炎发生的有效措施。

1. 无移位骨折 该型骨折不必整复，外敷中药后作托板固定于肘关节伸直位。但伸直位固定时，患者不舒适，也无法利用手指和腕关节自理生活，可以石膏托固定患肢于屈肘 90° 位。笔者在数十年的骨科临床中发现，尺骨鹰嘴骨折复位后若将患肢于屈肘 130° 位固定，骨折痊愈后肘关节功能恢复得快而且好。

2. 分离移位骨折 整复时，患者取坐位，一助手立于患侧，双手握其上臂使之固定，另一助手握其腕部；术者站立于外侧，以双手四指握于前臂上部，双拇指固定骨块，助手逐渐伸肘，并使前臂旋后，肘关节处于伸直位，术者顺势用力将上移的骨折块向远端推挤，使两折端对合，直至无骨擦音，折端紧密吻合为止（图 8-9-6、图 8-9-7）。

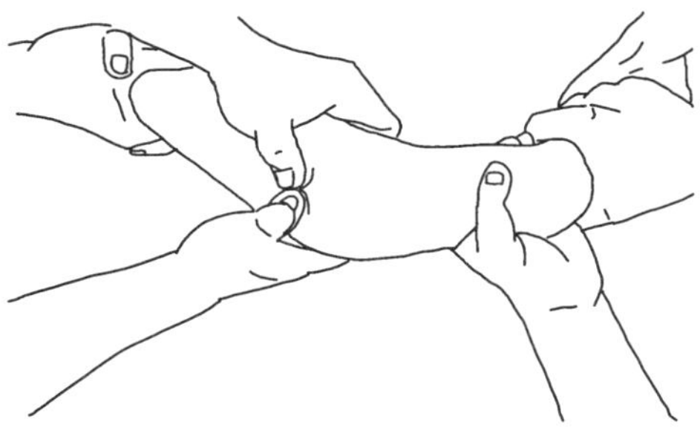

图 8-9-6　分离移位骨折整复手法（一）

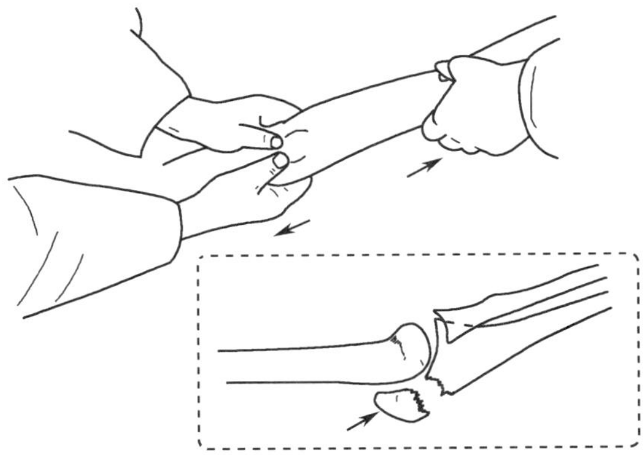

图 8-9-7　分离移位骨折整复手法（二）

（二）固定

尺骨鹰嘴骨折采用“U”形压垫固定法，将移位的骨折片推回与远端紧密吻合。为了保持不再移位，“U”形压垫在此起到十分重要的作用。

“U”形压垫的制作方法：将纸壳剪成细条或用金属丝以药棉裹成圆柱形并折弯如“U”形即可，“U”形压垫的中间部分较两端略粗，大小以刚好卡住鹰嘴为准。

“U”形压垫固定方法：将“U”形压垫开口朝向骨折远端，置于鹰嘴与肱骨内外髁间隙，先用一条胶布其中点在“U”形压垫的中央，两头分别通过压垫两侧，斜向下经过桡骨头、肱骨内髁下，交叉于肘窝下粘贴。再用另外一条胶布平行经过“U”形压垫底部，粘贴于肘关节上部。如此使用“U”形压垫，有利于骨折的固定和折端嵌紧。

敷药固定：固定好“U”形压垫，然后再外敷活血祛瘀散，用绷带包扎，由内向外，从上至下（如此可以加强压垫向下的力量），最后用一钢丝托板于屈肘 5°~10° 位包扎固定（图 8-9-8）。固定后应时常检查“U”形压垫的位置，尤其要检查消肿后压垫有无松动。2~3 周后可逐渐将屈肘范围加大，直到于屈肘 90° 位固定。

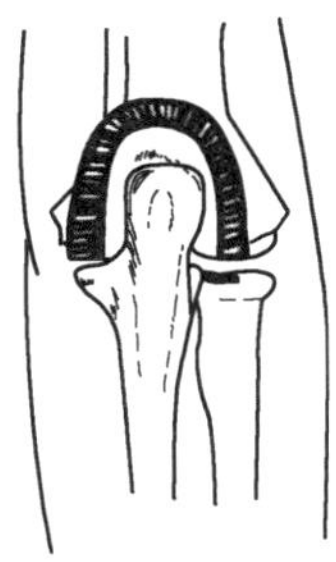

图 8-9-8 “U”形压垫放置法

五、药物治疗

何氏骨科对于尺骨鹰嘴骨折的药物使用，同样遵循中医骨伤科学的原则，即针对骨折的初期、中期与后期进行辨证论治。

外敷用药：初期，用活血祛瘀散；中期，骨折部位用续筋接骨散，周围部位则用活血祛瘀散；后期，骨折部位用强筋生骨散，周围部位用活血祛瘀散加温通散或消增通痹散。

内服用药：初期，内服活血理气丸；中期，内服活血理气丸加强筋壮骨丸；后期，内服强筋壮骨丸，也可根据不同情况加以辨证施治。

按摩用药：初期，使用归红化瘀酒；中后期，使用温通经络液。

六、功能锻炼

整复固定后，患肢抬高以利于消肿，同时即可开始做肩、腕及手指的活动。如耸肩、屈伸腕部关节和握拳等。拆除固定后再进行肘关节的功能锻炼。

七、预后

尺骨鹰嘴骨折系关节内骨折，复位要求甚严。如果对位不良，则尺骨鹰嘴之滑车切迹关节面不光滑，晚期极易继发创伤性关节炎。

对于分离移位及粉碎性骨折，先试行手法整复，如不能达到解剖对位，应考虑手术切开复位，以钢针与钢丝“8”字形缠绕内固定。拆线后，再外敷中药治疗以促进骨折及早愈合。

八、现代研究进展

尺骨鹰嘴骨折一般用中医治疗可以获得满意的疗效，骨块较大且手法整复失败者，可以行手术切开复位内固定，用髓内螺钉结合张力带固定等。

问题与展望　尺骨鹰嘴骨折作为临床上常见的骨科疾患，大多数学者注重高能量损伤骨折——脱位型骨折的研究，忽视了常见横行及斜行的研究。有必要探讨一种符合生物力学原理、临床上简易可行的治疗方法，结合中西医之所长，以进一步提高手术疗效，减少并发症的发生。

九、病例

患者果某，女，66 岁。

【主诉】左肘部跌伤后肿痛，活动受限 1 天。

【现病史】患者于 2016 年 10 月 9 日在不慎滑倒，左肘部撑地受伤，即感左肘部剧烈疼痛、肿胀，活动受限，无头晕、头痛、呕吐以及大小便失禁，患者自行回家休息，未作特殊处理，今晨患者感疼痛加重难忍，来我院就诊。

【检查】左肘部中度肿胀，左尺骨鹰嘴压痛(+)，可扪及骨擦音，左肘关节功能障碍，左尺桡动脉搏动正常，左手指末端血循环、感觉正常。

辅助检查：我院 DR 检查示：左肘关节尺骨鹰嘴突骨折，断端显分离并周围见小碎骨片影，左肘关节软组织肿胀。

【诊断】左尺骨鹰嘴骨折。证属骨断筋伤，血瘀气滞。

【治疗】予手法复位。第 1 周、第 2 周口服活血理气丸及外敷活血祛瘀散消肿止痛，肿胀消退。第 3 周起开始口服强筋壮骨丸及外敷续筋接骨散，以促进骨折愈合(图 8-9-9)。

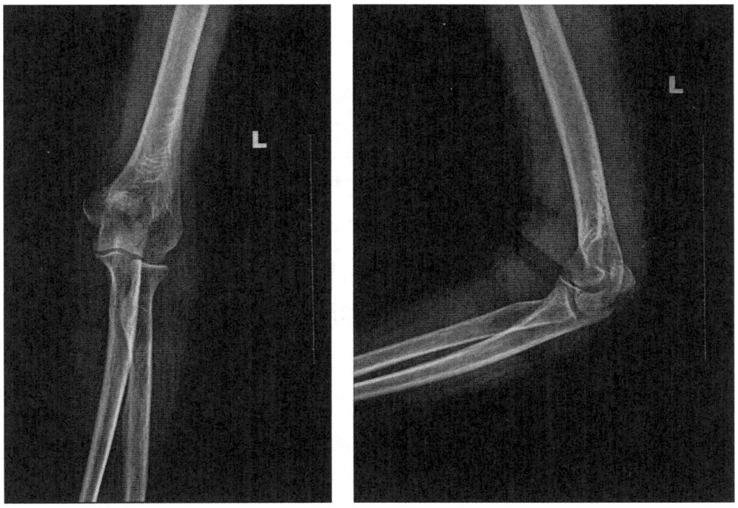

图 8-9-9　左尺骨鹰嘴骨折

第十节　桡骨干骨折

一、解剖特点

桡骨为上臂外侧(拇指侧)的长骨,桡骨除支持前臂外,主要参与前臂的旋转活动,通过上端桡骨头的“自转”和下端围绕尺骨的“公转”,使前臂具有旋前、旋后的功能(图 8-10-1)。桡骨中、下 1/3 交界处为桡骨生理弯曲最大之处,也是应力上的弱点,故骨折多于此处发生。桡骨干单独骨折较少见,患者一般多为青少年。

二、发病机制

多为间接暴力引起。跌倒时,手掌着地,前臂过度旋前,暴力向上冲击作用于桡骨干而产生骨折。因有尺骨支撑,骨折重叠移位不多,由于受骨间膜的牵拉可向尺侧成角,但主要是由于肌肉的牵拉而发生旋转移位和侧方移位。骨折在旋前圆肌止点以上者,近端呈屈曲旋后位,远端旋前(图 8-10-2)。骨折位于旋前圆肌止点以下者,近端大致处于中立位,远端旋前。

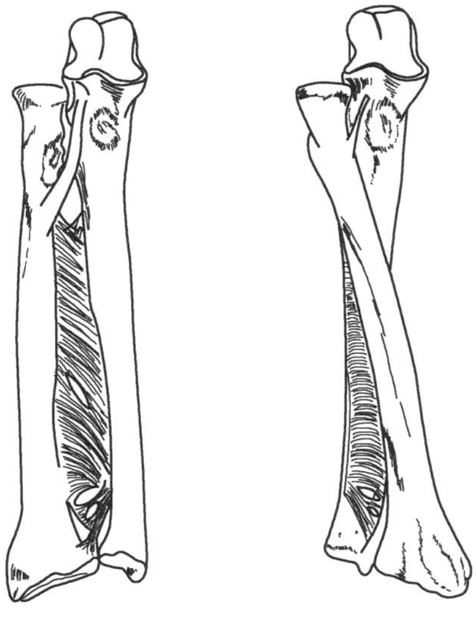

旋后位　　旋前位

图 8-10-1　前臂的旋前、旋后功能

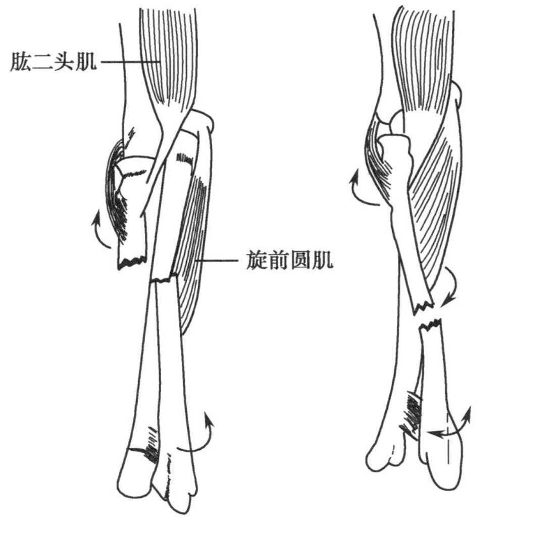

骨折在旋前圆肌止点之上　　骨折在旋前圆肌止点之下

图 8-10-2　骨折分型

三、临床表现与诊断

伤肢常呈肘屈曲和前臂旋前姿势，局部疼痛、肿胀、压痛和纵轴叩击痛，前臂旋转功能丧失。检查者一手扪着桡骨小头，一手握腕关节，旋转前臂时，桡骨头不能转动，并可闻及骨擦音。

若为不完全骨折，前臂旋转时，局部疼痛加重。拍摄 X 线片应包括腕、肘关节，以确切判定骨折段旋转方向及排除桡尺远侧关节脱位。如桡骨上 1/3 骨折，折端除了侧方移位及成角，断端宽度不一致，存在旋转移位。一般桡骨上 1/3 骨折旋转移位都有规律性，因附着于桡骨上端的肱二头肌及旋后肌牵拉骨折近端向后旋转移位，而附着于桡骨中下段的旋前圆肌和旋前方肌牵拉骨折远端向前旋转移位（图 8-10-3）。

四、手法治疗

无移位的骨折或轻微成角的青枝骨折，桡骨下段骨小梁扭曲，皮质皱褶，折端向前成角，尺骨未见异常（图 8-10-4），可不行手法整复。但对于有移位或成角较大的骨折，以及成年人骨折的旋转畸形等，则须手法整复。

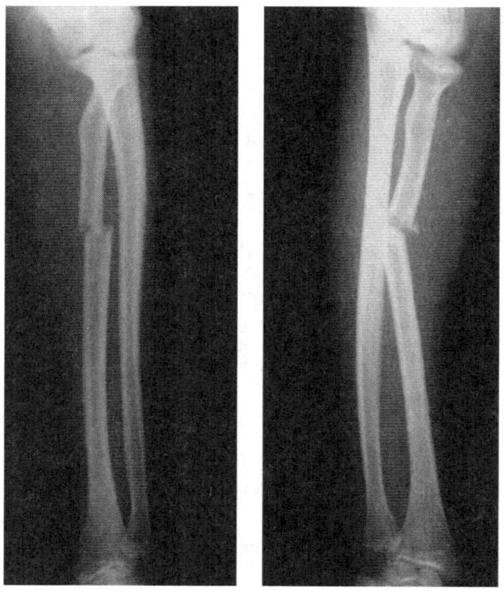

图 8-10-3　桡骨上 1/3 骨折

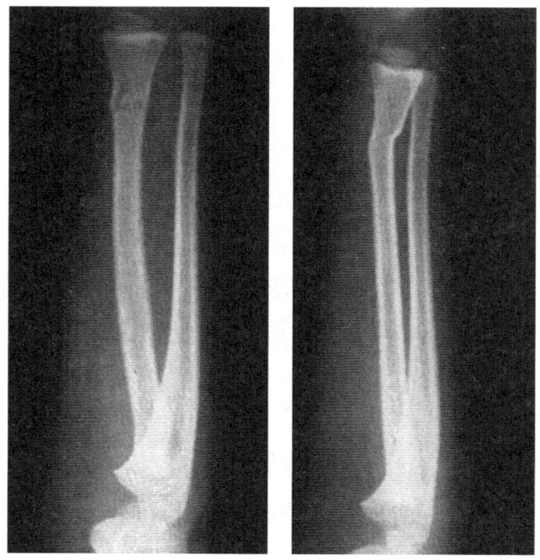

图 8-10-4　桡骨青枝骨折

（一）整复

1. 桡骨干上 1/3 骨折　该骨折为旋前圆肌止点以上骨折，整复时患者取坐位，肩略外展，屈肘 90°，前臂旋后。助手甲握上臂下段，助手乙握腕部。术者两手分别握住远、近骨折端，将旋后而向桡背移位的近折端推向尺掌侧，同时，将旋前并向尺掌侧移位的远折端推向桡背侧，使断端接触。然后助手乙将前臂在旋后位轻微摇晃几次，以纠正残余移位并使骨折断端接触紧密（图 8-10-5）。

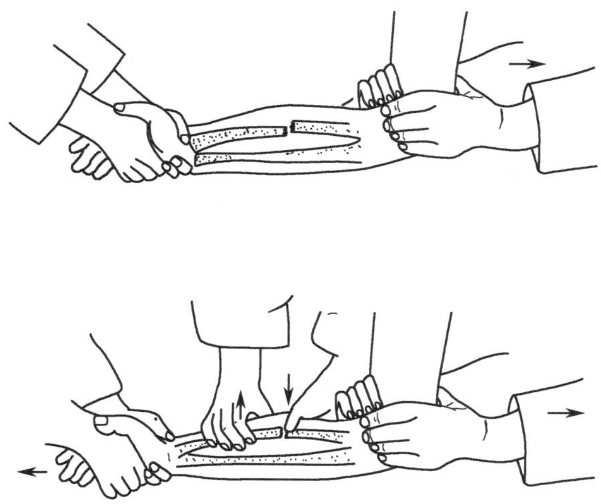

图 8-10-5　桡骨干上 1/3 骨折复位法

2. 桡骨干中 1/3 及下 1/3 骨折　该骨折为旋前圆肌止点以下的骨折，整复时将前臂置于中立位。在牵引力下矫正重叠，用夹挤分骨法矫正侧方移位，恢复骨间隙和正常宽度，再用提按法纠正前后移位（图 8-10-6）。

(二) 固定

整复后,用两条圆柱形分骨垫置于前臂桡、尺骨之间,以 2 条胶布粘贴固定后,外敷活血祛瘀散。根据远折端移位情况,再用一椭圆形压垫放置于骨折部的桡侧或背侧或掌侧,或桡背侧、桡掌侧,用胶布固定后,再用 4 块夹板以扎带、绷带包扎固定,夹板长度与桡骨等长,以不影响腕、肘关节活动为宜,宽度则根据患者前臂粗细选用。桡骨干上 1/3 骨折者将前臂固定于旋后位,中 1/3 及下 1/3 骨折者则将前臂固定于中立位,均用三角巾悬吊于胸前(图 8-10-7)。

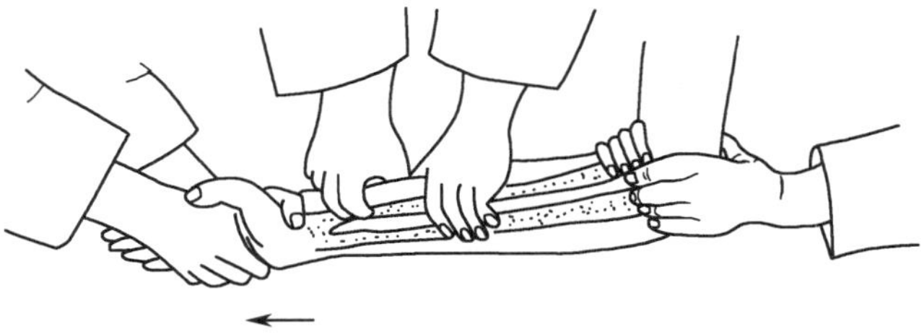

图 8-10-6 桡骨干下 1/3 骨折复位法

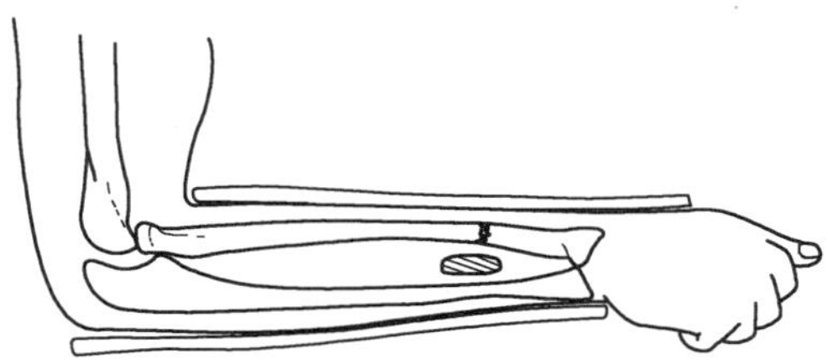

图 8-10-7 桡骨下 1/3 骨折分骨垫放置法及固定

五、药物治疗

何氏骨科对于桡骨干骨折的药物使用,同样遵循中医骨伤科学的原则,即针对骨折的初期、中期与后期进行辨证论治。

外敷用药:初期,用活血祛瘀散;中期,骨折部位用续筋接骨散,周围部位则用活血祛瘀散;后期,骨折部位用强筋生骨散,周围部位用活血祛瘀散加温通散或消增通痹散。

内服用药:初期,内服活血理气丸;中期,内服活血理气丸加强筋壮骨丸;后期,内服强筋壮骨丸,也可根据不同情况加以辨证施治。

按摩用药:初期,使用归红化瘀酒;中后期,使用温通经络液。

六、功能锻炼

固定后即可作握拳活动,待肿胀基本消退后开始肩、肘关节活动。解除固定后,再作前臂旋转活动。并可配合按摩及中药烫洗等。

七、预后

桡骨干骨折一般预后良好。桡骨折端部分前后移位患者,只要骨间隙正常,骨折愈合后功能仍然正常。

八、现代研究进展

一般来讲,手法复位便能取得良好的效果,无法整复者选择内固定手术治疗,手术治疗虽然使骨折获得了满意对位,但其对血运的破坏和肢体功能的恢复并不如意,而且创伤大,有感染和再骨折的风险。

问题与展望 桡骨干骨折是临床常见骨折,尽管现有疗法疗效较好,但因其发病率高,故如何融合中西医优势以优化治疗方案、缩短疗程,值得进一步研究。

九、病例

患者谢某,女,54 岁。

【主诉】右腕肿痛伴活动受限 4 天。

【现病史】患者于4天前(2014年10月21日)在家中走路时不慎跌倒,右腕着地,当即感觉右腕疼痛剧烈,外观畸形,当时未作治疗,现为求进一步诊治,遂来我院。

【检查】专科检查:右腕关节及手背肿胀,右腕关节呈“餐叉样”畸形,桡骨压痛剧烈,可扪及骨擦感和异常活动,右腕关节活动功能受限,肢端感觉运动良好。

辅助检查:DR检查示:右桡骨干骨折,桡骨两断端相互重叠并向掌侧成角畸形。实验室检查:血常规:中性粒细胞百分比71.0%。随机血糖:6.6mmol/L。

【诊断】右桡骨干骨折,证属骨断筋伤,血瘀气滞。

【治疗】

1. 患者端坐,行骨折整复术,以小夹板托板外固定,局部外敷何氏活血祛瘀散,内服何氏活血理气丸,行气化瘀,固定完成后可做指间关节活动,即完全的握拳伸指活动,以及肩、肘关节的活动。

2. 2周后骨折处外敷续筋接骨散。

3. 1个月后(2014年11月22日)拆除托板外固定,摄片示骨折对位对线良好,骨折线模糊,治疗上继续外敷中药,外敷药改为活血祛瘀散和温通散,并于骨折处加用强筋生骨散,内服药改为强筋壮骨丸以强筋生骨。

4. 3个月后(2015年1月11日)摄片示骨折对位对线良好,骨折线消失,患肢功能正常。

第十一节　尺骨干骨折

一、解剖特点

尺骨位置较表浅,易遭受暴力打击而骨折。但因为尺骨位于内侧,外侧桡骨起保护作用,故临床上较为少见。

二、发病机制

尺骨干骨折多系直接暴力所致,偶有旋转应力造成。骨折多发生于中1/3或下1/3较为细弱的位置,以横行骨折多见(图8-11-1)。因桡骨完整,且有骨间膜相连,骨折移位较轻。由于外力的方向及旋前方肌的牵拉,远折端易向桡掌侧倾斜,近折端因肱肌的牵拉而向前移位(图8-11-2)。尺骨上1/3骨折时易合并桡骨小头脱位(图8-11-3),下1/3骨折有严重成角或重叠畸形时,往往合并桡尺远侧关节脱位。

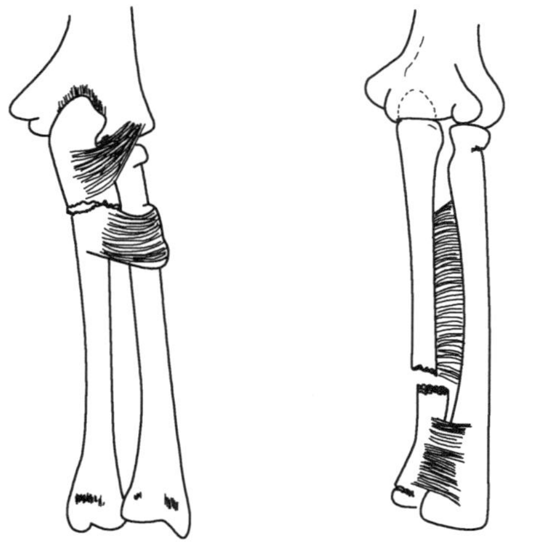

图8-11-1　骨折类型

三、临床表现及诊断

伤后患处疼痛、肿胀,部分患者可有轻度向背侧成角畸形。局部压痛明显,纵轴叩击痛,前臂旋转时疼痛加重,可扪及骨摩擦征。

四、治疗

单独尺骨干骨折的整复、固定基本上与桡骨干骨折相同。但需要注意的是,尺骨干下1/4部位的骨折,因接近腕关节,完全移位的尺骨干骨折常合并尺骨茎突骨折。此处活动会造成延迟愈合或不愈合。

整复、固定及药物等,可参考“桡骨干骨折”一节。

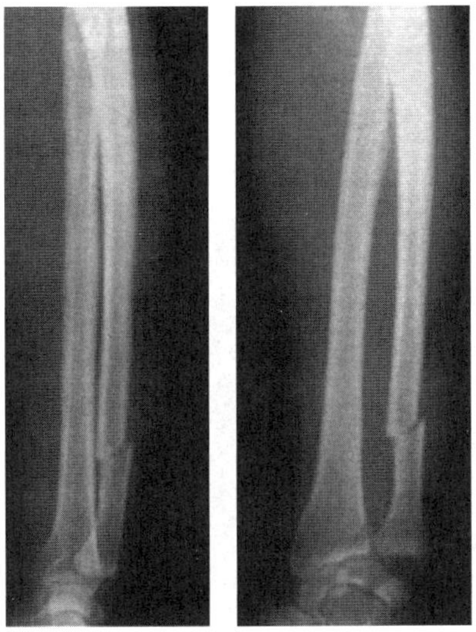

图 8-11-2　尺骨中下段骨折
注：折线呈短斜行，为间接暴力所致。

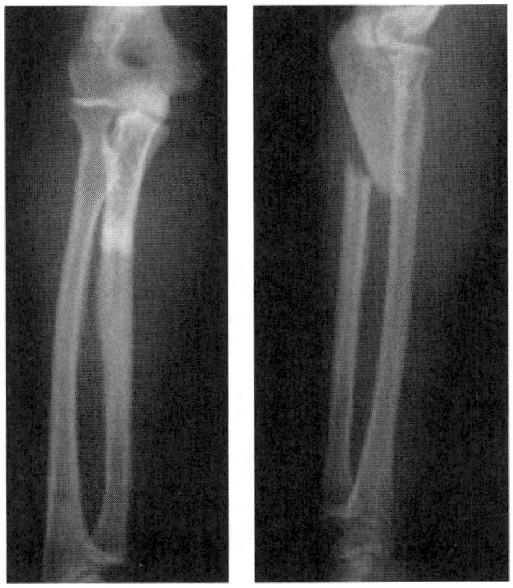

图 8-11-3　尺骨干上 1/3 骨折
注：尺骨上 1/3 短斜行骨折，折端向前成角，桡骨头前上方脱位。

五、功能锻炼

固定后即可做握拳活动，待肿胀基本消退后开始肩、肘关节活动。解除固定后，再做前臂旋转活动。并可配合按摩及中药烫洗等。

六、预后

单纯尺骨干骨折一般预后良好。若为尺桡骨干双骨折，对位稍差者，只要保持良好的对线与尺桡骨间隙，预后均良好。但由于复位不良、固定不佳、过早进行前臂旋转活动等种种原因，也可造成畸形连接，影响功能或愈合迟缓，或骨不连接。

七、现代研究进展

尺骨干骨折同桡骨干骨折，为比较经典的骨折，一般手法复位即可。仅手法复位困难及复位后难固定等需要手术治疗，手术治疗不作首选。

问题与展望　虽然尺骨干骨折的发病率较低，而且一般也愈合良好。但因该骨折的畸形连接发生率较高，且偶有愈合缓慢等现象，故应该引起注意并加以研究。

八、病例

患者彭某，男，58 岁。

【主诉】左前臂摔伤后肿痛，活动受限 2 天。

【现病史】患者于 2015 年 9 月 8 日上午在工地工作时不慎从 2 米高处的钢架上摔下，左前臂着地受伤，当即感剧烈疼痛、活动不能，无头晕、头痛、呕吐以及大小便失禁，急被送至当地医院就诊，X 线检查提示：左尺骨干骨折，当地医院给予静脉输液治疗（具体用药不详），未作其他特殊处理，患者为求进一步治疗，于今日转来我院就诊。

【检查】左前臂托板固定在位，中度肿胀，左尺骨近端压痛（+），可扪及骨擦音，左前臂功能障碍，左尺桡动脉搏动正常，左手腕、手指感觉、运动未见异常。

辅助检查：DR 检查示：左尺桡骨近端骨折。

【诊断】左尺骨近端粉碎性骨折；左桡骨近端裂纹骨折。证属于骨断筋伤，血瘀气滞。

【治疗】行手法复位后，第 1 周、第 2 周口服活血理气丸及外敷活血祛瘀散消肿止痛，有利于肿胀消退。第 3 周起开始口服强筋壮骨丸及外敷续筋接骨散，以促进骨折愈合(图 8-11-4)。

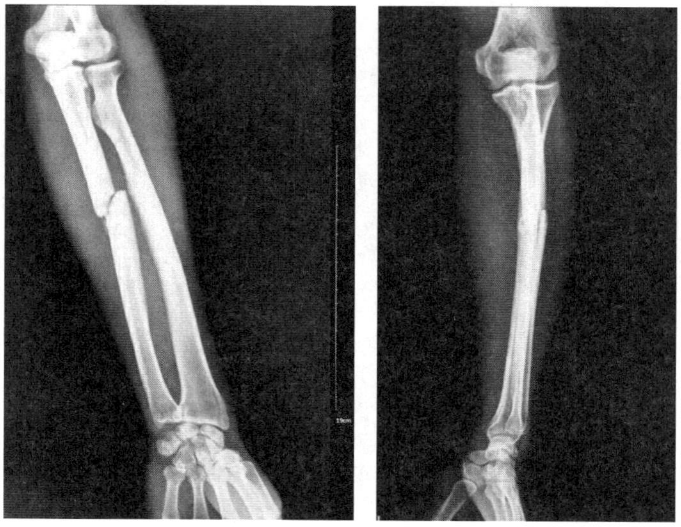

图 8-11-4　左尺骨近端粉碎性骨折

第十二节　尺桡骨干双骨折

一、解剖特点

尺骨和桡骨并列组成了前臂的骨骼框架，保证了人的上肢具有一定的长度，尺桡骨借尺桡近侧、远侧关节及骨间膜紧密相连，同时其旋转功能对手的灵活精细动作有一定的帮助(图 8-12-1)。桡骨上段细、下段粗，尺骨上段粗、下段细，尺桡骨干分别向内、外侧略呈弧形弯曲，使两骨间保持一定的间隙。当前臂在中立位时，尺桡骨之间距离最大，骨间膜最紧张，两骨间嵴相对，两骨之相对关系亦最稳定。旋转是前臂的主要功能，前臂的旋转是在尺骨与桡骨的协调配合下，由旋前肌群和旋后肌群牵拉，尺桡近侧、远侧关节联合运动而发生。了解这些解剖生理特点，对认识尺桡骨干双骨折的发生与治疗有重要的意义。

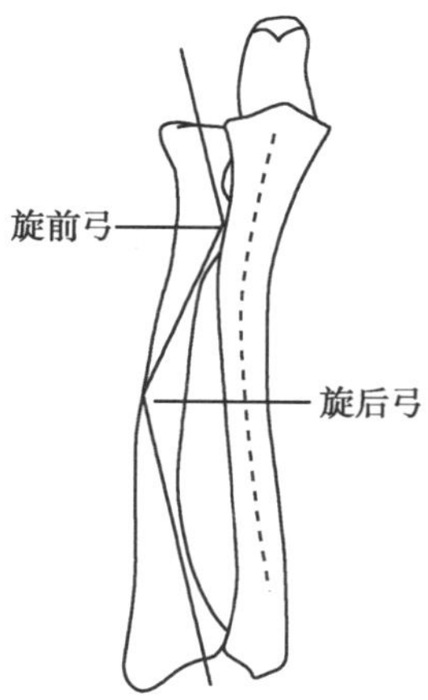

图 8-12-1　前臂旋转弓

二、发病机制

尺桡骨干双骨折临床常见，多发生于年龄较大的儿童及青壮年，大多发生于前臂中下 1/3 段部位。直接暴力或间接暴力均可造成尺桡骨干双骨折。

(一) 直接暴力

直接暴力导致的尺桡骨干双骨折以粉碎性或横行骨折多见，两骨折线常在同一水平，且软组织损伤较重。多见于打击或挤压伤。

(二) 间接暴力

1. 传达暴力　跌倒时手掌着地，由地面的反作用力形成的暴力通过桡腕关节由桡骨干向上传递，在桡骨的中上 1/3 部——应力集中的生理弯曲处发生骨折。然后残余的暴力通过骨间膜向内下即可传达至尺骨，使尺骨在较低平面发生骨折。骨折线在桡骨为横行或锯齿状，尺骨为短斜行，且骨折多有移位，但软组织损伤一般不严重。

2. 扭转暴力 多见于机器绞伤，或遭受传达暴力的同时，前臂又受到一种扭转的外力，导致尺桡骨干螺旋形骨折。两骨折线方向一致，但不在同一平面，尺骨折线高于桡骨折线平面。常伴有皮肤或软组织的擦伤或挫裂伤。

临床上，可将尺桡骨干双骨折分为横行、短斜行、螺旋形3种类型（图8-12-2）。且四个骨折端的移位情况复杂，桡尺骨对应的两折端可成角或重叠、侧方移位，尺桡骨折同侧两断端可并拢，或四折端相互交叉，并可因肌肉的牵拉而发生桡骨干纵轴旋转移位。这些情况是整复困难的主要原因。

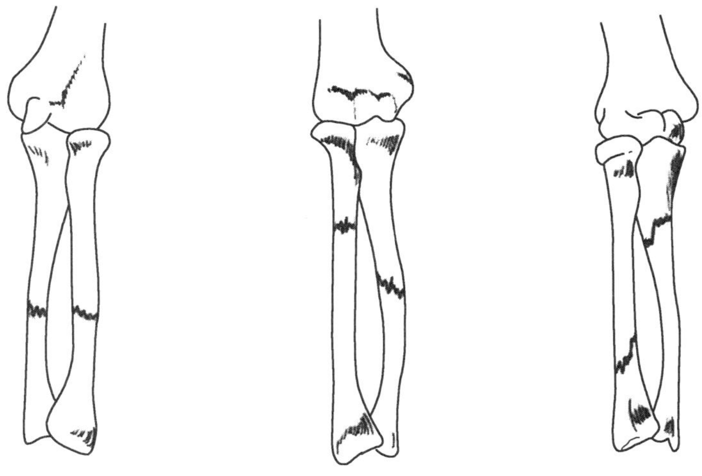

图8-12-2 尺桡骨干双骨折分型

三、临床表现及诊断

伤后局部疼痛肿胀，前臂活动功能丧失，动则疼痛加剧。有重叠移位的骨折，前臂可有缩短，成角或旋转畸形。局部压痛明显，有纵轴叩击痛，触及骨摩擦感及骨擦音。若局部肿胀甚剧，以致有时很难触及骨折断端，前臂轻微的旋转即可引起伤处剧痛。骨折端刺戳所致的开放性骨折，皮肤伤口一般较小，刺出之骨折端有时自行回纳入伤口内，若不重视，治疗不当可造成严重并发症——化脓性感染或特异性感染，如破伤风、气性坏疽等。

摄X线片时，必须包括肘关节和腕关节，以观察骨折端是否有旋转移位，以及是否伴有尺桡近侧、远侧关节脱位。

四、手法治疗

尺桡骨干双骨折因受外力影响，前臂纵向肌肉的牵拉以及旋前肌、旋后肌的不同作用，骨折断端多有重叠、旋转、成角及向骨膜间移位畸形。这种畸形的复杂性给手法整复增加了一定难度。为达到理想或较好复位，术前应根据损伤机制，结合X线片，制订出科学的治疗方案及措施，以恢复前臂旋转的生理功能。

（一）整复

尺桡骨干双骨折的整复，讲究手法的先后，否则会直接影响整复的成败。对于尺桡骨干双骨折，何氏骨科积累了丰富的临床经验。如尺桡骨干中1/3双骨折则根据其骨折的相对稳定性来决定其整复顺序的先后。

尺桡骨干双骨折的整复原则：一般应先整复稳定性骨折（如横行、锯齿状骨折），整复后，以此为支架再整复另一骨干的不稳定性骨折。若类型相同，上1/3骨折则先整复尺骨；下1/3骨折则先整复桡骨。

具体方法：患者取坐位，上臂略外展屈肘 90°，使肱二头肌和旋前圆肌松弛，有利于骨折的整复。前臂置于中立位或稍旋后位，助手甲握住患者上臂上段，助手乙握住患肢手部，两位助手对抗牵引拔伸，以矫正重叠或成角畸形。根据骨折移位情况，术者在折端掌、背侧以两手的拇、示、中三指沿前臂纵轴方向用挤压分骨法恢复两骨间隙宽度（图 8-12-3）。然后术者一手握近折端，一手握远折端，用回旋捺正法紧贴骨折近端逆向回旋以矫正背向移位（图 8-12-4），最后用提按等手法（图 8-12-5），矫正残余的侧方移位。

折顶手法的运用：若断面呈锯齿状或横行，牵拉不能矫正重叠时，可采用此法。术者先将尺桡骨骨折侧方移位矫正为单纯的背侧移位后，两手拇指在背侧按住突出的骨折断端，两手其余四指托住向掌侧下陷的另一端，在助手乙的配合下，加大骨折原来的成角，待成角加大到一定程度，两折端同一侧骨质相互对顶时，骤然回向反折，反折时，拇指将背侧骨突向掌侧推按，而其余四指则向背侧托顶另一骨折端即可。折顶法必须在分骨手法之后进行。

（二）固定

整复完毕，助手维持牵引状态，用两条分骨垫置于尺、桡骨之间，压垫两端均超过两骨的骨折线，以胶布粘贴固定。然后敷上中药，用绷带由内向外包扎几圈后，再用两块弧形小压垫，根据骨折移位及成角，以及整复后是否有残余移位及成角的程度，分别放置于桡骨和尺骨骨折部的桡侧、尺侧或桡背侧、桡掌侧或尺背侧、尺掌侧。用胶布固定压垫。再以 4 块小夹板放置前臂掌侧、背侧、尺侧及桡侧，其中尺侧夹板较长且在掌心处带有一木制圆柱，为防止前臂旋转，4 块夹板不能相互接触，4 根扎带捆扎，松紧适宜，最后绷带包扎固定。小夹板应于整复前制好，其长度比前臂略短 2cm，宽度视患者前臂粗细决定（图 8-12-6）。

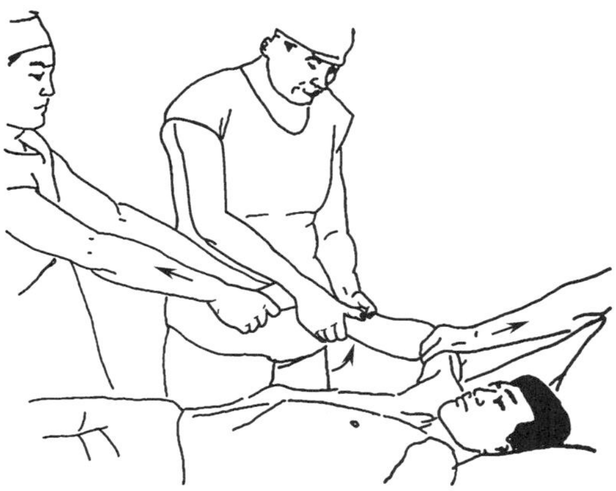

图 8-12-3　分骨

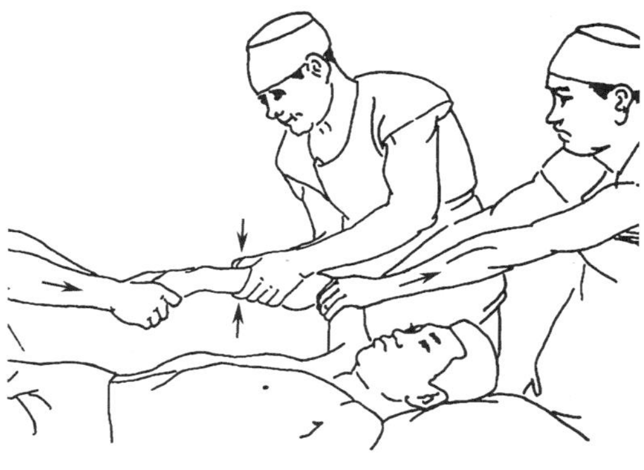

图 8-12-4　向背提托

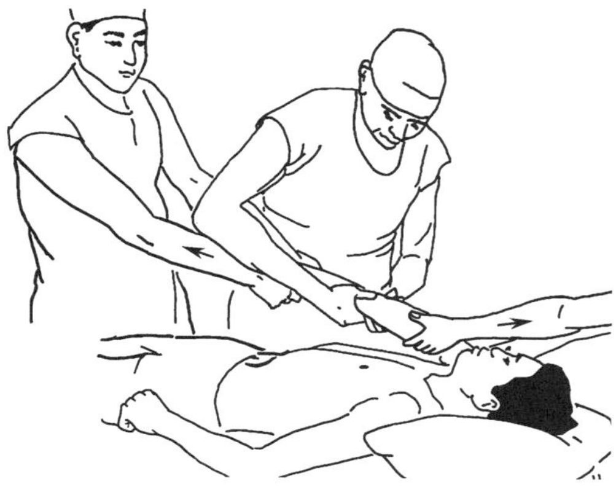

图 8-12-5　提按

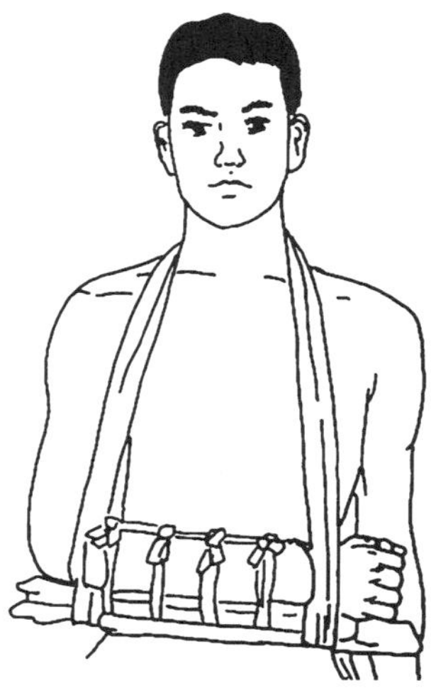

图 8-12-6　固定法

若上段骨折，屈肘 90°，将前臂固定在旋后位；中、下段骨折，前臂置于中立位。用三角巾悬吊胸前。成人固定 4~6 周。

五、药物治疗

何氏骨科对于尺桡骨干双骨折的药物使用，同样遵循中医骨伤科学的原则，即针对骨折的初期、中期与后期进行辨证论治。

外敷用药：初期，用活血祛瘀散；中期，骨折部位用续筋接骨散，周围部位则用活血祛瘀散；后期，骨折部位用强筋生骨散，周围部位用活血祛瘀散加温通散或消增通痹散。

内服用药：初期，内服活血理气丸；中期，内服活血理气丸加强筋壮骨丸；后期，内服强筋壮骨丸，也可根据不同情况加以辨证施治。

按摩用药：初期，使用归红化瘀酒；中后期，使用温通经络液。

六、功能锻炼

早期，鼓励患者做手指伸屈和肩关节活动，并可在上臂及手指部适当外用药酒按摩；中期，开始肘关节伸屈活动；后期，练习前臂旋转活动，在医生的指导下，由 10°~20° 逐渐加大活动度。去除外固定后逐渐进行负重锻炼。

七、预后

经过仔细的治疗，儿童经 3~4 周，成人经 4~6 周，一般均可临床痊愈。对位稍差者，只要能保持良好的对线与尺桡骨间隙，预后均良好。但由于种种原因，尺桡骨干双骨折可发生以下并发症：①前臂骨 - 筋膜室综合征；②破伤感染；③畸形愈合；④交叉愈合，即由对位不佳，有旋转成角，严重损伤骨间膜或粗暴手术操作，导致两骨间血肿相通，日后血肿机化、骨化而形成骨桥，这将影响前臂的旋转功能。因此，对治疗过程的每一步骤和环节都应认真对待。

八、现代研究进展

手法复位后小夹板或长臂石膏托外固定，目前仍是治疗青少年尺桡骨干双骨折的主要方法，一般可以取得满意疗效。但前臂解剖结构及功能复杂，闭合复位有一定难度，而整复后外固定的稳定性和可靠性不确定。对于经手法整复骨折仍无法复位，或复位后位置无法维持，或骨折断端粉碎严重等情况应手术治疗，手术治疗可以选择双钢板螺钉内固定，髓内针内固定等，但手术固定存在手术时间长，骨膜剥离范围广，不利于愈合，感染机会增多的情况。

问题与展望　前臂解剖结构及功能复杂，无论中医治疗还是手术治疗均存在一些不良反应，且有时可形成严重的并发症，应当引起重视并加以解决。

九、病例

1. 案例一

患者杨某，男，6 岁。

【主诉】左手腕骨损伤 20 天。

【现病史】患者于 20 天前曾随父母到旅游时不慎跌倒致左手腕损伤，后急送至当地医院就诊，医生建议手术治疗，患者家属考虑到患者年龄偏小，对手术接受程度不高，故在该院作临时常规处理后离院。

【检查】左侧手腕部僵硬，手指微肿，手指功能正常，无感觉异常。拆除石膏后见左手前臂皮下淤血，局部肌肉萎缩，左手前臂呈“餐叉样”畸形，稍有触痛感。

辅助检查：血常规：血红蛋白 123g/L，白细胞 5.05×10^9/L，中性粒细胞百分比 51.4%，淋巴细胞百分比 30.6%，血小板 $95 \times 10^9/L$。

X 线侧位片示：左手尺桡骨远端双骨折。X 线正位片示：远端向桡侧移位，侧位向背侧倾斜并畸形愈合。

【治疗】在征得家长同意的情况下使用我院独特的正骨手法，将患者伤肢折断再复位。纠正骨折处畸形，挤压骨折部使其平坦。后用活血祛瘀散外敷患处，骨折周围用活血祛瘀散，以活血祛瘀，凉血消炎止痛。以小夹板固定、绷带包扎，悬于胸前。X 线复查，左侧尺桡正侧位片示：复位后骨折处对位对线良好。

嘱：患者隔日来院换药。2 周后摄片复查：骨位良好，有少量骨痂生长，此阶段骨折处用续筋接骨散，周围仍用活血祛瘀散，以小夹板固定。4 周后摄片复查，骨折处折线模糊，骨折线基本消失。此时拆除夹板，以温通经络液辅以手法按摩，外用活血祛瘀散和温通散外敷。半年后随访，患者左尺桡骨功能恢复正常。

2. 案例二

患者熊某，女，42 岁。

【主诉】右前臂砸伤后出血、疼痛，活动受限 2 小时。

【现病史】患者于 2015 年 9 月 14 日在工地上工作时不慎被高空掉下的重物砸伤右前臂，即感右前臂疼痛剧烈、出血，活动受限，无头晕、头痛及呕吐，急送至当地医院就诊，X 线检查提示：右尺桡骨中远端双骨折。予简易包扎、夹板外固定后转来我院就诊。

【检查】右前臂托板固定在位，中度肿胀，右前臂背侧皮肤挫擦伤，可见 0.5cm 浅表伤口，渗血，右桡骨中段及尺骨下段压痛（+），可扪及骨擦音，右前臂功能障碍，右尺桡动脉搏动正常，右手腕、手指感觉、运动未见异常。

辅助检查：DR 检查示：右桡骨中段骨折，右尺骨下段骨折。

【诊断】右尺桡骨干双骨折。证属骨断筋伤，血瘀气滞。

【治疗】手法复位后，按照何氏骨科辨证用药，第 1 周、第 2 周口服活血理气丸及外敷活血祛瘀散消肿止痛，有利于肿胀消退，第 3 周起开始口服强筋壮骨丸及外敷续筋接骨散，以促进骨折愈合（图 8-12-7）。

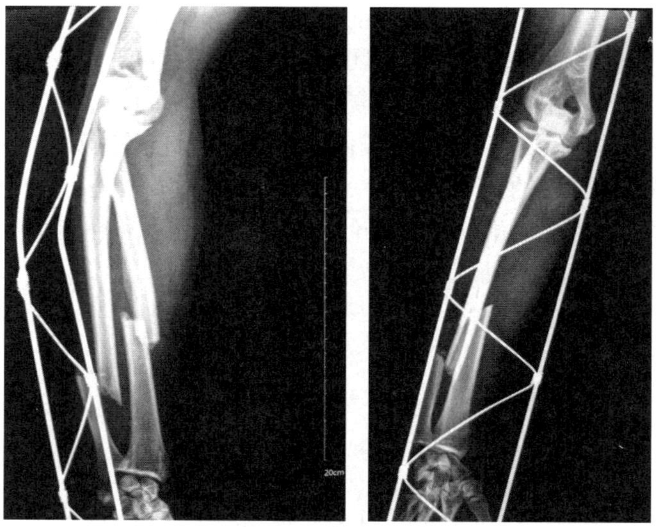

图 8-12-7　右尺桡骨干双骨折

3. 案例三

患者王某，男，8 岁。

【主诉】右前臂摔伤，肿痛畸形 2 小时。

【现病史】患儿于上午 7 时左右不慎摔伤，手掌着地，致右前臂弯曲、肿胀疼痛。

【查体】一般情况尚可。右前臂中下段肿胀、畸形、压痛。

DR 检查示：右尺桡骨下段骨折，背侧成角。

【诊断】右尺桡骨下段双骨折。证属骨折筋伤，血瘀气滞。

【治疗】采用何氏骨科正骨手法牵引（注意力度适中）。术者使双手掌背侧挤压，即可复位。外敷何氏活血散，内服活血丸，用棉压垫，以小夹板固定。1 周后复诊，肿胀消退，疼痛减轻，骨折部用何氏骨科续筋接骨散，骨折周围用活血散，内服何氏强筋壮骨丸。3 周后拆除尺桡侧夹板。4 周后摄片示有明显骨痂生长，继续做康复治疗（图 8-12-8）。

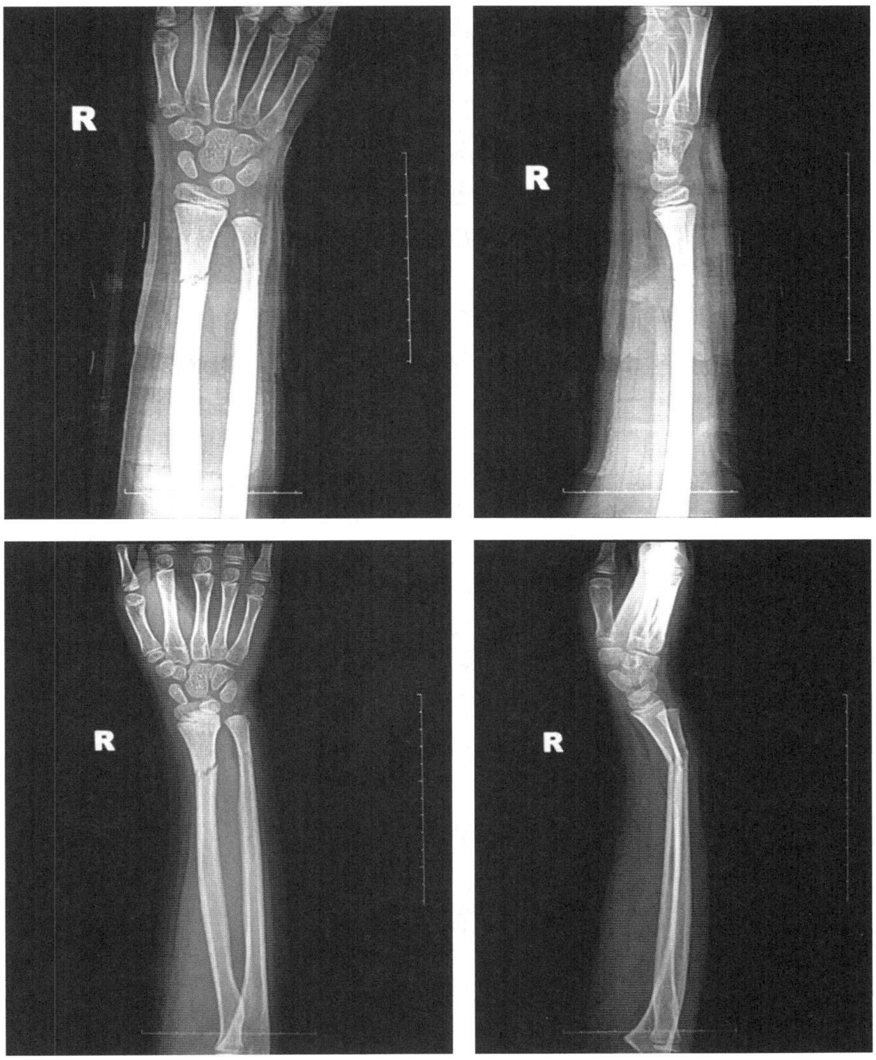

图 8-12-8　右尺桡骨下段双骨折

第十三节　尺骨上 1/3 骨折合并桡骨头脱位

一、解剖特点

前臂骨由尺骨与桡骨组成。尺骨近端的尺骨滑车切迹与肱骨滑车构成肱尺关节，桡骨头关节凹与肱骨小头构成肱桡关节，尺桡骨近端相互构成桡尺近侧关节。桡骨上段细、下段粗，尺骨上段粗、下段细，两骨干均向背侧呈现约 6.4° 的生理弯曲，桡骨向桡侧呈现约 9.3° 的生理弯曲（图 8-13-1）。

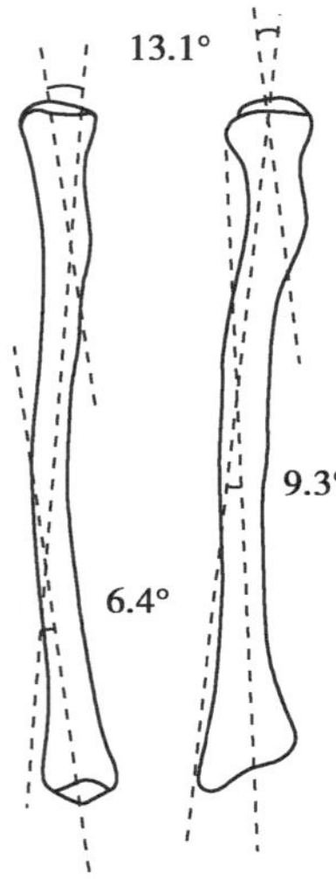

图 8-13-1 生理弯曲

二、发病机制

尺骨上 1/3 段骨折常常伴有桡骨头脱位，这是一种既有骨折又有脱位的联合损伤，该类型损伤骨折又称孟氏骨折。直接暴力与间接暴力均可造成，但间接暴力所致者多见。根据暴力方向及移位情况，临床可分为 3 种类型。各型之发病机制、治疗方法有原则性区别，必须分清。

（一）伸直型

跌倒时，肘关节伸直或过伸位，前臂旋后，掌心着地，身体重力经肱骨向前下方传至尺骨，地面的作用力由掌心经前臂向上方传导，应力先造成尺骨上 1/3 段斜行骨折，接着残余暴力转移于桡骨上端，迫使桡骨头冲破或滑出桡骨环状韧带，向前外方脱位。骨折断端向掌侧及桡侧成角。该型骨折比较常见，多发生于儿童。成年人由直接暴力打击造成骨折，骨折多为横行或粉碎性（图 8-13-2）。

（二）屈曲形

跌倒时，肘关节微屈曲，前臂旋前位，掌心着地，作用力先造成尺骨上段横行或斜行骨折，暴力沿桡骨向后外侧传达，迫使桡骨头滑离肱桡关节而脱向后外侧，骨折向背侧、桡侧成角。该型骨折多见于成年人（图 8-13-3）。

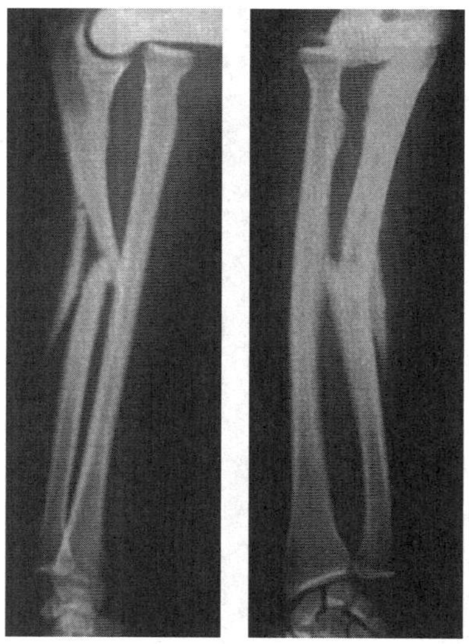

图 8-13-2 伸直型

注：陈旧性尺骨上 1/3 骨折，骨折呈蝶形粉碎性，折端向外前成角，已见骨痂生长，桡骨头向前外脱位，注意骨折成角方向总是与桡骨头脱位方向一致。

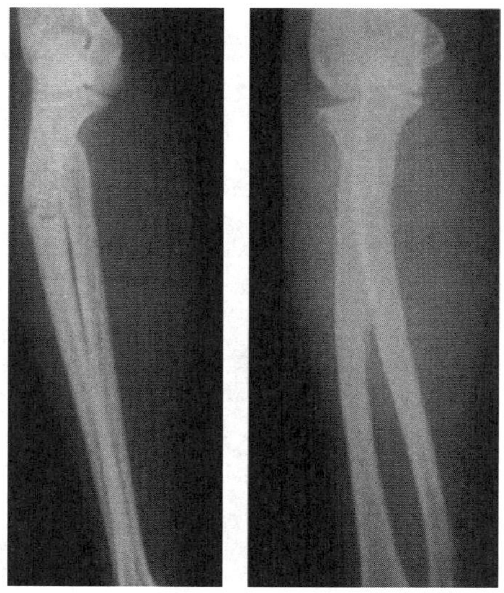

图 8-13-3 屈曲型

（三）内收型

跌倒时，前臂旋前内收位着地，暴力自肘内方推向外方，造成尺骨上段喙突处横行或纵向劈裂骨折（多为青枝骨折），断端向外侧成角，将桡骨头顶向外侧脱位。该型多见于儿童（图 8-13-4）。

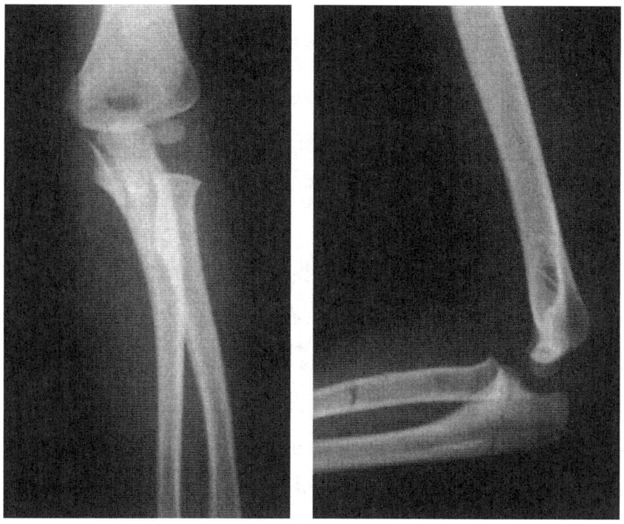

图 8-13-4　内收型

目前，临床普遍采用孟氏骨折的 Bado 分型(图 8-13-5、图 8-13-6)。

Ⅰ型或伸展型：约占 73%，为尺骨干骨折向掌侧成角，合并桡骨头向前脱位。

Ⅱ型或屈曲型：约占 3%，为尺骨干骨折向背侧成角，合并桡骨头向后脱位，该型多见于成人，儿童少见。

Ⅲ型或内收型：约占 23%，为尺骨干骺端骨折向外侧成角，合并桡骨头向外侧或前外侧脱位。该型常伴有桡神经损伤。

Ⅳ型：非常少见，仅占 1%，为尺桡骨骨折合并桡骨头向前脱位。

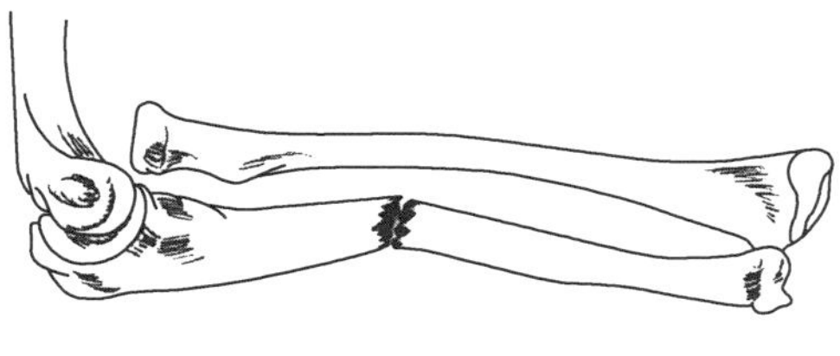

Ⅰ型/伸展型

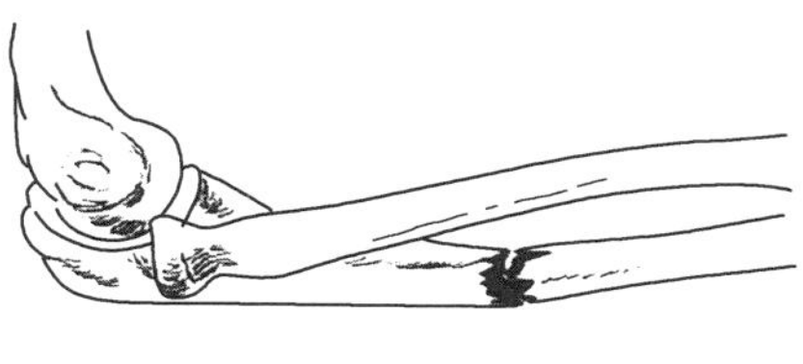

Ⅱ型/屈曲型

图 8-13-5　Bado 分型(一)

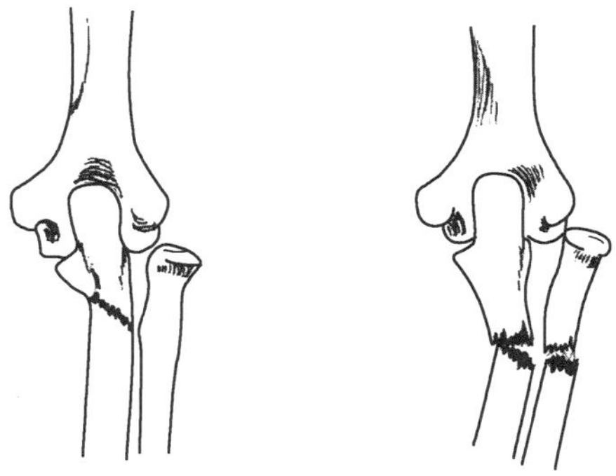

Ⅲ型/内收型　　Ⅳ型

图 8-13-6　Bado 分型(二)

尺骨上 1/3 骨折合并桡骨头脱位的特殊性：尺骨上 1/3 骨折合并桡骨头脱位具有其他上肢骨折所没有的特点，就是尺骨骨折而另外一骨的两个关节受损——肱桡关节和桡尺近侧关节脱位。由于尺骨骨折移位(成角者多)，尺骨变短使桡尺近侧关节错位，于是破坏了两骨间的相对稳定性，因而肱桡关节很易滑移，发生脱位，桡骨环状韧带也就会被撕裂。尺骨失去桡骨的支撑，则更加大其移位程度。移位越大，脱位也就越严重，骨折与移位互为因果。医者一旦认识了这种特殊性，治疗时就可以抓住关键，取得较好的疗效。

三、临床表现及诊断

伤后，肘部和前臂疼痛、肿胀，局限性压痛，桡骨外侧疼痛，桡骨头压痛。前臂旋转功能障碍，肘屈伸功能受限。触诊时，在肘关节的外侧或前外侧或后外侧可扪及脱出的桡骨头，若因肿胀触摸不清，也可以该处压痛明显判断。移位严重者，可扪及尺骨成角畸形、骨摩擦征。若桡骨头脱位或挫伤桡神经，可出现拇指不能伸展，甚至垂腕征象。

X 线检查十分重要。尺骨上 1/3 骨折合并桡骨头脱位极易判断，但漏诊率比较高，其主要原因是 X 线片未包括肘关节或 X 光机未以肘关节为中心，以致在摄片时只注重尺骨骨折而忽略了桡骨头脱位的存在，故在摄片时应包括肘、腕关节，以便确定骨折类型及有无尺桡近侧、远侧关节脱位；若 X 线片上发现尺骨上 1/3 段或接近鹰嘴部骨折，则务必仔细观察是否伴有桡骨头脱位，对未见桡骨头脱位的骨折，仍应按照孟氏骨折处理，因为桡骨头脱位后有时可能自动还纳；正常桡骨头与肱骨小头相对，桡骨纵轴的延长线要穿过肱骨小头中心，而肱骨小头骨骺一般在 1~2 岁时出现，故 1 岁以内的患儿，应同时摄健侧 X 线片作对照（图 8-13-7）。

四、手法治疗

尺骨上 1/3 骨折合并桡骨头脱位的治疗要注意整复手法的先后顺序。一般先整复桡骨头脱位，然后以桡骨作支撑再整复尺骨骨折，这是治疗的关键。但若尺骨骨折出现背向移位，可先整复尺骨，以改善骨间膜的牵拉，使脱出的桡骨头易于复位。

（一）整复

1. 伸直型　患者取坐位，伤肘屈曲 90°，前臂旋后。助手握持上臂下段，术者右手握患肢腕上部位，左手握肘部，拇指按住桡骨头，对肘于伸直位进行拔伸牵引，前臂旋后同时以拇指按压桡骨头向内向后，另一只手迅速将患肘屈至极度，桡骨头即可复位。有桡骨头的支撑并借助骨间膜的牵张，尺骨的骨折端常可随之对位。若骨折端尚未复位，嘱助手一手按住桡骨头不动以免再脱位，另一只手握住腕部，术者整复尺骨骨折。先行挤压分骨法以矫正尺骨向桡侧的成角或移位；然后，可用轻微的折顶法矫正尺骨向掌侧的成角移位（图 8-13-8）。

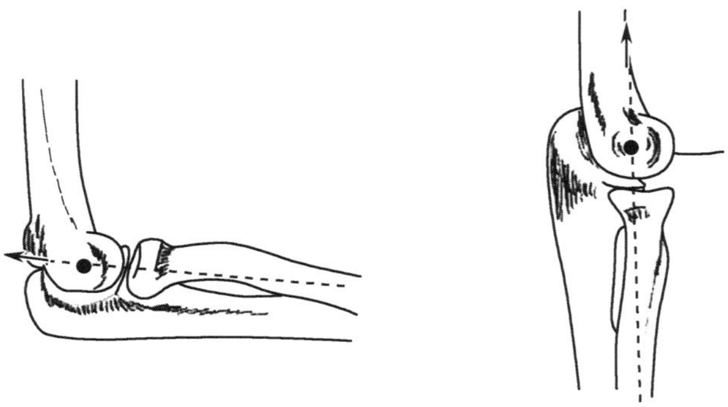

正常桡骨纵轴延长线穿过肱骨小头中心

图 8-13-7　正常桡骨头与肱骨小头相对

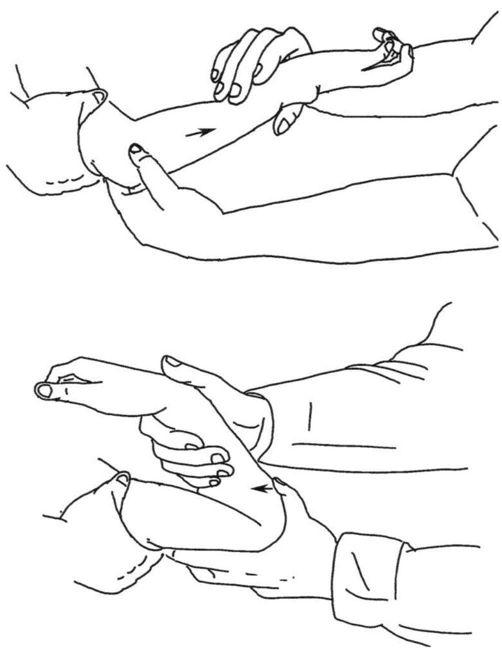

图 8-13-8　伸直型骨折整复手法

2. 屈曲型 术者使患肘半屈位牵引，前臂旋前，拇指按压桡骨头向内向前，另一只手迅速将患肘伸直，并将前臂尽量旋后，桡骨头即可复位。尺骨折端成角和移位可随之纠正（图 8-13-9）。

3. 内收型 将患肘伸直位拔伸，术者以拇指推压桡骨头向内，同时使前臂旋后并轻度外展，即可复位（图 8-13-10）。

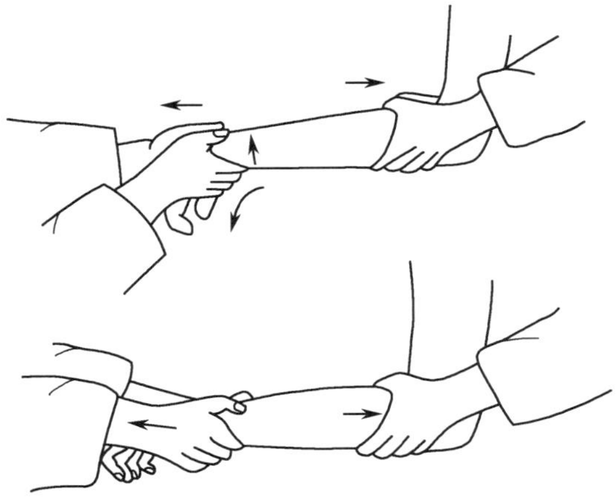

图 8-13-9 屈曲型骨折复位法

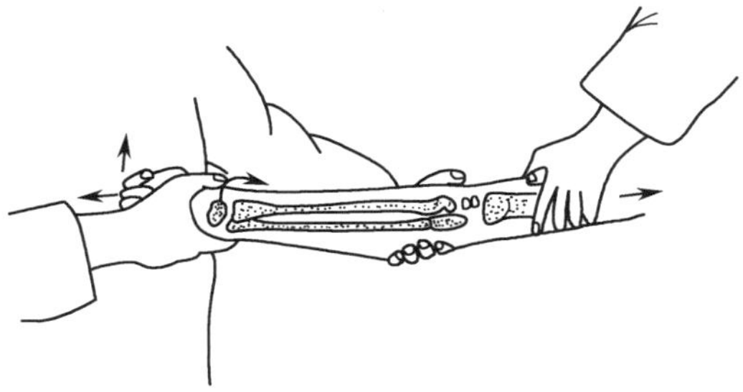

图 8-13-10 内收型骨折整复手法

对于特殊类型，将桡骨头脱位整复后，再按照尺桡骨干双骨折进行整复、固定。

（二）固定

整复前，根据患肢的具体情况事先制好合适的圆柱形分骨垫 2 条，其长短、粗细应根据患者前臂长短、胖瘦决定（图 8-13-11）。圆弧形压垫 2 块，其大小按照患肢前臂裁定。4 块小夹板，其长度与前臂等长，以不影响腕、肘关节活动为准；宽度根据患者前臂粗细确定。

骨折整复后，先将两条圆柱形分骨垫置于尺、桡骨之间，以两条胶布粘贴固定。后外敷中药，用绷带包扎几圈，再用一弧形压垫放在桡骨头的桡侧，另用一弧形压垫置于尺骨骨折的尺侧或背侧、掌侧，或尺背侧、尺掌侧，用胶布粘贴固定。检查压垫是否粘贴牢固，随后即以 4 块小夹板放置于前臂，内外两侧各 2 块，外侧（手背侧）夹板由肘至背侧腕横纹，用 4 条布带分段结扎固定夹板，再用绷带固定手掌以控制旋转。肘关节屈曲，前臂旋后，用三角巾悬吊于胸前（图 8-13-12）。

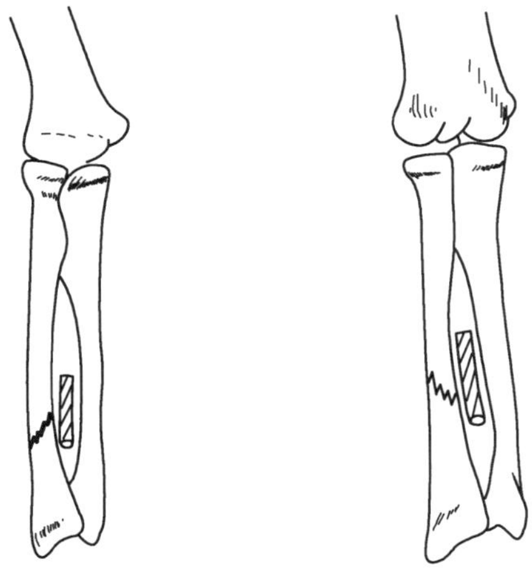

骨折线由外下至内上　　骨折线由外上至内下

图 8-13-11 分骨垫放置法

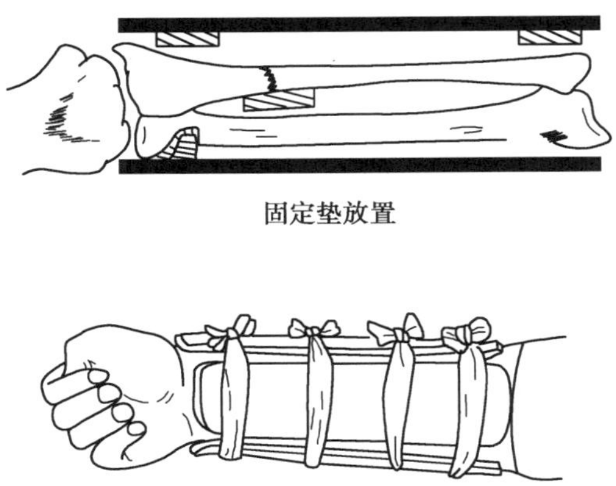

短尺侧板固定法

图 8-13-12 固定方法

五、药物治疗

何氏骨科对于尺骨上 1/3 骨折合并桡骨头脱位的药物使用,同样遵循中医骨伤科学的原则,即针对骨折的初期、中期与后期进行辨证论治。

外敷用药:初期,用活血祛瘀散;中期,骨折部位用续筋接骨散,周围部位则用活血祛瘀散;后期,骨折部位用强筋生骨散,周围部位用活血祛瘀散加温通散或消增通痹散。

内服用药:初期,内服活血理气丸;中期,内服活血理气丸加强筋壮骨丸;后期,内服强筋壮骨丸,也可根据不同情况加以辨证施治。

按摩用药:初期,使用归红化瘀酒;中后期,使用温通经络液。

六、功能锻炼

整复固定后,患者即可做指、掌关节的屈伸,握拳活动和肩关节的功能锻炼。但应禁止做前臂旋转、肘关节屈伸等活动,待 X 线片显示骨折线模糊并有连续性骨痂生长时,或解除固定后,方可逐渐加强肘的屈伸和前臂旋转活动。

七、预后

手法复位成功,固定良好者,儿童经 3~4 周,成人经 4~6 周即牢固愈合,桡骨头一般不会再脱位。儿童预后较成人好。

因桡骨头的脱位自动还纳而被漏诊,倘若未按孟氏骨折处理,可能会导致桡骨头再脱位。经治疗仍无法复位者,成人可行桡骨头切除术,但儿童不宜。若儿童切除桡骨头则会影响前臂桡骨的生长,进而造成桡尺远侧关节的脱位。

桡骨环状韧带撕裂严重者,可遗留尺桡近侧关节分离,严重时影响肘关节功能。此类型以及延误治疗或错误治疗导致桡骨头未复位、尺骨错位愈合者,应考虑手术治疗。但儿童骨骼生长未停止前,不应切除桡骨头。

尺桡骨的交叉连接,多在桡骨颈和尺骨上 1/3 段的骨折处发生骨性融合。因其复发可能性较高,故难以完全解决。

有桡神经损伤者,去除原因后,一般都可在 3 个月内恢复,预后良好。

八、现代研究进展

对于儿童尺骨上 1/3 骨折合并桡骨头脱位治疗,中医治疗是首选,一般可以取得满意疗效,对难以复位者可以选择闭合穿针内固定术等,手术治疗应注意桡骨头骨折、脱位及桡骨环状韧带的处理等,一般效果也较理想。

问题与展望　尺骨上 1/3 骨折合并桡骨头脱位是肘部比较常见的损伤,治疗效果满意,但首诊医师要提高对该骨折的认识水平。早期正确诊断和正确处理,防止漏诊至关重要。对陈旧性尺骨上 1/3 骨折合并桡骨头脱位患者,术中是否对桡骨环状韧带进行修复和怎样进行重建仍需要临床实践和探索。严重粉碎性骨折患者怎样预防创伤性关节僵硬和异位骨化仍有待研究。

九、病例

患者付某,女,53 岁。

【主诉】左前臂肿痛伴活动受限半天。

【现病史】患者于半天前(2012 年 10 月 26 日)在家中行走时不慎跌倒,左腕着地,即感局部疼痛剧烈,外观畸形,不能活动。未作治疗,来我院就诊。

【检查】发育正常，营养中等，均称体形，面色正常，表情痛苦，强迫体位，神清语晰，查体合作，舌淡红，苔薄白，脉弦。

专科检查：左腕关节及手背肿胀，左腕关节呈“餐叉样”畸形，尺骨上段压痛剧烈，可扪及骨擦感和异常活动，左腕关节活动功能受限，肢端感觉运动良好，左肘关节疼痛，肿胀明显，皮温稍高，畸形，活动功能障碍，前臂旋转时桡骨头疼痛加重。

辅助检查：DR 检查示：左尺骨上 1/3 骨折合并桡骨头脱位，骨折错位不明显。

【诊断】左尺骨上 1/3 骨折合并桡骨头脱位。证属骨断筋伤，血瘀气滞。

【治疗】

1. 患者端坐，行骨折整复术，桡骨头脱位复位术，小夹板托板外固定，左肘关节外敷五行消炎散，局部外敷何氏活血祛瘀散，内服何氏活血理气丸，以行气化瘀，经治疗 2 周后病情好转，左前臂及左肘部肿痛减轻，皮温正常，面色逐渐红润，精神好转。

2. 2 周后骨折处外敷续筋接骨散，继续治疗 2 周。

3. 经治疗 1 个月，患者左前臂部及左肘关节肿痛明显好转，骨折处仍有轻微压痛，肢端感觉运动正常，拆除托板外固定，摄片示骨折对位对线良好，骨折线模糊。继续予外敷中药，外敷药改为活血祛瘀散和温通散，并于骨折处加用强筋生骨散，内服药改为强筋壮骨丸以强筋生骨等。继续治疗 1 个月，患部肿痛基本消失，骨折处无明显压痛、叩痛，骨折处较稳定，拆除外固定，摄片示骨折对位对线良好，有骨痂形成。嘱配合患肢肌力及右腕关节功能锻炼。

4. 3 个月后摄片示骨折对位对线良好，骨折线消失，患肢功能正常。

第十四节　桡骨中下 1/3 骨折合并桡尺远侧关节脱位

一、解剖特点

前臂骨由尺骨与桡骨组成，并有 4 组肌肉附着于前臂骨上，共同维持前臂的各种旋转、屈伸功能：①屈肌群起于肱骨内上髁；②伸肌群起于肱骨外上髁；③旋前肌群，即旋前圆肌和旋前方肌；④旋后肌群，即旋后肌、肱二头肌及肱桡肌等。若前臂发生骨折，可导致骨折端的各种移位，而骨折端的旋转移位主要为旋前肌群或旋后肌群的作用导致。手法复位外固定治疗时，均需注意肌肉的牵拉作用，使之易于整复。

桡骨中下 1/3 骨折合并桡尺远侧关节（下桡尺关节）脱位，有许多名称。早在 1929 年法国人即称为反孟氏骨折。1934 年意大利学者 Galeazzi 详细描述了此种损伤，故又将其称为加莱亚齐骨折（即盖氏骨折）。儿童和成人均可发生，但以 20~40 岁的成年男子较为多见。一般桡骨骨折出现成角重叠就意味着合并桡尺远侧关节脱位，儿童的桡骨中下 1/3 骨折可以合并尺骨下端骨骺分离，而不发生桡尺远侧关节脱位，治疗时应注意。

二、发病机制

直接暴力和间接暴力均可引起，但多为间接暴力所致。跌倒时，手掌着地，暴力通过桡腕关节向上传导至桡骨应力薄弱点即中下 1/3 处，使其发生骨折。桡骨骨折端多为横行或短斜行、长斜行，而螺旋形及粉碎性骨折均少见（图 8-14-1）。远侧骨端易发生重叠移位，并向尺侧靠拢移位，桡尺远侧关节脱位。严重者可造成三角纤维软骨、桡尺远侧关节韧带及尺侧副韧带

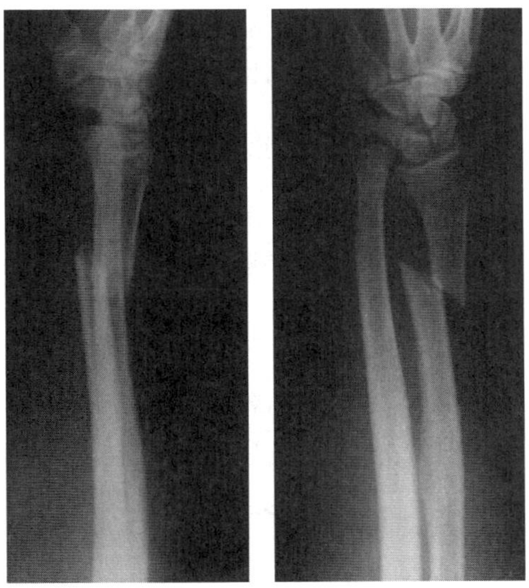

图 8-14-1　桡骨中下 1/3 骨折合并桡尺远侧关节脱位

损伤,甚至可引起尺骨茎突骨折。

桡骨中下 1/3 骨折合并桡尺远侧关节脱位的病理变化较为复杂,临床根据骨折的稳定程度及移位方向分为 3 种类型。

(一)稳定型

成人桡骨中下 1/3 处横行骨折、向尺侧成角畸形合并桡尺远侧关节脱位;儿童桡骨远端青枝骨折合并尺骨小头骨骺分离(图 8-14-2)。此型骨折损伤轻,易于整复。

(二)不稳定型

桡骨中下 1/3 处短斜行或螺旋形骨折,移位明显,可向尺侧成角和移位,并兼有向掌侧移位(图 8-14-3)。桡尺远侧关节脱位亦较明显,手法整复时应多加注意,否则骨折移位不易纠正。临床上以此型多见且损伤较重,桡尺远侧关节掌背侧韧带,三角纤维软骨多已断裂,若三角纤维软骨无断裂时多有尺骨茎突骨折,骨间膜亦有一定损伤。

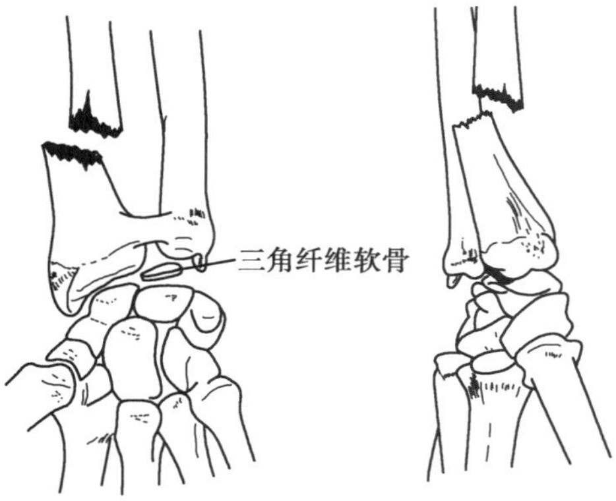

图 8-14-2 稳定型骨折

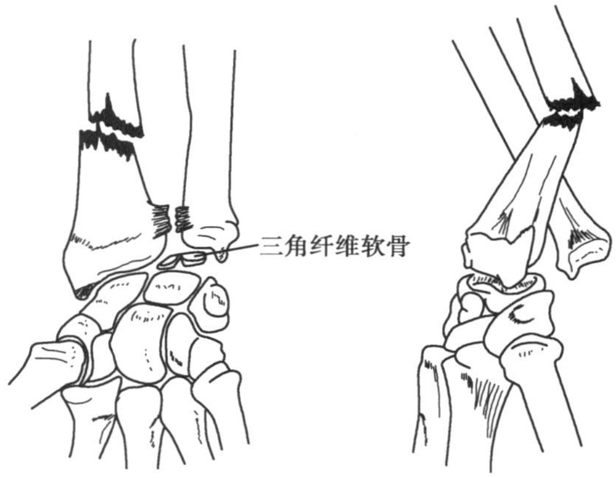

图 8-14-3 不稳定型骨折

(三)特殊型

尺桡骨下段双骨折合并桡尺远侧关节脱位。骨折多为机器绞轧所致,可能造成开放性损伤。桡骨折端明显错位重叠并向背侧成角,桡尺远侧关节完全脱位,尺骨中段及尺骨茎突同时骨折(图 8-14-4)。此型骨折与脱位均较严重,除桡尺远侧关节掌、背侧韧带,三角纤维软骨断裂外,骨间膜多有严重损伤。

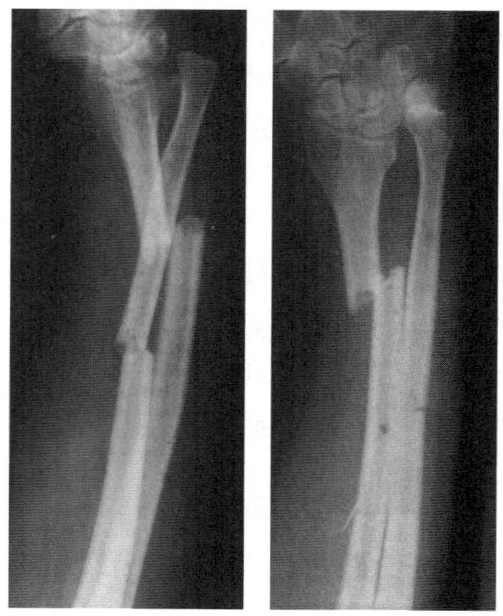

图 8-14-4 特殊型骨折

三、临床表现及诊断

伤后前臂疼痛、肿胀,桡骨中下 1/3 或尺桡骨下段均有向掌侧成角畸形,腕部肿胀和桡尺远侧关节部位压痛。若桡尺远侧关节纵向移位,则桡骨茎突升高;若桡尺远侧关节横向分离,则尺桡骨茎突间距增大。骨折处压痛明显,可扪及骨摩擦征等。

摄 X 线片必须包括腕关节,以明确骨折类型和观察桡尺远侧关节的分离程度,以及是否伴有尺骨茎突骨折。

四、手法治疗

不同类型的骨折,其手法有所不同。稳定型骨折的治疗可按照桡骨远端骨折处理;特殊型骨折,若尺骨弯曲畸形,应先予以矫正,再整复桡骨骨折和桡尺远侧关节脱位。固定方法可同尺桡骨干双骨折。

（一）整复

患者取坐位，前臂中立位，上助手握肘部，下助手握手部，使前臂略旋后，徐徐用力拔伸牵引。术者先以夹挤分骨手法，纠正远端之内移位，再以两拇指按远端向背侧，其余四指扳近端向掌侧，即可纠正远端之前移位。然后一手抨住断处的桡骨间隙，一手握挤桡尺远侧关节，以使桡尺远侧关节复位（图 8-14-5）。

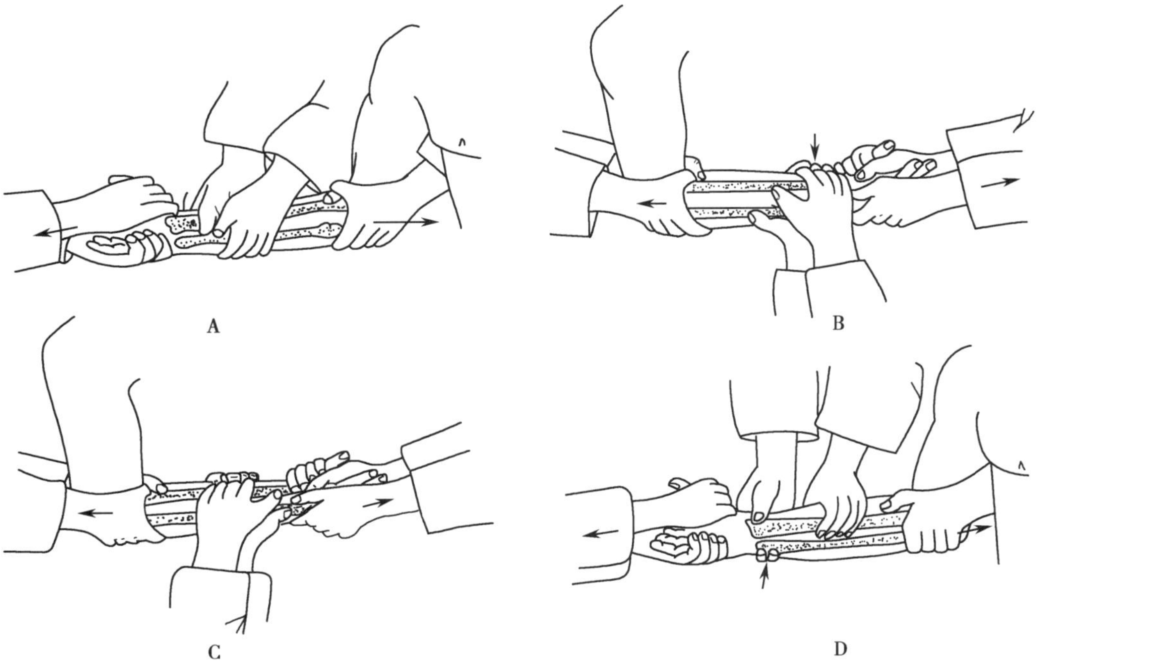

图 8-14-5 整复手法

（二）固定

桡骨中下 1/3 骨折合并桡尺远侧关节脱位的固定需要使用一长弧形压垫，当骨折整复完毕后，桡尺远侧关节部位放置该压垫，固定方法是从桡骨茎突掌侧约 1cm 处绕过背侧至尺骨茎突掌侧 1cm，用胶布作半环形环绕粘贴固定，即合骨垫固定（图 8-14-6）。

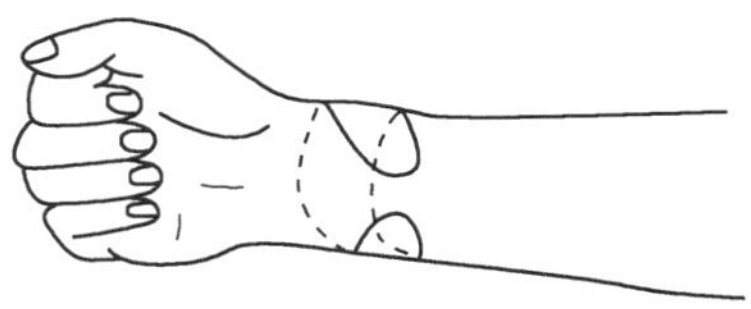

图 8-14-6 弧形压垫放置法

骨折部位在尺桡骨之间置放一分骨垫。若远端尺侧偏移，其位置应稍微向下；若远端桡侧移位，其位置应偏上。

外敷中药，绷带由内向外包扎几圈，再用 4 块小夹板、4 根扎带固定。其背侧和桡侧的夹板均应超过腕关节约 2cm，使手尺偏。但若远端桡侧移位，可不用尺偏固定，以利于骨折对位，带柱夹板固定后外用绷带包扎，最后于屈肘 90° 位用三角巾悬吊胸前，前臂中立位。

五、药物治疗

何氏骨科对于桡骨中下 1/3 骨折合并桡尺远侧关节脱位的药物使用，同样遵循中医骨伤科学的原则，即针对骨折的初期、中期与后期进行辨证论治。

外敷用药：初期，用活血祛瘀散；中期，骨折部位用续筋接骨散，周围部位则用活血祛瘀散；后期，骨折部位用强筋生骨散，周围部位用活血祛瘀散加温通散或消增通痹散。

内服用药：初期，内服活血理气丸；中期，内服活血理气丸加强筋壮骨丸；后期，内服强筋壮骨丸，也可根据不同情况加以辨证施治。

按摩用药：初期，使用归红化瘀酒；中后期，使用温通经络液。

六、功能锻炼

整复固定后即可练习握拳动作，以减轻远端的肿胀，并可使骨折两断端紧密接触，增加其稳定性。但骨折早期应严加限制做腕部的伸屈和前臂旋转活动，待骨折牢固愈合后，方可逐步练习前臂旋转及伸屈腕活动。

七、预后

若骨折复位良好，一般可在 4 周内连接。伴有尺骨茎突骨折者，固定时间应适当延长。三角纤维软骨很难愈合，故常遗留腕部疼痛及前臂旋转活动受限。凡骨折错位愈合会影响功能，或反复多次复位而极不稳定者，应考虑手术治疗。

八、现代研究进展

桡骨中下 1/3 骨折合并桡尺远侧关节脱位运用中医传统手法复位，小夹板（或石膏）外固定有其独特优势，然而，该非手术方案虽近期效果比较满意，却因固定牢固性相对不足，存在固定失败的潜在风险。西医治疗桡骨中下 1/3 骨折合并桡尺远侧关节脱位可以行桡骨矫形手术、尺骨头切除术等。然而，对于桡骨中下 1/3 骨折合并桡尺远侧关节脱位，西医手术治疗也可能导致一系列并发症。诸如骨不连、内固定失效、畸形愈合、感染、桡尺远侧关节的不稳定，以及取出钢板后再骨折或相关神经损伤等。

问题与展望　对于桡骨中下 1/3 骨折合并桡尺远侧关节脱位，不论是中医非手术治疗，还是西医手术治疗，都有其优缺点，如何将两者结合起来，利用各自优点、摒弃各自缺点，如何避免各自并发症的发生，将是以后应该努力研究的重点。

九、病例

患者谢某，男，45 岁。

【主诉】左腕肿痛伴活动受限 2 小时。

【现病史】患者于 2 小时前行走时不慎跌倒，左腕着地，即感局部疼痛剧烈，不能活动。曾到成都市第六人民医院摄片后未作治疗，遂来我院就诊。

【检查】发育正常，营养中等，均称体形，面色正常，表情痛苦，强迫体位，神清语晰，查体合作，舌淡红苔薄白。

专科检查：左腕关节及手背肿胀，左腕关节呈“餐叉样”畸形，桡骨远端压痛剧烈，可扪及骨擦感和异常活动，尺桡远侧关节脱位，左腕关节活动功能受限，肢端感觉运动良好。

辅助检查：成都市第六人民医院 DR 检查示：左侧桡骨下 1/3 骨并尺桡关节脱位，远折端向背侧移位约 0.5cm，骨折断端成角改变并骨碎片影分离。

【中医诊断】骨折病（骨断筋伤，血瘀气滞）。

【西医诊断】左侧桡骨中下 1/3 骨折合并桡尺远侧关节脱位。

【治疗】

1. 患者端坐，行骨折整复术，小夹板托板外固定，局部外敷何氏活血祛瘀散，内服何氏活血理气丸，以行气化瘀，固定后嘱患者做指间关节活动，即完全的握拳伸指活动，以及肩、肘关节的活动。

2. 2 周后左前臂及左腕关节肿痛减轻，外敷续筋接骨散，继续治疗 2 周。

3. 1 个月后患者左腕部及前臂肿痛明显好转，骨折处仍有轻微压痛，肢端感觉运动正常，拆除托板外固定，摄片示骨折对位对线良好，骨折线模糊，继续外敷中药，外敷药改为活血祛瘀散和温通散，并于骨折处加用强筋生骨散，内服强筋壮骨丸以强筋生骨。2 个月后，患部肿痛基本消失，骨折处无明显压痛、叩痛，骨折处较稳定，拆除外固定，摄片示骨折对位对线良好，有骨痂形成。嘱配合患肢肌力及左腕关节功能锻炼。

4. 患者继续治疗 3 个月后，摄片示骨折对位对线良好，骨折线消失，患肢功能正常。

第十五节　桡骨远端骨折

桡骨远端与尺骨远端由桡尺远侧关节相联结，桡骨远端是构成腕关节的重要部分。桡骨茎突比尺骨茎突长约 1cm，尺骨下端不参与腕关节的构成。正常腕关节面向尺侧倾斜 20°~25°，向掌侧倾斜 10°~15°。桡骨茎突与尺骨茎突不在同一水平，桡骨茎突在尺骨茎突以远 10~12mm 处（图 8-15-1）。

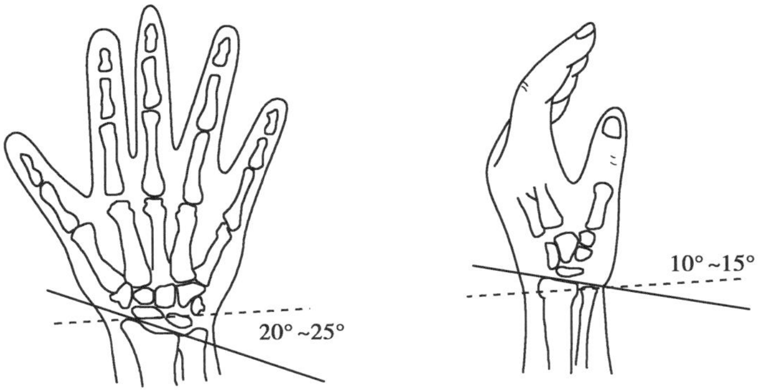

图 8-15-1　桡骨远端关节面的正常倾斜角

桡骨远端宽广，近四边形，骨松质外面仅覆盖以薄层骨密质。前面平坦，有旋前圆肌附着，背面凸隆，尤以桡骨背侧结节（Lister 结节）最为突出，形成三条纵沟以通过伸肌腱，沟间纵嵴有伸肌支持带附着。

桡骨远端骨折系指发生于旋前方肌近侧缘以远部位的骨折，即桡骨远端关节面以上 2~3cm 内的骨折。此种骨折的发生与骨量的减少、骨质疏松密切相关。老年人，特别是绝经后的妇女，跌倒后易发生此类骨折。

桡骨远端骨折为临床常见的损伤，根据其损伤机制可分为伸直型损伤和屈曲型损伤。

伸直型损伤：包括科利斯骨折（Colles 骨折）（图 8-15-2）、桡骨远端骨骺分离、巴顿骨折（Barton 骨折）背侧型等（图 8-15-3）。

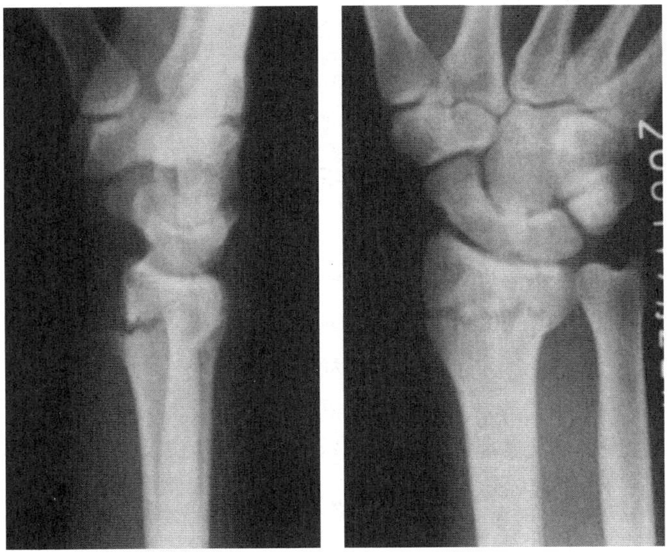

图 8-15-2　科利斯骨折

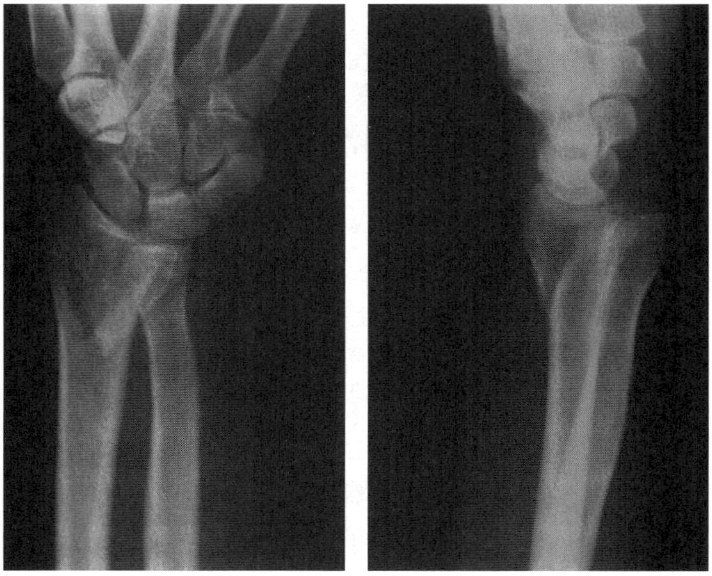

图 8-15-3 巴顿骨折背侧型

屈曲型损伤：包括史密斯骨折（Smith 骨折）、巴顿骨折掌侧型等（图 8-15-4）。

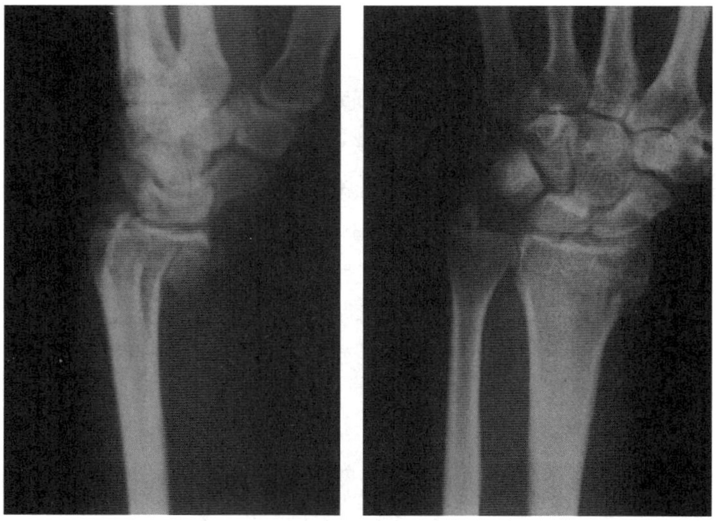

图 8-15-4 史密斯骨折

科利斯骨折

一、发病机制

科利斯骨折，系指发生于桡骨远端的松质骨骨折，且向背侧移位者。该型骨折是由爱尔兰医生 Colles 首先报道，俗称克雷骨折。专指桡骨远端 2~3cm 以内向背侧移位的骨折。

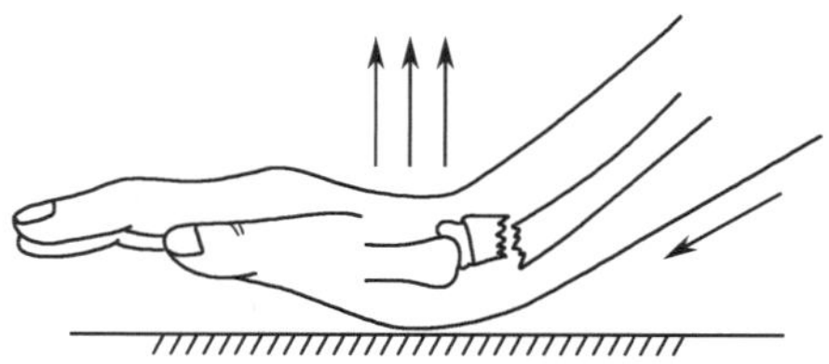

图 8-15-5 骨折机制

科利斯骨折为人体最常发生的骨折之一，多发生于中老年人，女性多于男性；少年往往为骨骺分离或骺离骨折。此种骨折多为间接暴力引起，常见于跌倒时肘部伸展，前臂旋前，腕关节背伸，手掌触地而发生（图 8-15-5）。暴力迫使桡骨远端向桡侧背侧移位，而致桡腕关节面倾斜度减小或呈负角，桡骨茎突上移，尺骨小头前突。导致解剖学形态的改变，表现为“餐叉样畸形”和“枪刺样畸形”（图 8-15-6）。

由于患者身体素质差异及摔倒时姿势、重心的不同，发生骨折后的形态也有所差异。若骨折发生在少年，则可能为骺离骨折，远侧断端包括桡骨远端骨骺和干骺端背侧一块三角形骨块；儿童多为青枝骨折，仅背侧骨皮质皱起；中年及老年人骨折，有时会发生桡尺远侧关节脱位或尺骨茎突骨折（图 8-15-7）；桡骨远端有时为粉碎性骨折，或桡骨远端背侧有劈裂的骨块，骨折线进入关节面内（图 8-15-8）。

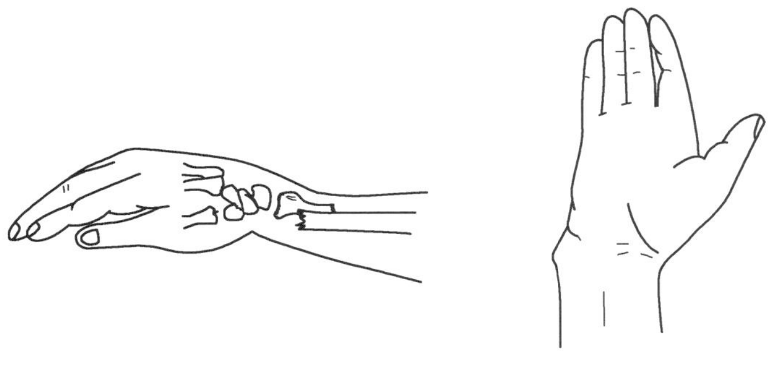

餐叉样畸形　　枪刺样畸形

图 8-15-6 “餐叉样畸形”和“枪刺样畸形”

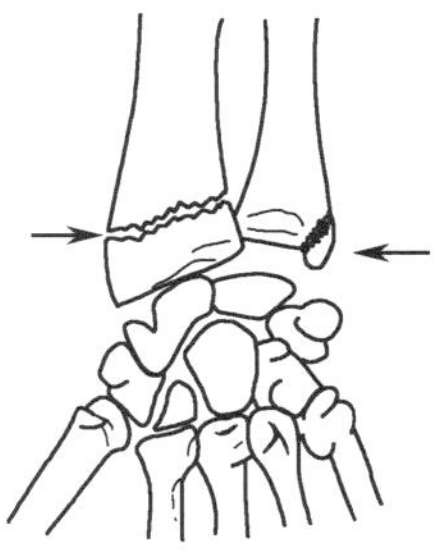

图 8-15-7 桡骨骨折合并尺骨茎突骨折

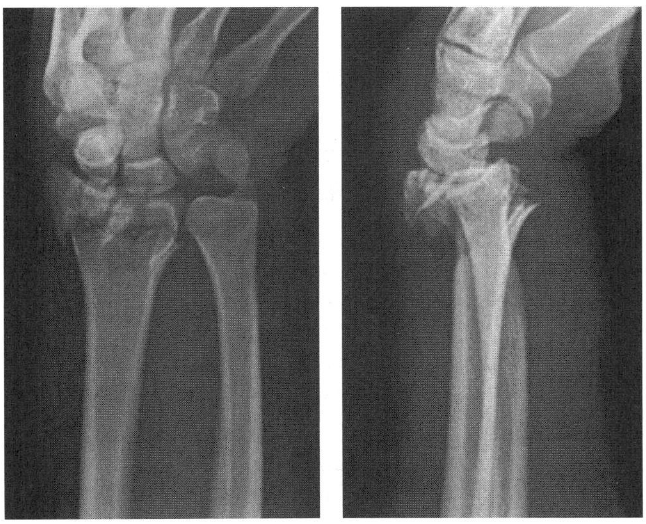

图 8-15-8 桡骨远端粉碎性骨折

二、临床表现及诊断

多有明显的外伤史，局部疼痛、肿胀，皮下瘀斑出血。桡骨远端局限性压痛，可扪及骨折线及骨擦感。患者握拳时疼痛加剧，腕关节功能明显障碍或丧失。移位骨折有典型的“餐叉样畸形”：腕背部隆起，圆形掌突，腕部增宽，掌指向桡侧偏移，使前臂正常轴线与环指相对。无移位的骨折体征多不典型，应进行 X 线检查证实。X 线检查对临床分型及治疗均有指导意义。

影像学检查时应摄正、侧位 X 线片，观察桡骨远端解剖关系的改变，是否有桡尺远侧关节脱位、尺骨茎突骨折，骨折线是否进入关节等。若是少年则应观察是否有骨骺分离。

三、手法治疗

(一) 整复

青枝骨折或裂纹骨折,可用适当手法捏挤按压患处,使断面恢复正常,外敷中药后包扎固定即可。有移位或合并脱位者,则必须整复。

1. 双手整复法 患者取坐位,患肢外展,肘屈 90°,前臂中立位或旋前位。一助手握住上臂下端,术者立于患肢前外侧,一手与患侧手虎口对握,与助手对抗牵引,另一手拇指按于桡骨远端背侧骨折移位最大点,其余四指在尺侧掌侧作稳定,使用推扳手法,纠正远端向背侧移位。缓慢牵引,当拉开嵌入而使远端松动时,突然用力迫使患者腕部掌屈及尺侧屈,并同时用力按压,卡扳相结合,而使远折端复位。复位后,立即将患手恢复中立位等待包扎固定(图 8-15-9)。

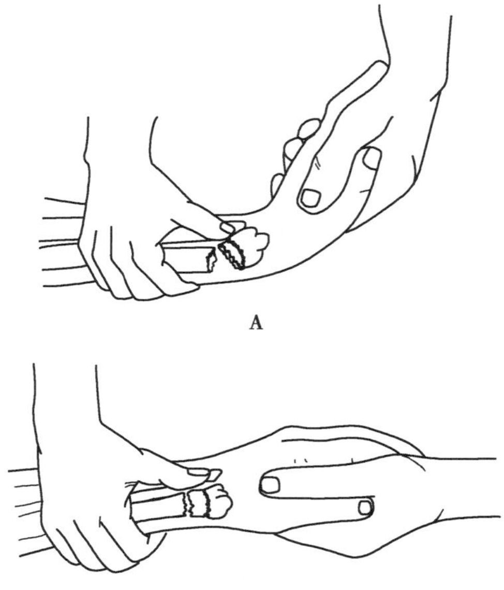

A

B

图 8-15-9 双手整复法

2. 牵拉复位法 伸直型桡骨远端骨折,患者取坐位,患肢外展,肘屈 90°,前臂旋前位。两助手分别握住上臂下端及前臂上端。术者双手中指、环指、小指与掌相结合用力握住患掌后部,沿着远折骨轴线作拔伸牵引,双拇指在背侧对近折端施力,双示指在掌侧对远折骨施力,这些力的方向与移位方向相反。用力时,同时使腕掌屈,则易于复位。然后,以拇指按压远侧断端桡侧,其余四指扳住尺骨下段,使用推扳手法,用力时,同时使手向尺侧屈,则可纠正桡骨远端的桡侧移位(图 8-15-10~ 图 8-15-12)。

整复完毕,最后使用按捋手法检查复位效果。若复位良好,术者可一手握住骨折部位,一手使患手在向尺侧屈、掌侧屈的状态下,做腕的屈伸与旋转活动,既可使骨折端紧密接触,也可使粉碎性骨折的桡腕关节面得以塑形,以预防创伤性关节炎的发生。

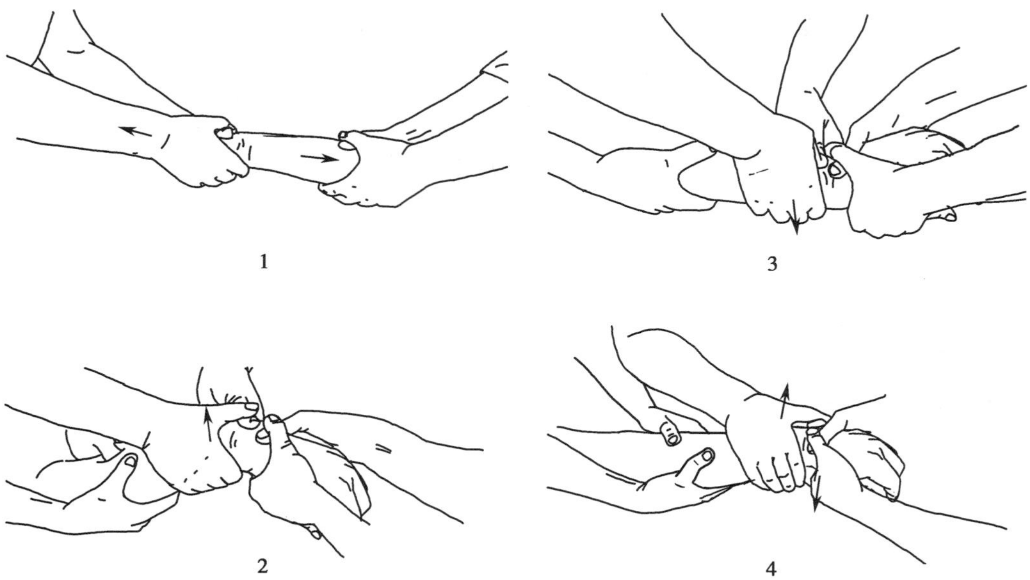

1 3 2 4

图 8-15-10 伸直型骨折整复手法

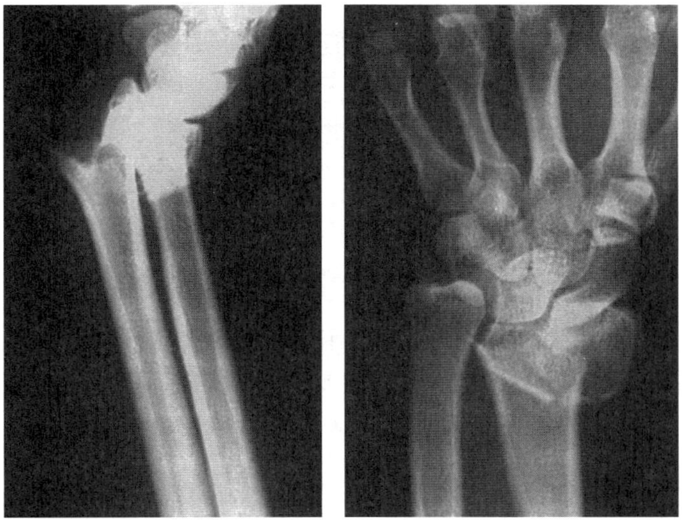

图 8-15-11 整复前折端成角和位移缩短明显

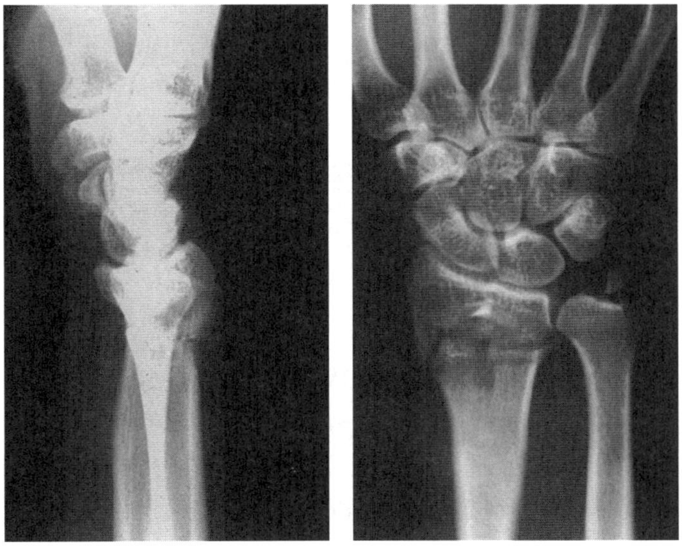

图 8-15-12 整复后，矫正侧方移位，恢复前倾角和内倾角

（二）固定

整复后，一助手固定住复位后患侧肢体，以防骨折移位。另一助手则将一纸壳（胶布筒也可）剪成一块椭圆形压垫（图 8-15-13），其宽度为远折段的 1.5 倍，长度略长于桡背侧长度的和，纸壳内衬棉垫，折弯约 90°，放置于骨折部的桡、背侧。必要时，前臂下段及腕部包以小棉垫或纱布衬垫，然后外用纸壳压垫固定，纸壳压垫的 2/3 位于骨折远段，1/3 位于骨折近段。外敷中药活血祛瘀散后，即可用 4 块小夹板进行固定。宽板放于掌背侧，窄板放于桡尺侧，桡侧与背侧板下端应超过腕关节 1cm 许，掌侧与尺侧板下端与腕部平齐，4 块夹板以相互不能接触为准。3 道扎带扎缚，外面再以绷带包扎固定。肘屈 90°，前臂中立位，用带柱托板悬吊于胸前。

四、药物治疗

何氏骨科对于科利斯骨折的药物使用，同样遵循中医骨伤科学的原则，即针对骨折的初期、中期与后期进行辨证论治。

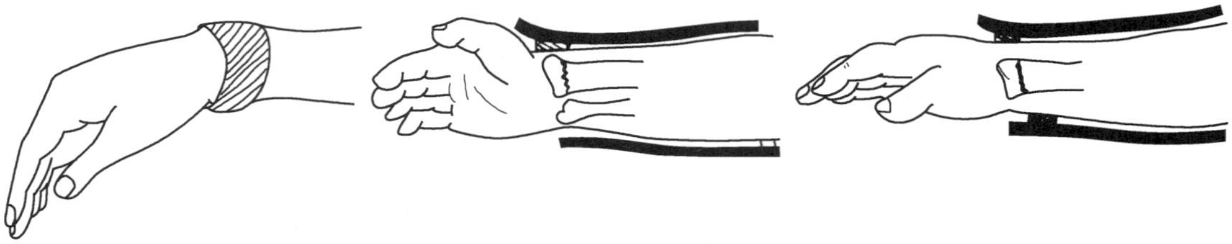

图 8-15-13 压垫放置和固定法

外敷用药：初期，用活血祛瘀散；中期，骨折部位用续筋接骨散，周围部位则用活血祛瘀散；后期，骨折部位用强筋生骨散，周围部位用活血祛瘀散加温通散或消增通痹散。

内服用药：初期，内服活血理气丸；中期，内服活血理气丸加强筋壮骨丸；后期，内服强筋壮骨丸，也可根据不同情况加以辨证施治。

按摩用药：初期，使用归红化瘀酒；中后期，使用温通经络液。

本病的治疗，一般可按照何氏骨科针对骨折初、中、晚三期用药的原则处理。但对一些老年患者，多因气血虚衰、肝肾不足等而致骨质疏松，为加速其骨折愈合，除患处敷贴中药之外，常需要配合内服中药。针对患者自身素质及伤情，临床可选四君子汤、八珍汤、六味地黄丸、金匮肾气丸等，并配合活血化瘀药物辨证施治。由于伤在上肢，可加入桑枝、桂枝等药以引经报使。

五、功能锻炼

固定后即可做握拳伸指活动，腕关节可在掌屈尺偏的状态下轻微活动。数日后，即要求加做患侧肘关节活动，以防止因过久静止而致关节粘连。解除固定后，即可逐步练习腕关节及前臂旋转活动，并可配合舒筋活血中药烫洗，以尽快恢复功能。

六、预后

复位良好的科利斯骨折，一般 4 周左右即可牢固连接，预后良好。但若复位不精确，正常解剖关系得不到恢复，则往往出现某些功能障碍或并发症。常见的有：①屈指及屈腕功能障碍；②前臂旋转受限；③腕及桡尺远侧关节经常疼痛，可逐渐发生桡尺远侧关节上下方向的脱位，使手向桡侧倾斜畸形（图 8-15-14）。因此，手法整复时应尽力纠正所有的病理改变，以恢复腕部正常的解剖学形态。

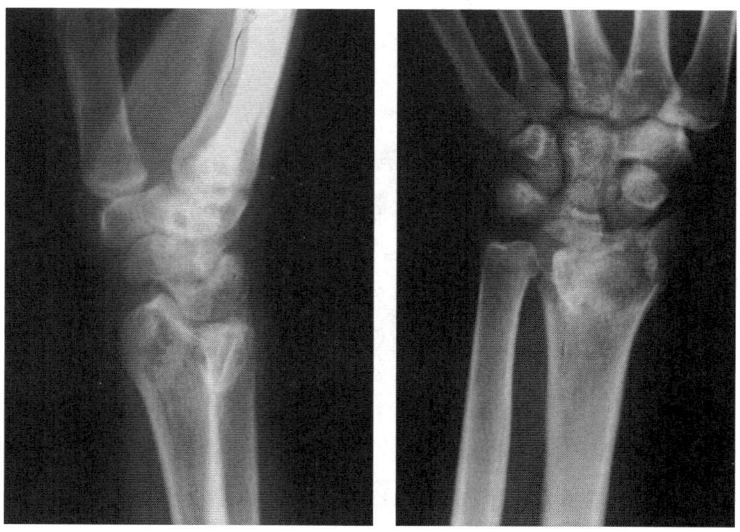

图 8-15-14 愈合后畸形改变

史密斯骨折

一、发病机制

屈曲型桡骨远端骨折，系指远端向掌侧移位合并桡尺远侧关节脱位的骨折。因为该型骨折在1847年由爱尔兰医生Smith详细描述，故称史密斯骨折。因损伤畸形与科利斯骨折相反，故又被称为反科氏骨折。该型骨折较为少见，仅占全身骨折的0.11%左右。

史密斯骨折的发生与伸直型的科利斯骨折相反，跌倒时前臂旋后位，手背侧触地，腕关节急剧掌屈致伤，或打击暴力来自腕背侧所致。骨折远端向掌侧移位，桡骨远端关节面向掌侧倾斜，同时桡尺远侧关节分离。移位严重者，可同时造成尺骨茎突骨折或三角纤维软骨损伤（图8-15-15，图8-15-16）。

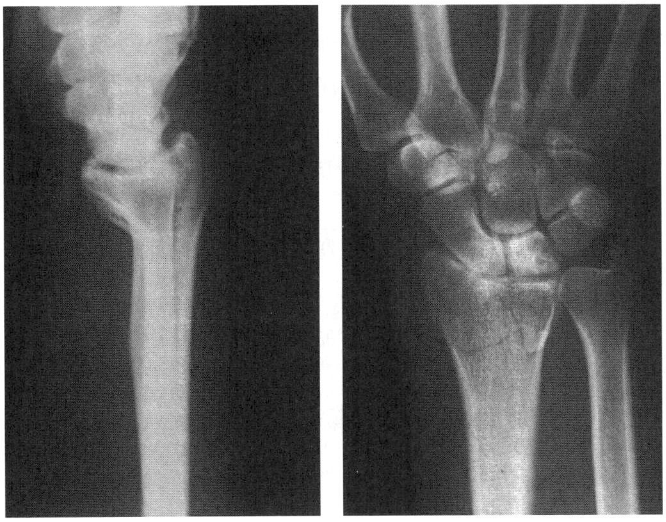

图8-15-15　史密斯骨折（一）

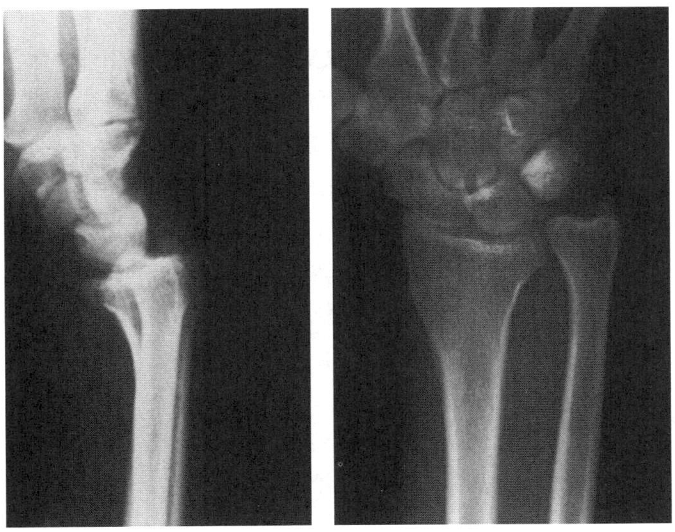

图8-15-16　史密斯骨折（二）

二、临床表现及诊断

伤后腕部疼痛、肿胀，腕部呈“铲状”畸形，系桡骨远侧断端连同腕骨向掌侧移位所致，移位方向与科利斯骨折相反。X线检查可明确诊断，注意观察尺骨茎突是否骨折。

三、手法治疗

（一）整复

史密斯骨折与科利斯骨折在整复方法上有原则性区别。整复时，患者取坐位，患肢前臂旋前，掌心向下，助手牵拉患者肘关节，术者握其腕部沿原来移位方向拔伸牵引，待嵌入或重叠移位矫正后，再维持牵引，一手拇指置于骨折远端桡侧，向尺侧按捺并尺偏腕关节。然后，拇指置于骨折近端背侧用力向下按压，示指置于骨折远端掌侧用力向上端提，同时腕关节背伸，即可复位。

（二）固定

史密斯骨折不稳定，骨折远端掌侧及近端背侧应加小平压垫，胶布粘贴固定，防止移位。小平压垫可用棉垫或纱布衬垫制成。外敷中药后，以4块小夹板固定。掌侧板应超过腕关节2cm许，背侧板应与腕关节平齐。扎带扎缚，外以绷带包扎固定。肘屈90°，前臂中立位，用带柱尺偏托板悬吊于胸前。

四、药物治疗

何氏骨科对于史密斯骨折的药物使用，同样遵循中医骨伤科学的原则，即针对骨折的初期、中期与后期进行辨证论治。

外敷用药：初期，用活血祛瘀散；中期，骨折部位用续筋接骨散，周围部位则用活血祛瘀散；后期，骨折部位用强筋生骨散，周围部位用活血祛瘀散加温通散或消增通痹散。

内服用药：初期，内服活血理气丸；中期，内服活血理气丸加强筋壮骨丸；后期，内服强筋壮骨丸，也可根据不同情况加以辨证施治。

按摩用药：初期，使用归红化瘀酒；中后期，使用温通经络液。

五、功能锻炼

固定后即可做握拳伸指活动，但要注意限制腕部掌屈活动，以防止骨折移位。

六、预后

史密斯骨折为桡骨远端屈曲型骨折，对于大多数史密斯骨折，采取闭合手法复位，小夹板固定，均可获得良好疗效，只有少数史密斯骨折，累及关节而且有严重移位，手法复位失败者才需要手术切开复位内固定。复位良好的骨折，一般4周左右即可牢固连接，预后良好。

桡骨远端骨折是临床上最常见到的创伤性骨折之一。根据损伤发生的机制，可粗略地分为伸直型和屈曲型两大类，这也是通常所谓的“经典”分类。实际上，创伤导致的骨折移位、桡尺远侧关节的脱位、桡腕关节面的改变、尺骨茎突骨折、三角纤维软骨的破裂、周围软组织的损伤等等，非常复杂。这些病理改变的任何一部分若不能恢复正常，就有可能留下后遗症。所以，手法整复时都应非常严格、细致，尽力恢复腕部的正常解剖学形态。

七、现代研究进展

对于稳定型桡骨远端骨折，最简单易行的治疗方法为手法复位，石膏或小夹板外固定。因该治疗简单易行且临床应用广泛，患者痛苦小、经济负担小，深受广大患者欢迎。对于不稳定型的桡骨远端骨折，应早期进行切开复位内固定手术治疗，以使患者早期获得骨折的复位固定并进行功能锻炼。

问题与展望　部分患者由于骨折不稳定或手法复位后固定不稳定需行手术切开复位治疗，而手术具有创口大，血运破坏严重等缺点。因此，广大骨科同道仍要继续对其进行深入的研究，以能更好地指导临床。

八、病例

1. 案例一

患者李某，女，50 岁。

【主诉】右手腕摔伤疼痛 2 小时。

【现病史】患者于 2015 年 7 月 21 日在家中不慎跌倒，右手腕着地，立即感觉右手腕疼痛剧烈，外观畸形。未作处理来我院就诊，门诊以“右桡骨远端合并尺骨茎突骨折，右腕关节脱位”收入住院。

【检查】右腕关节肿胀，畸形，右尺桡骨远端压痛，可扪及骨擦感和异常活动，右腕关节活动功能受限，肢端感觉运动良好。

本院 X 线片示：右桡骨远端骨折并有尺骨茎突骨折，腕关节脱位，经复位后摄片示：骨折对位对线良好，脱位已纠正。

【诊断】右桡骨远端骨折合并尺骨茎突骨折，右腕关节脱位。证属骨断筋伤脱位，气滞血瘀。

【治疗】手法复位：持续牵引、成角反折矫正尺偏。

外固定：

(1) 范围：超腕关节固定，背侧，桡侧夹板超腕关节；

(2) 位置：腕关节屈曲，尺偏位固定；

(3) 压垫：远折端背侧放平垫，近折端掌侧平垫；

(4) 固定时间：6 周。

药物治疗：早期外敷活血祛瘀散，待肿胀消退后于骨折处加用续筋接骨散，内服药物早期用活血理气丸，中后期用强筋壮骨丸，同时配合输液对症治疗。

治疗 8 周后骨折部肿胀消退，无明显痛感，腕关节功能改善，掌屈功能达 40°，桡倾达 25°，尺倾达 20°，前臂旋转功能稍受限，肢端血循环及感觉运动正常，X 线示骨折对位对线佳，断端有骨痂形成。门诊随访骨折愈合良好。

2. 案例二

患者刘某，女，69 岁。

【主诉】右腕部跌伤后肿痛，活动受限 1 天。

【现病史】患者 1 天前(2016 年 5 月 5 日)在家中小院里散步时不慎跌倒，右腕背撑地受伤，即感右腕部疼痛剧烈，肿胀，活动受限，休息后稍缓解，家属及本人未引起重视，未治疗，今自觉右腕部肿痛加剧，被家人送来我院就诊。

【检查】右腕部中度肿胀，“餐叉样”畸形，右桡骨远端压痛(+)，可扪及骨擦音，右腕关节功能障碍，右尺桡动脉搏动正常，右手指末端血循环、感觉正常。

神志清楚，面色红润，呈急性痛苦病容。语声清楚，呼吸平稳，未闻及特殊气味。舌质淡红，苔薄白，脉弦数。

辅助检查：右腕部 DR 检查示：右桡骨远端骨质连续性中断，骨折向背侧成角，远折端移位，部分骨皮质嵌插重叠，尺骨茎突游离。桡尺骨远端关节关系尚正常。

【诊断】右桡骨远端骨折；右尺骨茎突骨折。证属骨断筋伤，血瘀气滞。

【治疗】在臂丛神经阻滞下行手法复位，以小夹板外固定，按照何氏骨科辨证用药，第 1 周、第 2 周口服活血理气丸及外敷活血祛瘀散消肿止痛，第 3 周起开始口服强筋壮骨丸及外敷续筋接骨散，以促进骨折愈合(图 8-15-17，图 8-15-18)。

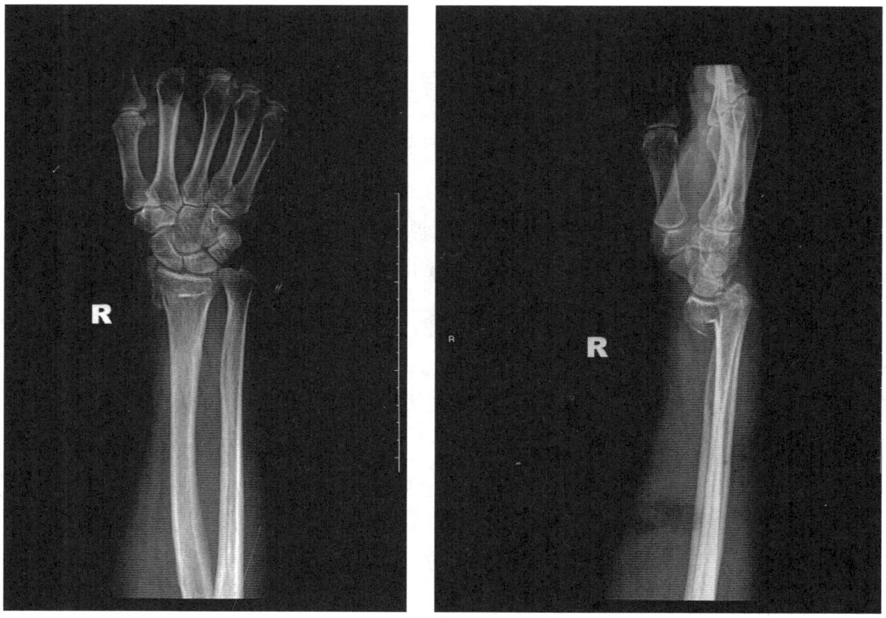

图 8-15-17　骨折复位前

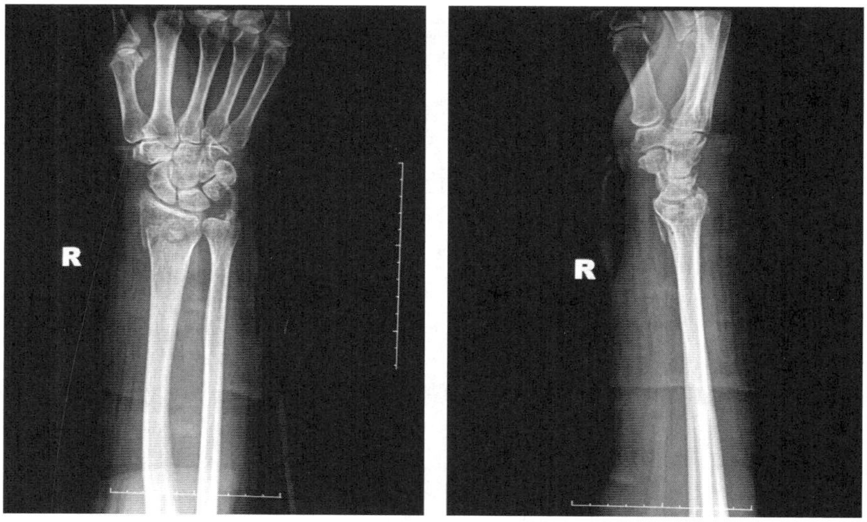

图 8-15-18　骨折复位后

3. 案例三

患者胡某，男，58 岁。

【主诉】左腕及右膝部跌伤后肿痛，活动受限 8 天。

【现病史】患者 8 天前（2016 年 9 月 30 日）在家下楼梯时不慎跌倒，左手掌、右膝触地受伤，即感左腕部、右膝部疼痛剧烈，肿胀，活动受限，下颌部疼痛、出血，伤后无昏迷，急被家人送至中国人民解放军西部战区总医院就诊，行左腕、左膝 CT 检查示左桡骨远端骨折，右髌骨骨折，头部 CT 检查无异常，予石膏外固定、下颌部清创缝合及静脉用药治疗（具体不详）。患者为求进一步治疗，遂于今日转来我院就诊。

【检查】左腕部轻度肿胀，左桡骨远端压痛（+），可扪及骨擦感，左腕关节功能障碍，左尺桡动脉搏动正常，左手指末端血循环、感觉正常；右膝关节轻度肿胀，右髌骨上极压痛（+），右膝关节功能障碍，右下肢末端血循环、感觉正常。下颌部见 6cm 伤口，已缝合，愈合好，无渗出，无压痛。

神志清楚，面色红润，呈急性痛苦病容。语声清楚，呼吸平稳，未闻及特殊气味。舌质淡红，苔薄白，脉弦数。

辅助检查：外院 CT 示：右髌骨骨折，骨折对位对线尚可；左桡骨远端粉碎性骨折。

【诊断】左桡骨远端骨折（科利斯骨折）；右髌骨骨折。证属骨断筋伤，血瘀气滞。

【治疗】手法复位，小夹板外固定，按照何氏骨科辨证用药，第 1 周、第 2 周继续口服活血理气丸及外敷活血祛瘀散消肿止痛，第 3 周起开始口服强筋壮骨丸及外敷续筋接骨散，以促进骨折愈合（图 8-15-19、图 8-15-20）。

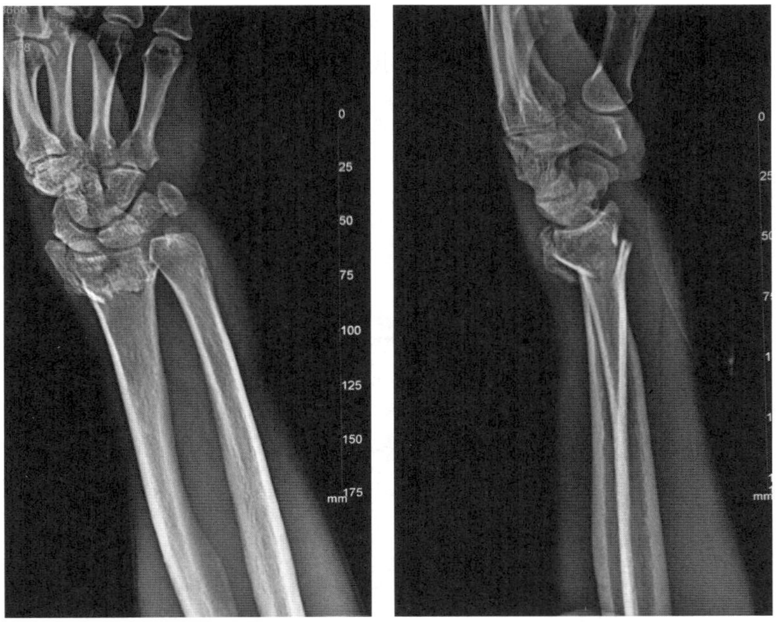

图 8-15-19　骨折复位前

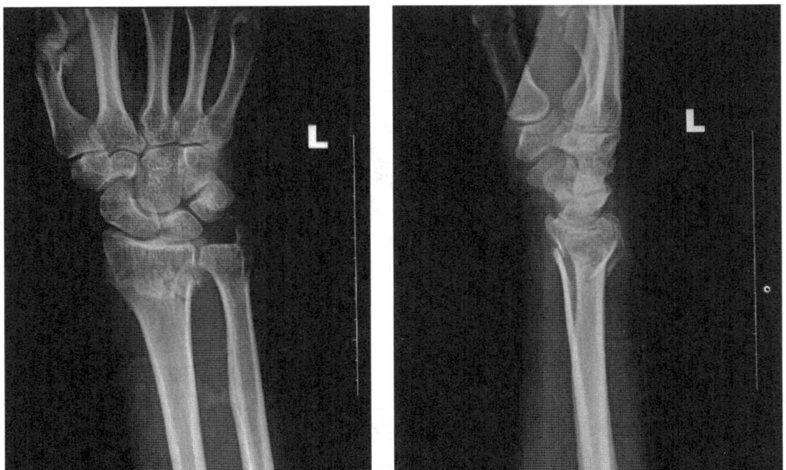

图 8-15-20　骨折复位后

第十六节　手舟骨骨折

一、解剖特点

手舟骨(腕舟骨)位于腕的外侧部,两端膨大,中间部细窄,又称腰部。远端与大多角骨、小多角骨相关节,为滑动型关节;近端与桡骨远端桡侧半相对,组成桡腕关节,具有屈伸、桡尺偏斜及少许旋转运动;中远部的尺侧与头状骨组成关节,为杵臼关节,近端尺侧与月骨相关节,有前后向的旋转作用(图 8-16-1)。

手舟骨血运较差,这是因为其滋养血管分别经其腰部和结节部入骨,然后分支供血至近侧和远侧,两者在骨内没有交通吻合支(图 8-16-2)。所以,腰部及近端骨折常会伤及由腰部入骨的血管,常常出现骨折不愈合或近端缺血性坏死。

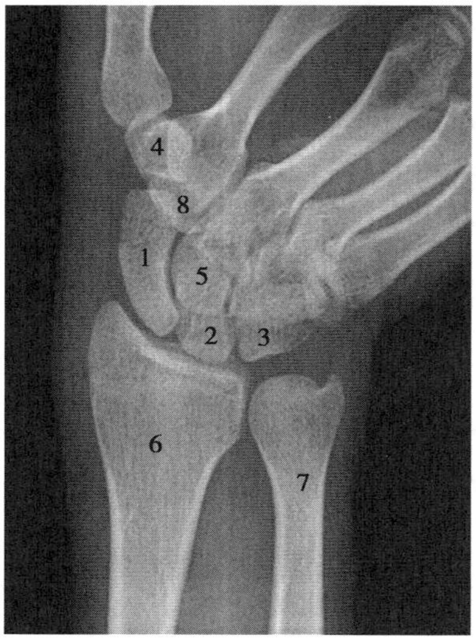

1. 手舟骨; 2. 月骨; 3. 三角骨; 4. 大多角骨; 5. 头状骨; 6. 桡骨; 7. 尺骨; 8. 小多角骨。

图 8-16-1　正常腕部 x 线片

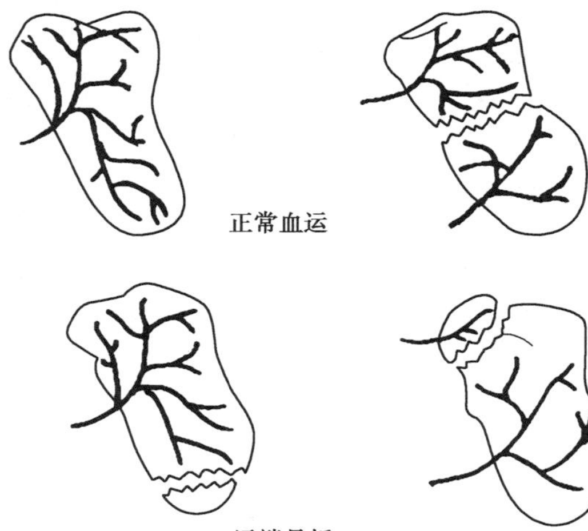

图 8-16-2　骨折与血运

此外,手舟骨腰部骨折后,其远侧折块就与远排腕骨一起活动,两排腕骨间关节经过手舟骨骨折线而活动,故手舟骨骨折端所受的剪力很大,两折端难以固定在一起。因此,剪力大也是造成手舟骨骨折延迟愈合或不愈合的一个因素。

二、发病机制

骨折多为间接暴力所致。患者跌倒时,手部着地,腕部极度背屈并桡偏,桡骨背侧缘冲击手舟骨,使其发生断裂。骨折多在手舟骨腰部,骨折块虽无较大移位,但两折端往往有间隙。有时骨折发生在结节部,骨块可向外侧移位,这种情况较少见(图 8-16-3)。

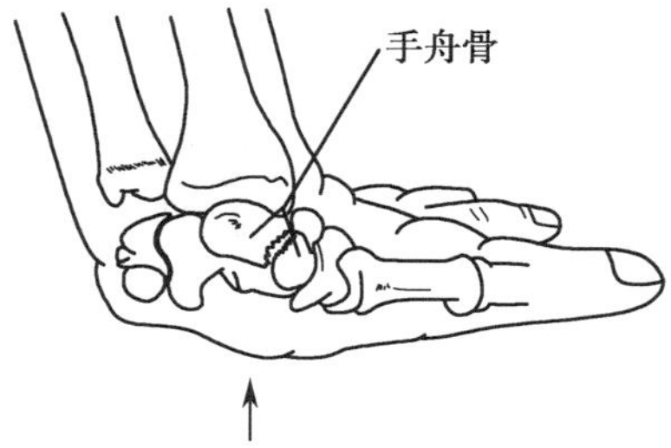

图 8-16-3　骨折机制

三、临床表现及诊断

患者均有腕部背伸跌倒史,腕部肿胀、疼痛,以腕桡侧及后外侧为重。腕部功能障碍,腕鼻烟窝部及腕背侧压痛,沿 2、3 掌骨纵轴轻轻挤压则腕部疼痛，腕背伸及桡偏受限，即可拟诊为手舟骨骨折。

手舟骨正、侧、斜位X线片可以确诊（图8-16-4）。若X线片上未见明显骨折，而临床征象高度怀疑有骨折时，可以先按照骨折处理。2周后再行X线检查，如有骨折，则骨折线可清晰显现。仔细观察细微骨折，新鲜手舟骨骨折通常只有骨折裂缝而无错位（图8-16-5）；骨折线的方向与中心X线束的方向不一致时，骨折线一般显示不出来，最易发生漏诊，此种情况可称为细微骨折。必要时需要做CT检查。

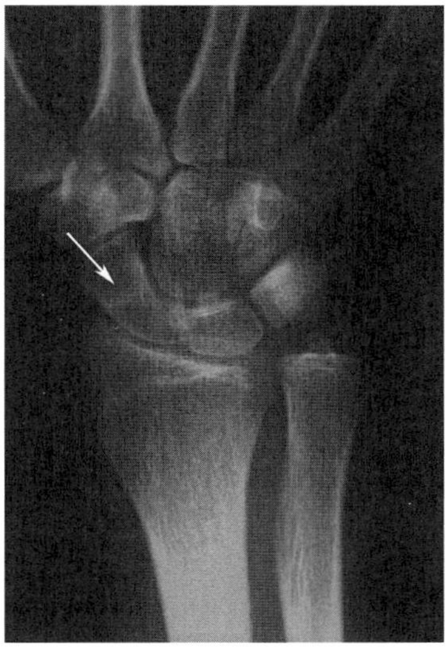

图8-16-4　腕关节正位照

注：手舟骨腰部有时可见致密线（箭头指示处），不要误认为腰部陈旧骨折。

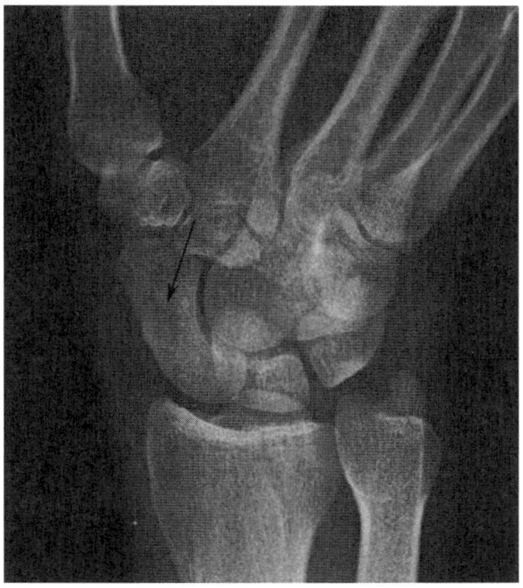

图8-16-5　手舟骨细微骨折

注：手舟骨腰部隐约可见骨折裂纹，外侧缘与其平行，透亮脂肪线模糊消失（箭头指示处）。

X线片一般不易发现早期的手舟骨骨折。这是因为手舟骨的大部分为海绵质，其周围皮质较薄，有些裂纹骨折，早期在X线片上可能是阴性。故临床观察X线片时应注意以下几个方面，以防止漏诊：①细心观察手舟骨结节处皮质有无断裂，或有无出现薄层骨片；②头状骨和舟骨关节间隙内有无游离小薄骨折片；③手舟骨一侧或两侧关节面上有无阶梯样改变（可判断有无移位）；④手舟骨的头部关节面上有无与关节面相互垂直的裂隙；⑤陈旧性腕部摔伤3个月，只要发现近端相对密度增高，关节面出现台阶状改变，或手舟骨中段发生囊变，都是陈旧性骨折的证据。

注意X线检查随诊：新鲜手舟骨骨折，骨折线是锐利的。2周后骨折面开始出现骨质吸收，骨折线更为清晰。1~2个月后，两骨折面均有内骨痂生长，骨折线被两条致密硬化带勾画得更为清楚。随后两骨折面的内骨痂逐渐合并。3~4个月以后，骨折线可达到骨性连接，骨折线消失。

四、手法治疗

手舟骨骨折很少移位，一般不需要手法整复。但若移位者，则必须做手法整复治疗。

（一）整复

患者取坐位，前臂略旋前，术者一手握住患腕上部，一手拇指置于鼻烟窝部，其余四指环握住拇指，在牵引下使患腕尺偏，术者以拇指按压骨块，即可复位（图8-16-6、图8-16-7）。

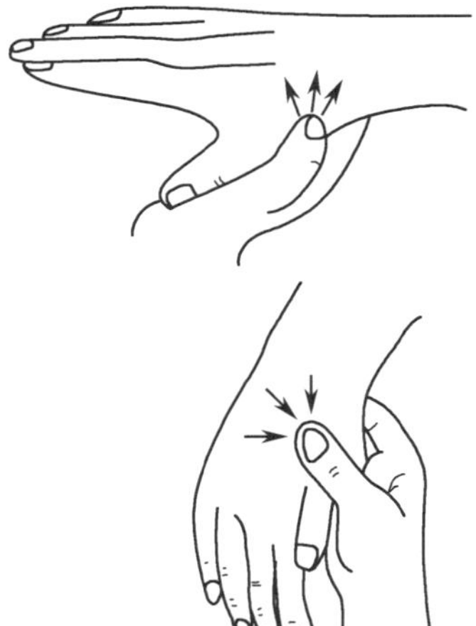

图8-16-6　骨折压痛点

(二) 固定

局部外敷药物后，在鼻烟窝部置一压垫，然后在前臂用超腕关节夹板，腕关节固定在背伸 30°、尺偏 10° 位，拇指对掌位固定。这种固定位置，能够有效地克服骨断端的剪力，有利于骨折愈合。

固定后，前臂中立位，屈肘 90°，悬吊于胸前。固定时间为 6~8 周，若固定松动则予以及时调整(图 8-16-8)。

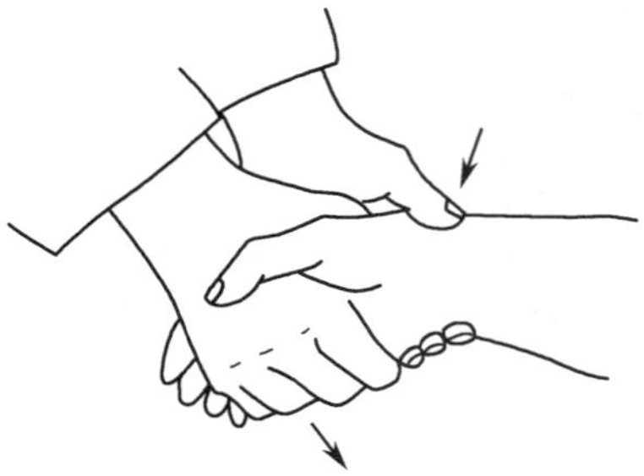

图 8-16-7 整复手法

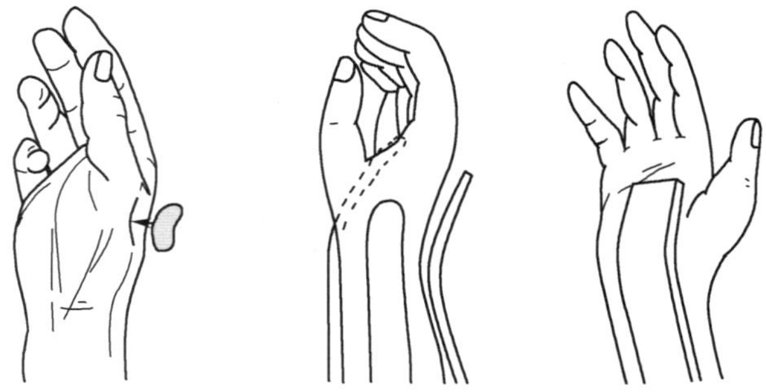

图 8-16-8 固定方法

五、药物治疗

何氏骨科对于手舟骨骨折的药物使用，同样遵循中医骨伤科学的原则，即针对骨折的初期、中期与后期进行辨证论治。

外敷用药：初期，用活血祛瘀散；中期，骨折部位用续筋接骨散，周围部位则用活血祛瘀散；后期，骨折部位用强筋生骨散，周围部位用活血祛瘀散加温通散或消增通痹散。

内服用药：初期，内服活血理气丸；中期，内服活血理气丸加强筋壮骨丸；后期，内服强筋壮骨丸，也可根据不同情况加以辨证施治。

按摩用药：初期，使用归红化瘀酒；中后期，使用温通经络液。

笔者临床体会到手舟骨骨折块较小，气血损伤轻，故运用中药治疗时不宜使用大剂破瘀导滞药物。由于手舟骨腰部骨折和近端骨折愈合缓慢，应延长接骨药的使用时间，或以强力接骨药酌加祛风除寒药物，可促进骨痂生长。

六、功能锻炼

早期，做肩、肘关节的活动锻炼及手指的伸屈活动，禁止腕桡偏活动。中期，可做握拳活动。晚期，解除固定后则可逐步加强腕关节的主动屈伸、旋转活动。

七、预后

手舟骨骨折一般在 3 个月内获得连接。骨折的愈合与骨折的类型、部位有明显的关系。大量临床资料显示，手舟骨骨折获得解剖复位后，近侧骨片的缺血性坏死率为 50%；若手舟骨骨折整复不良，则近侧骨折片的缺血性坏死率为 100%。手舟骨近端骨折愈合差(图 8-16-9)，而腰部与结节部较好。如果骨端出现囊性疏松现象，则为延迟愈合征象；如分离明显，硬化带出现，则为不愈合征象。由于血运情况较差，延迟愈合及不愈合者临床常见(图 8-16-10)。根据这些病理变化和症状，应采用不同的治疗方法。

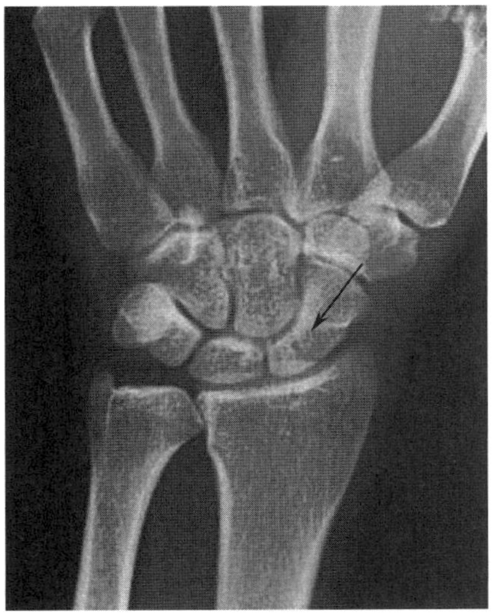

图 8-16-9 手舟骨近端骨折

注：手舟骨近端骨折，无位移。

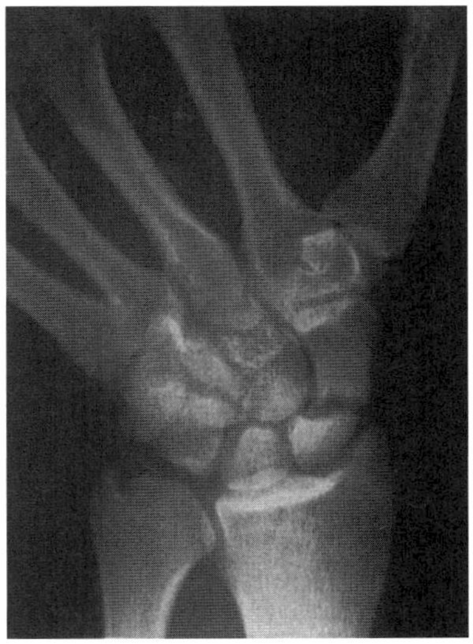

图 8-16-10 手舟骨近端骨折伴缺血性坏死

注：手舟骨近端陈旧性骨折，折端不愈合，近端密度均匀增高，提示已缺血坏死。

八、现代研究进展

一般中医治疗即可，不需要手法整复。但若移位，则必须做手法整复治疗。一般无需手术，中医治疗简单易行，患者所受的痛苦较少。

问题与展望 手舟骨骨折治疗虽然一般效果良好。但是，仍然有如骨折不愈合、缺血性坏死、关节面塌陷，甚至严重的创伤性关节炎的发生。这就要求临床医师进一步研究本病，以期获得更好的临床效果。

第十七节 掌骨骨折

一、解剖特点

手的结构精细、复杂，使手的功能具有高度的灵活性。手掌骨由 5 块小管状骨组成。第一腕掌关节为鞍状关节，可做屈伸、内收、外展活动。第一掌指关节仅能做屈伸活动，其余四个掌指关节则能做屈伸、内收、外展、旋转等活动。人的劳动依靠双手，因而手部损伤临床非常多见，其中掌骨骨折在手外伤中占很大比例。手部周围的肌肉、肌腱较多，作用也很复杂，有些肌肉的收缩作用对掌骨骨折的移位影响较大。

二、发病机制

掌骨骨折是常见的手部骨折之一，多见于成人，儿童较少见，男性多于女性。直接暴力和间接暴力均可导致掌骨骨折。手掌由 5 块掌骨组成，在暴力的作用下，每块掌骨都有骨折的可能。临床所见，可分为以下几种情况。

（一）第一掌骨基底骨折

第一掌骨基底骨折有两种类型：一种是未累及第一腕掌关节的骨折；另一种是累及第一腕掌关节的骨折伴脱位，因为该型骨折是由 Bennett 于 1882 年首次报道，故又称为贝内特骨折（Bennett fracture），俗称本奈骨折（图 8-17-1）。

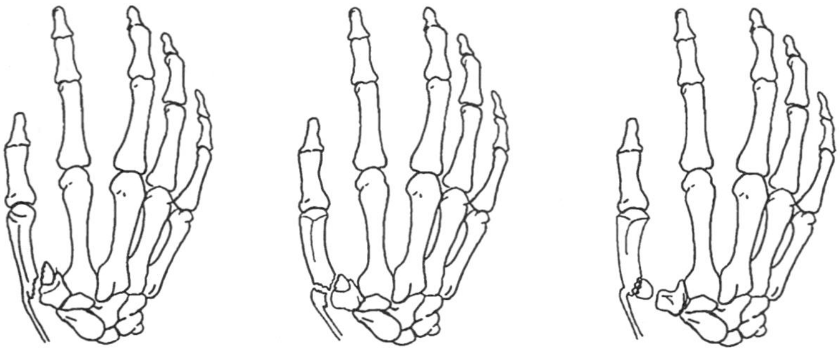

A. 未累及腕掌关节　　B. 贝内特骨折

图 8-17-1　第一掌骨基底骨折

第一掌骨基底骨折多由间接暴力传导所致，跌倒时拇指触地或者拇指屈曲时掌骨头部着地，暴力沿纵轴传至掌骨近端松质骨与坚质骨交界处，使其发生骨折，单纯掌骨基底骨折多位于掌骨基底部 0.5~1cm 处，一般为横行或短斜行骨折。横行骨折之骨折线不通过第一腕掌关节，移位较小，可仅表现为裂纹。有的骨折远端因拇长屈肌、拇收肌的牵拉，向掌侧、尺侧移位，近端则受拇长展肌的牵拉，向背侧、桡侧移位，骨折端形成向桡背侧成角畸形。贝内特骨折的损伤机制与单纯骨折相同，但该骨折脱位是较为严重的损伤，其骨折线由桡侧斜向基底部关节面，内侧三角形的小骨片位置不变；外侧的骨折断端由于拇长展肌的牵拉和拇长屈肌的收缩，向桡背侧移位（图 8-17-2）。

（二）掌骨干骨折

多为直接暴力打击掌骨干所致，可为单根或多根骨折（图 8-17-3）。一般为横行或粉碎性骨折（图 8-17-4）。若为间接暴力，则由掌骨头部受撞击、扭转，传导至掌骨干，多为斜行或螺旋形骨折。骨折后，第一掌骨干可因各肌肉的牵拉而向桡、背侧成角移位，或较少见的侧方移位；第二至第五掌骨干骨折因为骨间肌、蚓状肌的牵拉，多向背侧成角移位，并可有断端重叠及侧方移位。若为多根骨折，则移位较甚，且对骨间肌损伤也较为严重（图 8-17-5）。

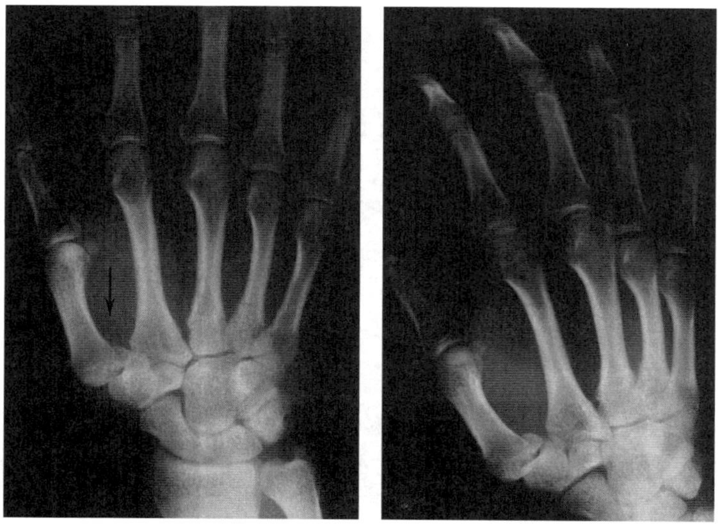

图 8-17-2　贝内特骨折

注：第一掌骨基底部斜行骨折（→），小骨折块在内侧，留在关节内，和大多角关系不变，而外侧远端则向桡侧脱位。

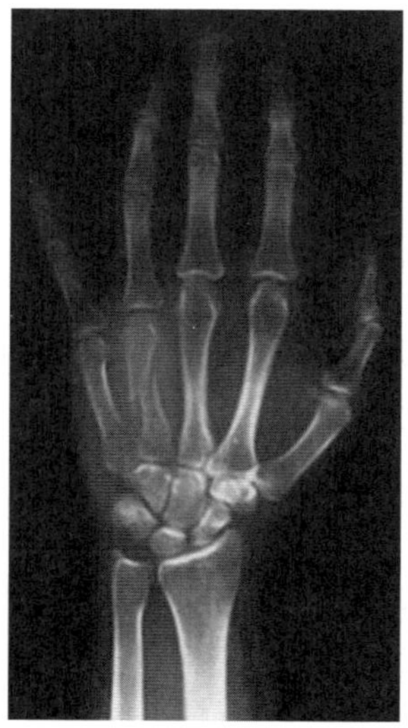

图 8-17-3　第四掌骨干骨折

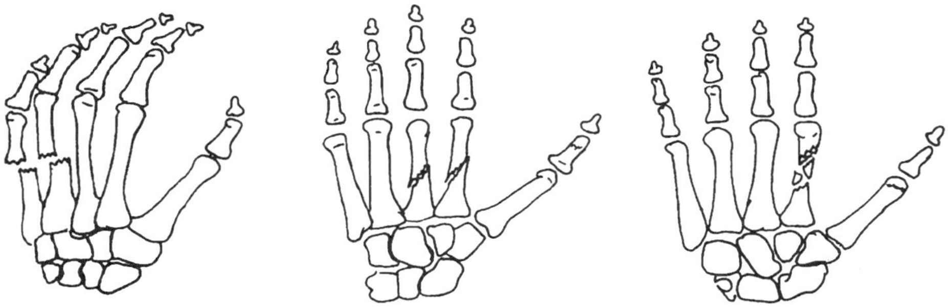

横行　　斜行　　粉碎性

图 8-17-4　掌骨干骨折

(三) 掌骨颈骨折

多见于第四、第五掌骨,以第五掌骨最多见。常由间接暴力所致,在拳击运动中多见,故又称“拳击骨折”(图 8-17-6)。掌骨颈骨折,远端常向掌侧屈曲,两断端向背侧成角突起。由于蚓状肌和骨间肌的牵拉而向背侧成角移位,掌骨头向掌侧倾斜,呈“低头”状移位。严重时,可形成掌指关节过度伸展状半脱位(图 8-17-7)。

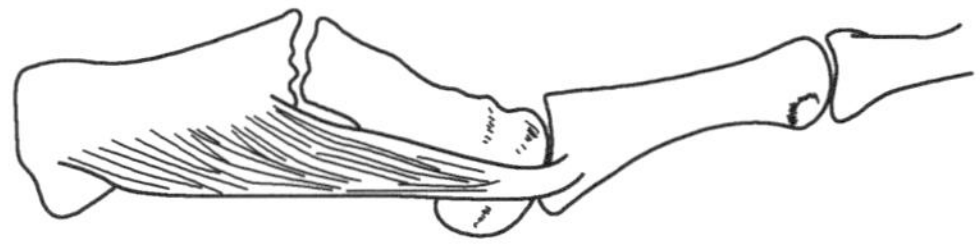

图 8-17-5　掌骨干骨折,肌肉牵拉位移

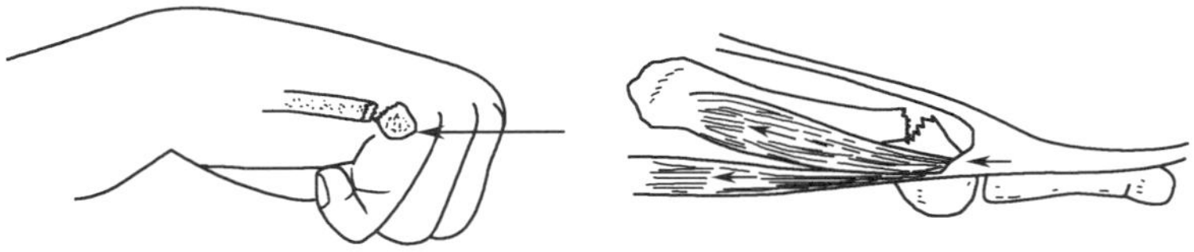

受伤机制　　背侧成角移位

图 8-17-6　掌骨颈骨折

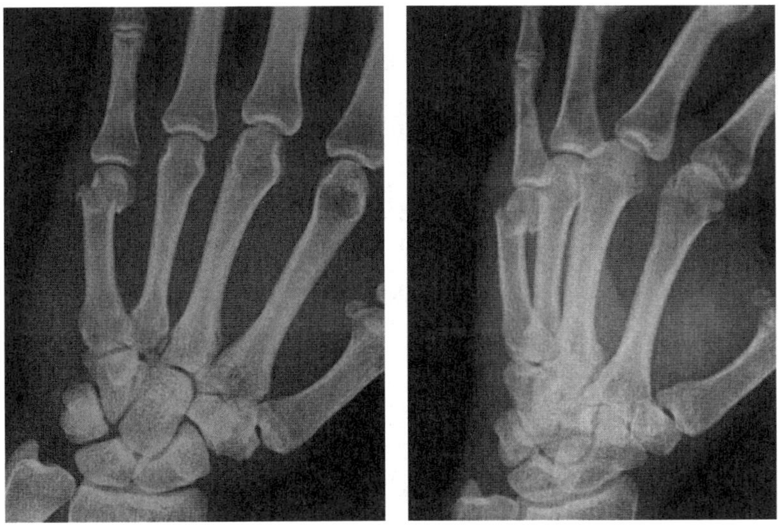

图 8-17-7　第五掌骨颈骨折

注:第五掌骨颈部粉碎性骨折,折端向背侧成角,掌骨头轻度向掌侧移位。

三、临床表现及诊断

第一掌骨基底骨折，其主要征象是第一掌骨近端疼痛、肿胀，压痛明显，局部向后外侧突起；拇指功能丧失，特别是伸展功能明显受限，虎口不能张开。若为贝内特骨折，则在第一掌骨背侧、桡侧可扪及突起的成角畸形，拇指内收、外展、对掌活动均受限。X线检查可确定诊断。

各掌骨干骨折多有向背侧隆起成角畸形，纵轴叩击痛，若重叠移位时，则握拳时该掌骨明显缩短。掌骨颈骨折在握拳时，则看不到正常突出的掌骨头。X线检查时应摄手部的正、斜位片。

四、手法治疗

人的劳动、生活主要依靠双手，而手的结构精细、复杂，作为手部损伤之一的掌骨骨折，即使程度轻微，也不应忽视。因为手部骨折、损伤，若处理不当，即可引起强直，导致功能丧失或残疾。所以处理手部骨折应十分慎重，要求有正确的复位、合理而有效的固定。临床治疗手部骨折时，须掌握不同部位骨折的处理特点，以便针对不同状况，制订合理方案，方不致造成手的功能障碍。

(一) 治疗原则

手部损伤的初期，应遵循三条原则。

第一：开放性损伤应严格清创。清创时，尽量保留神经和肌腱。如果其他组织有明显损害，应广泛切除。

第二：手的有效包扎。掌骨骨折的包扎与固定，除特殊情况外，一般均应固定在功能位，以便在骨折愈合的同时，保证韧带与关节囊不至于挛缩，关节亦不产生瘢痕而功能丧失，使手部功能得到最大限度的恢复。手的功能位：前臂中立位，腕部轻度背伸位 25°~30°，微尺侧倾斜；指间关节伸直位，拇指外展，对掌微屈，其余手指半屈，其纵轴的延伸线交会于舟骨结节，各指的屈度自示指向小指递增，其外观如握一小杯状(图 8-17-8)。

第三：抬高患肢手部，预防水肿，避免加重损伤。

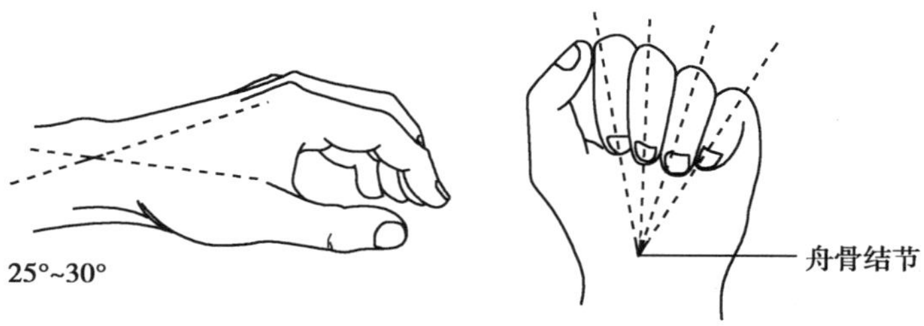

图 8-17-8　手的功能位

(二) 整复固定

1. 第一掌骨基底骨折　术者一手握住患手腕部，拇指向内前方按压第一掌骨基底部的桡背侧，另一手牵拉患手拇指，并将第一掌骨头扳向后外侧，使第一掌骨外展略背伸，同时，放在骨折部的拇指用力推压成角畸形突出的基底部，即可纠正骨折移位及关节脱位(图 8-17-9)。

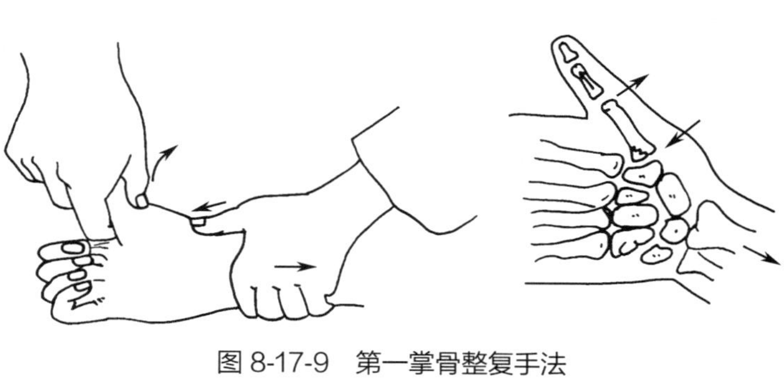

图 8-17-9　第一掌骨整复手法

复位后，将两块小压垫分别置于第一掌骨基底部的背桡侧和掌骨头掌侧，以胶布粘贴固定，覆一小棉垫，然后用一塑形为30°弧形外展夹板，将第一掌骨固定在外展背伸、拇指屈曲对掌位。固定时，外展夹板的弧形部位应将夹板之成角处对准桡腕关节。外以绷带包扎（图8-17-10）。

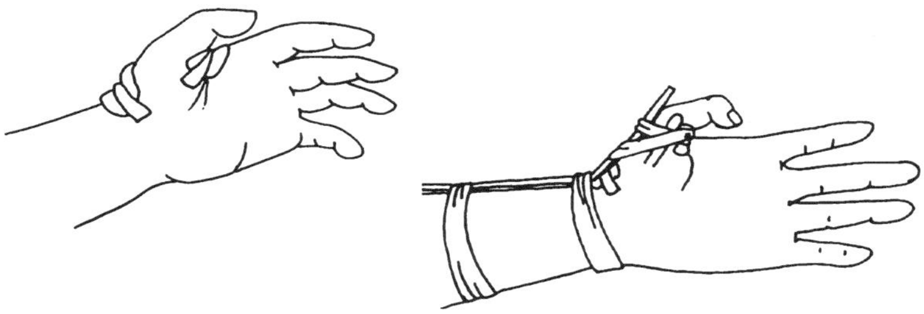

图8-17-10 第一掌骨基底骨折固定法

2. 掌骨干骨折 第一掌骨干骨折的整复固定方法可以按照治疗第一掌骨基底骨折的方式进行处理。第二至第五掌骨骨折，若无移位而且稳定，不须整复，可在该掌骨背侧两边加分骨垫，掌侧也复加衬垫，掌背侧再盖一硬纸壳，以绷带包扎即可。若有移位而不稳定型的掌骨干骨折，则须手法整复。

整复要领：一助手握患手前臂，术者一手牵引患指，一手施行手法。术者先用提按法矫正骨折向背侧成角畸形；然后，再用分骨挤压法整复侧方移位，在牵引下挤压骨间隙，则可纠正侧方移位。整复后，在背侧骨间隙放置分骨垫，以胶布固定，外敷中药。然后，再于掌侧、背侧各放一个稍小于手掌面积的硬纸板，外用绷带包扎（图8-17-11）。

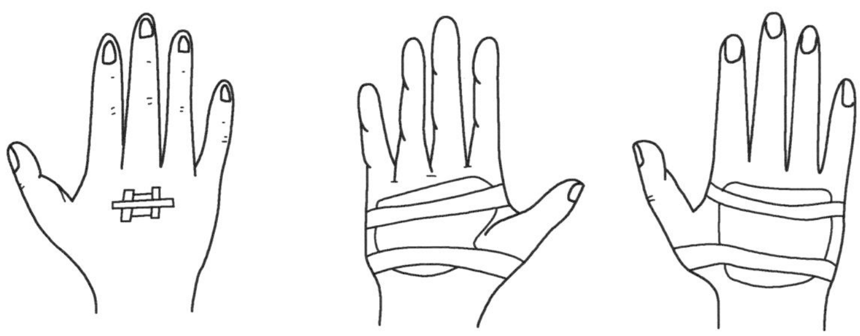

图8-17-11 掌骨干骨折固定法

3. 掌骨颈骨折 整复时，在牵引下将患者掌指关节屈曲至90°~120°，一手压迫近折端向掌侧，同时另一手推近节指骨向背侧，即可矫正掌骨头的“低头”状而使其复位。复位后，在掌骨背侧放置压垫和固定板，并将其掌指关节固定于屈曲90°位（图8-17-12）。

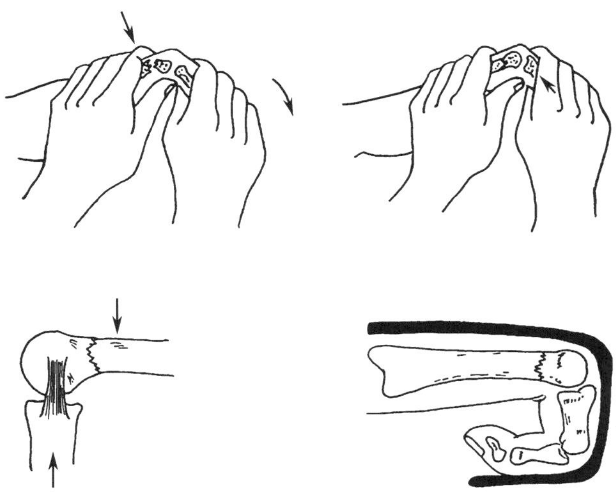

图8-17-12 掌骨颈骨折整复手法及固定法

五、药物治疗

何氏骨科对于掌骨骨折的药物使用，同样遵循中医骨伤科学的原则，即针对骨折的初期、中期与后期进行辨证论治。

外敷用药：初期，用活血祛瘀散；中期，骨折部位用续筋接骨散，周围部位则用活血祛瘀散；后期，骨折部位用强筋生骨散，周围部位用活血祛瘀散加温通散。

内服用药：初期，内服活血理气丸；中期，内服活血理气丸加强筋壮骨丸；后期，内服强筋壮骨丸，也可根据不同情况加以辨证施治。

按摩用药：初期，使用归红化瘀酒；中后期，使用温通经络液。

笔者认为，该骨折一般可按骨折初、中、晚三期原则辨证用药。但由于掌骨为上肢的较末部位，血运状况差，所以，处方宜加桑枝、桂枝、姜黄等一至两味，以引经报使，增强药物疗效，促进骨折愈合。

六、功能锻炼

早期，第一掌骨骨折患者禁做腕掌关节内收活动，掌骨颈骨折不能做伸直活动，第二至第五掌骨干骨折不能做用力的伸直、握拳活动。

解除固定后，逐步加强手指的功能锻炼活动。应主动活动，不得以被动扳拉法纠正暂时的关节活动受限。

七、注意事项

（一）复查固定情况

整复固定后，即可摄片复查对位情况。并作为调节小夹板位置，矫正残余移位的依据。复查时，应注意检查固定是否滑移，小压垫是否有效，是否有皮肤压迫症状。必要时可重新固定。

（二）特殊治疗

对于不稳定的掌骨基底部斜行骨折或粉碎性骨折伴脱位者，应给予拇指持续外展牵引治疗。极不稳定者，可考虑手术切开复位，双钢针内固定治疗。

八、现代研究进展

闭合手法复位最常用，但闭合手法复位中，指托、石膏或各种支架外固定，以及克氏针或钢丝固定，均有一定缺陷。如早期行闭合复位，不易维持原位固定，有软组织嵌入者则难以满意复位。而切开复位，交叉克氏针固定，手术难度高且稳定性差，易并发感染。

问题与展望　手部需要完成多种精细动作，手部骨折后的结构与功能重建极为重要，但掌骨骨折的治疗仍时常有复位后再移位等不良反应发生，故应该对该骨折进行深入研究，以期让患者获得满意的效果。

九、病例

患者李某，男，65 岁。

【主诉】左手背肿痛、畸形、功能障碍 1 天。

【现病史】患者 1 天前在工地劳作时不慎被重物砸伤，致左手背肿胀、疼痛、畸形、功能障碍，急送至当地医院就诊，经摄片诊为“左手第 4 掌骨中段骨折”，予以整复固定后，摄片复查提示骨位差，建议手术治疗，因不愿手术，经人介绍转至我院。

【检查】左手各指及手背、腕部肿胀较甚，面部皮肤青紫，左手第 4 掌骨中段畸形，压痛明显，可扪及骨擦感，闻及骨擦音，左腕关节及掌指关节活动受限。

辅助检查：外院 X 线片示：左手第 4 掌骨中段骨折，远折端向掌侧移位约骨干宽度，断端成角。本院 DR 检查示：与外院 X 线片比较：骨位与初期片一致，无明显改善。

【诊断】左掌骨干骨折。证属骨折筋伤，气滞血瘀。

【治疗】手法复位，术者一手持患指，另一手四指握持腕部，在牵引下，术者将拇指顶于掌侧，在牵引下屈曲掌指关节，向背侧推挤，使成角消失，然后继续在掌侧下，由掌背侧夹挤骨折两侧骨间隙，矫正其侧方移位，将半个小绷带置于掌侧，握拳位固定，然后外敷活血化瘀散，肿胀消退后骨断端处外敷续筋接骨散，促进骨痂形成。隔日换药 1 次。始终保持握拳位固定，随时检查肢端血循环及感觉运动情况。

2017 年 8 月 26 日摄片复查示骨折解剖对位，8 月 31 日摄片复查提示断端有骨痂形成，折线部分模糊，继续握拳固定。9 月 14 日摄片复查示折线基本消失，拆除外固定。继续外敷何氏系列中药，主动进行掌指关节及指间关节功能锻炼，9 月 30 日复诊查骨折部肿胀消失，关节功能恢复如常。

掌骨干骨折多由直接暴力所致，可以为单一或多个掌骨骨折，骨折类型以桡端和粉碎者多见，旋转暴力和间接暴力亦可发生斜行或螺旋形骨折，由于骨间肌、蚓状肌的牵拉，骨折向背侧成角，通过合适手法整复、外敷中药，小夹板固定等治疗，可缩短愈合时间，早期恢复关节功能，避免了手术后遗留瘢痕挛缩，影响患手美观和关节功能，值得推广（图 8-17-13~ 图 8-17-15）。

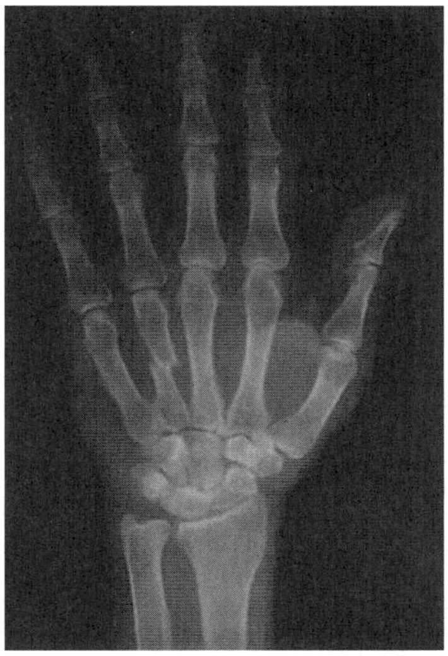

图 8-17-13　左手第 4 掌骨中段骨折治疗前

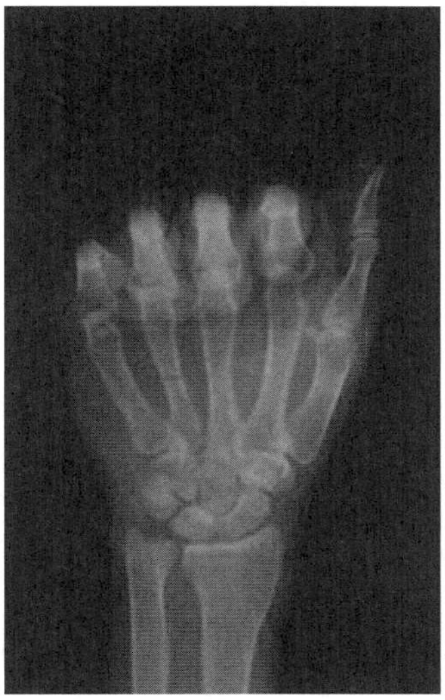

图 8-17-14　左手第 4 掌骨中段骨折治疗后（一）

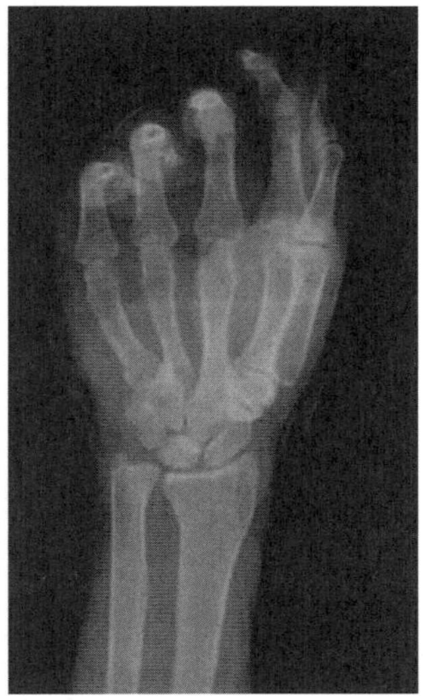

图 8-17-15　左手第 4 掌骨中段骨折治疗后（二）

第十八节　指 骨 骨 折

一、解剖特点

指骨为 14 块小的管状骨，指骨与掌骨相连，周围附着肌肉和肌腱。因其具有伸展、弯曲握紧的功能，所以手指是人体最灵活的器官。指骨骨折多见于成人，因指上附着肌肉和肌腱，故肌肉收缩是骨折后移位的因素之一。

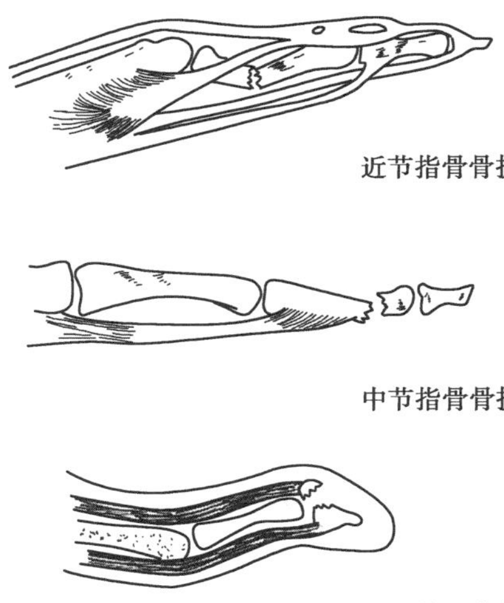

图 8-18-1　骨折类型

二、发病机制

直接暴力和间接暴力均可导致指骨骨折，以直接暴力造成者多见。按部位分，可分为近节、中节、远节指骨骨折（图 8-18-1）；按骨折线形状分，可分为横行、斜行和粉碎性骨折三种。

（一）近节指骨骨折

多由间接暴力所致。由于骨折近端受骨间肌、蚓状肌的牵拉，远端受伸直肌腱的牵拉，折端易向掌侧成角（图 8-18-2、图 8-18-3）。若为颈部骨折，远端可向背侧旋转、向掌侧成角达 90°。

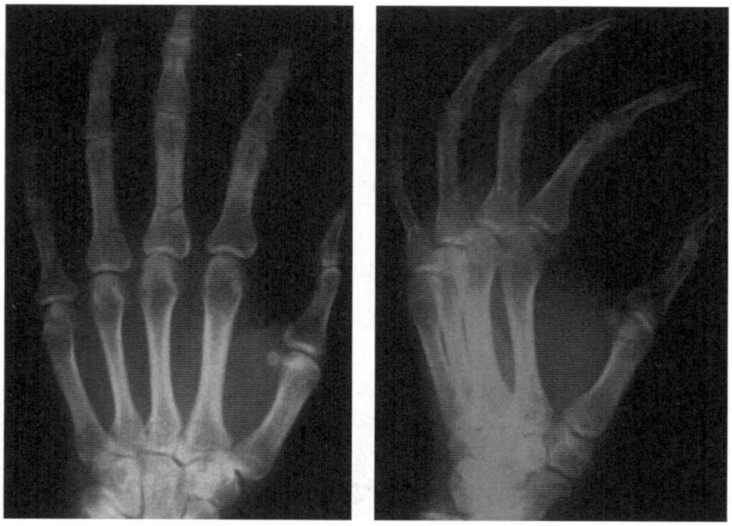

图 8-18-2　第三、第四、第五指骨多发性骨折

注：第三、第四、第五指近节指骨近端骨折，第三指折端向掌侧轻度成角。

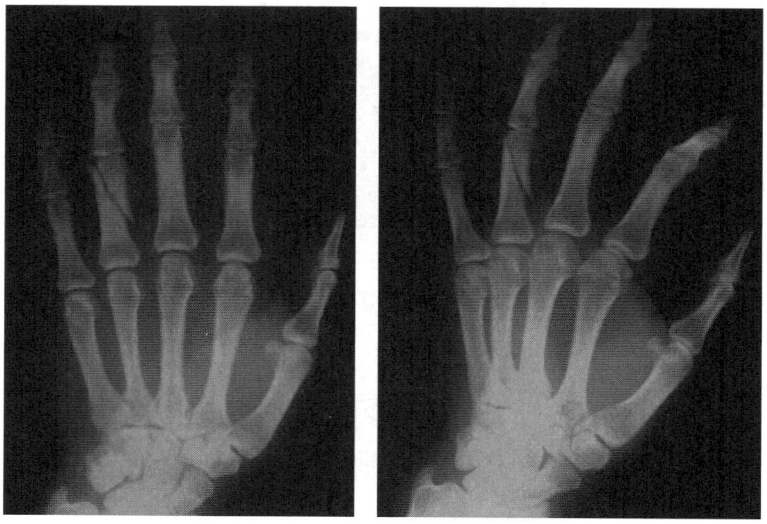

图 8-18-3　第四指近节骨干骨折

注：第四指骨近节骨干中远端斜行骨折，折线未涉及关节面，无成角。

（二）中节指骨骨折

直接暴力与间接暴力均可造成中节指骨骨折(图 8-18-4)。前者可导致横行骨折，而后者可导致斜行或螺旋形骨折。骨折发生的部位不同，其畸形也有所不同。若骨折发生在指浅屈肌止点近侧，则折端多向背侧成角(图 8-18-5)；若骨折发生在指浅屈肌止点远侧，则折端多向掌侧成角。

（三）远节指骨骨折

多由直接打击或挤压暴力所致。多合并软组织损伤。因局部无肌腱牵拉，多无明显移位或畸形。基底部背侧伸肌腱止点撕脱骨折，多见于间接暴力强迫远指间关节过度屈曲所致(图 8-18-6)。骨折后，由于伸直功能的丧失及指深屈肌的牵拉，手指末端呈典型的屈曲“棒锤”畸形，故有“锤状指”之称(图 8-18-7)。

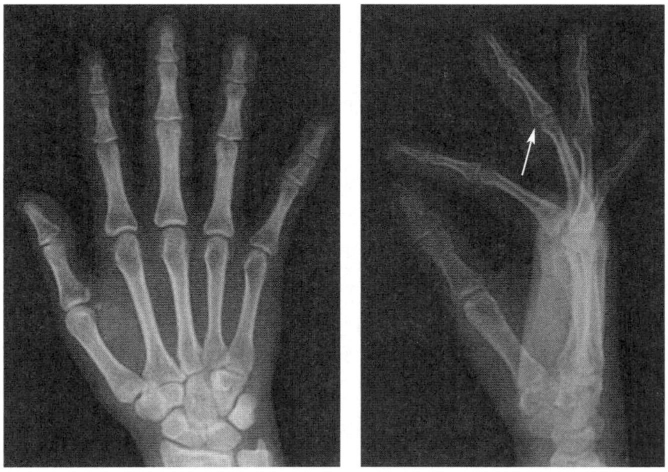

图 8-18-4　第三指中节指骨基底部前缘撕脱骨折

注：侧位片显示中指中节指骨基底部前缘撕裂骨折，小骨折片轻度分离。

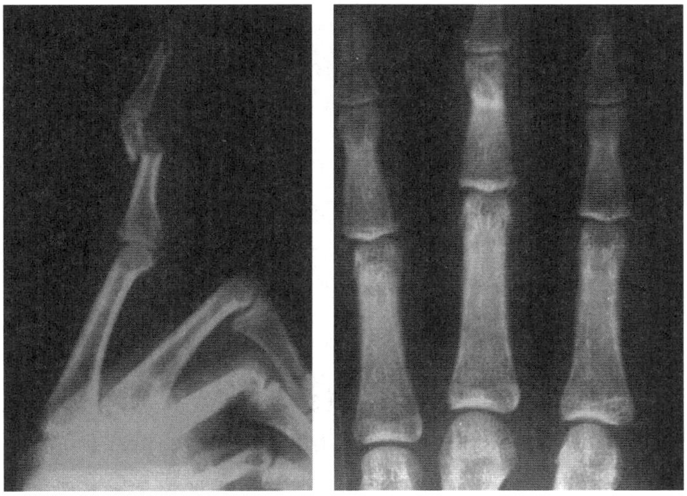

图 8-18-5　第三指中节指骨干骨折

注：远折端背侧移位与近端重合，折段向掌侧移位。

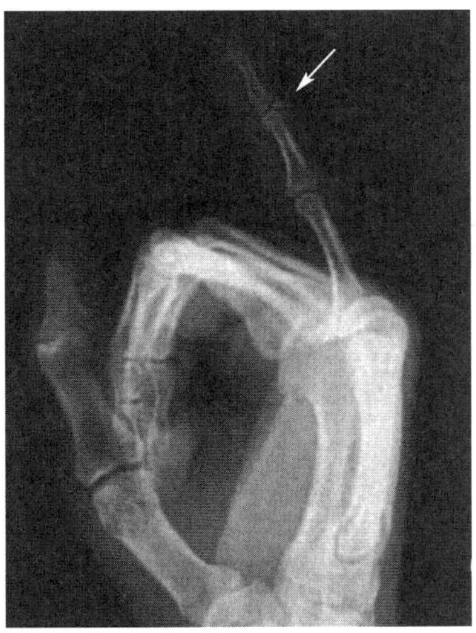

图 8-18-6　第五指远节指骨基底部撕脱骨折

注：折线涉及指间关节，小骨折片轻度背侧分离移位。

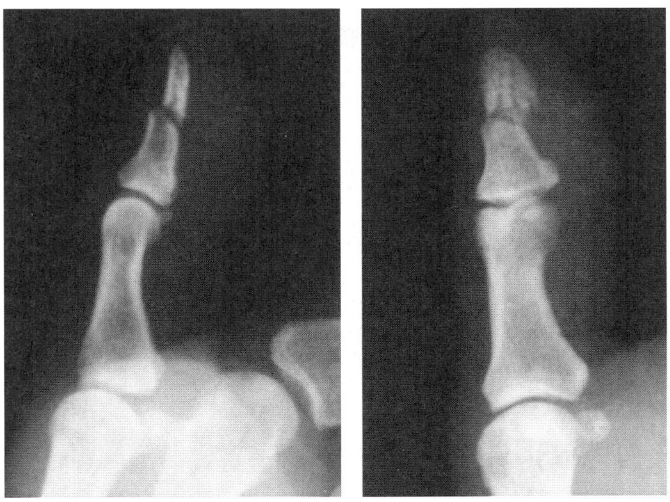

图 8-18-7　拇指远节指骨骨折

注：拇指远节骨干骨折，折端轻度分离及旋转移位。

三、临床表现及诊断

骨折后，局部疼痛、肿胀、压痛明显，手指的屈伸功能障碍。有明显移位时，可出现成角或侧突畸形，触诊时可有骨摩擦征。远节指骨基底部撕脱骨折，可出现“锤状”畸形。指骨表浅，容易诊断，X线检查可确定骨折部位及类型。

四、手法治疗

指骨骨折，尽量不做内固定，以免引起指间关节感染和强直。对于开放性骨折，若折片较小，清创缝合时应将碎片除去，以免将来引起指端疼痛。折片较大时，则首先正确处理软组织损伤。待伤口愈合后，再依法治疗骨折。

(一) 整复

1. 近节指骨骨折 整复时，先顺势牵引，矫正重叠移位。然后，以捏挤法整复侧方移位，再屈曲伤指，从掌侧向背侧挤压折部，纠正向掌侧的成角畸形。若颈部骨折，则先加大成角畸形，然后用反折法使骨折复位(图 8-18-8)。

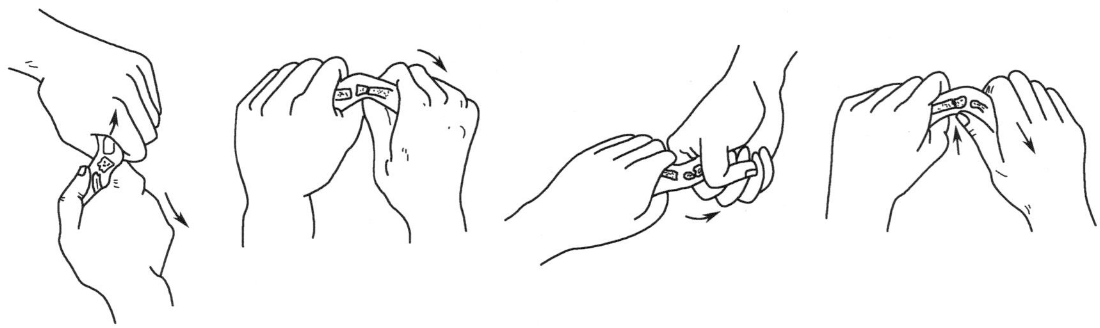

图 8-18-8 近节指骨整复手法

2. 中节指骨骨折 向背侧成角者，在伸直位牵拉，以拇指按压背侧成角处，纠正向背侧成角畸形，使骨折复位。向掌侧成角畸形时，在伸直位牵拉，拇指按压掌侧成角处，即可复位。

3. 远节指骨骨折 整复时，近中节指间关节屈曲 70°，中远节指间关节背伸，将骨折片推压回去(图 8-18-9)。

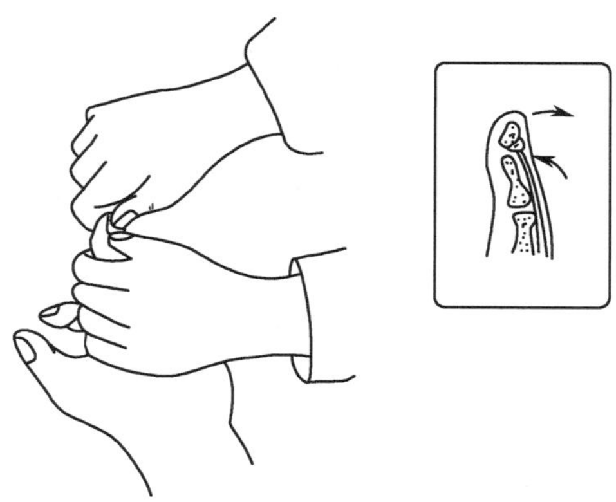

图 8-18-9 远节指骨骨折整复手法

（二）固定

1. 近节指骨骨折 若有移位，则根据移位方向可在掌、背侧或内、外侧各放一小压垫，压垫长度以不超过指间关节为宜。固定于屈曲位。

2. 中节指骨骨折 折端向背侧成角者，将患指近侧指间关节固定在伸直位，而腕关节则背伸 20°，掌指关节屈曲 30°。固定时间不宜过久，否则会造成关节侧副韧带挛缩和关节强直。

3. 远节指骨骨折 近中节指间关节固定于屈曲 70° 位，而中远指间关节则在背伸位，约 6 周。这是因为中节指间关节屈曲时，指伸肌腱中间束向远侧牵拉，侧腱束也随之向远侧移位，而远侧指间关节背伸时，则可使两折端紧密靠拢，有利于骨折片的整复与愈合（图 8-18-10）。

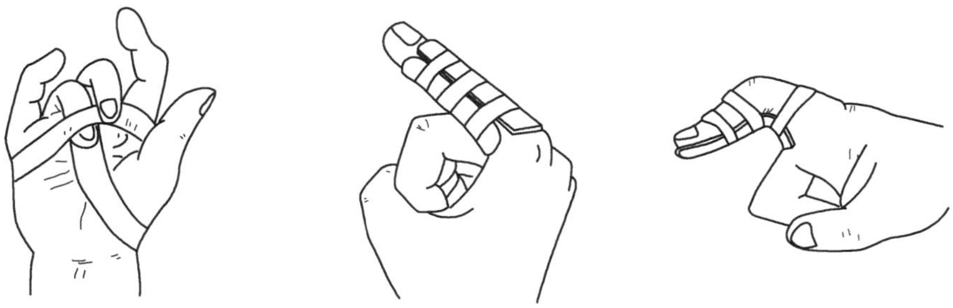

近节指骨　　中节指骨　　末节指骨

图 8-18-10　骨折固定法

五、药物治疗

何氏骨科对于指骨骨折的药物使用，同样遵循中医骨伤科学的原则，即针对骨折的初期、中期与后期进行辨证论治。

外敷用药：初期，用活血祛瘀散；中期，骨折部位用续筋接骨散，周围部位则用活血祛瘀散；后期，骨折部位用强筋生骨散，周围部位用活血祛瘀散加温通散或消增通痹散。

内服用药：初期，内服活血理气丸；中期，内服活血理气丸加强筋壮骨丸；后期，内服强筋壮骨丸，也可根据不同情况加以辨证施治。

按摩用药：初期，使用归红化瘀酒；中后期，使用温通经络液。

笔者认为，指骨骨折一般可按骨折初、中、晚三期原则辨证用药。但由于指骨为上肢的较末部位，血运状况差，所以，处方宜加桑枝、桂枝、姜黄等一至两味，以引经报使，增强药物疗效，促进骨折愈合。

六、功能锻炼

整复后，患侧的健指应经常活动，一旦固定解除后，即可进行主动的功能锻炼，避免关节强直。

七、注意事项

指骨骨折因容易发生肌腱粘连和指间关节囊挛缩，故在治疗时应尽量解剖复位、正确固定。若整复、固定不当，则会造成指骨的畸形愈合与功能障碍。要注意以下几种情况。

（一）整复要点

手法整复必须按照指骨解剖、生理特点进行整复，否则会造成手指的功能障碍。

（二）固定要点

1. 正常手指屈曲时，都指向同一个屈曲轴——手舟骨区，故对手指骨折的固定都应注意将指端指向舟骨结节，否则骨折将有旋转移位。

2. 为防止关节囊挛缩，固定时以关节屈曲为宜。

3. 为保证各指指间关节及掌指关节能正常活动，一般禁止固定未伤手指，除非伤指有旋转或侧方成角移位。

4. 既要充分固定，又要适当活动，注意患指的血液循环。

八、现代研究进展

指骨骨折无须手术治疗，一般采取手法复位，夹板固定即可，效果良好，但偶有手指功能恢复不良等现象发生。

问题与展望　虽然指骨骨折一般治疗效果良好，但由于本骨折发病率较高，人们对手指功能恢复要求也高，而复位、固定不良，护理不当将影响手指功能。故需引起临床医生的重视，以期更好地治疗该骨折。

第九章 下肢骨折

下肢的主要功能是负重和行走，故需要一个良好的稳定结构，且双下肢要等长，加上灵活的关节运动，其功能就更为完善。当下肢发生骨折后，治疗时不仅需要患肢与健肢长度相等，而且要求对位对线良好，才能保证下肢功能正常。若患肢产生成角畸形，将会影响肢体的承重能力；若患肢缩短 2cm 以上，则会出现跛行。所以，下肢骨折对医生整复骨折的水平要求很高。

第一节 股骨颈骨折

股骨颈骨折是一种常见于老年人的损伤，占老年骨折的 5.6%，尤其以老年女性多见，也可见于青壮年或儿童。股骨颈骨折约占全身骨折的 3.58%，占髋部骨折的 54%。由于解剖和功能上的特点，血液供应较差，是骨折愈合困难的内在因素之一，骨折后不愈合率较一般骨折高，占 10%~20%，同时由于股骨头解剖生理特点，骨折后易发生股骨头坏死及塌陷的不良后果，据国外学者统计，其发生率高达 10%~30%，故有“尚未解决的骨折”之称。

此外，股骨颈骨折的发生多为年老体弱者，且骨折后长期卧床，故容易发生一些危及生命的合并症，如压疮、肺炎、血栓栓塞、心力衰竭、泌尿系感染等。

一、解剖特点

髋关节是全身位置最深最大的杵臼关节，也是全身最完善的“球与凹”型关节。髋关节由股骨头、髋臼、关节囊和韧带等构成。这样的生理结构，不仅具有负重的作用，而且可以完成跨步等活动。它是身体运动的主要结构之一。

股骨头为髋关节的凸形部分，呈半球形，朝上、内、前方，其关节面除股骨头凹外，均覆盖以透明软骨。股骨头以股骨颈与股骨干相连，使股骨干与髋臼之间保持一定的距离，能适应髋关节大范围的活动。

髋臼由髋骨、坐骨及耻骨的体部组成，呈倒杯形半环凹，其关节面部分呈马蹄形，覆盖以透明软骨。髋关节的稳定性除了依赖关节骨形的特点，关节囊和韧带的附着也起着重要作用。髋关节的外层是坚固的关节囊，近侧起自髋臼内缘，远侧大部分止于股骨颈基底部。因此，股骨颈前面全部在关节囊内，后面只有内侧 2/3 部分在关节囊内，故股骨颈骨折多为囊内骨折。

髋关节的关节囊的前后均有韧带加强，其中髂股韧带最为坚强，呈倒“Y”形，位于髋关节囊之前，在股直肌深面与关节囊前壁纤维层紧密相连，上起于髂前下棘，向下分为两束，分别抵止于转子间线的上部及下部，有限制髋关节后伸的作用。此外，尚有耻股韧带、坐股韧带及轮匝带等(图 9-1-1)。

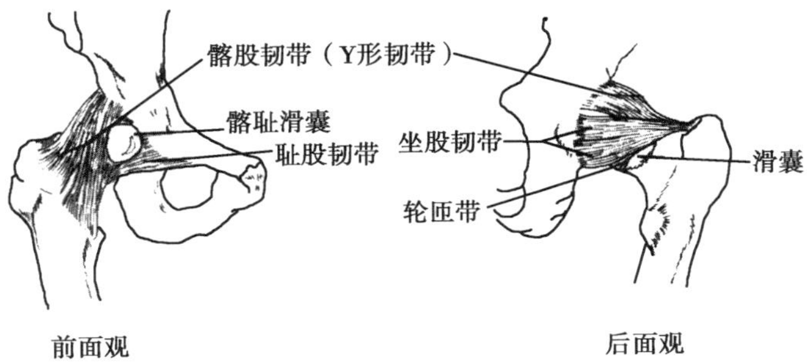

图 9-1-1 髋关节韧带

股骨颈为股骨头下方的缩窄部分，位于股骨上端股骨头与转子之间。股骨颈内部由松质骨构成，外面有骨皮质覆盖。松质骨分为内外两个骨小梁系统，股骨头上的关节应力与内侧骨小梁系统相平行，对支持关节应力具有重要性。

股骨颈与股骨干两轴线之间形成一个内倾角，称为颈干角。正常范围在 110°~140° 之间。颈干角随着年龄的增加而减小，儿童平均为 151°，而成年男性平均为 132°，成年女性则平均为 127°。若颈干角大于正常值为髋外翻，小于正常值为髋内翻。

股骨颈的中轴线与股骨两髁中点间的连线形成一个角，称为前倾角或扭转角，初生儿为 20°~40°，正常成人股骨颈向前有 10° 左右的前倾角（图 9-1-2）。在治疗股骨颈及粗隆间骨折时，必须注意保持这两个角度，尤其是颈干角，否则会遗留关节畸形，影响髋关节功能。

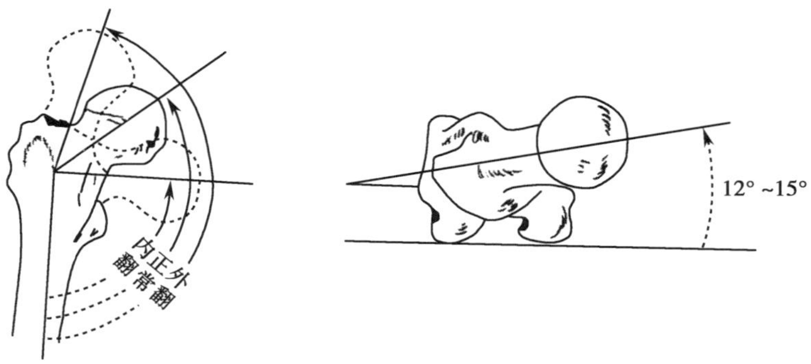

图 9-1-2　内倾角（颈干角）和前倾角

二、发病机制

股骨颈骨折大多为老年人，其骨折的基本病因是骨量减低而导致的骨质疏松。骨质疏松是老年人的多发病和常见病，国外统计资料显示约 80% 的股骨颈骨折与骨质疏松有关。

骨骼的生长变化具有一定规律，儿童时期骨胶纤维较多，富于弹性，不易骨折。但是，随着年龄的增长，骨盐的比例增加，特别是老年人，骨盐较多，骨质坚硬，脆性增加。在人不断老化的过程中，股骨颈逐渐退变，骨皮质变薄、变松，并且骨小梁也逐渐吸收，股骨颈的杠杆作用及应力作用明显减弱。因此，在本身体重、间接或直接外力作用下，均可使脆弱的股骨颈发生骨折。跌倒时臀部或大粗隆部着地，或患肢突然扭转等间接或直接外力也可导致股骨颈骨折。

青壮年股骨颈骨折较少见，因为正常青壮年股骨颈骨质、结构强韧，一般不容易造成骨折。能够引发骨折的原因多为强大暴力，如车祸、高处坠落损伤等。在这些情况下，股骨颈骨折常是全身多发性创伤的一部分，除股骨颈骨折外，常合并他处骨折，如股骨干骨折合并股骨颈骨折，甚至内脏损伤。

偶有过度、过久负重劳动或行走，逐渐发生骨折者，称为“疲劳骨折”。此外，还有照射性骨折和病理骨折等。

骨折分类：从不同角度对股骨颈骨折作出分类，故有几种分类方法。

（一）按骨折部位分型（图 9-1-3）

1. 头下型　全部骨折面均位于头颈交界处，骨折近端不带颈部，此型较少见。

2. 颈中型　骨折面的外上部分通过头下，而内下方带有部分颈内侧皮质，呈鸟嘴状，此型最多见。

3. 基底型　骨折面接近转子间线（图 9-1-4）。

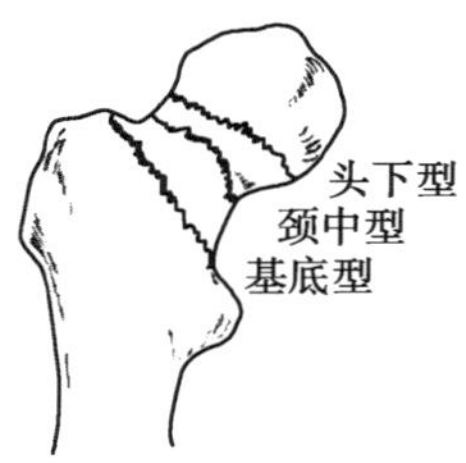

图 9-1-3　按骨折部位分型

前两者骨折线在关节囊内，故又称囊内骨折；后者因骨折线的后部在关节囊外，称囊外骨折。由于股骨头的血液供应主要依靠关节囊和轮匝带的小动脉，若损伤其一，可通过另一血管的吻合支代偿，维持股骨头的血运。如股骨颈骨折线位置越高，越容易破坏股骨颈的血运，不但骨折难以愈合，且易于发生股骨头缺血性坏死。而基底型系囊外骨折，血运状况较佳，因此愈合良好。

（二）按骨折两端的关系分型

1. 外展型 股骨头外展，骨折上部嵌插，头与颈呈外展关系，侧位 X 线片显示股骨头无移位和旋转，又称嵌入型，最为稳定。外展型骨折是股骨干急剧外展及在内收肌的牵引下发生的，股骨头多在外展位，此种骨折多为无移位的线状骨折或移位较少的嵌插骨折。血运破坏较少，故预后较好，愈合率较高（图 9-1-5）。

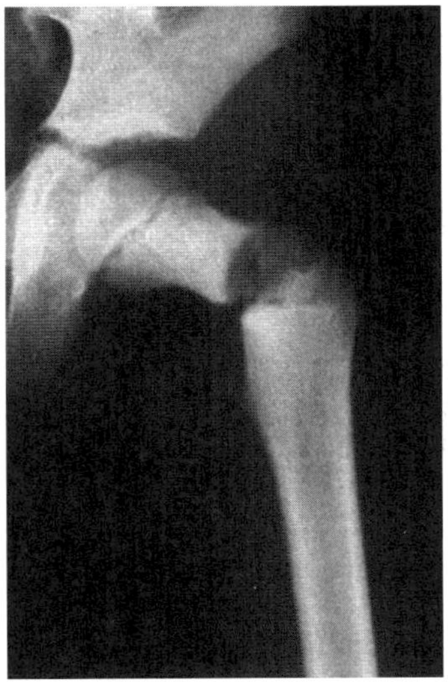

图 9-1-4 股骨颈基底部骨折

注：基底部骨折，折端分离，颈干角变小。

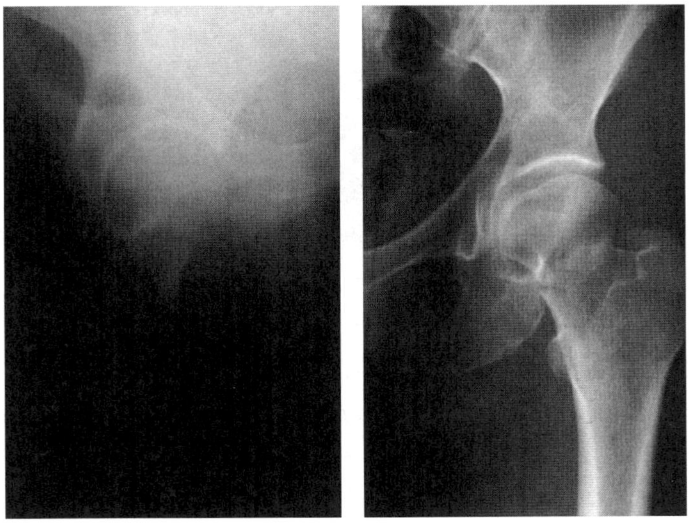

图 9-1-5 外展型

注：折处内侧分离，外侧嵌入，断端无明显错位。

2. 中间型 X 线正位片同外展型，而侧位片可见股骨头后倾，骨折线前方有裂隙，实际上是外展型过渡到内收型的中间阶段（图 9-1-6）。

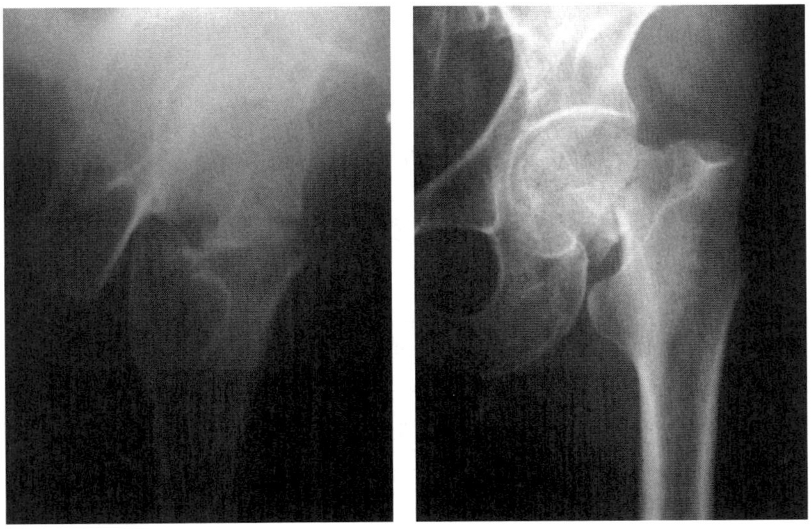

图 9-1-6 中间型

注：轻度后倾外展，断端错位。

3. 内收型 两骨折端完全错位，又称错位型。此型骨折是在股骨干急骤内收及在外展肌群（臀中肌、臀小肌）牵引下发生的，因股骨头内收或先内收，后因骨折端向上移位的牵拉作用而外展导致（图 9-1-7）。骨折远端多内收上移，血运破坏较大，故预后较差，愈合率较低，股骨头坏死率较高。

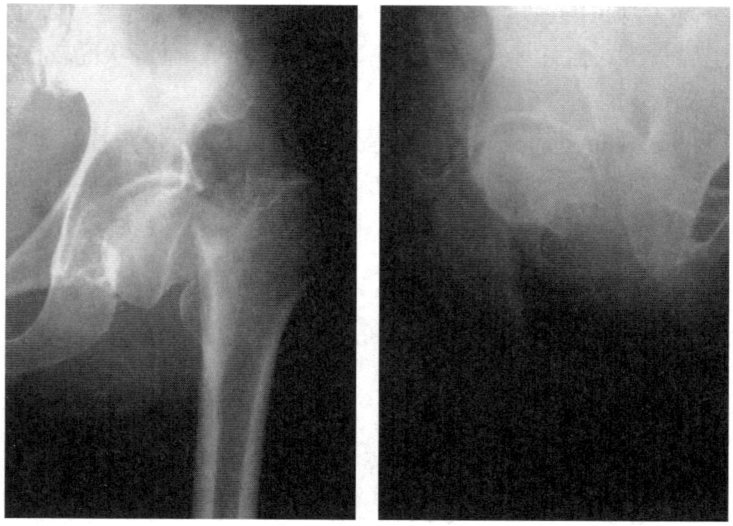

图 9-1-7 内收型

注：断端错位重叠，头外展，股骨干向上移位。

（三）按骨折错位程度分型（Garden 分型）

Ⅰ型：为不完全骨折，在正位片上，股骨头倾斜，也称为嵌入骨折。

Ⅱ型：完全骨折，但无移位。

Ⅲ型：骨折部分移位，股骨头外展，股骨颈轻度外旋及上移。

Ⅳ型：骨折完全移位，股骨颈明显外旋和上移。

Ⅰ型、Ⅱ型骨折不需整复，可采取保守治疗，骨折可能自行愈合，发生骨折不愈合和股骨头坏死的机会较少。其他类型则需整复固定（图 9-1-8）。

（四）按骨折线走行角度分型

多数学者认为 Pauwels 所提出的以骨盆为标志的测量法不太准确，现已被 Linton 以骨折线与股骨干的垂直线交角测量法所代替。可分为三型（图 9-1-9）。

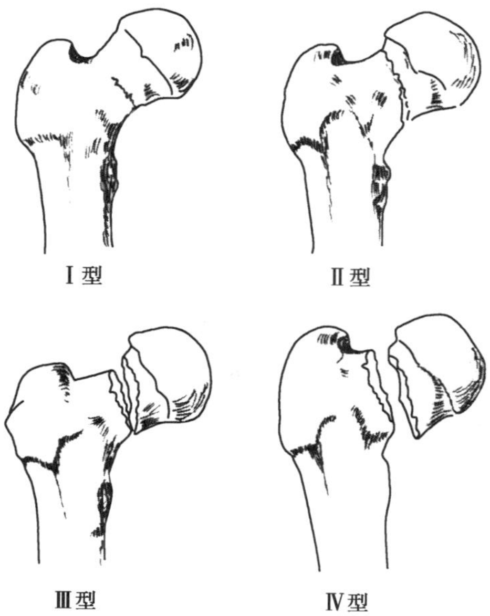

图 9-1-8 Garden 分型

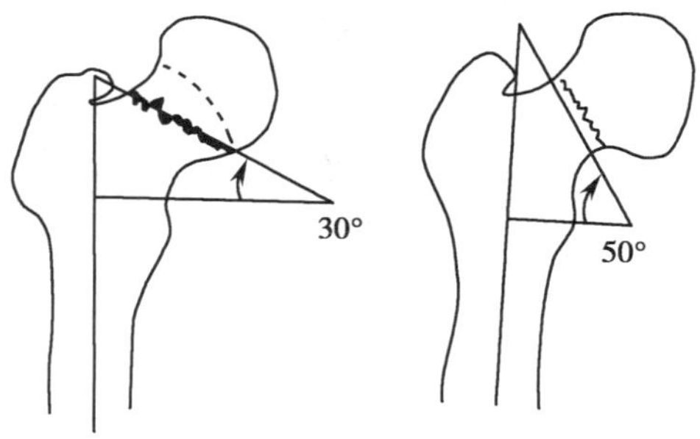

图 9-1-9 按骨折线行走角度分型

Ⅰ型，远端骨折线与身体纵轴垂线夹角小于 30°，最稳定。

Ⅱ型，远端骨折线与身体纵轴垂线夹角在 30°~50° 之间，稳定性次之。

Ⅲ型，远端骨折线与身体纵轴垂线夹角大于 50°，极不稳定。

三、临床表现及诊断

疼痛：摔倒或扭转性外伤后，髋部除自发性疼痛外，髋关节任何方向的被动或主动活动都能引起局部剧烈疼痛，有时疼痛沿着大腿内侧向膝部放射。腹股沟中点附近压痛，伤肢远端震痛明显，股骨大粗隆和患肢纵轴叩击痛。许多老年人骨质松脆，易于骨折，因此，跌倒后自述髋部疼痛，不敢站立和行走，应考虑到股骨颈骨折的可能。

畸形：患肢多有缩短、屈髋、屈膝、内收或外旋畸形。移位骨折，远端受肌群牵引而向上移位，因而患肢缩短，膝关节处于微屈状态，股略内收，下肢外旋畸形，较健侧短 2~3cm，体表可扪及股骨大转子上移。无移位和嵌插型股骨颈骨折，患肢畸形不明显。

功能障碍：移位骨折患者，伤后不能站立行走，髋关节功能丧失。但部分无移位或嵌插骨折患者，骨折症状不明显，局部疼痛轻微，仍可能站立、行走，故检查时应注意，以防漏诊，延误治疗时机。

肿胀：股骨颈外有关节囊、韧带及厚层肌肉包裹，而股骨颈骨折多为囊内骨折，局部血运差，故肿胀瘀斑不明显。

X 线检查可明确骨折部位、类型和移位情况。对于受伤后髋部疼痛的患者，需要认真观察骨折线。当 X 线片未能显示骨折，而临床检查髋关节活动受限及纵轴叩击痛时，应先按照骨折处理，待 1~2 周后，因骨折断端有 1~2mm 坏死部分骨质吸收，骨折线才能清楚显露。也可以做 CT 检查以免漏诊而贻误病情。

四、手法治疗

股骨颈骨折的治疗方案应根据患者的骨折部位、类型、移位程度、年龄及伤前健康状况而制订。对于新鲜无移位骨折，可采用卧床、牵引、外敷何氏跌打中药等治疗方式，这类骨折一般愈合较好，很少发生股骨头坏死。对于有移位的骨折，首先是手法整复，然后外敷中药，合理固定，功能锻炼，并配合中药内服。

(一) 整复

患者仰卧，一助手双手分别按住骨盆两侧髂骨嵴以固定患者，另一助手握住患者健侧踝部和膝关节并使之固定床上，术者立于患侧，一手握伤肢踝部，另一前臂伸于腘窝下，其肘窝对患者腘窝，伤髋半屈位，膝屈 90° 位并稍微外旋、外展，术者用力向上挎提，同时稍稍晃动，在用力向上挎、提的基础上，将伤肢内旋拉直，足尖向上，并稍微外展 20°~30°，即可复位。然后，中立位试验检查复位情况，测量下肢长度，若两下肢等长或稍微长于健侧，足部纵轴线与掌跟平面垂直，说明已经复位成功（图 9-1-10）。

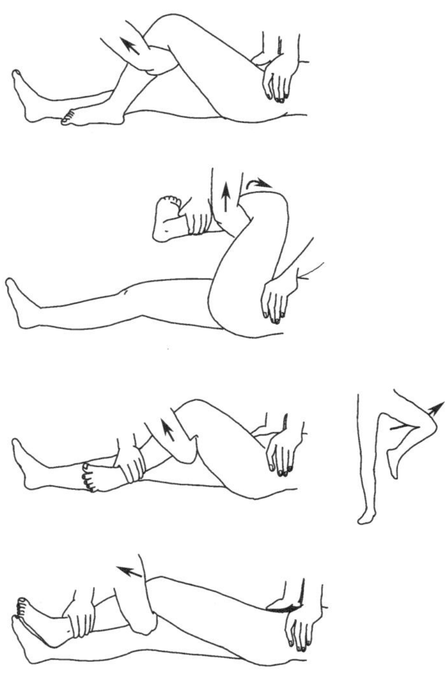

图 9-1-10　股骨颈骨折整复法

复位后，一助手把持伤肢不动以保持复位后状态，另一助手在患肢对侧撑住骨盆，术者即施用叩击手法，以掌根在伤肢大粗隆部位，顺着股骨颈纵轴方向用力撞击 5~10 下，折端即可互相嵌插紧密。

股骨颈骨折的整复要点：两助手固定患者身体使其处于仰卧不动状态，术者根据患肢具体情况，选择适当角度，运用捺、提、推、挤手法，双手配合默契，心手合一，达到瞬间复位。

(二) 固定

整复完毕,外敷中药。然后用宽绷带由患肢外侧向内经胯到腰部做单髋“人”字形包扎。包扎几圈后,再用一块 16cm × 12cm 大小的硬纸板(剪成弧形),内衬棉垫,以胶布固定于患肢大粗隆处,再用宽绷带由外向内,从腰部往下经胯部至腿,做单髋“人”字包扎,绷带交叉着力点在弧形纸板。包扎完后,用一钢丝长夹板,上齐髂嵴,下至足跟,外展患肢 30° 包扎固定。为防止患肢外旋,可用一个倒“T”字形木板放于踝跟部位,绷带固定。骨突起部位均以棉垫填塞,以防磨伤皮肤。

五、药物治疗

股骨颈骨折后患者可能会出现全身症状,常有如下几种:胃肠气机郁滞,症见纳呆、脘腹胀满、大便不通、苔厚腻等;肺气不宣、痰浊内阻,则咳嗽、喘促、胸闷、苔腻,多见于素有痰饮患者;气血阻滞、营卫不和,则可见发热、周身酸痛不适、胸中烦乱等。临床可辨证选方,内服汤药以治之。如对胃肠气机郁滞者,以顺气活血汤或大成汤加减;肺气不宣、痰浊内阻者,可用苏子降气汤加减;气血阻滞、营卫不和者,可服复元活血汤,酌加通经活络之品如络石藤、鸡血藤等。

何氏骨科对于股骨颈骨折的药物使用,同样遵循中医骨伤科学的原则,即针对骨折的初期、中期与后期进行辨证论治。

外敷用药:初期,用活血祛瘀散;中期,骨折部位用续筋接骨散,周围部位则用活血祛瘀散;后期,骨折部位用强筋生骨散,周围部位用活血祛瘀散加温通散或消增通痹散。

内服用药:初期,内服活血理气丸;中期,内服活血理气丸加强筋壮骨丸;后期,内服强筋壮骨丸,也可根据不同情况加以辨证施治。

按摩用药:初期,使用归红化瘀酒;中后期,使用温通经络液。

六、功能锻炼

初期,让患者做踝、趾关节的背伸、跖屈活动。股四头肌的收缩锻炼能促进血液运行,并因为肌肉收缩,绷带的松紧度改变,以及弧形压垫的效应力有助于纠正残余移位和折面嵌插紧密。

七、预后

外展嵌入型骨折,预后良好,一般在 2 个月内即可痊愈。对于内收型骨折,手法复位良好、固定恰当者,多能在 3~6 个月内痊愈,基本恢复功能。但是,股骨颈骨折不仅治疗困难、复杂,而且股骨颈部位血运较差,再加上年龄、体质、骨折类型等因素,少数患者预后欠佳。股骨颈骨折愈合较慢,平均需 5~6 个月,某些移位骨折有时可达 1 年之久才能愈合。常见后遗症有骨折延迟愈合或不愈合,骨折不愈合发生率较高。造成骨折不愈合或延迟愈合的因素较多,除骨折本身的原因,如骨折部位、类型及移位程度等因素外,骨折复位是否准确、功能锻炼和护理是否恰当等,均可影响骨折愈合。此外,股骨颈骨折导致的后遗症还有创伤性关节炎、股骨头无菌性坏死、关节粘连、活动受限等(图 9-1-11)。严重的并发症可危及生命,如中毒性肺炎、大面积压疮感染、泌尿系感染、败血症、脂肪栓塞等。

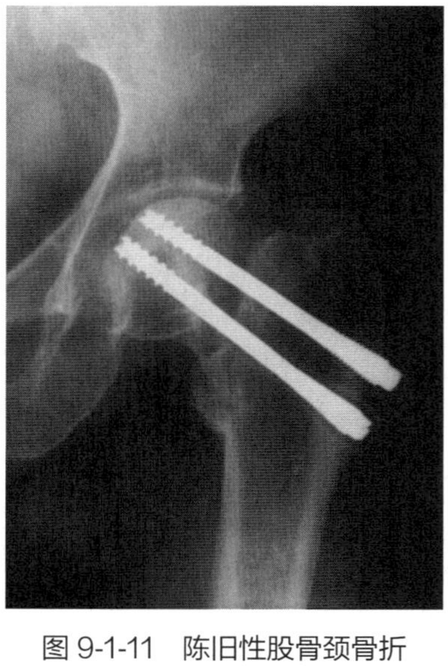

图 9-1-11 陈旧性股骨颈骨折

注:治疗后,内固定螺钉松动,骨折端骨质吸收,不愈合表现,头密度增高,提示已缺血坏死。

八、现代研究进展

闭合复位原则上适合于所有类型骨折,包括无移位者或者有移位者。手术治疗可选择滑动式内固定,钉以髋螺钉,加压内固定,切开复位内固定加肌骨移植等,其中人工假体置换术是老年人股骨颈骨折手术治疗的首选方法。有益于患者早期下床活动,减少了因卧床时间长而引起的多种并发症,可尽快恢复正常生活自理能力,提高生活质量。但关节置换也有相关的并发症,如感染、残留疼痛、脱位、假体松动下沉等。

问题与展望　近年来对股骨颈骨折的解剖生理和生物力学研究有较大的进展,在提高骨折愈合率、降低股骨头坏死及塌陷方面做了许多治疗上的改进。但如何选择合适的治疗方法,以及预防并发症的发生等都存在不足之处,有待进一步研究。

九、病例

患者陈某,女,46 岁。

【主诉】右髋部疼痛伴活动受限 30 分钟。

【现病史】患者 30 分钟前骑电瓶车时被车撞伤致右髋疼痛,活动受限,不能负重行走,遂来我院就诊。

【检查】神差,面色少华,体形中等,表情痛苦,少气懒言,气息平稳,舌质淡红,苔薄白,脉弦细。自动体位,平车推入病房,神志清晰,查体合作,问答切题。

辅助检查:本院 X 线片示:右股骨颈骨折,外侧嵌插。

【诊断】右股骨颈骨折;右髋部软组织损伤。证属骨断筋伤,血瘀气滞。

【治疗】患者平卧于硬板床,右下肢制动,采取“丁字鞋”外固定,右下肢持续皮肤泡沫牵引,质量 4kg,运用何氏手法轻抚按右髋部以行气化瘀,局部外敷何氏活血祛瘀散,内服何氏活血理气丸,并辅以患者主动收缩股四头肌锻炼肌力。约 1 个月后(2017 年 3 月 26 日)复查摄片示骨折对位对线良好,骨折线模糊。继续患肢泡沫牵引,质量 3kg,外敷药改为活血祛瘀散和温通散,并于骨折处加用强筋生骨散,内服药改为强筋壮骨丸以活血通络,温经,强筋生骨等继续治疗。自前次复查约 2 个月后(2017 年 5 月 25 日),患部肿痛基本消失,骨折处无明显压痛、叩痛,骨折较稳定,因此拆除外固定,摄片示骨折对位对线良好,有骨痂形成。已可扶双拐,患肢不负重行走,嘱配合患肢肌力及髋膝功能锻炼。

第二节　股骨粗隆间骨折

一、解剖特点

股骨粗隆间骨折又称股骨转子间骨折,指股骨颈基底至小粗隆水平以上部位的骨折。多发生于 70 岁以上的老年人,女性多于男性,约为 3∶1。

股骨粗隆间处于股骨颈与股骨干连接处,股骨上端上外侧为大转子,下内侧为小转子,大小转子间多为松质骨。大转子内下部有一深凹为转子窝,上有闭孔外肌腱附着。大转子的外侧面宽广而粗糙,为臀中肌的附着部。大转子的上缘游离,有梨状肌附着在后面,下缘呈嵴状,有股外侧肌附着。小转子为圆锥形突起,在股骨干的后上内侧,在大转子的平面下,有髂腰肌附着其上。由于大转子的位置较浅,故直接暴力引起骨折的机会较大。

正常成年人颈干角为 110°~140°,是承受剪式应力最大的部位。由于力线分布的特殊性,在小转子深部股骨颈体连接部的内后方形成的致密骨板,称为股骨距。股骨距的存在决定了股骨粗隆间骨折的稳定性。

由于股骨粗隆间骨折属于关节囊外骨折,粗隆部血液循环丰富,骨折后极少不愈合,但易于发生髋内翻。

二、发病机制

直接暴力、间接暴力都可以导致股骨粗隆间骨折的发生。由于股骨大转子位置表浅,直接受到外力撞击易发生骨折，如跌倒时身体一侧着地，且骨折多为粉碎性。老年人多骨质疏松，肢体行动不灵活，对外界适应能力较差，若身体过度扭转时，髋部受到内翻及向前成角的应力变化，将可能导致股骨粗隆间骨折。此外，由于股骨粗隆处为骨囊性病变的好发部位，因此也可能发生病理性骨折。

目前，临床对此类骨折的分型有几种。根据骨折后股骨距的稳定性分为稳定性骨折和不稳定性骨折；根据骨折线的方向和位置分为顺粗隆间型、反粗隆间型和粗隆下骨折型。另外，还有 Evans 分型和 Evans-Jensen 分型等。按照损伤机制，一般可分为 4 种类型。

（一）顺粗隆间型（外旋型）

骨折线自小粗隆开始，由内下斜行向外上，达大粗隆部，与股骨干纵轴呈较小的锐角（图 9-2-1）。依据暴力情况的不同，小粗隆可单独撕脱，也可连同上下的骨皮质一起骨折。小粗隆或保持完整，或成为游离骨片。骨折远端因肌肉收缩和重力关系，可发生轻度外旋，髋内翻不严重。此类骨折多见，一般较稳定。

（二）顺粗隆间粉碎型（内翻型）

骨折线走行由内下向外上，但与股骨干纵轴成角较大。小粗隆劈裂或游离，大粗隆及其内侧骨支柱亦破碎，内侧骨皮质因受内翻应力的影响，髋内翻严重，折端常有相互嵌插。远端明显上移、外旋（图 9-2-2）。

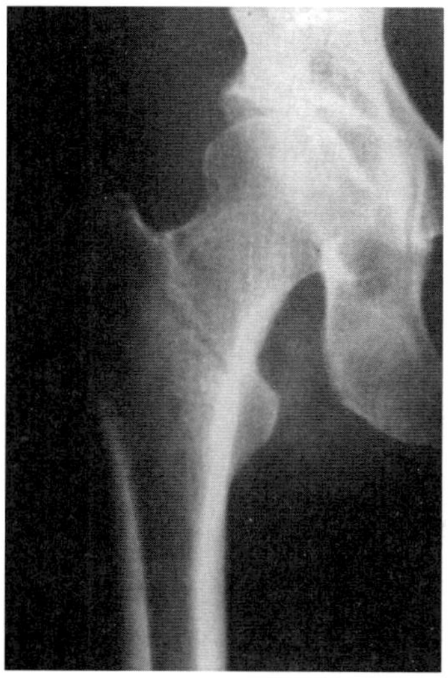

图 9-2-1　顺粗隆间型骨折
注：骨折远端向外上方轻度移位，颈干角基本无改变。

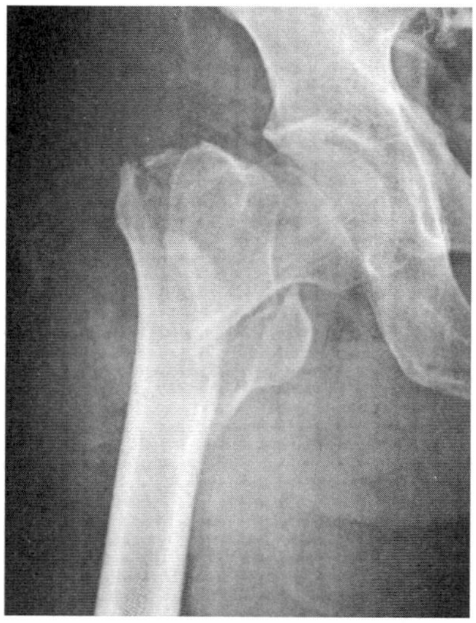

图 9-2-2　顺粗隆间粉碎型骨折
注：颈干角稍变小，大转子和小转子分别见横行和纵行骨折。

（三）反粗隆间型（内旋型）

与顺粗隆间骨折线相反，骨折线自大粗隆下方斜向内上，达于小粗隆的上方，呈斜行或短螺旋形骨折。骨折线的走向与粗隆间线或转子间嵴大致垂直。骨折近端因外展肌与外旋肌的收缩而呈外展、外旋畸形；远端则因股内收肌与腰大肌的强力牵拉而向内、向上移位，可形成髋内翻畸形。该类骨折为不稳定性骨折（图 9-2-3）。

（四）粗隆下型

骨折线经过大小粗隆的下方（图 9-2-4）。

以上 4 型骨折中，除顺粗隆间型外，其余 3 型均属不稳定型。另外，上述各型均可因较大暴力或骨质过于脆弱而致粉碎性骨折发生。大小粗隆及内侧骨支柱也支离破碎，髋内翻严重，远端明显上移，患肢外旋（图 9-2-5）。

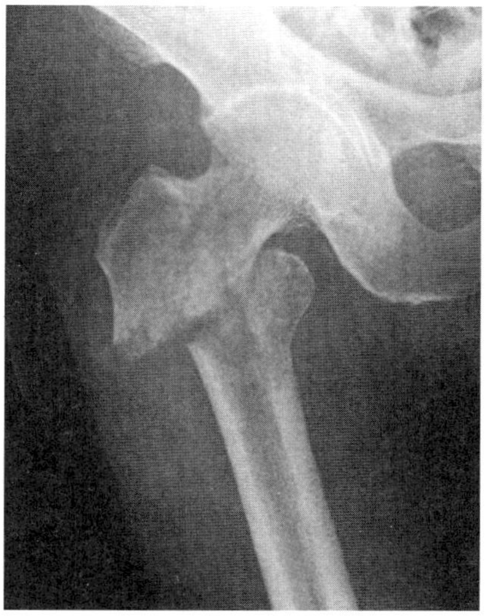

图 9-2-3　反粗隆间型骨折

注：折线由小转子斜向外下方，近端稍外展，远折段向内上方移位。

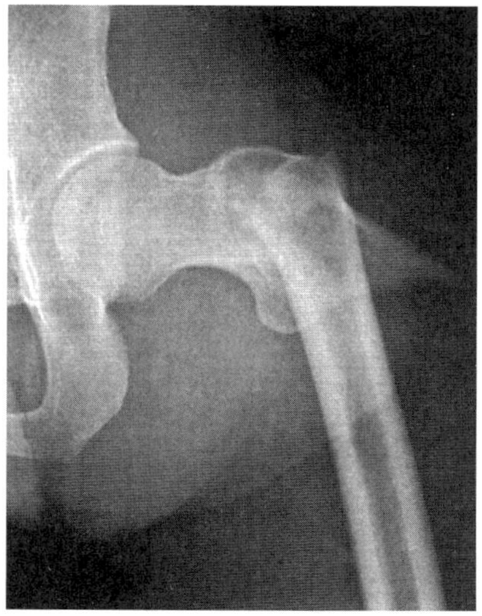

图 9-2-4　粗隆下骨折

注：近端外展，远折端向上方移位并与近端重叠，向外成角。

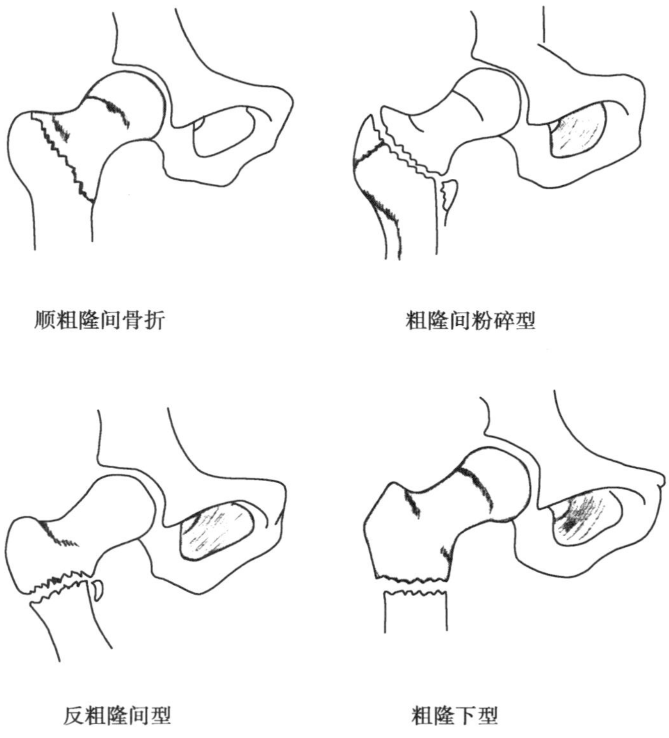

图 9-2-5　骨折分型

三、临床表现及诊断

股骨粗隆间骨折与股骨颈骨折的临床表现大致相同。患者多为老年人，而青壮年患者极少，儿童更为罕见。伤后局部疼痛、肿胀，皮下瘀斑，患肢呈缩短内收、外展畸形，临床可见患者下肢外旋角度可达90°，短缩 3cm 以上。大粗隆向上移位，按压或叩击大粗隆部位时可引起剧痛。患肢纵轴叩击痛，可触及骨摩擦征。X 线检查有助于了解骨折移位的详细情况及区别各种类型。

四、手法治疗

相对解剖结构复杂的股骨颈骨折而言，股骨粗隆间骨折的治疗较为容易一些，宜采用非手术疗法，主要运用手法复位和小夹板固定以及皮牵引。

(一) 整复

患者仰卧位，助手两手固定其骨盆，术者一手托住腘窝部，前臂及胁部夹持患肢小腿，令患肢屈膝屈髋 90°，向上提拉并适度旋转，另一手置于大粗隆处向骨折移位的反方向推挤扣，即可复位。测量两下肢髂前上棘至内踝间距离，若等长则说明已经复位。

(二) 固定

对于该骨折的治疗，制作科学合理的小夹板非常重要。小夹板的制作要点：外侧板，上至髂嵴下，下至股骨外上髁上 3cm；内侧板，上至耻骨下支，下至股骨内上髁上 3cm；前侧板，上至腹股沟，下至髌骨上 3cm；后侧板，上至臀横纹，下至腘窝上 3cm。各夹板的厚薄宽窄因人而异。

骨折整复后，局部外敷何氏骨科活血祛瘀散。用一弧形压垫，上方呈弯月形，内衬棉垫抵住小粗隆部；再用一椭圆弧形压垫置于股骨大粗隆外侧或外下侧。将两压垫以胶布固定。然后将事先制好备用的 4 块小夹板，分别置于患肢的前、后、内、外侧部位，以扎带、绷带包扎固定。

为防止骨折移位，夹板固定后可辅以下肢皮牵引或牵引套牵引，肌肉发达者，可用胫骨结节骨牵引治疗，牵引质量为 2~4kg，下肢固定于外展 30°~40° 中立位（图 9-2-6）。

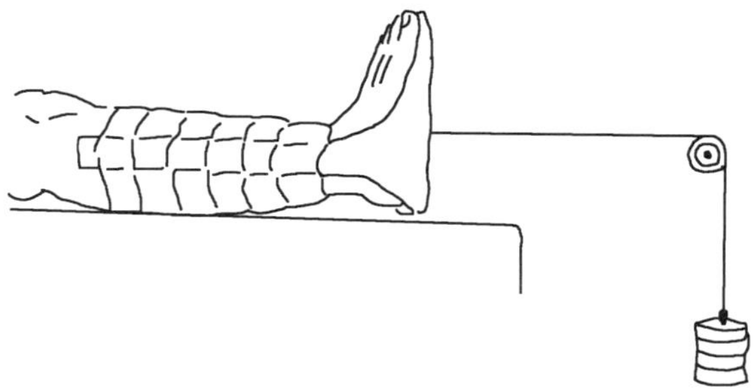

图 9-2-6 下肢皮牵引

五、药物治疗

何氏骨科对于股骨粗隆间骨折的药物使用，同样遵循中医骨伤科学的原则，即针对骨折的初期、中期与后期进行辨证论治。

外敷用药：初期，用活血祛瘀散；中期，骨折部位用续筋接骨散，周围部位则用活血祛瘀散；后期，骨折部位用强筋生骨散，周围部位用活血祛瘀散加温通散或消增通痹散。

内服用药：初期，内服活血理气丸；中期，内服活血理气丸加强筋壮骨丸；后期，内服强筋壮骨丸，也可根据不同情况加以辨证施治。

按摩用药：初期，使用归红化瘀酒；中后期，使用温通经络液。

对治疗该类骨折而言，笔者认为，临床上应特别注意的是股骨粗隆间骨折多为老年患者，且骨折后局部瘀血肿胀较重，故内服中药治疗时，宜强调活血化瘀之剂与养气血、补肝肾之品辨证施用。

六、功能锻炼

锻炼方法及时间基本与股骨颈骨折相同。初期，患者可做踝、趾关节的背伸、跖屈活动，以及股四头肌的收缩锻炼，促进血液运行。

七、预后

股骨粗隆部血运丰富，骨折愈合较快。但因对位不良、固定或牵引不当，也可能产生髋内翻畸形及下肢缩短等后遗症，故治疗时应加以预防。此外，股骨粗隆间骨折多为高龄患者，该骨折预后欠佳者，往往不在于骨折本身，而是在于宿疾的发作与加重，或由于长期卧床，体质虚弱，易于产生肺炎、压疮感染等并发症。故治疗骨折期间，应注意全身状况，并及时防治其他疾病的发生。

八、现代研究进展

股骨粗隆间骨折可以采取中医治疗。但长期卧床牵引易引起压疮等，若中医整复后固定不够稳固，可能发生髋内翻及内收、外旋、下肢短缩畸形等。手术治疗方法则包括外固定支架固定、复位内固定和髋关节人工假体置换。内固定器材包括髓外钉板系统、髓内钉等，但均有一定缺陷，如外固定支架体积大，携带不便，钢针外露影响穿衣，不适宜早期下床活动。钉板系统近年不断出现近端螺钉和钢板断裂现象等。

问题与展望　股骨粗隆间骨折一般治疗效果明显较好，但髋内翻、下肢短缩畸形及长期卧床并发症发生率仍然较高，中医治疗和手术治疗均有一定缺陷，如何结合中西医之所长，以期更好地提高疗效，是我们需要思考的。

九、病例

患者铁某，女，75 岁。

【主诉】左髋伤痛伴活动受限 3 小时。

【现病史】患者于 3 小时前因不慎跌倒致左髋疼痛，活动受限，支撑无力，遂来我院就诊。门诊以“左股骨粗隆间粉碎性骨折”收入住院。

【检查】神差，面色少华，体形中等，表情痛苦，少气懒言，气息平稳，舌质淡红，苔薄白，脉弦细。自动体位，平车推入病房，神志清晰，查体合作，问答切题。

左髋部压痛，叩击跟骨出现传导痛，可扪及骨擦音，左腹股沟消失，左下肢短缩、外旋畸形，不能负重行走，肢端感觉运动良好。

辅助检查：本院 X 线片示：左股骨粗隆间粉碎性骨折，近折端上移，股骨头颈显轻度翻转，颈干角减小，远侧骨干内收旋转。

【诊断】左股骨粗隆间粉碎性骨折。证属骨断筋伤，血瘀气滞。

【治疗】

1. 患者平卧于硬板床，左下肢制动，采取“丁字鞋”外固定，左下肢股骨髁上骨牵引，质量 6kg，运用何氏手法轻抚按左髋部以行气化瘀，局部外敷何氏活血祛瘀散，内服何氏活血理气丸，并辅以患者主动收缩股四头肌锻炼肌力。治疗 1 周后病情好转，左髋部肿痛减轻，将骨牵引质量改为 5kg。

2. 继续治疗约 1 个月（2018 年 4 月 20 日），左髋部、左腹股沟中点处压痛明显减轻，左髋部无明显骨擦音，左下肢纵向叩击痛减轻，测量双下肢等长，复查摄片示骨折对位对线良好，骨折线模糊。继续患肢骨牵引，质量 3kg，外敷药改为活血祛瘀散和温通散，并于骨折处加用强筋生骨散，内服药改为强筋壮骨丸以活血通络，温经，强筋生骨等。继续治疗约 3 个月后（2018 年 8 月 26 日），摄片示骨折对位对线良好，骨折线消失。患者已可自由行走，患肢髋膝关节功能正常。

第三节　股骨干骨折

一、解剖特点

股骨是人体骨骼中最长、最大而坚硬的长管状骨。股骨上端如杵，下端如锤，股骨干包括粗隆下 2~5cm 至股骨髁上 2~5cm 的骨干。股骨干轻度向前，向外略呈弧度，以中段前突较明显。这种生理弧度有利于股四头肌收缩以发挥其伸膝作用，治疗骨折时应注意保持此弧度。股骨周围被三组强大的肌群包围。其中，伸肌群最大，由股神经支配；屈肌群次之，由坐骨神经支配；内收肌群最小，由闭孔神经支配。由于大腿的肌肉发达，且股骨干细而长，一旦骨折多有错位及重叠。

股骨干周围的外展肌群与其他肌群相比，其肌力稍弱，且外展肌群位于臀部，附着在大粗隆上，由于内侧肌的作用，骨折远端常有向内侧移位的倾向。已对位的骨折，常有向外移位的倾向。在骨折治疗中，对这种移位和成角倾向应注意防止和纠正。

股动静脉在股骨中下 1/3 交界处，穿过收肌腱裂孔，由前向后下行，在腘窝部与坐骨神经紧贴在股骨干下 1/3 的后侧。所以，股骨下 1/3 骨折时，由于血管位于股骨折端后方，而且骨折远端常向后成角，故易刺伤该处的腘动、静脉及神经，导致缺血性坏死，或并发休克，或并发神经的传导阻滞，临床治疗中应注意（图 9-3-1）。

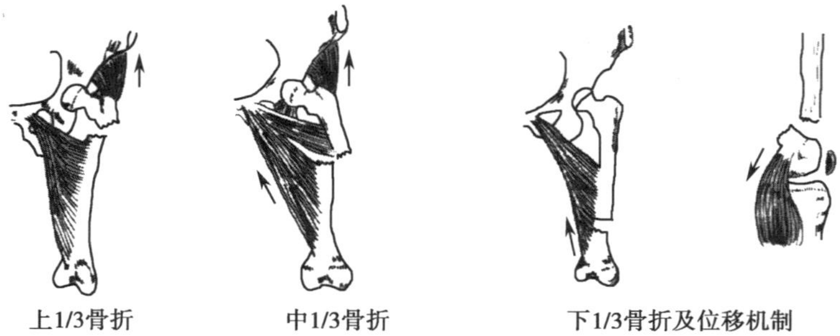

图 9-3-1　骨折分型

二、发病机制

股骨干骨折多由强大暴力所造成。直接暴力是主要原因，如汽车撞击、机器碾压、重物打击，或火器伤等，骨折多为粉碎性，或近似横行，骨折断端移位明显，软组织损伤也较严重。间接暴力如跌跤、扭转等所致骨折者，多为斜行、螺旋形骨折。小儿可为青枝骨折。骨折发生的部位以股骨干中下 1/3 交界处最多，其次为上 1/3 或下 1/3。

骨折断端移位与骨折部位、肌肉牵拉、外力方向及搬运方法等均有关系。股骨干上 1/3 骨折后，近端受髂腰肌、臀中肌、臀小肌和外旋肌的牵拉而屈曲、外旋和外展，而远端则受内收肌的牵拉而向上、向后、向内移位，导致向外成角和缩短畸形（图 9-3-2）。股骨中 1/3 骨折时，由于内收肌的牵拉，折端可向前外侧成角畸形，远端往往由于后关节囊及腓肠肌的牵拉，向后倾斜移位或向后侧成角（图 9-3-3），因而有可能压迫或刺激腘动、静脉和腘神经。

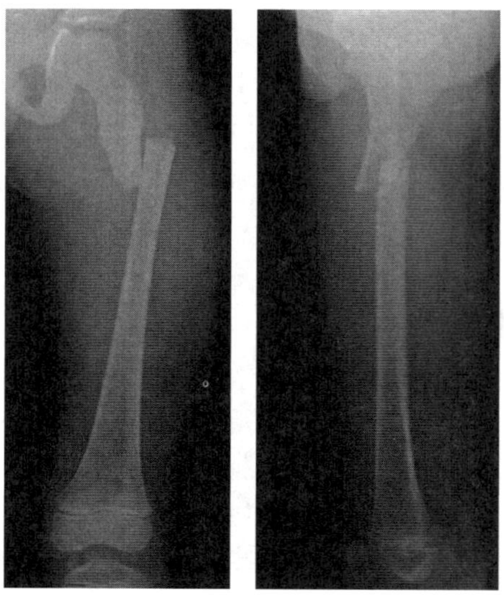

图 9-3-2　股骨干上段横行骨折

注：远折段向外上方移位与近端重叠，向前外侧成角。

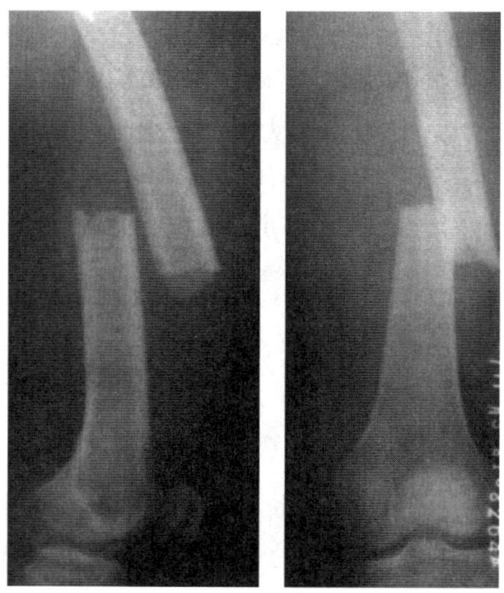

图 9-3-3　股骨干中段骨折

注：折处向前外成角。

三、临床表现及诊断

受伤后，局部疼痛剧烈，肿胀明显，压痛甚剧，患肢有旋转、成角、缩短畸形，功能丧失，有异常活动及骨擦音，损伤严重者可伴有休克。股骨干骨折为较严重的骨折，临床检查时应注意是否有多发骨折，特别是严重的复合伤。

拍摄正侧位 X 线片，可以显示骨折部位、类型及移位情况。股骨干骨折有时可伴有同侧髋关节脱位及膝关节损伤，故拍摄股骨干骨折的 X 线片时，应包括相应部位的关节，以排除髋、膝损伤。股骨干骨折往往损伤腘动脉而出血，成人骨折后内出血量可达 500~1 000ml，有导致出血性休克的可能，必须引起注意。

四、手法治疗

股骨是人体最大的骨骼，担负着下肢的主要负重功能。治疗不当将造成严重后果。治疗股骨干骨折的方法很多，但必须根据骨折的类型、骨折粉碎程度、患者年龄、体质状况等多方面的因素而综合考虑，制订适合不同患者的具体治疗方案。何氏骨科以手法整复为主，对股骨干骨折的整复具有一定特点。

（一）整复

患者取仰卧位，患肢髋关节屈曲 30°~60°，外展 20°~40°，屈膝 10°~30°。股骨上中 1/3 骨折，屈髋外展角度大些，屈膝角度小些；下 1/3 骨折，屈髋外展角度小些，屈膝角度大些。整复股骨干骨折的关键是拔伸牵引。

具体整复手法为：患者取仰卧位，患肢屈髋 20°，外展 30°，助手固定髋及股上部。术者站立于患肢内侧位置，右手握患者腘部，虎口及示指的桡掌侧指面平齐骨折线，左手握患肢胫腓骨下段。患肢屈膝 90°，术者左手向下牵拉，与股骨干成 90° 的方向施力，右手沿着股骨轴线方向用力拔伸，并向上托远折端。然后，左手将患膝极度屈曲，右手作为杠杆的支点置于腘部，迫使远折端向前回位。当感觉对位基本平齐时，右手稳住骨折部，左手将患膝回复至伸直微屈位，整复结束（图 9-3-4）。

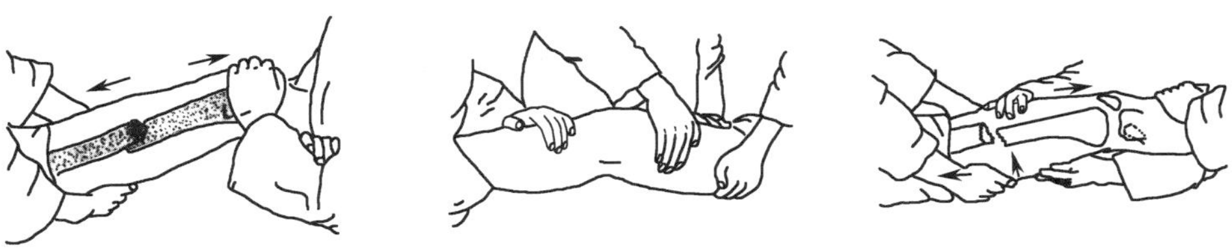

图 9-3-4　股骨干骨折整复法

若患者肌肉丰满、肿胀严重、折端重叠较多时，患者如上仰卧位，一助手固定其骨盆，术者双手握持骨折远、近折端，另助手一手握患肢踝部，一手握患肢胫骨平台部位，配合术者牵引屈膝，待骨折端对位瞬间，术者顺势用双手推托、挤压复位。

（二）固定

附着于股骨的肌群牵引力强大，特别是内收肌群最大。在股骨干周围的肌群中，伸肌群、屈肌群互相拮抗以保持平衡，而股骨干周围没有足以与内收肌群相对抗的外展肌群，故骨折远端常有内收移位的倾向，整复后常会向外侧突出成角。因此，股骨干的固定与包扎要做妥善的安排。

准备工作：为了固定骨折的股骨干，使之牢固稳定而不发生再移位，制作科学合理的小夹板及压垫就非常必要。小夹板 4 块，其制作要点是：每块夹板上、下两端的宽度分别相当于大腿上、下周径的 1/5；4 块小夹板的长度分别是：外侧夹板，从股骨大粗隆到股骨外上髁；内侧夹板，从腹股沟内侧到股骨内上髁；前侧夹板，从腹股沟到髌骨上缘；后侧夹板，从坐骨结节下方到腘窝上方。压垫的制作也有讲究，由于股骨周围软组织丰厚，压垫的面积应大一些且必须有一定的厚度，成人用的压垫厚约 4cm。压垫放置的位置，可按照两点、三点或四点加压固定放置。

固定包扎：夹板和压垫备妥，开始固定包扎。经手法整复后，根据骨折移位、整复后残余移位情况及骨折周围肌群牵拉的趋势，分别选用两块压垫置于骨折部的两侧，一块放于骨折近端，一块放于远端，对向加压；或者选用3块压垫间接加压，以胶布固定（图9-3-5）。最后，将制备好的小夹板按顺序放置于股骨干的内、外、前、后位置，股骨上或中上1/3骨折，加用外展夹板，以扎带4条捆扎，再以绷带包扎固定。夹板固定结束后，将患肢放在牵引架上，用泡沫牵引套牵引，做持续牵引以维持整复后位置，牵引质量2~3kg即可（图9-3-6）。整复固定2天后，可以在床边做X线检查，如复位不理想可行二次复位。若复位满意，在2周内应经常注意夹板的松紧度、牵引的方向和质量等。另外，应特别注意神经及血管损伤的严重情况，不要贻误病情。

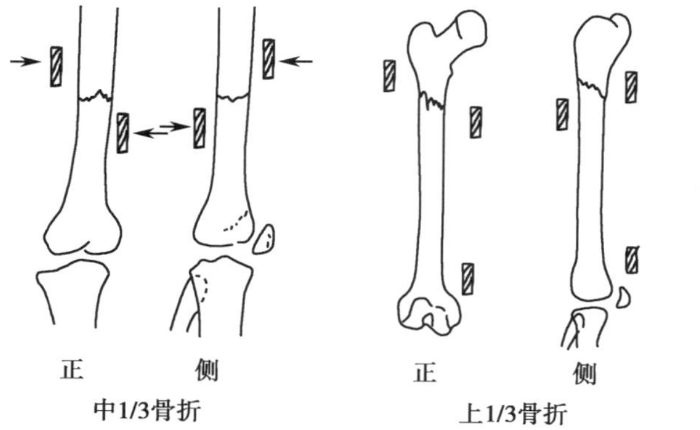

图9-3-5　压垫放置法

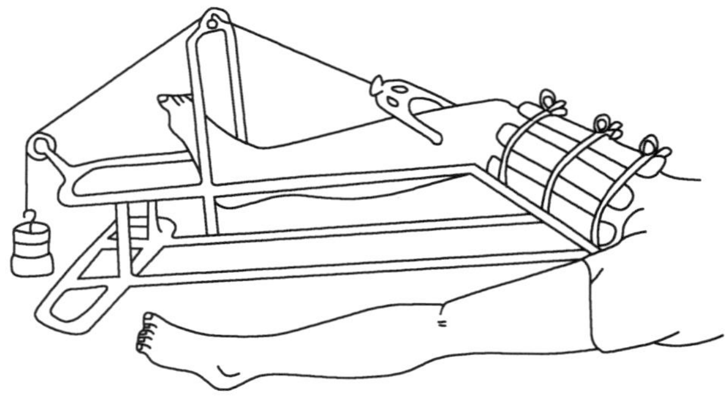

图9-3-6　固定并持续牵引

五、药物治疗

何氏骨科对于股骨干骨折的药物使用，同样遵循中医骨伤科学的原则，即针对骨折的初期、中期与后期进行辨证论治。

外敷用药：初期，用活血祛瘀散；中期，骨折部位用续筋接骨散，周围部位则用活血祛瘀散；后期，骨折部位用强筋生骨散，周围部位用活血祛瘀散加温通散或消增通痹散。

内服用药：初期，内服活血理气丸；中期，内服活血理气丸加强筋壮骨丸；后期，内服强筋壮骨丸，也可根据不同情况加以辨证施治。

按摩用药：初期，使用归红化瘀酒；中后期，使用温通经络液。

一般情况下，股骨干骨折按照骨折三期治疗原则进行辨证施治。但是笔者认为，由于股骨干骨折均系强大暴力致伤，一般都伴有较多的瘀血肿胀，故在一般行气止痛、活血化瘀方药的基础上，加用破血药与破气药，以加快祛瘀生新的能力。

股骨干骨折因出血较多而休克时，可急用10%生脉注射液静脉滴注，并需配合输血、补液等积极治疗措施。若因股骨干骨折导致出血过多而发热不减，脉洪大而虚，重按全无者，乃属于血虚发热，可用当归补血汤或大剂独参汤频服，补气生血，虚热自止。若腹痛便秘，按之痛甚，乃因瘀血阻滞胃肠气机，以大成汤下之。以大黄、桃红等药攻下瘀血时，可配伍肉桂粉、木香粉各5g，热酒调服，则可加强散瘀化滞的作用。盖因寒药凝滞不行，血得辛温而自行耳。若因长期卧床而出现各种兼症，如纳呆、夜不能寐，即所谓“胃不和，则卧不安”，可用加味归脾汤化裁。

六、功能锻炼

股部肌肉丰厚有力，股骨干骨折复位固定后，应注意股四头肌和踝、趾关节的功能锻炼。但初期功能锻炼时应多加小心，避免骨折移位和影响骨痂生长。功能锻炼时，做踝、足趾的适当活动，以帮助气血运行。对于骨折复位较稳定且身体好的青壮年，固定 2~3 天后即可扶双拐下地活动。非稳定性骨折，则要适当延迟下地时间。

七、预后

股骨干骨折，小儿经 3 周，儿童经 3~5 周，成人经 8~10 周，一般均可牢固连接。小儿与儿童股骨干骨折的塑形能力较强，向前 10° 以内的成角，2.5cm 以内的重叠，均可在短期内自行矫正。但旋转移位则很难通过塑形矫正，所以固定包扎过程中，应注意避免伤肢旋转。由于成人塑形能力较差，故股骨上 1/3 段骨折易遗留成角畸形。若股骨干骨折合并血管、神经损伤，且固定时间过长，未能积极练功，可造成膝关节僵硬等后遗症。

八、现代研究与进展

股骨干骨折的治疗方法很多，治疗方法的选择取决于患者的健康状况、骨折类型等具体情况，大体可分为非手术治疗和手术治疗。非手术治疗主要有夹板外固定，骨牵引和石膏外固定，该方法的缺陷是需要卧床休息很长一段时间。手术治疗的方案已有许多种选择，外固定支架髓内钉技术等，但髓内钉技术存在骨折端对位不良，骨折畸形愈合的情况。

问题与展望　当前股骨干骨折的治疗方法很多，对该骨折的研究比较深入，但各个治疗手段均有一些不良反应，如何结合中西医之所长，更好地治疗该骨折，需要进行更深入的研究。

第四节　股骨髁上骨折

一、解剖特点

股骨下端粗大并旋转，向远端延长成为股骨髁，朝下、朝前，在矢状面及额状面均凸隆。外侧髁较内侧髁宽大，内侧髁则较狭长。股骨髁的前后径较横径为大，两髁相比，以外侧髁的前后径较大。股骨外侧髁前后轴线垂直向前，但内侧髁的前后轴线斜行。内侧髁上方有突起的收肌结节，是内收大肌的止点，内外侧髁侧面有内外侧副韧带附着（图 9-4-1）。股骨下端虽然肌肉丰富，但不平衡。前方有较强大的股四头肌，后面有腘绳肌群和腓肠肌内外侧头附着处，外侧为阔筋膜张肌移行的髂胫束，内侧为内收肌群。股骨下端临近腘窝内有腘动静脉、坐骨神经及腓总神经通过。

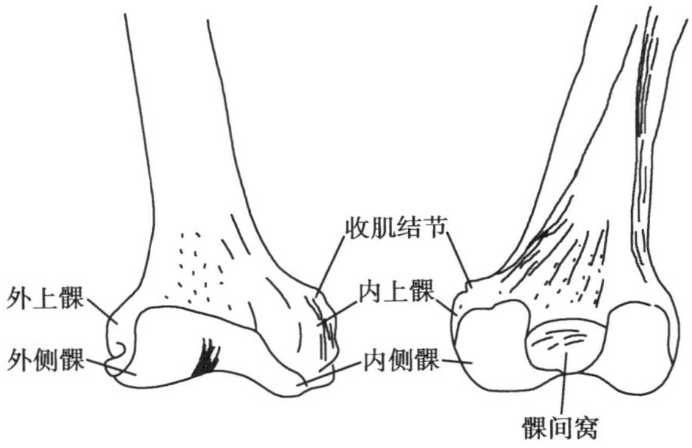

图 9-4-1　股骨髁解剖特点

二、发病机制

股骨髁上骨折是由直接外力或扭转力所致，或由高处摔下足部着地的间接暴力引起。股骨髁上骨折临床可分为屈曲型和伸直型，其中以屈曲型多见（图 9-4-2）。

1. 屈曲型　股骨髁上骨折由于腓肠肌的牵拉，远端向后移位，有损伤腘动脉的危险；近端则向前突出，在髌上囊部可刺破关节囊或皮肤。骨折呈横行或斜行，若为斜行骨折，其骨折线从后上斜向前下（图 9-4-3）。

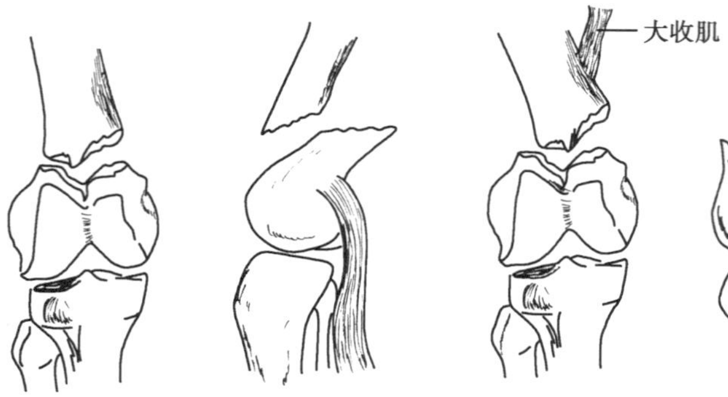

图 9-4-2　股骨髁上骨折分型

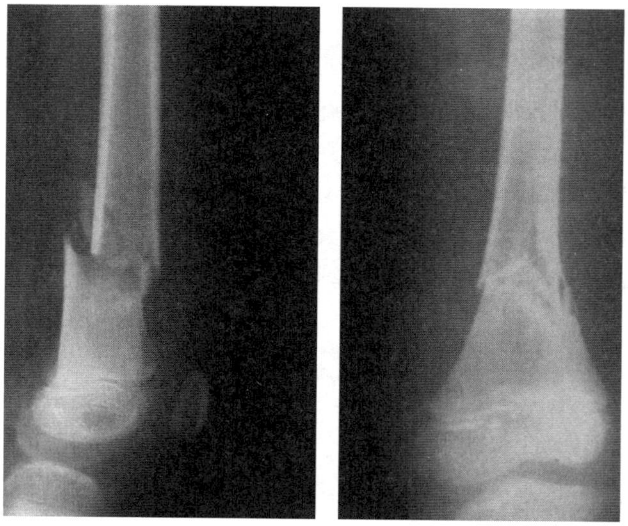

图 9-4-3　股骨髁上粉碎性骨折(屈曲型)

2. 伸直型　由于内收肌的牵拉,远端可向内侧移位,而近端向外侧移位重叠。有横行或斜行骨折两种。若为斜行骨折,其骨折线是从前上斜向后下(图 9-4-4、图 9-4-5)。

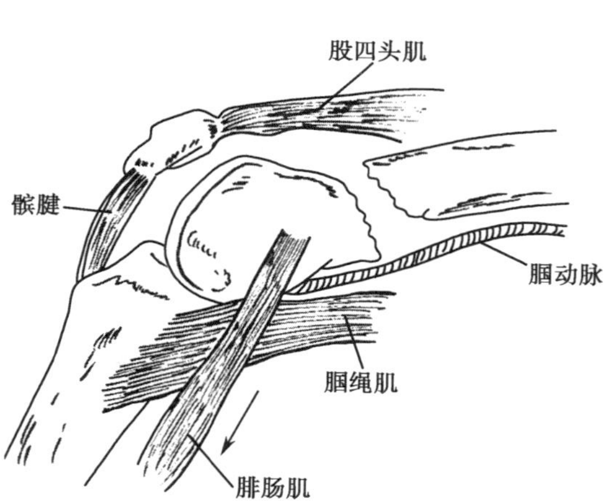

图 9-4-4　股骨髁部肌肉附着及位移机制

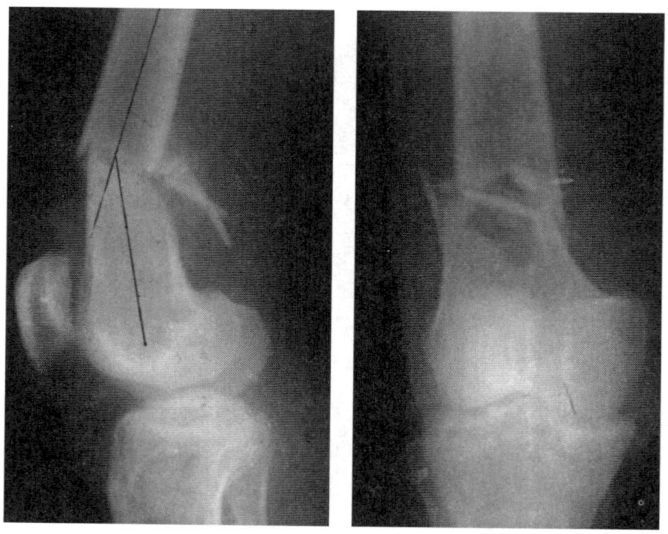

图 9-4-5　股骨髁上骨折(伸直型)

注:骨折处后外方可见条状骨折片分离移位。

三、临床表现及诊断

伤后局部肿胀、疼痛、畸形和活动障碍，有异常活动及骨擦音。X线正侧位片可以明确骨折的类型和移位情况。必须注意骨折合并腘窝处动静脉损伤的情况，若腘窝部明显肿胀，足背动脉搏动消失，应考虑腘动、静脉损伤。有时因腘动脉损伤严重，造成大出血而致休克。若伤处肿胀严重，患者面色苍白、口渴、欲吐、冷汗、脉细数，即是休克的早期，应及时救治，不得疏忽。

四、手法治疗

儿童青枝骨折及成人无移位的稳定性股骨髁上骨折，可以直接外敷何氏活血祛瘀散，采用超膝夹板固定即可，这种固定有利于骨折及早恢复。多数股骨髁上骨折可以采取手法整复，但若牵引不能使骨折取得适当的整复和对线，或有组织嵌入，或同一肢体既有股骨髁上骨折又有胫骨骨折，就有切开复位内固定的必要。

(一) 整复

患者取仰卧位，患肢髋关节屈曲30°~60°，外展20°~40°，屈膝10°~30°，屈曲型骨折，屈髋外展角度小些，屈膝角度大些；伸直型骨折，屈髋外展角度大些，屈膝角度小些。整复股骨髁上骨折的关键是拔伸牵引(图9-4-6)。

具体整复手法为：患者取仰卧位，根据骨折类型，患肢屈髋、屈膝，一助手固定髋及股上部。术者站立于患肢外侧，右手握腘部，虎口及示指的桡掌侧指面平齐折线，左手握患肢胫腓骨下段。屈膝90°，左手向下牵拉，与股骨干成90°的方向施力，右手沿着股骨轴线方向用力拔伸，并向上托远折端。然后，术者左手将患膝极度屈曲，右手作为杠杆的支点置于腘部，迫使远折端向前回位(屈曲型)，若为伸直型则不需要极度屈膝和杠杆折顶，只需要充分拔伸后向下适度挤压远折端即可，当感觉对位基本平齐时，右手稳住骨折部，如患者为屈曲型骨折，则左手将患膝回复至半伸位；如患者为伸直型骨折，则左手需将患膝回复至伸直微屈位，整复结束(图9-4-7)。

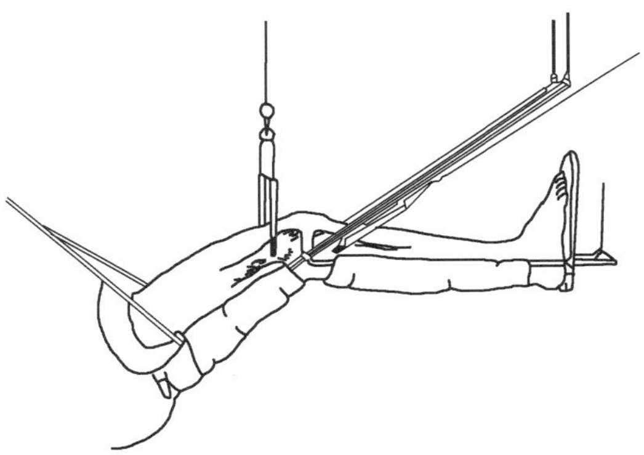

图9-4-6 拔伸牵引

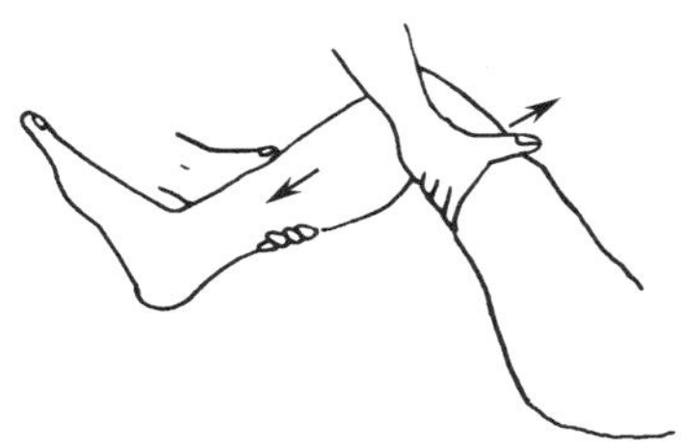

图9-4-7 整复手法

若患者肌肉丰满、肿胀严重、折端重叠较多时，患者如上仰卧位，一助手固定其骨盆，术者双手握持骨折远、近折端，另助手一手握患肢踝部，一手握患肢胫骨平台部位，配合术者牵引屈膝，待折端对位瞬间，术者顺势用双手推托、挤压复位。

(二) 固定

附着于股骨的肌群牵拉力强大，特别是内收肌群。在股骨干周围的肌群中，伸肌群、屈肌群互相拮抗以保持平衡，而股骨干周围没有足以与内收肌群相对抗的外展肌群，故骨折远端经常有内收移位的倾向，整复后断端也常会向外侧突出成角。为了纠正这一成角倾向，根据骨折移位及整复后残留移位情况，使用 2~3 块弧形压垫分别置于骨折部的一侧或两侧。若残留移位不明显，则在骨折两侧各置一压垫，对向加压；若残留移位稍大，则一侧用 2 块压垫，另一侧用 1 块压垫，间接加压。以胶布粘贴固定，后用 4 块超膝夹板以扎带、绷带包扎固定。固定后，应仔细检查压夹的松紧程度以及是否有神经、血管损伤症状，如不合适应及时调整。

五、功能锻炼

对成年人而言，若固定时间过久，则可能会产生膝、踝关节僵硬和肌肉萎缩。所以，股骨髁上骨折患者宜及时做功能锻炼。初期，主要练习足趾活动、踝的用力背伸与跖屈，以助气血运行，由于股部位肌肉丰厚，故锻炼时应多加小心以免发生断端移位。固定解除后，可逐步加强膝、踝关节的锻炼活动，并可配合推拿按摩，使之尽早康复。

六、药物治疗

何氏骨科对于股骨髁上骨折的药物使用，同样遵循中医骨伤科学的原则，即针对骨折的初期、中期与后期进行辨证论治。

外敷用药：初期，用活血祛瘀散；中期，骨折部位用续筋接骨散，周围部位则用活血祛瘀散；后期，骨折部位用强筋生骨散，周围部位用活血祛瘀散加温通散或消增通痹散。

内服用药：初期，内服活血理气丸；中期，内服活血理气丸加强筋壮骨丸；后期，内服强筋壮骨丸，也可根据不同情况加以辨证施治。

按摩用药：初期，使用归红化瘀酒；中后期，使用温通经络液。

对于本病的治疗用药，可按骨折三期原则处理。但是股骨髁上骨折多系强大暴力所致，往往局部瘀血、肿胀严重，故在一般行气活血化瘀的基础上，使用破血通滞之品，以加强去瘀生新的能力。常用药如生地、赤芍、归尾、川芎、桃仁、红花、血竭、三七、土鳖虫、茜草、川牛膝、刘寄奴、香附、青皮、木香、槟榔、冬瓜仁、生大黄等。水煎服，每日 1 剂。

七、预后

股骨髁上骨折，儿童经 3~5 周，成人经 8~10 周，一般都可连接牢固。儿童骨折的塑形能力较强，轻度成角及 2cm 左右的重叠，均可在短期内自行矫正。但旋转移位则很难通过塑形矫正，故在固定过程中应尽量避免伤肢旋转。成人塑形能力较差，骨折固定不当或者固定时间过长，没有及时进行功能锻炼，可导致膝关节僵硬，成为股骨髁上骨折最常见的后遗症之一。何氏骨科对此骨折的治疗，非常重视膝关节功能的恢复，如换药时加上对膝关节的推拿按摩，骨折临床愈合后又在推拿按摩的基础上配合运用祛风除湿、舒筋活络的中药煎汤外洗，而后再以软坚散结的中药外敷，对防止膝关节粘连僵硬起到了积极作用。

八、现代研究进展

股骨髁上骨折损伤严重，骨折不稳定，受多种因素的影响，是治疗最困难的骨折之一，中医骨伤科治疗效果较好，但由于相关肌肉强大，故有时复位困难。手术可以选择钢板固定、髓内钉固定等，但均有一定副作用，如钢板对骨折端剥离较大，血供破坏严重等。

问题与展望　股骨髁上骨折治疗虽然一般效果良好，但是，仍然有如固定不良、骨折不愈合等不良反应发生。这就要求临床医师进一步研究本病，以期获得更好的临床效果。

九、病例

患者朱某，男，16 岁。

【主诉】左膝跌伤后肿痛、活动受限 1 小时。

【现病史】患者1小时前骑电动车时不慎撞上路边围栏，左膝触地受伤，当即感左膝疼痛剧烈、肿胀、活动受限，不能站立及行走，伤后无昏迷，无头痛、头昏，无恶心、呕吐，无胸闷、气促。遂来我院就诊。

【检查】左膝中度肿胀，左股骨髁上压痛（+）、叩痛（+），可扪及骨擦音，功能障碍，左下肢血循环、感觉均正常。

DR检查示：左侧股骨远端干骺端骨折，断端分离错位，相邻周围软组织肿胀。

【诊断】左股骨髁上骨折。证属骨断筋伤，气滞血瘀。

【治疗】局部麻醉下予以手法复位及小夹板外固定，术后摄片复查示骨折对位对线好（图9-4-8、图9-4-9），每日调整夹板松紧度。第1周、第2周、第3周摄片复查骨折对位对线好；第1周、第2周予何氏中药制剂活血理气丸内服、活血祛瘀散外敷；第3周、第4周予何氏中药制剂强筋壮骨丸内服、续筋接骨散外敷。第4周X线片见骨折愈合好，中等量骨痂生长。

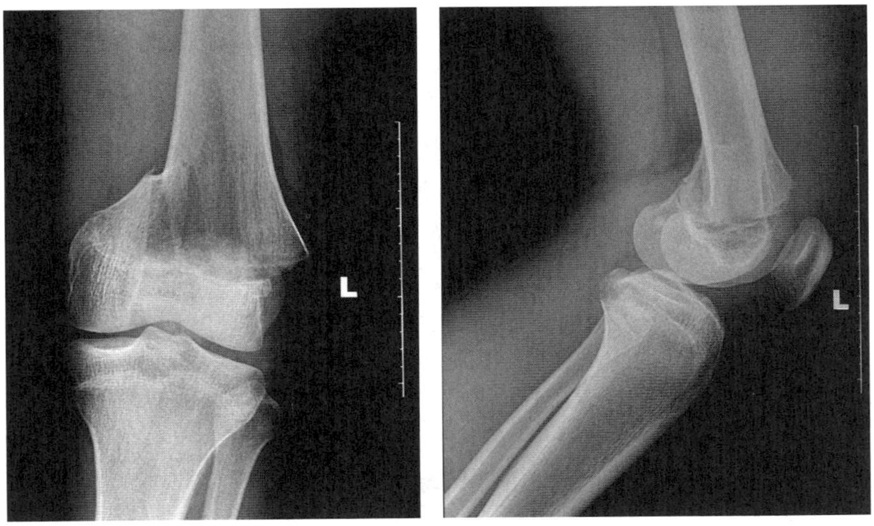

图9-4-8　复位前

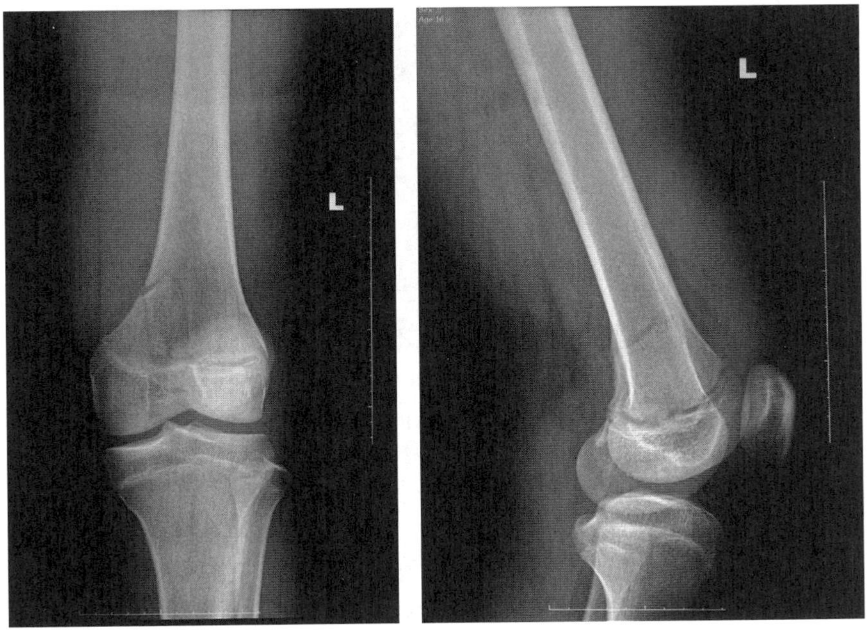

图9-4-9　复位后

第五节　股骨髁间骨折

一、解剖特点

股骨下端干骺端松质骨区和内外侧踝之间的髁间骨质结构脆弱，为骨折的好发部位。股骨髁周围有关节囊、韧带、肌肉和肌腱附着。骨折块受这些组织的牵拉，不易复位也不易维持复位。股骨髁间骨折，可并发腘动脉、神经及其周围软组织的广泛损伤。骨折可造成股骨髁与胫骨平台、髌骨与股骨关节面之间相应关节的破坏，改变了膝关节正常的解剖轴与机械轴，破坏了膝关节正常负荷与传导。另外，在伴有相邻支持结构如侧副韧带、交叉韧带损伤时，可造成膝关节不稳定，也因股四头肌、髌上囊损伤而造成伸膝装置粘连，损害膝关节的功能。

二、发病机制

股骨髁间骨折多发生于中老年男性。常由直接暴力的打击、挤压或间接暴力的坠伤所致。股骨髁间骨折易发生骨块分离而不产生塌陷，这是由于三角形的髌骨如同楔子般指向股骨髁解剖的弱点髁间窝，外力沿股骨干向下与髌骨发生冲击，易于将两髁劈开。外力小时可仅为裂纹骨折，由于直接暴力打击及膝关节扭转，骨折发生多向移位：冠状面劈裂移位，纵向重叠缩短，前后成角嵌插，侧向分离倾斜等，造成关节面之间相应关系的破坏而出现畸形，骨折线多呈“Y”或“T”形（图 9-5-1）。因骨折线通过股骨髁间凹，故该骨折为关节内骨折，关节腔内往往有巨大血肿（图 9-5-2）。

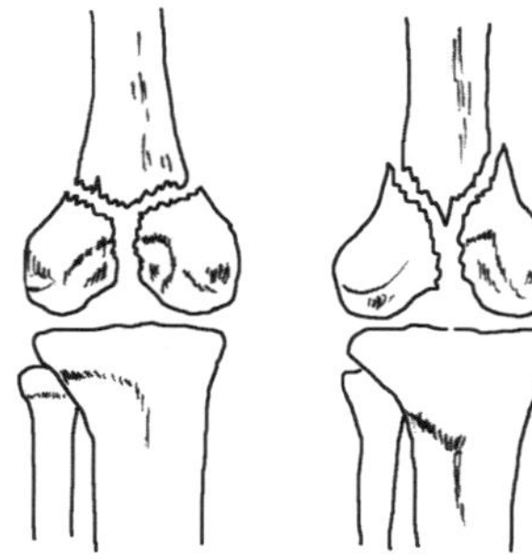

图 9-5-1　骨折分型

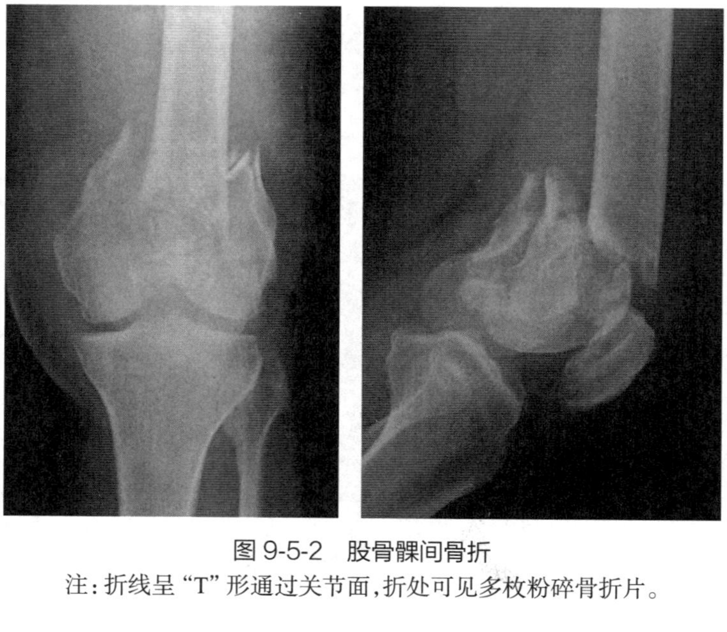
图 9-5-2　股骨髁间骨折

注：折线呈“T”形通过关节面，折处可见多枚粉碎骨折片。

三、临床表现及诊断

伤后膝部疼痛较剧、肿胀严重、有皮下瘀斑，膝关节功能障碍，可出现股骨远端畸形及异常活动。双髁骨折，沿股骨下段两侧自上而下仔细触摸，可触及向内外分离移位的骨折块，并可查知骨折摩擦征。该处骨折有时易合并关节韧带、半月板损伤，要注意检查腘窝是否有血肿、足背动脉的搏动、末梢血运情况，以便确定是否伴有腘部血管、神经损伤。

X 线检查甚为必要，膝部正侧位片可明确骨折状况及类型，注意观察是否有碎骨片进入关节腔。

四、手法治疗

股骨髁间骨折系关节内骨折，治疗时应保证良好的对位，使关节面光滑完整，才能有效地恢复关节的功能和防止创伤性关节炎的发生。

（一）整复

裂纹骨折无须整复。对于有移位的骨折，必须予以良好的整复。患者取仰卧位，一助手握住患肢股骨上段，另一助手一手握住患肢踝部，一手握小腿，拔伸牵引，以矫正成角和重叠移位；术者立于患侧，两拇指置于骨折近端前面，其余四指环抱远折端后部即腘窝部，用提按法矫正远折端，接着术者两手掌根抱住患肢两髁，用力相对挤压，同时，助手乙在用力牵引下，将膝关节于伸直的基础上做几次轻度屈膝动作，使分离的骨折块复位并趋于稳定。整复手法完毕，助手要维持拔伸状态，以待固定（图 9-5-3）。

（二）固定

手法整复后，用 3 个弧形压垫分别置于内侧髁、外侧髁及近折端前侧，以胶布粘贴固定。外敷中药，以绷带由外向内包扎数圈后，用 4 块连枷夹板超膝关节固定。捆扎带时应先捆股骨髁部位，最后再用绷带包扎，将膝部固定于屈曲 45° 位置，这样可使腓肠肌处于松弛状态，有利于血液循环和骨痂生长（图 9-5-4）。

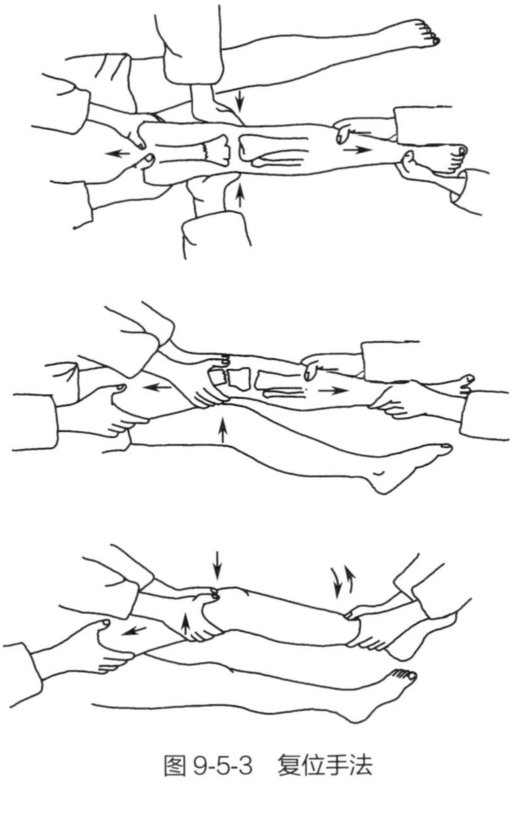

图 9-5-3　复位手法

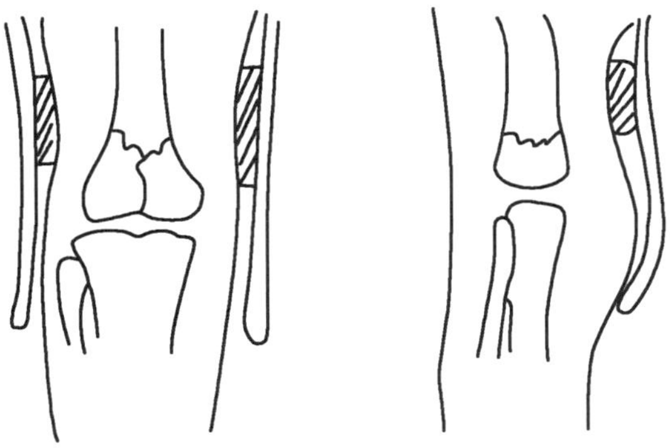

图 9-5-4　固定加垫法

整复固定后，应及时行 X 线检查以了解骨折复位情况。如果对位不良应及时采取纠正措施。骨折块较大、经手法复位无法达到良好的对位，或固定不稳定，易再移位时，应考虑手术内固定。

五、药物治疗

何氏骨科对于股骨髁间骨折的药物使用，同样遵循中医骨伤科学的原则，即针对骨折的初期、中期与后期进行辨证论治。

外敷用药：初期，用活血祛瘀散；中期，骨折部位用续筋接骨散，周围部位则用活血祛瘀散；后期，骨折部位用强筋生骨散，周围部位用活血祛瘀散加温通散或消增通痹散。

内服用药：初期，内服活血理气丸；中期，内服活血理气丸加强筋壮骨丸；后期，内服强筋壮骨丸，也可根据不同情况加以辨证施治。

按摩用药：初期，使用归红化瘀酒；中后期，使用温通经络液。

六、功能锻炼

因股骨髁间骨折累及关节面，若能进行合理的功能锻炼，对关节面的模造和防止关节僵硬是非常有利的。早期可做股四头肌的主动舒缩运动，并可活动踝关节。通过这样的活动可以改善血运，促进肿胀消退并可防止肌肉萎缩。1~2 周后，骨折基本稳定，可轻微屈伸膝关节，既可以防止关节粘连，又可以对关节面有“自身模造”作用。该骨折不宜太早下地活动，否则易造成膝外翻。

七、预后

由于股骨髁部位血运丰富，双髁骨折多在 6~8 周即可愈合牢固。预后的好坏取决于骨折的复位。复位越好，预后越佳。若复位不良，关节面不光滑，则可能产生创伤性关节炎。骨折移位较大，错位连接者，还可造成膝关节畸形（内翻或外翻）。所以，股骨髁间骨折必须要求准确复位，以防止后遗症的发生。

八、现代研究进展

股骨髁间骨折是临床上常见的由高能量损伤造成的复杂性骨折，骨折累及关节面，治疗困难且易发生膝内外翻畸形、骨不连、关节僵硬、创伤性关节炎等。中医治疗效果较好，但若复位、固定不良，膝关节畸形等后遗症也时有发生。手术治疗创面大，可能破坏髌上囊的完整性等。

问题与展望　股骨髁间骨折治疗虽然一般效果良好。但是，仍然有因固定不良，导致骨折畸形愈合等不良现象发生。这就要求临床医师深入研究，以期获得更好的临床效果。

第六节　髌骨骨折

一、解剖特点

髌骨是人体中最大的籽骨，呈扁三角形，是膝关节的一个组成部分，股四头肌包绕其前而延续为髌韧带，附着于胫骨粗隆。髌骨的背面为光滑的关节软骨面，与股骨远端前面构成髌股关节。膝关节屈伸运动时，髌骨上下滑动于股骨远端的髌面上，可以增强膝关节的力量及稳定性。因此，髌骨具有保护膝关节、增强股四头肌肌力、伸直膝关节滑车作用。

二、发病机制

髌骨骨折为直接暴力或间接暴力所致，我院治疗该骨折病例以前者多见。直接暴力多为外力直接打击髌骨，如撞伤、踢伤、打仆伤等，多为粉碎性骨折（图 9-6-1、图 9-6-2），亦可为横行骨折，髌骨两侧的股四头肌筋膜及关节囊多保持完好，对伸膝功能影响较小。间接暴力所致者，多由于股四头肌猛力收缩所形成的牵拉性损伤，如行走站立不稳或突然滑倒时，膝关节半屈曲位，股骨髁抵住髌骨，股四头肌猛烈收缩，牵拉髌骨向上，髌韧带固定髌骨下部，而造成髌骨骨折，多为横行骨折，髌骨两侧的股四头肌和关节囊因暴力过大而撕裂严重。髌骨骨折的最大影响是膝关节伸直装置失去连续性和髌股关节的动作不协调（图 9-6-3、图 9-6-4）。

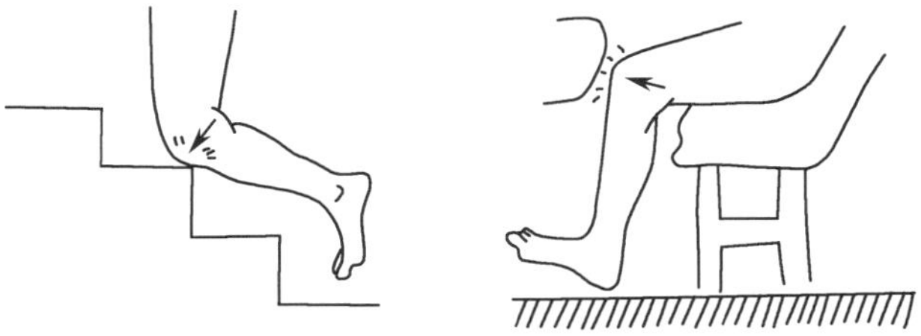

图 9-6-1　直接暴力

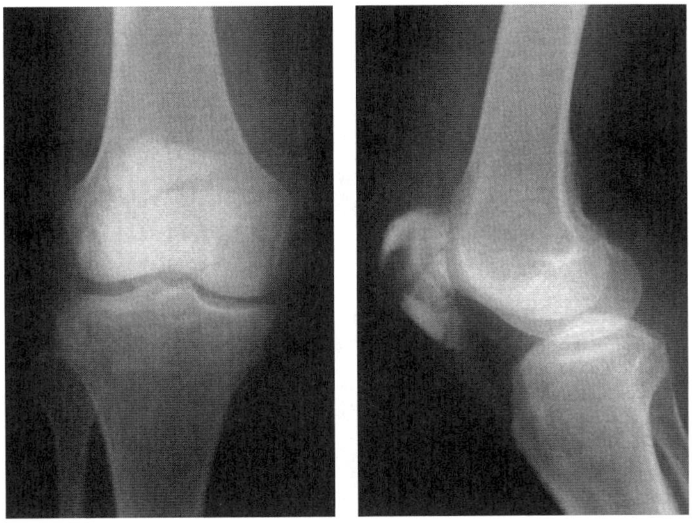

图 9-6-2　髌骨粉碎性骨折

注：折端位移不明显，髌上囊可见积血。

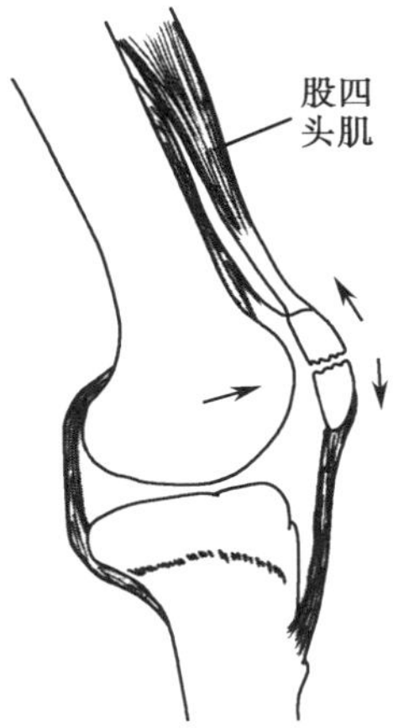

图 9-6-3　间接暴力

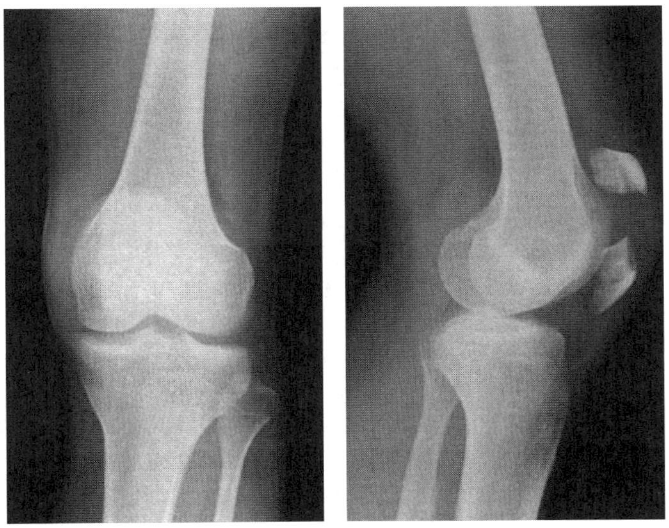

图 9-6-4　髌骨横行骨折

注：中段骨折，骨折上段被四头肌牵拉向上移位，下段被髌韧带牵拉而下移，两折端可见较大分离间隙。

三、临床表现及诊断

患者伤后局部疼痛、无力，膝关节不能自主伸直或站立，常有皮下瘀斑及膝部擦伤。局部压痛明显，并有波动。骨折移位时，可触及骨折间隙，可有骨擦音或异常活动。

X 线检查可明确骨折类型和移位情况(图 9-6-5)。应常规拍摄正侧位片,对疑有垂直骨折,可摄髌骨轴位片(图 9-6-6)。另外,临床诊断时应鉴别区分二分髌骨(图 9-6-7),它多位于髌骨外上极(约占 75%),位于外缘及下缘者少见。副髌骨与主髌骨之间的间隙较整齐,临床上局部一般无压痛(图 9-6-8)。

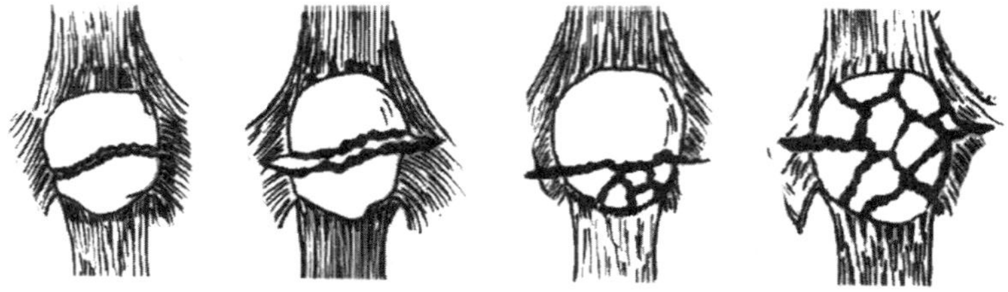

图 9-6-5　骨折分型

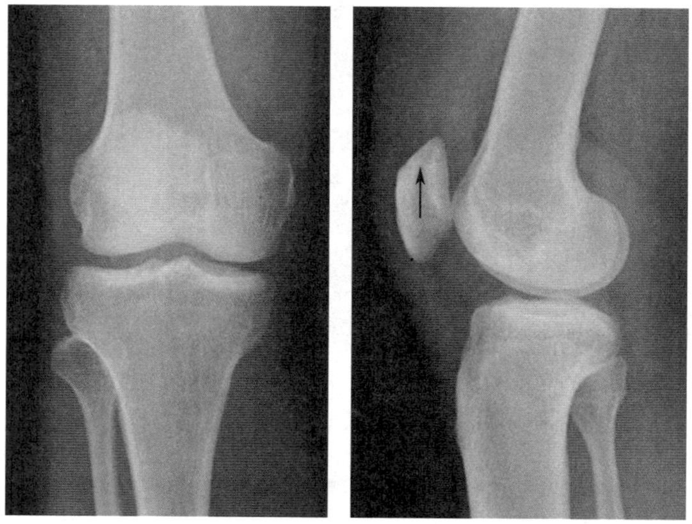

图 9-6-6　髌骨上极骨折

注:正位片未见异常,侧位片显示髌骨上极骨折(→)

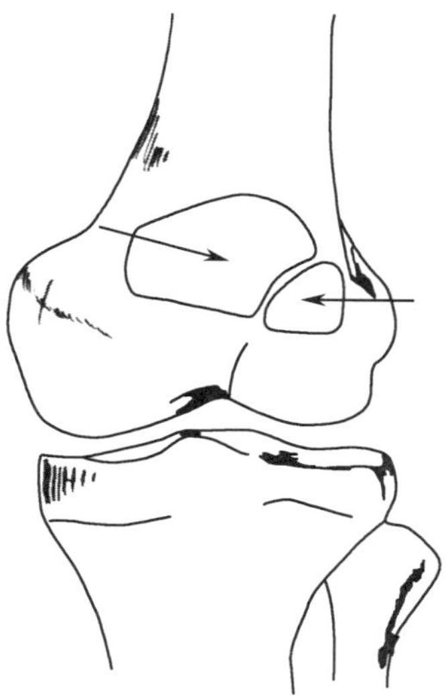

图 9-6-7　鉴别区分:二分髌骨

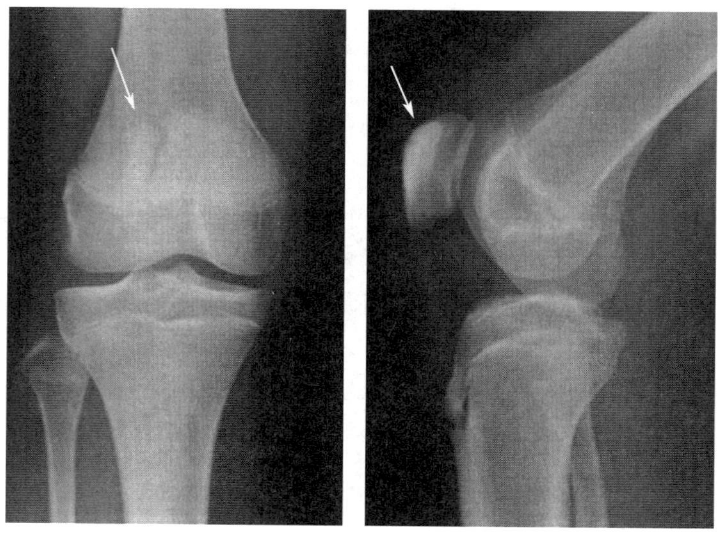

图 9-6-8　二分髌骨

注:副髌骨位于主髌骨上外侧,边缘光滑。

四、手法治疗

笔者认为，治疗髌骨骨折时，应尽量恢复膝关节面的平整，因为髌骨与股骨内外侧髁的前方形成髌股关节，这样可以减少创伤性髌股关节炎的发生，防止膝关节屈曲、挛缩等。

（一）整复

无移位骨折仅表现为裂纹时，不必整复，即可固定包扎。对于有移位的骨折，骨块分离间隙在 1.5cm 以内时，可采取手法复位。

患者取仰卧位，患膝关节取微屈位。术者立于患侧，双手中指扣住骨折远端向上挤靠，环指及小指辅助用力，双手拇指则扣住骨折近端向下推挤，示指置于髌骨前面控制断面平整，使断端聚合，骨折复位。此种方法又称聚合叩挤复位法（图 9-6-9）。

整复髌骨骨折的要点：由于髌骨骨折的最大特点是上下分离移位，髌骨两折端附着的韧带不同，远折端只有较短的髌韧带附着，伸展性小；近折端则有股四头肌肌腱附着，伸展性较大。所以整复时应尽力将近折端向下推挤，与远折端对合。然后，用手指触摸髌骨表面是否平整光滑，若不平滑，以示指按平，使骨折端紧密结合。手法整复时，应注意切忌盲目用力推挤骨片或反复整复使骨折两端相互摩擦，致骨折断端磨平而对位不稳，影响固定与愈合。

骨折块分离较大、折端嵌夹软组织、手法复位不成功，或者严重的粉碎性骨折，或一端骨块甚小者，宜尽早行髌骨骨折切开复位内固定治疗，可用钢丝缝合或捆扎。或者使用抓髌器外固定，抓髌器由两对不锈钢钩连接于螺旋加压盖上构成，可用于治疗不同类型的髌骨骨折。

（二）固定

整复后，患肢处于伸直位，髌骨上敷以中药，将事先做好的抱膝圈放于中药上面，压住髌骨，下面放置一长木托板，将抱膝圈上的 4 条带子捆扎在木板上，最后再以绷带包扎，保持患肢中立、膝关节近伸直位。固定后，行 X 线检查复位情况，注意抱膝圈的位置是否恰当，并时常检查固定松紧度（图 9-6-10）。

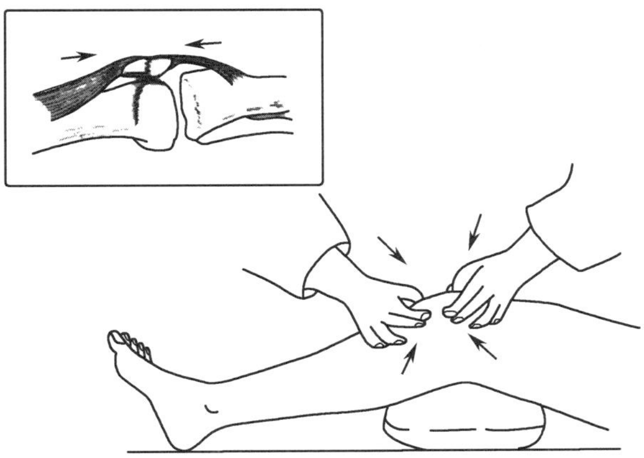

图 9-6-9　复位手法

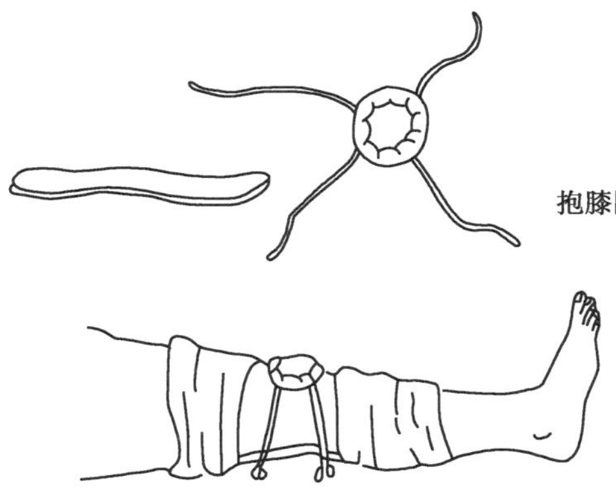

图 9-6-10　抱膝圈与固定法

五、药物治疗

何氏骨科对于髌骨骨折的药物使用，同样遵循中医骨伤科学的原则，即针对骨折的初期、中期与后期进行辨证论治。

外敷用药：初期，用活血祛瘀散；中期，骨折部位用续筋接骨散，周围部位则用活血祛瘀散；后期，骨折部位用强筋生骨散，周围部位用活血祛瘀散加温通散或消增通痹散。

内服用药：初期，内服活血理气丸；中期，内服活血理气丸加强筋壮骨丸；后期，内服强筋壮骨丸，也可根据不同情况加以辨证施治。

按摩用药：初期，使用归红化瘀酒；中后期，使用温通经络液。

按照骨折三期用药原则处理。根据笔者多年临床经验，倘若髌骨骨折后血肿严重，初期宜用大量行气活血药物治疗，待消肿后再按照患者具体状况辨证施治。

六、功能锻炼

初期患肢垫高，患者即可做踝、足趾的屈伸活动。2~3 周后可开始轻微地被动活动膝关节，4 周后可下地扶拐行走。骨折线模糊而有连续性骨痂生长时，可解除固定，逐步锻炼股四头肌和膝关节活动，活动要循序渐进，在骨折未牢固愈合前，不得做猛烈屈膝动作，以防再次骨折。

七、预后

髌骨骨折的预后主要取决于良好的复位和早期功能锻炼。一般手术切开复位内固定的患者，其膝关节功能完全恢复所需时间较手法复位者为长。手法复位、敷药固定者，一般 4~6 周即可愈合。对位良好者，预后佳，功能良好。对位不良者，尤其是前后错位，关节软骨面不光滑，日后可能会继发创伤性关节炎。

八、现代研究进展

本病首选中医治疗，既减轻了对患者的再次创伤，也可使膝关节结构的破坏降到最低。但长期的外固定容易使膝关节僵硬，可导致后期关节屈伸活动度明显下降，膝关节功能丢失。若采取手术治疗，可以选择钢丝、钛缆环扎内固定，螺钉钢丝张力带固定等，虽可以达到解剖复位，但均可能发生一定副作用，如出现内固定松动、折断、骨折移位等并发症。

问题与展望　髌骨骨折是临床常见的骨折，外伤造成的髌骨骨折不断增多，随着医疗水平的提高，髌骨骨折的救治方法也陆续增多，并取得了显著的临床疗效，但各方法利弊不均衡，尚未有一种比较完美的方法，如何结合中西医之所长，更好地治疗该骨折，需要进一步的研究。

第七节　胫骨平台骨折

一、解剖特点

胫骨近端膨大，分内、外两髁，两髁的关节面与股骨远端的内、外侧髁关节面相对而构成膝关节。胫骨两髁的关节面比较平坦，称为胫骨平台。胫骨平台有 10° 的向后成角，内侧平台的关节面较外侧大，关节面为凹面；外侧平台较小，位置略高，为凸面。膝关节的稳定性由内外侧半月板及内外侧副韧带、交叉韧带、关节囊来维持。腓骨近端不参与膝关节构成，供韧带和肌肉附着。此外，膝关节周围动脉网和胫神经、腓总神经毗邻。成人胫骨近端平台主要为松质骨，支持它的皮质不够充分，故为膝关节内各种创伤性关节炎好发之处。

二、发病机制

胫骨平台骨折即胫腓骨近端骨折，是临床中常见的骨折，是强大的内翻、外翻应力合并轴向载荷的结果。当膝伸直位处于负重状态时，膝关节韧带绷紧，若突然受到某种暴力，使膝关节强烈外翻或内翻，则受到股骨髁的强烈挤压，可致使胫骨平台塌陷或劈裂（图 9-7-1）。膝外翻时产生胫骨外髁塌陷骨折，并常伴内侧副韧带撕裂；严重时外髁劈下，向外移位，将腓骨小头抵断，可伤及腓总神经，交叉韧带同时撕裂。膝内翻时，则产生胫骨内髁骨折，轻则塌陷，重则完全劈开，并向内下方移位（图 9-7-2）。若从高处坠跌，站立位着地，暴力沿着股骨远端垂直压于胫骨两髁，可产生胫骨双髁劈裂骨折或胫骨近端粉碎性骨折。

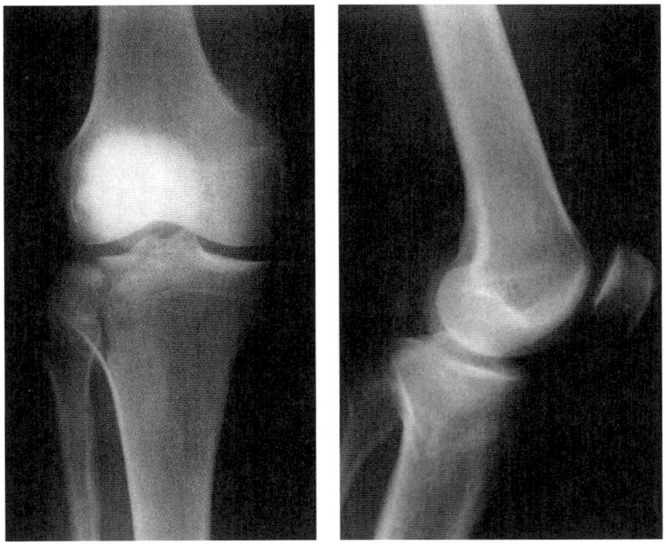

图 9-7-1　胫骨外髁骨折

注：胫骨外髁纵行劈裂骨折，折块塌陷下移。

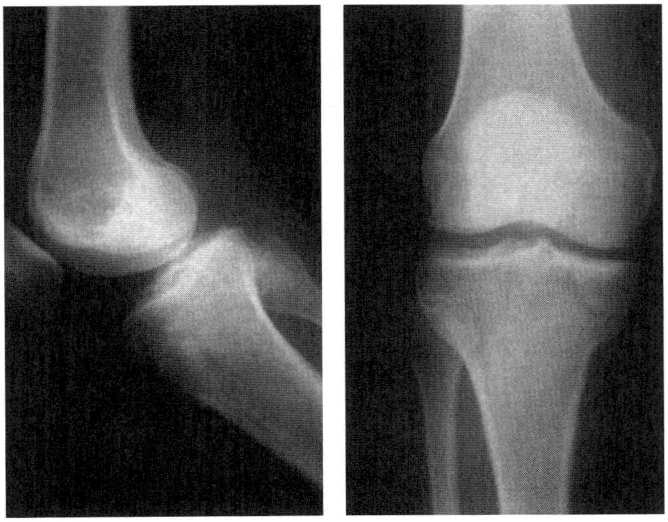

图 9-7-2　胫骨内髁骨折

胫骨平台骨折为关节内骨折，而且必伴随着韧带、关节囊撕裂，可有半月板损伤，因此会有大量出血淤积在膝关节腔，成为巨大血肿，使膝关节高度肿胀。胫骨平台骨折后，产生的关节面塌陷不平、关节畸形、透明软骨剥脱坏死以及膝关节不稳是造成膝关节创伤性关节炎的主要原因。

胫骨髁骨折可分为，单髁骨折、双髁骨折、外翻、内翻、压缩、塌陷、劈裂、粉碎等类型，根据损伤的程度分为三度：

Ⅰ°：无移位或分离移位<5mm，关节面塌陷<2mm，畸形不明显。

Ⅱ°：劈裂移位>5mm，关节面塌陷<10mm。

Ⅲ°：关节面塌陷>10mm，劈裂移位和粉碎，关节严重不稳定和畸形。

Hohl 将胫骨髁骨折分为 6 个类型：Ⅰ型，无移位；Ⅱ型，部分压缩；Ⅲ型，劈裂压缩；Ⅳ型，全髁塌陷；Ⅴ型，劈裂；Ⅵ型，粉碎（图 9-7-3）。Hohl 观察发现，这种分类方法在分类中具有较好的中间等级，反映了伴随骨折中的韧带和软组织损伤的程度，有利于评估预后。

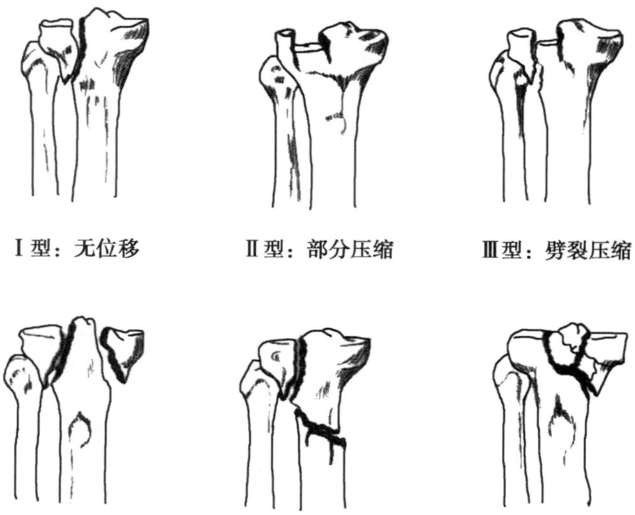

Ⅰ型：无位移　Ⅱ型：部分压缩　Ⅲ型：劈裂压缩

Ⅳ型：全髁塌陷　Ⅴ型：劈裂合并骨干/干骺端交界处分离　Ⅵ型：粉碎

图 9-7-3　Hohl 骨折分型

三、临床表现及诊断

胫骨平台骨折的症状和体征随损伤的程度不同而不同。平台骨折无移位或移位轻者，临床症状较轻。骨折严重者，膝关节明显肿胀、疼痛，关节瘀血，按之波动，功能障碍或丧失。骨折移位时可出现明显的膝内翻或外翻畸形和异常侧向运动。较易在胫骨髁部触摸到骨折线或轻度翘起的骨块边缘。摄 X 线正侧位片，可明确骨折类型及损伤的程度和特点。

胫骨平台骨折特别是高能量损伤时，必须排除骨筋膜隔室综合征和动脉损伤。因此体格检查时应注意是否合并韧带损伤，应检查足背动脉搏动情况，以及有无腓总神经损伤征象。腓总神经损伤时则足下垂，踝不能背伸，足趾不能伸，足不能外翻。

四、手法治疗

无明显移位的骨折无须整复，可外敷中药，包扎固定。对于有明显移位的胫骨平台骨折，必须予以整复，最大限度地恢复关节面的正常解剖位置，以减少后遗症、并发症的产生。

(一) 整复

以内髁骨折为例，说明骨折整复方法。患者取仰卧位，上助手握住患肢大腿，下助手握住其踝部，对抗牵引，调正力线。术者立于患侧，一手按于膝外侧，一手按住内髁骨块，令下助手缓缓用力将膝外翻，内侧关节隙加大，术者顺势将骨折块向外上方推挤，触摸移位已纠正后，即以两手相扣于胫骨近端，稍用力对挤，同时令下助手轻轻屈伸患膝关节数次，以使关节面塑形（图 9-7-4）。外侧髁骨折整复手法与内侧髁相反。

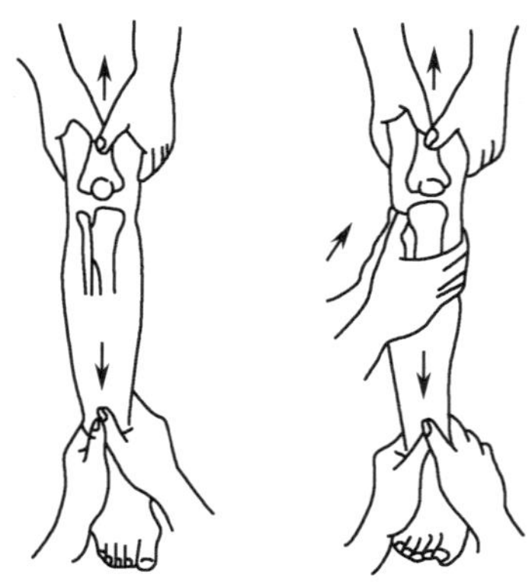

图 9-7-4　整复手法

双髁骨折者，患肢中立位牵引，术者两手相扣，掌根部按于两髁，方向相对，挤压内外侧髁，触摸骨块折端平整，即已复位。

(二) 固定

骨折整复后，先将外用中药敷贴于患处，并用绷带包扎几圈。继而在内髁部放置一块弧形压垫，胶布粘贴固定。然后，以 5 块夹板固定。固定方法为：两侧板及后侧板用超膝关节联杆式夹板，另外 2 块小夹板放于胫骨嵴两侧，夹板下端约在胫骨下1/3处。再用扎带4条，膝关节上1条，膝关节下3条扎固，最后，再以绷带包扎。将患肢放平，腘窝部垫一小枕，以使膝关节保持微屈位，有利于骨块稳定及关节功能的恢复。

本骨折整复后固定采用超膝关节联杆式夹板，超膝关节联杆式夹板即长度超过膝关节，但在膝关节部位有铰链联接的特制夹板。使用这种夹板，内外髁骨折固定期间一般不易发生再移位。

有移位的骨折，整复固定后均应做X线透视检查，观察骨折对位情况。如不理想，应及时重新纠正移位。固定期间，应及时调整固定的松紧度，并保持良好的力线。

五、药物治疗

何氏骨科对于胫骨平台骨折的药物使用，同样遵循中医骨伤科学的原则，即针对骨折的初期、中期与后期进行辨证论治。

外敷用药：初期，用活血祛瘀散；中期，骨折部位用续筋接骨散，周围部位则用活血祛瘀散；后期，骨折部位用强筋生骨散，周围部位用活血祛瘀散加温通散或消增通痹散。

内服用药：初期，内服活血理气丸；中期，内服活血理气丸加强筋壮骨丸；后期，内服强筋壮骨丸，也可根据不同情况加以辨证施治。

按摩用药：初期，使用归红化瘀酒；中后期，使用温通经络液。

六、功能锻炼

胫骨平台骨折容易愈合，但膝关节功能不易恢复完全，常发生程度不同的创伤性关节炎或功能限制，故早期有计划地进行功能锻炼甚为重要。早期，应以锻炼小腿的舒缩活动为主。2~3周后，即可在床上做膝关节屈伸活动，如仰卧举腿、蹬空增力等。如此，则可以减少粘连形成，并使粗糙的胫骨平台关节面因受摩擦挤压而容易获得膝关节活动度和肌肉力量的良好恢复。6周后，骨折临床愈合，拆除牵引，可下床扶拐空身行走，以进一步促进关节功能的恢复。

七、预后

胫骨近端主要由松质骨组成，周围附着软组织，血运丰富，骨折愈合较快，一般6周左右即可牢固连接。胫骨平台骨折为关节内骨折，其预后多与骨折移位情况、关节面损伤程度、是否合并韧带或股四头肌腱损伤、骨折整复的程度以及早期功能锻炼关系密切。若骨折整复不佳，关节面损伤严重，伴有韧带、关节囊松弛，膝内或外翻畸形，加之股四头肌萎缩等，后期易造成关节不稳、创伤性关节炎等。由于膝关节负重量甚大，胫骨平台骨折往往伴侧副韧带、交叉韧带、关节囊或半月板损伤，因此即使骨折对位较好，也常常在晚期继发创伤性关节炎。倘若胫骨平台粉碎性骨折，更是几乎不可避免要产生此难愈之症。另外，若早期没有及时进行功能锻炼，关节内瘀血机化，发生粘连，则易出现关节强直。

胫骨平台骨折时，最常伴有内、外侧副韧带或交叉韧带损伤、断裂等。若伴腓骨颈骨折，可伤及腓总神经，严重者可有腘动脉损伤。因此，在检查时，应注意有无以上并发症。治疗时，外髁部加压垫应注意防止腓总神经压迫伤。

八、现代研究进展

本病首选中医治疗，既减轻了对患者的再次创伤，也使骨性结构的破坏降到最低。但也可能出现骨折不愈合、膝关节功能不易恢复完全等现象。若手术治疗，可以选钢板内固定、髓内钉固定等，虽可以达到解剖复位，但均可能发生一定的副作用，如出现骨折延迟愈合、骨不连或骨缺损等。

问题与展望　股骨平台骨折治疗虽然一般效果良好。但是仍然有如骨折不愈合等现象的发生。这就要求临床医师进一步研究本病，以期获得更好的临床效果。

第八节　胫腓骨干双骨折

一、解剖特点

胫腓骨是膝下踝上小腿骨的总称，俗名臁胫骨。胫骨干上 1/3 为三角形，下 1/3 为四方形，中 1/3 最细弱，为支持体重的主要部分。胫骨上粗下细，接近体表，常易在中、下 1/3 交界处发生骨折，严重者可造成开放性骨折。胫骨的营养血管孔位于骨干后上方，骨干下 1/3 无肌肉附着，故骨折因血供较差，愈合时间较长，或不愈合。腓骨四周有较多肌肉附着，血运丰富，骨折愈合较快（图 9-8-1）。

胫骨上端以平台两髁顶住股骨下端的两髁，构成膝关节；胫、腓骨下端和距骨构成踝关节。正常人的髁与膝关节在同一平行轴上活动，故在治疗胫腓骨干双骨折时，必须防止成角或旋转移位，保持膝、踝关节轴的平行一致，以免日后发生创伤性关节炎。胫腓骨间有坚韧的骨间膜，并有胫前动脉通过，故上端骨折后，有时会损伤血管。

胫腓骨骨折临床上较为常见，其中以胫骨干骨折为最多；胫腓骨干双骨折次之；单纯腓骨骨折最少，这是因为腓骨周围有很多肌肉附着，且不负担体重，仅有支持胫骨的作用。

二、发病机制

胫腓骨干双骨折可由直接暴力或间接暴力、持续劳损引起，以直接暴力引起者多见（图 9-8-2）。

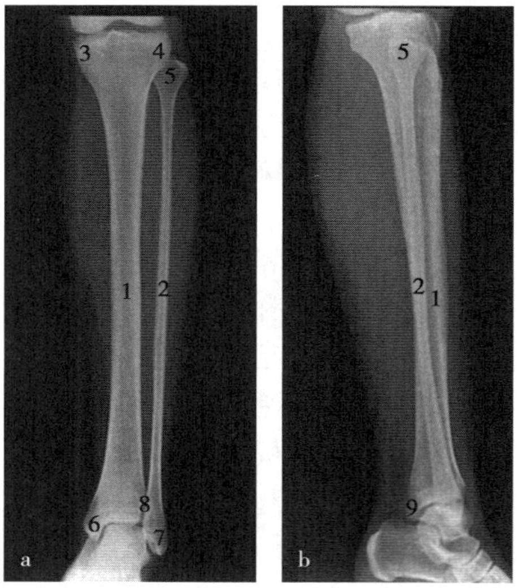

1. 胫骨干　2. 腓骨干　3. 胫骨内侧髁
4. 胫骨外侧髁　5. 腓骨小头　6. 内踝
7. 外踝　8. 下胫腓联合　9. 后踝

图 9-8-1　正常小腿 X 线片

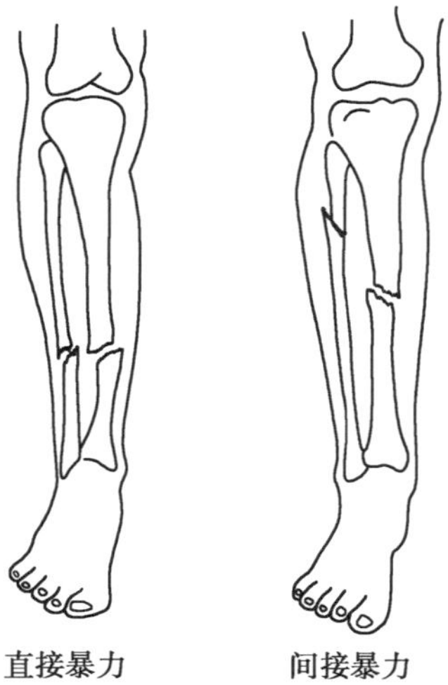

图 9-8-2　骨折发病机制

（一）直接暴力

小腿常因受到外力或重物的打击、撞伤、压伤或踢伤而导致胫腓骨干双骨折。暴力多来自小腿的前外侧，骨折可为横行、短斜行，移位方向可与暴力作用方向一致。若为粉碎性骨折，在前外侧可见一三角形碎片，有的还可为多段骨折。胫腓骨两骨折线常在同一水平，多有向前、内侧成角及重叠，软组织损伤较严重，常为开放性骨折（图 9-8-3）。

（二）间接暴力

从高处坠下，足先着地，或小腿向一侧极度旋转，由传达暴力或扭转暴力所致。多为斜行或者螺旋形骨折。胫腓骨干双骨折时，一般胫骨见于中下段而腓骨见于中上段，骨折线不在同一平面上，骨折端可出现重叠、成角、旋转等畸形，软组织损伤较轻，偶尔可因骨折断端刺穿肌肉皮肤而形成开放性骨折（图 9-8-4）。

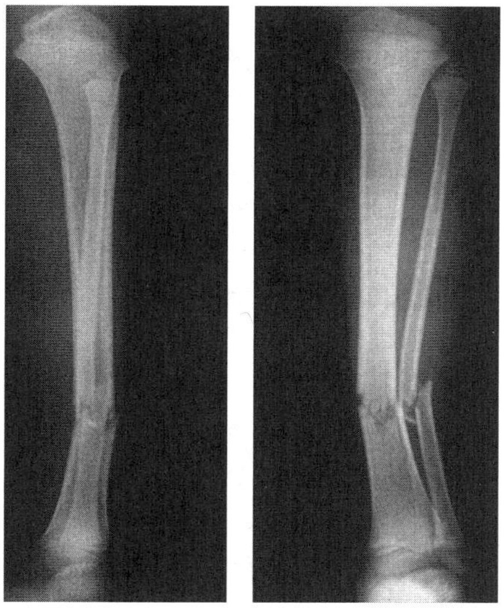

图 9-8-3　胫腓骨干双骨折（直接暴力）

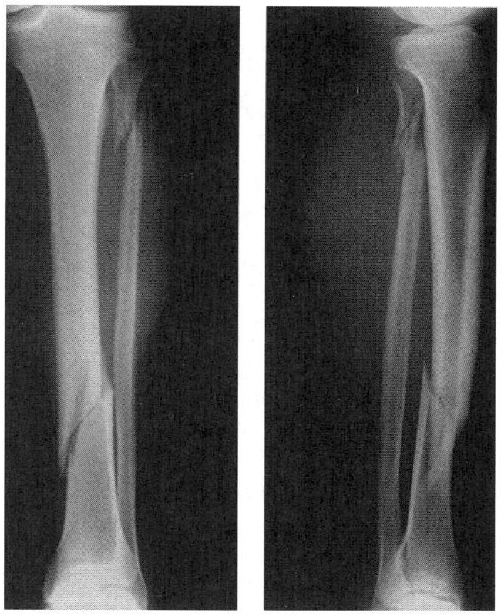

图 9-8-4　胫腓骨干双骨折（间接暴力）

骨折的移位，受到外力方向、肌肉牵拉或下肢重力的影响。中下段骨折远端多向外、向背侧移位，断处多向后外侧成角；上段骨折时，近端多向前内侧翘起。骨折远端因足部重力的影响，多向外旋转。

三、临床表现及诊断

临床可见损伤局部肿胀、疼痛和压痛，患者不能站立或行走，胫腓骨功能丧失，异常活动。若严重移位时，可出现小腿缩短、成角及外旋畸形。触摸时局部疼痛剧烈，有骨擦感及假关节活动。纵轴叩击痛明显，骨传导音减弱甚至消失等。小儿青枝骨折或裂纹，临床症状也较轻。疲劳骨折外伤史不明显，可仅有局部持续性疼痛与局限性压痛，或可扪及高突的骨痂。小腿 X 线正、侧位片可明确骨折部位、类型及移位程度。摄片时，最好包括胫腓骨全长，如发现胫骨下段螺旋形骨折，则应检查腓骨上段是否骨折。临床检查时注意是否有腓总神经损伤，若腓总神经损伤则可出现皮肤感觉丧失、足下垂等症状。

胫腓骨干双骨折临床可分为闭合性骨折与开放性骨折两大类。《医宗金鉴·正骨心法要旨》云：“若被跌打损伤，其骨尖斜突外出，肉破血流不止，疼痛呻吟声细。”即指开放性骨折。

四、手法治疗

对于胫腓骨干双骨折一般不予牵引治疗，以避免因牵引过度而造成骨折延迟愈合或不愈合。根据小腿的解剖及生理特点，胫腓骨干双骨折的治疗原则是先恢复小腿的长度和轴线，因而恢复小腿的负重功能。因此，对骨折端的成角或旋转移位等，应予以完全纠正。治疗的重点是处理胫骨骨折，纠正成角或旋转；但是，若骨折的腓骨能得到良好的复位，亦可对胫骨骨折的整复、愈合及预后有着很大的益处和重要意义。

（一）整复

患者仰卧，膝微屈曲。上助手站立于患肢外侧，握住患肢大腿下部或以肘关节套住患膝腘窝部；下助手面对患者，双手握住患足背部及足跟部。两助手顺势对抗牵引 3~5 分钟，调正力线，纠正重叠、成角与旋转移位。首先，纠正其侧方移位，术者位于患肢外侧，施以推、按、扳、提等手法纠正其外旋移位，术者运用旋转手法的同时，下助手将患者患肢远端内旋即可（图 9-8-5）。然后，用对向推挤法纠正左右移位，术者双手拇指分别置于胫骨断端的内、外两侧突处，对向推挤即可（图 9-8-6）。最后，用提按法纠正其前后移位，术者双拇指置于近折端前侧，余四指置于远折端后侧，提远端、按近端，上助手可帮助术者向下按压近端，即可复位。然后，用拇指沿胫骨嵴和内侧面来回触摸折端，检查对线是否良好、折面是否平整等复位情况。

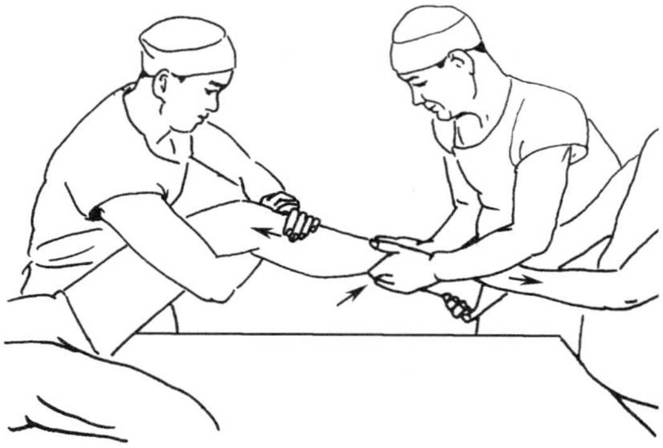

图 9-8-5　胫腓骨干双骨折整复法（一）

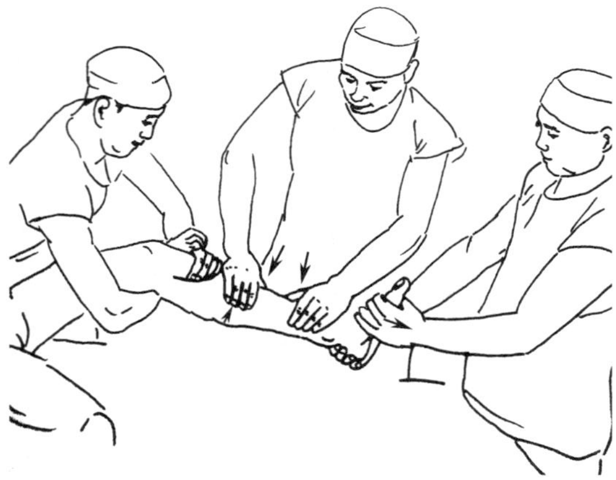

图 9-8-6　胫腓骨干双骨折整复法（二）

值得注意的是，胫骨骨折中，其断端可能会出现“背靠背”的旋转移位情况，在整复过程中应充分借助于 X 线片了解其旋转方向，从逆旋转方向以回旋手法方可复位。否则，复位较为困难且易加重软组织损伤。另外，在复位中牵引力不可过大，否则易加大肌张力，反而不利于复位。

（二）固定

骨折的治疗，手法整复是关键，但制作适宜的小夹板及压垫也非常重要。科学合理的夹板及压垫等固定工具是手法之后取得良好疗效的重要保证。

夹板的制作有讲究：治疗胫腓骨干双骨折需要选用 5 块夹板，其原因是：小腿前侧有一长条隆起的胫骨前嵴，此处软组织极少，不能直接承受夹板的压力，况且胫骨前嵴较隆凸，夹板不能充分与胫骨密切贴合。所以采用两块较窄的夹板，分别贴附于胫骨的前内侧和相当于胫前肌的地方，名之为“前内侧夹板”和“前外侧夹板”。

夹板的长度要适当：每块夹板的上端，一般不超过膝关节，以腓骨头部为界（夹板不宜压迫腓骨头），但中上 1/3 骨折的 3 块夹板超膝（股骨段 10~15cm）和中下 1/3 骨折超踝除外；夹板的下端，内、外两侧夹板以及前内、前外侧夹板，均应在踝关节之上，以不阻碍踝关节之背屈活动为标准；后侧夹板的下端应与足跟平齐，不得超过，以免妨碍足跟部的力点（图 9-8-7）。

夹板的宽度有比例：以小腿部的最大周径作为制作各夹板宽度的依据。内侧夹板和外侧夹板的宽度各占小腿最大周径的 1/6，后侧夹板的宽度占小腿最大周径的 1/5。前内侧夹板和前外侧夹板的宽度各占小腿最大周径的 1/10。夹板喷水后用微火熏烤，根据小腿轮廓制作一定的弧形，然后在其内面粘贴一层薄毡垫，以棉布缝好。

压垫的制作要仔细：根据骨折对位程度及侧方移位情况、成角畸形大小，折叠成大小不等、厚度不同的弧形、平行、塔形、梯形等棉纱或纸质压垫。

针对不同骨折类型，制订合理的方案进行手法整复。整复完毕，先将分骨垫放置于骨折的胫腓骨之间。接着外敷中药固定于皮肤上。然后，根据骨折移位、整复后残余移位及成角程度等具体情况，选用 1~3 个弧形压垫放置于胫腓骨骨折处的内或外侧，用胶布粘贴固定。其后，将 5 块小夹板按照小腿内侧、外侧、后侧、前内侧和前外侧的顺序放置，并以扎带、绷带包扎固定。而骨折部位及类型不同，固定与包扎的方式也有所不同（图 9-8-8）。

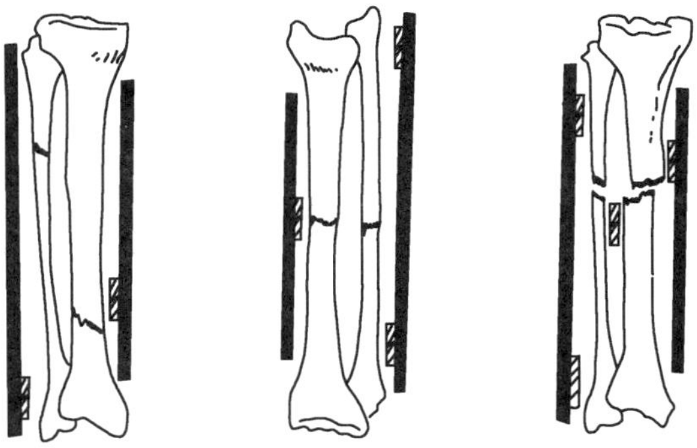

图 9-8-7　压垫放置

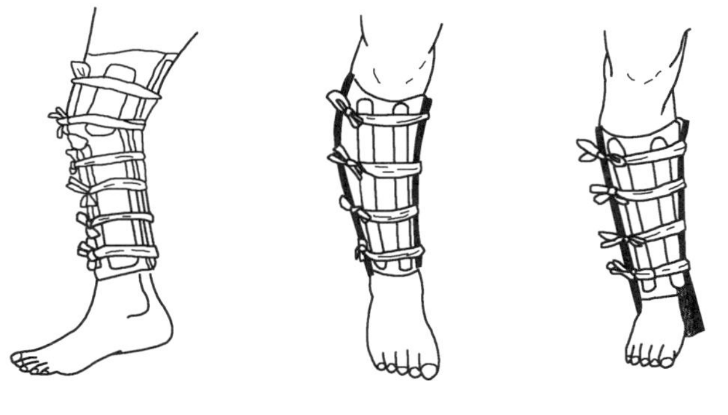

图 9-8-8　固定与包扎方式

1. 上 1/3 骨折　屈膝 30°~50°，做超膝关节固定。内、外两侧夹板的下端位于内、外踝上约 4cm，上端超过膝关节 10cm；前侧两夹板上平胫骨内外侧髁，下至踝上 4cm；后侧夹板的上端至股骨下端腘窝处，下端与足跟平齐。

2. 中 1/3 骨折　内外侧夹板分别下端平齐内外踝，上端与胫骨内外侧髁上缘齐平；前侧两块夹板下端达踝上，上端平齐胫骨结节，以不妨碍膝屈曲 90° 为宜；后侧夹板下端抵跟骨结节，上端达腘窝下 2cm。

3. 下 1/3 骨折　内外侧夹板上端至胫骨上段，下端超踝直达足底；后侧夹板上端达腘窝下 5cm，下抵跟骨结节上缘；前侧两块夹板，上端达胫骨上段，下端与内外踝平齐。

五、药物治疗

何氏骨科对于胫腓骨干双骨折的药物使用，同样遵循中医骨伤科学的原则，即针对骨折的初期、中期与后期进行辨证论治。

外敷用药：初期，用活血祛瘀散；中期，骨折部位用续筋接骨散，周围部位则用活血祛瘀散；后期，骨折部位用强筋生骨散，周围部位用活血祛瘀散加温通散或消增通痹散。

内服用药：初期，内服活血理气丸；中期，内服活血理气丸加强筋壮骨丸；后期，内服强筋壮骨丸，也可根据不同情况加以辨证施治。

按摩用药：初期，使用归红化瘀酒；中后期，使用温通经络液。

本病若骨折在中、下 1/3 者，不论愈合迟速，初期均应着重活血化瘀、和营生新；后期则重用补肝益肾、强筋壮骨之品以"固本培元"。若为开放性骨折，初期即可投玉真散或仙方活命饮之类，以控制其感染或预防破伤风。骨折后期，则着重补气血、健脾胃，宜服人参紫金丹之辈。

六、功能锻炼

固定稳妥后，即可指导患者做踝关节的背屈活动及股四头肌的静力收缩锻炼等（图 9-8-9、图 9-8-10）。稳定性骨折固定 2~3 周后，在指导下可进行屈伸踝关节、抬腿及屈曲膝关节活动（图 9-8-11），如仰卧举腿、蹬空增力等。4 周后在夹板继续固定下，可扶双拐下地不负重行走。若为不稳定性骨折，必须在床上练习 5~7 天后方可下地扶拐不负重行走。要注意的是，行走时足底应放平，不能单用足尖着地，更不能悬空，否则易引起骨折旋转和成角畸形。后期，患者可练习蹬车活动，以尽早恢复。

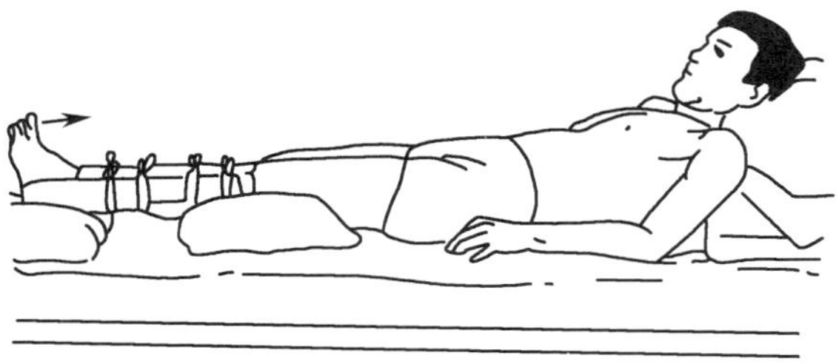

图 9-8-9　踝关节的背屈锻炼

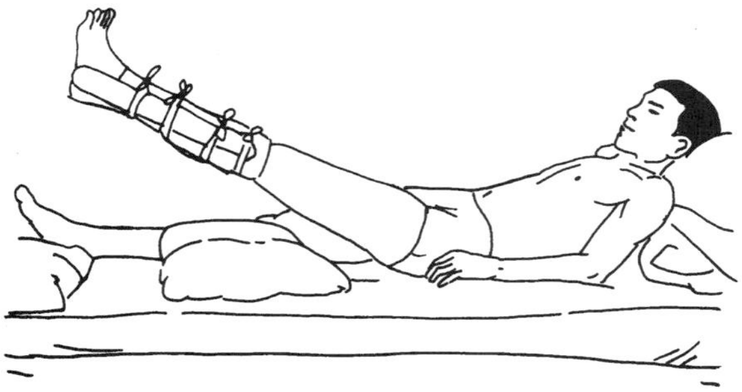

图 9-8-10　股四头肌的静力收缩锻炼

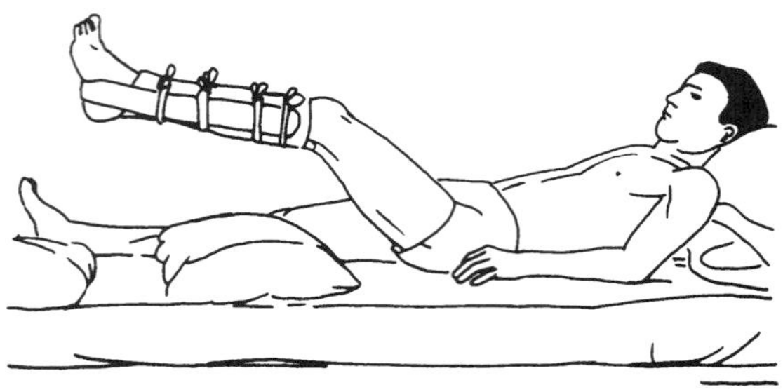

图 9-8-11　屈伸踝关节、抬腿及屈曲膝关节锻炼

七、预后

除胫骨下段横行骨折常见骨折延迟愈合现象以外，一般的胫腓骨干双骨折，只要纠正了胫骨的重叠移位，保持良好的力线，不使其成角或旋转，均可在 4~8 周内愈合，预后良好。胫骨轻度侧方移位，或腓骨错位愈合，均不影响下肢功能。在固定过程中需要积极练功，防止足下垂的发生。少数骨折，由于治疗不及时，或错误治疗而畸形愈合者，应按骨折畸形愈合处理的原则治疗。

八、现代研究进展

首选中医治疗，既减轻了对患者的再次创伤，也使骨性结构的破坏降到最低，但可能出现骨折不愈合等现象。手术治疗可以选钢板、髓内针固定等，虽可达到解剖复位，但均可能发生一定副作用，如伤及滋养动脉而出现骨折延迟愈合甚至骨不愈合等。

问题与展望　胫腓骨干双骨折治疗一般效果良好。但仍然有骨折不愈合等现象的发生，目前尚未有一种比较完美的方法。如何结合中西医之所长，更好地治疗该骨折，需要作进一步的探索与研究。

九、病例

患者李某，男，38 岁。

【主诉】右小腿肿痛伴活动受限 1 天。

【现病史】患者 1 天前因扭伤右小腿致右小腿肿痛，不能活动，经四川大学华西医院摄片示右胫骨中下段骨折，右腓骨上段骨折，经石膏外固定后来我院就诊。

【检查】专科检查：右下肢肿胀，成外旋畸形，右胫骨中下段和腓骨上段处可扪及骨擦感和异常活动，活动受限，不能负重行走，肢端感觉运动良好。

辅助检查：四川大学华西医院 X 线片示：右胫骨中下段骨折，右腓骨上段骨折。

【诊断】右胫骨中下段骨折；右腓骨上段骨折。证属骨断筋伤，血瘀气滞。

【治疗】

1. 患者平卧于硬板床，右下肢制动，予右下肢持续跟骨牵引，质量 3kg，骨折手法复位，骨折小夹板外固定，运用何氏手法轻抚按右下肢以行气化瘀，局部外敷何氏活血祛瘀散，内服何氏活血理气丸，并辅以患者主动收缩股四头肌锻炼肌力。

2. 2 周后仍持续牵引，质量不变，外敷药于骨折处加用续筋接骨散，再继续治疗 2 周。

3. 治疗约 1 个月（2018 年 7 月 14 日）后，患者右小腿肿胀消散，右胫骨中下段和腓骨上段处仍扪及骨擦感，活动受限，不能负重行走，肢端感觉运动良好。复查摄片示骨折对位对线良好，骨折线稍模糊。治疗上继续患肢牵引，质量 3kg，外敷药改为活血祛瘀散和温通散，并于骨折处加用强筋生骨散，内服药改为强筋壮骨丸以活血通络，强筋生骨等，于 2018 年 8 月 2 日拆除骨牵引，继续骨折小夹板固定至 2018 年 12 月 26 日，摄片示骨折对位对线良好，骨折线消失，患者已可自由行走，患肢膝踝关节功能正常。

第九节　胫骨干骨折

一、解剖特点

胫骨是连接股骨下端的承受体重的重要骨骼。胫骨干上 1/3 呈三角形,下 1/4 呈四方形,由前、内、外三嵴将胫骨干分成内、外、后 3 面。中 1/3 是三角形和四方形骨干的移行部,最细弱,故为骨折好发部位。胫骨内侧面仅有皮肤覆盖,容易发生开放性骨折。胫骨的滋养血管孔位于骨干中上段,靠近外侧嵴。下端无肌肉附着,故该处血运较差。一旦胫骨干中、下 1/3 骨折使滋养动脉断裂后,远端即丧失其大部分血液供应,仅有来自骨外膜下小血管网的血液供应,故骨折易发生延迟愈合或不愈合。胫骨干中、下 1/3 骨折采用切开复位治疗时,因需切开软组织和剥离骨外膜,势必进一步破坏断端的血液供应而影响骨折愈合。

胫骨上端以平台两髁顶住股骨下端的两髁,构成膝关节。胫、腓骨下端和距骨构成踝关节。正常人的踝关节与膝关节是在同一平行轴上活动,故在治疗胫腓骨骨折时,必须防止成角或旋转移位,保持膝、踝关节轴的平行一致,以免日后发生创伤性关节炎。胫腓骨间有坚韧的骨间膜,并有胫前动脉通过,故上端骨折后,有时会损伤血管(图 9-9-1)。

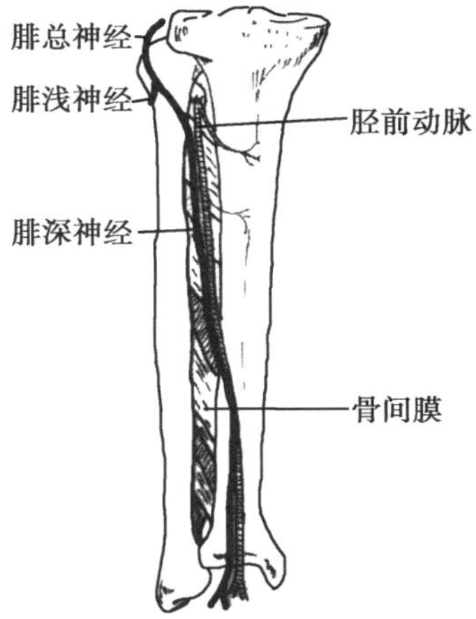

图 9-9-1　胫腓骨神经及血管

二、发病机制

胫骨干骨折临床常见,直接暴力或间接暴力均可造成。直接暴力,如重物打击、撞击、踢伤、车轮挤压等,暴力多来自外侧或前外侧,骨折线多是横行或短斜行,亦可造成粉碎性骨折,多为 1~2 个碎骨片。暴力作用处的皮肤,常发生程度不同的挫伤和破裂。间接暴力,如从高处坠落、扭伤或滑倒等,由传达暴力或扭转暴力所致,多为斜行或螺旋形骨折,骨折线多在中、下 1/3 交界处,这种骨折很少穿破皮肤(图 9-9-2)。10 岁以下儿童可发生青枝骨折或裂纹骨折,被伤的胫骨仅有一斜行或螺旋形裂缝,骨折无移位,裂缝周围的骨膜尚保持完整,故又称为骨膜下骨折。这种骨折较稳定,治疗较为容易,痊愈也较快(图 9-9-3)。

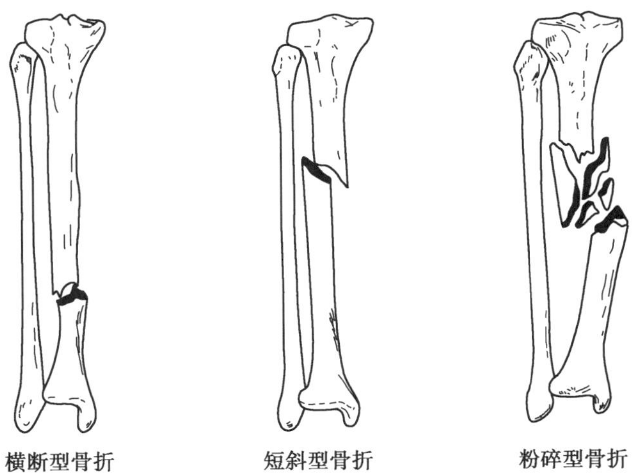

图 9-9-2　骨折分型

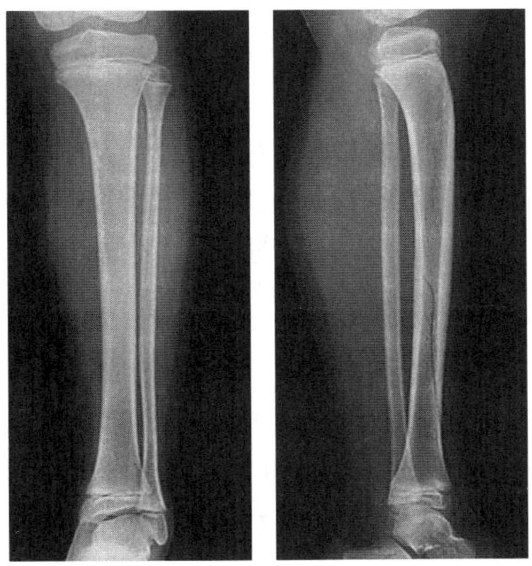

图 9-9-3　胫骨干骨折

注:正位未见骨折,侧位胫骨中下段可见斜行骨折线。

三、临床表现及诊断

胫骨干骨折的临床症状与胫腓骨干双骨折相似，但程度较轻。伤后，局部疼痛，迅速肿胀，下肢不敢负重。由于有腓骨的支持，骨折端可无移位或仅有骨折远端向侧方倾斜。局部压痛明显，纵轴叩击痛，可触及骨摩擦征。X 线检查可明确诊断，注意观察骨折部位、类型及移位情况。

临床诊断时，应注意检查足背动脉搏动情况，判断是否有血管损伤。开放性骨折多在胫骨下段前内侧，皮肤伤口可很小，如自行还纳骨折尖端往往导致感染，应予注意。

四、手法治疗

儿童骨膜下骨折及成人无移位骨折，无须整复，外敷中药，以小夹板固定即可。对于有移位的闭合性骨折，则用手法整复治疗。该骨折与胫腓骨干双骨折治疗基本相同。

（一）整复

患者取仰卧位，膝微屈曲，助手两人作骨折近、远端相对拔伸。上助手握患者股骨下段，下助手握患者足背及足跟，反向牵引，调正力线，纠正成角、重叠与旋转移位。术者立于患侧，用端、提、挤、按手法纠正折端侧方移位，一般均可复位。复位后，顺着胫骨脊及内面循摸检查复位情况，如不理想，可进行二次复位。

（二）固定

整复后，患处外敷中药，根据残余移位和成角情况可选用一块弧形压垫置于移位的远端或近端；或用 3 块弧形压垫 3 点加压，胫侧 2 块，腓侧 1 块，以胶布固定。然后，再用夹板 4 块，长短以不影响膝、踝关节活动为准，将患肢包扎固定。将患肢置于中立位（图 9-9-4）。

临床治疗时要注意三点：一是胫骨内侧尽量不加压垫，以防压伤皮肤；二是勿使扎带勒及胫骨脊与跟腱；三是注意检查夹板是否压迫腓总神经。

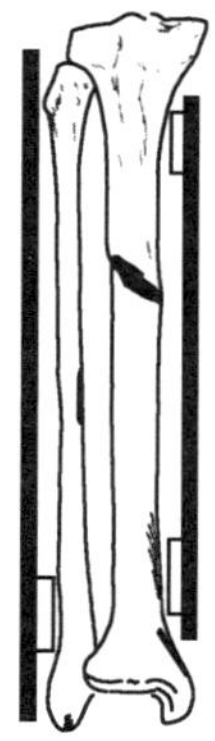

图 9-9-4　压垫放置法

五、药物治疗

何氏骨科对于胫骨干骨折的药物使用，同样遵循中医骨伤科学的原则，即针对骨折的初期、中期与后期进行辨证论治。

外敷用药：初期，用活血祛瘀散；中期，骨折部位用续筋接骨散，周围部位则用活血祛瘀散；后期，骨折部位用强筋生骨散，周围部位用活血祛瘀散加温通散或消增通痹散。

内服用药：初期，内服活血理气丸；中期，内服活血理气丸加强筋壮骨丸；后期，内服强筋壮骨丸，也可根据不同情况加以辨证施治。

按摩用药：初期，使用归红化瘀酒；中后期，使用温通经络液。

开放性骨折发生感染者，若伤处红、肿、热、痛，可内服五味消毒饮加赤芍、牡丹皮、紫草、归尾等。伤口可用生肌膏油纱布换药，直至愈合。

六、功能锻炼

骨折整复固定后，早期即可练习足趾、踝关节的屈伸活动，上身可坐起活动。骨折稳定后，可练习股四头肌的舒缩活动，并逐步练习膝关节屈伸。2 周后可练习抬腿动作，并可在床上练习足蹬床尾的动作。根据具体情况，早期负重是促进胫骨骨折愈合的措施之一，不应待骨折牢固愈合后，才下地活动。

七、预后

除胫骨下段横行骨折常见延迟愈合外，一般胫骨干骨折均可在 4~8 周内愈合。临床治疗时，只要纠正了胫骨的重叠移位，保持良好的力线不使断端成角或旋转，一般预后均良好。胫骨轻度侧方移位，一般不影响肢体功能。少数骨折，由于错误治疗或治疗不及时，而呈畸形愈合者，应按照骨折畸形愈合处理的原则治疗。另外，在固定过程中，需积极进行功能锻炼以防止足下垂的发生。

八、现代研究进展

本病首选闭合复位中医治疗，该法操作简便，避免了对患者的再次创伤，费用低，易为患者接受。手术可以选择髓内针固定、接骨板内固定等，均有一定的优缺点，如髓内针固定具有局部软组织损伤小、有利于保护软组织及骨折部的血供、可早期功能锻炼、骨折愈合率高等优点，但也可能偶尔发生骨不连等现象(图 9-9-5)。

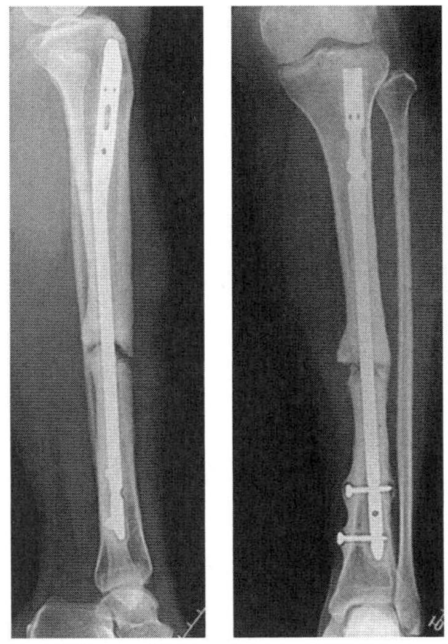

图 9-9-5　胫骨陈旧性骨折不愈合
注：胫骨中段陈旧性骨折，折处可见分离间隙，骨不连。

问题与展望　对胫骨干骨折的治疗效果一般比较满意，但各种治疗方法均有其优缺点，目前对治疗方法的争议也较大，且胫骨干骨折的发病率相对较高，因此，如何进一步提高疗效，避免不良反应的发生，选择对患者有利的治疗方法，仍有待研究。

第十节　腓骨干骨折

一、解剖特点

腓骨由腓骨头、腓骨颈、腓骨干和下端(外踝)组成。腓骨四周有肌肉保护，虽不负重，但有支持胫骨的作用。腓骨单独发生骨折的机会较少，即使发生骨折，移位也不大且容易愈合。腓总神经是坐骨神经的一个分支，在腓骨颈的外侧分出两支，即腓浅神经和腓深神经。腓浅神经向下经约小腿中下 1/3 交界处，分布于小腿下外侧及足背皮肤。腓深神经与胫前动脉伴行，初在动脉外侧，继至其前侧，随后又至其外侧，至踝前分为两支终止，此神经主要支配小腿前侧群肌肉。腓总神经从腓骨颈外侧经过，当腓骨上端骨折移位时容易受损伤，形成足下垂。因该部位表浅，如外固定不当，可导致腓总神经受压迫而麻痹。

二、发病机制

单纯腓骨干骨折临床少见。骨折多由直接暴力打击小腿外侧所致，但本部分所受的暴力常较小。腓骨干骨折多为横行或粉碎性(图 9-10-1)，由于胫骨的支撑作用，故骨折移位较少。若暴力作用于腓骨头，常合并腓总神经损伤。

此外，还有一种腓骨干骨折，系因无数次较小的暴力作用于腓骨，使骨小梁不断地断裂，局部的修复作用不能抵消骨小梁的破坏，最后在并不是很大的暴力作用下发生骨折，即所谓腓骨疲劳性骨折(图 9-10-2)。骨折多见于腓骨中下 1/3 处，亦可见于中上 1/3 部位(图 9-10-3)。该骨折多见于运动员、战士或经常奔走的妇女等。

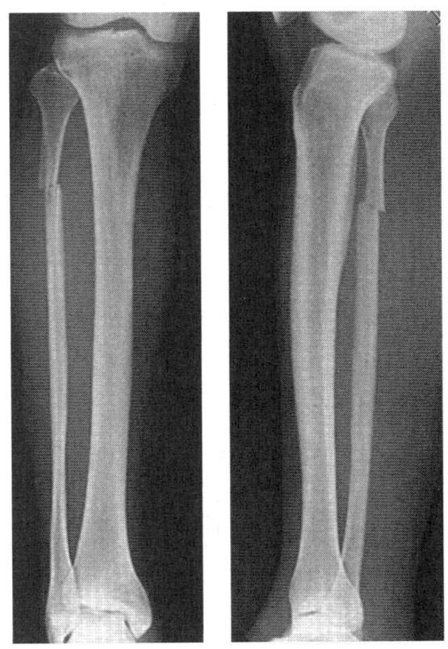

图 9-10-1　腓骨干骨折

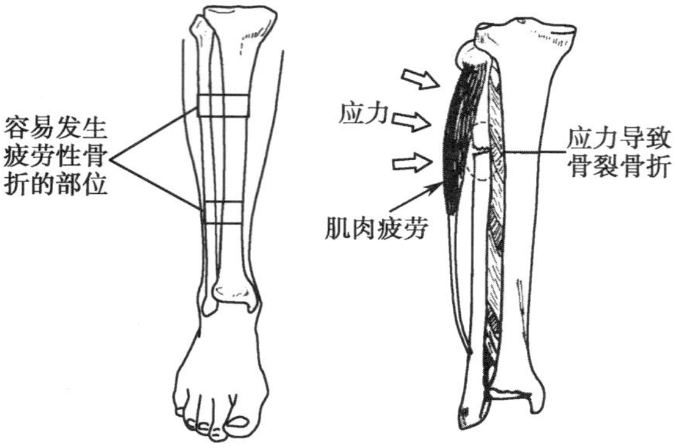

图 9-10-2 腓骨疲劳性骨折

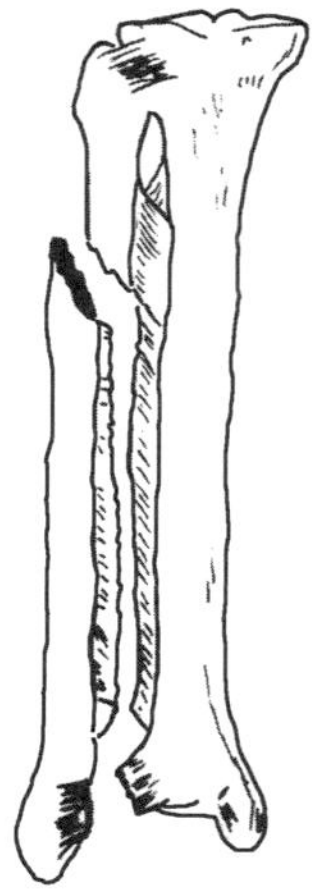

图 9-10-3 腓骨中上 1/3 骨折

三、临床表现及诊断

局部有肿胀、疼痛及压痛，一般无明显功能障碍。因腓骨颈及上段骨折，常伴有膝关节内侧副韧带和交叉韧带的断裂；腓骨下段骨折又多为踝部骨折、脱位的一部分。所以临床检查时，必须全面仔细，避免因漏诊而延误治疗，给患者带来不良后果。倘若为腓骨疲劳性骨折，则临床表现为局部酸痛，运动或工作时加剧，休息后减轻。如果病变在腓骨下段，则局部有肿胀、压痛，有时甚至出现硬性隆起。

X 线检查可以明确诊断，注意观察骨折部位、类型及移位情况。摄片时应包括膝、踝关节，以避免漏诊。若腓骨疲劳性骨折，则 X 线片上的改变出现较晚，成人一般在 2 周后才可发现患处有一不太清晰的骨折线，表现为一骨质疏松带或骨质致密带。以后陆续摄片检查，可发现骨膜性骨痂生长及新骨形成。

四、手法治疗

若骨折发生于中上段，或疲劳性腓骨骨折，无须特殊处理，因腓骨不是承重骨，中上段只是肌肉、韧带的附着处，局部外敷中药包扎即可。待肿胀消退后，即可扶拐行走，以促进骨折愈合及功能恢复。若骨折发生于中下段且有一定移位，则须整复，因为腓骨下段参与踝关节的组成，如对位、对线不佳，将可能影响其负重力线，晚期易发生创伤性关节炎。

其余治疗方法，可参考胫腓骨干双骨折。

五、预后

腓骨四周有肌肉保护，且紧靠胫骨，即使发生骨折，移位也不大且容易愈合。腓总神经由腓骨颈外侧经过，若腓骨上端骨折移位时容易受损伤。一般说来，腓骨干骨折经正确治疗后，预后多良好。

六、现代研究进展

一般中医治疗即可取得比较满意的疗效，但偶尔可能出现对位差、易再移位，长期固定引起下肢肌肉萎缩等现象。开放式、粉碎性骨折可以选择手术治疗，如切开复位内固定术等，但偶尔可能出现感染、延迟愈合或不愈合等并发症，甚至有需要截肢的严重后果。

问题与展望　对该骨折的治疗效果虽一般比较满意，但各种治疗方法均有其优缺点，且腓骨干骨折的发病率相对较高，故如何进一步提高疗效，避免不良反应的发生，还需深入的研究。

第十一节 踝部骨折

一、解剖特点

踝关节是屈戌关节，是全身负重最大的关节。踝关节由胫腓骨下端与距骨构成。胫骨远端膨大向内下方突出的部分构成内踝，腓骨远端稍微膨大的部分构成外踝，胫骨下端后缘稍向后突，构成后踝。其中，内踝的外侧面有关节软骨附着，构成内踝关节面，由内踝、外踝和胫骨下端关节面构成踝穴，包容距骨体。距骨前宽后窄，上面呈鞍状关节面，与胫骨下面关节面凹形关节面相连接。踝关节背伸时，距骨体与踝穴适应性好，踝关节较稳定；跖屈时，距骨体与踝穴的间隙增大，因而活动度亦大，使踝关节相对不稳定，这是踝关节在跖屈位容易发生骨折的解剖因素。

踝关节的韧带结构由外侧韧带和内侧韧带组成（图 9-11-1~ 图 9-11-3）。内侧韧带由胫骨后肌及趾长屈肌的肌腱所加强，因韧带结构较坚强，故受外翻暴力时不易断裂，而往往造成内踝撕脱骨折。踝部外侧韧带较薄弱，且不完整，由腓骨肌腱所加强，易受内翻暴力所损伤（图 9-11-4）。踝关节的前、后关节囊因无韧带加强，故较为薄弱，便于踝关节的背伸及跖屈活动。踝关节稳定性较差，容易发生内外翻损伤，以成人多见，儿童少见。

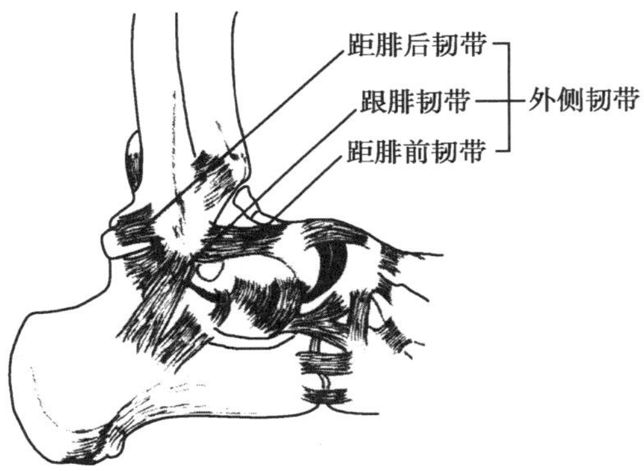

图 9-11-1 踝部韧带右侧外面观

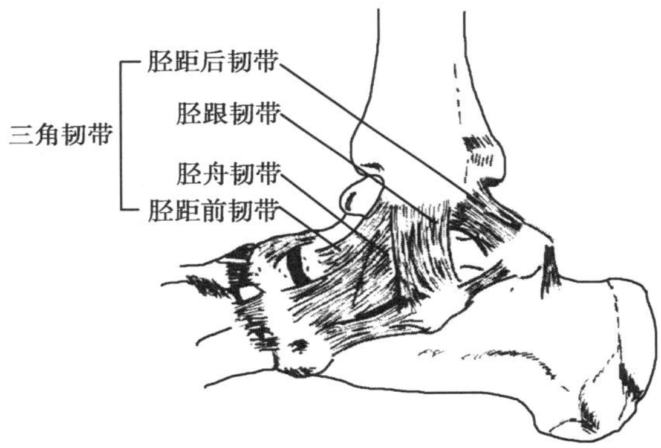

图 9-11-2 踝部韧带右侧内面观

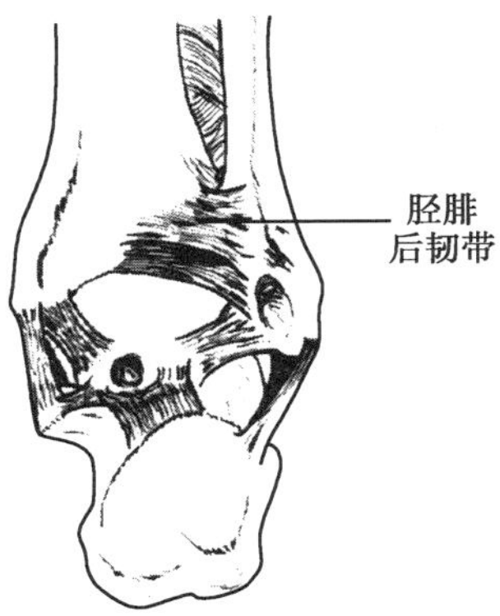

图 9-11-3 踝部韧带后面观

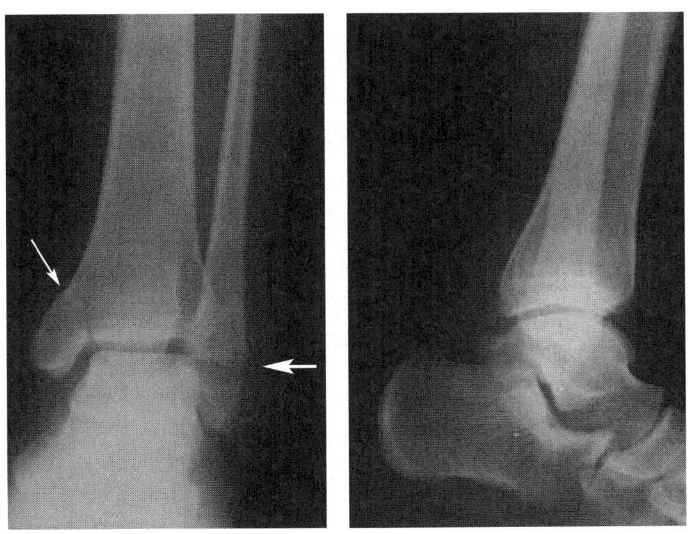
图 9-11-4 踝关节内翻损伤

注：胫骨下端关节面与内踝根部交界处骨折。

二、发病机制

踝关节属于屈戌关节，为骨与韧带组成的坚强复合体，以适应踝关节运动的灵活性及承受来自各方向的不同应力。由于受伤机制的不同，骨折表现各异。踝关节骨折脱位主要由间接外力引起，由直接外力造成者少见。

（一）Lauge-Hansen 分型

目前，国内外许多学者对踝部骨折脱位均采用 Lauge-Hansen 分类法，根据受伤时足所处的位置和应力作用的方向，将踝关节损伤分为以下 5 种类型（图 9-11-5，图 9-11-6）。

1. 旋后 - 内收型 受伤时，足处于旋后位，距骨在踝穴内受到内收应力，外踝受到牵拉，内踝受到距骨的挤压应力所致。

Ⅰ°：腓骨在踝关节平面以下横行撕脱骨折或者外侧韧带撕裂。

Ⅱ°：Ⅰ°骨折伴内踝垂直骨折。

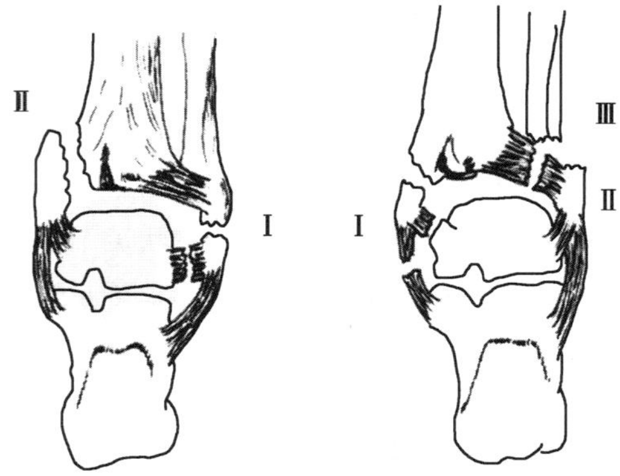

旋后-内收型　旋前-外展型

图 9-11-5　Lauge-Hansen 分型（一）

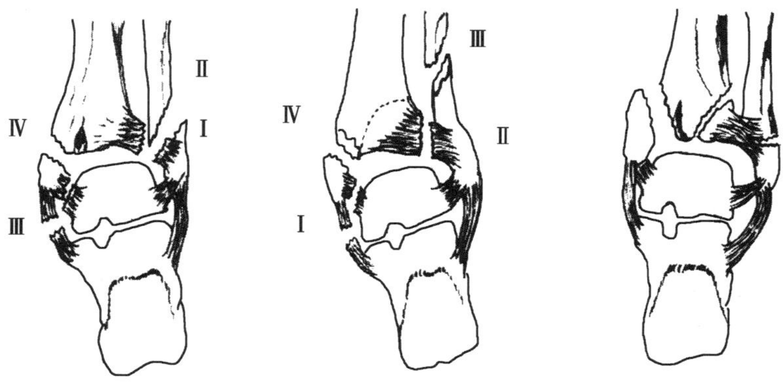

旋后-外旋型　旋前-外旋型　垂直压缩型

图 9-11-6　Lauge-Hansen 分型（二）

2. 旋前 - 外展型 受伤时，足处于旋前位，距骨受到强力外展应力，踝关节内侧结构受到强力牵拉，外踝受到挤压应力。

Ⅰ°：内踝撕脱骨折或内侧韧带断裂。内踝骨折位于踝关节水平间隙以下。

Ⅱ°：Ⅰ°伴胫腓后韧带损伤，也可致胫骨前结节或后踝撕脱骨折，出现下胫腓分离。

Ⅲ°：Ⅱ°伴踝关节平面以上腓骨短斜行骨折，外侧皮质常可见蝶形骨片。

3. 旋后 - 外旋型 受伤时，足处于旋后位，距骨在踝穴内受到外旋应力或足部固定而小腿内旋，距骨受到相对外旋的应力，向后外方挤压外踝而迫使外踝向后移位。

Ⅰ°：胫腓前韧带撕裂或胫骨前结节撕脱。

Ⅱ°：Ⅰ°伴腓骨在胫腓连结水平的冠状面的斜行骨折，骨折线自前下方向后上方呈斜行。

Ⅲ°：Ⅱ°伴后踝骨折或胫腓后韧带撕裂。

Ⅳ°：Ⅲ°伴内踝骨折或内侧韧带撕裂。

4. 旋前 - 外旋型 受伤时，足处于旋前位，内侧韧带被牵拉而紧张，当距骨受到外旋应力，以外侧为轴向前外方旋转，踝关节内侧结构首先受到牵拉破坏。

Ⅰ°：内踝骨折或内侧韧带断裂。

Ⅱ°：Ⅰ°伴胫腓前韧带断裂或撕脱骨折。

Ⅲ°：Ⅱ°伴腓骨在外踝上方 6~8cm 处螺旋形骨折，骨折线以下部分的骨间膜完全撕裂。

Ⅳ°：Ⅲ°伴胫腓韧带断裂或后踝撕脱骨折。

5. 垂直压缩型 从高处坠下，足底部着地，身体重力沿着小腿纵轴向下传导，与足底向上传导的暴力相遇于踝上部，则可引起胫骨下段垂直压缩性骨折。受伤时，由于足承受垂直暴力所处位置不同，或跖屈，或背伸，或内翻倾向，或外翻倾向，故踝部损伤情况也因之而异，损伤严重可产生"T"形、"Y"形骨折或粉碎性骨折；若踝处于背伸位，可引起胫前撕脱骨折合并距骨向前半脱位；若踝处于跖屈位，可引起踝部骨折合并距骨后脱位。

（二）中医骨伤科分型

踝部骨折较为复杂，根据暴力作用的方向、程度及骨折移位的情况，中医骨伤科将踝部骨折分为 5 型，对于临床治疗具有重要的指导意义。

1. 内翻型骨折 骨折由暴力使足强力内翻所致。受伤时足处于内翻位而受暴力冲击，如跳跃或从高处坠落、奔跑等，足部处于内翻位，或内侧踏在高突处，迫使足强力内翻所致损伤。根据暴力大小可分为三度。

Ⅰ°：外踝撕脱骨折或内踝斜行骨折。外踝撕脱骨折线多为横行，而内踝骨折线多向上、向外，几乎垂直（图 9-11-7）。

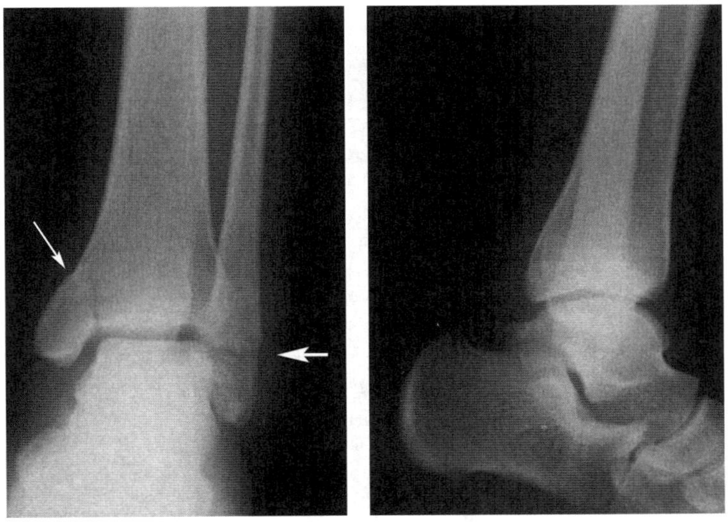

图 9-11-7 外踝骨折

注：胫骨下端关节面与内踝根部交界处骨折。

Ⅱ°：内、外两踝皆骨折合并距骨向内侧移位或脱位（图 9-11-8）。

Ⅲ°：三踝骨折。内、外踝骨折之后，强大的暴力继续作用，可使距骨向内、后脱位而冲击后踝，产生后踝骨折及距骨向后脱位。

2. 外翻型骨折 骨折由暴力使足强力外翻所致。暴力沿前后轴，由内下方向外上方呈弧形旋转。如从高处坠落，足部处于外翻位，足底内侧先着地或足跟被固定时，外踝受到身体自身重力与来自地面传导暴力的冲击而发生骨折。按照暴力作用程度不同，可造成不同损伤。根据临床实际，外翻型骨折可分为三度。

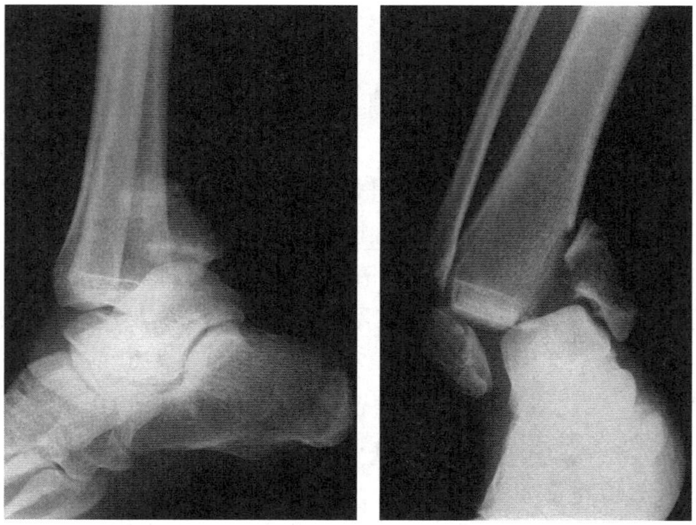

图 9-11-8　内、外两踝骨折合并距骨脱位

注：外踝联合部骨折，折端向内错位，向外成角；内踝滑车处骨折，折线垂直向上；侧位片距骨向后脱位。

Ⅰ°：内踝骨折。外翻的暴力作用于踝关节内侧时，由于内侧韧带比较坚韧，不易被撕断，故产生内踝撕脱骨折，骨折线基本上呈横行（图 9-11-9）。

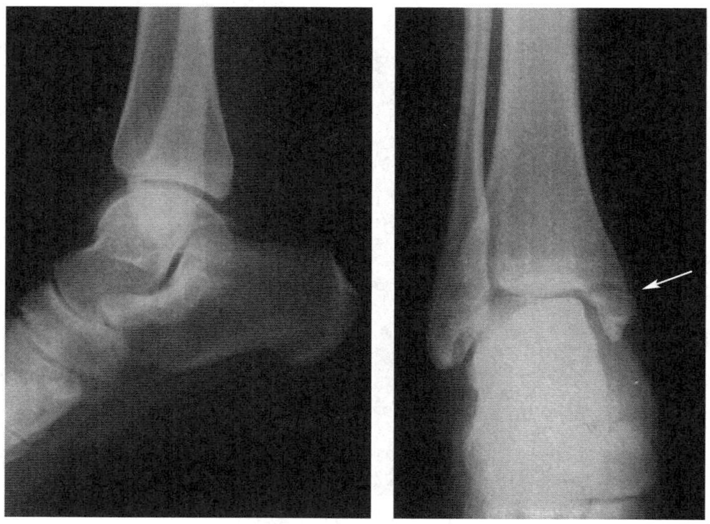

图 9-11-9　外翻型内踝骨折

Ⅱ°：内、外两踝骨折合并距骨外侧移位。外翻的暴力使内踝发生撕脱骨折后，若暴力继续作用，可使距骨的外侧面冲击外踝的内侧面，导致外踝骨折及距骨向外侧移位（图 9-11-10）。

Ⅲ°：内踝骨折合并胫腓关节脱位，腓骨下段骨折及距骨向外侧脱位。外翻的暴力使内踝发生撕脱骨折之后，紧接着胫腓后韧带先行断裂，可引起胫腓骨下端分离，继而造成腓骨下段骨折。腓骨下段的骨折线较高，并有距骨向外侧脱位。

3. 外旋型骨折　小腿不动，而足部强力外旋；或足部不动，而小腿强力内旋。使距骨体的前外侧挤压外踝的前内侧，迫使外踝向外旋转，向后移位而造成骨折。由于暴力强度不同，损伤的程度不同，也分为三度。

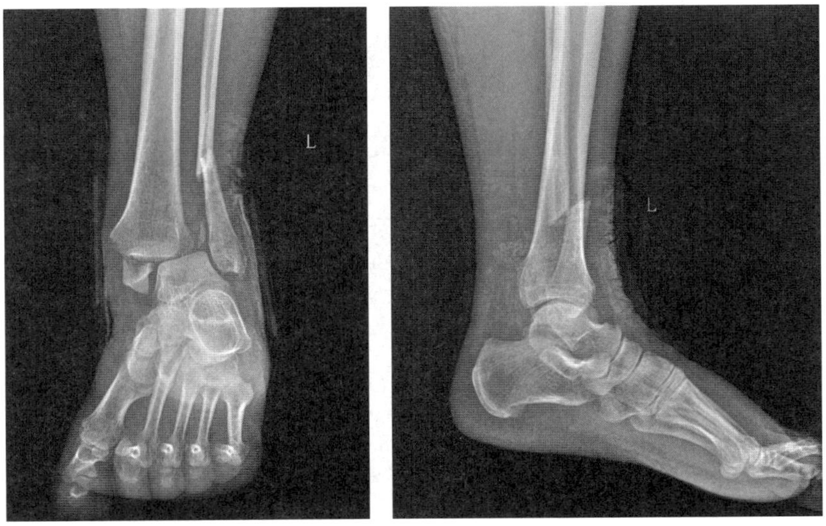

图 9-11-10　内、外踝骨折合并距骨移位

Ⅰ°：单纯外踝骨折。因距骨体受到外旋暴力，冲击于外踝的内侧，造成腓骨下段斜行或螺旋形骨折。骨折线由前下斜向后上，骨折也可发生于胫腓韧带以上腓骨最脆弱的部位。骨折一般移位不大，若有移位，也多为骨折远侧段向上方移位。

Ⅱ°：外踝骨折合并内踝撕脱骨折及距骨向外侧移位。强大的外旋暴力，可同时造成内、外踝双骨折。因踝关节内侧韧带的强力牵拉，而造成内踝撕脱性骨折，骨折线多为横行。

Ⅲ°：内、外、后三踝骨折合并距骨向后、外侧移位或脱位。暴力过大，距骨及外踝向外后侧及向外旋转移位，冲击后踝而产生后踝骨折，造成三踝骨折。

4. 垂直压缩性骨折　伤员从高处坠下，足底平着地面。身体的重力沿小腿纵轴向下传导，而地面的反作用力向上传导，若踝关节处于 90° 左右的位置，当两力相遇于踝上部时，则可引起胫骨下端垂直压缩性骨折。损伤严重时，可产生粉碎性骨折或“Y”形、“T”形骨折及外踝骨折。若踝部处于背伸位，可引起胫骨下端前缘骨折；若踝处于跖屈位时，可引起后踝骨折合并距骨后脱位（图 9-11-11、图 9-11-12）。

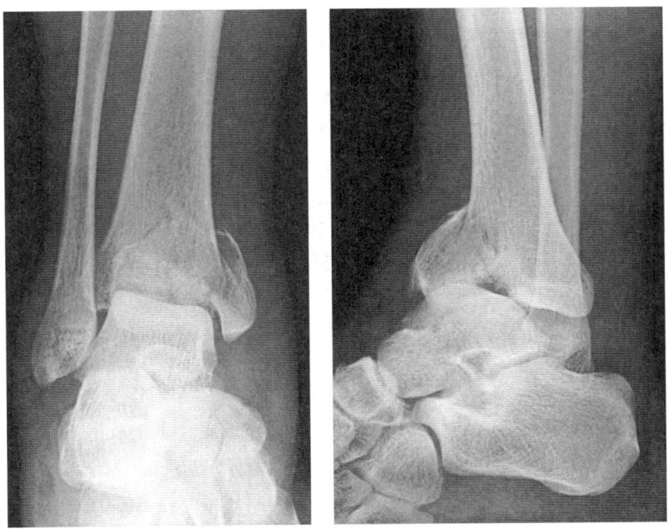

图 9-11-11　踝关节垂直压缩损伤

注：胫骨远端前侧滑车关节面压缩，内踝滑车角可见垂直纵行骨折线，距骨向前半脱位。

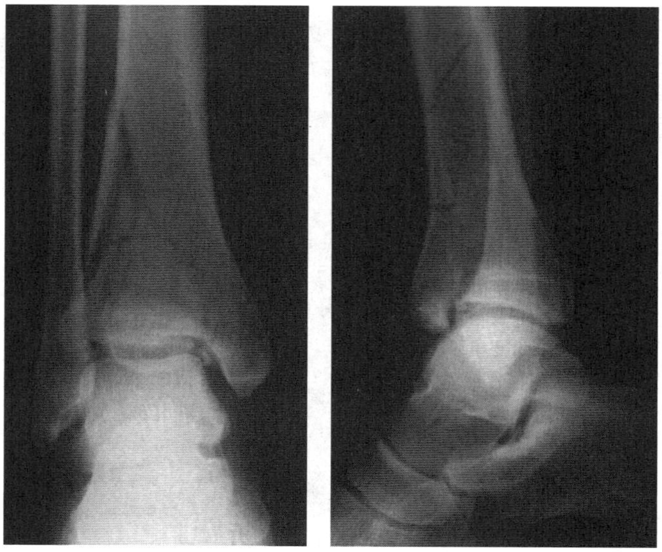

图 9-11-12　胫骨下段粉碎性骨折

注：胫骨下段粉碎性骨折，位移不明显，胫骨滑车面压缩呈台阶样。

5. 直接暴力型骨折　若暴力直接作用于踝部，可造成双踝的横行或粉碎性骨折。骨折移位一般不大，但多为开放性骨折。

三、临床表现及诊断

受伤后，踝部迅速肿胀，严重时可见广泛瘀斑、张力性水疱，功能障碍或丧失，压痛剧烈，可见内外翻畸形（图 9-11-13）或外旋畸形，触及骨摩擦征。由于踝部为下肢重要关节，结构复杂，不同致伤机制造成的损伤骨折需要不同的整复手法才能获得良好疗效，因此诊断踝部骨折，必须详细了解患者受伤史，以明确受伤机制。临床结合 X 线检查，才能做出正确诊断及处理。

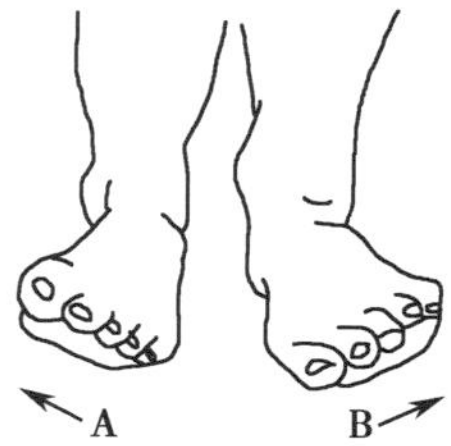

A. 内翻；B. 外翻。

图 9-11-13　内外翻畸形

四、手法治疗

踝部骨折属于关节内骨折，治疗时应力求复位准确，固定可靠稳妥。在不影响骨折复位稳定的情况下，尽早开始踝关节的功能锻炼，使骨折得以在距骨的模造活动中愈合，以期获得良好的踝关节功能。

踝部骨折，如未移位，无须整复，仅将患肢踝部按照踝关节自身形态，用双手对握扣压，纠正其微紊乱，以手捋摩患处，舒展筋骨，外敷中药，包扎固定即可。若骨折移位及脱位者，则应对其损伤机制及特点充分理解，采用不同的整复手法及固定方式，以使骨折尽可能达到解剖复位。

（一）整复

手法复位原则上是按照骨折移位的相反方向进行复位。针对踝部骨折脱位的具体情况进行整复。具体手法如下。

1. 内翻型骨折　患者侧卧，患肢在上。助手握住患肢小腿上段并将其固定，术者立于患肢远端，两手分别握住足背与足跟上缘，两拇指顶住外踝，两示、中指扣住内踝。先向远侧拔拉，并在拔拉基础上将踝外翻，即可使移位骨块恢复原位。然后将足置于中立位，术者一手握足前部，一手握住两踝，将足被动背伸与跖屈数次，可使距骨恢复正常位置，同时踝关节的屈伸活动使距骨对踝穴起模造作用，以恢复关节面原有形态。如此，骨折不仅复位顺利，而且使骨折复位后更加稳定（图 9-11-14）。

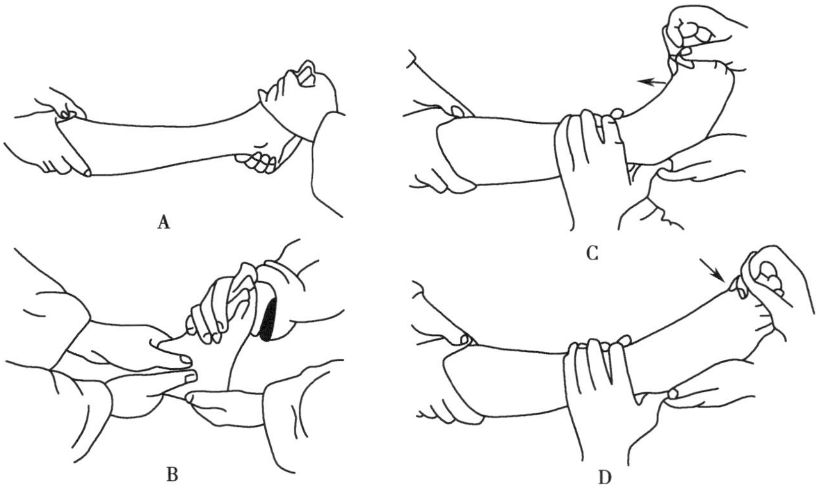

图 9-11-14　内翻型骨折复位手法

2. 外翻型骨折　患者侧卧，患肢在下。助手握住患肢小腿上段并将其固定，术者立于患肢远端。术者手的放置与内翻型骨折相反，两拇指顶住内踝，示指、中指扣扳外踝，将足内翻，使骨折复位。其余方法与内翻骨折相同。

3. 外旋型骨折　复位法与外翻型骨折大致相同。不同之处，是将踝扳向内翻时，同时使足内旋，即可复位。其余手法与内翻型骨折相同。

4. 垂直压缩型骨折　患者仰卧位，助手握住患肢小腿上段并将其固定。术者立于患肢远端，先用手指及手掌进行挤捏合骨法或错对捺正法纠正其侧方移位。若有后踝骨折，在牵引下术者将移位的折块及后脱位的距骨向前推按，使其复位。若为距骨前脱位，则在踝关节中立位 0° 的位置做错对捺正手法，双拇指抵压距骨并同时背伸、跖屈踝关节，使其复位（图 9-11-15）。

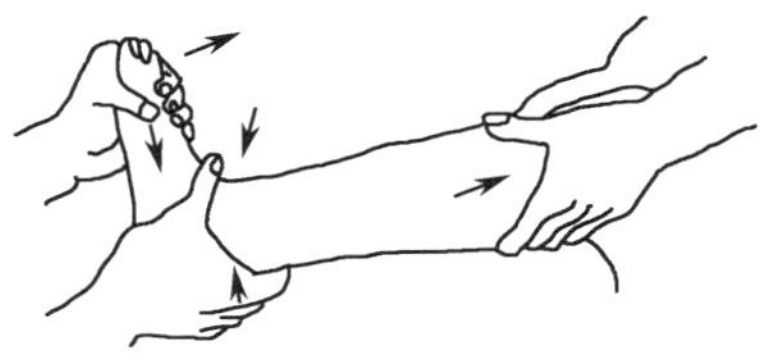

图 9-11-15　垂直压缩型骨折复位手法

（二）固定

夹板的制作：踝部骨折与小腿骨折所用夹板相似，均使用超踝关节小夹板 5 块。内翻型骨折因为骨折整复后依然有内翻倾向，故内侧夹板下端较长，与足底平齐，这样可以防止足内翻畸形，外侧夹板下端可仅至外踝平面。外翻及外旋型骨折，其外侧夹板下端应与足底相平，内侧夹板下端达内踝平面即可。前内侧、前外侧及后侧夹板均与小腿夹板相同。后侧小夹板上端至腘窝处即可。

整复后固定：先用两块弧形压垫置于内踝和后踝。根据骨折块的大小及移位程度，外踝压垫可制成弧形或蝌蚪状压条，用胶布粘贴固定。外敷中药后以绷带包扎稳妥。然后分别将 5 块超踝关节小夹板按相应的顺序置于踝与小腿上，再用扎带、绷带包扎固定。固定时，应注意将踝固定于与暴力作用相反的位置。如内翻型骨折，将踝固定于轻度外翻背伸位；外翻与外旋型骨折，将踝固定于轻度内翻背伸位；三踝骨折固定于中立位。绷带缠绕方向应与要求保持位置一致。固定包扎后，应注意患肢足部血液循环及肿胀情况，及时调整夹板松紧度（图 9-11-16）。

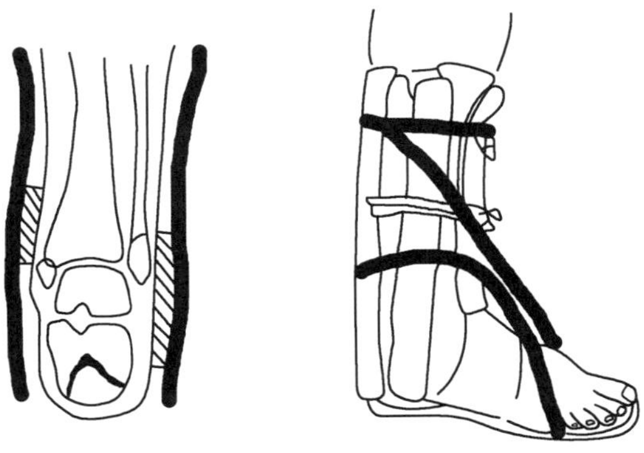

图 9-11-16　压垫放置及固定法

五、药物治疗

何氏骨科对于踝部骨折的药物使用，同样遵循中医骨伤科学的原则，即针对骨折的初期、中期与后期进行辨证论治。

外敷用药：初期，用活血祛瘀散；中期，骨折部位用续筋接骨散，周围部位则用活血祛瘀散；后期，骨折部位用强筋生骨散，周围部位用活血祛瘀散加温通散或消增通痹散。

内服用药：初期，内服活血理气丸；气血瘀滞较重者，宜内服一盘珠汤加牛膝、木瓜、三棱、郁金，或七厘散等；中期，内服活血理气丸加强筋壮骨丸；也可内服接骨丹、正骨紫金丹或健步虎潜丸，以促进骨痂生长；后期，内服强筋壮骨丸，也可根据不同情况加以辨证施治。

按摩用药：初期，使用归红化瘀酒；中后期，使用温通经络液。

本病的药物治疗，也可以参考下面的方法辨证施治。一般按照骨折三期分治原则，辨证施治。后期拆除夹板固定，根据出现不同的证候辨证调理。或祛风散寒、软坚散结以独活寄生汤加减；或培补气血、健脾益肾宜桂枝汤和跌打养营汤加减。若足及踝关节瘀血肿胀，皮肤色泽紫暗，可用舒筋汤或八仙逍遥汤熏洗。

六、功能锻炼

踝部骨折为关节内骨折，早期功能锻炼不仅具有促进功能恢复的作用，且对关节面折端有研磨塑形的作用，因此应当积极进行锻炼。骨折复位的 2 周内，适当做趾关节的活动及小腿肌的舒缩运动以助气血运行。3 周后，逐渐做踝的屈曲运动，当以患部无疼痛的自主运动为主，拆除夹板后应逐渐加强踝部的屈伸旋转运动。骨折治疗的各个时期，患者每次换药时都可给予手法推拿按摩，有助于关节活动，以期缩短功能恢复时间。

七、预后

踝部骨折系关节内骨折的预后，取决于骨折复位的精确程度及损伤程度。达到解剖对位者，一般预后良好。如骨折移位者，关节面损伤严重，则踝穴关节面不适于距骨的运动，最终可导致创伤性关节炎的产生。某些内踝横行骨折，有时会产生愈合迟缓或不愈合现象，须手术治疗，一般均能痊愈。何氏骨科对关节粘连与创伤性关节炎，主要采取药物外敷及药物熏洗，配合适宜的按摩手法，有较好的疗效。

八、现代研究进展

踝部骨折首选中医治疗，费用低、安全性高、副作用小，但也存在一定缺陷，如双踝骨折内外侧稳定性均差，复位难度高。手术治疗可行踝部骨折内固定术等，但可能发生创伤性关节炎、感染等。

问题与展望　目前我国专业从事踝部骨折治疗的医生相对较少，对该骨折的研究还不够深入，且踝关节解剖结构相对复杂，处理起来比较困难，无论是中医治疗还是手术治疗，均存在一定的缺点。随着城市交通的快速发展，踝部骨折的发病率越来越高，故有必要加大对本病的研究，以期获得比较满意的治疗效果。

九、病例

患者郭某，女，80 岁。

【主诉】左踝部撞伤后肿痛，活动受限 2 天。

【现病史】患者 2 天前在被电动自行车撞伤后跌倒，左踝部受伤，即感左踝部疼痛剧烈，肿胀，活动受限，被家人急速送至成都市第七人民医院。摄片示：左三踝骨折。予骨折手法整复及石膏托外固定后，摄片复查示骨折复位欠佳，建议患者手术治疗，患者不同意手术，遂于今日转来我院就诊。

【检查】左踝部中度肿胀，左内踝、外踝、后踝处压痛（+），可扪及骨擦感，左踝关节功能障碍，左胫前后动脉搏动正常，左下肢远端血循环、感觉均正常。

血压：156/82mmHg，神志清楚，呈急性痛苦病容。语声清楚，呼吸平稳，未闻及特殊气味。舌质淡红，苔薄白，脉弦数。腹平软，全腹无压痛及反跳痛，肝脾肋下未及，双肾区无叩痛。

辅助检查：成都市第七人民医院摄片示：左三踝骨折。

【诊断】左三踝骨折。证属外伤跌打，骨断筋伤，气滞血瘀。

【治疗】麻醉下予手法复位，小夹板外固定，术后摄片复查示骨折对位对线好，每日调整夹板松紧度。第 1~3 周，每周均摄片复查，示骨折对位对线良好；第 1~2 周予何氏中药制剂活血理气丸内服，并以活血祛瘀散外敷；第 3~4 周予何氏中药制剂强筋壮骨丸内服，续筋接骨散外敷。第 4 周摄片见骨折愈合好，有少量骨痂生长。共住院治疗 27 天，病情好转出院（图 9-11-17、图 9-11-18）。

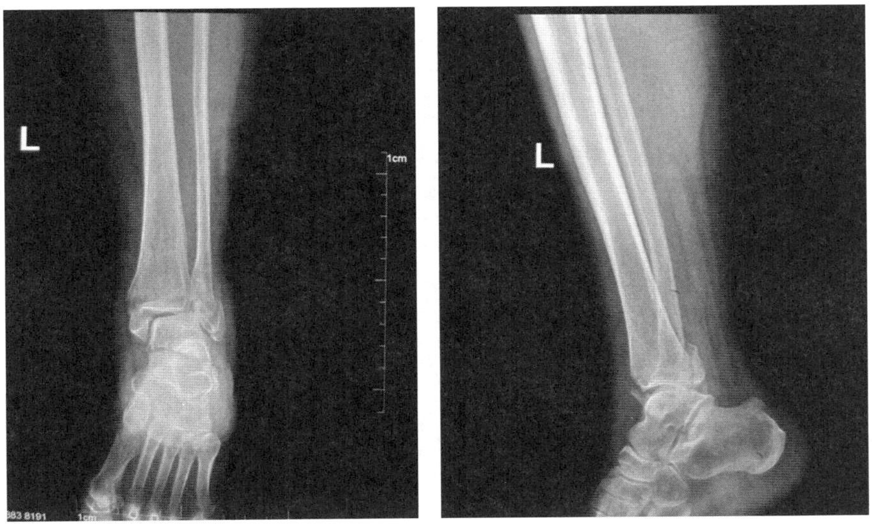

图 9-11-17　左三踝骨折（复位前）

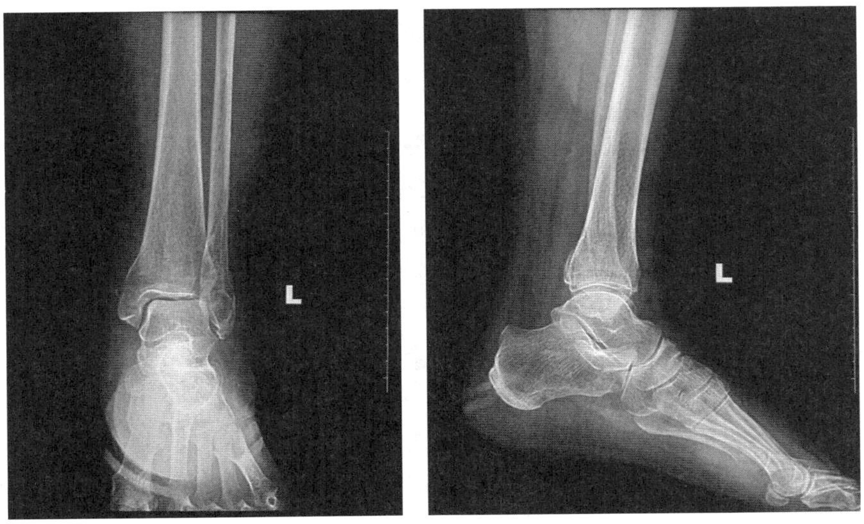

图 9-11-18　左三踝骨折（复位后）

第十二节 距骨骨折

一、解剖特点

距骨位于胫骨、腓骨及跟骨之间，支撑身体并将重力传导至足部（图 9-12-1）。距骨分为头、颈、体三个部分。距骨上有五个关节面，连接踝、距跟、距跟舟三个关节。70% 的距骨表面被关节软骨覆盖而无肌肉附着。距骨的血液供应主要来自从距骨颈前外侧进入足背动脉的关节支。从踝关节和距跟骨间韧带所供应的血运有限，整个距骨以距骨头血运最丰富，距骨体的前部及外侧面是血供的薄弱环节（图 9-12-2），仅通过增厚的韧带与关节囊分布于距骨供应其血运，当距骨骨折或距骨脱位，一旦损伤任一血管环均容易造成骨折不愈合及缺血性坏死。

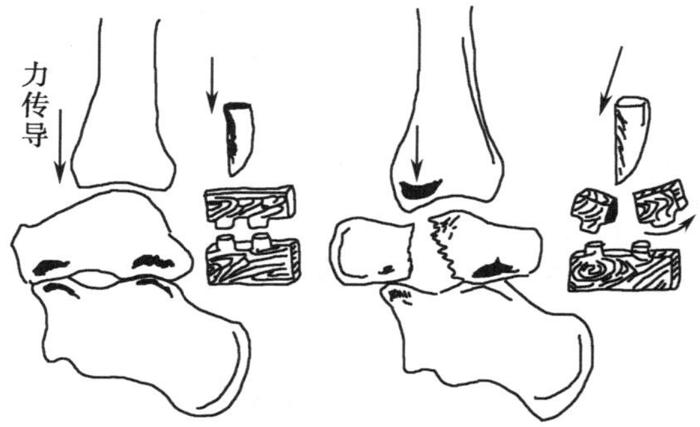

图 9-12-1 距骨骨折的力传导示意图

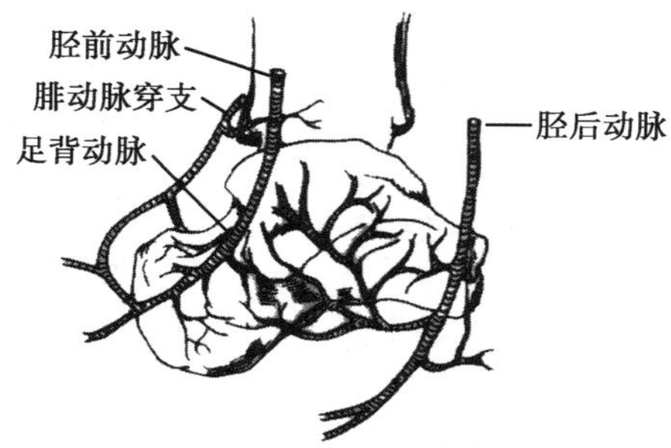

图 9-12-2 距骨血管分布

二、发病机制

由于处于特殊的位置且比较坚固，只有强大的外力才能使距骨发生骨折，故距骨骨折临床上较为少见。距骨骨折多因从高处落下，足部着地，由跟骨向上的暴力和胫骨向下的冲击力，同时作用于距骨而造成损伤。由于足部着地的姿势不同，所受外力的方向及程度不同，产生的骨折也不同。根据骨折发生的部位，可将其分为距骨头、距骨颈、距骨体骨折。

（一）距骨头骨折

多为高处跌落，暴力通过足舟骨传至距骨造成压缩性骨折，或是足部极度屈曲时，距骨头与胫骨前方相互撞击导致骨折，亦可于足内翻位引起剪力骨折。距骨头骨折较少见，仅占整个距骨骨折的 5%~10%，该骨折因局部血液循环丰富，故很少发生缺血性坏死（图 9-12-3）。

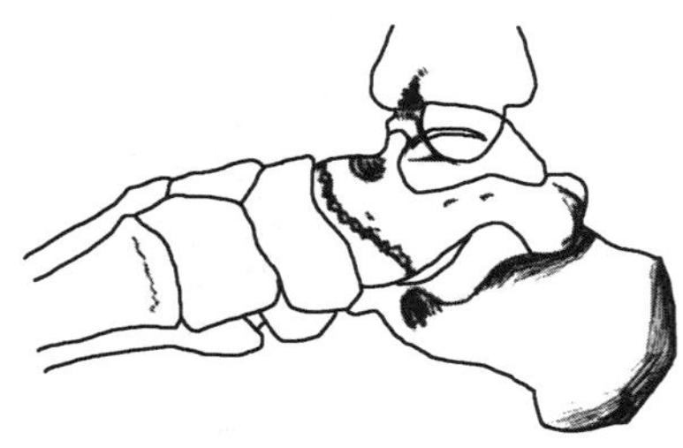
图 9-12-3 距骨头骨折

（二）距骨颈骨折

多数是在足背伸位，由上向下的暴力所致。距骨颈部较细，当外力致踝过度背伸时，胫骨下端锐利的前缘如同一把凿子一样，冲击于距骨颈部，挤于胫骨与跟骨之间，把距骨颈凿断，成为前后两段。如从高处坠下，前足踩于高突处，而致足过度背伸可发生此骨折。暴力向下，将距跟关节后方的韧带损伤，距骨体被挤压向后脱位；如果暴力继续使足背伸，距骨体向后移位并且旋转，骨折面向外侧或内侧，脱出踝穴之外。Hawkins 将距骨颈骨折分为 4 型（图 9-12-4）：Ⅰ型，距骨颈无移位骨折（图 9-12-5）；Ⅱ型，距骨颈移位骨折，伴有距跟关节脱位或半脱位；Ⅲ型，距骨颈移位骨折，伴有距跟关节或踝关节脱位或半脱位；Ⅳ型，距骨颈移位骨折，合并踝、距跟及距跟舟关节脱位或半脱位。

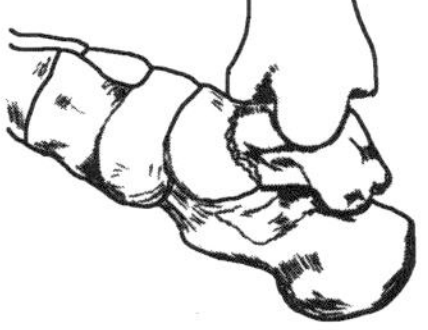

Ⅰ型：无位移骨折

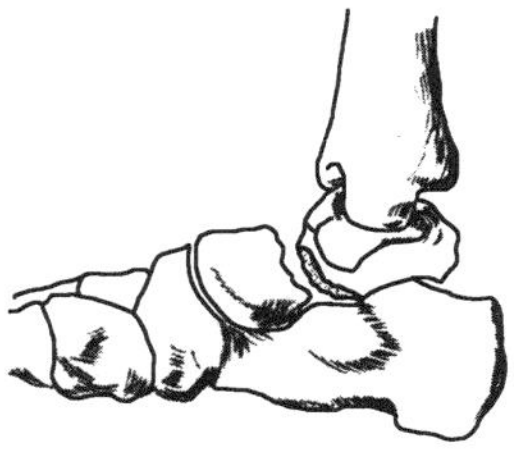

Ⅱ型：距骨颈合并距跟关节半脱位或脱位

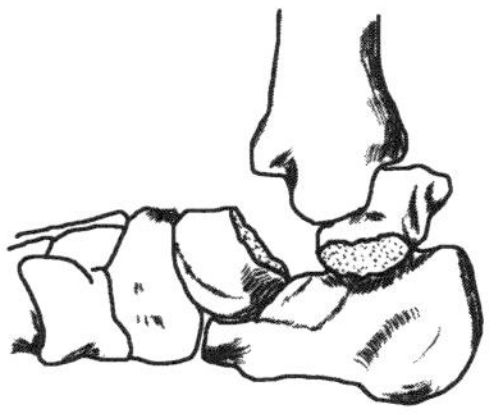

Ⅲ型：距骨颈骨折合并距跟关节脱位及胫距关节脱位

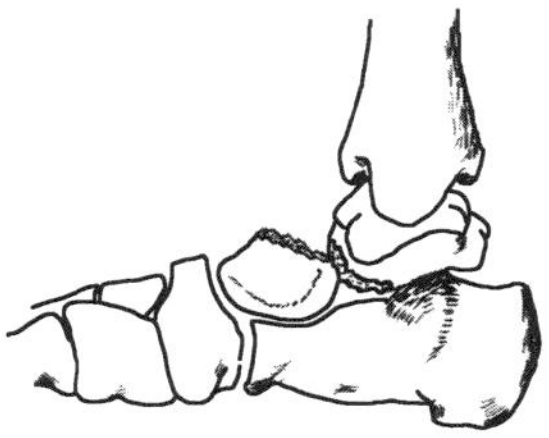

Ⅳ型：距骨颈移位骨折，合并踝、距跟及距跟舟关节脱位或半脱位

图 9-12-4 距骨颈骨折 Hawkins 分型

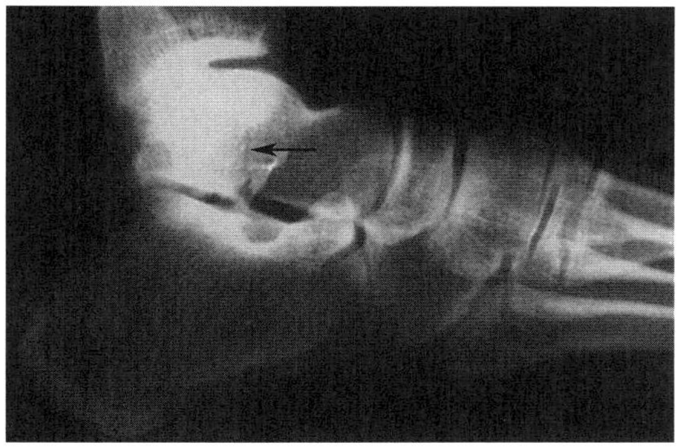

图 9-12-5 距骨颈无移位骨折

（三）距骨体骨折

多为高处跌下，足部呈 90° 位或跖屈位着地，致使踝关节承受向后脱位的倾向力，使胫骨踝穴后缘冲击距骨体部，骨折呈劈裂形或粉碎性；距骨后突骨折是足强烈跖屈位时，胫骨后缘撞击距骨后突所致；或暴力向上传递时，距骨后突被跟骨冲击而折断，多为小骨块，一般无移位，或向后上方移位。距后三角骨，常被误认为是距骨后突骨折，但前者紧依距骨后侧，边缘光滑，且多左右两足对称，可由此鉴别。Sneppen 把距骨体骨折分为 5 型（图 9-12-6）：Ⅰ型，骨软骨骨折；Ⅱ型，距骨体冠状面或矢状面骨折，垂直或水平剪

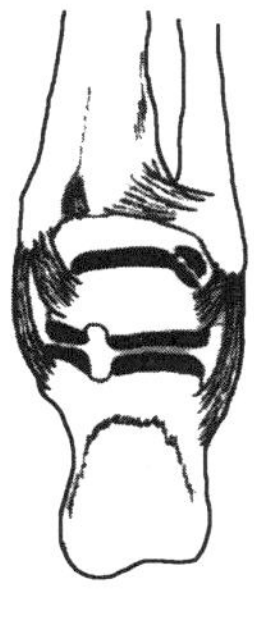

Ⅰ型：骨软骨骨折

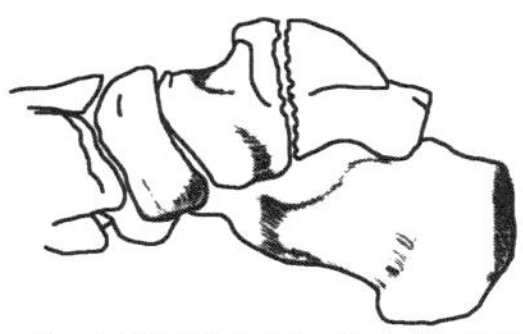

Ⅱ型：距骨体冠状面或矢状面垂直或水平剪力骨折

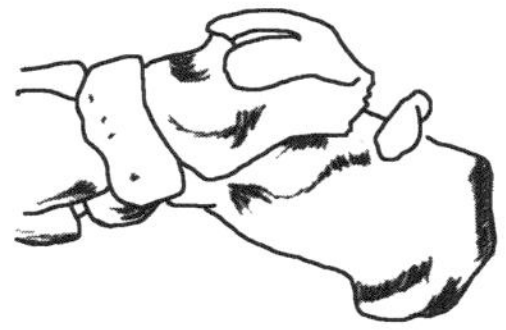

Ⅲ型：距骨后突骨折

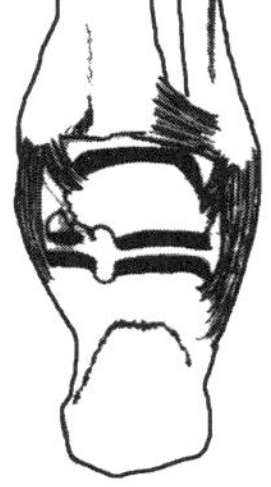

Ⅳ型：距骨外突骨折

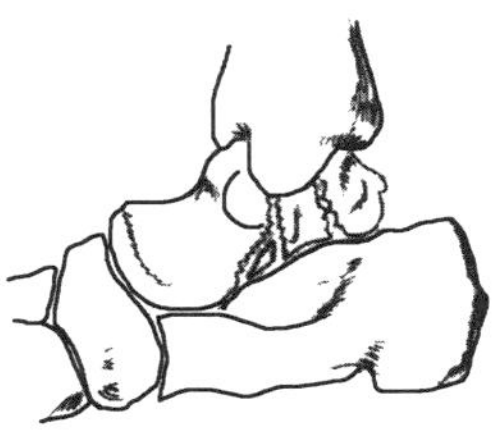

Ⅴ型：距骨体压缩骨折

图 9-12-6 距骨体骨折 Sneppen 分型

力骨折；Ⅲ型，距骨后突骨折；Ⅳ型，距骨外侧突骨折；Ⅴ型，距骨体压缩性骨折。

三、临床表现及诊断

有明显外伤史，踝部剧痛、肿胀严重、功能障碍，骨折移位明显则出现畸形，如常见距骨体向后旋转致内踝后方高突畸形，后移之距骨体常挤压内侧皮肤及血管，引起皮肤坏死。X 线检查可以明确骨折类型、移位情况及有无合并脱位。

四、手法治疗

（一）整复

1. 距骨后突骨折 移位不大，无须整复。若向后上方移位较大时，则必须手法整复。整复要点：患者取仰卧位，屈膝 90°，助手握住小腿下段，术者一手握患足使其背伸，用拇指按压跟腱两侧，并向下推按骨折片，可使之复位（图 9-12-7）。若骨片移至内踝后面，不易手法复位，或对位不佳，或骨折不愈合，行走疼痛者，可手术切除骨片。

2. 距骨颈及颈体间骨折 均须良好地复位及有效固定。手法整复要点：患者侧卧，伤肢在上，屈膝 90°，上助手握住小腿上段，下助手握足前部与跟骨下端，两助手对抗牵引 3~5 分钟，将关节间隙充分拉开，使关节内产生较大负压，以利于复位。术者立于患侧，两拇指按于跟腱两侧，距骨体后方，其余四指扳住胫骨下端前方，令助手在拔伸牵引的基础上，做背伸跖屈踝关节活动，术者同时施以按压、扳提手法，骨折脱位即可在踝关节屈伸运动中复位，并渐趋稳定。

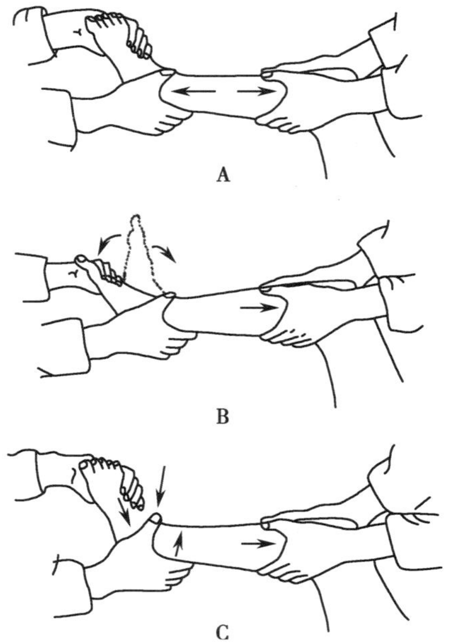

图 9-12-7 距骨颈及颈间骨折复位手法

（二）固定

距骨骨折及脱位，经手法整复后，先外敷中药包扎，然后采用小压垫、超踝关节夹板及托板固定。

距骨后突骨折，以超踝关节夹板及托板固定，使足处于轻度背伸位或踝关节处于中立位。距骨颈骨折合并距跟关节脱位者，先在小腿下段踝关节跟部后上方置一较厚的平垫，然后用 5 块夹板固定，最后再用托板将足固定于跖屈外翻位，6~8 周后再改为功能位。若距骨体向后脱位，在后移位的距骨体处及内踝后侧各放置一压垫，前侧两块夹板亦超踝关节固定，并用两条宽 4~5cm 的胶布交叉粘贴将夹板下端固定，最后用托板将足固定于跖屈位（图 9-12-8）。

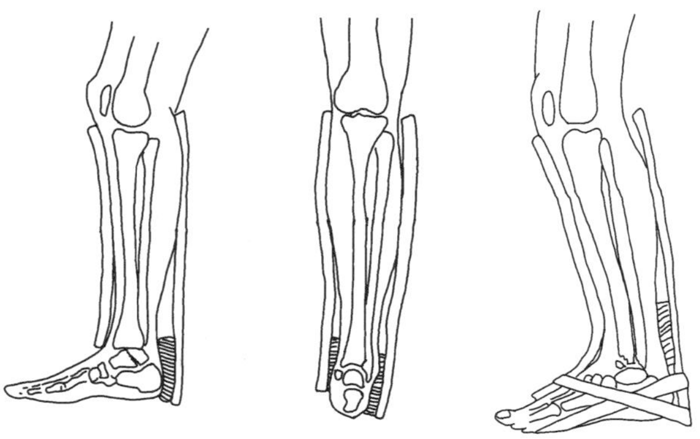

图 9-12-8 固定法

整复固定后,应立即摄 X 线片观察复位情况,若不理想,可再予以纠正一次。距骨骨折愈合较慢,固定时间一般不少于 8 周,X 线检查示骨折确已连接,显示有大量骨痂生长时,才能去除固定。

对于距骨骨折移位严重,手法整复失败者,应早期手术整复并内固定治疗。

五、药物治疗

何氏骨科对于距骨骨折的药物使用,同样遵循中医骨伤科学的原则,即针对骨折的初期、中期与后期进行辨证论治。

外敷用药:初期,用活血祛瘀散;中期,骨折部位用续筋接骨散,周围部位则用活血祛瘀散;后期,骨折部位用强筋生骨散,周围部位用活血祛瘀散加温通散或消增通痹散。

内服用药:初期,内服活血理气丸;中期,内服活血理气丸加强筋壮骨丸;后期,内服强筋壮骨丸,也可根据不同情况加以辨证施治。

按摩用药:初期,使用归红化瘀酒;中后期,使用温通经络液。

距骨因血供较差,故药物治疗尤为重要。药物治疗以早、中、晚三期原则辨证施治。若距骨体出现缺血征象时,可加重祛瘀接骨药的剂量,如在对证方药中可加大三七、地鳖虫、续断、牛膝、骨碎补的剂量。以祛瘀生新、接骨续断。固定解除后,可以使用温经活络、疏利关节之品,方如苏木煎等,煎汤熏蒸、外洗,并加以按摩。

六、功能锻炼

由于距骨骨折愈合较慢,固定时间应较其他骨折稍长。且不可过早下地活动及负重。否则可能会引起骨折移位、脱位或导致缺血性坏死。必须行 X 线检查,显示骨折已临床愈合后,方可解除固定,逐渐加强踝关节不负重活动,直至骨折完全牢固愈合后才可负重。

七、预后

距骨颈骨折预后较差,若伴有体部脱位者预后更差。主要原因是踝关节和距跟骨间韧带所供应的血运有限,且距骨体的前部及外侧面是血供的薄弱环节,一旦其血供遭到破坏,易出现骨折不愈合或缺血性坏死。若 X 线片显示距骨有密度增高但无塌陷变形时,可延长固定时间,避免伤肢负重,直至新骨替代作用完成为止。如距骨已经塌陷变形,继发创伤性关节炎者,可行关节融合术。

八、现代研究进展

距骨骨折首选中医治疗,费用低,安全性高,副作用小,但也存在一定不足,如严重粉碎的距骨骨折,无法复位。手术治疗可以选择切口复位内固定术、开窗术、关节融合术等,一般效果较好,但存在骨关节炎、骨不连、畸形愈合等现象。

问题与展望　距骨骨折在临床上并不多见,但随着交通的发达,距骨骨折发病率不断上升,由于距骨骨折无单独的血供,容易发生缺血性坏死,无论中医治疗还是手术治疗均有一定缺陷,因此,如何结合中西医之所长,提高疗效,避免不良反应的发生,需要进一步的研究。

九、病例

患者聂某,男,30 岁。

【主诉】右踝部疼痛伴活动受限 1 天。

【现病史】患者 1 天前不慎从 2 米高处摔下,当即感右足跟部疼痛,不能活动。

【检查】神差,面色少华,体形中等,表情痛苦,少气懒言,气息平稳,舌质淡红,苔薄白,脉弦细。自动体位,平车推入病房,神志清晰,查体合作,问答切题。肛门及外生殖器无异,神经系统检查见生理性反射存在，病理性反射未引出。

专科检查：右足背肿胀，右距骨处压痛剧烈，可扪及骨擦感和异常活动，右踝关节活动功能受限，患肢不能负重行走，肢端感觉正常。

辅助检查：中国人民解放军西部战区总医院 CT 片示：右侧距骨下方可见数条透亮影，距跟关节位置尚可。

【诊断】右距骨骨折。证属骨断筋伤，血瘀气滞。

【治疗】

1. 患者平卧于硬板床，右下肢制动，采取骨折手法复位，骨折夹板、托板外固定术，运用何氏手法轻抚按右踝关节，足背部以行气化瘀，局部外敷何氏活血祛瘀散，内服何氏活血理气丸，并辅以患者主动收缩右小腿、大腿肌肉群。

2. 2 周后骨折处外敷加用续筋接骨散，继续治疗 2 周；3 个月后（2018 年 6 月 26 日）摄片示骨折对位对线良好，骨折线消失。患者已可自由行走，患肢踝关节功能正常。

第十三节　跟骨骨折

一、解剖特点

跟骨是足部最大的骨骼，呈弓形，分为前、中、后三部分。前部称为“前突部”，中部称为“体部”，后部称“结节部”。跟骨的功能主要为负重，与距骨组成足纵弓的后臂，负担 60% 的重量。跟骨上与距骨构成距跟关节，跟骨通过距跟关节还可使足内收、内翻或外展、外翻。其关节面位于前上方，最后部分为结节，跟腱附着于跟骨后结节，腓肠肌、比目鱼肌收缩，可做强有力的跖屈动作。跟骨结节上缘连线与距跟关节面形成的夹角为跟骨结节角，又称为 Bohler 角，该角正常介于 30°~45° 之间，为跟距关系的一个重要标志。跟骨骨折时，该角常减小、消失或呈负角，影响足的功能（图 9-13-1）。

二、发病机制

跟骨骨折是足部的常见损伤，临床以青壮年患者多见。跟骨骨折多由传导暴力造成。从高处坠下或跳跃时足跟先着地（图 9-13-2），身体重力从距骨向下传达至跟骨，地面的反作用力从跟骨负重点向上传达至跟骨体，使跟骨被压缩或劈开。骨折多发生在跟骨体及结节部，大多为压缩型或粉碎性骨折。远端骨块由于受跟腱牵拉及暴力作用而向上移位并破坏正常足弓，使跟骨结节关节角变小，使足纵弓变平。另外，也有少数因腓肠肌突然收缩，跟腱突然向上牵拉而致撕脱骨折。

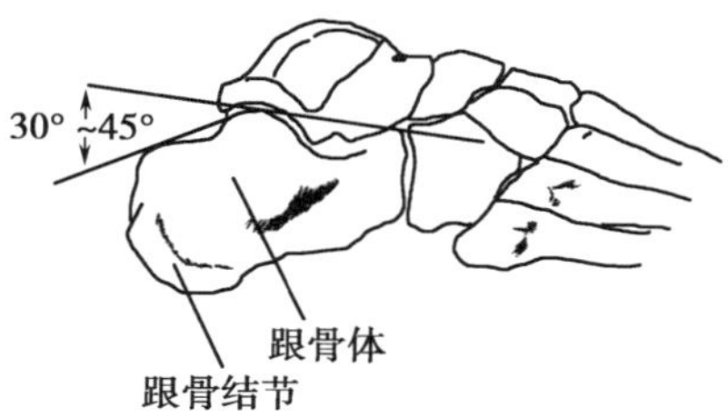

图 9-13-1　跟骨解剖特点与 Bohler 角

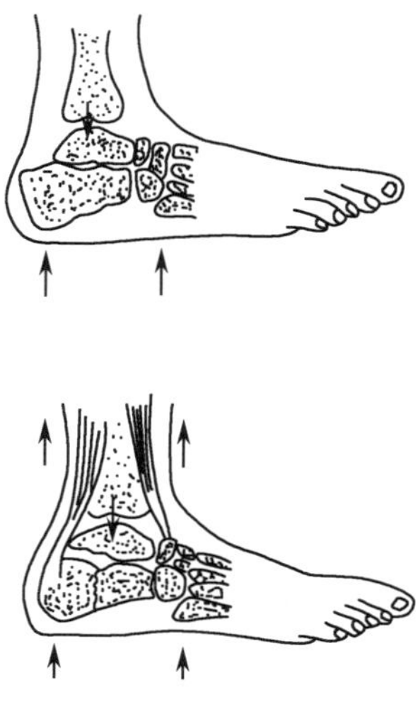
图 9-13-2　骨折机制

跟骨骨折的类型很多,但可归纳为两大类。

(一) 不波及距跟关节的骨折

该型骨折包括跟骨结节的垂直纵行骨折、跟骨结节的横行骨折、载距突骨折(图 9-13-3、图 9-13-4)、跟骨前端骨折(图 9-13-5)、跟骨结节水平骨折、接近距跟关节的跟骨体骨折以及无移位的跟骨骨折(图 9-13-6)等。由于该型骨折不波及距跟关节,预后较好。

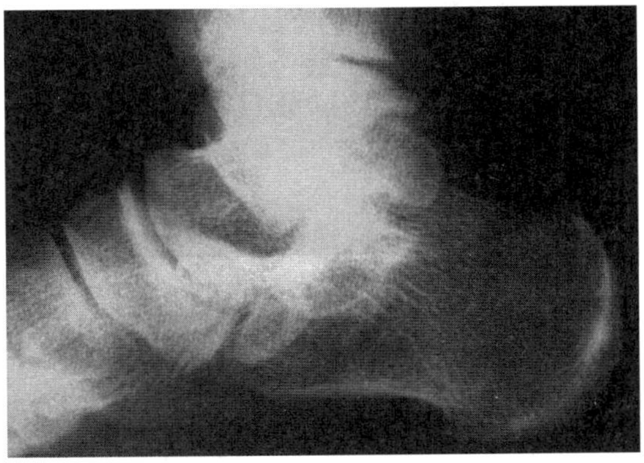

图 9-13-3 侧位片未见明显骨折

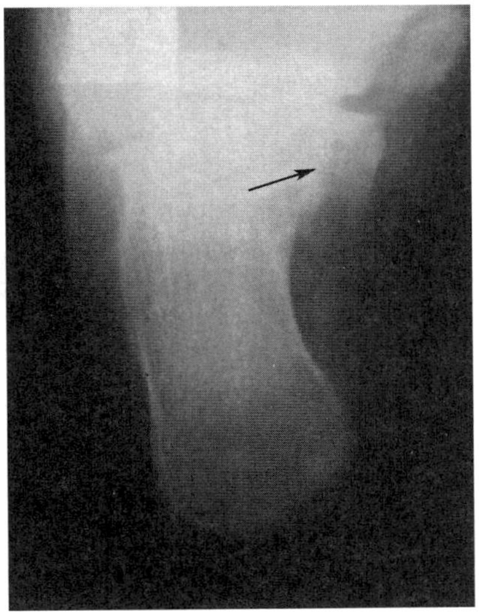

图 9-13-4 轴位可见载距突骨折

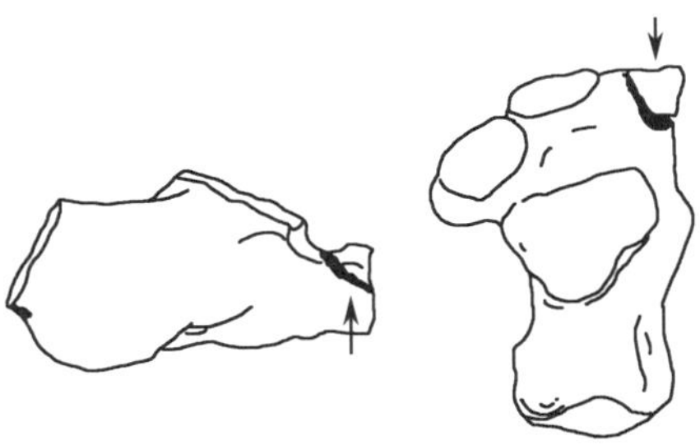

图 9-13-5 跟骨前端骨折

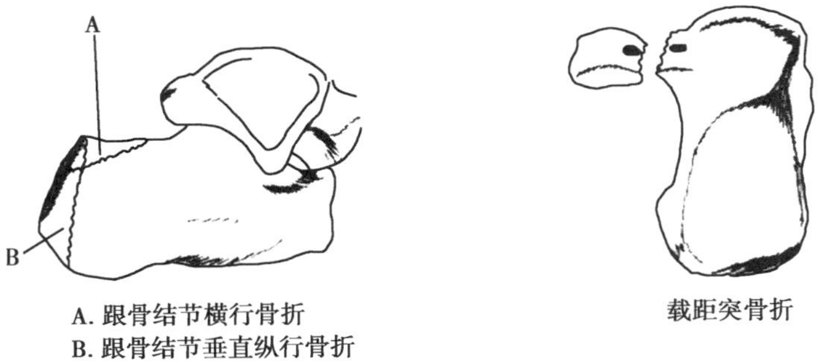

图 9-13-6 不波及距跟关节的骨折

(二) 波及距跟关节的骨折

该型骨折包括跟骨骨折并有外侧部分和距跟关节的半脱位,跟骨骨折并有中央性挤压和整个距跟关节的变位等(图 9-13-7、图 9-13-8)。此类骨折若整复不良,会造成各种骨折损伤后遗症。预后较差。

三、临床表现及诊断

伤后足跟部剧痛、肿胀,局部有瘀斑和压缩。足跟不能负重,跟骨压痛,往往可扪及骨摩擦征。严重压缩的骨折,足跟横径增宽,足弓变平,足底变长。足内、外翻功能完全丧失。摄跟骨侧位、轴心位 X 线片,可明确骨折类型、移位方向和损伤程度。

四、手法治疗

跟骨损伤的治疗原则是减轻疼痛、控制肿胀和早期活动。中医骨伤科治疗跟骨骨折,早期可应用夹板固定及使患肢抬高以减少肿胀和防止水疱形成。只要肿胀和疼痛得到控制,即可开始早期活动。

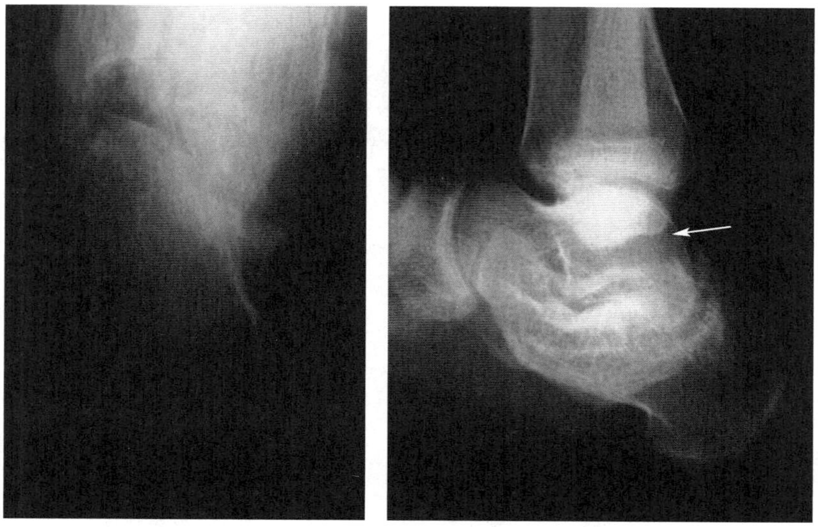

图 9-13-7　跟骨外侧距跟关节面塌陷骨折

注：外侧距跟关节面轻度塌陷，侧位跟骨可见骨折线，跟骨结节关节角变小。

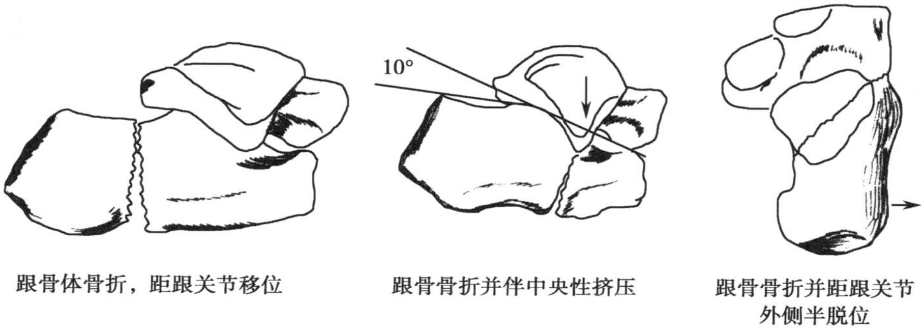

图 9-13-8　波及距跟关节的骨折

对跟骨骨折的治疗要求较高，以避免引起后遗症。跟骨骨折治疗的重点，是恢复距跟关节的对位关系和跟骨结节关节角。

（一）整复

1. 不波及距跟关节的骨折　该类型骨折通常移位较少，治疗比较简单。如结节部骨折向上移位，其整复方法是：患肢屈曲位，助手握患肢小腿向上牵引，术者一手将患肢足趾、踝关节尽量跖屈，另一手拇、示指扣住骨折块内外两侧，向下挤压，随之手掌向前按压则可复位（图 9-13-9）。

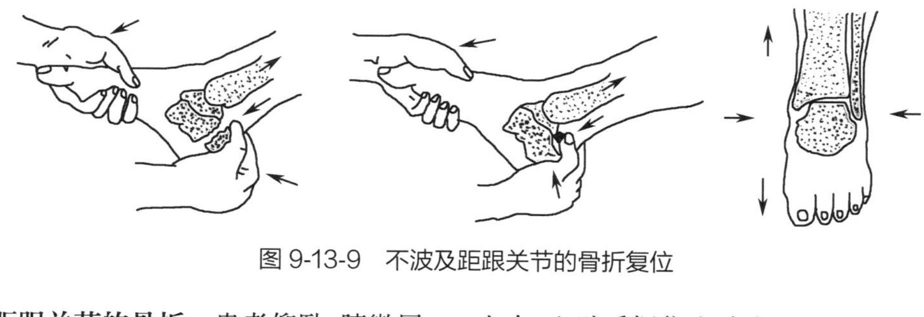

图 9-13-9　不波及距跟关节的骨折复位

2. 波及距跟关节的骨折　患者仰卧，膝微屈 30° 左右，上助手握住患肢小腿下段，下助手握住患足前部，术者面对患者，双手掌心握住跟骨两侧，相对扣挤，先纠正侧方移位，并使粉碎骨折块紧密合凑一起；

然后，术者一手握住跟骨结节部，拔伸牵引，使足极度跖屈，同时两拇指抵住足心用力向上托顶，以恢复足弓及正常跟骨结节关节角。与此同时，助手配合术者使患足做足内翻或外翻、背伸或跖屈等轻柔活动，跟骨横径恢复正常，骨擦音减弱或消失，即表明骨折完全或基本复位（图 9-13-10）。

（二）固定

手法复位后，先在足底放置一压垫，胶布粘贴固定，以利于足弓的恢复。接着外敷中药，用绷带包扎几圈。根据受伤机制的不同，将足固定于中立位或跖屈内翻位或背伸外翻位等不同位置。然后，再根据骨折移位情况及手法整复后残余移位程度，选用一块或两块小压垫置于移位处，以胶布粘贴固定，最后用超踝小夹板及托板固定（图 9-13-11）。固定后，将患肢抬高，踝关节可做轻微活动，但初期不宜用力使踝背伸或跖屈，以防跟腱牵拉骨块移位（图 9-13-12）。

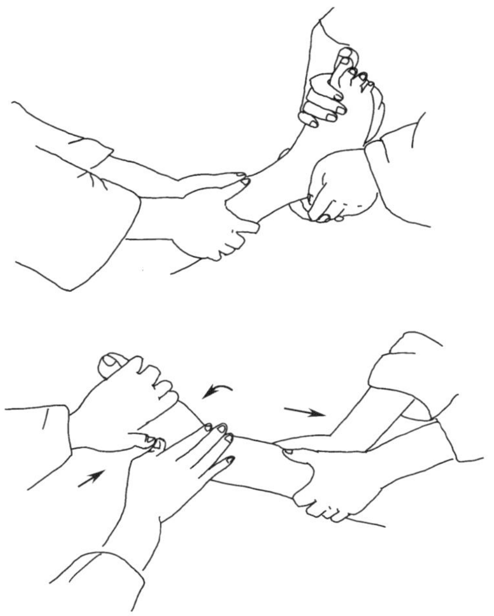

图 9-13-10　波及距跟关节的骨折复位

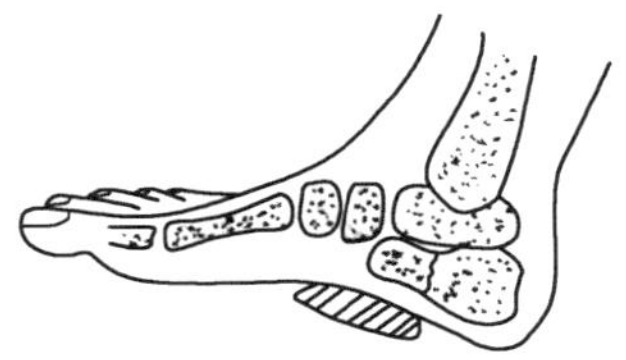

图 9-13-11　压垫放置法

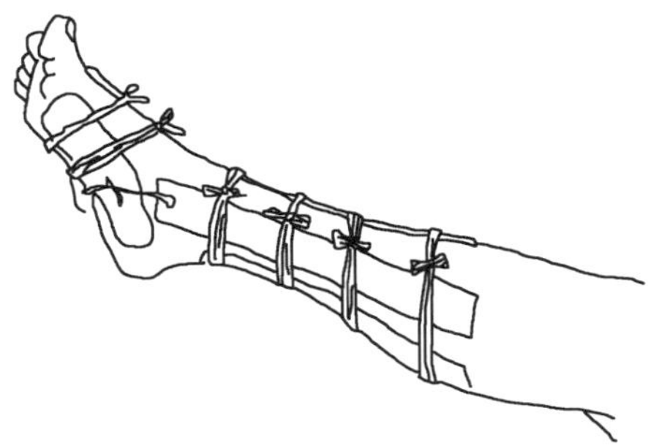

图 9-13-12　跟骨固定

五、药物治疗

何氏骨科对于跟骨骨折的药物使用，同样遵循中医骨伤科学的原则，即针对骨折的初期、中期与后期进行辨证论治。

外敷用药：初期，用活血祛瘀散；中期，骨折部位用续筋接骨散，周围部位则用活血祛瘀散；后期，骨折部位用强筋生骨散，周围部位用活血祛瘀散加温通散或消增通痹散；若关节僵硬、酸胀疼痛不适者，可用舒筋汤或海桐皮汤熏洗。

内服用药：初期，内服活血理气丸；瘀血较重者，疼痛剧烈，可内服复元活血汤加木瓜、牛膝、川芎、三七、泽兰、乳香、没药等以活血止痛；轻者可服七厘散或正骨紫金丹；中期，内服活血理气丸加强筋壮骨丸，也可内服健步虎潜丸等以促进骨痂生长，达接骨续筋之效；后期，内服强筋壮骨丸，也可根据不同情况加以辨证施治。

按摩用药：初期，使用归红化瘀酒；中后期，使用温通经络液。

六、功能锻炼

早期，可抬高患肢，主动活动足趾及静力收缩股四头肌。凡是有跟骨结节关节角改变的各类骨折，拆除外固定后，不可做过量的患足背伸活动，功能锻炼时应以患足无锐痛、锻炼后无不适感为宜。对于未波及距跟关节的骨折，功能锻炼宜早，且负重也可早些；波及距跟关节的骨折，功能锻炼可早，但不可负重过早。

七、预后

跟骨主要由松质骨构成，骨折容易愈合，一般6~8周即可骨连接。其预后主要取决于后关节面及其周围软组织的损伤程度、骨折的整复情况及早期功能锻炼等。临床实践表明，不波及关节面的骨折，一般预后良好。而波及关节面的骨折，若复位不佳，常产生并发症和后遗症。常见的有平底足、创伤性关节炎、跟骨增厚及骨刺、行走足跟痛、足跖屈无力、足跟内(外)翻畸形、足跟增宽畸形等，往往两种以上后遗症同时存在。功能障碍及疼痛严重时，应考虑距跟关节融合术治疗。

八、现代研究进展

首选中医治疗，该法操作简便，费用低，易为患者接受。但该方法不易达到解剖复位，且不能维持复位，易出现足跟增宽、关节面错位等情况。手术治疗可以选择切口复位内固定术等，但由于该病致残率高，并发症多，手术治疗上争议较大，且容易留下后遗症。

问题与展望　跟骨骨折的并发症较多，如肿胀、张力性水疱、骨筋膜室综合征等。并且跟骨骨折分型方法多，治疗方法的选择上存在争议。故应该对其进一步研究，结合中西医之所长，提高疗效，避免不良现象的发生。

第十四节　足舟骨骨折

一、解剖特点

足舟骨位于足中部内侧缘，其后部有凹形关节面形如小舟而得名。足舟骨，乃古称的下力骨之一。明代王肯堂著《证治准绳·疡医》载："踝骨之前，各有下力骨者，左右共十。"即指足舟骨、骰骨以及3块楔骨左右共十块。足舟骨后部凹形关节面与距骨头相连接，构成距跟舟关节；前侧的凸状关节面与外侧、中间、内侧楔骨相连接，构成楔舟关节，外侧不恒定的小关节面与骰骨相接，足舟骨内侧缘有一向下骨性隆起为舟骨粗隆，为胫后肌腱附着处。足舟骨内侧可有解剖变异的足副舟骨，须与撕脱骨片相鉴别。

二、发病机制

直接暴力或间接暴力均可导致足舟骨骨折，根据骨折发生部位及形态，临床一般可分为三种。

(一) 足舟骨背侧缘骨折

足处于跖屈位时，遭受重物打击或车轮碾压，致足舟骨背侧缘产生裂纹骨折；若足部遭受猛烈跖屈暴力，可使足舟骨背侧缘产生小片撕裂骨折(图9-14-1，图9-14-2)。

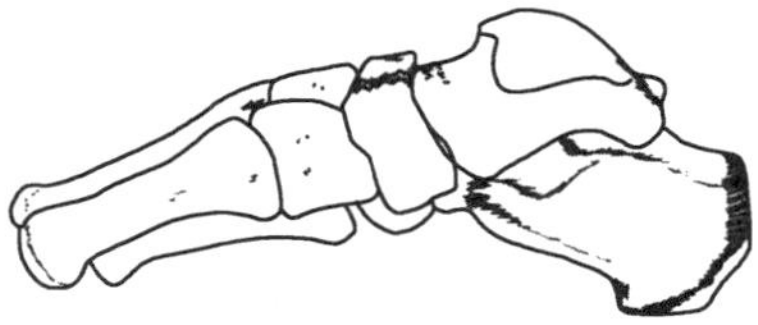

图9-14-1　足舟骨背侧缘骨折(一)

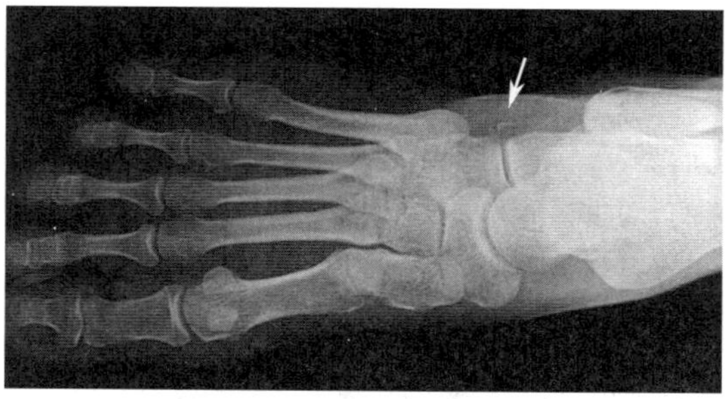

图9-14-2　足舟骨背侧缘骨折(二)

（二）足舟骨横行骨折

前足遭受强烈背伸暴力，足舟骨受到来自距骨头与楔骨的夹挤而发生骨折，常为水平位和横行骨折（图 9-14-3）。足舟骨被分成较大的背侧骨折块和较小的跖侧骨折块。较大的背侧骨折块由于被挤压，通常向背、内侧移位，而形成骨折脱位。由于该型骨折破坏周围血运严重，易发生缺血性坏死。

（三）舟骨粗隆骨折

由于胫骨后肌腱大部分附着于舟骨粗隆，当足部遭受急骤外翻暴力，或猛烈跖屈、内翻，胫骨后肌骤然强力收缩，引起舟骨粗隆部撕脱骨折（图 9-14-4）。一般移位不多。

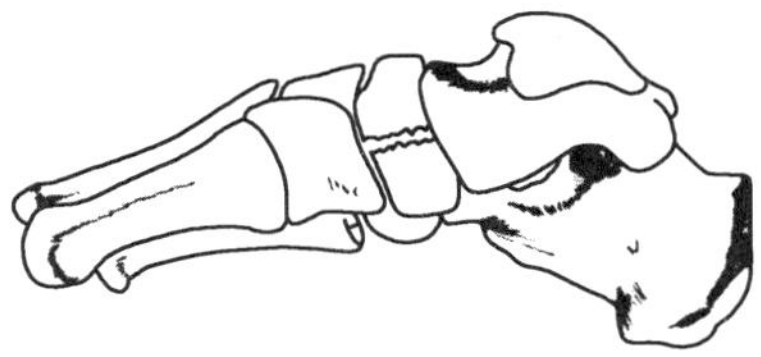

图 9-14-3　足舟骨横行骨折

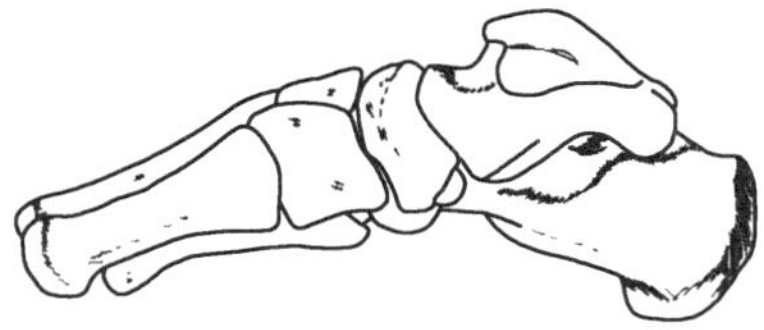

图 9-14-4　舟骨粗隆骨折

三、临床表现及诊断

伤后足部肿胀、疼痛，活动受限，不能平足站立负重，患足着地则疼痛加剧。足背内侧肿胀严重，其内下部可有青紫瘀斑，局部有向背向内侧突起，横行骨折尤为明显。足内、外翻时疼痛加重，行第 1~3 跖骨纵轴挤压时，局部疼痛甚剧。

X 线正、斜位片检查，可进一步明确骨折部位和移位程度。对于舟骨粗隆骨折，应与先天性足副舟骨相鉴别。足副舟骨骨面整齐光滑，且多为双侧对称性，易鉴别。

四、手法治疗

对各类无移位的足舟骨骨折，无须手法整复，仅外敷中药，托板保形固定即可。有移位的骨折，必须手法整复。

（一）整复

1. 足舟骨背侧缘骨折　可用牵拉按压法复位（图 9-14-5）。患者取仰卧位，一助手固定患肢小腿下段。术者两手握前足，跖屈位牵拉，两拇指按压足舟骨背侧骨折处，同时在保持牵拉状态下将足旋回至中立位，即可复位。

2. 足舟骨横行骨折或骨折脱位　可用牵拉推挤法复位（图 9-14-6）。患者取仰卧位，上助手双手握持小腿膝下处，下助手握持前足，牵拉的同时将足跖屈、外展。术者立于患足外侧，两手拇指向外推挤移位的骨折片，同时下助手将足缓缓旋至中立位，即可复位。

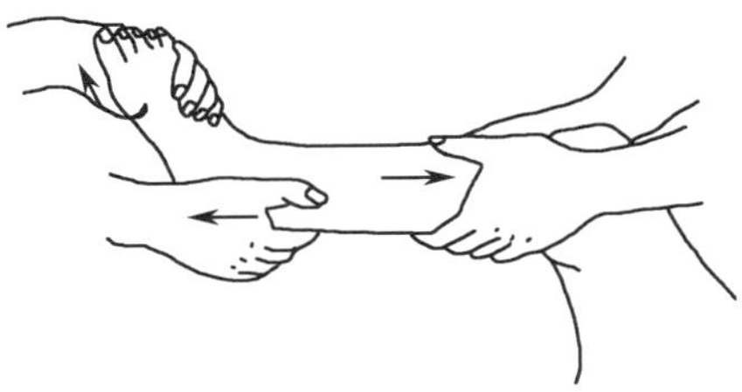

图 9-14-5　牵拉按压法复位

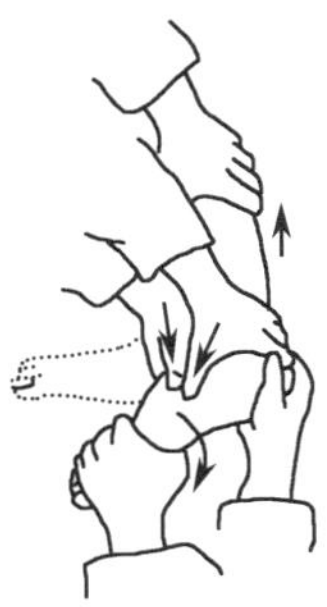

图 9-14-6　牵拉推挤法复位

3. 舟骨粗隆骨折 可用跖屈推挤法复位。患者取仰卧位，助手将患足置于跖屈、内收内翻位，术者以拇指推挤骨片即可复位（图 9-14-7）。

（二）固定

无移位骨折和足舟骨背侧缘骨折复位后，外敷中药，用连脚托板固定于功能位 4~6 周，骨折愈合后去除固定，方可进行功能活动。

舟骨粗隆骨折复位后，外敷中药，以连脚托板将患足固定于轻度跖屈位 4~6 周。足舟骨横行骨折或骨折脱位，复位后外敷中药，用连脚托板固定足于功能位，固定时间一般为 6 周左右（图 9-14-8）。

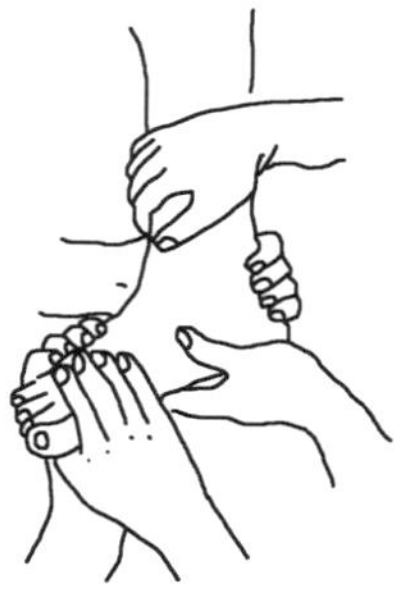

图 9-14-7 跖屈推挤法复位

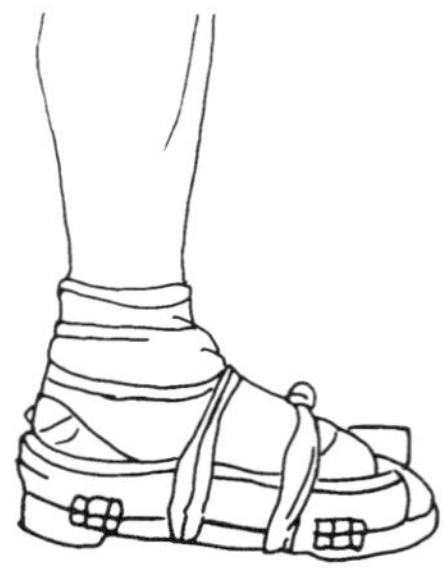

图 9-14-8 固定法

对于部分骨折若复位后不稳定，离手又弹出者，或外固定不牢靠者，可行经皮穿针内固定法治疗。

五、药物治疗

何氏骨科对于足舟骨骨折的药物使用，同样遵循中医骨伤科学的原则，即针对骨折的初期、中期与后期进行辨证论治。

外敷用药：初期，用活血祛瘀散；中期，骨折部位用续筋接骨散，周围部位则用活血祛瘀散；后期，骨折部位用强筋生骨散，周围部位用活血祛瘀散加温通散或消增通痹散。

内服用药：初期，内服活血理气丸；中期，内服活血理气丸加强筋壮骨丸；后期，内服强筋壮骨丸，也可根据不同情况加以辨证施治。

按摩用药：初期，使用归红化瘀酒；中后期，使用温通经络液。

六、功能锻炼

固定期间，未被固定的其他关节可以进行早期功能锻炼。拆除固定后，再循序渐进加强患足功能锻炼，并练习下地行走。

七、预后

足舟骨骨折伴脱位，由于背侧脱出之骨块血运较差，愈合缓慢，可发生缺血性骨坏死，应注意观察。一旦发生，应延长固定时间，避免负重挤压。为预防此类后遗症的发生，不仅外敷活血祛瘀、接骨续断的散剂，同时也要增加内服益气活血、补肾壮骨的中药。以促进骨痂生长，尽早愈合。

八、现代研究进展

本病首选中医治疗，该法操作简便，费用低，易于为患者接受，一般效果良好。例如撕脱骨折，一般撕脱下来的骨块很小，多为小薄皮，很少需要手术治疗。但对于移位较大的体部骨折，非手术治疗失败者，仍然需要手术治疗，手术治疗可以选择切开复位内固定术等。但有可能发生一些并发症，如可能发生骨不连、骨缺血性坏死等。

问题与展望　足舟骨骨折经过中医治疗一般疗效较好。但如果处理不当，容易出现足内侧柱破坏、足弓塌陷等临床症状，且可出现骨折延迟愈合或不愈合、创伤性关节炎等并发症，这就要求对其进一步研究，结合中西医之所长，提高疗效，避免不良反应的发生。

第十五节　跖骨骨折

一、解剖特点

足部跖骨为5块并列的小管状骨，也是前足部主要着力处。5块跖骨构成足的横弓，第一与第五跖骨头是构成内外侧纵弓前方的支重点，与后方的足跟形成整个足部主要的3个负重点。跖骨骨折的治疗，应注意上述关系，以保持足弓的生理弧度及弹性。

二、发病机制

跖骨骨折多由直接暴力引起，如重物砸、压、挤伤等。间接暴力如滑倒扭伤，也可引起。骨折发生的部位为基底部、骨干及颈部（图9-15-1），其中以基底部骨折最多见（图9-15-2），颈部最少。单独一块跖骨发生骨折少见，往往数根跖骨同时骨折，骨折多为横行、斜行或粉碎性（图9-15-3）。跖骨干骨折因相邻跖骨的支持，一般移位不大。跖骨颈骨折后，跖骨头易跖屈并向跖侧移位（图9-15-4、图9-15-5）。第二、三跖骨颈部易发生应力骨折（疲劳性骨折）。第五跖骨基底骨折多由于足内翻位扭伤，腓骨短肌及第三腓骨肌强力收缩而发生撕脱性骨折。

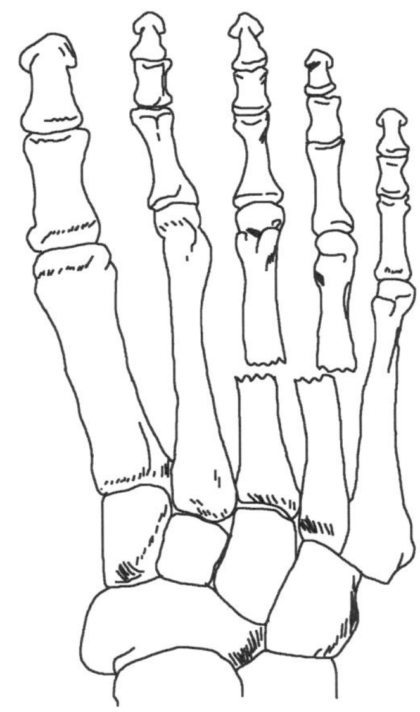

图9-15-1　跖骨体横行骨折

三、临床表现及诊断

多有外伤史，伤后足背肿胀、疼痛、活动功能障碍，局限性压痛及纵向叩击痛。移位的骨折，还可以触及骨摩擦征。

足部正、斜位X线检查可以确诊。跖骨颈部疲劳性骨折，最初表现为前足痛，劳累后加重，休息则可减轻，2~3周后在局部可摸到有骨隆凸。早期X线片可能为阴性，2~3周后可见跖骨颈部有球形骨痂，骨折线多不清楚。

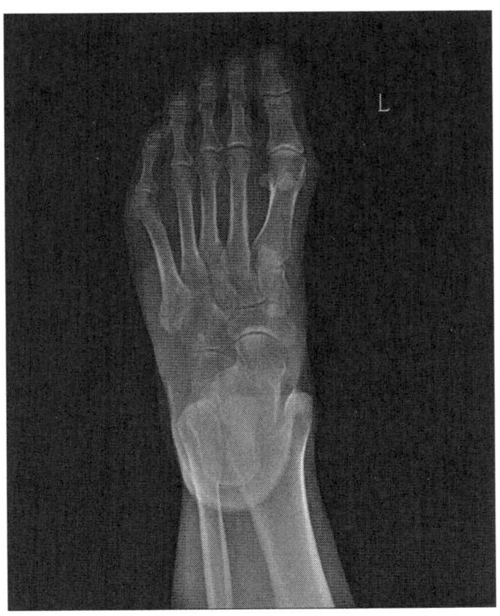

图9-15-2　基底部骨折

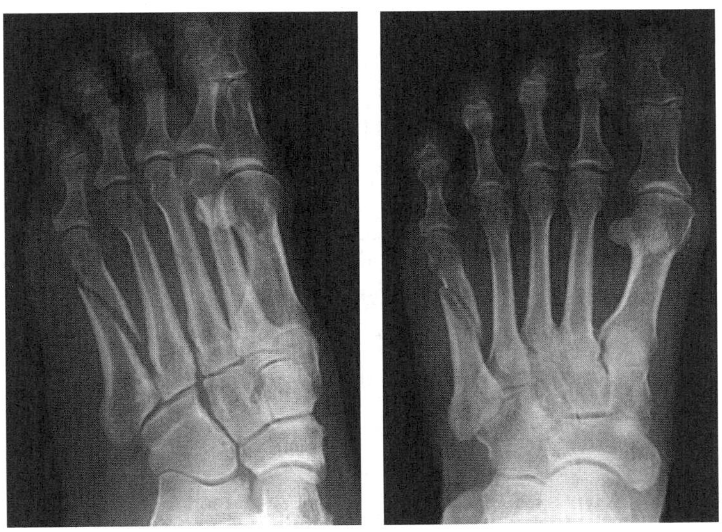

图9-15-3　跖骨干斜行骨折

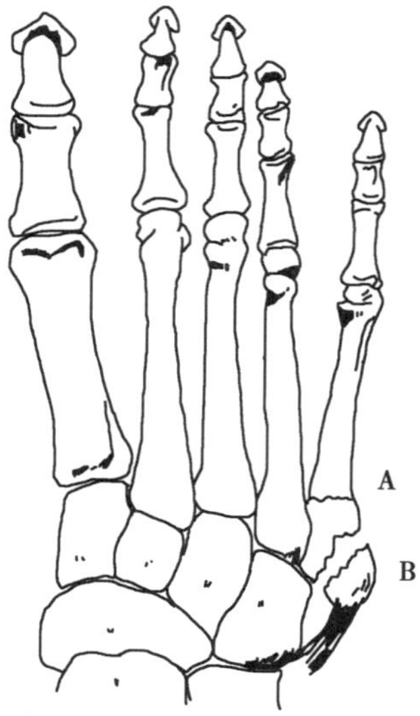

A. 基底部骨折 B. 腓骨肌收缩撕脱骨折

图 9-15-4 跖骨基底部骨折

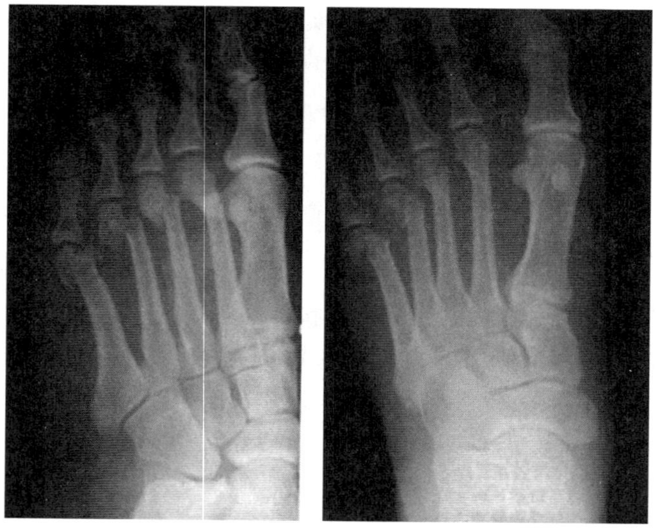

图 9-15-5 第三、四、五跖骨颈骨折

四、手法治疗

跖骨骨折是足部常见的骨折。跖骨共 5 块，参与足横弓与内外纵弓的构成，且第一、第五跖骨头部与跟骨为整个足部的三大着力点。因此，跖骨骨折的治疗必须恢复足弓正常形态，要求复位良好，以免影响足部功能。

（一）整复

无移位的裂纹骨折及第五跖骨基底骨折，无须整复，外敷中药后将患足固定于中立位，时间为 4~6 周，并可做早期功能锻炼。

有移位的骨折，则须手法整复。患者取坐位或卧位，一助手固定小腿下段。术者一手四指放于足背骨折处，拇指置于足心；另一手握足趾并顺势牵拉，纠正重叠移位。然后，术者拇指放在足底远折端，其余四指置于足背近折端，对向压顶，纠正骨折向跖侧成角；如有侧方移位，再以分骨法纠正，即术者一手拇、示指推挤足背的骨折端骨间隙，即可矫正侧方移位（图 9-15-6）。

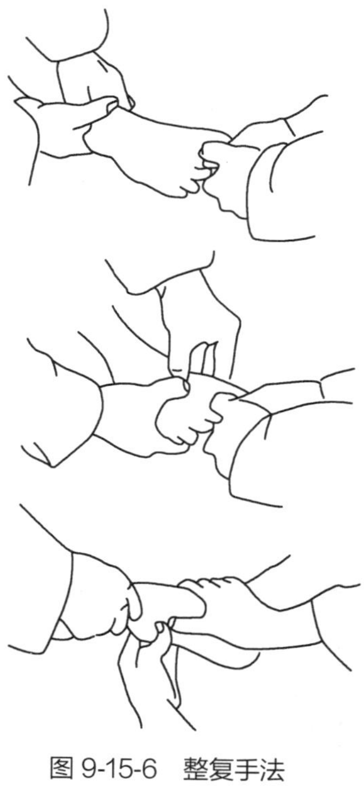

图 9-15-6 整复手法

若跖骨骨折合并跗跖关节脱位时，应先整复脱位，脱位整复后再根据具体情况进行骨折复位。对于手法复位困难者，可采用切开复位内固定。

（二）固定

整复后，足底放置一适应正常足弓的弧形压垫（图 9-15-7），足背骨折移位处放置分骨垫，覆以棉垫或纱布衬垫、硬纸壳，用绷带包扎，将足固定于中立位。若第五跖骨基底部骨折，则用一小弧形压垫以胶布固定于骨片后方，并将足固定于外翻中立位。

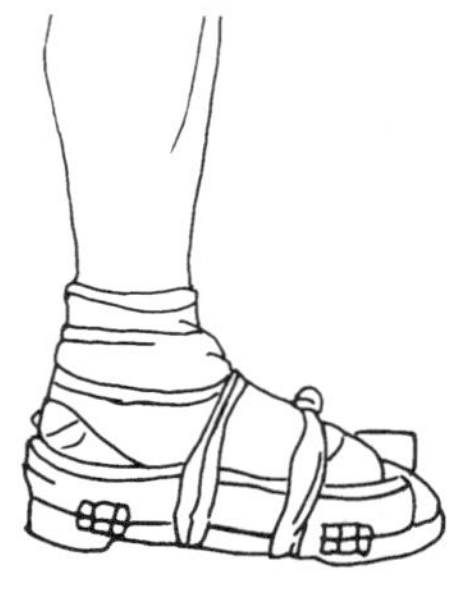

图 9-15-7 固定法

五、药物治疗

何氏骨科对于跖骨骨折的药物使用，同样遵循中医骨伤科学的原则，即针对骨折的初期、中期与后期进行辨证论治。

外敷用药：初期，用活血祛瘀散；中期，骨折部位用续筋接骨散，周围部位则用活血祛瘀散；后期，骨折部位用强筋生骨散，周围部位用活血祛瘀散加温通散或消增通痹散。

内服用药：初期，内服活血理气丸；中期，内服活血理气丸加强筋壮骨丸；后期，内服强筋壮骨丸，也可根据不同情况加以辨证施治。

按摩用药：初期，使用归红化瘀酒；中后期，使用温通经络液。

六、功能锻炼

早期抬高患肢，伸屈膝关节，以促进血液循环，2 周后可扶拐行走。4~5 周后，解除固定，可练习负重行走。

七、预后

跖骨骨折，一般 4~6 周即可愈合，且多不留后遗症。愈合较慢，多是由于过早负重。虽然 X 线片显示骨折端周围有很多骨痂，但骨折线往往长时间不消失，行走疼痛，故不宜过早下地负重活动。

八、现代研究进展

本病首选中医治疗，操作简便，费用低，效果良好，易于为患者接受。手术治疗可以选择切开复位内固定等，但由于创面大，有感染的风险，如非必要，一般不建议行手术治疗。

问题与展望　跖骨骨折由于自身所处部位的特点，治疗上较容易，一般较少出现并发症，但如果治疗不及时，或不注意护理，也可能发生愈合畸形、功能障碍等。因此，临床医生需重视该病，通过规范诊疗来改善预后，提升患者满意度。

第十六节　趾 骨 骨 折

一、解剖特点

足趾为下肢最末梢。趾骨与手指骨近似，除踇趾为 2 节外，其余足趾均为 3 节。如《医宗金鉴·正骨心法要旨》云：“趾者，足之指也。名曰趾者，所以别于手也，俗名足趾。其节数与手指骨节同。”除末节外，每节趾骨均有远近两个关节面，与相应的跖骨头或趾骨头相连接，构成跖趾关节或趾骨间关节。远节指骨远端无关节面，有甲粗隆。其中踇趾较粗大，易受到碰撞、压砸等，引起骨折机会较多(图 9-16-1)。第一跖趾关节的跖侧面，有内、外两个小的籽骨，直接外力挤压时，可引起骨折疼痛，甚至经久不愈。

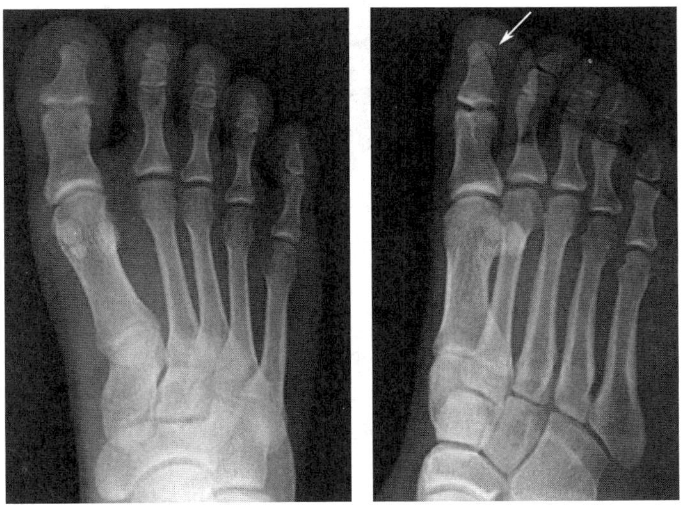

图 9-16-1　踇趾趾骨骨折

二、发病机制

趾骨骨折，在足部骨折中亦较常见，尤以踇趾骨折为多。多为直接暴力引起，常因重物打击或踢、碰硬物所致(图 9-16-2)。重物打击伤常致粉碎性或纵形骨折，若重物压砸于足背后，由于跖骨头受到重物与地面的挤压，可引起踇趾的籽骨骨折，以内侧籽骨多见，常为粉碎性(图 9-16-3)；踢撞伤常为横行或斜行骨折，可合并皮肤软组织或趾甲损伤。直接暴力的强大，有时可导致趾骨的开放性骨折。

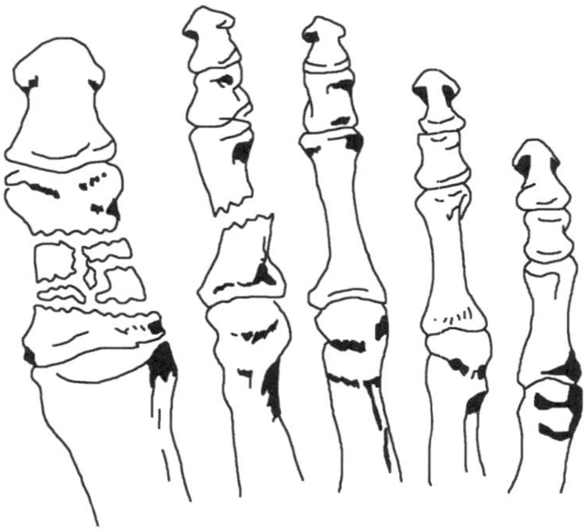

图 9-16-2 趾骨粉碎性骨折

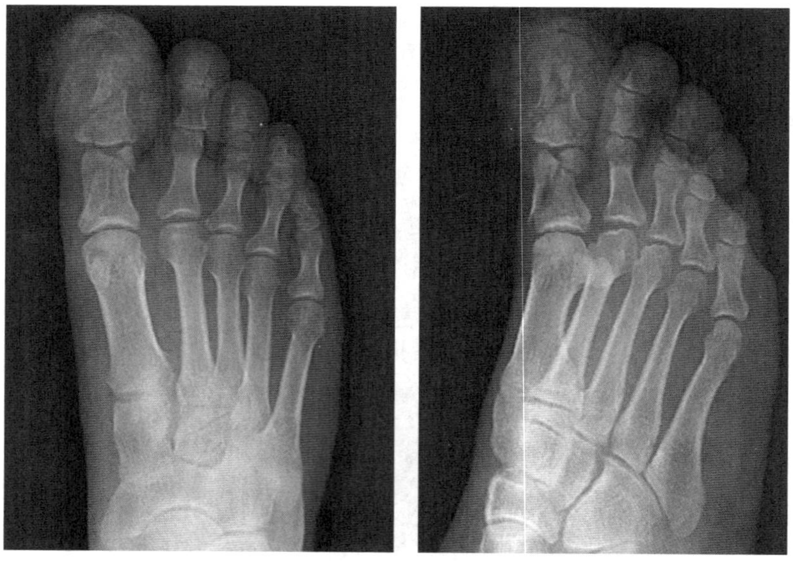

图 9-16-3 趾骨粉碎性骨折 X 线片

三、临床表现及诊断

伤后足趾肿胀、疼痛、畸形，活动受限，伤趾甲下可有紫黑瘀斑，一般局部有明显压痛，足趾纵向推挤疼痛明显，可触及骨擦感。踇趾的籽骨骨折，在跖趾关节底面有明显挤压痛。

足趾正、斜位 X 线检查，可明确诊断骨折类型及移位情况。

四、手法治疗

趾骨骨折，多无移位或移位不大，一般无须整复，包扎固定即可。若有移位者，则须用手法整复。

(一) 整复

对于移位的趾骨骨折，一般采用牵拉挤压法复位。患者取坐位或卧位，一助手两手握住患肢足弓部，术者以一手拇、示二指捏持患趾末端并牵拉，另一手拇、示二指于患趾两侧上下捏挤，即可复位(图 9-16-4)。

(二) 固定

整复后，先将一小压垫以胶布固定于骨折远侧断端跖侧，外敷中药，再用竹片固定。2~5 趾骨骨折，可将患趾与相邻的健趾夹缚在一起，以利于固定。两个以上的趾骨骨折，复位后可采用鞋形夹板固定。治疗时，应注意骨折成角必须矫正，以免影响功能。由于趾骨是下肢的最末端，血供较差，固定时不要将趾端包扎，同时注意固定要松紧适宜，以利于末端正常的血运功能。4~6 周骨折愈合，去除固定后可正常活动(图 9-16-5)。

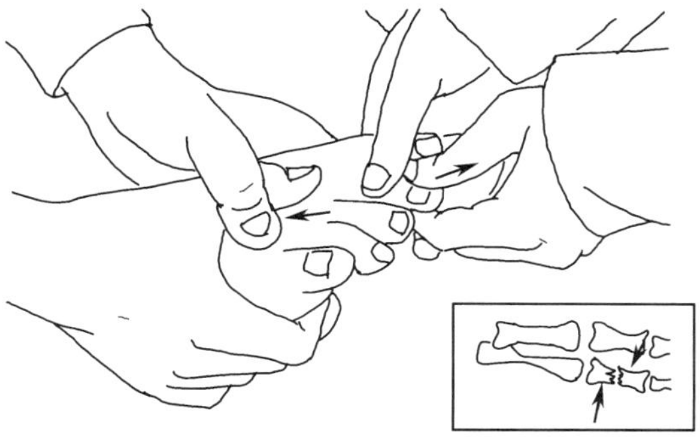

图 9-16-4　整复手法

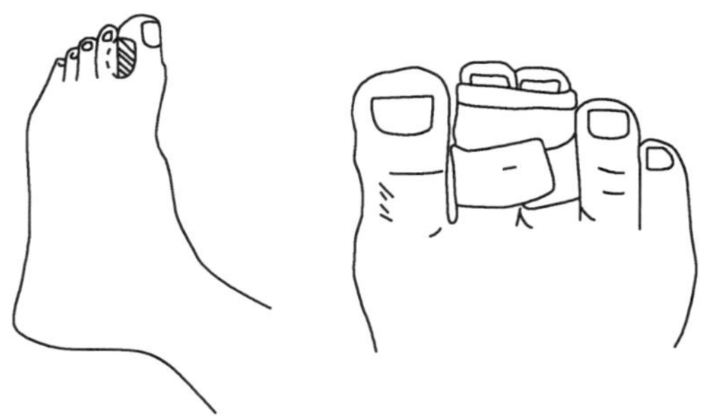

图 9-16-5　压垫放置和固定法

五、药物治疗

何氏骨科对于趾骨骨折的药物使用，同样遵循中医骨伤科学的原则，即针对骨折的初期、中期与后期进行辨证论治。

外敷用药：初期，用活血祛瘀散；中期，骨折部位用续筋接骨散，周围部位则用活血祛瘀散；后期，骨折部位用强筋生骨散，周围部位用活血祛瘀散加温通散或消增通痹散。

内服用药：初期，内服活血理气丸；中期，内服活血理气丸加强筋壮骨丸；后期，内服强筋壮骨丸，也可根据不同情况加以辨证施治。

按摩用药：初期，使用归红化瘀酒；中后期，使用温通经络液。

末节趾骨损伤时，常因神经挫伤，疼痛持续较久，可用舒筋汤熏洗患足，内服何氏强筋壮骨丸，以促进趾骨及其周围软组织损伤的痊愈。

六、功能锻炼

早期抬高患肢，伸屈膝关节，以促进血液循环，2 周后可扶拐空身行走。4~5 周后，解除固定，可练习负重行走。

七、预后

趾骨骨折愈合较快，一般预后良好。骨折后若折端向跖侧突起，特别是末节，行走着力时易产生疼痛，应注意预防。

八、现代研究进展

手法闭合复位、石膏外固定，一般效果良好，但偶尔可能造成骨折的畸形愈合或不愈合。手术治疗多采用克氏针内固定和钢板内固定技术。但是骨折固定不够稳定并损伤邻近关节时，容易引起感染、创伤性关节炎和关节僵硬等。

问题与展望　对趾骨骨折的治疗效果虽一般比较满意，但各种治疗方法均有其优缺点，偶尔也有愈合畸形、功能障碍等发生。因此，如何进一步提高疗效，避免不良反应的发生，需进一步研究。

第十章 躯干部骨折

躯干骨由脊柱、肋骨、胸骨和骨盆组成。脊柱的下段(骶椎与尾椎)构成骨盆后壁,脊柱的胸段,两侧有肋骨环绕构成胸廓。这样的结构对胸腔、腹腔和盆腔脏器的保护和承重起着非常重要的作用。中枢神经与重要脏器均居于其中。如有严重损伤可引起不良后果,若导致躯干骨损伤的暴力强大,损伤机制复杂,往往合并内脏组织结构的破坏,产生严重并发症,可导致终身残疾甚至死亡。因此,对于躯干骨骨折的诊断和治疗,既要重视躯干骨骨折本身的问题,也要重视并发的脊髓、神经、内脏损伤对全身和局部生理功能的影响。

第一节 颈 椎 骨 折

一、解剖特点

脊柱俗称脊梁骨,位于躯干的正中,由 33 块椎骨借椎间盘、前后纵韧带和棘间、棘上韧带等联结而成。是机体负重、运动、吸收震荡及平衡肢体的重要结构,具有保护、支持内脏和脊髓等作用(图 10-1-1)。

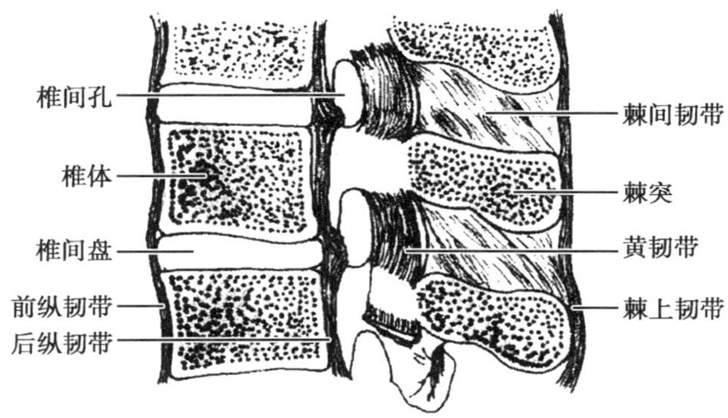

图 10-1-1 脊柱解剖特点

颈椎是脊柱的重要组成部分,位于脊柱的最上端和头部相连。颈椎,《医宗金鉴·正骨心法要旨》称其为项骨,共有 7 个椎骨。第 1 颈椎,无椎体和棘突而呈环状,故称寰椎(图 10-1-2)。寰椎上与枕骨相关节,下连第 1 颈椎。第 1 颈椎即枢椎(图 10-1-3),椎体小而棘突大,椎体上有齿状突向上伸入寰椎内,与寰椎的前弓和横韧带构成关节,即寰枢关节。由寰椎的横韧带稳定齿突,防止齿状突后移而压迫椎管。7 个椎骨形成一个向前弯的曲度,构成脊柱四个生理弧度之一——颈曲。除寰椎、枢椎之外,第 3~7 颈椎结构相同,其上下关节突相连构成椎后关节,因关节面近于水平位,故活动灵便,但容易发生脱位绞锁。颈椎的活动范围最大,它能旋转、前后屈伸和左右侧弯、旋转活动主要发生在寰椎和枢椎之间。颈 3~7 负责屈、伸、侧弯等活动。

二、发病机制

颈椎损伤主要包括寰枢椎骨折与脱位、第 3~7 颈椎骨折与脱位两种情况。

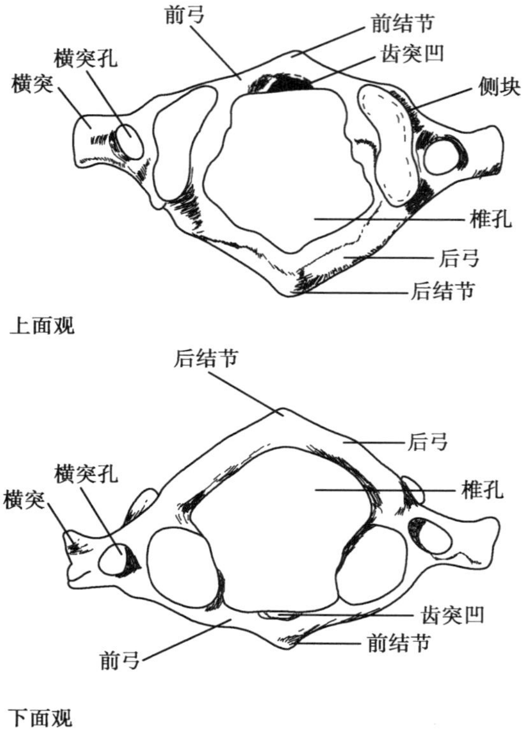

图 10-1-2 寰椎

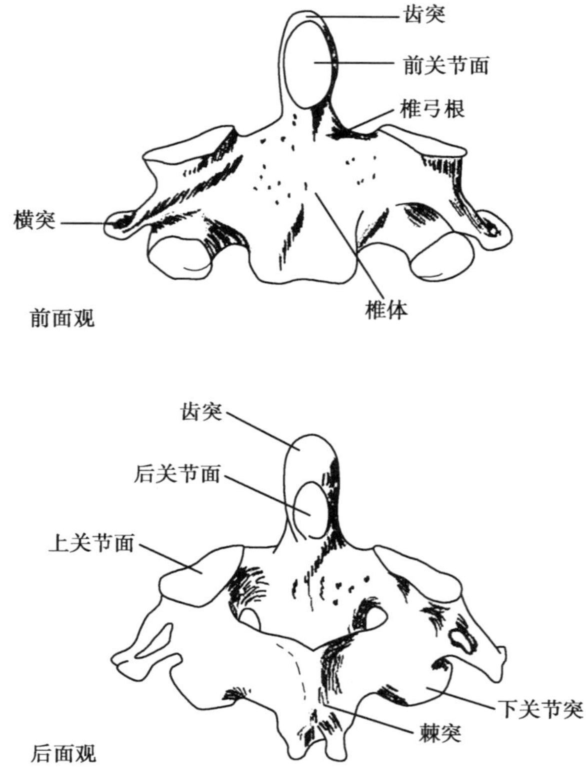

图 10-1-3 枢椎

(一) 寰枢椎骨折与脱位

寰椎、枢椎也叫第 1、第 2 颈椎，寰椎、枢椎的骨折与脱位，是一种不稳定性骨折，因为骨折、脱位的同时常并发脊髓的损伤，出现高位截瘫，严重者可立即危及生命。由于寰椎、枢椎在解剖学上和其他脊椎结构不同，因而发生骨折和脱位时的病理变化也不一样。不同体位、不同外力所造成的损伤程度也有所不同。

当头顶受到垂直暴力时，冲击通过枕骨直达寰椎的侧块，使其向两侧分裂，结果寰椎的骨环在其脆弱处可被冲裂为 2 块或数块，一般不损伤脊髓，故无神经症状（图 10-1-4）。当合并有急骤屈曲时，如头低位，头后受到外力冲击，可造成枢椎齿状突基底部骨折，或寰椎横韧带断裂，使寰椎向前移位，引起脊髓损伤。若同样体位和外力造成寰椎横韧带断裂（图 10-1-5），引起寰椎向前脱位（图 10-1-6），枢椎齿状突后移，向前移位的寰椎后弓与后移的齿状突对脊髓造成损伤尤其严重，可出现全身瘫痪甚至死亡。

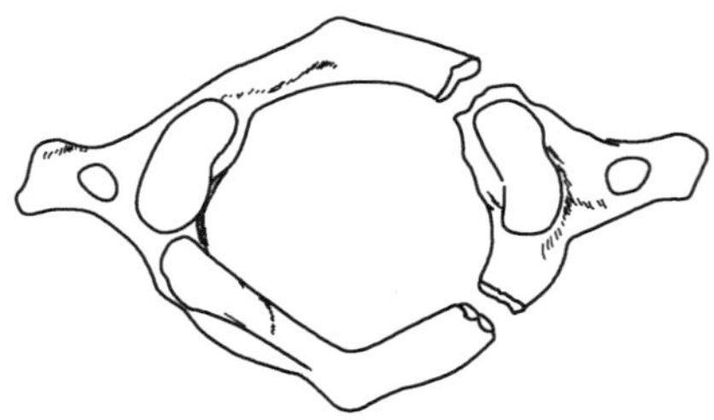

图 10-1-4 垂直暴力：寰椎向两侧分裂

(二) 第 3~7 颈椎骨折与脱位

暴力作用的方向不同，可造成不同类型的骨折与脱位。如颈部在屈曲位时，头部遭受暴力或因颈部“挥鞭”损伤，可引起颈部压缩性骨折或脱位（图 10-1-7）。它的损伤可分为三种类型：颈椎单纯脱位、颈椎单纯骨折、颈椎骨折与脱位并发。损伤时，若挤压分力大于脱位分力，则可出现椎体前部被挤压成楔形或粉碎性的单纯椎体压缩性骨折，尤其以 5~7 颈椎多见。损伤时，如果脱位分力大于挤压分力，则可引起椎体相互分离或旋转导致关节囊、韧带发生撕裂，受累的关节突、关节面失去正常平衡关系，出现半脱位或全脱位。表现为上一个颈椎后关节的下关节突，推向下个颈椎的上关节突的前方，呈跳跃状，也称为颈椎关节突跳跃征。全脱位者，多伴有不同程度的脊髓损伤；如果骨折与脱位同时出现，严重者可引起脊髓断裂和挤压伤，属于非稳定性骨折。

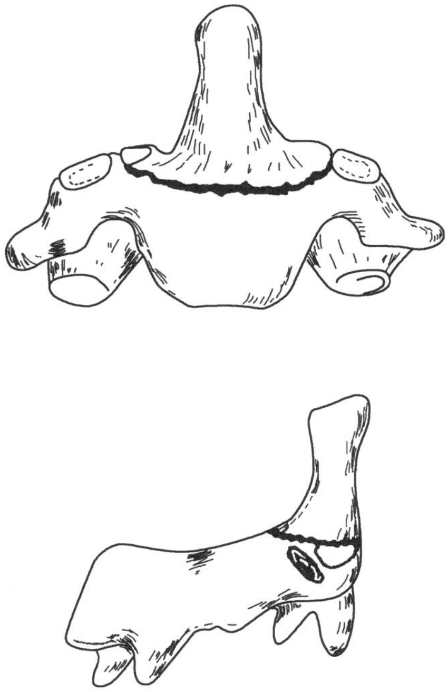

图 10-1-5　枢椎齿状突基底部骨折

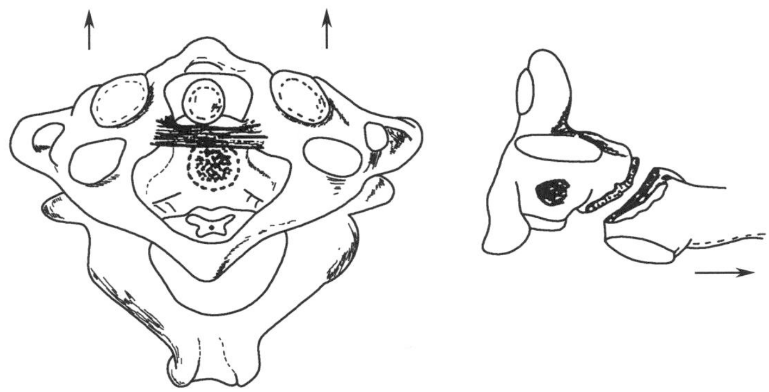

暴力方向　　枢椎齿状突后移

图 10-1-6　寰椎向前脱位

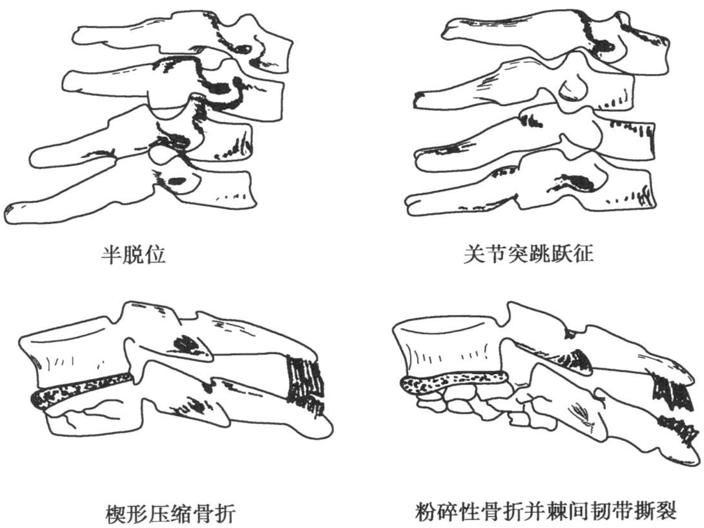

图 10-1-7　第 3~7 颈椎骨折与脱位

三、临床表现及诊断

(一) 寰椎骨折与脱位

有头颈急性外伤史，颈部疼痛、肌肉痉挛、僵硬等，头的旋转功能和低头功能的障碍，患者多以双手捧头及面颊车部以保持头与躯干同时转动。若脊髓神经受到压迫，轻者可出现运动功能和感觉障碍，下肢与二便正常；重者可出现全身瘫痪、二便失禁等脊髓严重断裂症状。X 线检查，应摄张口正位和侧位片，诊断寰椎脱位可在侧位片上测量寰齿关节间隙，成人超过 2.5mm，小儿超过 3mm，即可诊断。亦可通过测齿突轴线或寰椎线有无异常改变，来判断脱位与否。在正常的张口位片上，齿突轴线应通过寰椎轴线(从寰椎两侧下关节突最外侧连线中点所作垂线)，如两线不重合一致，说明寰椎脱位。在正常颈椎侧位片，枕骨大孔后缘与寰椎前结节下缘连线即寰枕线应通过齿突，此线前段即寰齿间距应为全线的 1/3，齿突轴线与寰枕线相交之角应为 70°~80°，如前段超过 1/3，多表示齿突后移，寰椎向前移位（图 10-1-8）。

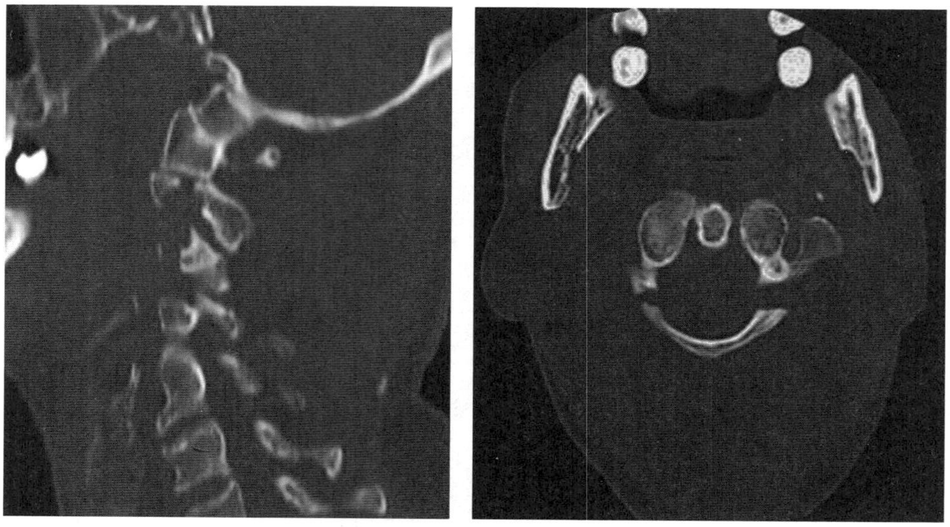

图 10-1-8　寰椎骨折脱位

注：矢状位显示寰椎骨折 C2/3 上下关节突半脱位；CT 显示寰椎后弓两侧根部骨折。

（二）第 3~7 颈椎骨折与脱位

多有颈部受伤史，伤后头的各个方向的功能活动受限，头屈而不能伸，受累的颈椎棘突向后凸起，患者多用两手捧头活动。颈部疼痛，局部压痛，轻轻叩击头顶时可引起剧痛。X 线片上可见颈椎正常生理弧度消失或反弓，颈椎体呈楔形改变，或见上个椎体脱于下个椎体前方 1/4~1/2 不等。如半脱位者多见上肢麻木无力，不能主动抬举或握力减弱；而全脱位者，伤后则立即出现全身瘫痪或者死亡。颈椎严重压缩性骨折和双侧椎弓根骨折均能伴发后关节脱位，轻者伴发脊髓损伤但较为少见。

（三）神经系统检查

虽然 X 线检查是确定颈椎骨折的最可靠的方法，但应谨慎使用。一般颈椎骨折脱位，尤其伴有截瘫者，最好摄床边 X 线片，以减少对患者的搬动，避免加重脊髓损伤。颈椎骨折脱位后脊髓神经的损伤一般不难作出诊断，但要对损伤的程度及定位作出精确的判断则较困难。X 线片只能显示骨折脱位的部位及椎管内有无碎骨片，从而间接地了解脊髓神经的损伤程度，但不能准确地反映脊髓本身的损害程度。认真进行神经系统检查，可以了解脊髓损伤的具体情况，从而作出进一步判断。例如颈椎严重损伤导致的瘫痪可有两种情况，一是中枢神经元锥体束损伤者，出现痉挛性瘫痪；二是周围神经元神经纤维被损伤者，出现弛缓性瘫痪。痉挛性瘫痪又称硬瘫，肌肉萎缩轻，肌张力增高，出现肌痉挛性收缩，腱反射亢进。弛缓性瘫痪又称软瘫，肌肉萎缩，肌张力降低，腱反射减弱或消失。

四、手法治疗

颈椎骨折与脱位的治疗，一定要慎重。对于不伴脊髓神经损伤的单纯性骨折脱位，可以采用中医手法进行整复。治疗应遵循尽早原则，并在整复后强调严格固定。

（一）整复

1. 寰椎骨折与脱位　患者取坐位，术者立于患者身后，两手拇指交叉置于受累椎体的棘突两旁，两示指分别向前置于患者两侧腮部，两手其余三指向前托住下颌部，向上端提牵引，力量适度，并将头由左向右或从右向左做缓慢环转运动，同时两拇指用力向棘突夹挤或向前按压，骨折脱位即可纠正。该复位方法称为“端提旋转法”。

2. 第 3~7 颈椎骨折与脱位　患者取坐位，术者复位手法与整复寰枢椎骨折与脱位相同，但具体手法稍有差异。术者一手托住患者下颌，另一手拇指置于受累椎体突出的棘突上，双手配合向上端提牵引，使患者头略向后仰，并将头左右适当旋转，同时置于受累棘突上的拇指向前推按，即可复位(图 10-1-9)。

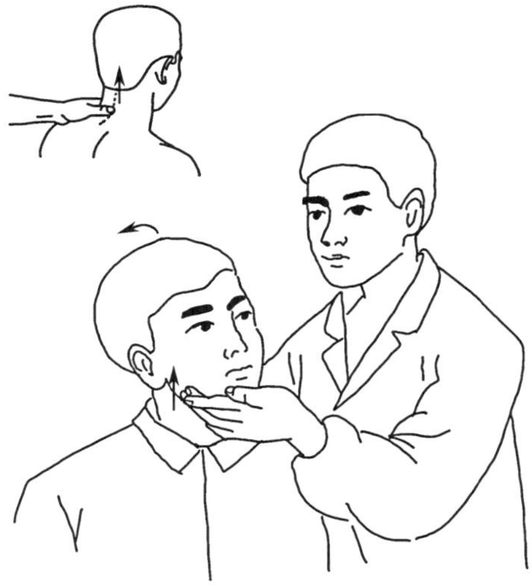
图 10-1-9　端提旋转法

(二) 固定

1. 寰椎骨折与脱位　手法整复以后，局部外敷中药。患者取半卧位，采用铝合金翼形肩颈固定架与颌枕带牵引相结合的方法施以固定。这种固定方法具有三个优点：其一，牵引可以缓解颈部肌肉的痉挛，又可以维持整复后的骨位，解除对脊髓的压迫，使神经症状得以改善；其二，铝合金翼形肩颈固定架的上翼托住头后及两侧下颌部，下翼固定双肩，既可以辅助牵引力，又可以对颈部骨折脱位处起到稳固加强的力量；其三，患者取半卧位，既可解除仰卧位颈部血肿严重而对脊髓产生压迫之忧，又可避免因坐位产生的不舒适感。临床实践证明此固定方法疗效较佳。

2. 第 3~7 颈椎骨折与脱位　若单纯骨折或脱位，可只用铝合金翼形肩颈固定架固定；若骨折伴脱位，其固定方法与寰枢椎骨折与脱位固定方法相同。

五、药物治疗

何氏中医骨伤科对于颈椎骨折的药物使用，同样遵循中医骨伤科学的原则，即针对骨折的初期、中期与后期进行辨证论治。笔者认为，颈椎骨折与脱位，不仅损伤骨骼、关节、韧带等，往往还可能造成脊髓与神经受损。该损伤的早期，伤处一般会出现瘀血水肿，压迫脊髓产生神经症状，若不及时消散，将造成不良后果。故颈椎损伤早期，宜重用活血化瘀、利水消肿之剂。脊柱的每一个椎体连接紧密，可因创伤而形成骨质增生，甚至导致骨桥形成，而椎间小关节容易融合或椎体融合，脊柱功能受限。为预防颈椎骨折脱位后导致颈椎强直，故使用接骨药的时间不可太长，而应及时选用舒筋活络药物。

外敷用药：初期，用活血祛瘀散；中期，骨折部位用续筋接骨散，周围部位则用活血祛瘀散；后期，骨折部位用强筋生骨散，周围部位用活血祛瘀散加温通散或消增通痹散。

内服用药：初期，内服活血理气丸，也可以血府逐瘀汤合五苓散加减，药用生地 15g，桃仁 15g，红花 15g，赤芍 15g，枳壳 15g，柴胡 12g，川芎 18g，桔梗 15g，牛膝 15g，葛根 24g，木通 12g，泽泻 15g，茯苓皮 30g，花粉 12g，车前草 30g，生大黄 10g，三七 10g 等。水煎服，每日 1 剂。中期，内服活血理气丸加强筋壮骨丸；后期，内服强筋壮骨丸，也可根据不同情况加以辨证施治。

按摩用药：初期，使用归红化瘀酒；中后期，使用温通经络液。

六、功能锻炼

颈椎骨折与脱位，须经 X 线检查愈合良好后才可以去除翼形肩颈固定。开始颈部主动或被动的伸屈、旋转、侧屈等功能锻炼，锻炼应遵循循序渐进、活动范围由小到大的原则，且以患者无疼痛或微痛为度。

七、病例

案例一

患者张某，男，18 岁，摔跤运动员。

【主诉】头颈部摔伤，疼痛活动受限 2 天。

【现病史】患者1980年12月7日在运动会的摔跤比赛中，足上头下腾空摔地，头部触地，造成颈椎损伤。患者被立即送至凉山彝族自治州第一人民医院急诊，并收入住院，院方下了病危通知书。当时影像学检查显示齿状突形态不完整，颈椎体自然弓度改变，寰椎区域显影不清。主治医生向相关负责人告知，患者为枢椎齿状突出骨折合并脱位，如压迫脊髓可能发生瘫痪并可能危及生命。次日，院方再次向上级汇报病情的危险性及可能发生的情况，指出若继发水肿，进一步压迫脊髓，可能引发猝死。笔者受委派，于1980年12月9日赶赴当地参与救治工作。当时患者住院，治疗采用四头带牵引固定，口服激素，补液加氢化可的松、维生素C。患者头颈疼痛，尤其第2、第3颈椎段疼痛为甚。活动受限，整个脑枕部及后颈区麻木、肿胀、头昏、呕吐，2日未解大便。

【诊断】寰枢椎骨折，证属骨断筋伤，血瘀气滞。

【治疗】取百会、印堂、太阳等穴，循其经络肌腱，点刺揉拿，配以何氏损伤药酒按摩，白酒送服何氏自配五虎逐瘀散3日。3日后(1980年12月12日)，患者头昏好转，情绪安定，能少量进食。头颈部仍肿胀、疼痛、麻木。诊断伤部已气畅瘀散，转危为安。于1980年12月13日早晨以石膏托固定肩背胸部，将患者用飞机送至成都治疗，患者路途情况尚好，仅感头昏、头颈部疼痛有所加重，伤后还未大便。予当归、桃仁、甘草、蜂蜜等药配方内服，通便润肠。嘱患者休息2日，再行其他治疗。次日(1980年12月14日)患者大便得下。1980年12月15日患者病情稳定，头昏好转，情绪安定。取去石膏托，予手法按摩旋提。用药酒按摩后，外敷何氏祛瘀消肿散，改用自制铝合金翼形肩颈固定架固定。术后病情无异常情况出现。治疗安排为每2日1次。1周后患者头昏基本消失，肿胀疼痛逐渐减轻，颈部已能自行轻微活动。继续手法按摩推拿。外敷药采取第二颈椎区用何氏续筋接骨散，其余部位用行气活血散。

1个月后(1981年1月17日)取去固定器，治疗同前。约2个月半后(1981年4月1日)疼痛消失，颈左右旋转，前屈功能均已接近正常，仅后仰功能尚有三分之一未恢复，被动加大后仰角度疼痛，患者自述后枕部仍有轻度麻木，触觉尚差。停止敷药，每日用药酒按摩，加强功能锻炼。又治疗2个月后痊愈，1年半后随访无后遗症，颈部功能、力量均正常，可进行正常跑步、打篮球等体育活动。

【说明】寰枢椎骨折，伤情危重在于骨折后骨位的改变和气血瘀阻形成水肿，致使脊髓神经受压，引起高位截瘫，重则危及生命。治疗上首先要准确掌握病情，才能在手法上轻重、大小、缓急施行得度。否则会法不奏效，甚或加重病情。此伤在用药上需考虑气机不通，瘀血不散，随时可能发生危险。故急用何氏五虎逐瘀散破气下瘀，方能去危为安。

案例二

患者陈某，男，20岁，足球队运动员。1980年10月6日初诊。

【现病史】患者1978年在一次雨天的比赛中用头猛顶湿球，造成颈部受伤。当时颈部疼痛，头昏欲呕，颈部僵硬，活动受限，立即送当地医院治疗。经X线检查，诊断为第4、第5颈椎椎体压缩性骨折。患者先后在重庆医学院附属医院(现重庆医科大学附属第一医院)和重庆市体工队(现重庆市运动技术学院)作牵引、按摩治疗，治疗持续2年多，虽有好转，但颈部仍不能受力，经常疼痛，平时颈部呈强直状，不能参加训练，患者十分痛苦。为求进一步治疗来诊。

【检查】采用何氏颈部"旋转、屈伸侧搬试验"配合颈椎棘突及椎侧初诊法，被动屈颈时左臂出现麻木和发胀，左右旋转时，颈部两侧肌肉发胀并有牵拉疼痛感，并向左侧肩胛部呈放射性疼痛。颈棘突两侧肌肉发硬，触诊肌肉内有条索状感，颈部力量差。

【诊断】第4、第5颈椎椎体陈旧性压缩性骨折。证属骨断筋伤，气滞血瘀。

【治疗】采用何氏按摩法，配合外敷中药。取百会、风池、风府、哑门、缺盆、肩井、曲池、小海、天井、内关、外关等穴进行按摩，配以何氏按摩药酒按摩颈部，并沿左侧肩背而下至左手指端，在颈部外敷何氏温通经络散，温其经络，散其风寒，改善颈部循环，每2日1次。第3次治疗后，患者明显感觉颈部疼痛减轻，颈部活动有所好转，第4次开始在颈椎部外敷何氏补骨丹以修复骨折损伤，余部按摩、外敷用药同前，2周后患者诉颈部疼痛现象及功能活动均有明显改善，但左肩发胀、麻木现象仍存在。颈部用药不变，在左侧肩胛部及左肘关节外侧部增敷温经通络散，用药后左臂麻木现象明显好转，用药同前。1980 年 11 月 25 日检查，患者颈部前屈 40°，后伸 35°，左右侧屈 45°(均属正常值)。头部连续顶球 20 个均无不适反应，开始进行恢复性训练。逐渐增加强度均无反复。后经随访未复发。

【说明】颈椎是头颅的支架，颈部的神经和血管是脑与肢体的桥梁。骨损伤修复尚差。两侧颈肌代偿性肌劳损，气血瘀滞、经络受阻，造成颈部功能受限，而所司之区麻木发胀，容易造成脊髓神经受压，引起高位截瘫，严重的可危及生命。如治疗不当，更易造成严重后果，而轻者治愈后也常遗留颈部活动不利，功能降低，使全身运动的灵活性随之下降。因此，对运动员的颈部受伤情况要有一套有效的方法，力求保证其全身运动灵活自如而重返运动场。

颈椎压缩性骨折是球类项目、武术、体操员等运动都容易发生的一种伤病，当椎体被压缩后，颈椎长度发生了改变，若椎体上下的代偿性弯曲不足，就容易造成颈椎关节突关节的损伤，引起创伤性关节炎。同时，肌膜间因出血而发生粘连，导致颈部活动功能受限。从中医角度，为气滞血瘀，若再外感寒邪，可造成经络受阻。若未获彻底治疗，日久易形成增生性颈椎病。何氏温经通络散具有温经通络、散寒解痉、消炎活血的作用。何氏补骨丹是一种专门用于陈旧不愈之骨质损伤的特效药。配合独特的推拿手法，能够兴奋神经，通经活络，使血管舒张，改善局部血液循环，增强解痉的作用。药物与手法协同作用，故疗效显著。

第二节 肋骨骨折

一、解剖特点

肋骨为弯曲形扁骨，共有 12 对。上 7 对肋骨借助软骨直接附着于胸骨，称真肋，下 5 对肋骨称假肋。第 8~10 肋骨借第 7 肋软骨间接附着于胸骨，最下方 2 对肋骨的前缘游离，也称浮肋。肋骨与胸椎、胸骨联合组成一环状结构，形成胸廓。肋骨的主要功能为进行呼吸运动与保护胸腔内脏器官。

肋骨可分为体及前后两端。后端为肋头，也叫脊椎端，肋骨与相应的胸椎椎体相关节；结节与胸椎横突相关节，肋头与结节间的狭窄部分为肋颈。肋体前端上缘钝圆，下缘锐利，形成肋沟，容纳肋间神经和血管。

肋骨可分为肋硬骨与肋软骨两部分，位于肋骨后方的主体部分为肋硬骨，前方的软骨部分为肋软骨。后端与胸椎关节相连，前端的肋软骨与胸骨相连。肋骨本身富有弹性，有缓冲外力的作用。第 1~3 对肋骨短小，又被肩胛骨、锁骨及上臂所保护，一般不易受伤，浮肋弹性大，不易骨折。骨折多发生于较长的第 4~9 肋。

肋骨骨折发生于老年者多见，其次为壮年。青少年及儿童由于肋软骨成分多，胸廓弹性大，对外有相当的缓冲作用，故一般外力很少导致肋骨骨折。

二、发病机制

直接暴力如碰撞、拳击等，直接作用于肋骨某处，骨折呈横行或粉碎性，骨折片多向内塌陷移位，易刺破胸膜和肺脏，造成血胸、气胸。当外力作用于胸壁的前、后部时，胸廓受到来自前后的对挤外力，胸腔的前后径缩短，导致肋骨在腋中线附近断裂。骨折多为斜面型，骨折片向外突出，刺破胸膜的机会较少。如暴力较大，也可导致骨片刺破皮肤，形成开放性骨折。导致这类骨折的暴力为传达暴力(图 10-2-1)。

直接暴力使局部骨折，而其余力未消，残余力量即成为传达暴力，造成该肋骨他处骨折。此一骨双折现象多为直接与传达暴力合并作用的结果，常造成胸内损伤。此外，肋间肌急骤强力收缩，可导致下部肋骨骨折，可见于严重咳嗽、打喷嚏、产妇及百日咳患者。第 1 肋骨也可因不平衡的斜角肌作用而骨折，多见于长期患病脱钙的患者。

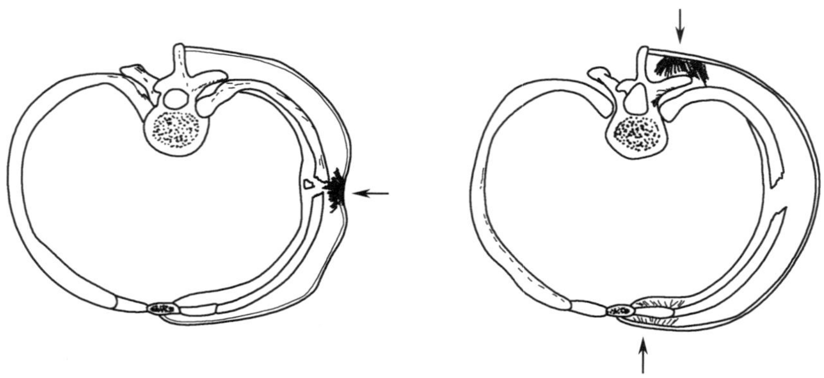

图 10-2-1　肋骨骨折及发病机制

三、临床表现及诊断

伤后当时疼痛较轻，但疼痛逐日加重，一般 3~5 日后疼痛最严重。骨折部疼痛因深呼吸、咳嗽、喷嚏和躯干转动而加剧。局部软组织可有擦伤、瘀血。骨折处明显压痛，或有凸起和凹陷畸形，以手按压伤处，有时可触摸到骨擦感。两手在远离伤处前后或左右挤压胸廓，均可引起骨折处剧痛。

肋骨骨折时，可产生多种胸部并发症。如骨折端穿破胸膜、肺部时，可产生气胸、血胸、纵隔及皮下血肿、咯血，甚至休克。患者呼吸短浅，不敢咳嗽咯痰，致呼吸道内的分泌物滞留，堵塞支气管，引起肺不张和肺部感染。

肋骨骨折多为闭合性，断骨可为一根或数根。一根肋骨一处断裂为单骨折，两处以上断裂为双骨折或称多段骨折。无论一根还是数根肋骨的多段骨折，均可造成肋骨断端的游离，伤处胸壁软化塌陷，形成浮动胸壁，出现反常呼吸运动。即吸气时胸廓扩张，浮动胸壁反而下陷；呼气时胸廓回缩，而浮动胸壁反而膨出。

这种呼吸运动时与正常胸廓不一致的反常呼吸（矛盾呼吸），导致肺的通气功能产生障碍，对呼吸和循环产生严重影响。骨折端刺破肺脏可产生严重的气胸、血胸，刺破胸膜可出现皮下气肿。有皮下气肿时，可触到捻发音；皮下气肿严重时，可蔓延到上背部及颈部。

X 线检查非常必要。除明确骨折的部位、数量外，更重要的是检查有无肺与胸膜的并发症及其程度。需要注意的是，有时临床体征检查对确定有无肋骨骨折，比 X 线透视或摄片更具有决定性的意义。

四、手法治疗

遇有严重胸壁损伤患者，出现气胸、血胸、休克、胸壁反常呼吸运动等紧急情况，必须中西医结合抢救。闭合性气胸，应立即在患侧第 2 肋间锁骨中线穿刺抽气。张力性气胸及血胸，应行闭式引流。对浮动胸壁，先用局部压垫包扎法临时处理，然后做肋骨持续牵引或手术内固定。对一般肋骨骨折，何氏骨科采用传统中医骨伤科正骨方法治疗。

（一）整复

一根或数根肋骨单处骨折，且无明显移位，不需手法复位。若单一肋骨骨折移位，应做手法整复。复位时，患者取坐位，患侧上肢举起，胸部肌肉拉紧，术者用手轻轻压住凸起的肋骨，同时让患者做深呼气或咳嗽，随着呼气动作，下陷的肋骨膨起（图 10-2-2）。

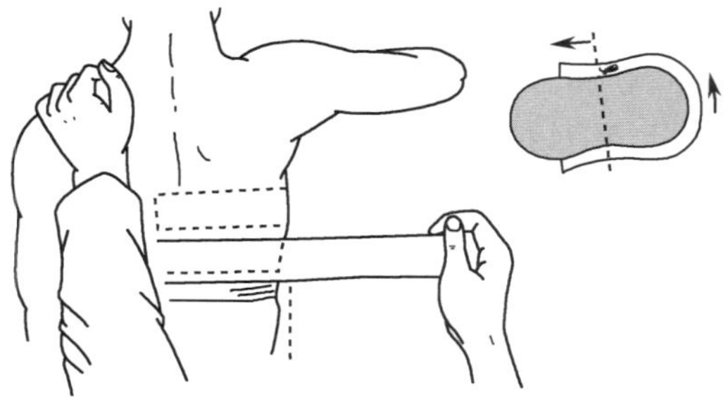

图 10-2-2　肋骨骨折固定

（二）固定

整复后，骨折处外敷中药，根据骨折情况，选择大小适宜的弧形压垫，用胶布条粘贴。然后，再用多头带或宽绷带包扎固定。目前，市售的成品“肋骨带”，有绞丝扣，应用较方便。一般固定后 3 周即可解除。

五、药物治疗

何氏中医骨伤科对于肋骨骨折的药物使用，同样遵循中医骨伤科学的原则，即针对骨折的初期、中期与后期进行辨证论治。

外敷用药：初期，用活血祛瘀散；中期，骨折部位用强筋生骨散，周围部位则用活血祛瘀散；后期，骨折部位用强筋生骨散，周围部位用活血祛瘀散加温通散。

内服用药：初期，内服活血理气丸；也可以使用复元活血汤加减；中期，内服活血理气丸加强筋壮骨丸，也可以使用正骨紫金丹；后期，内服强筋壮骨丸，也可根据不同情况加以辨证施治。

按摩用药：初期，使用归红化瘀酒；中后期，使用温通经络液。

六、功能锻炼

肋骨骨折经整复固定后，患者一般均应下地自由活动。重伤患者需要卧床休息，可取头高足低斜卧位，并锻炼腹式呼吸，但症状减轻后即可下地自由活动。

七、预后

肋骨骨折，固定 4 周左右，均可获得骨连接，一般预后良好。肺部、胸膜之损伤与早期并发症，若初期处理得当，亦很少有后遗症。

第三节　胸腰椎压缩性骨折

一、解剖特点

正常脊柱有颈、胸、腰、骶 4 个生理弯曲，以保持躯干的平衡运动，缓冲震荡和直立负重(图 10-3-1)。胸椎和腰椎结构大致相同，只是关节突的关节面方向有所差异。第 1~10 胸椎两侧有肋骨支撑，故活动度较小，受伤机会也较少。脊柱除脊椎外，从第 11 胸椎至第 5 腰椎因活动范围大，活动方向广，负重较大，故容易受伤。脊柱的胸腰段是胸、腰两个弯曲的转折点，又是活动较少的胸椎与活动较多的腰椎的交界区，活动范围较广，因而成为胸、腰椎压缩性骨折的好发部位。脊髓下端与第一腰椎体下缘平齐，再向下则有马尾神经，胸、腰椎某些压缩性骨折的严重性，即在于合并马尾神经损伤。

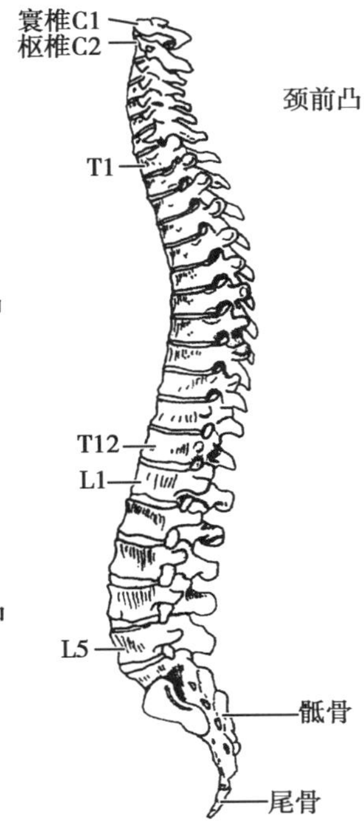

图 10-3-1　脊椎生理弯曲

二、发病机制

胸、腰椎的压缩性骨折，多由于间接外力使脊柱胸、腰段过度前屈对椎体产生挤压而引起。如从高处坠下时，若臀部或双足着地，地面的反冲力与自身重力相加作用于脊柱活动幅度最大的节段，可导致脊柱前缘压缩性骨折以及关节突骨折或后关节脱位；若是从高处仰面跌下，背部或腰部撞击在地面等坚硬的物体上，使脊柱骤然过伸，可发生前纵韧带断裂，发生椎体分裂以及附件骨折；弯腰工作时，上背部突然遭受外力的重压或冲击，脊柱骤然过度前屈，均可发生胸腰椎骨折或脱位。骨折部位多发生在第 10 胸椎至第 2 腰椎之间的椎体，尤以第 12 胸椎到第 1 胸椎为多见。受伤椎体可为 1 个或 2~3 个，这与受伤时的姿势和外力的性质有关。上下相邻椎体向后成角的挤压力，使受累椎体前部被压扁成楔形，甚至被压碎。强大的外力可在压碎椎体的同时，导致合并棘上韧带、棘间韧带的断裂，或关节突骨折，或造成脊椎脱位（图 10-3-2）。骨折、脱位是造成脊髓、神经压迫或损伤的主要原因。骨折脱位损伤脊髓神经则产生损伤节段以下的截瘫。

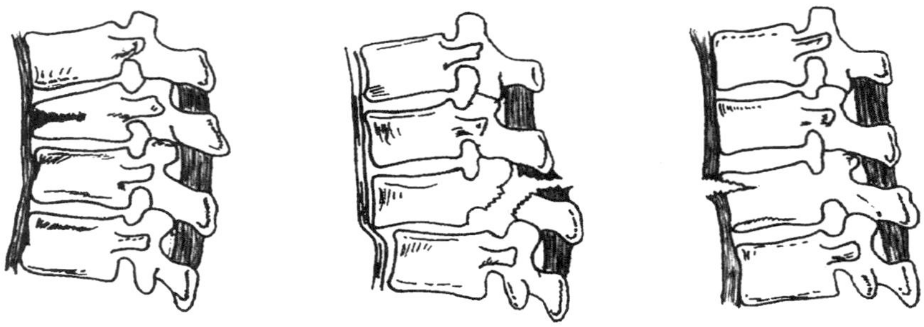

楔形压缩　　棘间韧带断裂伴脱位　　前纵韧带断裂

图 10-3-2　胸腰椎体骨折分型

三、临床表现及诊断

有明显的外伤史，伤后腰背疼痛，逐渐加重，患者不能坐，或站立、翻身困难，脊柱功能明显受限，即应考虑胸腰椎骨折的可能。骨折后，有时可出现后突畸形，腰背部肌肉痉挛，局部有明显的压痛和叩击痛，并可据此大体确定脊椎受伤情况。若为横突骨折，则在棘突旁有压痛；若为椎弓峡部骨折，则腰部前凸增加，可触到同前滑脱椎骨的棘突凹陷，以第 5 腰椎多见。局部可有肿胀，韧带撕裂时肿胀明显，棘突间隙可增宽。

胸腰椎压缩性骨折，最易出现气滞血瘀症状。损伤后腹膜后，血肿刺激交感神经，致使肠蠕动减慢，患者可出现纳呆、脘闷、腹胀、腹痛、恶心、呕吐、二便不通、心烦、失眠、周身不适等症状。

仔细检查有无合并其他部位骨折（四肢、骨盆），并系统检查是否合并神经损伤。主要靠检查受伤脊髓节段以下的感觉、肌张力、肌力、生理反射、病理反射以及询问大小便的情况来判断，如有脊髓神经损伤，则表现不同程度、相应平面神经损害的体征。骨折伴有脊髓损伤出现的部位以第 12 胸椎和第 1 腰椎，或第 1、第 2 腰椎多见。损伤平面以下出现不同程度的神经症状，及时诊断，对临床治疗具有重要的指导意义。

摄胸腰椎正侧位 X 片，确定骨折部位、压缩程度（图 10-3-3、图 10-3-4）、有无后关节突骨折和椎体脱位等，对诊断及治疗都有重要意义。疑有脊髓神经损伤者，应做 CT 或 MRI 检查。

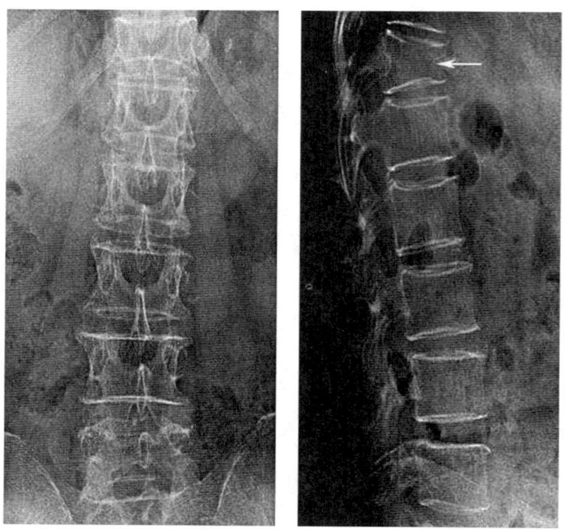

图 10-3-3　胸椎压缩性骨折正侧位片

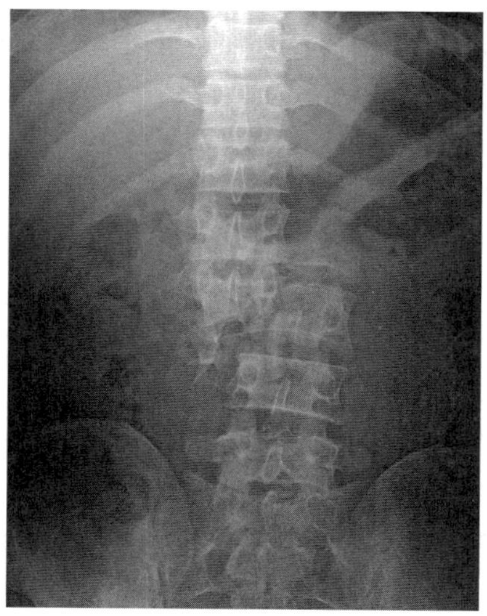

图 10-3-4　腰椎横行骨折

四、手法治疗

胸腰椎压缩性骨折或脱位，往往与脊髓神经损伤密切相关，所以对此类患者的急救处理极为重要，并直接影响临床疗效与预后。在现场急救中，对可疑胸腰椎压缩性骨折或脱位者，应迅速了解有无休克、合并症的存在，及时应用止痛剂。在搬运患者时，应使用硬质担架，保持脊柱轴线稳定，平抬平放，禁止任何弯腰动作（图 10-3-5）。

（一）整复

胸腰椎压缩性骨折，即使是较轻之椎体压缩，亦应予以整复。患者俯卧于硬板床上，上助手将一宽布带绕背部穿过两腋下向上牵拉，下助手分别握两踝部向下牵拉，徐徐用力，牵引 3~5 分钟。术者立于床边，将以宽布带绕患者腰骶部，布带两端由腹股沟穿越，一手抓牢向上提起，一手按于受伤椎体后突之棘突部位，令两下助手在牵拉基础上将下肢上提，与术者配合，使患者脊柱胸腰段呈高度过伸位，同时按压后突之棘突，即可纠正畸形。压缩的椎体可由前纵韧带和纤维环的紧张而被拉开，恢复原状或基本恢复原状。如果牵拉力不够，可以增加上下助手各一位（图 10-3-6）。

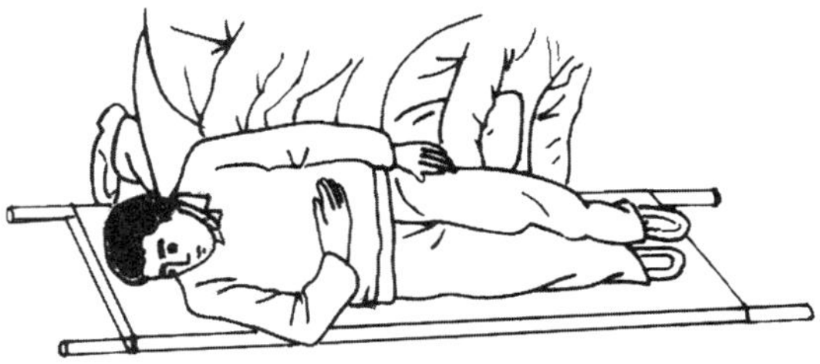

滚动搬运

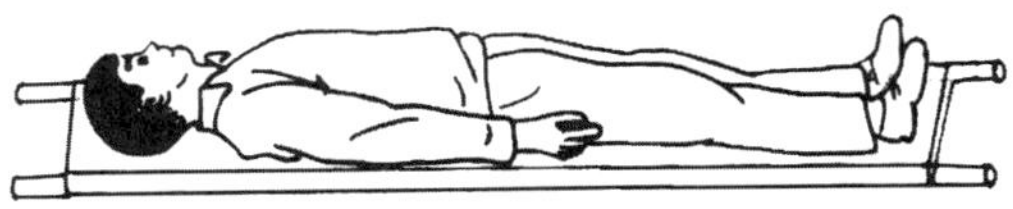

硬质担架

图 10-3-5　正确搬运法

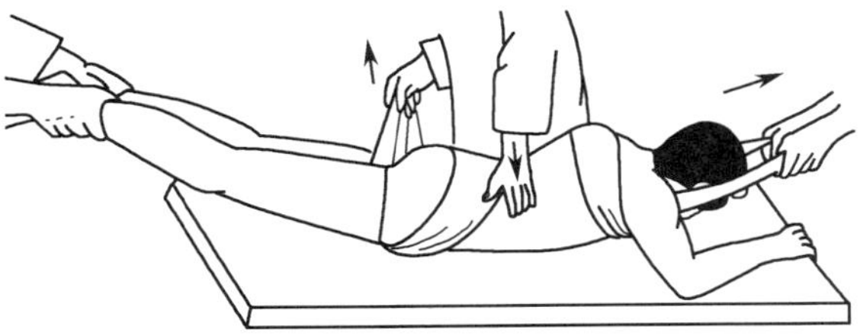

图 10-3-6　整复法

对于胸腰椎骨折与脱位有后突畸形者，若没有助手，术者可单独复位。患者取俯卧位，术者站立于一侧，用一手示指和中指屈曲 90°，用指中节背侧分别夹住脊椎棘突两侧，根据患者所述疼痛部位，沿脊柱自上而下夹脊轻抖，既可疏理脊筋，又可确定病位。待确定病位后，术者两手拇指交叉置于定位椎体的棘突两旁，用力夹挤按压，即可使后突畸形恢复正常。

（二）固定

患处外敷中药，以绷带包扎后，用一宽约 10cm、长约 15cm 压垫，内衬药棉，其厚度根据后突畸形程度而定，置于后突部位，用胶布粘贴固定，再用绷带包扎。然后将患者保持脊柱过伸位翻转为仰卧，伤处垫以适宜软垫，头部放平或头下放一低枕。

五、药物治疗

何氏中医骨伤科对于胸腰椎压缩性骨折的药物使用，同样遵循中医骨伤科学的原则，即针对骨折的初期、中期与后期进行辨证论治。

外敷用药：初期，用活血祛瘀散；中期，骨折部位用强筋生骨散，周围部位则用活血祛瘀散；后期，骨折部位用强筋生骨散，周围部位用活血祛瘀散加温通散，如合并肢体麻木、痿软无力等可加通阳活络散。

内服用药：初期，内服活血理气也可内服复元活血汤、桃仁承气汤；中期，内服活血理气丸加强筋壮骨丸；后期，内服强筋壮骨丸、正骨通天丸；全身无症状时，可内服接骨紫金丹。

按摩用药：初期，使用归红化瘀酒；中后期，使用温通经络液。

六、功能锻炼

复位后 1~2 周内，应严格卧床，不得乱动。为预防压疮的发生，可每隔 2~4 小时被动翻身 1 次，翻动时，须保持脊柱过伸并防止扭转，只可侧卧，不可俯卧。2 周后，即可做仰卧拱桥式锻炼活动，1 日数次。4 周后，可在“腰围”保护下下地活动。应避免向前弯腰动作，腰背锻炼改为俯卧式。6~8 周后，可逐步进行脊柱活动的全面锻炼。

功能锻炼以背伸活动为主，如五点支撑法、三点支撑法、拱桥支撑法以及飞燕点水法等(图 10-3-7)。功能锻炼不要过早，并遵循循序渐进的原则。临床实践证明，骨折愈合后进行科学合理的功能锻炼，既可以大大缩短病程，又可以减少腰部疼痛后遗症的发生，值得临床重视。

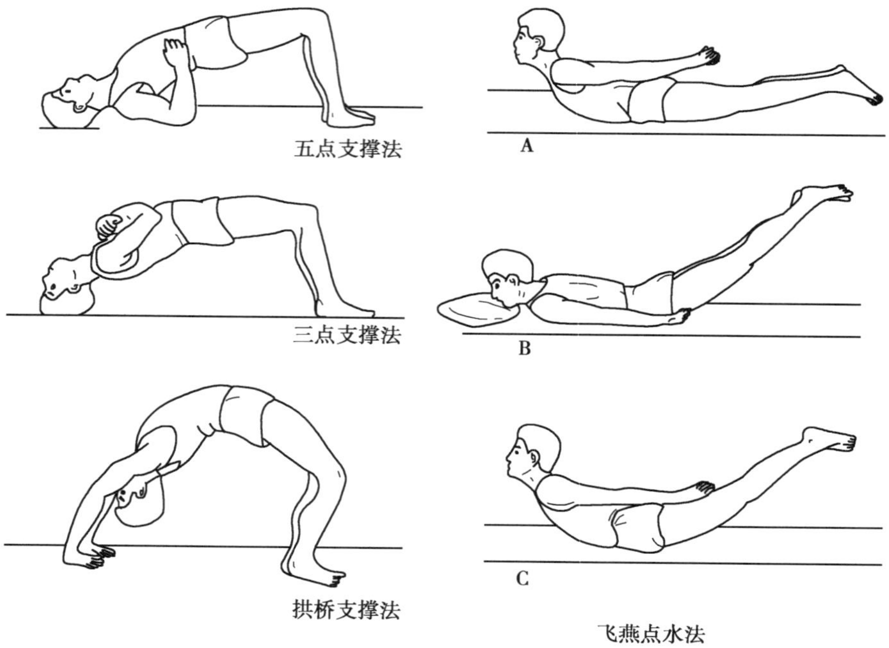

图 10-3-7　功能锻炼

七、预后

无脊髓神经损伤的胸腰椎压缩性骨折，经治疗后一般预后良好。少数损伤严重者，可遗留慢性腰背痛，但只要坚持用药与锻炼，对一般劳动影响不大。胸腰椎骨折与脱位最主要的并发症仍为脊髓损伤，其病理变化如颈椎骨折与脱位合并脊髓损伤的表现，但因胸腰椎骨折与脱位伴脊髓损伤的节段较颈髓损伤的节段低，故临床表现的症状亦有所差异。有脊髓损伤者的疗效，随损伤程度而定，完全性截瘫目前仍无有效治疗方法。

八、病例

患者唐某，男，26 岁，工人。初诊日期 1981 年 2 月 14 日。

【主诉】腰部车祸伤，疼痛，活动受限半天。

【现病史】患者半天前骑三轮车时被汽车撞伤，人从三轮车上摔下，右侧面先着地，又被急速倒退的汽车连人带三轮车拖行十多米。当即被送至成都市第三人民医院抢救。经摄片查为腰椎骨折伴错位。

【检查】患者神志尚清楚。脸部有外伤及瘀斑。第1、第2腰椎明显错位畸形。造成第1腰椎椎体严重向后及向左移位，肿胀甚，轻触剧痛。第1腰椎到第3腰椎有创口，已结痂。腰部瘀血、肿胀、皮下麻木，以左侧为甚。右肩瘀血，压痛(++)，肩峰附近尤剧，肩臂不能举，被动活动剧痛但无骨折或脱位体征。骶尾部压痛(++)。局部肿胀。左髋外侧压痛(++)，有外伤，尚未结痂。左膝及左外踝均有肿胀及压痛，以踝部为甚，呼吸急促，呼吸及呻吟时都觉全身作痛。

1981年2月15日四川医学院附属职业病防治院(现四川大学华西第四医院)X线片示：①肩关节片显示：骨质及关节未见异常，软组织不肿胀。余(-)。②腰椎正侧位片显示：见第1腰椎椎体粉碎压缩性骨折。(椎体前缘2cm，椎体后缘3.3cm)并有往后移位及正位片示向左移位。第1腰椎、第2腰椎椎体有附件骨折。腰大肌显示模糊不清，示肿胀。

【诊断】

(1)第1腰椎压缩粉碎性骨折，伴第1腰椎至第2腰椎脱位。

(2)第1腰椎、第2腰椎附件骨折(横突骨折及关节突关节分离)。

(3)右肩、左膝、左外踝挫伤。

(4)腰及骨盆软组织损伤。

【治疗】

1. 第1、第2腰椎骨折、脱位的整复。将患者体位轻轻地平行翻转180°，让患者改成俯卧位。然后术者对第1腰椎、第2腰椎椎体施以轻灵适度的整复手法。对骨折及脱位做部分整复。外敷何氏祛瘀消肿散，按何氏常用的包扎方法包扎。

2. 腰及骨盆部以何氏损伤药酒轻度按摩。骶尾部外敷区域消肿散。

3. 于仰卧位用何氏损伤药酒按摩右肩及左膝、左踝、右肩部及左踝部，外敷何氏祛瘀消肿散。

4. 创口部常规外治。

5. 内服行气活血、化瘀消肿中药水剂。

6. 患者仰卧于硬板床休息，护理人员定时帮助患者翻身。不得随意改变体位。2日治疗1次。

经3次治疗后，患者情况正常。遂加用10cm×10cm小托板垫于第1腰椎椎体后突部。治疗方法不变。外敷药根据各部瘀肿程度加减变化。

六诊后小托板逐渐加厚。十一诊后外敷药改为局部中间区外用何氏续经接骨散，局部周围用何氏活血化瘀散。患者内服中药16剂后开始吐血，咳嗽后吐出色黑血块，初始量较多，继则逐渐减少，共吐8天，吐后患者胸胁部呼吸痛好转。精神状况、饮食明显改善。

至1981年3月25日右肩活动完全恢复。

至1981年4月18日左踝痊愈

至1981年5月13日患者已可下床活动。腰部麻木感消失，第1腰椎至第2腰椎处外敷药换何氏补骨散及活血温经散。嘱逐步增加功能锻炼。

至1981年6月3日患者能做广播操。步行3千米，骑自行车达10千米以上，病情基本痊愈。继续用药，嘱加强功能锻炼，做恢复性疗养。

1981年9月15日于四川医学院附属职业病防治院行X线检查。总结意见：此次摄片与上次旧片对比，见腰椎复位尚可。现骨痂生长，以腰椎为中心椎体后突畸形。综上所述：腰椎陈旧性压缩性骨折。

患者于1981年9月23日出院。

【说明】严重的椎体骨折，神经系统未阻塞，若不进行手法整复。骨折愈合会畸形严重，造成后遗症。后期很难改善其状况。若进行手法整复，稍有不慎，则会使脊椎神经受压，造成截瘫，甚至死亡。治疗这类骨折时，要有高明的技术，也要有完全彻底为人民解除痛苦的精神。我们在治疗这类骨折时，根据合适祖传正骨手法，对这类患者采用逐步复位法，使畸形的折端渐渐复位。另外，从生物力学的角度，利用重力，根据患者重心到折端的距离，以及骨折断面的方向，折端的平整度及所受肌力情况，恰当地选择和安置小托板，使患者始终有一大小和方向都恰到好处的作用力。在休息状态时，神经的控制作用趋于使相应的肌肉放松。这时小托板作用于患部的力虽不大，但能慢慢迫使移位的折端复位。本例患者这种严重的脊柱骨折伴脱位没有遗留后遗症，正是得益于以上方法，才能逐步复位成功的。当然，内服药物在清除内脏瘀血、促进受损组织修复方面发挥了重要作用；而外敷药物也对瘀血的吸收、肿胀的消退及筋骨的修复起到了显著效果。

第四节　腰椎椎弓骨折

一、解剖特点

脊柱由 33 个椎骨组成。脊椎骨的结构除第 1、第 2 颈椎外，其余大致相同。每个脊椎有一个短柱样的椎体，其后侧左右为椎弓根，与椎弓根相连接的左右各有一枚横突，在两侧横突上面是上关节突，下面是下关节突，在其后面左右各有一个椎弓板，两侧椎弓板的相交处为棘突的基底部，四侧骨壁中间形成一孔为椎孔，由上下关节突将各个脊椎连接形成脊柱，椎孔的相接形成椎管，为脊髓的通道。脊柱依靠椎间盘、椎间小关节、前后纵韧带、黄韧带、棘间韧带和棘上韧带将各椎骨连接在一起。其中，椎管内有黄韧带和后纵韧带，具有稳固椎管的作用(图 10-4-1)。故脊柱骨折或脱位时，不仅容易并发脊髓损伤，而且还可能损伤这些韧带。

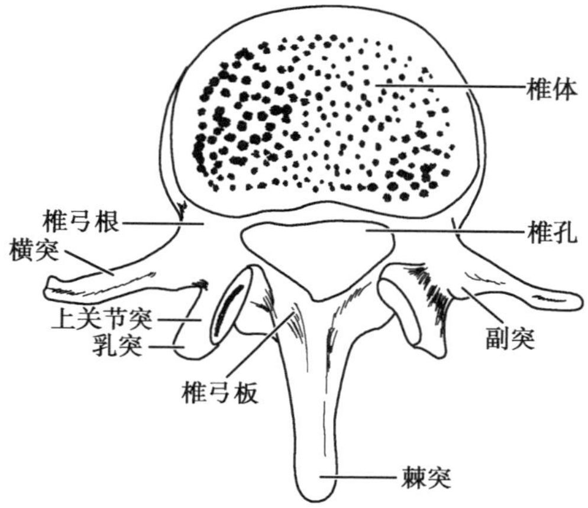

图 10-4-1　解剖特点：第二腰椎

二、发病机制

腰椎椎弓骨折，较常见的是椎弓峡部断裂，为腰椎伸直性损伤(图 10-4-2)。多发生于青壮年，可见于建筑工人、运动员、杂技演员等。从高处跌落，臀部着地，上身后仰，腰过伸位；或仰跌，下腰部被硌于高突的硬物上，上一节腰椎的下关节突猛烈撞挤下一节腰椎的椎弓峡部而发生断裂(图 10-4-3)。大多发生在第 5 腰椎，其次是第 4 腰椎。椎弓峡部多为双侧断裂，椎体可向前方脱位，脱位不超过 3~5mm。如合并有前纵韧带裂伤或关节突骨折，则椎体前移较大，可产生马尾神经损伤。

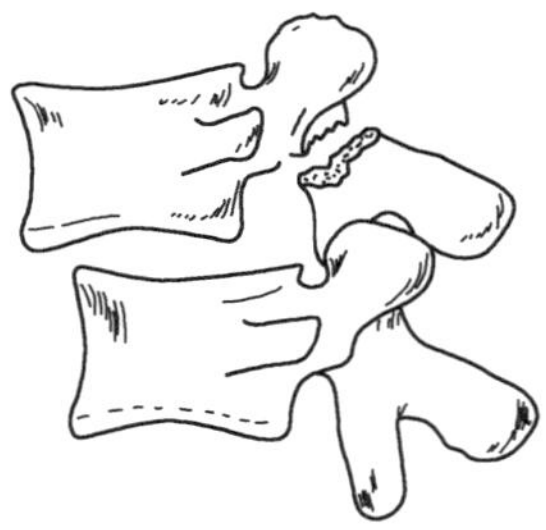
图 10-4-2　椎弓峡部断裂

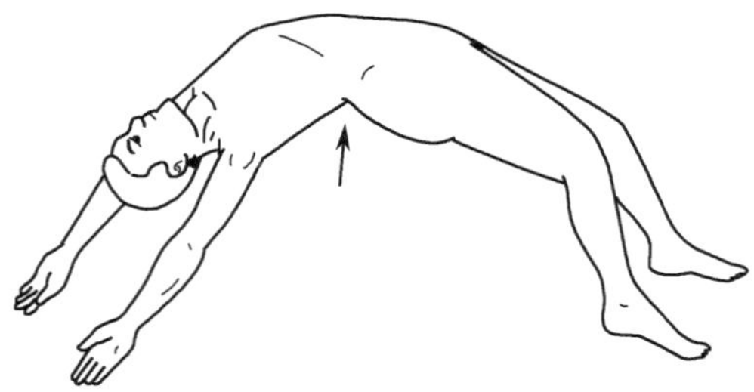
图 10-4-3　发病机制

三、临床表现及诊断

有明确的外伤史，伤后下腰部疼痛较重，不能坐立及行走，甚至不能转身。相应棘突有叩压痛，深腹诊可触及前移之椎体并有明显压痛。有神经损伤者可有马鞍区麻木症状。一般都有气滞，大便不通，小便涩滞等胃肠、膀胱功能紊乱症。

腰椎正、侧、斜位X线检查，峡部断裂可见骨折线，骨折线多为横行或小斜行。注意观察椎体是否前移及移位程度。骨折线须与腰椎滑脱之峡部不连相鉴别：前者断端不整齐，骨密度一致；后者断线整齐，密度增高，呈所谓“狗颈戴项圈”征，或断线密度减低，裂隙较大，椎体前移亦较大。

四、手法治疗

对于无腰椎移位者，一般不予整复，嘱仰卧于硬板床即可。有移位者可给予手法整复。

（一）整复

嘱患者排空二便，仰卧于硬板床，屈髋屈膝各90°，助手以臂挎伤者两腘窝部，另一手握双踝上方，术者立于床边，用双手第2、3、4指深按伤者少腹部，触至向前移位的椎体，施以按压手法，同时令助手用力上提患者臀部。双方配合动作协调，提按2~3次即可。

（二）固定

一般四肢骨折，尤其移位之骨折，整复之后需要外敷中药，然后用夹板、绷带包扎固定。对于腰椎椎弓骨折的患者，则不必以夹板、绷带包扎固定，整复完毕，患处外敷中药，用胶布粘贴固定，然后用一棉垫将臀部垫高，使腰呈屈曲位即可。对体形肥胖、少腹触摸不到伤椎者，复位效果较差者，以及单纯峡部而无椎体脱位者，可用骨盆牵引带牵引。

五、药物治疗

何氏中医骨伤科对于腰椎椎弓骨折的药物使用，同样遵循中医骨伤科学的原则，即针对骨折的初期、中期与后期进行辨证论治。

外敷用药：初期，用活血祛瘀散；中期，骨折部位用强筋生骨散，周围部位则用活血祛瘀散；后期，骨折部位用强筋生骨散，周围部位用活血祛瘀散加温通散。

内服用药：初期，内服活血理气丸，骨折损伤胃肠功能而致气滞者服顺气活血汤加减，气滞血瘀、腑气不通者用大成汤加减；中期，内服活血理气丸加强筋壮骨丸，亦可服接骨丹；后期，内服强筋壮骨丸，亦可内服舒筋活络药物，根据不同情况加以辨证施治。

按摩用药：初期，使用归红化瘀酒；中后期，则使用温通经络液。

六、功能锻炼

腰椎椎弓骨折整复后的功能锻炼不宜过早，一般应卧床6~8周，可去牵引，佩戴腰围下地活动。逐步锻炼腰部功能，注意勿过早做腰过伸运动。适宜的功能锻炼对于腰部功能的恢复具有重要的意义，不仅可以增加腰部肌力、保持腰部的稳定，还可以预防骨质疏松及减少慢性腰痛症的发生等。

七、预后

无椎体脱位或骨折复位良好者，一般6~8周即可获得骨折愈合。伴有马尾神经损伤者，也多在2~3个月内恢复。若复位不良，可遗留慢性腰痛症。对椎体前移较大（超过3mm），整复不成功或者合并有关节突骨折或神经损伤较重者，应尽早手术治疗。

第五节　骨 盆 骨 折

一、解剖特点

正常人的骨盆是由两侧髋骨（髂骨、耻骨和坐骨）经骶骨、尾骨连接而成一个坚强的弹性环状结构，前面有耻骨联合,后面有骶骨,并与两侧髋骨形成骶髂关节,下面有尾骨。两侧髂骨的外下方是髋臼,与股骨头构成髋关节。骨盆腔上宽下窄形如漏斗状,内盛脏器,如小肠、结肠、膀胱、女性生殖器、泌尿器官及大血管、神经等重要组织器官。

骨盆是连接躯干与下肢的枢纽,躯干的重力通过骨盆传导至下肢,下肢的震荡也通过骨盆上达躯干,故有人称骨盆为下肢带。以髋臼为界,可将骨盆环分为前、后两部分。骨盆后部是承重的主要部分,故称承重弓或主弓。骨盆承接和向下传递躯干重力就是通过两个承重弓来完成的,骨盆传递应力部位的骨小梁呈弧形排列,主要集中于骶骨翼、弓状线、髋臼上部及坐骨结节。坐位时,躯干重力通过两侧骶髂关节、髂骨后部及髋臼至股骨,该承重弓称为骶股弓;坐位时,重力经髂骨后部及坐骨上支抵坐骨结节,称为骶坐弓。骨盆前部是两侧耻骨上、下支与耻骨联合构成的弓形结构,称为连接弓或副弓。副弓的力学作用是稳定和加强主弓(图 10-5-1)。

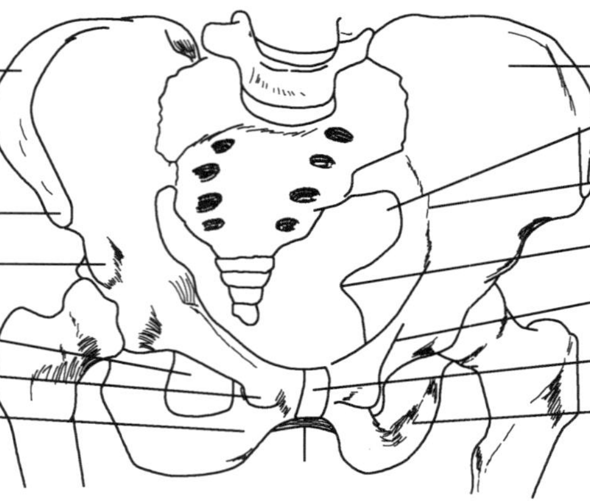

图 10-5-1　骨盆解剖

骨盆骨骼在力线经过的部位骨质增厚,骨小梁亦按照力线排列。主弓骨质粗厚坚实,副弓则较薄弱。因此,骨盆受损时副弓常先折断,而主弓骨折时副弓也往往同时骨折。承重弓骨折将破坏骨盆环的稳定性,影响承重功能。严重的骨盆骨折,除影响其负重和稳定外,常可伤及内部脏器或血管神经,这是骨盆骨折的主要危险。另外,骨盆骨主要是由血运丰富的松质骨构成,骨折后断端极易渗血,其出血量与骨折部位及严重程度呈正相关。因此有关骨盆结构及其功能的认识,对骨盆损伤的评估和治疗具有重要的指导意义。

二、发病机制

(一) 发生机制

骨盆骨折较四肢骨折少见,大多由直接暴力撞击、挤压骨盆或从高处坠落冲撞所致。个别如运动时突然用力过猛,起于骨盆的肌肉突然猛烈收缩,也可造成其起点处的撕脱骨折。低能量损伤所致的骨折,大多不破坏骨盆环的稳定,治疗上相对容易。但是,中、高能量损伤,特别是车辆碾轧、重物倒塌砸压、机械顶挤等,多不仅限于骨盆受损,在骨盆环受到破坏的同时,常合并广泛的软组织、盆内脏器损伤或其他骨骼及血管、神经损伤。因此,骨盆骨折常为多发性损伤中的一个。骨盆骨折的严重程度,取决于骨盆环的破坏程度及是否伴有盆腔内脏、血管、神经的损伤。

(二) 骨折分型

根据临床实际,一般将骨盆骨折分为 4 种类型。

1. 无损于骨盆环完整的骨折(Ⅰ型) 即构成骨盆环状结构的某一处发生骨折,但未累及或破坏骨盆环的连续与完整。常见者如髂骨翼骨折,一侧或两侧单一耻骨支或坐骨支骨折,髂前上、下棘和坐骨结节撕脱骨折或骨骺分离，2~3 骶椎以下横行骨折等。此种骨折一般不影响骨盆的稳定性与负重功能。

2. 骨盆环一处断裂骨折（Ⅱ型） 骨折只在一处破坏了骨盆环的连续与完整。常见者如一侧耻骨上下支骨折、耻骨联合轻度分离、骶髂关节半脱位等。此种骨折一般不发生移位，骨盆环仍较稳定，并发症亦很少发生。

3. 骨盆环两处以上断裂骨折（Ⅲ型） 常有较大的移位及骨盆变形，骨盆环失去固有的稳定性。多由较大暴力所致，病情严重，并发症的发生率及病死率高，是骨盆骨折中最严重的一型。常见者如双侧耻骨上下支骨折、一侧耻骨上下支骨折合并同侧骶髂关节脱位或髂骨骨折、耻骨联合分离合并一侧骶髂关节脱位或骨折、耻骨联合分离合并一侧耻骨上下支骨折、骨盆环多处骨折（图 10-5-2）。

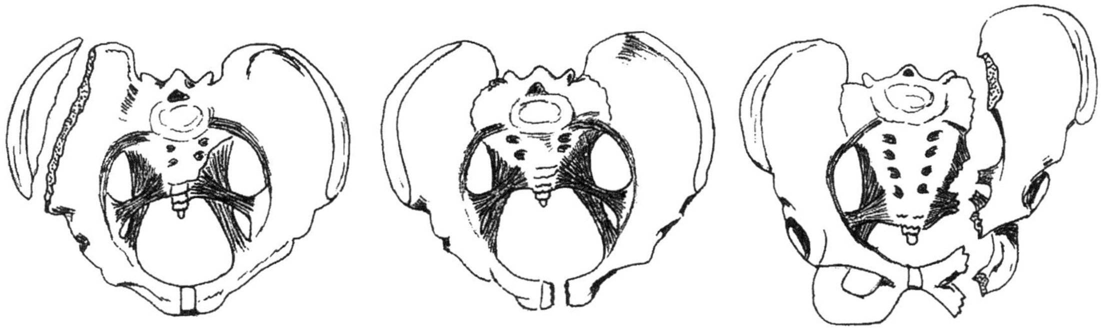

Ⅰ型
无损于骨盆环完整的骨折

Ⅱ型
骨盆环一处断裂骨折

Ⅲ型
骨盆环两处以上断裂骨折

图 10-5-2 骨折分型（一）

4. 髋臼骨折（Ⅳ型） 髋臼骨折常由骨盆骨折波及构成髋臼的耻骨、坐骨及髂骨所致，但由髋关节脱位时股骨头撞击髋臼所致者更为多见。此种骨折，尤其是严重粉碎移位者，处理困难，复位不良，易导致创伤性关节炎，遗留永久性功能障碍及疼痛。Ⅰ型、Ⅱ型可归为骨盆环稳定的骨折与脱位类别，此种骨折一般不发生移位，骨盆环仍较稳定，一般不影响骨盆的稳定性与负重功能，且并发症亦少，属于轻伤；Ⅲ型、Ⅳ型可归为骨盆环非稳定性骨折与脱位，损伤后骨盆变形，骨折片错位严重，可并发脏器、血管、神经损伤，治疗困难，预后不良，属于重伤（图 10-5-3）。

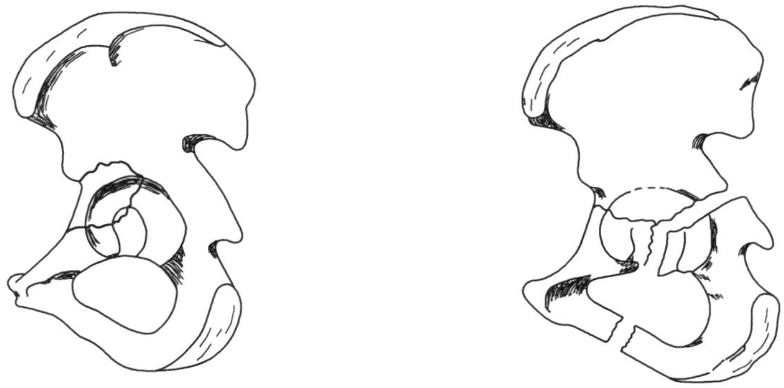

稳定型

非稳定型与脱位

髋臼骨折（Ⅳ型）

图 10-5-3 骨折分型（二）

三、临床表现及诊断

骨盆骨折常由强大暴力所致，可发生多发性骨折；或有大量出血，造成失血性休克；或内脏、血管、神经损伤。对患者受伤的经过和暴力作用的机制进行及时了解和检查，并迅速作出全面诊断，有利于抢救合并伤，以及正确整复骨折，若延误诊断，随时会有生命危险。因此，骨盆骨折的诊断对于临床急救及正确整复具有重要意义。

（一）全身情况和严重并发症

多数骨盆骨折，特别是有移位的骨盆骨折，系严重损伤。由于精神恐惧、剧烈疼痛，常可发生晕厥或虚脱。严重并发症多见于有移位的骨盆骨折，骨折的大量失血或血管损伤大量失血是休克继续发展的主要原因。直肠与膀胱、尿道的损伤除出血之外，肠内容物外溢和尿液外渗都是加重休克的主要因素。测量血压并观测血压变化；检查下肢远端动脉搏动情况，大动脉损伤时搏动会消失；检查会阴部有无血肿、瘀斑，尿道外口有无渗血；检查少腹是否有压痛或反跳痛，腹肌是否紧张，是否有移动性浊音；直肠指检是否带血；检查下肢运动与感觉，以判断有无神经损伤。

（二）疼痛与血肿

骶髂关节脱位，患侧肢体活动时，骨盆受髂腰肌、臀肌等收缩牵拉，而使脱位侧关节剧痛。粉碎性骨盆骨折患者，稍加移动即剧烈疼痛。

骨盆骨折伤及臀上动脉引起出血时，血液自坐骨大孔流出并聚集在臀肌下面形成深部血肿。耻骨支骨折，损伤闭孔动脉分支而致出血，血液流注会阴部而急剧肿胀。骨盆粉碎性骨折，髓腔出血和被撕裂的盆腔静脉丛出血，由盆腔流注到后腹膜而形成血肿，其体征是下腹部、臀部、腰部和胁腹部肿胀及瘀斑。

（三）骨折的检查

仔细触摸，寻找确切的压痛点。髂前上棘、髂前下棘及坐骨结节的撕脱骨折，常可触到骨摩擦征及活动的骨块。骨盆环的移位骨折，多可触到骨折线及凹陷的骨折端。耻骨联合分离者，可触知其间隙增宽并有压痛，或上下前后方向的错位。尾骨骨折脱位可触到假活动，纵向挤压痛，直肠指检可触及向前移位前尾骨，并可触知骨折线。骨折或错位的部位压痛都很敏锐，骨盆挤压分离试验呈阳性。骨盆环骨折严重移位者，骨盆可出现倾斜畸形。抬腿试验可检查有无神经损伤及骨盆的损伤情况。若肌力良好，而下肢不能平抬并且局部疼痛加剧，则提示骨盆环有两处断裂或骶髂关节、耻骨联合错位。若仅局部疼痛而下肢尚能抬起，则证明骨盆环尚完整，或仅有一处裂缝骨折，而未影响骨盆的稳定性。

（四）X线检查

拍摄全骨盆的正位片，包括两侧髋关节。先观察骨盆环的曲线是否异常，再逐一观察构成骨盆的各部分有无骨折及骨折移位情况，观察耻骨联合及骶髂关节有无错位。鉴于骨盆损伤的严重性及复杂性，骨盆前后位X线检查不能完全展示骨折全貌，所以临床上常采取前后位象、斜位象、入口位象及出口位象相结合的多种位置的X线检查，才不致忽略骨盆骨折各个部位的损伤与破坏。

四、手法治疗

对骨盆骨折的治疗，应视损伤情况而定，根据不同的类型，采取适当的治疗方法，重要的是危急重症的救治与处理。

（一）急症处理

对骨盆损伤患者，特别是危重伤员，应首先针对全身情况，抓紧时间组织抢救，以保证生命安全。对于休克患者，要判明主要原因，进行救治。如属内脏破裂者，应尽快手术；如有大血管损伤亦应早期手术。除上述两种原因，临床不少患者由于骨折严重，折端大量出血也可导致休克，这类患者应以尽快大量输血为主，配合其他止血药物。同时也可口服独参汤、参附汤或冲服三七粉，亦可用参附注射剂。

较重的骨盆骨折除上述急症外，一般都有不同程度的全身症状。常见者如胃肠气滞、腹胀纳呆，甚至腹胀腹痛、恶心呕吐、二便不通等，可临证选用顺气活血汤或大成汤加减。由于骨盆损伤而气滞血瘀严重，不仅容易产生胃肠气滞证，也常出现周身酸楚不适的瘀血发热症状。故临证之时可大胆施以破气祛瘀之品如大黄、地鳖虫、虻虫、穿山甲、枳实、厚朴、槟榔、降香、芒硝等，效果显著。

（二）骨折处理

一般骨盆骨折包括尾骨骨折，可分为无移位骨折和移位骨折两大类。无移位骨折虽有断裂或裂缝，但尚保持其完整而较稳定。如髂骨翼骨折、耻骨支骨折或坐骨支单独骨折、骶骨裂纹骨折，一般无须整复。可在局部外敷中药，用多头带或弹力绷带包扎固定，卧床休养即可。3~4 周即可逐步锻炼活动，一般 6 周左右即可基本恢复。对于骨盆移位骨折，则须根据具体情况，进行手法整复。

1. 双侧耻骨与坐骨支骨折　此骨折致骨盆环的前方中间段游离，由于腹肌的牵拉往往向上向后移位。整复要点：患者仰卧，屈髋放松腹肌，术者用双手手指扣住耻骨联合部，将骨块向前下方扳提，触摸耻骨联合之两边骨折端平整时，即已复位。整复后，术者可用两手对挤髂骨部，助手用多头带包扎固定或用骨盆兜将骨盆兜住，吊于牵引床的横杆上（图 10-5-4）。4~6 周后去除固定，开始逐步锻炼活动。

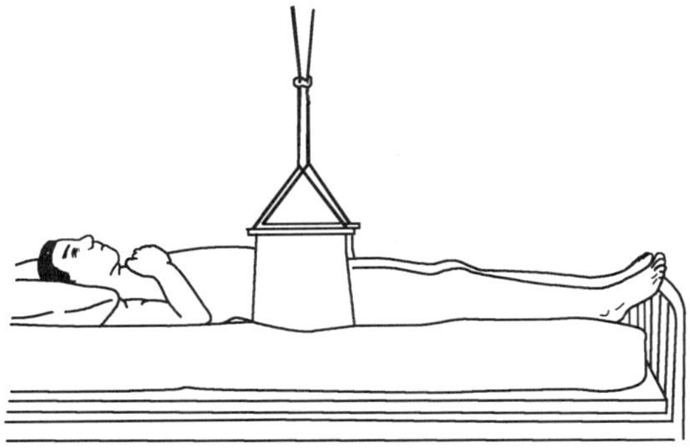

图 10-5-4　骨盆兜固定

2. 一侧耻骨与坐骨支骨折伴耻骨联合分离　整复方法同上。触摸耻骨联合处整齐无间隙表示即已复位，固定法同上。

3. 髂骨骨折伴耻骨联合分离　伤处骨块连同伤侧下肢多向外上方移位，并有轻度外旋。整复要点：患者仰卧，上助手把持住腋窝向上牵引，下助手握患肢踝部向下牵引，牵引过程中调整下肢力线。术者立于患侧，一手扳住健侧髂骨翼部，一手按住向上移位之骨块往前下方推压，触摸耻骨联合部平正无间隙，即已复位。整复后，用多头带包扎固定。

4. 耻骨与坐骨支骨折伴同侧骶髂关节错位　伤侧骨块连同下肢常向上移位并有外旋，因骶髂关节错位而不稳定。整复要点：患者仰卧，上下助手按照“髂骨骨折伴耻骨联合分离”整复法牵引调正力线。术者立于患侧，向下推按髂骨翼，测量两侧髂骨嵴最高点在同一水平时，再以对挤手法，挤压两髂骨翼及两髋部，触摸骨折处无凹凸畸形，即告复位。整复完毕，以多头带包扎固定。并用伤侧下肢皮牵引，垫高床尾。4~6 周去牵引，逐步锻炼活动。

5. 尾骨骨折脱位　尾骨骨折多由于摔跌发生。跌倒时，尾骶部着地，外力直接撞及尾骶部，轻者仅尾骨有裂纹，重者远端骨块向前移位，或为尾骶关节向前脱位（图 10-5-5）。整复要点：患者侧卧，屈髋屈膝，术者右手戴医用手套，示指伸入肛内，扳住向前移位之尾骨下端，拇指在外按住骶骨下端，两指同时用力扳按，即可复位（图 10-5-6）。复位后，无须固定，侧卧位休养，坐位时臀下垫气圈，一般 3~4 周即可连接，预后良好。

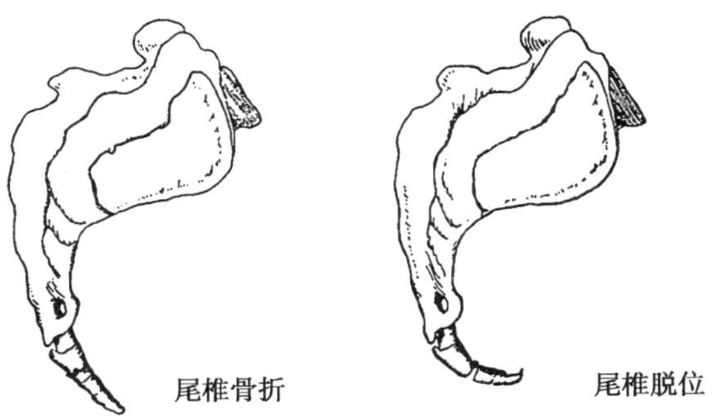

图 10-5-5　尾椎骨折

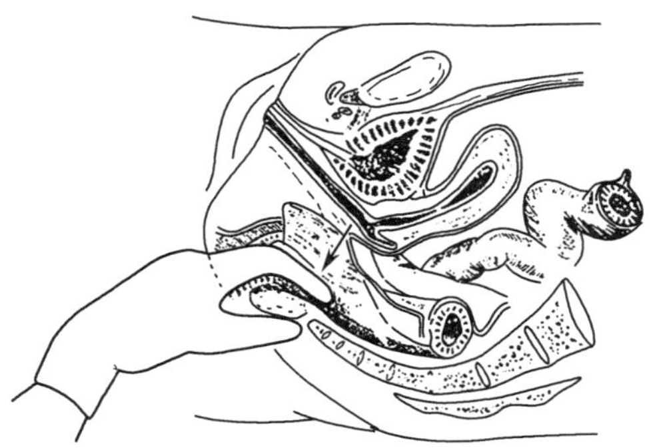

图 10-5-6　尾骨骨折脱位整复

五、药物治疗

何氏中医骨伤科对于骨盆骨折的药物使用，同样遵循中医骨伤科学的原则，即针对骨折的初期、中期与后期进行辨证论治。

外敷用药：初期，用活血祛瘀散；中期，骨折部位用强筋生骨散，周围部位则用活血祛瘀散；后期，骨折部位用强筋生骨散，周围部位用活血祛瘀散加温通散。

内服用药：初期，内服活血理气丸；中期，内服活血理气丸加强筋壮骨丸；后期，内服强筋壮骨丸，也可根据不同情况加以辨证施治。

按摩用药：初期，使用归红化瘀酒；中后期，则使用温通经络液。

六、功能锻炼

整复固定后，对稳定性骨折，卧床期间可做踝、足趾的伸屈活动，2~3 周后逐渐练习髋、膝关节的屈伸活动，直至下地行走。不稳定性骨折，整复后则在不导致骨折再移位的情况下进行上肢活动，以及足趾、踝关节活动，待骨折稳定后，再逐渐做膝、髋关节的功能锻炼。

七、预后

骨盆骨折的情况复杂，其预后受多种因素的影响，包括骨折的具体部位、损伤的严重程度，以及治疗水平的高低等，这些因素共同决定了患者的恢复效果。一般骨盆骨折，多可痊愈。但一些严重的骨盆骨折，除影响人体负重功能外，常可伤及内部脏器或血管、神经，不仅治疗起来困难，如果治疗不当则可留下不同的后遗症。Malagigne 的系列分析显示，特殊类型的垂直剪切骨折，常由于不正确的治疗而形成迟发性后遗症，包括同侧下肢的感觉障碍、步态失常与明显跛行、严重腰背痛、腹股沟痛、神经方面异常、下肢不等长和骨盆倾斜等。另外，女性骨盆骨折内翻会造成分娩困难等。

第三篇
脱位与关节紊乱

第十一章　脱　　位

第一节　脱 位 概 论

关节是骨与骨之间联系的桥梁、人体各部活动的枢纽。关节决定了骨骼的形状，同时也决定了其运动方向。外力作用使关节失去其正常相互对应关系，并造成关节辅助结构的损伤破坏而致功能失常，重者致两骨完全分离，称脱位；轻者仅部分错开，称半脱位；或仅有轻微小关节紊乱，称错缝。脱位亦称"错窝""掉环""脱臼""出臼""脱骱""骱失""出髎""骨错"等。无论脱位、半脱位，还是错缝，都与关节密切相关。

一、关节

(一) 骨骼的连接形式

人体骨骼的连接分为可活动的和不可活动的两种方式。不可活动的连接也就是不可动连接，骨骼与骨骼间由组织填充，根据填充组织种类可以分为结缔组织膜的连接（由结缔组织填充）、软骨连接（由软骨填充）、骨结合（由骨组织填充）。可活动的连接就是骨骼与骨骼之间有关节腔。这是一种填充着滑液的连接方式，也叫滑液连接或关节连接（图 11-1-1）。

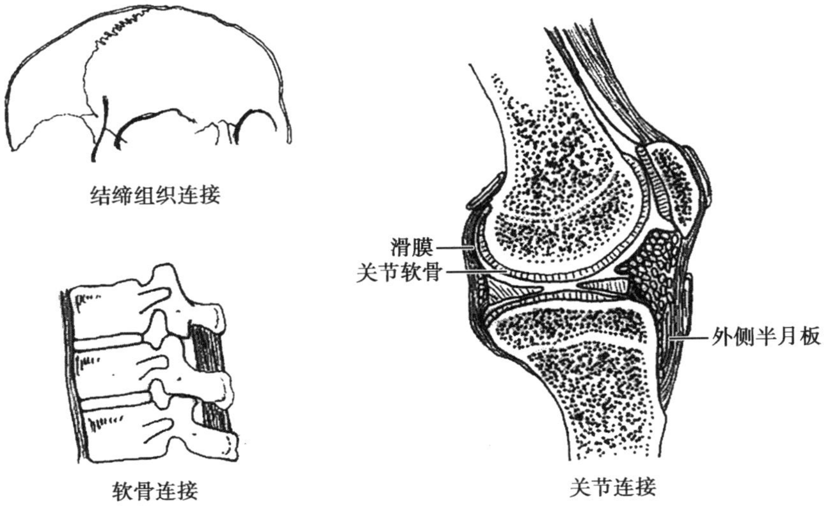

图 11-1-1　骨骼的连接形式

（二）关节的构造

形成关节的骨骼通常一端是凸出的，另一端是凹进去的。凸出的一端叫关节头，凹进去的一端叫关节窝。各骨相互接触处的光滑面叫关节面。关节面覆盖着一层软骨，称为关节软骨。关节周围被关节囊包围，内层为滑膜层，由薄层疏松结缔组织构成，可分泌滑液，充满整个关节腔。一个关节一般由相接的两骨相对形成，这叫单关节，如有 3 个以上的骨参加构成的关节叫作复关节。

（三）关节的形状与运动能力

关节头的形状决定关节的运动，关节的种类也是根据其形状分类的：关节头是球形的叫作球窝关节，运动性最强。关节头是椭圆形的叫椭圆关节，鞍状的叫鞍状关节，运动性次之。关节头横向是圆柱形的屈戌关节和车轮状的车轴关节，只能朝一个方向运动。平面关节的两骨的关节面均较平坦光滑，只能稍微有一点弯曲，几乎不可运动。

二、发病机制

关节脱位，是构成关节的各骨端关节面，由于某种原因而移位，失去正常解剖生理关系的损伤。关节脱位及紊乱的发生，具有内、外两个方面的原因。

外因多为跌坠、挤压、扭转、冲撞等直接或间接暴力所致，暴力的作用，迫使构成关节的骨端发生分离，这种分离的力量，超过了关节周围组织对关节起稳定保护作用的生理限度，骨端突破其结构的薄弱点而移位，于是发生了关节脱位。关节脱位与暴力方向有关，暴力方向不同，引起脱位的类型也不同。

脱位的发生也与年龄、性别、疾病、体质、关节特点等内在因素相关。不少关节的脱位与该关节的生理特点相关，如肩关节的肩胛盂小而浅，肱骨头大，关节囊前下方的肌肉少而松弛，加上肩关节活动范围大，故肩关节脱位较易发生。此外，先天发育不良性脱位、老年性脱位、病理性脱位、习惯性脱位多与患者自身内在因素密切相关。

脱位的发生，不仅是骨端移位的改变，必然伴随关节周围组织的损害，轻者发生软组织损伤，重者可发生骨折，甚至危及生命。同时，脱位不仅是局部的损伤，对整个机体也会产生广泛的影响，出现不同程度的气血损伤、脏腑功能紊乱的临床病变。某些关节脱位，如类风湿关节炎导致的病理性脱位，只是全身性疾病的局部表现。

三、脱位的分类

脱位的分类是为了方便指导临床诊断与治疗。根据中医骨伤科学的临床实践，关节脱位可以分为如下几类。

1. **按脱位的原因** 分为外伤性脱位、病理性脱位和先天性脱位。

2. **按脱位的时间** 分为新鲜性脱位（脱位时间在 3 周以内）和陈旧性脱位（脱位时间超过 3 周）。

3. **按脱位的次数** 分为一次性脱位、习惯性脱位（脱位 2 次或 2 次以上者）。

4. **按脱位的程度** 分为全脱位、半脱位和关节错缝。所谓全脱位，即组成关节的各骨端关节面完全脱出，头臼分离；半脱位，又称不完全脱位，指组成关节的各骨端关节面部分脱出；关节错缝，触诊或 X 线检查，未见明显错位，但临床有错位症状。

5. **按脱位是否合并损伤** 分为单纯性脱位和复杂性脱位。仅是脱位而未合并其他损伤者为单纯性脱位；脱位若合并骨折或血管、神经损伤，则为复杂性脱位。

6. **按脱位的方向** 分为前脱位、后脱位、上脱位、下脱位及中心性脱位。这种脱位分类的依据是以近端为中心，远端脱出的方向而命名。

7. **按脱位关节是否有创口与外界相通** 分为闭合性脱位和开放性脱位。

四、临床表现及诊断

关节脱位时，一般都有明确的外伤史，甚至一些病理性脱位也有明显的外伤诱发史。先天性脱位虽无外伤史，但可以从新生儿或婴儿的功能障碍中观察出来，也应在问诊时询问其家长。本文所阐述的主要是常人外伤性脱位与陈旧性脱位的临床表现及诊断。

（一）一般症状

1. 疼痛和肿胀 关节脱位后，往往伤及附近韧带、肌腱与肌肉，脉络受损，气血瘀滞，阻塞经络，因而局部出现不同程度的疼痛和肿胀，活动时疼痛加剧。根据受伤轻重而表现不同，一般的单纯性脱位则疼痛、肿胀较轻；若合并骨折，则疼痛、肿胀严重。按压损伤局部则疼痛加剧。

2. 功能障碍 由暴力造成关节脱位，导致关节结构失常，关节周围肌肉、韧带、肌腱等发生损伤，因而关节不得屈伸，活动功能障碍。

（二）特有体征

1. 关节畸形 关节脱位后，骨端关节面脱离了正常位置，破坏了肢体原来的轴线，致使关节骨性标志的正常关系发生改变，与健侧对比不相对称，因而出现畸形。如肩关节脱位时呈方肩畸形；肘关节脱位后呈靴样畸形；髋关节脱位后，患肢呈屈曲、内收、内旋畸形。

2. 关节盂空虚 关节完全脱位后，由于杵骨头脱离了关节盂，造成关节盂空虚。表浅的关节比较容易摸得清楚，如肩关节脱位时，肩峰下关节盂空虚，望之凹陷，摸之空虚。

3. 弹性固定 脱位后，骨端位置改变，关节周围挛缩的肌肉组织可将脱位后的骨端保持在特殊位置。若对脱位关节做被动运动，虽可有一定活动度，但有弹性阻力，去除外力后，关节又回复到原来的特殊位置。这种情况称为弹性固定。

4. 脱出骨端 关节脱位后往往可以触摸到脱位的骨端。如肩关节前脱位，在喙突或锁骨下可扪及肱骨头；髋关节后脱位，在臀部可触及股骨头。

（三）X 线检查

根据病史、一般症状和特有体征，对于脱位通常不难作出临床初步诊断。但为了明确诊断与便于治疗，X 线检查是必要的。一方面，X 线检查可以判断脱位的程度与方向、有无合并骨折、有无其他病理改变，以及检查关节复位和各种复位是否完全。另一方面，X 线检查有指导手法复位的作用，如果术前没有拍摄 X 线片，不了解脱位的程度、性质及有无合并骨折和其他病理改变等，则有可能发生复位手法上的错误，如合并的骨折复位不全或发生病理性骨折。如术后未拍摄 X 线片，则可能对关节是否已经复位发生判断上的错误，甚至有骨折片嵌入关节内而未被发现的可能。因此，无论复位前后，X 线检查都是必要的。

五、脱位的并发症

脱位是构成关节的骨端移位所导致，必然伴随其他组织的损伤。脱位产生的并发症有两种，一种是与脱位同时发生的损伤，称为早期并发症；一种是脱位当时并未发生，而是脱位整复以后逐步出现的病症，称为晚期并发症。

（一）早期并发症

1. 骨折 脱位合并骨折可由以下因素引起：肌肉的强力收缩及骨端的互相撞击。如肩关节脱位合并肱骨大结节撕脱性骨折即为肌肉的强力收缩引起；而髋关节后脱位合并髋臼后上缘骨折，多为股骨头与髋臼相互撞击所致。大多数骨折片不大，脱位整复后，骨折亦随之复位。

2. 神经损伤 多为脱位的骨端压迫或牵拉所致。如肩关节脱位时，腋神经被肱骨头牵拉或压迫；髋关节后脱位时，坐骨神经被股骨头压迫或牵拉等。脱位并发的神经损伤多为挫伤，极少数造成神经断裂。这种神经损伤，一般在关节复位后，随着牵拉或压迫因素解除，可在 3 个月左右逐渐恢复其功能。3 个月后，若神经功能无恢复迹象，应施行神经探查术。若能证明脱位后导致神经完全断裂，应早期施行神经吻合术。

3. 血管损伤 一般系由脱位的骨端压迫、牵拉周围的重要血管所致。多为血管挫伤，亦可发生血管破裂。如肩关节前下脱位、肘关节后脱位可分别引起腋动脉、肱动脉挫伤。这类血管损伤，多能随着关节的复位而逐渐恢复。若是伴有动脉硬化症的老年患者，可因动脉挫伤导致血栓形成，影响患肢血液循环。虽发生大血管破裂者极为少见，但一旦发生，后果非常严重，应立即进行急症处理，施行手术修补、断端吻合或结扎血管，同时整复脱位。

4. 感染 开放性脱位如不及时清创或清创不彻底，可引起关节与创口化脓性感染，或发生特异性感染，如破伤风、气性坏疽等。感染严重者可危及生命，故应特别注意预防。清创以前，应做创口细菌培养和抗生素敏感试验。为了保护关节软骨，要严密缝合关节囊，关节内不放引流。

（二）晚期并发症

1. 关节僵硬 关节内、外的血肿机化后形成关节内滑膜粘连等，以及关节周围组织粘连或瘢痕挛缩，导致关节僵硬，使得关节活动功能严重受限。

2. 骨化性肌炎 脱位时损伤了关节附近的骨膜并与周围血肿相沟通，随着血肿机化和骨样组织形成，可引起骨化性肌炎。尤其是严重损伤或在关节作强烈被动屈伸活动时，更易引起骨膜下血肿扩散，形成广泛的骨化性肌炎。肘、膝、肩等部位损伤，多发此症（图 11-1-2）。

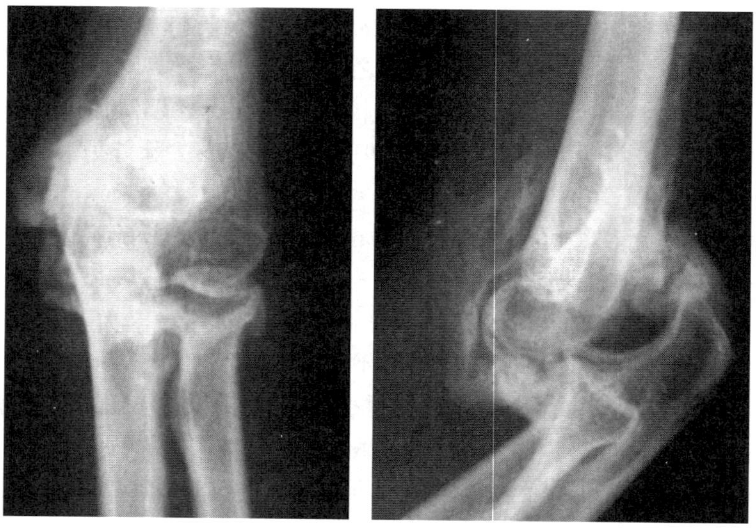

图 11-1-2 肘关节后脱位并骨化性肌炎

3. 创伤性关节炎 由关节软骨面被损伤，造成关节面不平整或因整复不当，关节面之间关系未能完全修复所致。当活动及负重时，关节面不断遭受磨损，日久不愈，引起退行性变与骨端边缘骨质增生，产生创伤性关节炎。常见于负重较多的膝关节。

4. 骨的缺血性坏死 主要是脱位时，暴力不仅破坏了关节囊和关节内、外的韧带，还损伤了骨的供应血管，导致骨的缺血性坏死。一旦发生骨坏死，将会遗留关节的疼痛和活动功能障碍。常见的缺血性骨坏死部位有股骨头、手舟骨、月骨、距骨等。

六、治疗

脱位治疗的目的是恢复受损关节的正常解剖关系及功能。应根据脱位的不同原因、类型，是否合并骨折、神经、血管损伤等，确定相应的治疗方案。

（一）新鲜脱位的治疗

1. 麻醉 麻醉的应用是为了减轻患者疼痛，松弛痉挛的肌肉，便于手法整复。根据脱位的位置可选择全身麻醉、臂丛神经阻滞麻醉、硬膜外麻醉等。自古以来何氏骨科就有快巧的复位手法，因此对肌肉不是很紧张的新鲜脱位患者，可不用麻醉即可进行迅速复位。

2. 整复方法 脱位后早期、正确、无损伤的手法复位非常重要，日后可完全恢复关节的正常功能。若是耽误了时间或手法不当，往往治疗效果较差。正如《医宗金鉴·正骨心法要旨》所说："但伤有重轻，而手法各有所宜，其痊可之迟速，及遗留残疾与否，皆关乎手法之所施得宜，或失其宜，或未尽其法也。"对于新鲜脱位患者的治疗，正确的复位手法非常重要。关于脱位整复手法的主要原理有以下 3 点。

(1) 欲合先离：通过术者与助手对抗牵引，或持续骨牵引使之离而复合，即通过牵引使患处肌腱、韧带等产生较大的张力，从而将脱位的骨端纳入关节腔内。其中，牵引手法是其他整复手法的基础。

(2) 原路返回：根据关节脱位的损伤机制，使脱出的骨端沿原路返回，通过关节囊破裂口送回正常位置。如肘关节后脱位，先使关节伸直牵引，冠突离开鹰嘴窝越过滑车，屈曲肘关节即可复位。

(3) 杠杆作用：根据脱位的方向和位置，运用拔伸牵引、旋转屈伸、提按端挤等手法，利用杠杆原理将脱位的骨端轻巧地通过关节囊破裂口送回原位，以恢复关节面的正常关系。这充分体现了何氏骨科瞬间复位的快巧。

3. 固定 固定是脱位整复后巩固疗效的重要措施之一。将肢体固定在功能位或关节稳定的位置上，可减少出血，使损伤组织迅速修复，并可预防脱位复发、习惯性脱位以及骨化性肌炎。脱位固定的器材有胶布、绷带、夹板、牵引带、三角巾、托板、石膏等。固定时间应按照脱位部位及并发症的程度而定，一般脱位固定 2~3 周即可，不宜过长，否则易致软组织粘连而发生关节僵硬，影响疗效。

4. 手术治疗 中医骨伤科对于关节脱位，一般主张手法复位。但若经过临床及 X 线检查，认为关节内有障碍，无法施行手法复位者，应考虑手术治疗。手术复位的适应证有：多次手法复位失败者；骨折片嵌入关节腔内无法解脱者；合并肌腱、韧带断裂，复位后可能产生关节不稳定者；需行血管、神经探查者；开放性脱位需手术清创者，可在清创的同时切开复位。如无手术禁忌证，早期手术应比晚期容易，效果也好。

5. 药物治疗 关节脱位时，都有不同程度的筋肉损伤。关节复位后，其损伤性质以伤筋为主。如合并骨折，复位后的损伤则以伤骨为主。因此，脱位的内外用药，首先必须活血化瘀，然后和营生新。并根据伤筋或伤骨的主次，予以续筋或接骨。何氏骨科一般可按照早、中、后三期进行治疗。也可以参考以下方法进行辨证施治。

(1) 初期：伤后 1~2 周内，关节周围的筋肉与经络受损，瘀血阻滞，经络不通，肿胀疼痛，故以活血化瘀为主，佐以行气止痛。内服可选舒筋活血汤、活血止痛汤、云南白药等，外敷可选用何氏中药散剂。

(2) 中期：伤后 2~3 周，疼痛瘀肿消而未尽，筋骨尚未完全修复，故应以和营生新、续筋接骨为主。内服宜选壮骨养血汤、跌打养营汤等，外敷何氏中药散剂。

(3) 后期：伤后 3 周以上，亦即解除固定之后，筋骨续连，肿痛消退。但因筋骨损伤，内动肝肾，气血亏虚，体质虚弱，且损伤后期，由于未彻底消散之瘀血化而为痰，形成痰瘀互结之物，阻滞经络，故应以养气血、补肝肾、壮筋骨为主，兼以化瘀涤痰。内服宜选补肾壮筋汤、壮筋养血汤、虎潜丸、肢伤三方等，酌加胆南星、全瓜蒌、白芥子、络石藤等品，以涤痰通络。外治以熏洗为主，可选用五加皮汤、海桐皮汤等。

（二）陈旧性脱位的治疗

关节脱位后，如不及时治疗，时间超过 3 周以上者，称为陈旧性关节脱位。脱位日久，由于关节囊内、外血肿机化，瘢痕组织填充关节腔内，关节周围软组织粘连，关节周围的肌肉与韧带已经挛缩，从而造成整复的困难。多年来，中医骨伤科学的发展，提高了对陈旧性外伤性脱位的手法整复成功率，减少了肢体关节因伤致残和手术切开的机会。临床上，治疗陈旧性关节脱位应根据患者年龄、体质、脱位时间、临床表现及解剖特点，严格掌握手法整复的适应证与禁忌证。

1. 适应证 青壮年患者，单纯性陈旧性脱位，脱位时间一般不超过 3 个月，关节尚有一些活动度，且无骨折、骨质疏松、损伤性骨化及神经损伤等并发症；X 线检查显示关节软骨面正常或接近正常；MRI 检查发现但 X 线检查尚未发现的创伤性关节炎患者。

2. 禁忌证 60 岁以上患者，伴有骨质疏松或心血管病疾病，如高血压、心脏病等；关节脱位超过 3 个月，脱位关节僵硬且活动度小，瘢痕组织较多或骨质疏松严重等；关节周围软组织内有明显的钙化，或已有骨化性肌炎者，或合并骨折畸形愈合者。

3. 整复前期准备 主要有 4 点。第一，应详细了解患者的全身情况，充分估计患者能否耐受麻醉和手法整复的疼痛刺激；第二，认真检查患者局部病变与 X 线片情况，为手法复位前后提供复位成功依据；第三，加强功能活动，主动与被动功能锻炼相结合，逐渐加大关节活动范围；第四，内服软坚散结中药，并配合熏洗与按摩，松解粘连、挛缩，防止复位时出现并发症。经过一段时间的上述准备性治疗，如果关节周围肌腱、韧带与肌肉达到相当弹性，即可行手法复位。

4. 整复操作步骤

(1) 术前麻醉：只有不痛，肌肉韧带才会松弛，手法复位才易成功，因此麻醉在陈旧性脱位的复位中占首要地位。

(2) 松解粘连：这是脱位整复成功的关键。根据关节原有活动范围，麻醉后对脱位关节进行充分旋转与拔伸，使受伤关节屈伸、收展、旋转等活动功能恢复到正常范围，或接近正常范围。在活动中，动作应由小到大，反复摇晃，慢稳有力，刚柔相济，以充分达到松解粘连之目的。

(3) 手法整复：手法复位可参照各新鲜脱位手法进行。麻醉、松解粘连步骤做完之后，便可试着进行手法复位。当脱出的骨端关节面重新回到关节囊破裂口的相对位置时，再进行复位，则成功率较高。若一次手法复位不能成功，再仔细分析 X 线片，查找关节周围软组织情况，针对粘连部位，耐心运用手法剥离粘连组织，次日或隔日再进行复位。切不可强行复位，粗暴操作，防止血管、神经损伤。

几经手法复位失败，应考虑改用手术切开复位治疗。某些陈旧性脱位由于患者年龄太大，关节软骨面已经明显破坏及残缺，关节复位后功能不理想，可选择手术措施，如关节融合术、关节成形术、截骨术等。

第二节 颞下颌关节脱位

一、解剖特点

颞下颌关节又称下颌关节，是由下颌骨的一对髁突和颞骨的一对颞颌关节窝构成，是人体头面部唯一能动的关节。颞下颌关节周围有关节囊包绕，囊的侧壁为韧带所加强，但前壁较松弛薄弱，没有韧带加强。张口时，髁突向前滑至关节结节之上，为一不稳定的位置。当过度张口，如大笑、打呵欠、拔牙等，髁突经前壁向前滑至关节结节的前方，形成颞下颌关节前脱位（图 11-2-1）。

二、发病机制

颞下颌关节脱位可由过度张口、暴力打击及肝肾亏损等原因导致。

（一）过度张口

颞下颌关节周围有关节囊包裹，关节囊的侧壁为韧带所加强，但前壁薄弱而松弛，无韧带加强。且张口时，髁突向前移至关节结节之下，处于不稳定位置。若过度张口，如大笑、拔牙、打呵欠、呕吐等，下颌骨的髁突容易经前壁越过关节结节，形成颞下颌关节前脱位。

（二）暴力打击

下颌部遭受侧方暴力打击，或在单侧臼齿间咬嚼较大硬物时，关节囊的侧壁韧带不能抗御外来暴力，则可发生一

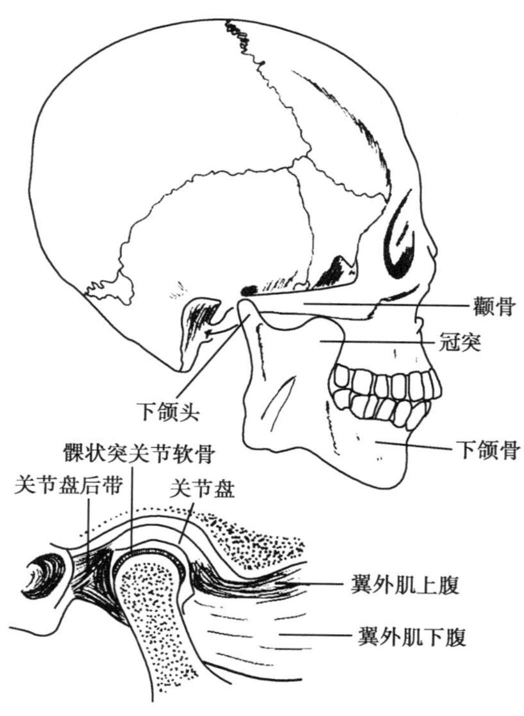

图 11-2-1 颞下颌关节解剖特点

侧或双侧颞下颌关节脱位。

（三）肝肾亏损

年老体衰，或久病体质虚弱，因其肝肾亏损，气血不足，血不荣筋，韧带松弛，容易发生习惯性脱位。

颞下颌关节脱位主要是下颌骨的髁突越过颞骨的关节结节最高点，交锁于颞弓下而形成。新鲜脱位复位后，若过早活动，致使颞下颌关节韧带松弛，久不恢复，往往导致习惯性脱位。

三、临床表现及诊断

有受伤史，或有习惯性颞下颌关节脱位的既往史。脱位后，可出现口呈半开合状态，不能张合自如，语言不清，咬嚼不便，吞咽困难，不断流涎等症状。

（一）双侧前脱位

局部酸痛，下颌骨下垂，向前突出，咬肌痉挛呈块状隆起，口不能张合，言语不清，面颊变成扁平状，双侧颧弓下方可触及下颌髁突，耳屏前可触及明显凹陷。患者往往手托住下颌骨就诊。

（二）单侧前脱位

口角歪斜，颊部也向前突出，下颌骨向健侧倾斜，患侧颧弓下方可触及下颌髁突，耳屏前方可触及凹陷，有时能够清楚看到。

四、手法治疗

（一）整复

关于颞下颌关节脱位的整复方法较多，今介绍临床常用复位方法如下。

1. 口腔内复位法 患者坐位，助手立于患者后侧，扶住患者头部或将患者头部靠在墙壁上。术者站在患者前面，先在患者颊车穴上揉按一会，以缓解咀嚼肌的紧张。接着，术者用无菌纱布裹住拇指，防止复位时被患者咬伤。嘱患者尽量放松面部肌肉，将口张大。然后，将双手拇指伸入患者的口腔内，指尖尽量置于两侧最后一个臼齿上面，其余手指在外面托住下颌下缘，两拇指将臼齿往下按，待下颌骨与颧弓分离，可移动时，再向后推，余指协调地将下颌骨向上端送，手下可感觉到震动及听到滑入关节的响声，说明颞下颌关节复位（图 11-2-2）。

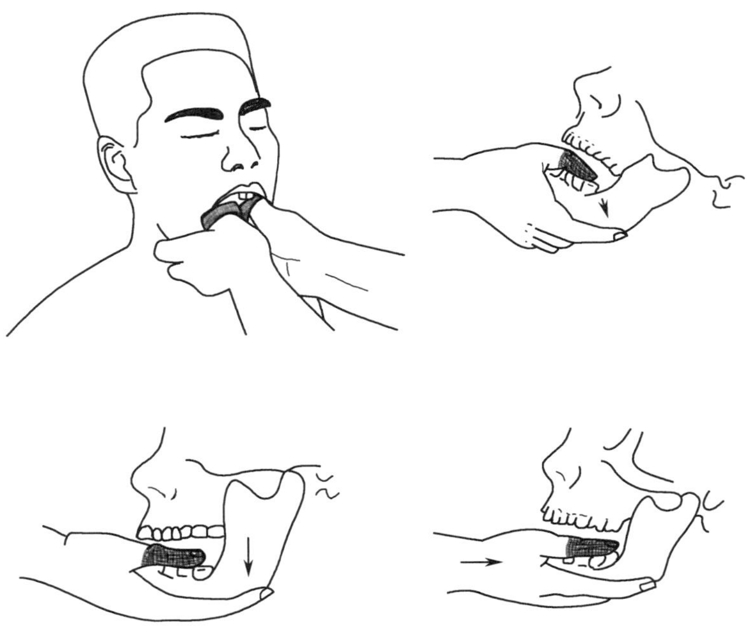

图 11-2-2 口腔内复位法

2. 口腔外复位法 与口腔内复位法基本相同。术者立于患者前方,双手拇指分别置于患者两侧下颌体与下颌角前缘交界处,其余四指托住下颌体,然后双手拇指由轻而重向下按压下颌骨,其余四指同时用力将下颌骨向后方推送,听到滑入关节之响声,说明关节复位。此法适于牙齿脱落的老年人或习惯性脱位患者(图 11-2-3)。

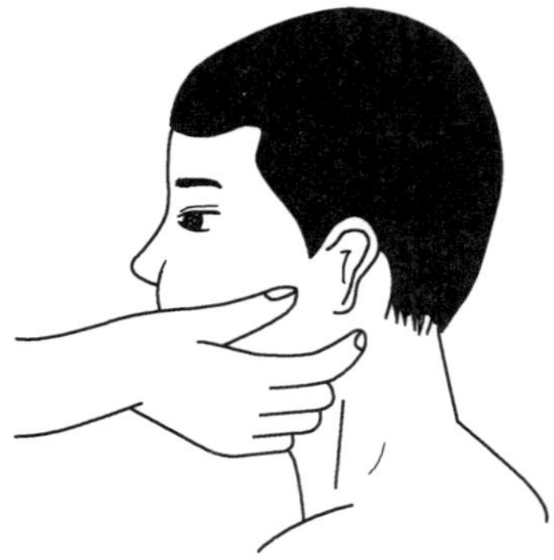

图 11-2-3 口腔外复位法

复位后应做检查,若下颌上移,或偏斜已得到纠正,口能闭合;颌部前突消失,上下齿列或齿龈对齐;颧弓下未能触摸到髁突者。说明复位成功。

(二) 固定

复位后,托住下颌部维持闭口位片刻,然后将四头带兜住患者下颌部,四头分别在头顶打结;或用绷带固定,绷带裹住下颌部往复缠绕 3 次,在头顶打结,然后再将绷带在前额与后枕部缠绕 2 周,并与头顶 - 下颌部的绷带交叉固定。保持复位后的位置,使关节囊得到良好修复,防止再脱位。固定时间为 2~3 天。固定期间,嘱患者不要用力张口,不要吃硬食。

五、药物治疗

何氏骨科对于颞下颌关节脱位的药物使用,同样遵循中医骨伤科学的辨证原则,选择适当的药物进行辨证施治。

外敷用药:外敷活血祛瘀散。

内服用药:内服活血理气丸、强筋壮骨丸。损伤初期,瘀血肿胀,宜活血散瘀、消肿止痛以促进气血运行、经络通畅,可内服复元活血汤、舒筋活血汤等。对于年老体弱或习惯性脱位患者,中后期应以培补气血、滋补肝肾、强筋壮骨为主,内服药宜壮筋养血汤、补肾壮筋汤等,有利于防止脱位的复发。

按摩用药:初期,使用归红化瘀酒;中后期,使用温通经络液。

六、功能锻炼

固定期间,可嘱患者做适当咬合动作,以增强咬肌的牵拉力,但不能张口过大,不能咀嚼硬性食物,更不能过早拆除固定嚼食。

第三节 胸锁关节脱位

一、解剖特点

胸锁关节由锁骨的胸骨端与胸骨柄的锁骨切迹及第 1 肋的一部分所构成。由于邻接面不太契合,故有一纤维软骨性的关节盘构成胸锁关节,类似于球窝关节的一些活动,如向前、向后和旋转活动,尤其上下活动的灵活性最大。胸锁关节由胸锁前后韧带、肋锁韧带、锁间韧带和关节囊来固定支持,前后还有肌肉加强,其稳定性较高,一般不易脱位,但关节囊的前下方和后上方均较薄弱,故偶有锁骨可由此两个方向脱出。临床上以前脱位者多见,后脱位者罕见(图 11-3-1)。

二、发病机制

胸锁关节脱位系指锁骨内端与胸骨柄相关联的连接处发生分离移位,临床较少见。好发于青壮年,且男性多于女性。引起脱位的原因,大致有以下三种。

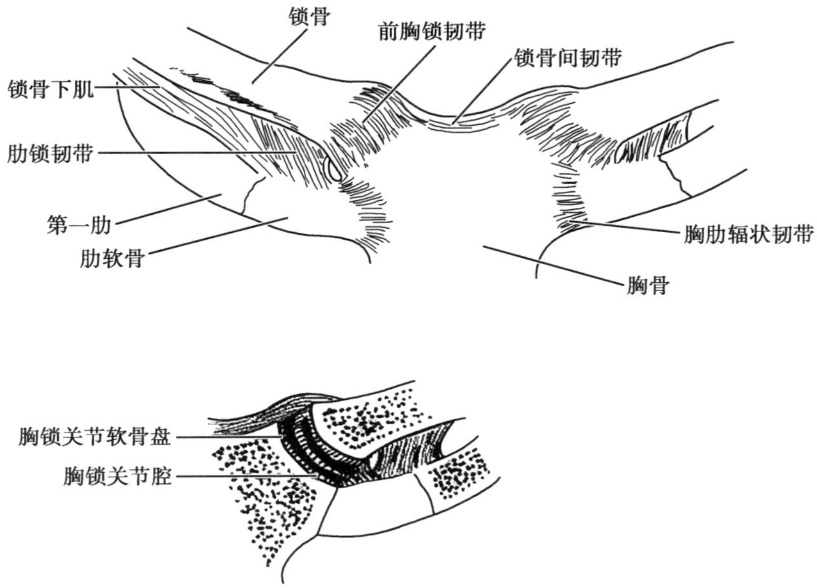

图 11-3-1　胸锁关节解剖特点

（一）直接暴力

暴力直接冲击锁骨内端，使其向后、向下脱出，形成胸锁关节后脱位。脱位严重者，可压迫大血管、气管、食管，引起呼吸不畅、吞咽困难等症状。

（二）间接暴力

暴力作用于肩部前上方，使肩部骤然极度后展，形成锁骨内端以第1肋骨为支点的杠杆作用，导致胸锁关节前脱位。关节囊和胸锁韧带撕裂，严重者肋锁韧带也可发生撕裂（图 11-3-2）。

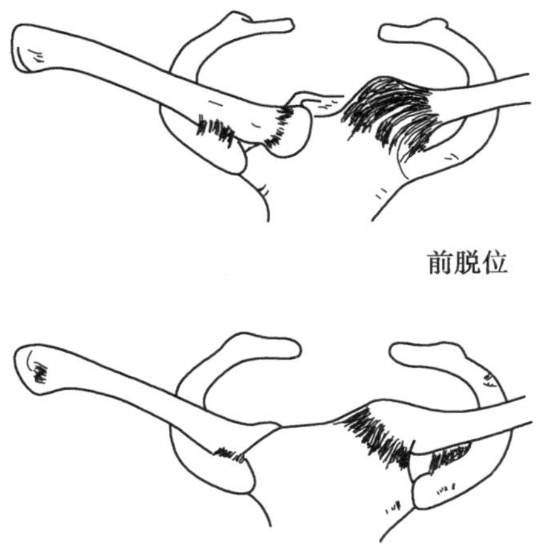

图 11-3-2　脱位类型

（三）持续劳损

劳动和运动过程中，经常地使锁骨外展，胸锁韧带受到一种慢性的强力拉伤，在轻微暴力作用下，胸锁关节逐渐形成慢性外伤性脱位。

三、临床表现及诊断

伤后局部出现肿胀、疼痛，或有瘀斑，头倾向患侧，患侧肩部下垂。前脱位者，胸锁关节部位高突畸形，两侧胸锁关节不对称，患侧肩部及上肢运动功能障碍；后脱位者，胸锁关节部位凹陷，患侧肩部向前上移，若压迫气管则可出现呼吸困难等症状。胸锁关节脱位的诊断要点是胸锁关节畸形，局部出现疼痛及患侧上肢运动功能丧失。若属慢性损伤而引起脱位者，关节出现高突疼痛，但无明显的外伤史。

四、手法治疗

（一）整复

整复胸锁关节脱位与整复锁骨骨折的方法基本相同，对于急性胸锁关节脱位的患者，应采取高度后伸、外旋及轻度外展肩关节的方法进行复位。患者坐位，术者面对患者站立，一手置于肩前部，并将其患侧肩部向后、外、上方推。前脱位者，术者另一手拇指或掌根同时将高突的骨端向下按压，可使其复位（图 11-3-3）。若后脱位者，则用另一手拇指、示指、中指三指向上端提凹陷的锁骨内端，使之复位。

（二）固定

与锁骨骨折固定方法相同，采用双圈或绷带“8”字形固定。前脱位者，在锁骨内端置一压垫，胶布固定，外敷中药后，绷带由前向后“8”字形在胸前交叉固定；而后脱位者不用压垫，且“8”字在后背交叉固定（图 11-3-4）。

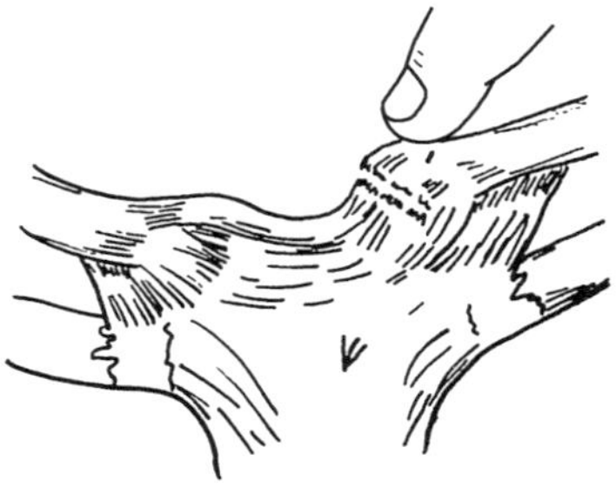

图 11-3-3 复位

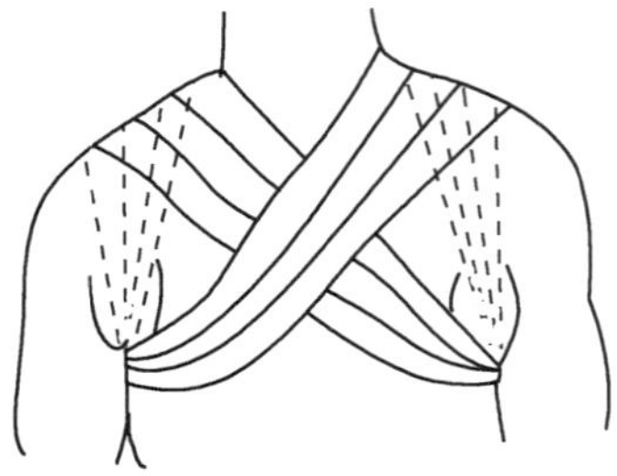

图 11-3-4 “8”字形固定

五、药物治疗

何氏骨科对于胸锁关节脱位的药物使用，同样遵循中医骨伤科学的辨证原则，选择适当的药物进行辨证施治。

外敷用药：外敷活血祛瘀散。关节处用续筋接骨散，周围则用活血祛瘀散。

内服用药：可内服活血理气丸、强筋壮骨丸。初期，瘀血肿胀、疼痛，宜活血化瘀、消肿止痛，内服疏筋活血汤、肢伤一方等。肿痛减轻后，宜舒筋活血、强筋壮骨，内服跌打养营汤、壮筋养血汤等。后期，体质虚弱者，宜补养气血、补肾强筋，以左归丸、八珍汤，或补中益气汤加减。慢性劳损而致脱位者，多因气血虚弱、肝肾亏虚，宜补气养血、补肝强肾，内服健步虎潜丸、壮骨强筋汤等。

按摩用药：初期，使用归红化瘀酒；中后期，使用温通经络液。

六、功能锻炼

固定后可做腕、肘关节的活动，解除固定后再逐步加强患肢肩关节的功能锻炼。

第四节 肩锁关节脱位

一、解剖特点

肩锁关节由肩胛骨的肩峰内端及锁骨肩峰端借着关节囊、肩锁韧带、三角肌、斜方肌肌腱附着部和喙锁韧带等连接而成，有的关节内衬有纤维软骨盘，形态为盘形或半月形（图 11-4-1）。肩锁关节部有喙锁韧带、喙肩韧带及喙肱韧带加强其稳定性，但喙锁韧带为稳定关节的重要结构。肩锁关节具有两种功能：一是能使肩胛骨垂直向上或向下的耸肩功能，二是能使肩胛骨关节盂向前或向后的摆动功能。肩锁关节倾斜角约为 50°，间隙宽约 4mm。肩锁关节在上肢上举 180° 时，有 20° 的旋转运动。肩锁关节损伤并不少见，约占肩部损伤脱位的 12%。

二、发病机制

直接暴力或间接暴力皆可引起肩锁关节脱位。直接暴力常自上而下冲击肩峰；间接暴力为患者摔倒后肩部着地，力量向肩锁关节下方传导而形成脱位。

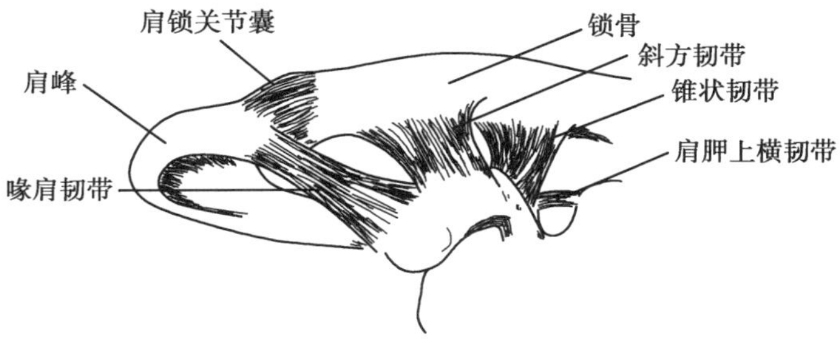

图 11-4-1　肩锁关节解剖特点

肩锁关节除关节囊、周围肌肉外，喙锁韧带及喙肩韧带是稳定关节的重要因素。肩锁韧带主要控制水平方向的运动，因而喙锁韧带损伤仅引起半脱位。喙肩韧带主要控制关节上下运动，只有喙肩韧带也撕裂才会引起肩锁关节全脱位(图 11-4-2)。

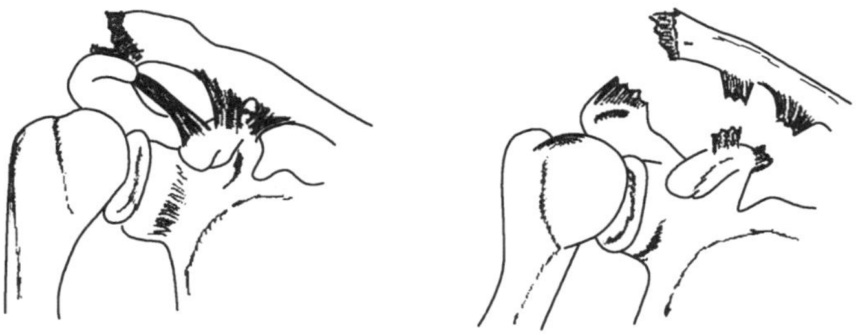

半脱位　　全脱位

图 11-4-2　脱位分型

三、临床表现及诊断

半脱位者症状不明显，可见红肿，肩部上举功能下降，局部有压痛；较重者按压肩峰有浮动感，肩前后位 X 线片显示关节间隙增宽(正常为 3~5mm)，诊断困难时可摄双肩 X 线片对比。

完全脱位者疼痛严重，外观呈阶梯状畸形(图 11-4-3)，患者常以健肢托伤肢肘部以减轻疼痛。一般肩锁关节正位 X 线片采取后前位的照法，可见肩锁关节明显分离，正常成年人肩锁关节间隙宽度在 0.5cm 以内，若间隙超过此限度，则为肩锁关节脱位。或者让患者两手分别提重物约 2.5kg，同时拍摄双肩关节正位片，可发现患侧锁骨外端与肩峰距离较健侧增大(图 11-4-4)。这是因为重物加强患侧肩锁分离，锁骨上端上移，与喙突间距离增大(正常 1.1~1.3cm)。

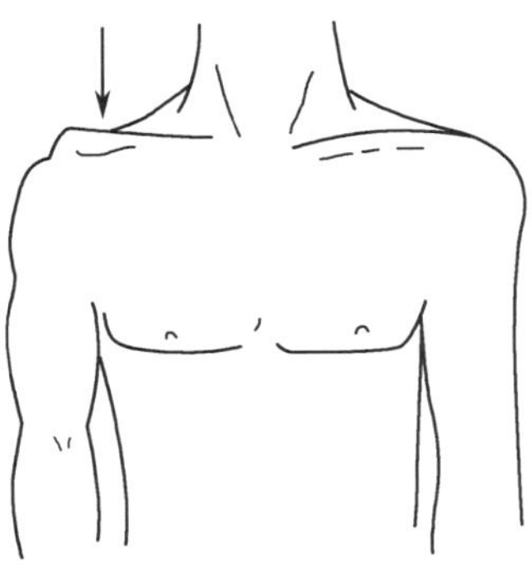

图 11-4-3　阶梯状畸形

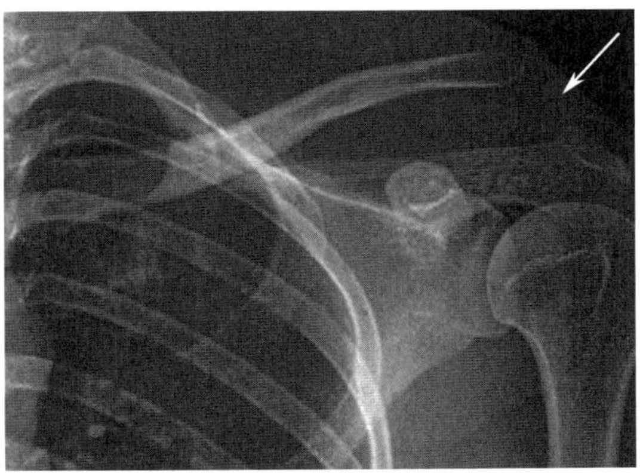

图 11-4-4　肩锁关节脱位

四、手法治疗

(一) 整复方法

整复时,患者取坐位,术者一手置于肩部,用力下压患侧锁骨外端,另一手握住患侧上臂向上推动,即可复位(图 11-4-5)。

(二) 固定方法

肩锁关节脱位手法整复容易,但整复后固定及保持其对位却很困难。有用宽胶布行肩肘部“O”形固定者,实际效果往往不佳,因此不作推荐。中医骨伤科还用一种石膏围腰及压迫带固定法,临床疗效较好。患者取直立位,两上肢高举,先上石膏围腰,上缘与乳头平齐,下缘至髂前上棘稍下部,围腰前后各装一腰带铁扣,待石膏凝固干透后,用厚羊毛毡一块置于锁骨外端隆起处,另用宽 3~5cm 皮带或帆布带,通过患肩所放置的厚毡上,皮带连接石膏围腰前后两端的铁扣上,适当用力拉紧,由于受到了皮带向下的压力,锁骨外端与肩峰接近同一平面,拍摄 X 线片证实无误后,以三角巾将患肢悬吊于胸前,固定 3~4 周(图 11-4-6)。

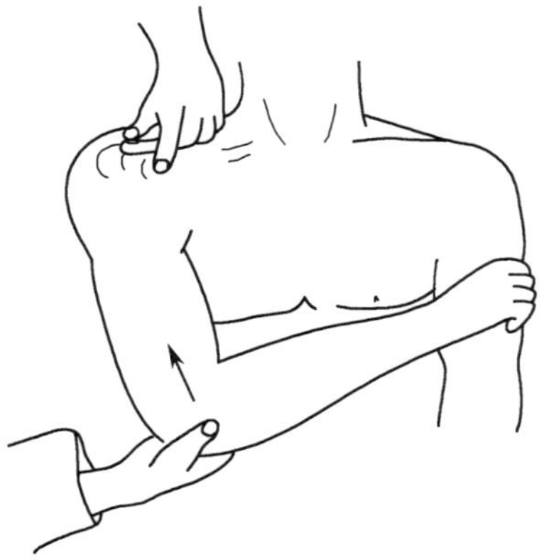

图 11-4-5　整复方法

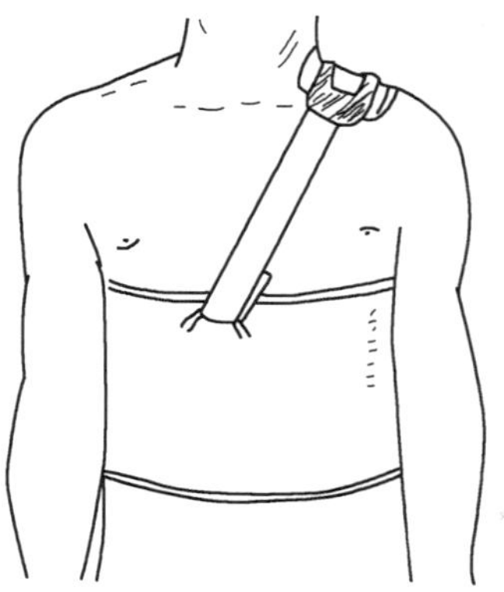

图 11-4-6　石膏围腰及压迫带固定法

五、药物治疗

何氏骨科对于肩锁关节脱位的药物使用,同样遵循中医骨伤科学的辨证原则,选择适当的药物进行辨证施治。

外敷用药:初期,外敷活血祛瘀散;后期,关节处用续筋接骨散,周围则用活血祛瘀散。

内服用药:内服活血理气丸加强筋壮骨丸。亦可进行分期辨证施治。初期,患者肩部瘀血疼痛,宜活血化瘀,消肿止痛,内服舒筋活血汤、肢伤一方加减。中后期,肿痛减轻,宜舒筋活血,强筋壮骨,内服壮筋养血汤、跌打养营汤加减。老年体弱、气血虚损的患者,宜峻补气血,滋养肝肾,内服左归丸、八珍汤、补中益气汤加减。

按摩用药:初期,使用归红化瘀酒;中后期,使用温通经络液。

六、功能锻炼

功能锻炼在肩锁关节脱位治疗中非常重要,很多患者虽畸形明显,但功能很好。固定 5~6 周后,可开始主动活动肩关节,先做肩部的伸屈活动,以后再做上臂的外旋、内旋、外展、内收及上举等动作,如上提下按、双手托天、前俯分掌等。活动应逐渐加强,防止粗暴被动活动。另外,梳头、摸背等动作也是非常好的锻炼方法,坚持每日必做,对功能恢复有极大的益处。应注意的是,治疗过程中不宜提重物。

七、预后

根据临床观察，肩锁关节脱位，无论复位与否，只要早日争取功能锻炼，一般不会产生后遗症。但由于复位后不易固定，因此可能会遗留肩锁关节部位高突畸形。

第五节　肩关节脱位

一、解剖特点

肩关节由肱骨头和肩胛骨关节盂构成，是人体活动范最大的关节（图 11-5-1）。其特点是：肱骨头大，呈半球形，肩关节盂小而浅，只占肱骨头关节面的 1/3~1/4，因此肩关节稳定性较差。关节的稳定由关节囊、周围韧带及肌肉的张力维持，关节囊和韧带薄弱松弛，前下方缺少韧带和肌肉，更是其薄弱点，这是肱骨头易从前下方脱出的内在因素。关节上方有肩峰、喙突及喙肩韧带，构成弧形窝，容纳肱骨头，故肱骨头不易向上方脱出。肩关节属于球窝关节，能使上臂在不同轴上做各种不同的动作，是人体活动最灵活的关节。因肩关节具有灵活性与不稳定性两种特点，故其脱位的发生在临床中比较常见。冈上肌、冈下肌、小圆肌附着于肱骨大结节上，肩关节脱位时，由于肌肉的牵拉，可伴发肱骨大结节撕脱骨折。

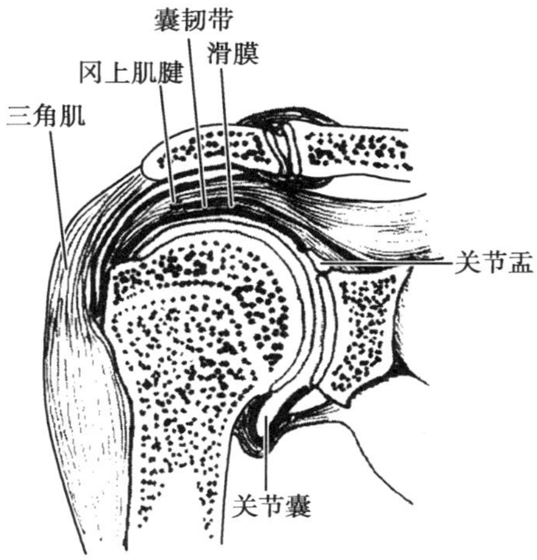

图 11-5-1　肩关节解剖特点

二、发病机制

肩关节脱位，亦称肩肱关节脱位，古代称为“髃骨骱失”“肩甲骨出”或“肩骨脱臼”等。肩关节脱位多发于青壮年，是关节脱位中较常见的一种，多由间接或直接暴力引起（图 11-5-2）。

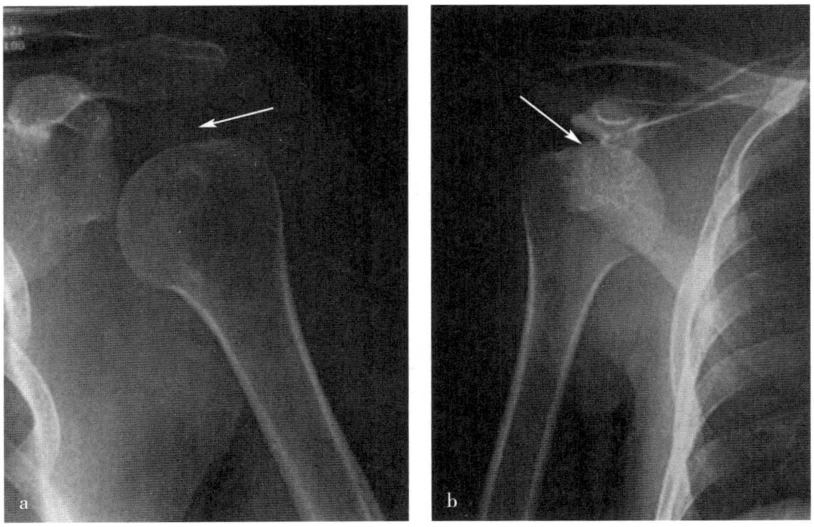

图 11-5-2　肩关节半脱位与全脱位

a. 肩关节半脱位；b. 肩关节全脱位。

肩关节前脱位多为传导暴力所致。跌倒时，肩关节处于外展位，肱骨恰好位于关节囊前下方，肩峰抵住肱骨大结节部位，产生杠杆作用，暴力传导沿上肢通过肱骨头作用于关节囊前下方，肱骨头顶破关节下方的关节囊薄弱处，造成损伤或穿出，便可产生前脱位，此时为喙突下脱位，如伴有侧方力量可形成锁骨下脱位，外展力量过大可发生盂下脱位。

直接暴力来自肩后部，可使肱骨头滑向前方，造成前脱位。若直接暴力从前向后打击肩关节，则导致肩关节后脱位的发生，更多的是电击和癫痫发作的结果。

按照肱骨头脱出的位置，可分为前脱位和后脱位两类，前脱位还可分为喙突下脱位、盂下脱位、锁骨下脱位、胸部脱位 4 种，其中以喙突下脱位较多见。肩关节前脱位常见，后脱位临床罕见，后脱位则有肩峰下脱位、盂下脱位和肩胛冈下脱位 3 种（图 11-5-3~ 图 11-5-5）。

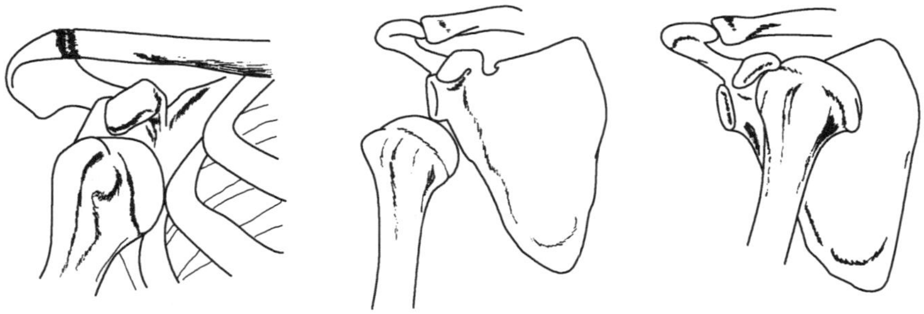

喙突下脱位　　肩盂下脱位　　锁骨下脱位

图 11-5-3　肩关节前脱位

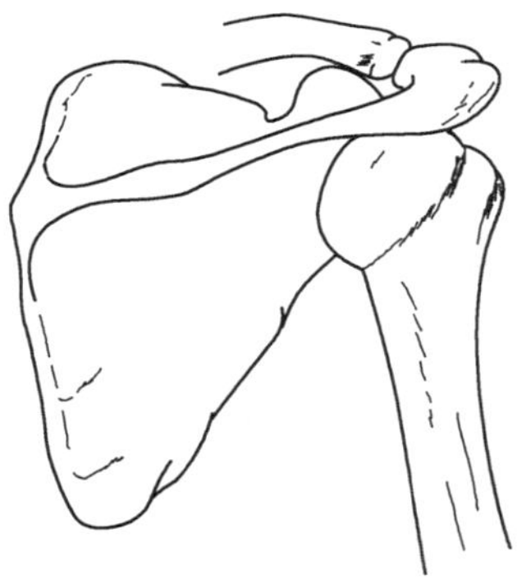

图 11-5-4　肩关节后脱位

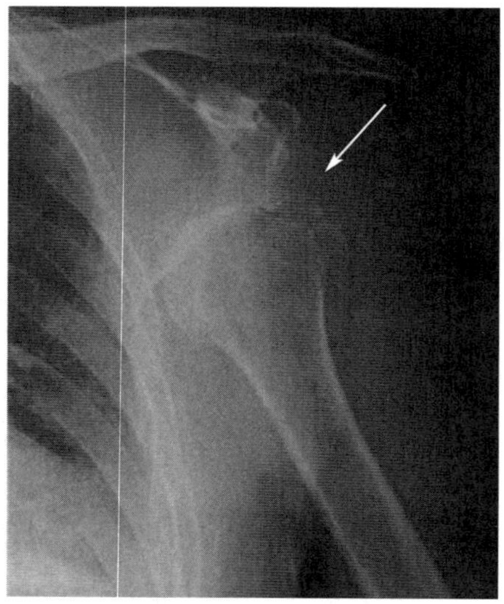

图 11-5-5　肩关节盂下脱位

肩关节脱位的主要病理变化是肱骨头移位和关节囊撕裂。同时，韧带、关节盂缘和肌肉等软组织也会发生不同程度的损伤。由于肌肉的强力收缩或肩峰的撞击，可伴有肩胛盂边缘骨折、肱骨头骨折与肱骨大结节骨折等。肩关节脱位有时会伤及腋神经和腋下血管，但此类情况较为少见。

三、临床表现及诊断

一般都有明显的外伤史，或有习惯性肩关节脱位的既往史。脱位后，肩部肿胀、疼痛、功能障碍，上臂外展 40° 左右弹性固定，腋部或喙突下可摸到圆滑的肱骨头。肩部失去膨隆丰满的外形，肩峰明显突出而肩峰下部空虚凹陷，形成“方肩”畸形（图 11-5-6）。盂下脱位时，从肩峰至肱骨外上髁测量其长度，患肢长于健侧。以手摸健侧肩时，或患侧肘关节屈肘，肘尖不能内收贴近胸壁；或者勉强将肘尖贴及胸壁，则摸不到健侧肩部，此所谓“杜加斯征”阳性。由于腋皱襞下降，肩峰相对突出，在上臂外侧放一直尺时，下端贴及肱骨外上髁，上端可触及肩峰，称为“直尺试验”阳性（图 11-5-7）。若局部肿胀严重，压痛尖锐，则可能伴有肱骨大结节骨折。X 线检查可确定肱骨头脱出的方位，以确定脱位类型及是否伴有骨折等。

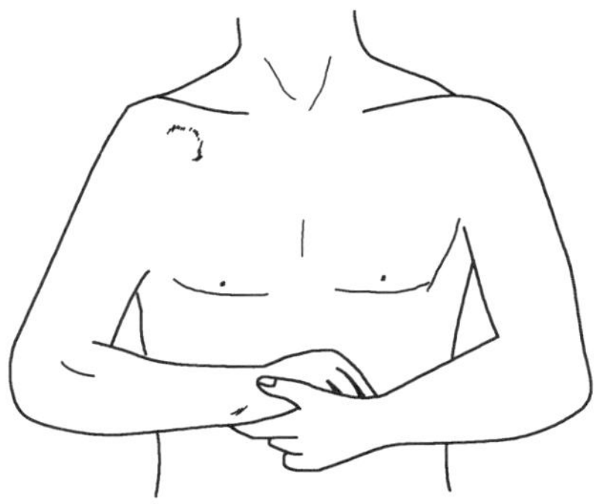

图 11-5-6　方肩畸形

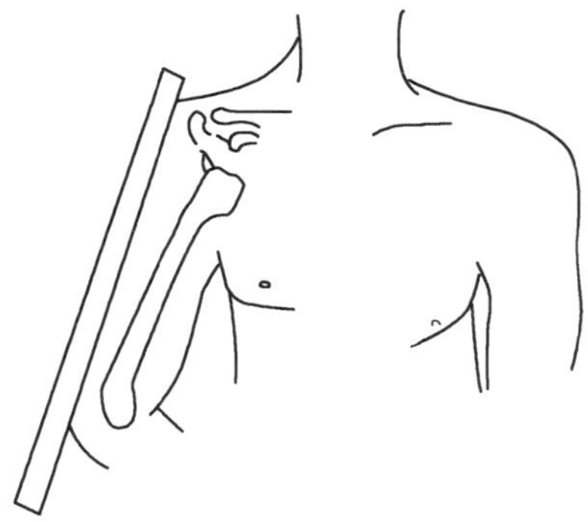

图 11-5-7　直尺试验

四、手法治疗

新鲜肩关节脱位，早期局部瘀肿、疼痛及肌肉痉挛较轻，不需麻醉，只需给予止痛药物即可复位，复位多易于成功，若脱位超过 24 小时者，肿胀、疼痛、肌肉痉挛均较重，复位困难。因此，新鲜肩关节脱位应尽量争取早期复位。中医骨伤科对肩关节脱位的治疗具有丰富的经验，复位方法很多，最常见的有手牵足蹬法、膝顶法、牵拉端托法、杠抬法等。

（一）整复

1. 手牵足蹬法　此法沿用了明代《普济方·折伤门》所载的关于“肩胛骨脱落”的整复方法。其复位方法是：患者仰卧于床上，术者坐于患侧床沿，两手握住患侧腕部，将患肢拉直，外展 30°~40°，将足蹬于其腋下，左侧脱位用左足，右侧脱位用右足。足蹬手拉，缓缓用力拔伸，继而徐徐将患肢内收、内旋，利用足跟为支点的杠杆作用，同时将肱骨头向外支撑挤入关节盂内。当听到“咯噔”的复位音或复位感，复位即告成功（图 11-5-8）。此法较适用于下方脱位。手牵足蹬法又称为拔伸足蹬法。

2. 牵拉端托法　患者正坐，术者站立于患肩外侧，以两手拇指压住其肩峰，其余四指插入腋窝把住肱骨上端内侧。一助手站立于患者健侧肩后，两手斜向环抱，固定患者，另一助手握住患肢外展外旋，由轻到重地向前外方拔伸牵引。此时，术者则用双手将肱骨头向外上方提托。在持续拔伸下，助手逐渐将患肢内收、内旋，肱骨头即可回复于关节盂内（图 11-5-9）。

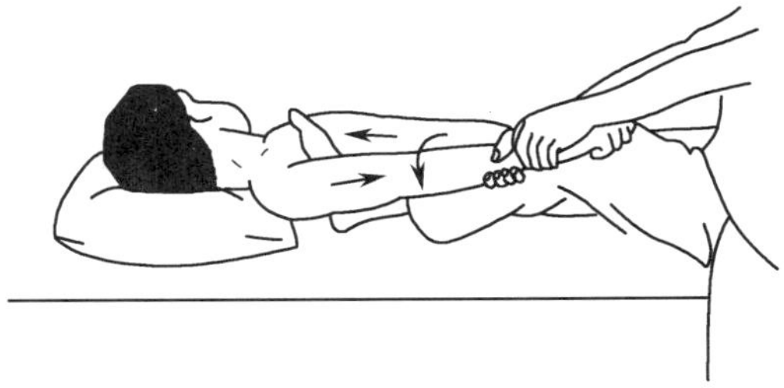

图 11-5-8　手牵足蹬法

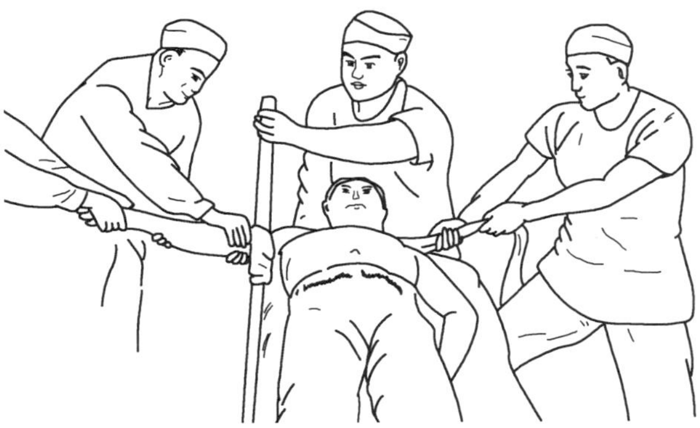

图 11-5-9　牵拉端托手法复位法

3. 膝顶法 患者坐于长凳上。若为左侧脱位，术者与患者同一方向于患侧，左足立地，右足踏于患者坐凳上，将患肢外展 80°~90°，并以拦腰状绕过术者身后，术者以左手握住患者手腕，紧贴于左胯上，右手掌推住患者左肩峰，右膝屈曲小于 90°，膝部顶于患者腋窝，右膝顶，右手推，左手拉，同时向左转身，协调动作，徐徐用力，然后，右膝抵住肱骨头部向上用力一顶，即可复位（图 11-5-10）。此方法较适用于下方脱位。

4. 椅背复位法 患者坐在靠背椅上，用棉垫置于腋下部，以保护腋下神经、血管免受损伤。将患肢放在椅背外侧，腋肋紧靠椅背，一助手扶住患者和椅背，术者握住患肢，先外展、外旋牵引，再逐渐内收，并将患肢下垂，内旋屈肘，即可复位成功（图 11-5-11）。

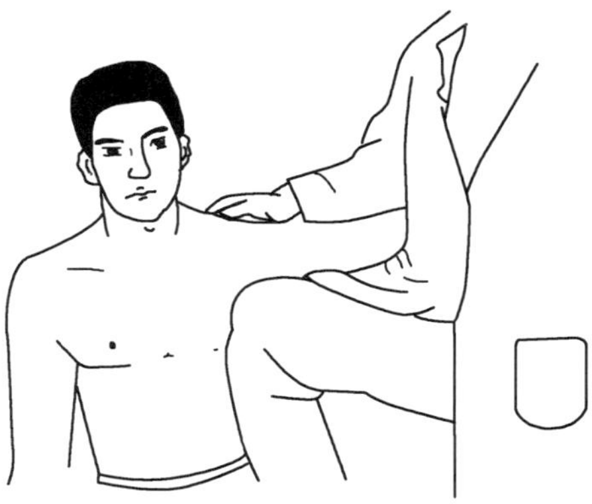

图 11-5-10 膝顶法

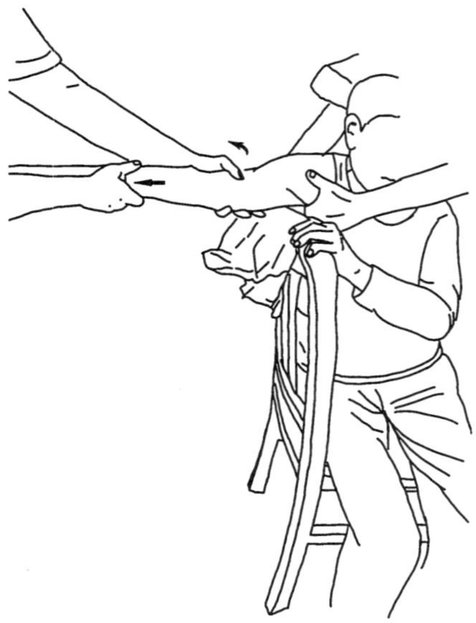

图 11-5-11 椅背复位法

5. 杠抬法 取一圆木杠（长约 1m，直径 5cm 左右），中部以棉花包卷，绷带缠牢。患者端坐于凳子上，一助手立于患者背侧，将木杠插入患侧腋下，中部棉花包扎部分对于腋窝。另一助手位于患者前面抬举木杠。术者立于患者前面，一手握患肢腕部，使患肢外展 40° 位牵引，同时两助手将木杠徐徐上抬，与术者形成牵引之势，拉开痉挛肌肉，由于木杠在腋窝的支撑作用，肱骨头即可复位，并可听到复位音及复位感。此法宜于下脱位。

6. 悬吊复位法 患者俯卧于床上，患肢悬垂于床旁，根据患者肌肉发育程度，将 2~5kg 重物悬挂于患肢腕部（不可手提重物），依其自然位牵引持续 15 分钟左右，多可自动复位。必要时，术者可帮助患者内收双肩或以双手自腋窝向外上方轻推肱骨头，或轻轻旋转上臂，肱骨头即可复位。此方法安全有效，对于老年患者尤为适宜。

（二）固定

整复完毕，仔细检查肩关节确已完全复位后，始可包扎固定。肩关节前脱位者，应将上臂保持在内收、内旋位，肘屈小于 90°，贴于胸壁，肩部外敷中药后以绷带包扎固定（图 11-5-12）。后脱位者应固定在外展、后伸、外旋位。若伴有肱骨大结节骨折者，复位后骨折块可自行对位，但固定时，仅使上臂下垂悬吊而上臂贴于胸壁固定即可，肩不必内收。

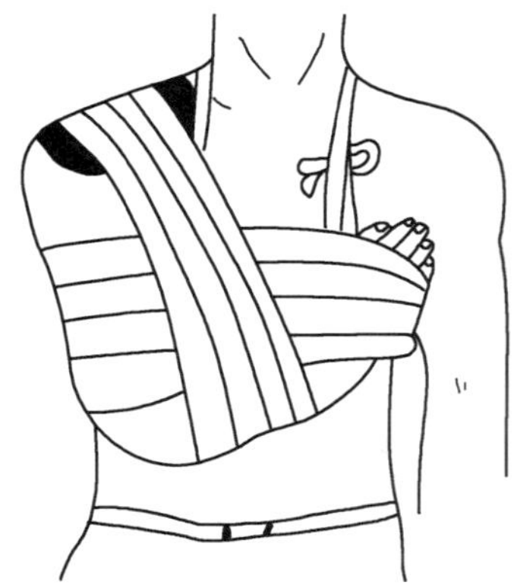

图 11-5-12 固定包扎法

（三）复位后处理

一般肩关节脱位，若无严重肿胀，复位后固定 2~3 周即可。过短则软组织愈合不良，过长则易发生粘连,2 周后改为前臂悬吊位,开始练习肘及肩的活动,但肩不得外展。去除固定后逐渐练习肩部的各方向活动,直至恢复正常。伴有骨折者,固定时间应适当延长。

(四) 陈旧性脱位处理

肩关节脱位未经复位,3 周后局部发生粘连和瘢痕组织形成,肌肉挛缩,即为陈旧性脱位。时间越久,复位越困难。若关节部位僵硬程度不严重,可试着手法复位。但不可强行复位,否则,处理不当还会造成臂丛神经损伤、肱骨外科颈骨折等严重并发症,应严格掌握适应证。

复位前处理:先做肩外展牵引 1 周左右,成年人用尺骨鹰嘴突牵引,儿童宜皮肤牵引。并配合中药内服、熏洗、推拿、按摩等,如此可以使粘连硬化组织逐渐变软、松解。

复位方法:复位前,先对患者进行有效麻醉。然后,术者环握患侧肩部,下助手使患肢做各方向的活动,持续有力地被动活动肩关节,以松解关节挛缩和周围软组织的粘连,1~2 小时后,活动范围逐渐增大,将粘连拉开之后,便可采用牵拉端托手法复位,手法操作须轻柔稳健。依法整复,臂内收,手能触及健侧肩部,肩部畸形消失,即为复位成功。此乃陈旧性脱位,复位时不一定听到明显的复位声。必要时可行 X 线检查证实。由于陈旧性的肩关节脱位之复位,比新鲜脱位更易粘连,故后期应加强功能锻炼并配合内服活血化瘀、软坚散结、舒筋通络类中药治疗,以防止瘢痕粘连。

对于陈旧性肩关节脱位经闭合手法整复不成功者,应行手术切开复位。

(五) 习惯性脱位的处理

新鲜脱位,复位后若固定时间太短,加之过早的外展活动,关节囊不能很好愈合而松弛,肱骨头后外方塌陷和肩胛盂前缘被磨损等,可形成习惯性脱位。肩部稍有外展活动便可能造成肩关节脱位,如伸手高处取物、扔物、泼水、刷牙等,甚至穿衣伸袖均可造成肩关节脱位。但也容易复位,患者自己往往用手扳患侧上臂使其内收,即可复位。

对于习惯性脱位者,复位后可将上臂固定于内收位(同新鲜脱位固定位),固定 2~3 个月,然后逐步锻炼肩部活动,避免上臂急剧外展动作。内服补肝肾、强筋骨药物,可用何氏强筋壮骨丸内服 3~6 个月。

五、药物治疗

何氏骨科对于肩关节脱位的药物使用,同样遵循中医骨伤科学的辨证原则,选择适当的药物进行辨证施治。

外敷用药:初期,外敷活血祛瘀散;后期,关节处用续筋接骨散,周围则用活血祛瘀散。

内服用药:内服活血理气丸、强筋壮骨丸。亦可参考以下方法进行辨证施治。损伤初期,患处疼痛、肿胀明显,宜活血化瘀,消肿止痛,可予活血镇痛汤加减。肿痛减轻后,宜舒筋活血,强筋壮骨,可服跌打养营汤加减。气血虚弱者,可服补中益气汤加补骨脂、菟丝子等。习惯性脱位应内服补肝肾、壮筋骨药物,宜壮骨强筋汤或补肾壮筋汤加减。

按摩用药:初期,使用归红化瘀酒;中后期,使用温通经络液。

六、功能锻炼

固定初期,鼓励患者练习腕部和手指活动,如抓空增力、上翘下钩等。1 周后除去上臂固定,仅悬吊前臂做练习肩关节的屈伸活动。2~3 周后,解除固定后,逐步做肩关节的各方向主动活动锻炼,如双手托天、手指爬墙等。

七、预后

新鲜脱位,经复位固定处理,一般预后良好,较少有创伤性关节炎的发生。常见后遗症是因功能锻炼不好而形成肩的部分粘连,外展与外旋活动部分受限。有神经损伤者,多在 3 个月左右逐渐恢复。

第六节　肘关节脱位

一、解剖特点

肘关节由肱骨滑车、尺骨上端半月切迹、肱骨小头、桡骨头组成，包含肱桡关节、肱尺关节及桡尺近侧关节，这三个关节被包括在一个关节囊内，有一个共同的关节腔，关节囊的前后壁薄弱而松弛，但两侧有桡、尺侧副韧带稳定关节，关节囊纤维层的环形纤维形成一坚强的桡骨环状韧带，包绕桡骨头。肘关节以肱尺关节为主体，与肱桡关节、桡尺近侧关节协调运动，使肘关节做屈伸活动。当屈肘时，肘后关节囊拉紧，前侧囊壁松弛而发生皱褶；肘伸直时，前后关节囊壁则相反。肘窝中部有肱动脉和正中神经通过，肘前外侧有桡神经通过，肘后内侧有尺神经通过，当肘关节脱位时，可能导致上述神经、血管的损伤。肱骨内、外上髁及尺骨鹰嘴突是肘部的三点骨突标志。伸肘时，这三点成一条直线；屈肘时，这三点成一等边三角形，因此又称“肘三角”。“肘三角”是肘部的重要骨性标志（图 11-6-1）。

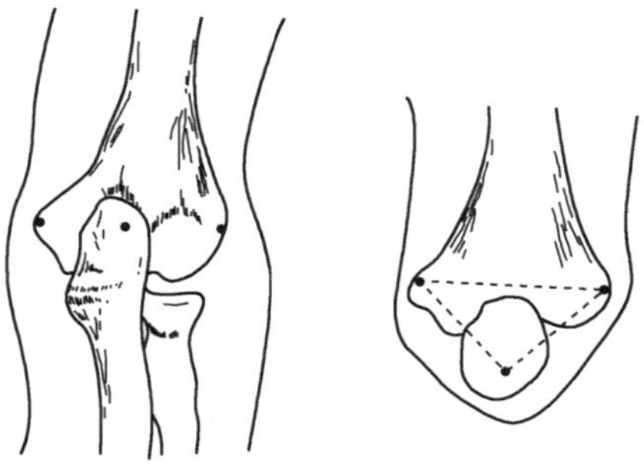

图 11-6-1　肘三角

二、发病机制

肘关节脱位最常见，在全身各大关节脱位中约占 1/2，任何年龄均可发生，多见于青壮年，儿童与老年人少见。多因间接暴力或杠杆作用所造成。患者跌仆时，上臂外展背伸肘伸直位，掌心着地，外力迫使肘关节过度伸直，形成以鹰嘴为支点，前臂绕额状轴向后的回转运动（图 11-6-2）。由于尺骨喙突短小，很易滑过肱骨滑车，造成尺桡骨上端一并脱向肱骨下端后方，导致肘关节后脱位（图 11-6-3）。由于桡骨环状韧带和骨间膜将尺、桡骨比较牢固地束缚在一起，所以脱位时尺、桡骨多同时向背侧移位。脱位时，必然伴有肘前关节囊撕裂，由于暴力方向不同，尺骨鹰嘴和桡骨头除向后移位外，有时还可以向桡侧或尺侧移位，形成肘关节侧方移位，部分患者可因尺骨喙突与肱骨滑车撞击而发生骨折，肱骨内、外上髁也可由于韧带牵拉而发生骨折和移位（图 11-6-4）。若屈肘位跌倒，肘尖部着地，暴力由后向前，可见尺骨鹰嘴推移至肱骨的前方，导致肘关节前脱位，多并发鹰嘴骨折（图 11-6-5）。偶因肱骨下端脱位后插入尺桡骨之间，使尺桡骨分离，形成肘关节分离脱位。

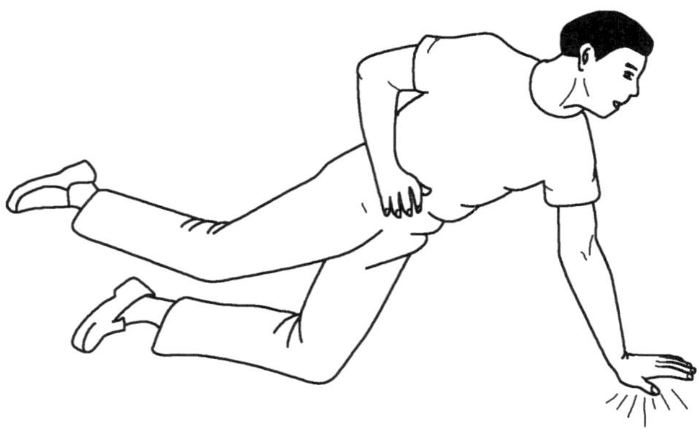
图 11-6-2　受伤机制

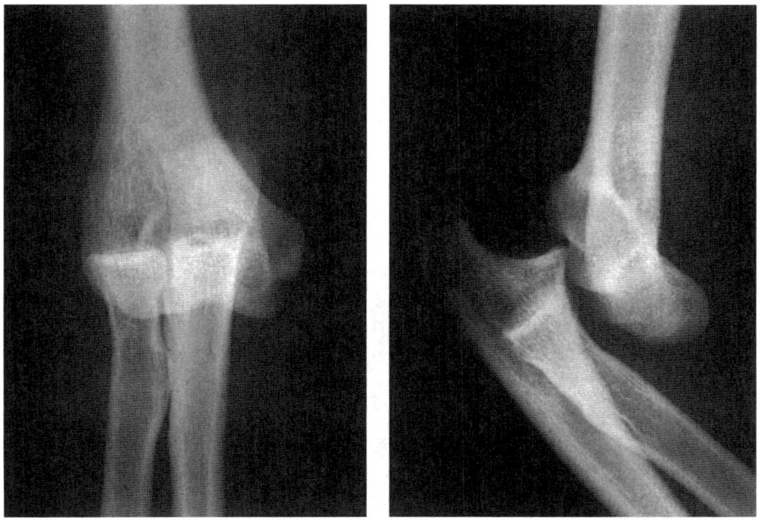

图 11-6-3　肘关节后脱位

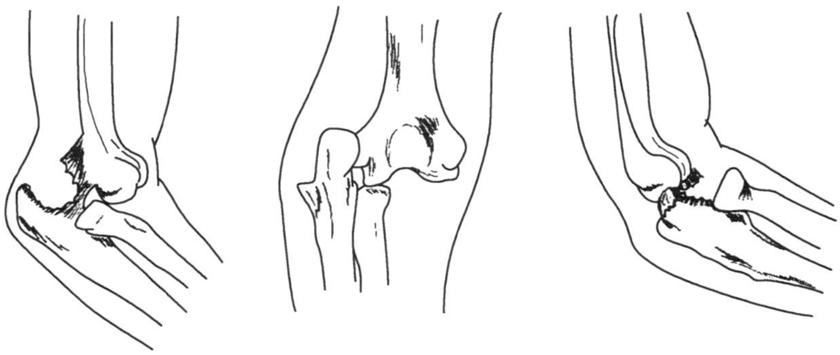

图 11-6-4　肘关节脱位分型

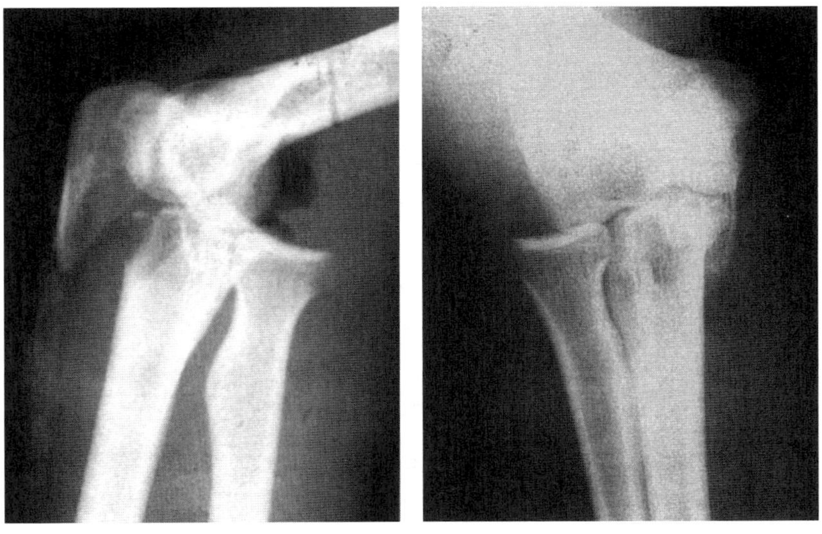

图 11-6-5　前脱位合并尺骨鹰嘴骨折

注：尺骨鹰嘴骨折，近折端和桡骨头一并向前外移位，与肱骨近端失去正常对应关系。关节内尚见气体影，为开放骨折造成。

肘关节脱位时由于骨膜、韧带、关节囊被撕裂，以致在肘窝形成血肿，而血肿容易形成骨化，成为整复的最大障碍，或影响复位后肘关节的活动功能。另外，肘关节脱位可合并肱骨内上髁骨折，有的还夹入关节内而影响复位。移位严重的肘关节脱位，可能损伤血管与神经。因此，治疗肘关节脱位时应细心检查、认真对待，否则易于造成不良后果(图 11-6-6)。

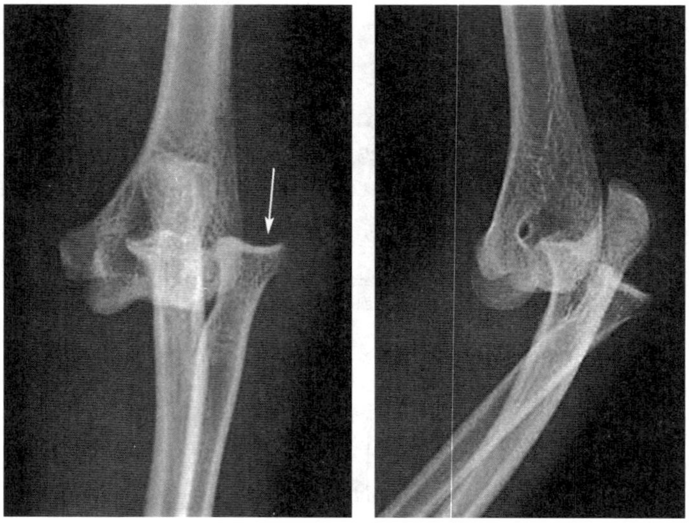

图 11-6-6　肘关节后脱位

三、临床表现及诊断

有典型外伤史。伤后肘部疼痛、压痛，肿胀或轻或重，但伴有骨折时则明显肿胀或见瘀斑。若为肘关节后脱位，肘前窝饱满，可摸到圆滑的肱骨下端，尺骨鹰嘴明显后突，肘后部空虚，呈靴状畸形，肘不能屈伸活动而弹性固定于半屈位，前臂与上臂比例失调及肘后三角关系改变，若有侧方移位，还呈现肘内翻或肘外翻畸形。肘关节脱位伴有骨折发生，有时可触及喙突或肱骨内上髁的骨折片。

若为前脱位，则除肘关节疼痛、肿胀、活动功能障碍以外，还可出现肘关节屈曲受限，弹性固定于过伸位。肘前隆起，可触及脱出的尺桡骨上端。前臂前面较健侧显长。伴有尺骨鹰嘴骨折时，可在肘后触到游离的骨折片。

另外，肘关节脱位须与肱骨髁上骨折相鉴别，后者多见于儿童，肘三角关系正常，无弹性固定感，可察知骨折摩擦征。X 线检查主要观察有无合并骨折。

四、手法治疗

无论何种肘关节脱位，均可手法复位。自古及今，手法繁多，现介绍几种简单易行的方法。

(一) 整复

1. 屈肘牵引法　患者取坐位或卧位，上助手握患肢上臂，下助手握持前臂，对向拔伸牵引，术者先用两手矫正侧方移位，再以四指环抱上臂下端腹面，拇指顶推鹰嘴部，在维持牵引下助手稳缓屈曲患肘，一般在半屈肘情况下即可复位(图 11-6-7)。

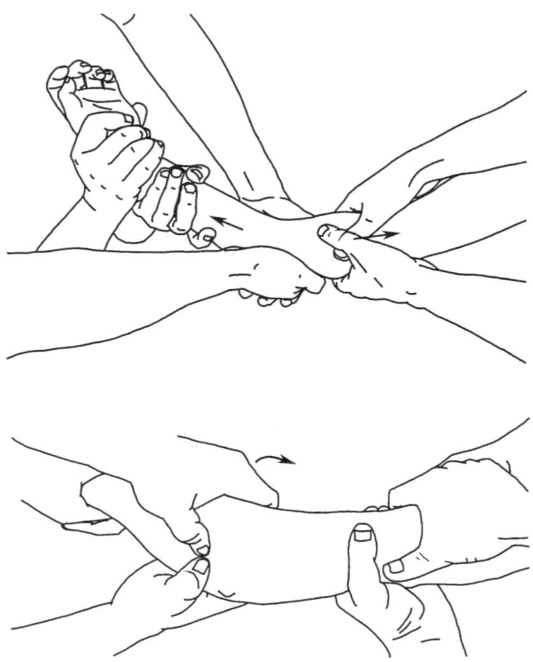

图 11-6-7　屈肘牵引法

2. 单人复位法 患者前臂外旋，掌心与医生前臂相对，手指互相交锁。术者肘部置于患者肘窝部，缓慢牵拉患者屈肘，形成引力纠正患者前臂缩短，使肘关节复位。

3. 膝顶法 患者取坐位，术者立于患侧，一手握患肢上臂，一手握其腕部，一腿屈膝并足踏于患者所坐的凳子上，将膝放在患肘前，胫骨粗隆处抵住肘窝部，患肘屈曲90°。膝用力下顶，握腕之手顺患肢前臂方向用力一拉，即可复位。

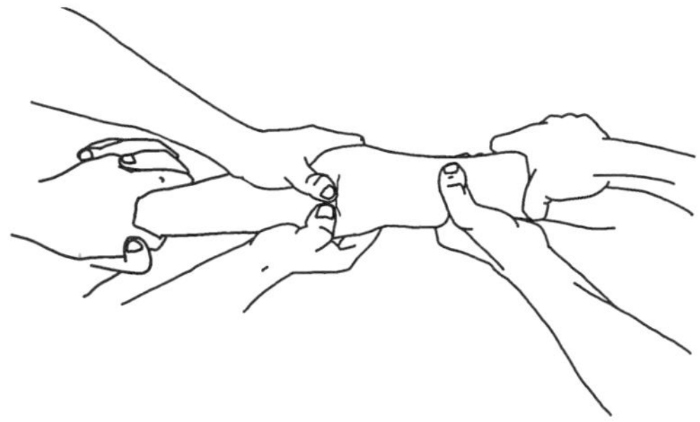

4. 胯抵转身法 患者取坐位，术者立于患者伤侧前面，面向外。一手握患肢上臂，一手握其腕部，将患肢外展约90°，肘半屈位，肘窝置于术者胯部（相当于髂前上棘部，左肘伤用左胯部，反之用右胯部）。术者两手同时用力，反向牵引，胯部紧贴住肘窝部，向前用力一旋转，听到“咯噔”响声，即为复位。

以上四种方法适于肘关节后脱位的复位。

5. 顶推端提复位法 患者取坐位或卧位，上助手握住患肢上臂，下助手握住患肢腕部，顺势牵引前臂。术者两手拇指由肘前顶住脱出的尺桡骨上端并向下用力推挤，余指由肘后抵住肱骨下端向上向前端提，听到“咯噔”入臼声，即为复位（图11-6-8）。肘关节前脱位常伴鹰嘴骨折，脱位整复后即按鹰嘴骨折处理。此法适用于肘关节前脱位。

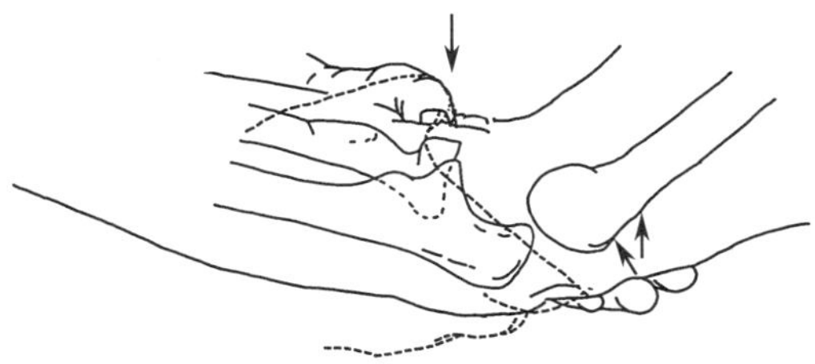

图11-6-8 顶推端提复位法

（二）固定

复位后的检查很有必要。将患肘与健侧对比是否正常，屈伸活动功能是否恢复，手部能否触及同侧肩部，肘三角关系是否恢复正常。可行肘关节正、侧位X线检查，并注意有无肱骨内上髁、鹰嘴或喙突骨折。

整复成功后，肘屈小于90°，用肘横“8”字形绷带包扎，并用三角巾悬吊患肢于胸前，固定时间为2~3周。

（三）陈旧性肘关节脱位的处理

肘关节脱位2周以上未获复位者，即为陈旧性肘关节脱位。因血肿积于鹰嘴凹与喙突凹，粘连较重，有时机化形成骨质，造成复位困难。脱位时间不长、粘连较轻者，可试行手法复位。复位前准备与用药同肩关节陈旧性脱位。整复时，不宜强力牵拉及屈肘，以免发生新的损伤。如试行复位数次，仍不能成功，即应采取手术治疗。

五、功能锻炼

肘关节损伤后极易产生关节僵硬，故复位后应鼓励患者及早进行功能锻炼。固定期间，除限制肘的屈伸活动外，其他活动不必限制，可做肩、腕及掌指等关节活动。去除固定后，可逐步练习肘的屈伸活动。必须避免肘关节的粗暴被动活动，以防发生损伤性骨化。

六、药物治疗

何氏骨科对于肘关节脱位的药物使用，同样遵循中医骨伤科学的辨证原则，选择适当的药物进行辨证施治。

外敷用药：初期，外敷活血祛瘀散；后期，关节处用续筋接骨散，周围则用活血祛瘀散。

内服用药：内服活血理气丸、强筋壮骨丸。也可以参考以下方法进行辨证施治。复位后，初期宜活血化瘀，消肿止痛，内服可选用接骨紫金丹、续断紫金丹、舒筋活血汤；中期宜和营生新，舒筋活络，内服可选用壮筋养血汤、跌倒养营汤；后期宜益气养血，舒筋活络，内服可选八珍汤或补中益气汤加桂枝、片姜黄、嫩桑枝、鸡血藤等。

按摩用药：初期，使用归红化瘀酒；中后期，使用温通经络液。

七、预后

新鲜肘关节脱位，经正确复位、固定及药物治疗后，一般预后良好。也有少数患者，损伤血肿严重，治疗不当，导致创伤性关节炎的发生。陈旧性脱位者，治疗效果较差，即使手术也往往遗留肘关节不同程度的活动障碍，或形成创伤性关节炎，个别病例还形成骨化性肌炎。

第七节　桡骨头脱位与半脱位

一、解剖特点

单纯发生桡骨头脱位者罕见，主要是桡骨头半脱位。多发生于4岁以下的幼儿，是临床常见的肘部损伤。幼儿桡骨头发育不完全，头颈直径几乎相等，桡骨环状韧带松弛，故在外力作用下容易发生半脱位。

二、发病机制

多因幼儿在肘关节伸直时腕部受到牵拉所致，如穿衣、走路跌倒时腕部被成人握住(图11-7-1)，由于肘部突然受牵拉力，肱桡关节间隙加大，关节内负压骤然增加，关节囊和桡骨环状韧带被吸入肱桡关节间隙，桡骨头被桡骨环状韧带卡住，无法自行回复，从而形成桡骨头半脱位(图11-7-2、图11-7-3)。

三、临床表现及诊断

幼儿患肢有被牵拉的损伤史。患侧肘部疼痛，肘关节呈半屈曲、前臂呈旋前位，不敢旋后，不能抬举，取物时肘关节不能自由活动。桡骨头处压痛，局部无明显肿胀或畸形。X线检查常不能显示病变。

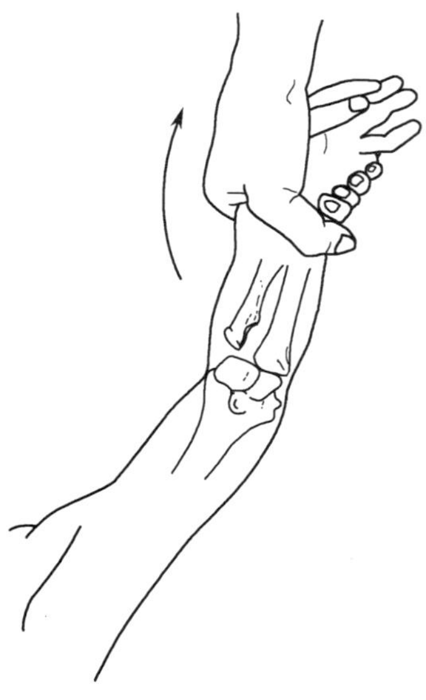

图11-7-1　发病机制

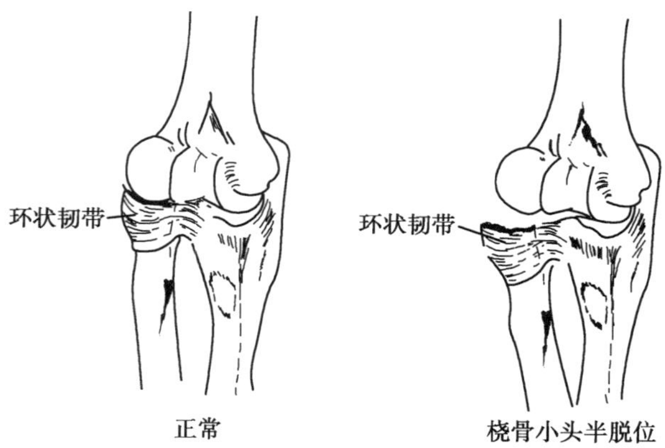

图11-7-2　桡骨头半脱位

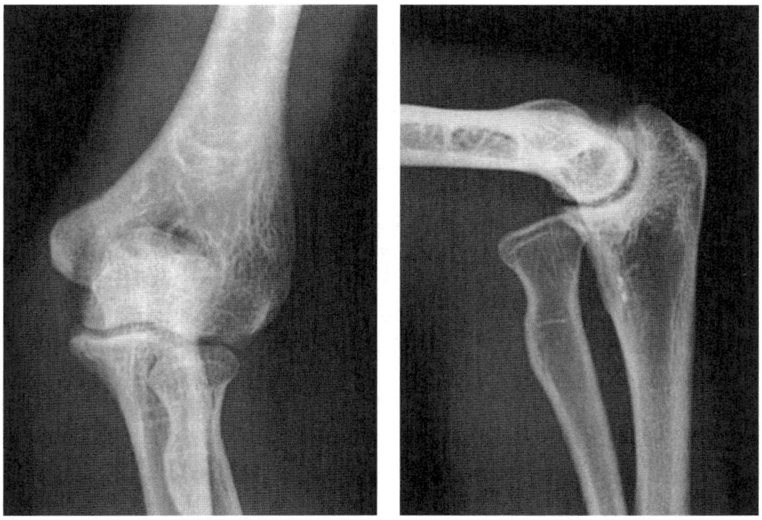

图 11-7-3　桡骨头脱位

注：桡骨头向前移位，桡骨干轴线完全偏离肱骨小头中心。

四、手法治疗

（一）整复

以幼儿右侧桡骨头半脱位为例。家长抱患儿正坐，术者与患儿相对，术者左手拇指放在桡骨头外侧处，右手握其腕部，稍加用力牵引至肘关节伸直旋后位，左手拇指抵压脱位之桡骨头，然后屈曲肘关节，常可听到或感到轻微的入臼声，即为复位。或可屈肘 90° 向旋后方向来回旋转前臂，也可复位（图 11-7-4）。

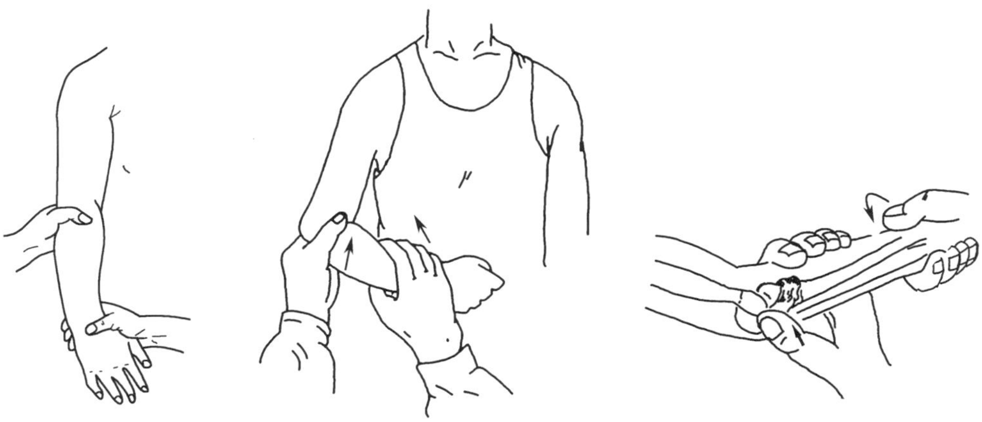

图 11-7-4　小儿右侧桡骨头半脱位整复

（二）复位后处理

复位后，患儿肘部疼痛立即消失，屈肘自如，能上举取物。如无明显肿胀，一般不用外敷药物，也不需包扎固定。可用颈腕吊带悬挂于屈肘位 1~3 天，并嘱咐家长牵拉小儿手臂及为小儿穿脱衣服时多加注意，避免牵拉患肢，以防屡次发生而形成习惯性脱位。如此治疗，一般不落任何后遗症。

第八节 桡尺远侧关节脱位

一、解剖特点

桡尺远侧关节由尺骨头的桡关节面及桡骨的尺切迹组成。尺切迹的远侧缘，有三角纤维软骨附着，该软骨止于尺骨茎突的基部并将桡尺远侧关节与腕关节分隔，桡尺远侧关节脱位常为科利斯骨折、史密斯骨折和加莱亚齐骨折(即盖氏骨折)的后遗症。但是单纯性桡尺远侧关节脱位也很常见，常见于青壮年，以女性多见。

二、发病机制

桡尺远侧关节的稳定性由桡尺远侧掌侧韧带、桡尺远侧背侧韧带及三角纤维软骨维持。当患者跌倒，或猛烈提起重物，或前臂过度旋转活动时，常会造成三角纤维软骨破裂或腕背侧韧带撕裂，从而导致桡尺远侧关节分离或前臂旋前时尺骨头向背侧脱位(图 11-8-1)。

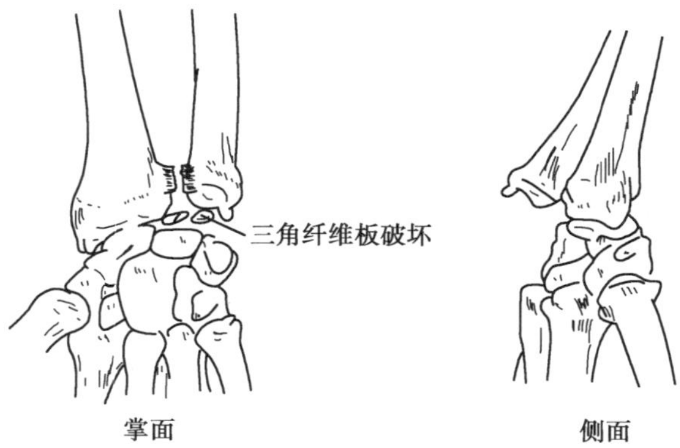

图 11-8-1 桡尺远侧关节分离背侧脱位

三、临床表现及诊断

急性损伤，局部肿胀并有压痛，前臂旋前时尺骨头向背侧脱位，腕关节活动障碍。临床上以尺骨头向背侧半脱位最为常见，患肢活动时疼痛，局部出现弹响声。患手不能端举重物，不能用力做腕部旋转活动，如洗衣服、拧毛巾等。患手握力减弱，腕背伸、尺偏、旋后活动受限(图 11-8-2)。

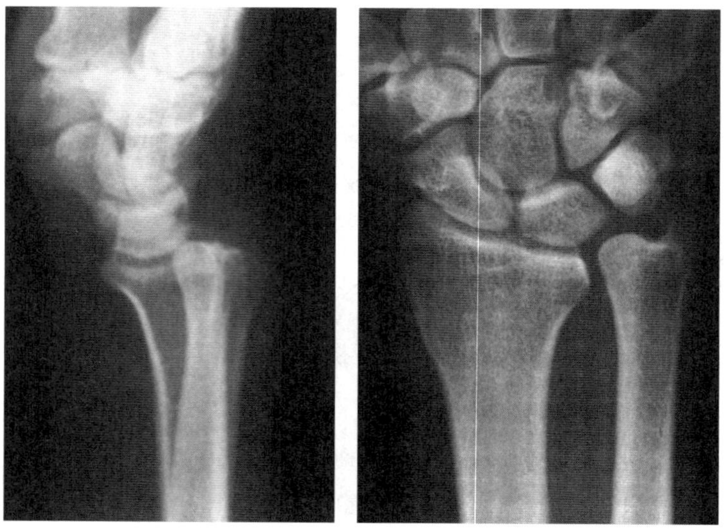
图 11-8-2 尺骨背侧脱位

四、手法治疗

新鲜脱位，可用手法复位，将尺骨向桡侧和掌侧挤压复位(图 11-8-3)。然后以桡骨下端骨折小夹板、压骨垫将前臂固定于中立位，4~5 周后，待损伤组织修复后开始练习活动。如诊断治疗及时，绝大多数患者可愈，但有些患者遗有习惯性桡尺远侧关节半脱位。

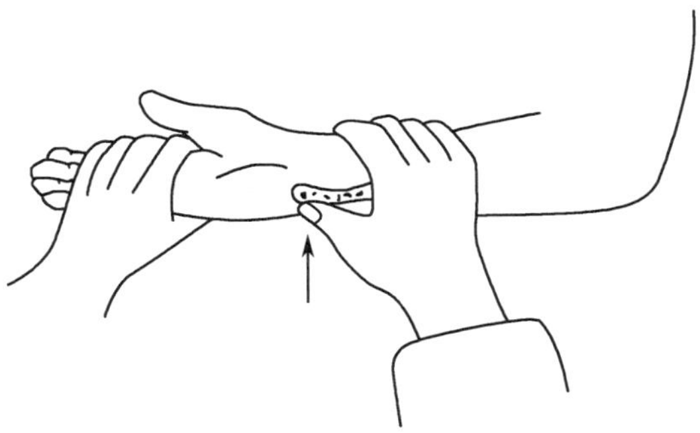

图 11-8-3　背侧脱位整复法

第九节　月骨脱位

一、解剖特点

月骨，为腕部 8 块骨骼之一。月骨居近排腕骨中线，正面观为四方形，侧面观呈半月形。月骨近端与桡骨下端、远端与头状骨、内侧与三角骨、外侧与手舟骨互相构成关节面。月骨四周均为软骨面，与桡骨下端之间仅有桡月背侧、掌侧韧带相连，细小的营养血管经过韧带进入月骨，以维持其正常血液供应。月骨前面相当于腕管，有屈指肌腱和正中神经通过（图 11-9-1）。

二、发病机制

跌倒时，手掌着地，腕部极度背伸，月骨被桡骨下端和头状骨挤压而向掌侧移位，关节囊破裂，导致月骨向掌侧脱位（图 11-9-2）。此时，脱位的月骨压迫前面的腕管，从而导致屈指肌腱和正中神经产生受压症状和功能障碍。脱位时桡月背侧韧带已经断裂，若桡月掌侧韧带也扭曲或断裂，则影响月骨的血液供应，容易引起缺血性坏死。

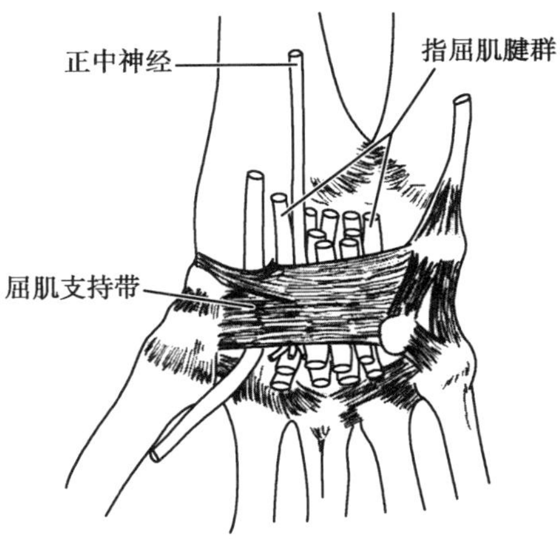

图 11-9-1　月骨前面解剖特点

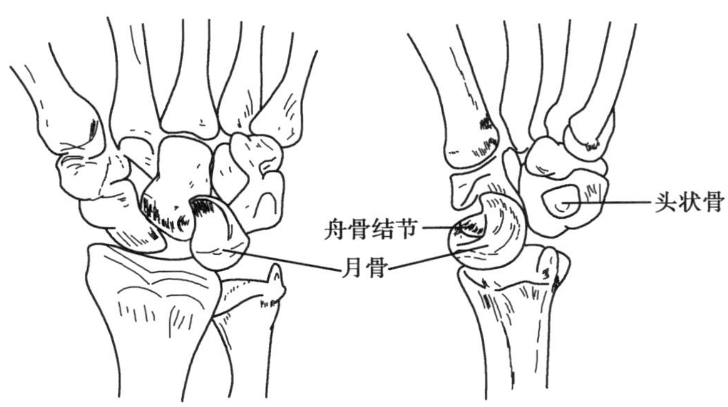

图 11-9-2　月骨向掌侧脱位

三、临床表现及诊断

有明显手掌着地、腕背伸外伤史，局部肿胀、疼痛，压痛明显，腕关节自动和被动屈伸活动障碍，腕关节呈轻度背伸位，手指不能伸直，如月骨压迫正中神经，可有桡侧三个半指感觉障碍。腕掌侧隆起，可触及突出之月骨(图 11-9-3)。X 线检查有助于明确诊断，X 线正位片显示月骨由正常的正方形变成三角形；侧位片可见月骨凹形关节面与头状骨分离而转向掌侧，即头状骨不在月骨凹面上，月骨近侧凸面离开桡骨下端关节面，月骨凹面朝向掌侧方，头状骨与桡骨下端关节面接触，月骨则位于腕关节的前方(图 11-9-4)。

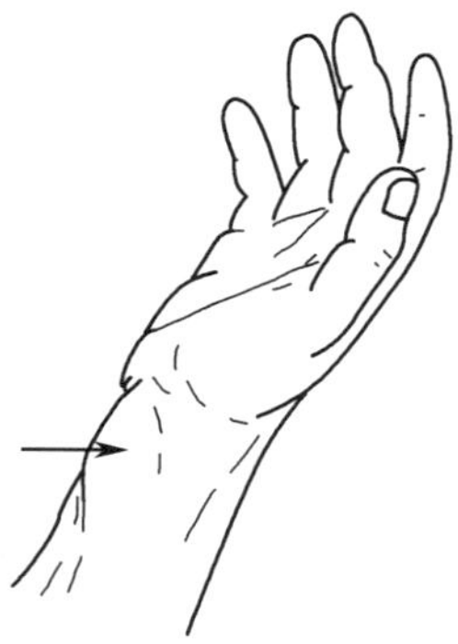

图 11-9-3　腕掌侧隆起

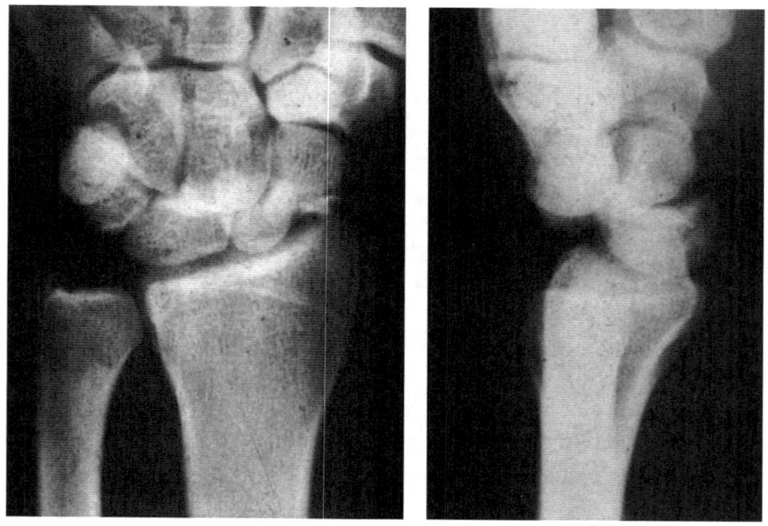

图 11-9-4　经手舟骨月骨周围脱位

注：正位舟骨腰部错位粉碎性骨折，月骨向尺侧移位。侧位月骨窝状关节面空虚，头状骨和舟骨远折段伴随其他腕骨向后脱位。

四、手法治疗

(一) 整复

手法复位适用于新鲜脱位。在臂丛神经阻滞麻醉或局部麻醉下，患者取坐位，肘关节屈曲 90°，两助手分别握住肘部和手指对抗牵引，并将腕关节尽量背伸，使桡骨和头状骨之间的关节间隙加大，术者两拇指用力推挤月骨远端，迫使月骨进入桡骨和头状骨间隙，然后逐渐使腕掌屈，当腕掌侧突起之月骨消失，中指可以伸直时，多表明月骨复位(图 11-9-5)。

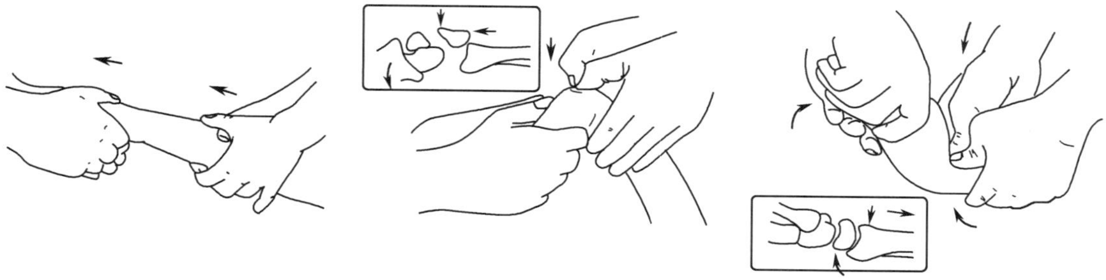

图 11-9-5　月骨脱位整复手法

（二）固定

复位后，外敷中药。然后，即用塑形夹板将腕关节固定于掌屈 30°~40° 位，1 周后改为中立位（图 11-9-6）。

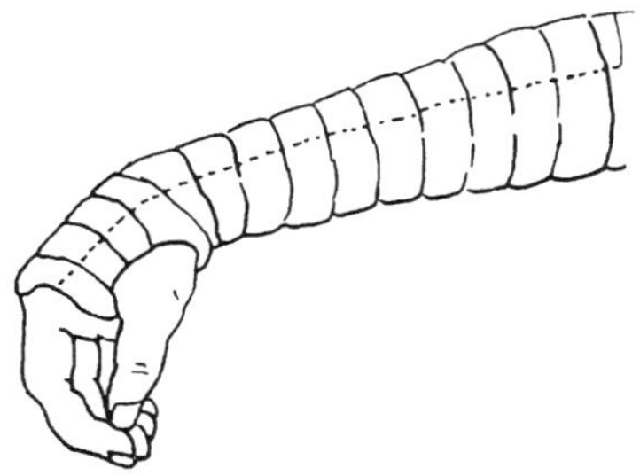

图 11-9-6　固定

五、药物治疗

何氏骨科对于月骨脱位的药物使用，同样遵循中医骨伤科学的辨证原则，选择适当的药物进行辨证施治。

外敷用药：初期，外敷活血祛瘀散；后期，关节处用续筋接骨散，周围则用活血祛瘀散。

内服用药：内服活血理气丸、强筋壮骨丸。亦可参考以下方法进行辨证施治。早期应活血化瘀，消肿止痛，内服可选用舒筋活血汤或活血止痛汤等；解除固定后，可内服壮筋养血汤或补肾壮筋汤。

按摩用药：初期，使用归红化瘀酒；中后期，使用温通经络液。

解除固定后，可外用海桐皮汤或上肢损伤洗方熏洗。

六、功能锻炼

固定期间可经常做掌指关节与指间关节屈伸活动，2 周后解除固定，开始做腕关节主动屈伸活动。

七、预后

多数患者经治疗后痊愈。但个别病例由于损伤严重，或未及时复位，月骨血供障碍，导致缺血性坏死。

八、病例

杨某，男，21 岁，篮球队运动员。1980 年 11 月 18 日初诊。

【主诉】右手腕摔伤，肿痛，活动受限 12 日。

【现病史】患者 1980 年 11 月 6 日打球时跌伤右腕，误作软组织伤治疗，未愈。1980 年 11 月 14 日到重庆陆军军医大学西南医院摄片未见骨折，患者右腕部肿痛剧烈，又到重庆骨科医院检查，诊为右月骨脱位。1980 年 11 月 17 日再次到陆军军医大学西南医院摄片行 X 线检查。X 线片显示右月骨脱位，右桡骨远端撕脱骨折。医院建议患者手术复位，并告知手术后功能活动可有后遗症。患者慕名赶赴成都请笔者诊治。

【检查】患者右腕及右手肿胀发硬，指半屈状，不能伸。腕呈屈曲状。功能完全丧失，从腕的掌侧面正中处，用力按压可透过肿胀触知脱位的月骨。

【治疗】助手固定患者小臂，笔者先点穴理筋，继则按摩推拿，运动摇晃，用刚柔相济之力，逐步加大活动范围，使月骨周围组织及腕关节慢慢松开。施术 25 分钟后，已可感知月骨微松动，继而采用“伸腕叠挤推压，强屈腕复位法”，使脱出之月骨复位。外敷何氏祛瘀消肿散，以小夹板加压垫屈腕 30° 固定。

2 日换药 1 次，10 日后肿胀已基本消失，拆除夹板，尺骨茎突部敷续筋接骨散，其余部分敷活血散。1980 年 12 月 6 日，患者右腕功能基本恢复。因需要赶回学校参加考试，故带药做巩固治疗。后随访得知，患者回重庆 1 个月后，即参加篮球比赛及各项体育活动，恢复良好。

【体会】陈旧性月骨脱位采用闭合手法复位比较困难，临床上多采用手术治疗，术后往往在功能方面留下后遗症。笔者秉承祖传，对正骨复位各类手法研究颇详，独得奇妙，故一旦临阵，机触于外，巧生于内。手随心转，法从手出。何氏正骨复位手法，根据伤者年龄、性别、职业、肌力、骨位之不同，而用力大小有别。“准、巧、轻”三字功，“准”是目的，要求正骨复位都尽可能准确，以保证功能完全恢复和运动水平不受影响；“巧”是方法，指正骨复位都要充分利用杠杆力学和生物力学原理，不乱拉扯，脱臼复位要基本做到“从哪里来的就由哪里回去”；“轻”是要素，指不蛮干，用力刚柔相济。三者紧密相联，“轻”是在

"准""巧"基础上的。三分之力能复位,绝不用五分的力。其道理在于施术者手法施用前应有整体观,在能够准确整复的前提下减少复位时必然附加的软组织损伤,缩短疗程,减少并发症、后遗症。

本例为陈旧性月骨脱位伴有邻近的桡骨远端撕脱骨折,手法上需要力量集中于脱位之月骨一小点,而力量要特大,否则很难复位,且对骨折撕脱处大有影响。笔者并不泥于古训,而是吸取精髓,充分领会其本质精神。症变,法亦随之变。笔者自幼练功,指力特大,此证治疗,在着力点准的基础上,发内功之力叠挤推压,终于复位成功。患者术后手腕肿胀疼痛虽严重,而敷药固定后肿胀瘀血消散很快,道理就在于复位是瘀消肿散的关键。舍其末而求得其本,此上乘之法也。

第十节　掌指关节及指间关节脱位

一、解剖特点

掌指关节由各掌骨头与近节指骨基底构成,关节的两侧、掌侧和背侧均有副韧带加强其稳定性(图 11-10-1)。掌指关节的活动主要是屈伸,屈力比伸力大,伸直时可有 20°~30° 的侧方活动,屈曲时侧方活动微小,故掌指关节伸直时易受外力作用而发生脱位。临床多见向掌侧脱位,尤以第一掌指关节脱位多见。

指间关节存在于各节指骨之间,由近节指骨滑车与远节指骨基底部构成。此关节为屈戌关节,各关节只可做屈伸运动,屈力亦大于伸力,关节囊的两侧有副韧带,指间关节分为近侧和远侧指间关节,各手指的近侧或远侧指间关节皆可发生脱位。

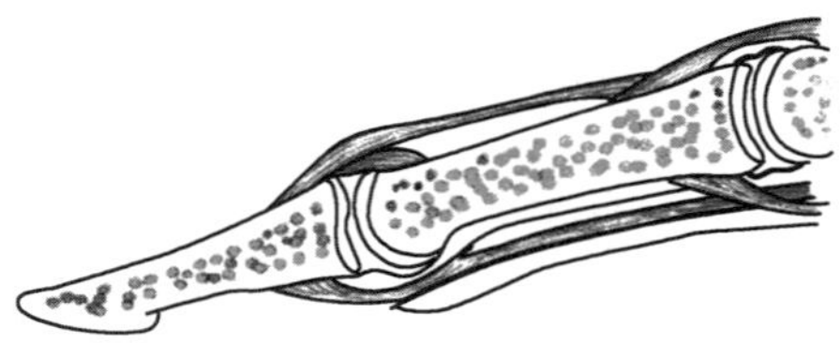

图 11-10-1　掌指关节

二、发病机制

掌指关节脱位多由于关节过伸时遭受外来暴力所致,如跌倒时指端触地,或打球时指端遭到猛烈撞击,掌指关节极度背伸,掌侧关节囊被撕裂,掌骨头穿过关节囊裂口脱向掌侧皮下,近节指骨基底向背侧移位(图 11-10-2、图 11-10-3)。

指间关节脱位多因外力使关节极度过伸、扭转或侧方挤压,造成关节囊破裂、侧副韧带撕断而引起,甚至伴有指骨基底小骨片撕脱。脱位的方向多是远节指骨向背侧移位,同时向侧方偏移(图 11-10-4)。

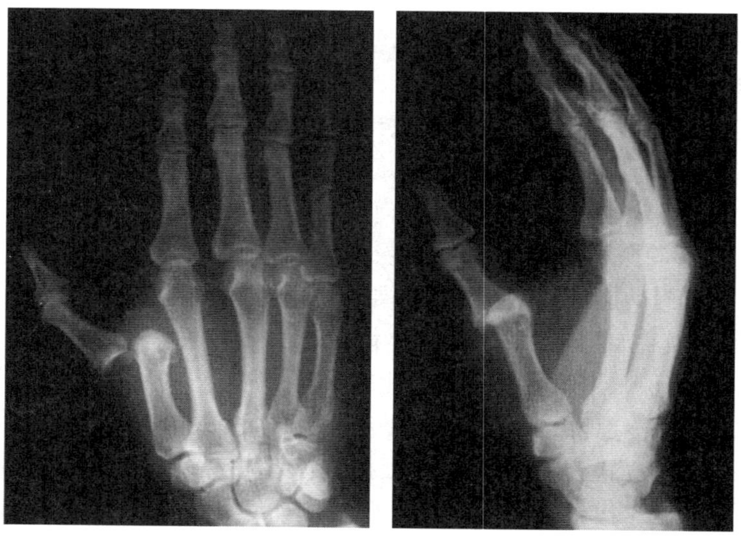

图 11-10-2　第一掌指关节脱位

注:拇指近节向前上外方移位。

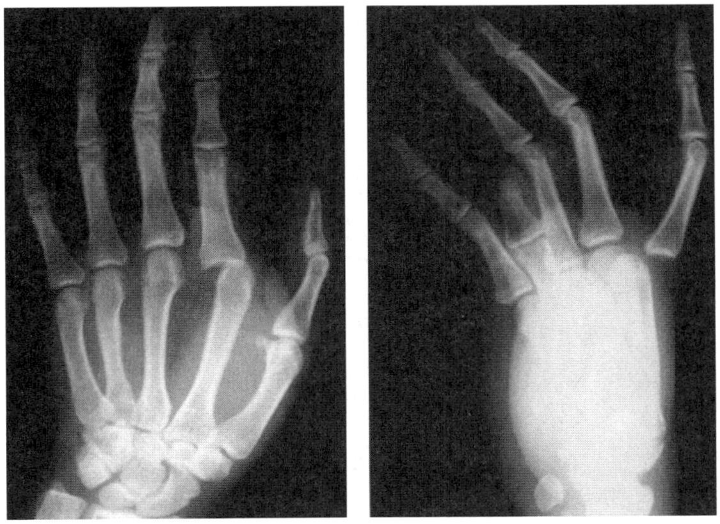

图 11-10-3 第二掌指关节脱位

注：第二指近节基底部向背内侧方移位。

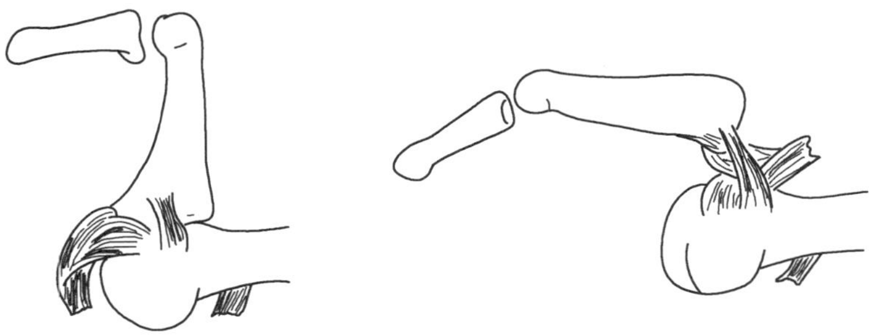

图 11-10-4 侧副韧带断裂

三、临床表现及诊断

(一) 掌指关节脱位

患处局部疼痛、肿胀、功能丧失，指间关节屈曲，掌骨头向掌侧移位，指骨基底部向背侧移位，掌指关节呈过度背伸位弹性固定。X 线检查可以确诊(图 11-10-5)。

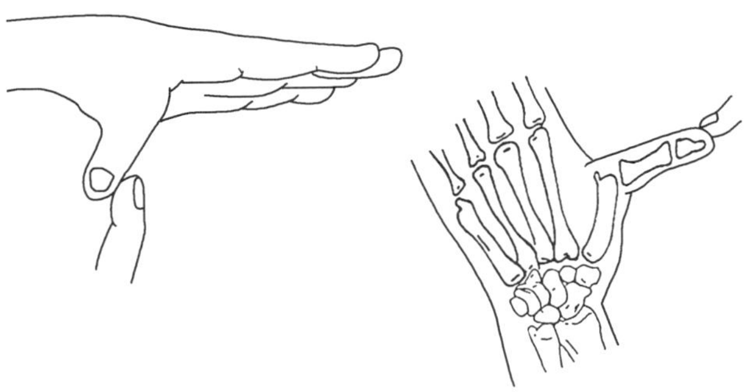

图 11-10-5 掌指关节脱位

(二) 指间关节脱位

伤后，关节呈梭形肿胀、畸形、疼痛、局部压痛，弹性固定，自主伸屈活动障碍，被动活动时疼痛加剧。

若侧副韧带断裂，则出现明显侧方活动。X 线片可显示指间关节脱离正常关系，并可确定是否伴有指骨基底撕脱性骨折(图 11-10-6)。

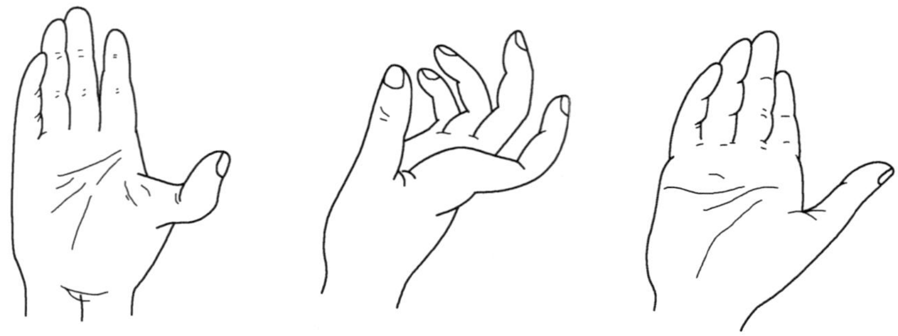

图 11-10-6 指间关节脱位

四、手法治疗

(一) 整复

1. 掌指关节脱位 患者取坐位，术者一手握住患肢掌部，另一手拇指与示指握住脱位手指，呈过伸位，顺势做拔伸牵引，在保持牵引下用拇指压住掌骨头并向背侧推按，同时用示指将指骨基底部压向掌侧，并将掌指关节屈曲，即可复位(图 11-10-7)。

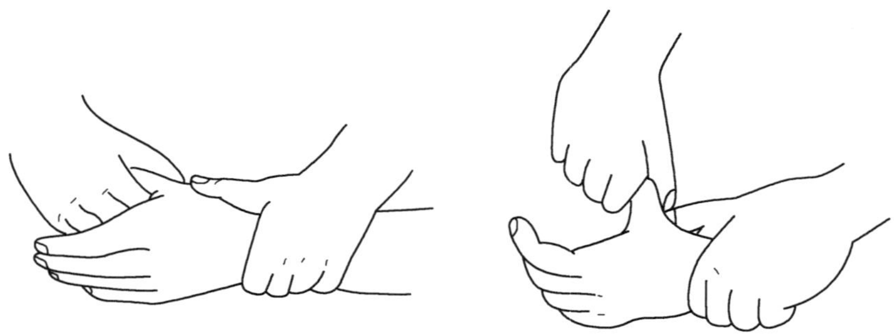

图 11-10-7 掌指关节脱位整复

2. 指间关节脱位 患者取坐位，术者一手固定患肢掌部，另一手握住伤指末节顺势拔伸牵引，同时用拇指将脱出的指骨基底部推向前方，然后屈曲手指，即可复位(图 11-10-8)。

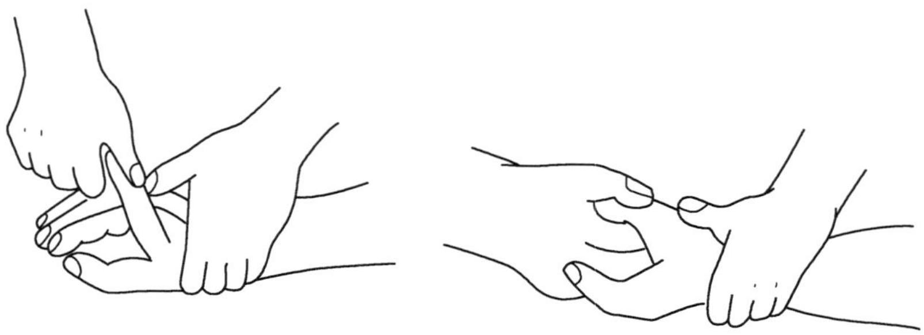

图 11-10-8 指间关节脱位整复法

(二) 固定

掌指关节脱位复位后，则以铝板压弯塑形，固定患指于轻度屈曲对掌位 1~2 周。指间关节脱位整复后，一般不需固定，若需固定则可以采用邻指胶布固定。

五、药物治疗

何氏骨科对于掌指关节和指间关节脱位的药物使用，同样遵循中医骨伤科学的辨证原则，选择适当的药物进行辨证施治。

外敷用药：初期，外敷活血祛瘀散；后期，关节处用续筋接骨散，周围则用活血祛瘀散。

内服用药：内服活血理气丸、强筋壮骨丸。亦可参考下面的方法进行辨证施治，损伤初期，应活血化瘀、消肿止痛，内服舒筋活血汤或跌打丸等；去除固定后，内服舒筋活血汤加减。

按摩用药：初期，使用归红化瘀酒；中后期，使用温通经络液。

去除固定后，可外用上肢损伤洗方熏洗患处，并可配合按摩理筋手法以舒筋活络，促进损伤痊愈。

六、功能锻炼

早期，除患指外均可做其余关节的锻炼活动；去除固定后，可做受伤掌指关节或指间关节的主动屈伸活动，活动范围及力度由小到大。对于指间关节脱位的治疗，患处局部禁止强力牵引按摩，可外用中药熏洗，做自动活动锻炼。

七、预后

掌指关节脱位，经治疗后，一般预后良好。指间关节脱位复位后，功能恢复缓慢，常需 3~8 个月才能恢复，且常有关节疼痛、增粗、僵硬，伸屈功能受限等后遗症。

第十一节 髋关节脱位

一、解剖特点

髋关节由股骨头与髋臼构成，是典型的杵臼关节(图 11-11-1)。髋臼周围有关节盂缘软骨，以加深关节窝，可容纳股骨头的 2/3，股骨头与髋臼之间有股骨头韧带相连，关节周围有坚强的韧带和丰厚的肌群，结构十分稳定，一般不易发生脱位。一旦脱位，说明暴力强大。因而在脱位的同时，不仅软组织损伤较严重，而且往往合并其他部位损伤或多发损伤。髋关节脱位的发生率位于全身四大关节(肘、肩、髋、膝)脱位的第三位，且多见于活动力很强的青壮年男性。

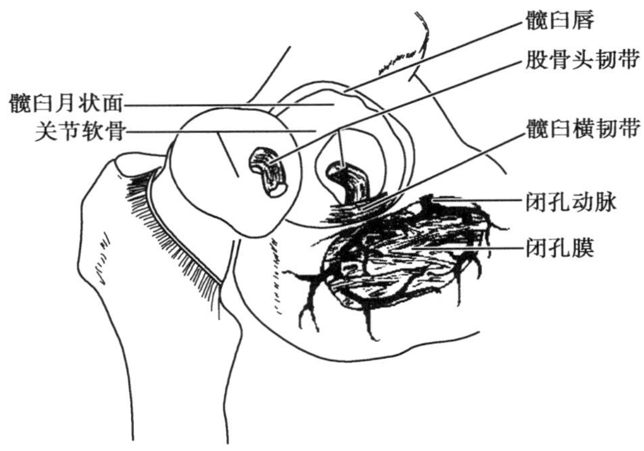

图 11-11-1　髋关节解剖特点

二、发病机制

髋关节脱位，根据脱位后股骨头移位情况，一般分为前、后和中心性脱位三种。临床以髋关节后脱位多见。

(一) 髋关节后脱位

坐骨结节至髂前上棘的连线称为 Nelaton 线。髋关节后脱位指股骨头脱出于 Nelaton 线之后，在髋关节脱位中最常见(图 11-11-2)。多由间接暴力所引起。当髋关节处于屈曲位，如果过度内收并内旋股骨干，则使股骨头的大部分不能抵触于髋臼内，而移到韧带肌腱较为薄弱的关节囊后下方，与此同时股骨颈前缘则紧抵髋臼前缘而形成杠杆的支点。当股骨干继续内旋内收时，可使股骨头受到杠杆作用而冲破关节囊进而突出髋臼，造成后脱位。当髋及膝处于屈曲位时，自高处跳下、骑马跌倒等，足或膝着地，如果暴力作用在膝部，由前向后冲击，则暴力通过股骨干而达股骨头，造成后脱位，有时会合并髋臼后缘骨折、股骨头骨折或坐骨神经受到移位的股骨头压迫、牵拉而损伤。

（二）髋关节前脱位

髋关节前脱位指股骨头脱出于 Nelaton 线之前，较少见。当髋部因受外力而强度外展、外旋时，大转子顶端即与髋臼上缘相接触，股骨头因受杠杆作用而被顶出髋臼，突破关节囊的前下方，而形成前脱位。由于股骨头脱于前方，受韧带保护，因此不易合并骨折，但可损伤髋部前面的血管、神经。如股骨头向上移位，停留在耻骨支水平，称为耻骨型，则可引起股动、静脉受压而导致血液循环障碍；如股骨头向下移位，停留在闭孔处，称为闭孔型，此时可能压迫闭孔神经（图 11-11-3）。

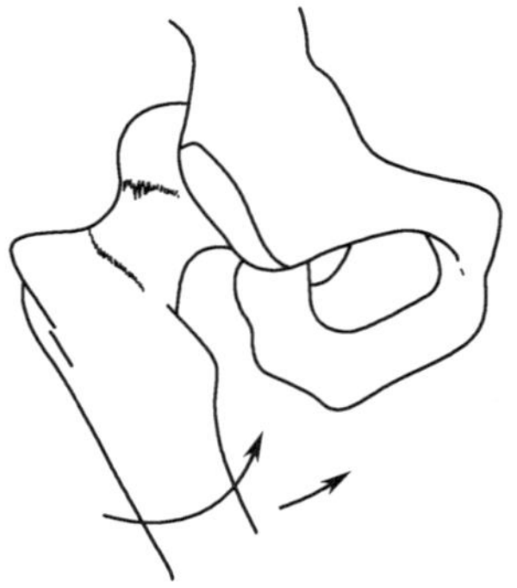

图 11-11-2　髋关节后脱位

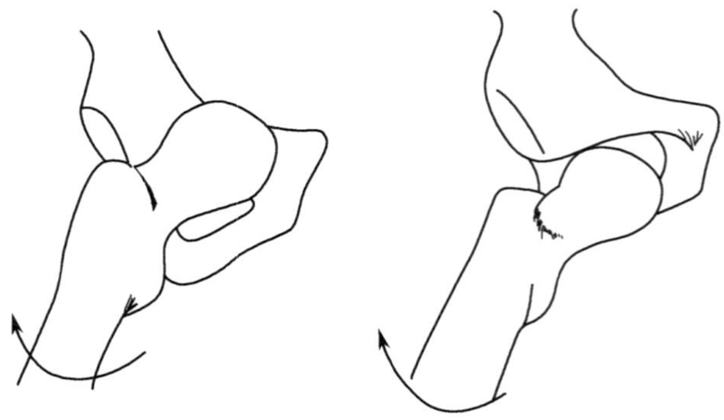

图 11-11-3　髋关节前脱位

（三）髋关节中心性脱位

当强大的暴力作用于股骨大转子外侧，或髋关节在轻度屈曲外旋位，暴力沿着股骨纵轴传达至股骨头而撞击髋臼底部，引起臼底骨折。如外力继续作用，股骨头可连同髋臼骨折片一起向盆骨内移位，形成中心性脱位。中心性脱位必然合并髋臼底骨折，骨折多呈星状或粉碎性。如髋臼骨折片夹住股骨颈，则会阻碍股骨头复位。但这种情况少见（图 11-11-4）。

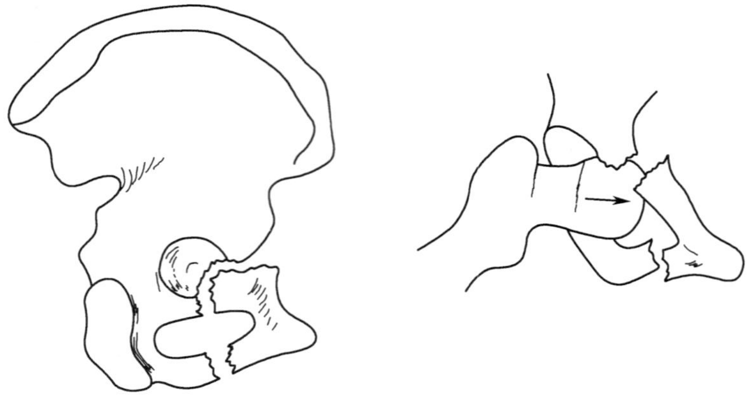

图 11-11-4　髋关节中心性脱位

三、临床表现及诊断

髋关节脱位均有明显的外伤史，伤后髋部疼痛、肿胀、活动功能障碍，不能站立行走。不同类型的脱位具有不同的体征，严重者还可发生骨折及血管、神经损伤等并发症。

(一) 髋关节后脱位

患肢呈屈曲、内收、内旋畸形,患侧膝关节亦轻度屈曲,常置于健侧膝上部。患肢较健侧缩短,股骨大转子上移凸出。在髂前上棘与坐骨结节连线后上方可触及股骨头。X线检查可见股骨头位于髋臼的外上方,并可显示有无合并骨折(图 11-11-5、图 11-11-6)。

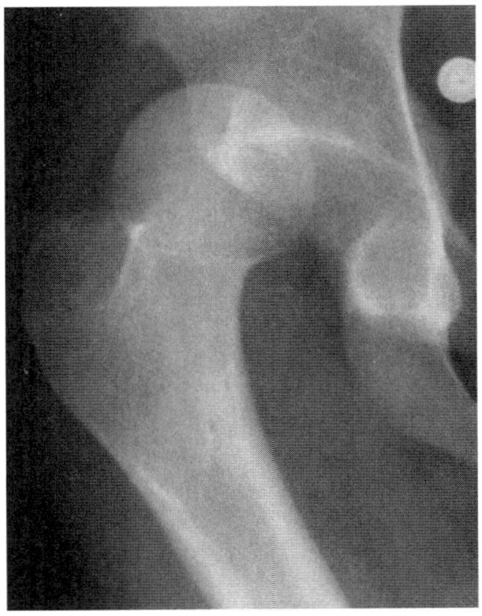

图 11-11-5 髋关节后脱位

注:正位片股骨近端呈屈曲内收特有姿势。

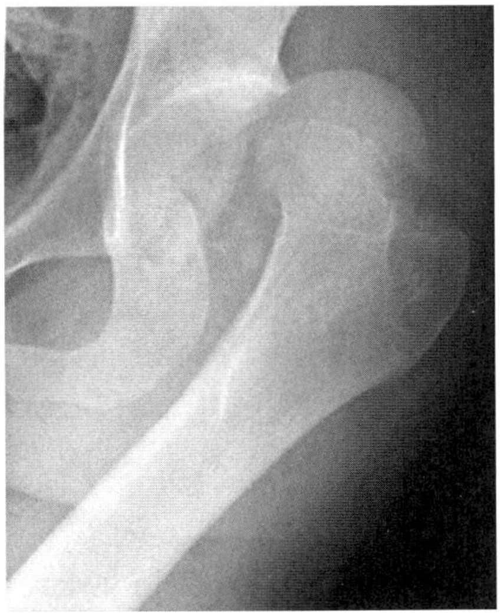

图 11-11-6 髋关节后脱位合并股骨头髋臼缘骨折

注:正位髋关节呈外旋位,侧位片股骨头脱出髋臼向前移位。

(二) 髋关节前脱位

患肢呈外展、外旋及轻度屈曲畸形,患侧膝部不能靠在健侧大腿上。患肢较健侧增长,在腹股沟或闭孔处可触及股骨头。X线片可见股骨头位于闭孔内或耻骨支附近(图 11-11-7、图 11-11-8)。

(三) 髋关节中心性脱位

症状和功能障碍均较轻,股骨头移位不多者往往只有局部疼痛肿胀及轻度功能障碍,无特殊体位畸形。若髋臼骨折形成血肿,患侧下腹部有压痛,肛门指检常在患侧有触痛和触到包块。脱位严重者,可出现患肢缩短,大粗隆不易摸到,可屈伸,但不能做旋转活动。X线片可见髋臼骨折与突入盆腔的股骨头(图 11-11-9)。

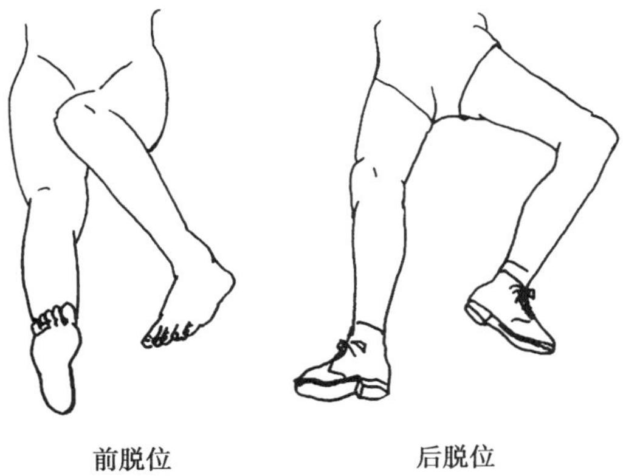

图 11-11-7 脱位体征

四、手法治疗

因髋关节周围肌肉丰厚及髋关节所具有的骨性结构及韧带等,给髋关节脱位的手法整复带来一定困难,但是只要熟悉髋关节的解剖特点及其受伤机制,巧妙地利用各肌肉群的作用关系,恰当地运用各种复位手法,一般可得到良好的复位。

(一) 整复

1. 髋关节后脱位 先予止痛剂或全麻,然后给予闭合手法整复。髋关节后脱位,常用手法如提拉法、旋转法等。

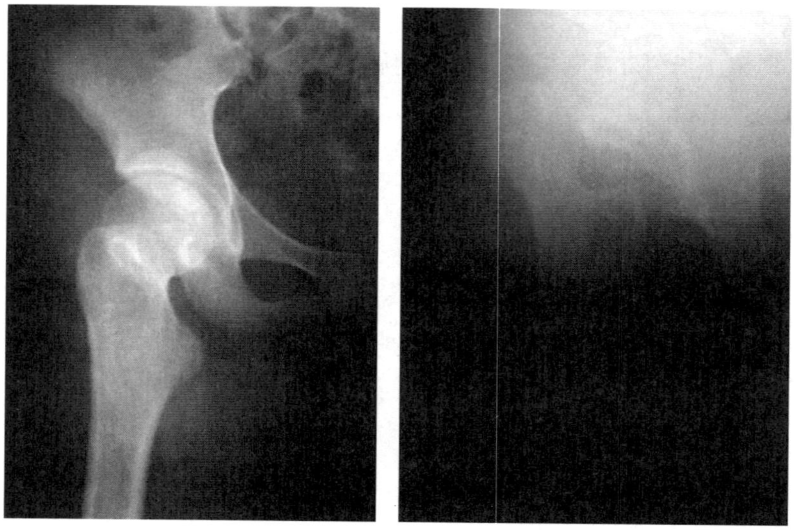

图 11-11-8　髋关节前脱位

（1）提拉法：又称屈髋拔伸法。患者仰卧于矮床上，一助手两手分别按住患者髂前上棘部位以固定骨盆，术者面向患者并骑跨于患肢之上，用双前臂、肘窝部扣在患肢腘窝部，使患肢屈髋屈膝各 90°，沿股骨轴线方向逐渐用力向上提拉（拔伸）并外旋患肢，使股骨头滑入髋臼，当听到“咯噔”声响，即是复位成功（图 11-11-10）。

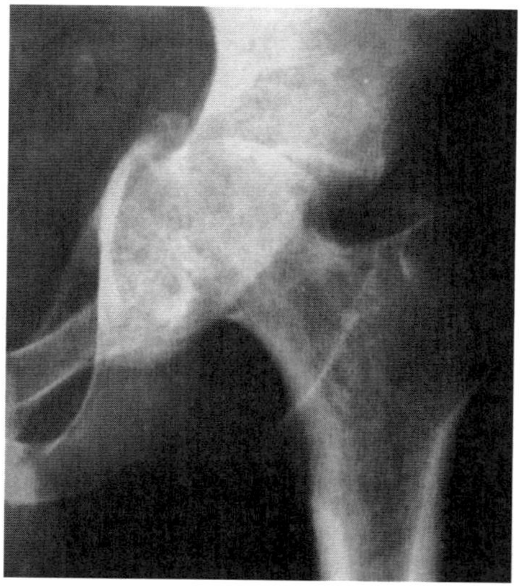

图 11-11-9　髋关节中心性脱位

注：髋臼底骨折，部分髋臼底骨片向盆腔内移位，股骨头随之向盆腔内突入。

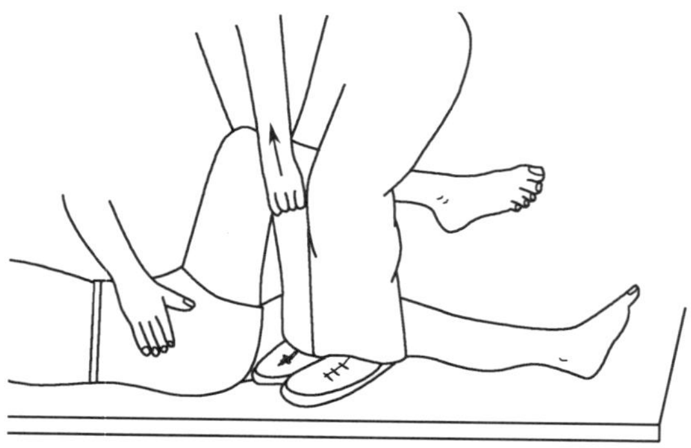

图 11-11-10　提拉法

（2）旋转法：该手法又称为回旋复位法或“划问号”复位法。患者仰卧，助手固定骨盆，术者一手握住患肢踝部，另一手以肘窝提托患肢腘窝部，沿股骨轴线方向向上提拉，并将患髋内收、内旋，髋关节极度屈曲，然后将患肢外展、外旋、伸直。在此过程中，若感到或听到弹响声，即为复位。因此法使得髋关节屈曲、外展、外旋、伸直所经过的路径，恰似一“？”，所以又称“划问号”复位法（图 11-11-11）。

（3）拔伸足蹬法：患者仰卧，术者两手握住患肢踝部，用一足蹬于坐骨结节及腹股沟内侧，手拉足蹬，身体后仰，协同用力，并将患肢旋转，即可复位。注意，患者若左髋关节后脱位，术者用左足，反之用右足。

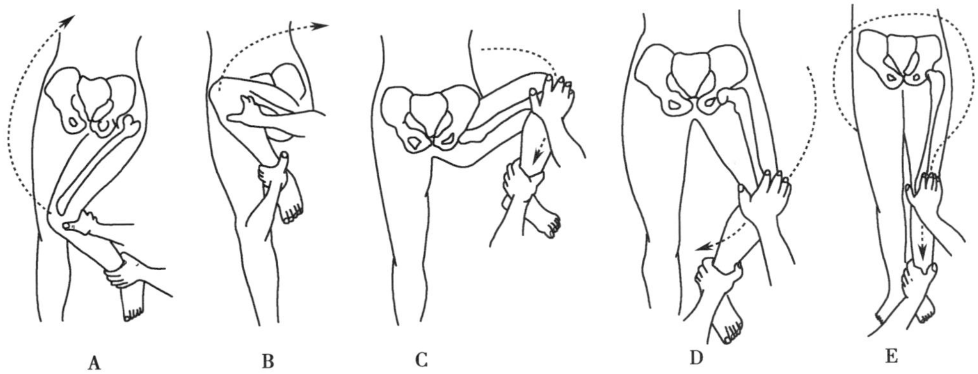

图 11-11-11　旋转复位法

2. 髋关节前脱位

(1) 屈髋拔伸法：患者仰卧，一助手双手固定骨盆，另一助手握住患肢小腿近端，保持屈膝状态，在髋外展、外旋位逐渐向上拔伸牵引至屈髋 90° 位，并内旋。术者双手抱住患肢大腿根部，向髋臼方向推挤按压股骨头，同时使助手在持续牵引下内收患肢，通过牵引及直接推送而复位（图 11-11-12）。

(2) 反回旋法：其操作步骤与后脱位向相反。患者仰卧，助手固定骨盆，术者先将髋关节外展、外旋，然后屈髋屈膝，再内收、内旋，最后伸直下肢。

(3) 拔伸足蹬法：患者仰卧，术者双手握住患肢踝部，用一足外缘蹬于坐骨结节及腹股沟内侧，左髋脱位用左足，右髋脱位用右足，足底外缘抵住股骨头，手拉足蹬，缓缓用力。拉松后，将患肢内收，同时足向外侧支顶股骨头，即可复位（图 11-11-13）。

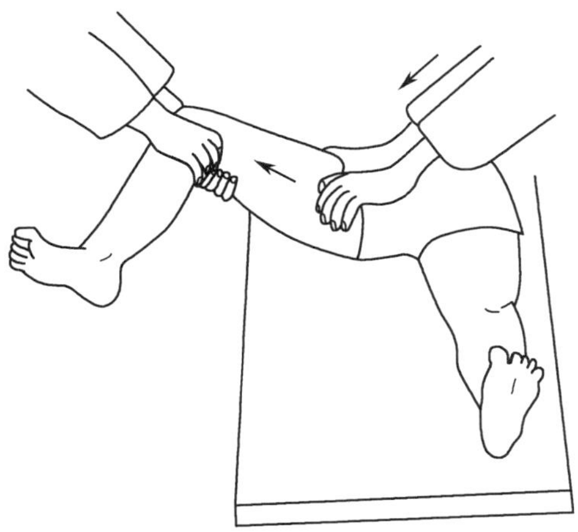

图 11-11-12　屈髋拔伸法

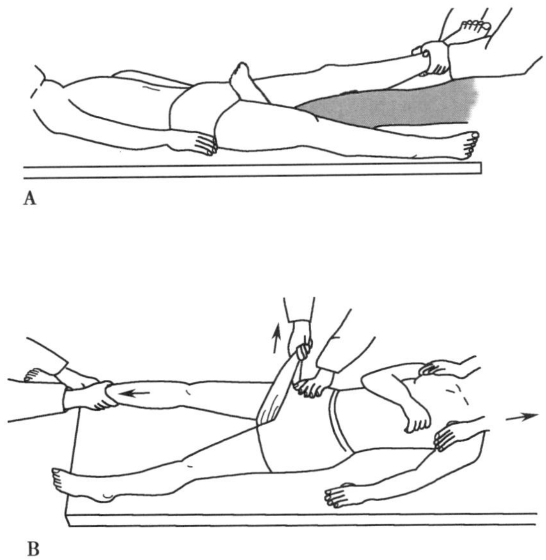

图 11-11-13　复位法

注：A. 拔伸足蹬法；B. 中心性脱位整复法。

3. 髋关节中心性脱位　对于髋关节中心性脱位的整复，临床常采用拔伸扳拉复位法。患者仰卧，一助手把握其腋窝，另一助手握患肢踝部，使足呈中立位，髋外展约 30°。两助手反向牵引，术者立于患侧，一手按住髂骨部推向健侧，一手抓住绕过患侧大腿根部之布带向外拔拉，即可将内移之股骨头拉出（图 11-11-13）。触摸大转子并与健侧对比，若两侧对称，即为复位成功。

复位后检查非常必要，这是检验复位成功与否的重要环节。复位手法结束后，患者仰卧，助手将患肢轻放，与健肢并齐，使鼻尖、脐、踝尖三点成一直线。比较双侧肢体长度是否相等，股骨大转子有无上移，畸形是否消失，再托住腘窝进行各种被动活动，若无功能障碍，说明复位已经成功，即可固定。

（二）固定

复位后，一般采用皮肤牵引或骨牵引固定，牵引质量 5~7kg，患肢两侧置沙袋防止内旋、外旋。髋关节后脱位牵引时，应维持髋部在轻度外展中立位 3~4 周，若合并髋臼后上缘骨折，脱位复位后骨折块多数随之复位，经 X 线检查证实复位良好者，在髋部外侧用外展夹板固定，并配合持续皮肤牵引，固定时间应延长至 6 周左右。髋关节前脱位牵引时，必须维持在内收、内旋、伸直位，避免患肢外展。髋关节中心性脱位可以在外展中立位牵引 6~8 周。

（三）陈旧性髋关节脱位的处理

脱位超过 3 周以上者为陈旧性脱位。脱位后髋臼内被纤维组织所填满，撕裂的关节囊也被瘢痕组织所修复，股骨头与邻近组织相互粘连，股骨头与股骨颈骨质疏松。治疗时，应首先做股骨上髁牵引，将股骨头逐渐牵引至髋臼平面，再行手法整复。切不可暴力强行复位，以免发生股骨头或股骨颈骨折，甚至还会产生新的软组织撕裂伤。

五、药物治疗

何氏骨科对于髋关节脱位的药物使用，同样遵循中医骨伤科学的辨证原则，选择适当的药物进行辨证施治。

外敷用药：初期，外敷活血祛瘀散；后期，关节处用续筋接骨散，周围则用活血祛瘀散。

内服用药：内服活血理气丸加强筋壮骨丸。亦可参考以下方法进行辨证施治。损伤早期，患处肿胀，疼痛较甚，以活血化瘀、消肿止痛为主，内服宜选舒筋活血汤；患者若兼胃肠气滞、郁而化热，症见腹痛胀满、大便秘结、口干舌燥、舌苔黄厚者，宜加通腑泄热之剂，如大承气汤。中期宜理气活血，调理脾胃，兼补肝肾，内服宜用补肾壮筋汤加减。后期宜补气血，养肝肾，壮筋骨，利关节，内服宜用健步虎潜丸或六味地黄丸。

按摩用药：初期，使用归红化瘀酒；中后期，使用温通经络液。

解除固定后，外用药可用海桐皮汤或下肢损伤洗方熏洗。

六、功能锻炼

整复后即可在牵引制动下，进行股四头肌及踝关节锻炼。解除固定后，可先在床上做屈髋、屈膝与内收、外展及内、外旋锻炼，3~5 日后可下床扶拐不负重行走锻炼。3 个月后，进行 X 线检查，若见股骨头血供良好，再逐步负重锻炼。中心性脱位，因关节面有破坏，床上练习可以适当提前，但负重锻炼则应相对推迟，以减少创伤性关节炎及股骨头缺血性坏死的发生。

七、预后

髋关节脱位经正确治疗后，多数均可恢复正常。但髋关节脱位损伤严重者，也导致创伤性髋关节炎及股骨头缺血性坏死的发生。髋关节脱位合并髋臼缘骨折、股骨头骨折的患者，其股骨头和髋臼的软骨面、关节囊和滑膜都受到不同程度的损伤，如果复位后处理不当，或修复时间过短就进行负重练习，可导致创伤性髋关节炎的病变。另外，某些髋关节脱位由于受到的暴力过大，关节囊及股骨头韧带被破坏，使股骨头血供不足，而发生缺血性坏死。中医骨伤科治疗髋关节脱位，手法整复后通过辨证论治，内服、外敷中药对预防或治疗脱位后遗症具有极大的优势。

第十二节　膝关节脱位

一、解剖特点

膝关节是屈戌关节，也是人体结构最复杂的关节，由股骨下端、胫骨上端和髌骨构成，胫骨、股骨两者之间有半月板衬垫。膝关节实际上是由三个关节、六个关节面组成：股骨内侧髁关节面与胫骨内侧髁关节面形成一个关节；股骨外侧髁关节面与胫骨外侧髁关节面形成一个关节；股骨滑车的前面与髌骨后面的关节面形成一个关节。关节接触面较宽阔，膝关节没有明显的球与窝，仅胫骨内外侧髁关节面轻度凹陷，缺乏骨性稳定度。因此，膝关节借助关节囊、胫腓侧副韧带、关节间的交叉韧带、半月板等连接和加固，周围坚强的韧带和肌肉对膝关节具有保护及保持其稳定作用(图 11-12-1)。腓总神经在腘窝上外侧沿股二头肌腱内缘下行，以后越过腓肠肌外侧头后面，走行于股二头肌腱和腓侧肌腱之间，在此处贴近膝关节囊，并向下沿腓骨头后面绕过其下之颈部，向前内穿过腓骨长肌起点，分为深、浅两支(图 11-12-2)。

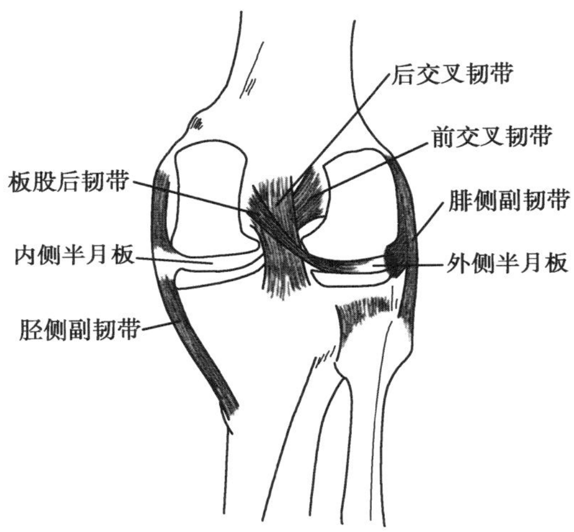

图 11-12-1　右膝关节伸直位后面观

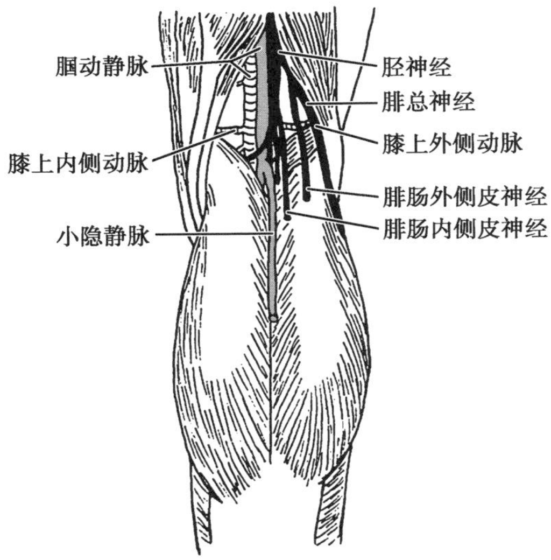

图 11-12-2　腘窝的神经及血管

膝关节的主要功能是负重，其次是伸屈活动。膝关节伸直时，无侧方及旋转活动，周围的肌肉韧带均保持紧张状态；屈曲时，膝关节处于松弛状态，可有轻度侧方及旋转活动。故膝关节在正常情况下，伸直位时比较稳定，屈曲位时稳定度较差。

因为膝关节内外有坚强的韧带结构维护其稳定性，只有在遭受强大暴力才可能造成脱位，故膝关节脱位比较少见，但多好发于青壮年。膝关节一旦脱位，必定会并发韧带、半月板损伤，也可发生骨折乃至神经、血管的损伤。若合并股动脉损伤时，如诊治不当，则有导致下肢截肢的危险。

二、发病机制

膝关节脱位由强大的直接暴力及间接暴力引起，以直接暴力居多。如从高处跌落、塌方、车祸等，暴力直接撞击股骨下端或胫骨上端。间接暴力则以股骨下端固定而作用于胫骨的旋转暴力多见。根据脱位的程度，可分为完全脱位或半脱位两种，半脱位比较常见。根据移位的方向，可分为前、后、内侧、外侧及旋转脱位，其中以前脱位和内侧脱位较常见。

(一) 前脱位

多为膝关节强烈过伸所致。当膝关节过伸超过 30°，或膝关节屈曲时，外力由前方作用于股骨下端，或外力由后向前作用于胫骨上端，可造成胫骨向前脱位（图 11-12-3）。

（二）后脱位

当屈膝时，暴力从前方向后方作用于胫骨上端，可造成胫骨向后脱位。这类脱位比较少见，但后果严重。由于膝关节内侧关节囊与胫侧副韧带和胫骨、股骨内侧紧密相连，故有限制后脱位的作用；另外，伸膝装置也有同样的限制作用，故膝关节后脱位时，必然合并严重的交叉韧带、胫侧副韧带、内侧关节囊的撕裂伤，并可能发生肌腱断裂或髌骨撕裂骨折。同时，也常并发腓总神经损伤（图 11-12-3）。

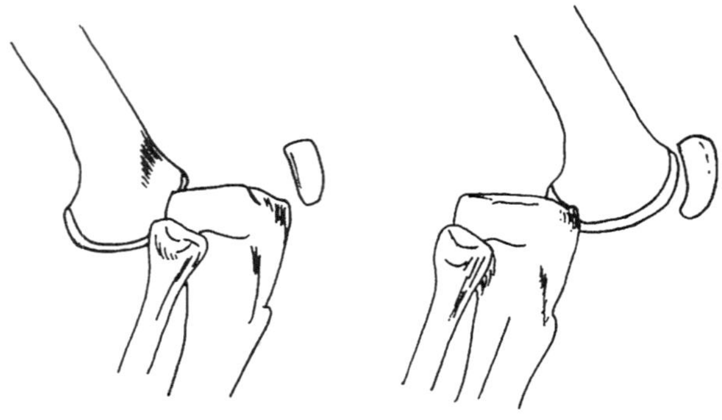

图 11-12-3　膝关节前脱位和后脱位

（三）外侧脱位

强大暴力直接由外侧作用于股骨下端，而使胫骨向外侧脱位。常合并内侧胫骨平台骨折和腓总神经损伤。由于关节囊及胫侧副韧带断裂后嵌入关节内，导致外侧脱位时复位的困难。

（四）内侧脱位

强大外力由外侧作用于腓胫骨上端，造成胫骨向内脱位（图 11-12-4）。常合并外侧胫骨平台骨折，严重者易引起腓总神经因受牵拉而撕裂（图 11-12-5）。

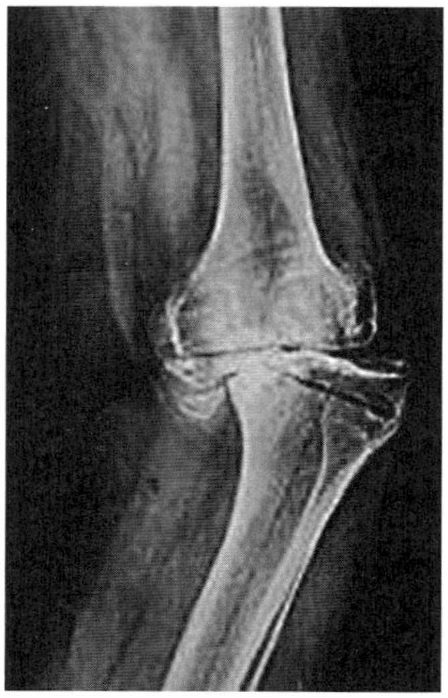
图 11-12-4　左膝关节内侧半脱位

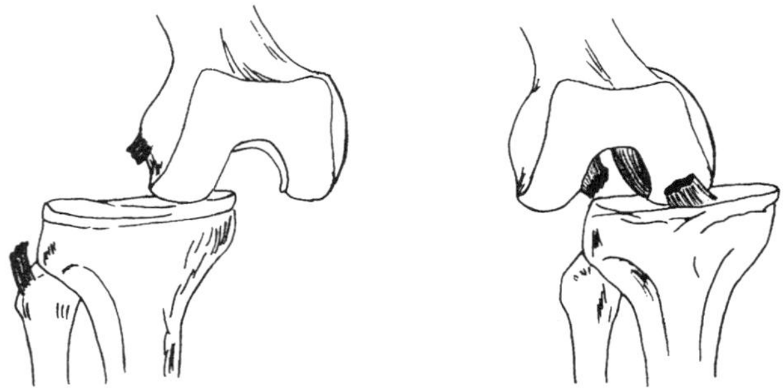

图 11-12-5　膝关节内外侧脱位

（五）旋转脱位

为旋转暴力所引起。多发生在膝关节微屈位，小腿固定，股骨发生旋转，迫使膝关节承受旋转应力而导致膝关节旋转脱位。一般移位幅度较小，很少合并血管和神经损伤，但股骨内、外侧髁可冲破关节囊而被关节囊的纽扣状裂口卡住，影响关节复位。这种旋转可因为位置不同，分为前内、前外、后内、后外 4 种类型，以向后外侧脱位者居多。

膝关节完全脱位时，不仅关节囊破裂，关节内交叉韧带与胫、腓侧副韧带亦断裂，周围的肌腱，如腘绳肌、腓肠肌、股四头肌及腘肌等，都可造成一定程度的损伤。有时还会合并半月板破裂、胫骨棘或胫骨结节撕脱骨折、腓总神经或胫神经损伤。由于膝关节位置表浅，脱位可为开放性。前、后脱位常伴有腘动、静脉损伤。尤其是腘动脉损伤，后果更为严重。一旦腘动脉断裂，使膝以下供血下降的同时，因为大量出血而在腘部形成巨大血肿，压迫腘部血管分支；出血后向下流入小腿筋膜间隔，又加重膝以下缺血，若不及时处理，则可导致肢体坏死而截肢。血管内膜撕脱可造成栓塞，引起肢端缺血性坏死。

三、临床表现及诊断

有严重外伤史，伤后膝关节剧烈疼痛、肿胀、功能丧失。半脱位者，由于胫骨平台和股骨髁之间不易绞锁，脱位后常自行复位而没有畸形。完全脱位者，患肢明显畸形，下肢缩短，可出现侧方活动与弹性固定，在患膝的前后或侧方可摸到脱出的胫骨上端与股骨下端。

临床检查，合并交叉韧带断裂，抽屉试验阳性；合并胫腓侧副韧带断裂，侧向试验阳性。若小腿与足趾出现苍白、发凉或膝部严重肿胀、发绀，腘窝部有明显出血或血肿，足背动脉或胫后动脉搏动消失，表示有腘动脉损伤的可能；或膝以下虽尚觉温暖而动脉搏动持续消失，亦有动脉损伤的可能性，要立即复位和处理。如果受伤后，即出现胫前肌麻痹，小腿与足背前外侧皮肤感觉减弱或消失，是腓总神经损伤的表现。

膝部 X 线正侧位检查，可明确诊断脱位类型，并可了解是否合并骨折。

四、手法治疗

大多数膝关节脱位的急性脱位，采用闭合手法予以整复。膝关节脱位属急症，一旦确诊，即应在充分的麻醉下，进行手法复位。

（一）整复方法

麻醉后，患者取仰卧位。一助手用双手握住患侧大腿，另一助手握住患侧踝部及小腿做对抗牵引，保持膝关节半屈伸位置，术者用双手握住股骨下端或胫骨上端，与脱位相反方向施以提拉推按手法，听到“咯噔”入臼声，畸形消失，即表明复位成功。对于外侧型脱位，可因半膜肌、半腱肌嵌入股骨髁间而发生复位困难，可极度屈膝，使得上述肌腱滑离髁间而复位成功（图 11-12-6）。整复后，将膝关节轻柔屈伸数次，检查关节间是否完全吻合，并可理顺被卷入关节间的关节囊、韧带和移位的半月板。一般不主张在过伸位直接按压骨端复位，以免加重腘动、静脉损伤。

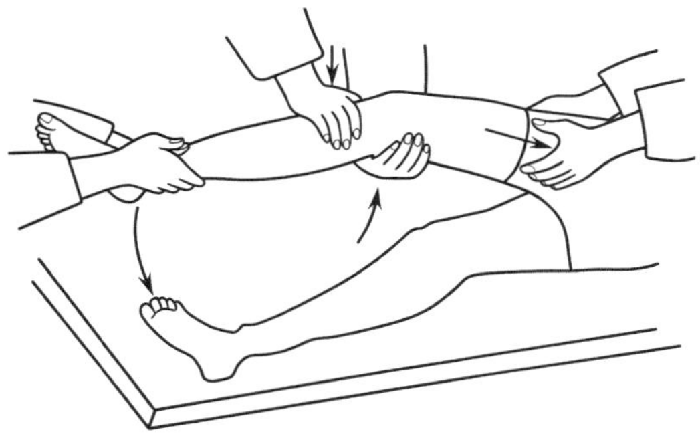

图 11-12-6　整复手法

（二）固定方法

整复后，外敷中药。膝关节加压包扎，用长腿夹板屈曲 20°~30° 位固定，固定时间 6~8 周，禁止伸直位固定，以免加重血管、神经损伤。抬高患肢，以利于消肿。

（三）手术治疗

膝关节脱位并发韧带、血管损伤及骨折者，应手术治疗。手术不但可以修复韧带，而且可以直接观察半月板有无损伤，以便早期处理。关节内如有骨或软骨碎屑也可以得到及时清理，以免形成关节游离体。伴有腘动脉损伤及腓总神经断裂者，更应该毫不迟疑地进行手术探查及修复。否则，骨性结构紊乱带来的关节不稳定将在后期给患者造成严重后遗症。

五、药物治疗

何氏骨科对于膝关节脱位的药物使用，同样遵循中医骨伤科学的辨证原则，选择适当的药物进行辨证施治。

外敷用药：初期，外敷活血祛瘀散；后期，关节处用续筋接骨散，周围则用活血祛瘀散。

内服用药：内服活血理气丸加强筋壮骨丸。亦可参考下面的方法进行辨证施治。初期，以活血化瘀、消肿止痛为主，方用桃红四物汤加牛膝、延胡、川楝子、泽泻、地鳖虫、三七、木香、香附等；中后期，选用强筋壮骨的正骨紫金丹或健步虎潜丸。

按摩用药：初期，使用归红化瘀酒；中后期，使用温通经络液。

六、功能锻炼

膝关节的主要功能是负重，其次是屈伸活动。因此，在治疗时，首先是要求恢复其稳定性，其次是伸屈活动的恢复。为了保持其稳定度，肌肉的锻炼，尤其是股四头肌的锻炼要贯穿整个治疗过程的始终。

复位后，即可做股四头肌舒缩活动及踝、趾关节屈伸练习。股四头肌的训练对膝关节动力性稳定起着重大作用。固定后，指导患者做自主股四头肌舒缩锻炼，肿胀消减后做带固定仰卧抬腿锻炼。4~6 周后，可在夹板固定下，进行扶双拐不负重步行锻炼，8 周后可解除外固定。先在床上练习膝关节屈伸，待股四头肌肌力恢复及膝关节屈伸活动等稳定以后，才可逐步负重行走。

七、预后

单纯膝关节脱位及时治疗，一般预后良好。少数患者遗留膝关节不稳定，需要加强股四头肌和腘绳肌的锻炼，一般不需要做韧带修复。如有膝关节严重不稳定，功能明显障碍者，可根据具体情况，手术修复前、后交叉韧带，或胫腓侧副韧带，以加强膝关节稳定功能。

第十三节　髌骨脱位

一、解剖特点

髌骨是人体最大的籽骨，略呈扁平三角形，底朝上，尖向下，覆盖于股骨与胫骨两骨端构成的膝关节前面(图 11-13-1)。髌骨上缘与股四头肌腱相连，下缘通过髌韧带止于胫骨结节，其两侧为止于胫骨髁的股四头肌扩张部所包绕。髌骨后面有两个斜行关节面，在中央部呈纵嵴形隆起，该嵴与股骨下端凹形的滑车关节面相对应，可阻止其向左右滑动。由于股四头肌中的股直肌、股中间肌及股外侧肌的作用方向是向外上方，与髌韧带不在一条直线上，髌骨有向外脱出的倾向，但由于股内侧肌止于髌骨内上缘，其下部肌纤维呈横位，因此股内侧肌下部纤维的走向及附着点有效纠正这一倾向而防止向外滑脱，而使髌骨维持在正常位置(图 11-13-2)。正常伸膝及屈膝时，髌骨都位于膝关节的顶点，屈膝时，并不向内、外两侧滑动。但若出现解剖生理缺陷时，易引起向外侧脱位。

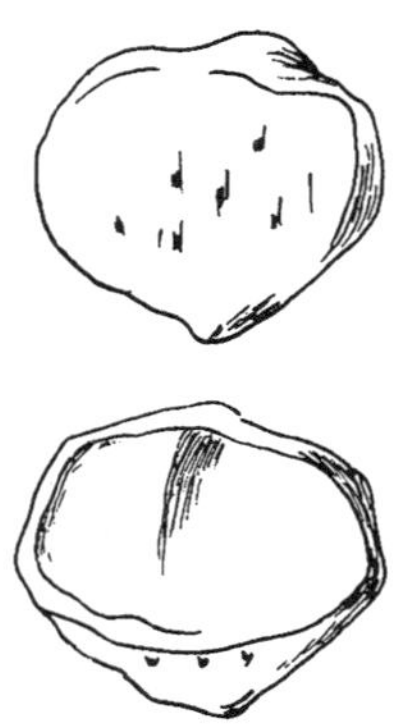

图 11-13-1　髌骨解剖特点

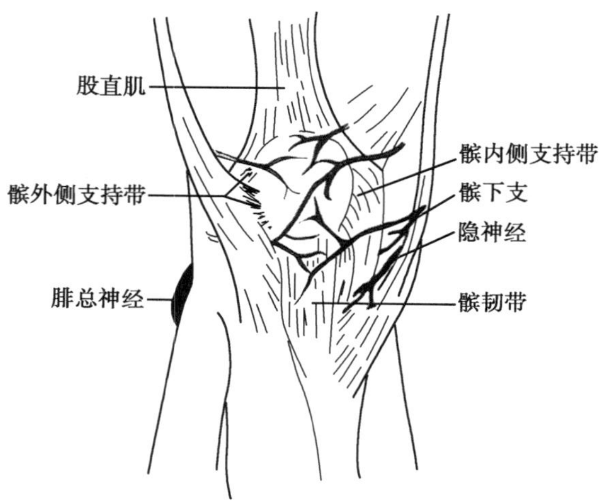

图 11-13-2　髌骨前面观

二、发病机制

髌骨脱位，多数是由于骨与软组织缺陷，或暴力致股内侧肌及股四头肌的扩张部撕裂，促使髌骨向外侧脱出。髌骨脱位根据病因，可分为新鲜脱位与习惯性脱位。若新鲜外伤性脱位治疗不当，可以转变为习惯性脱位，而习惯性脱位亦多有外伤史。

（一）外伤性脱位

多由直接暴力所引起，当膝关节屈曲位跌倒，髌骨内侧缘遭受向外的直接暴力冲击时，或当膝关节在外翻位跌倒时，或用力踢东西时突然猛力伸膝，股四头肌强力收缩，可将股四头肌的扩张部撕裂，导致髌骨外侧脱位（图 11-13-3）。当膝关节处于伸展位，突然在髌骨内侧遭到强烈外旋暴力，髌骨可滑过股骨外侧髁，而发生髌骨外侧脱位。在暴力作用下，股四头肌断裂或髌韧带断裂，髌骨移位于下方或上方，有时可夹在关节间隙（图 11-13-4）。真正的创伤性髌骨脱位并不多见，多数伴有股骨外侧髁发育不良。临床所见，髌骨外侧脱位较多，内侧脱位很少。

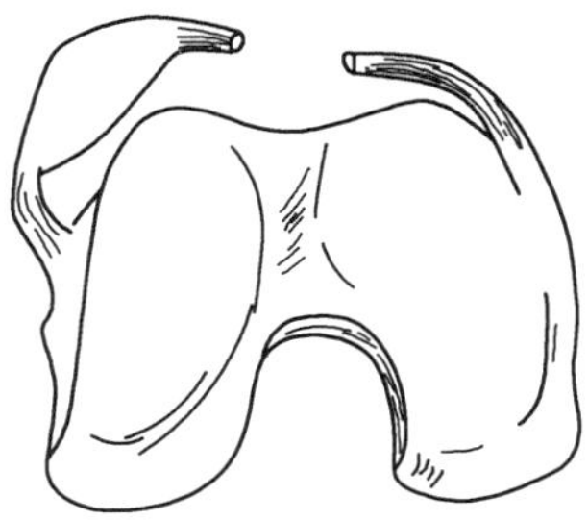

图 11-13-3　髌骨外侧脱位

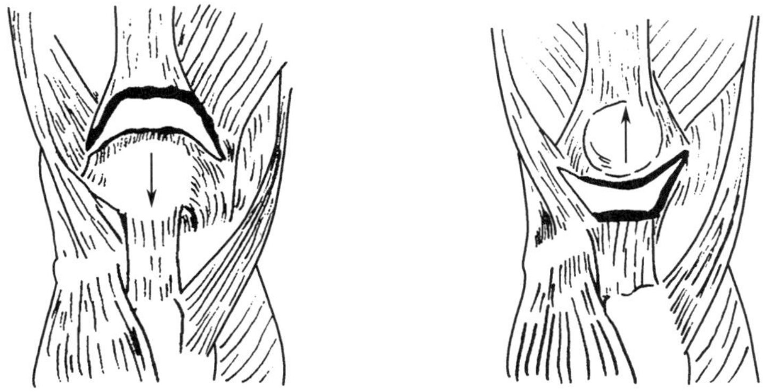

股四头肌肌腱断裂　　髌骨韧带断裂

图 11-13-4　髌骨向上下方移位

（二）习惯性脱位

习惯性脱位临床较常见，多发生于青年女性，主要为外侧脱位，多为单侧病变，亦有双侧发病者。膝关节习惯性脱位主要是由先天性骨或软组织发育缺陷所引起。骨的发育不良，包括髌骨、胫骨、股骨异常等。髌骨异常有翼状髌骨、高位髌骨、小髌骨等；胫骨异常有胫骨外旋、胫骨结节外移等；股骨异常有股骨外侧髁低平、股骨内旋、股骨前倾角增大等。软组织异常，则包括股四头肌特别是内侧肌松弛、髌骨内侧支持带松弛、髂胫束挛缩或止点异常、髌腱止点异常等。

另外，急性脱位复位不良，或复位后固定时间不足，使创伤后愈合不良等，也可以引起习惯性髌骨脱位。

三、临床表现及诊断

（一）外伤性脱位

髌骨新鲜外伤性脱位，有外伤史。伤后膝部肿胀、疼痛，膝关节呈微屈位，不能伸直，活动受限。膝部平坦，髌骨可向外、内、上、下方脱出。或有部分患者髌骨已复位，就诊时仅留下创伤性滑膜炎及关节内积血或积液，在髌骨内侧上缘有明显压痛。膝部正侧位、轴位 X 线片可见髌骨移出于股骨髁间窝之外。

（二）习惯性脱位

青年女性多见，多为单侧，亦有双侧患病。有创伤性脱位病史；若先天性发育不良者，可无明显创伤性脱位病史。该类脱位患者，一般膝关节畸形，正常髌骨部位塌陷或低平，平时行走时感觉腿软无力，跑步时常跌倒。每当屈膝时，髌骨即在股骨外侧髁上变位向外侧脱出，脱出时伴有声响，股骨外侧髁前外侧有明显异常骨性隆起。局部压痛，轻度肿胀，当患者忍痛自动或被动屈膝时，髌骨可自行复位，且伴有声响。X线检查可进一步了解发生的机制，膝关节正位片可观察髌骨的大小及位置，侧位片可观察髌骨的高低，轴位片可了解股骨外侧髁发育情况。

四、手法治疗

(一) 整复方法

髌骨脱位的手法整复，一般不需麻醉。患者取仰卧位，术者立于患侧，一手握患者踝部，一手拇指按于髌骨外方，使患膝在微屈状态下逐渐伸直，同时术者用拇指将髌骨向内推挤，使其越过股骨外侧髁而复位。然后使患肢伸直(图 11-13-5)。内侧脱位手法则相反。

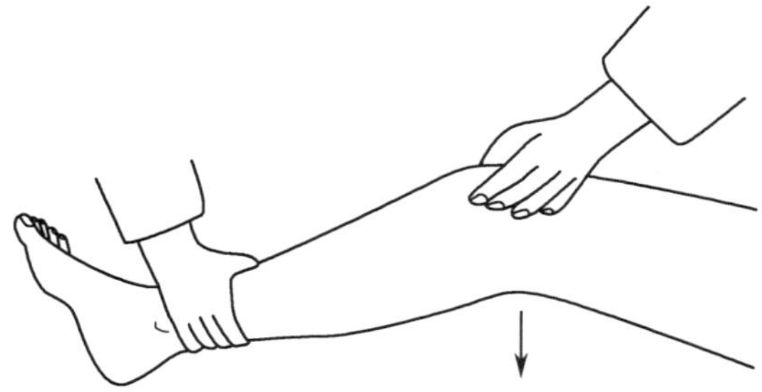

图 11-13-5 整复手法

(二) 固定方法

复位后，外敷中药。以小夹板绷带包扎，将膝部屈膝20°~30° 位固定 2~3 周。若合并股四头肌扩张部撕裂，则应固定 4~6 周，固定时应在髌骨外侧加一压垫。

五、药物治疗

何氏骨科对于髌骨脱位的药物使用，同样遵循中医骨伤科学的辨证原则，选择适当的药物进行辨证施治。

外敷用药：初期，外敷活血祛瘀散；后期，关节处用续筋接骨散，周围则用活血祛瘀散。

内服用药：内服活血理气丸加强筋壮骨丸。亦可参考下面的方法进行辨证施治。早期应活血祛瘀，消肿止痛，内服舒筋活血汤；中后期以续筋壮骨为主，内服补肾壮筋汤或健步虎潜丸等。

按摩用药：初期，使用归红化瘀酒；中后期，使用温通经络液。

六、功能锻炼

固定后将患肢稍微抬高，并积极做股四头肌收缩练习，可练习跖趾关节、踝关节活动。解除固定后，有计划地加强股内侧肌锻炼，逐渐锻炼膝关节屈伸功能。注意不可过早负重、用力伸膝或下蹲，以防止发生再脱位。

七、预后

外伤性髌骨脱位经及时治疗，一般预后良好。若局部损伤较重，伤及髌股关节软骨时，晚期可产生创伤性关节炎或外伤性滑膜炎。复位固定不良或延误治疗时机，股四头肌腱内侧腱膜的撕裂损伤愈合不佳时，即产生膝部无力，每遇轻度外伤，则髌骨向外滑脱，从而发生习惯性脱位。若遇此病例，何氏骨科以内侧外敷续筋接骨散，内服强筋壮骨丸 3 个月，少数效果较差的则予以手术治疗，松解髌外侧腱膜并行髌内侧腱膜紧缩术。如有骨发育畸形，应考虑其他手术方法。

第十四节 踝关节脱位

一、解剖特点

踝关节由胫、腓、距骨三骨构成，距骨被内、外、后三踝包围，由韧带牢固固定在踝穴内(图 11-14-1)。

内侧韧带起于内踝下端，呈扇形展开，附着于跟骨、距骨、足舟骨等处，主要作用是避免足的过度外翻。由于内侧韧带坚强有力，常可因足过度外翻，牵拉内踝造成内踝撕脱性骨折。外侧韧带起于外踝尖端，止于距骨和跟骨，分前、中、后三束，主要作用是避免足过度内翻，此韧带较薄弱，当足过度内翻时，常可导致此韧带损伤或断裂，亦可造成外踝撕脱性骨折。胫腓后韧带紧密联系胫骨、腓骨下端之间，把距骨牢固地控制在踝穴内，若足极度外翻时，此韧带常会断裂，造成下胫腓联合分离，踝距变宽，失去生理的稳定性。

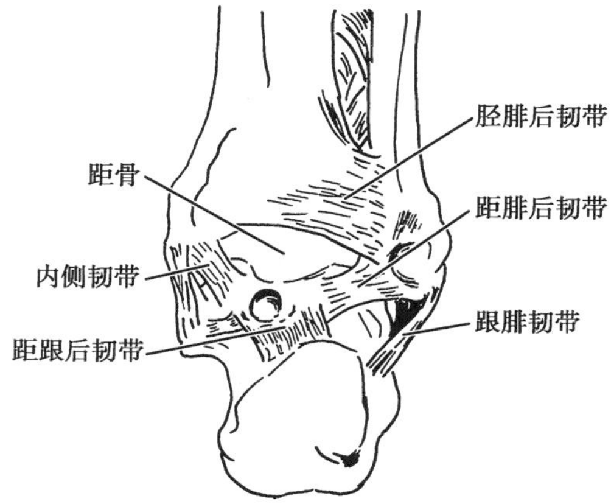

图 11-14-1　踝关节后面观

二、发病机制

踝关节脱位并不少见。由于生理解剖特点，踝关节脱位常伴有内、外踝和胫骨前唇或后踝骨折。根据暴力作用及脱位方向的不同，可分为外脱位、内脱位、前脱位、后脱位及分离旋转脱位（图 11-14-2）。

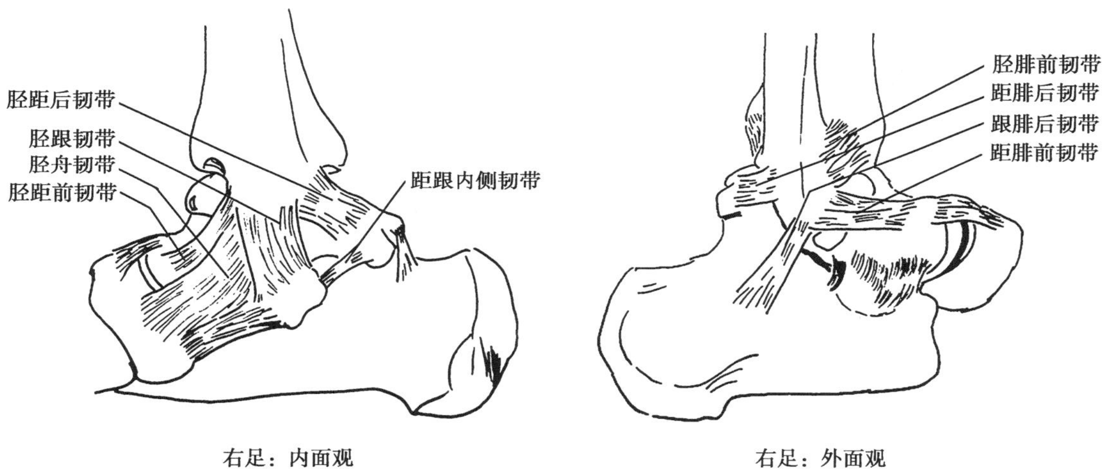

图 11-14-2　构成踝关节的韧带内外侧观

（一）踝关节内侧脱位

多为间接暴力引起，如从高处跌下，踝关节处于相对的内翻位，常常首先发生内踝垂直或斜行骨折，暴力继续作用，可使外踝骨折，距骨连同双踝一起向内侧移位；或走不平道路，或平地滑倒，使足过度外翻、外旋致伤。往往合并内外踝骨折，踝关节单纯内侧脱位者很少（图 11-14-3）。

（二）踝关节外侧脱位

多为间接暴力所致，如从高处跌下，足的外侧先着地，足踝过度外翻，内踝撕脱骨折或内侧韧带断裂，暴力继续作用使外踝骨折，距骨连同骨折块一起向外脱位；行走不平道路，或平地滑倒，使足过度内翻、内旋而导致向外侧脱位（图 11-14-4）。

（三）踝关节前脱位

直接暴力或间接暴力引起，如从高处跌下，足跟后部先着地，踝关节处于背伸位，身体向前倾，重力导致胫骨向后移位，形成踝关节前脱位。由于踝关节背伸时较稳定，脱位时常合并胫骨下端前缘骨折。或踝关节处于跖屈位，暴力由后推足跟向前，胫骨相对向后移位，也可致踝关节前脱位。

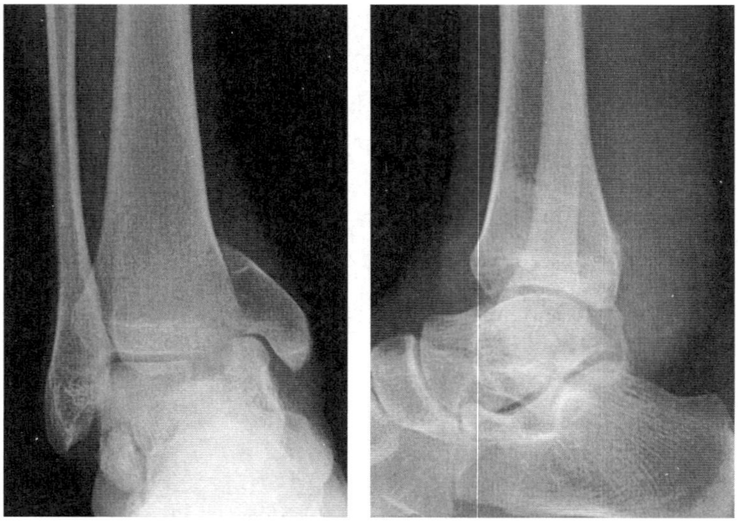

图 11-14-3　踝关节内侧半脱位伴外踝骨折

注：胫骨内踝滑车角处骨折，外踝末端小片撕裂骨折，距骨轻度向内侧脱位。

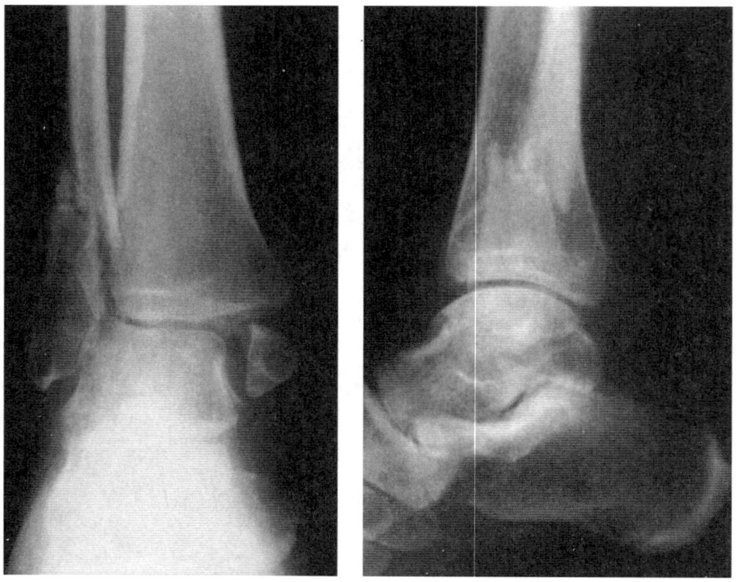

图 11-14-4　内踝横行骨折伴脱位

注：内踝横行骨折，距骨轻度外移半脱位。

（四）踝关节后脱位

直接或间接暴力引起，如从高处跌下，踝关节处于跖屈位，足尖或前足着地，身体向后倾斜，胫腓骨下端向前翘起而致踝关节后脱位；足尖或前足着地，暴力由后方推挤胫腓骨下端向前，可造成距骨在踝穴内向后脱出。这种脱位往往合并后踝骨折。

（五）踝关节分离旋转脱位

常因直接暴力引起。如从高处垂直方向坠落，踝关节处于略外翻、外旋位，暴力使胫腓后韧带完全断裂，踝内侧韧带断裂，距骨被夹于分离的下胫腓骨之间。自身重力与地面反冲力导致踝关节旋转，有时距骨体发生嵌压性骨折，常合并胫骨下端外缘粉碎性骨折或腓骨下端骨折（图 11-14-5）。

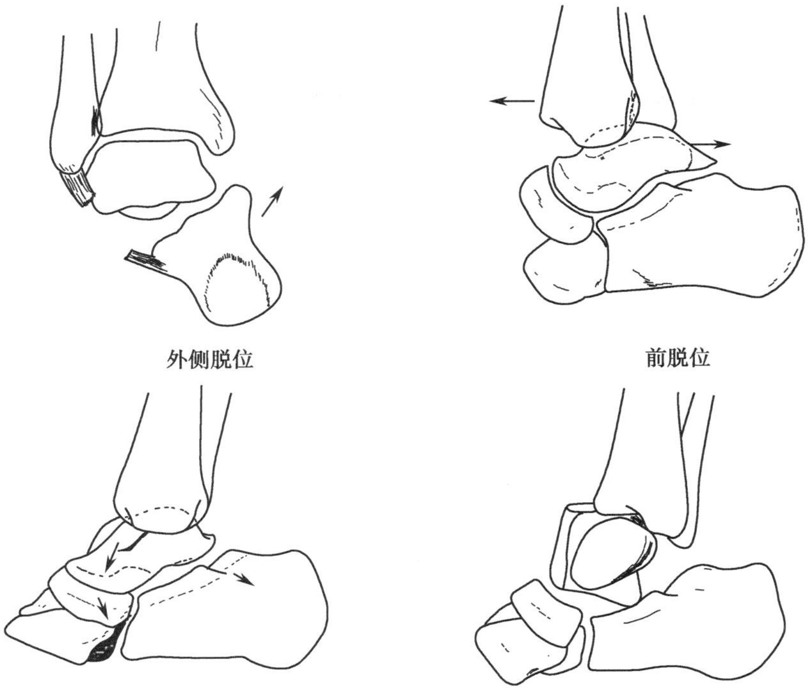

图 11-14-5　踝关节脱位分型

三、临床表现及诊断

有明显外伤史，伤后踝关节肿胀、疼痛、瘀斑、皮肤绷紧发亮，甚至起水疱。踝部功能障碍或丧失。因脱位方向不同及是否合并骨折等，其特点也有所不同。

（一）踝关节内侧脱位

除上述一般症状外，患足呈外翻外旋畸形，内踝下高突，外踝下凹陷。局部皮肤紧张，常合并内、外踝骨折或胫腓后韧带断裂。X 线检查，正位片可见距骨及其以下向内侧脱出，且往往可以看到内外踝骨折块。

（二）踝关节外侧脱位

除上述一般症状外，患足呈内翻内旋畸形，外踝下高突，内踝下空虚。若伴有外踝骨折，则肿胀、疼痛更为显著；若伴有胫腓后韧带撕裂，则下胫腓联合分离。X 线检查，正位片可见距骨及其以下向外侧脱出，且往往合并外踝及内踝骨折。有胫腓后韧带撕裂者，可见下胫腓关节脱位，间隙增宽。

（三）踝关节前脱位

除上述一般症状外，患足呈极度背伸畸形，不能跖屈，踝关节前方皮肤皱起，沟纹加深。跟腱两侧有胫腓骨远端的骨性突起，后踝向前的弧度消失而饱满，跟腱紧张，常合并胫骨前缘骨折。X 线检查，侧位片可见距骨及其以下向前脱出，或合并胫骨前缘骨折（图 11-14-6）。

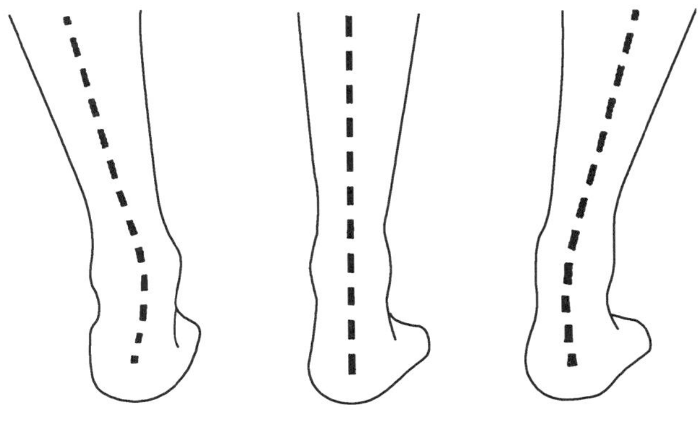

图 11-14-6　足部的内旋与外旋畸形

（四）踝关节后脱位

除上述一般症状外，患足跖屈，跟骨后突，跟腱前方空虚。踝关节前方可触及突出的胫骨下端，而其下方空虚，常合并三踝骨折。X 线检查，可以确定是否合并骨折。

(五) 踝关节分离旋转脱位

除上述一般症状外，患足有外旋或轻度外翻畸形，弹性固定，踝关节内外距离增宽，内踝下方空虚。X线检查，可见胫腓骨下端分离，有时可见胫骨下端外缘或腓骨下端骨折。

四、手法治疗

踝关节为负重关节，要求稳定而灵活，如有向内或向外0.3mm的脱位未复位，即可造成日后的残疾。故复位一定要准确，不可马虎。复位时要反复挤压捏正，并需术后X线摄片复查，必要时及时矫正，达致完全复位。踝关节脱位情况复杂，手法整复与固定有所不同。

(一) 踝关节内侧脱位

患者取患侧卧位，膝关节半屈曲。一助手固定患肢小腿部，将小腿端起。术者一手握其踝部，一手握跟部，两手用力顺势牵拉，并先扩大畸形，然后以两手拇指按压内踝下骨突起部向外，其余指握足，在保持牵引的情况下，使足极度外翻、背伸，即可复位。然后再轻轻旋转踝关节数次，使脱位关节贴合紧密。

复位后，用超踝塑形夹板，内侧加压垫，将踝关节固定在外翻位，单纯脱位者固定3周，合并骨折者固定5周。

(二) 踝关节外侧脱位

患者仰卧，膝关节屈曲。一助手固定患肢小腿部，将小腿提起。术者一手握持足跖部，一手持足跟，顺势用力牵拉，并扩大畸形。然后以两手拇指按压外踝下方突起部向内，其余指握足，在保持牵引的情况下，使足极度内翻即可复位(图11-14-7)。

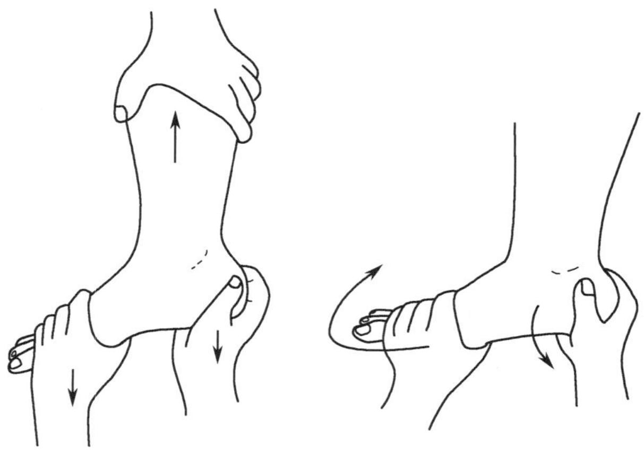

图11-14-7　外侧脱位整复法

复位后，以超踝关节塑形夹板加压垫将踝关节固定于内翻位。单纯脱位者固定3周，合并骨折者固定5周。

(三) 踝关节前脱位

患者仰卧，膝关节屈曲。一助手固定患肢小腿部，将小腿提起。术者一手握踝上，一手握足跖部，在顺势牵拉的情况下，持踝上之手提胫腓骨下端向前，同时握足跖之手将患足跖屈，并向后推按，即可复位。

复位后，以足型塑形夹板固定踝关节于稍跖屈的中立位，单纯脱位者固定3~4周。

(四) 踝关节后脱位

患者仰卧，膝关节屈曲。一助手以双手固定小腿部，将小腿端起，另一助手一手持足跖部，一手持足跟部，两手顺势牵引，扩大其畸形。术者用力按压胫腓骨下端向后，同时，牵引足的助手在牵引的情况下，先向前下提牵，再转向前提，并略背伸，即可复位。

复位后，以足型塑形夹板固定踝关节于背伸的中立位，固定3~4周。

(五) 踝关节分离旋转脱位

患者仰卧位，一助手握住患侧小腿，另一助手握住足跖部，两助手相对拔伸牵引。术者以双手掌分别置于内、外踝，在助手牵引下，双掌向中央挤压，并令助手做轻度内旋和内翻，畸形矫正后，在术者两手掌挤压下，做踝关节背伸和跖屈活动即可复位(图11-14-8)。

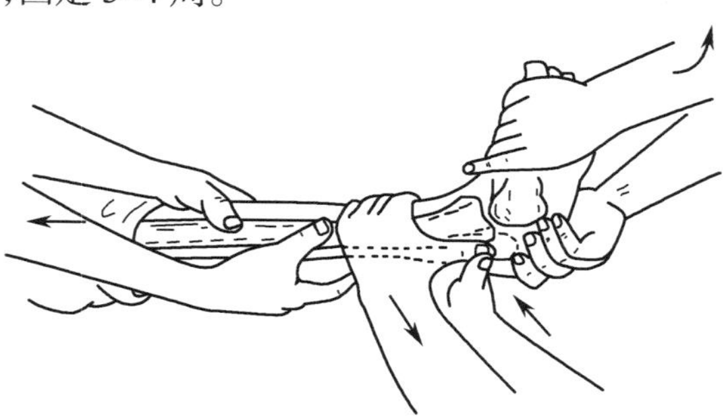

图11-14-8　分离旋转脱位复位法

复位后，以足型塑形夹板固定踝关节于背伸的中立位，固定 3~4 周。

五、药物治疗

何氏骨科对于踝关节脱位的药物使用，同样遵循中医骨伤科学的辨证原则，选择适当的药物进行辨证施治。

外敷用药：初期，外敷活血祛瘀散；后期，关节处用续筋接骨散，周围则用活血祛瘀散。

内服用药：内服活血理气丸加强筋壮骨丸。亦可参考下面的方法进行辨证施治。踝关节为下肢末端，脱位损伤多肿胀严重，且瘀血易下注内结，或起水疱，故发病后，即应以大剂活血化瘀、利湿通经之品治之，内服活血散瘀汤加泽泻、车前草等；待肿胀消退后，可以通利关节、强筋壮骨为主，内服宜选筋骨痛消丸；解除固定后，治以补气血、壮筋骨、通经活络之品，内服宜选健步虎潜丸等。

按摩用药：初期，使用归红化瘀酒；中后期，使用温通经络液。

六、功能锻炼

踝关节脱位整复后，要早日进行功能锻炼。固定后即可做足趾的活动，2 周后，可带固定下床做不负重活动锻炼。解除固定后，开始进行踝关节的功能锻炼，1 周后下床练习负重行走。并可配合进行踝关节的按摩、舒筋治疗。另外，值得注意的是，踝关节损伤脱位早期切忌以水外洗，以免助湿，致肿胀加重。

第十五节　跗跖关节脱位

一、解剖特点

跗跖关节是由 5 块跖骨与第 1~3 楔骨及骰骨组成的关节。跗跖关节是横弓的重要组成部分。其位置相当于足内、外侧缘的中点画一连线，即足背的中部横断面。其中，第 1 跖骨与第 1 楔骨所组成的关节，其关节腔独立，活动性较大；其余部分相互连通，可做轻微的活动。除第 1、2 跖骨外，跖骨之间均有横韧带（骨间韧带）相连，在第 1 楔骨、第 2 跖骨之间的楔跖内侧韧带是跗跖关节最主要的韧带之一。外力作用使正常位置发生分离，即引起脱位，并可波及跖骨基底部之间所构成的跖骨间关节。

二、发病机制

跗跖关节脱位多因直接急剧暴力所致。如从高处坠下、前足着地，遭受暴力扭转，5 个跖骨可以连成一体向外、上或下方脱位；也可产生第 1 跖骨向内侧脱位，其余 4 个跖骨向外侧脱位（图 11-15-1、图 11-15-2）。由于足背动脉终支自第 1、2 跖骨间穿行至足底，故在跗跖关节脱位时，足背动脉亦易受损伤（图 11-15-3）。若因牵拉又引起胫后血管痉挛和跖血管的血栓形成，这时前足血运受阻，如不及时复位，将引起前足坏死。

若重物直接砸压于足前部或车轮碾压前足时，在造成脱位的同时，可伴有跗骨与跖骨的开放性骨折，以及严重的足背软组织损伤。关节多为半脱位。

三、临床表现及诊断

损伤后，前足或背部肿胀、疼痛、功能丧失，足部畸形呈弹性固定。分离性脱位者，足呈外旋、外展畸形，足弓塌陷，足宽度增大。开放性骨折脱位者，软组织损伤严重，可有骨端外露或骨擦音。足背血管损伤时，前足苍白、变冷。足部正、侧位 X 线检查可明确脱位类型、跖骨移位方向及是否合并骨折。

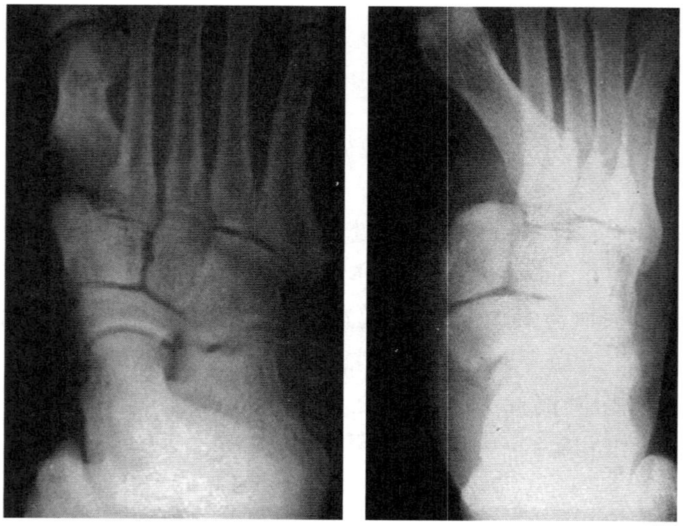

图 11-15-1 第一跗跖关节脱位

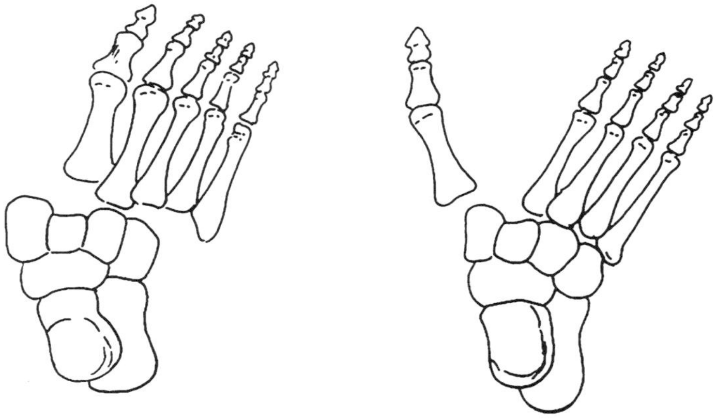

图 11-15-2 跗跖关节脱位

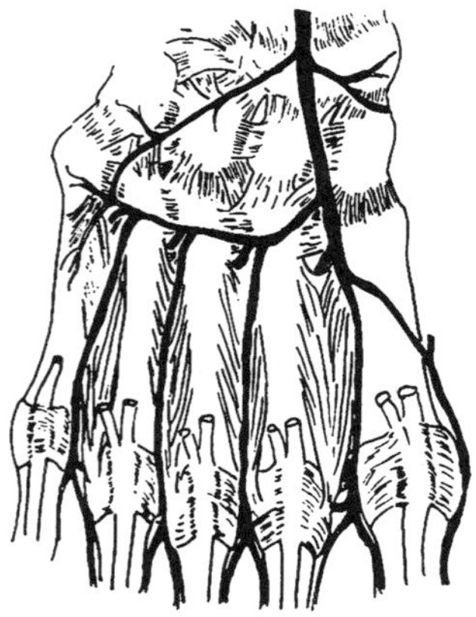

图 11-15-3 足背动脉

四、手法治疗

跗跖关节脱位,可包括一个或多个跖骨脱出。由于各跖骨基底参差不齐,脱位后即应及时准确复位,否则可发生血液循环障碍,肿胀加剧而加大复位困难。

(一) 整复方法

手法复位应在脊髓麻醉或硬膜外麻醉下进行。患者仰卧,膝屈曲 90°,一助手握紧患肢小腿下段,一助手握足部前端,两助手对抗牵引。术者立于患侧,按脱位相反方向用手直接推压跖骨基底部,即可复位。如第 1 跖骨向内,第 2~5 跖骨向外,则用两手对掌挤按,即可将脱位跖骨推回原位。然后,对损伤局部做适当的理筋按摩,以促使血液畅通(图 11-15-4~ 图 11-15-6)。

(二) 固定方法

跗跖关节脱位整复后容易再脱位,因此有效的固定是治疗的关键。可采用一直角足底后腿托板固定。固定时,足弓底部加厚棉垫托顶,以维持足弓正常形态;在足背部或足两侧脱出跖骨头处加压垫,然后上面加一大小与足背相等的弧形纸板,用绷带加压将纸板连足底托板一起包扎,将足固定踝关节于背伸中立位。整复固定后,应密切观察前足的血运情况,调整扎带之松紧,并将患足抬高,以利消肿。若复位后不稳定,松手后旋即脱位者,或固定后仍不能控制再脱位者,应考虑手术治疗。

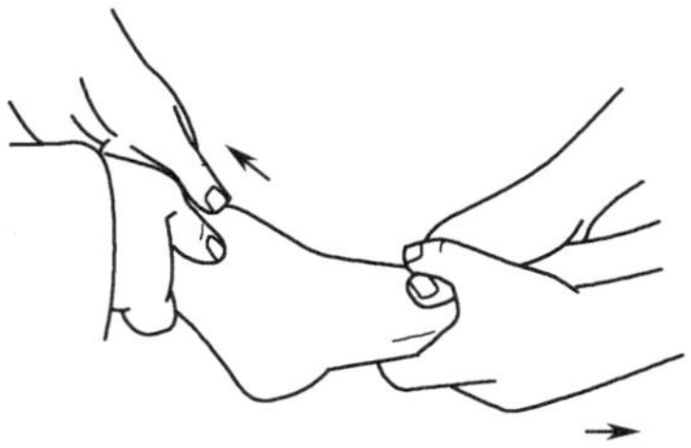

图 11-15-4　复位手法一

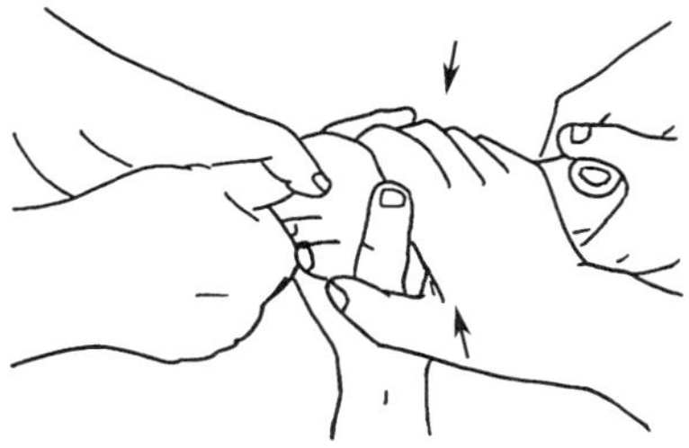

图 11-15-5　复位手法二

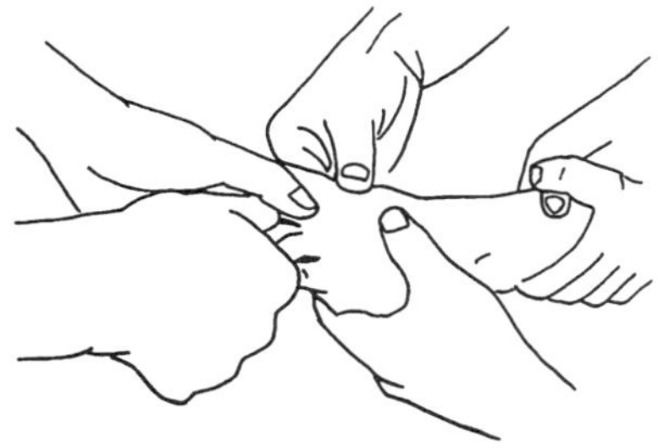

图 11-15-6　复位手法三

五、药物治疗

何氏骨科对于跗跖关节脱位的药物使用,同样遵循中医骨伤科学的辨证原则,选择适当的药物进行辨证施治。

外敷用药:初期,外敷活血祛瘀散;后期,关节处用续筋接骨散,周围则用活血祛瘀散。

内服用药:内服活血理气丸加强筋壮骨丸。亦可参考下面的方法进行辨证施治。早期应活血祛瘀,舒筋活络,内服舒筋活血汤,若有开放性损伤者,应活血清热解毒,内服可选仙复方(平乐郭氏祖传方)加连翘、蒲公英等。中后期应补肝肾,利关节,内服虎潜丸或补肾壮筋汤加减。

按摩用药:初期,使用归红化瘀酒;中后期,使用温通经络液。

六、功能锻炼

整复固定后,可作踝关节的屈伸功能锻炼。4~6 周解除固定后,逐步练习不负重活动。8 周后,方可逐步练习负重活动。

七、预后

跗跖关节是足横弓的重要组成部分,损伤后若恢复不完全,必然影响足部的功能。损伤较轻的患者,经过及时治疗,一般预后良好。但是,部分患者脱位后因牵拉而引起胫后血管痉挛和主要跖血管的血栓形成,使前足血运受阻,如复位不及时,将引起前足坏死。也有患者因为失治、误治,足弓没有恢复原来正常形态,从而导致平足症的发生。

第十六节　跖趾关节及趾骨间关节脱位

一、解剖特点

跖趾关节由跖骨头和近节趾骨构成(图 11-16-1)。其结构及功能与掌指关节相似,可做屈、伸、收、展活动,但活动范围较掌指关节小,其中,背伸范围又比跖屈范围小,以踇趾最为显著。当全足着地时,跖骨参与形成足纵弓,跖趾关节处于伸展状态,跖趾关节囊薄弱,囊的两侧副韧带加强,在 5 个跖骨头之间,有足底深横韧带相连。趾骨间关节为滑车关节,可做屈伸活动。

二、发病机制

跖趾关节脱位,是指跖骨头与近节趾骨构成的关节发生分离。临床上以第 1 跖趾关节脱位为常见。近节趾骨与远节趾骨发生分离者,称趾骨间关节脱位,好发于踇趾与小趾。

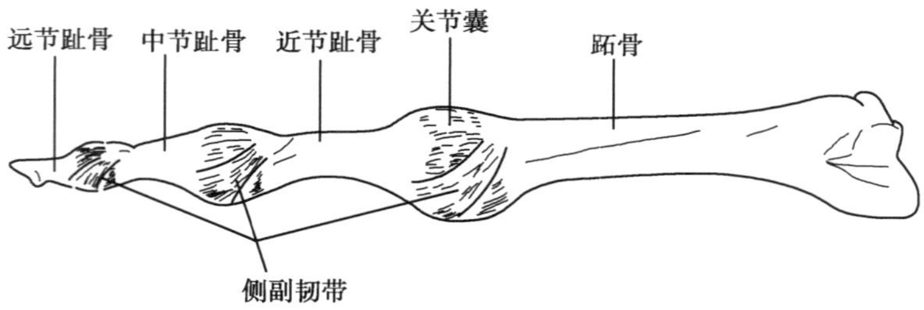

图 11-16-1 跖趾关节

跖趾关节与趾骨间关节脱位，多因奔走急迫，足趾踢碰硬物或重物砸压而引起。其他使足趾过伸的暴力，如从高处坠下、跳高、跳远时足趾先着地，也可发生。由于第 1 跖骨较长，前足踢碰时，常易先着力，外力直接压砸亦易损及，故第 1 跖趾关节脱位较为常见。脱位的机制多为外力迫使跖趾关节过伸，近节趾骨基底脱向跖骨头的背侧。趾骨间关节脱位的方向亦多见远节趾骨向背侧移位，若侧副韧带断裂，则可向侧方移位。

三、临床表现及诊断

(一) 跖趾关节脱位

有明显的踢碰、压砸等外伤史。局部疼痛、肿胀、活动功能障碍。患足不敢触地，足趾缩短，跖趾关节过伸、趾骨间关节屈曲畸形，严重时跖趾关节呈直角。足底可触及脱位的跖骨头，跖趾关节弹性固定。X 线摄片可明确诊断，并观察是否伴有骨折(图 11-16-2)。

(二) 趾骨间关节脱位

有明显外伤史，临床表现为局部肿胀、疼痛，活动时痛剧，功能障碍。脱位之趾缩短，呈弹性固定。足部正、侧位 X 线摄片，可明确诊断及了解是否合并骨折(图 11-16-3)。

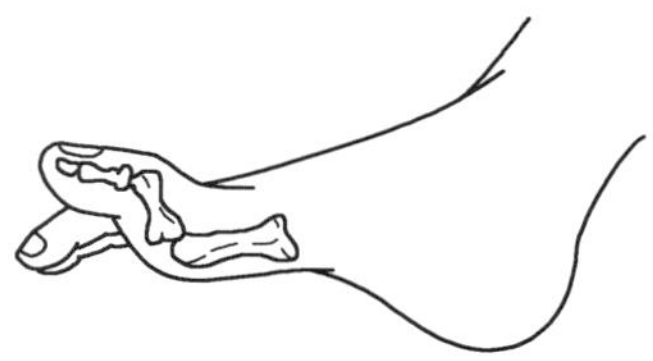

图 11-16-2 跖趾关节脱位

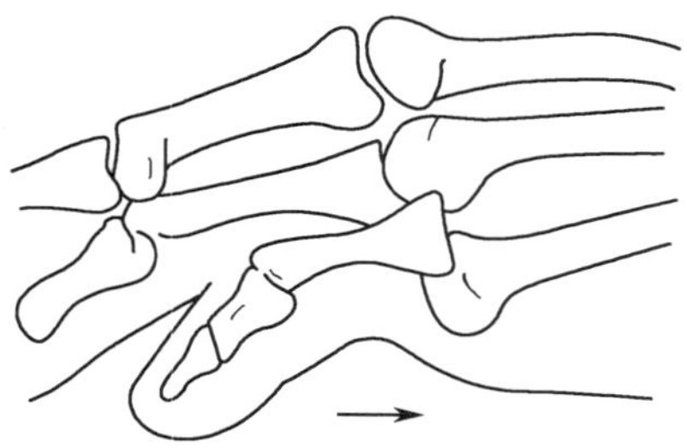

图 11-16-3 趾骨间关节脱位

四、手法治疗

跖趾关节及趾骨间关节脱位一般以手法整复为主。单纯脱位一般不需要麻醉或仅用局部麻醉。开放性脱位者，可在复位后对创口进行清创缝合。

(一) 整复方法

1. 跖趾关节脱位 一助手固定患肢踝部，术者一手握前足，一手拇指捏持患趾或用绷带套住足趾，先用力向背侧牵引，将患趾过伸，加大畸形。然后，另一手拇指顶住趾骨基底部，向足尖方向推按，当脱位的趾骨滑到跖骨头处，在维持牵引下，将患趾迅速跖屈，即可复位(图 11-16-4)。

2. 趾骨间关节脱位 患者取坐位，半屈膝，将患足置于一矮凳上。术者坐在患者对面，一手握踝部或前足，一手捏紧足趾远端，采用上述拔伸牵引与推提手法，然后屈曲足趾，即可复位。

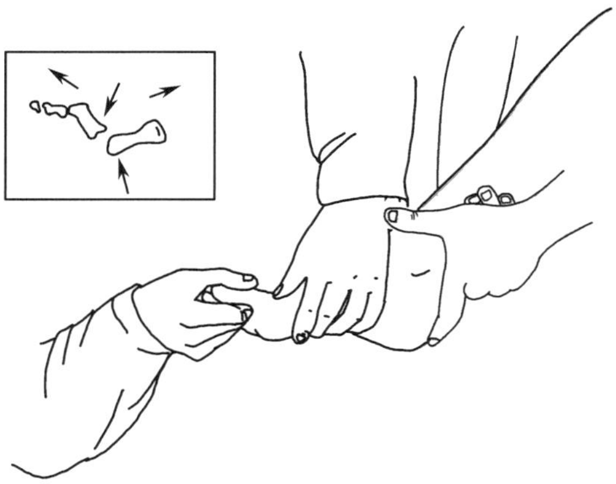

图 11-16-4　跖趾关节脱位整复手法

(二) 固定方法

跖趾关节脱位整复后，外敷中药，用绷带包扎患处数圈，再以夹板或压舌板固定跖趾关节于伸直位，时间为 2~3 周。趾骨间关节脱位整复后，外敷中药，用铝质夹板或胶布以邻趾固定法固定，将足趾固定于屈曲位 2~3 周。

五、药物治疗

何氏骨科对于跖趾关节和趾骨间关节脱位的药物使用，同样遵循中医骨伤科学的辨证原则，选择适当的药物进行辨证施治。

外敷用药：初期，外敷活血祛瘀散；后期，关节处用续筋接骨散，周围则用活血祛瘀散。

内服用药：内服活血理气丸加强筋壮骨丸。亦可参考以下方法进行辨证施治。早期，患处肿胀、疼痛，应活血祛瘀，消肿止痛，内服舒筋活血汤；中、后期应强筋壮骨，可内服补肾壮筋汤或健步虎潜丸。

按摩用药：初期，使用归红化瘀酒；中后期，则使用温通经络液。

六、功能锻炼

早期即可做踝关节屈伸活动；1 周后肿胀消退，可扶拐以足跟负重行走；4 周后可去除外固定，患者可穿一硬底鞋以保护，逐步练习负重行走。

七、预后

一般不留后遗症，如治疗不当或陈旧脱位未复位者，可导致爪状趾畸形及创伤性关节炎。这种情况，有必要手术纠正畸形，以利于负重及解除症状。

第四篇 筋 伤

第十二章 筋伤概论

第一节 筋与筋伤的含义

一、筋的含义

《素问·五脏生成》记载："诸筋者，皆属于节。"由此可知，古人是将关节附近的软组织叫作筋。现在中医骨伤科学所讲的筋，其范围是比较广泛的。主要指的是筋膜、肌腱与韧带，实际上还包括人体骨骼周围的皮肤、皮下组织、肌肉、关节囊、滑液囊、腱鞘、血管、周围神经、椎间盘以及关节盘等软组织。因此，在四肢及腰背部位，除了坚硬的骨骼，各种软组织都属于筋的范畴。

(一) 筋的作用

筋在人体具有联系诸骨、组成关节与活动关节的作用。筋有刚柔之分，刚者附于关节，束缚骨骼，起到维系、稳定关节的作用；柔者超越关节，互相交接，起联系、稳定与伸屈关节活动的作用。两者共同实现肢节的活动功能。

诸筋皆循着一定部位排列和起止行走，此即所谓筋位。正常情况下，诸筋各守其位，各尽其职。每一条筋都可独立运动，但是肢体的关节活动，却是很多条筋相互协调运动的结果。这种协调运动是全身肢体关节活动的关键。

(二) 筋与气血的关系

筋骨关节强劲滑利，动作灵活，主要依赖于气血的濡养。正如《素问·五脏生成》所说："足受血而能步，掌受血而能握，指受血而能摄。"《灵枢·本脏》载："血和则经脉流行，营覆阴阳，筋骨劲强，关节清利矣。"这些都明确指出筋靠气血濡养，只有"血和"才能维持其正常的生理功能。

二、筋伤的含义

外来暴力猛烈撞击，重物挫压，不慎跌仆，强力扭转等均可引起急性筋肌损伤。此外，肩部、肘部、手部及膝部在日常频繁的劳动与行走中，局部活动过度，可致筋肌疲劳与磨损，也可导致慢性积劳成伤，又称慢性劳损。故凡是各种暴力或慢性劳损等原因所造成的皮肤、皮下组织、筋膜、肌肉、肌腱、韧带、关节囊、关节盘、椎间盘、腱鞘、神经及血管等软组织的损伤，统称为筋伤。

第二节　筋伤的病因

筋伤的病因主要是外因，包括暴力及六淫邪气。但是，体质素虚、筋骨不健及七情所伤等内因条件，也与筋伤有着直接或间接的关系。

一、外因

主要指外力的伤害，与外感六淫之邪关系密切。

（一）外力

造成筋伤的外力包括直接外力、间接外力与慢性劳损，是筋伤的主要致病因素。其中，直接外力是指外来暴力直接作用于肢体局部，引起直接受损部位的急性筋伤，如筋肉被挤压碾挫而损伤严重，造成开放性的损伤率较高，肿胀、青紫等症状出现较快。间接外力是指外来暴力远离作用部位，因传导而引起的急性筋伤，常为肌肉、肌腱、关节囊的撕裂伤，开放性损伤较少，疼痛、肿胀、出血及瘀血瘀斑等症状一般出现较迟缓。慢性劳损是指长期、单调和重复的动作，作用于人体某一部位而积劳成疾，如矿工、搬运工等长期弯腰负重引起的腰背痛，网球运动员发生的“网球肘”，泥瓦工易患的“桡侧伸腕肌腱周围炎”等等，此类损伤的外力虽比较轻微，但由于反复发生或持久作用，亦可造成筋的慢性损伤，从而出现疼痛、筋挛、僵硬或筋结、条索等明显的临床症状。

（二）六淫

六淫邪气也可导致筋肉的损伤，但与筋伤疾病关系密切的是风、寒、湿三种邪气。它们既是某些骨伤科疾病的直接诱因，又是筋伤后期并发症的病因。风、寒、湿三邪可单独侵害人体，也可以两种或两种以上的邪气同时侵犯人体而致病，即所谓的“风寒湿”合而为“痹”。不同邪气具有不同致病特点。

风性易动，风邪致病常出现四肢游走性疼痛、抽搐、拘挛、颈项强直等肢体异常表现。寒性收引、凝滞，寒邪致病常见四肢发凉怕冷、肢体拘挛、疼痛剧烈而固定等。湿性重浊黏滞，湿邪致病常见身体酸楚困重、肿胀，病情缠绵难愈。

（三）邪毒

邪毒感染人体，也可导致筋骨损伤。邪毒致病途径有二：一为邪毒侵入经络，传至筋骨，或内传脏腑，经血行传播而致病，如急性血源性骨髓炎、骨关节结核等，称为内源性（血行传播）发病。二是邪毒自创口直接侵入或由邻近组织传入，在局部聚集瘀塞不通，瘀久化热，蕴热成脓，腐蚀筋骨，如创伤性感染性疾病，又称外源性（直接传播）发病。临床所见，化脓性骨关节感染性疾病均属于邪毒致病。

二、内因

指人体内部各种导致筋伤的因素，包括年龄、体质、生理解剖特点、病理因素以及七情所伤等。

（一）体质

体质强壮、气血旺盛、肝肾充实，则筋骨强盛，抵御外力和风寒湿邪侵袭的能力强，不易发生筋伤；而体弱多病、气血亏虚、肝肾不足，则筋骨痿软，抵御外力和风寒湿邪侵袭的能力较弱，易发生筋伤疾患。

（二）年龄

儿童筋骨发育不全，易发生扭伤；青壮年活动和运动过多，易造成筋的扭挫伤和撕裂伤等；中老年易出现劳损性、退行性疾病。

（三）解剖特点与病理因素

人体所有筋的解剖结构及生理形态并非完全相同，有些筋在特殊的解剖结构及生理条件下极易造成损伤，如肱二头肌腱细长，并通过肱骨结节间沟中较长的腱鞘，在肩关节运动时肌腱成角摩擦较大，容易遭受摩擦损伤；而筋与筋之间有强弱之分，解剖结构本身弱的筋容易损伤。另外，人体组织的病变与筋伤的发生亦有密切关系，如内分泌代谢功能障碍、骨关节疾病等，均可引起筋的病变。

（四）七情

正常情况下，七情属于生理活动，并不会引起机体的损伤。但是，剧烈的情志变化，刺激过于强烈而持久时，使得内脏气机发生紊乱而致病。不同的情志可选择性地损伤某一脏腑。如“怒伤肝”，而肝主筋，一旦郁怒不解，肝气横逆，则胁痛胀满、筋僵不利，即使遭受轻微外力也可造成筋伤。“思伤脾”，而脾主四肢，脾统血，主运化，若思虑过度，则脾伤气虚，四肢倦怠乏力，易受外力而致筋伤。“恐伤肾”，而肾主骨生髓，若惊恐伤肾，肾精亏虚生养骨髓不足，则骨髓虚空，而致腿足痿弱，酸楚疼痛，行动不便。所以，肾虚者易致腰腿扭闪损伤。

第三节 筋伤的分类

筋伤的分类方法甚多，不同流派也有其不同的分类方式。但归纳起来，主要是根据损伤的病因、损伤后的时间、损伤的程度及皮肤的完整性进行分类。

一、按筋伤的暴力形式分类

（一）扭伤

系指间接暴力使肢体和关节突然发生扭转、牵拉，或肌肉猛烈而不协调地收缩，超出正常生理活动的范围，引起关节周围的关节囊、韧带、肌腱、肌肉过度牵拉而造成部分或全部的撕裂、断裂或错位。错位，即筋通过翻、转、挪、离等变化而改变原来的位置。外力远离伤部，但伤位多在关节周围（图 12-3-1）。

（二）挫伤

系指直接暴力打击或跌仆撞击、重物挤压等作用于机体，而引起的闭合性损伤。挫伤以外力直接作用下的局部皮下或深部组织损伤为主，轻者局部肿胀、瘀血，重则肌肉、肌腱断裂，关节错位或神经、血管严重损伤（图 12-3-2）。

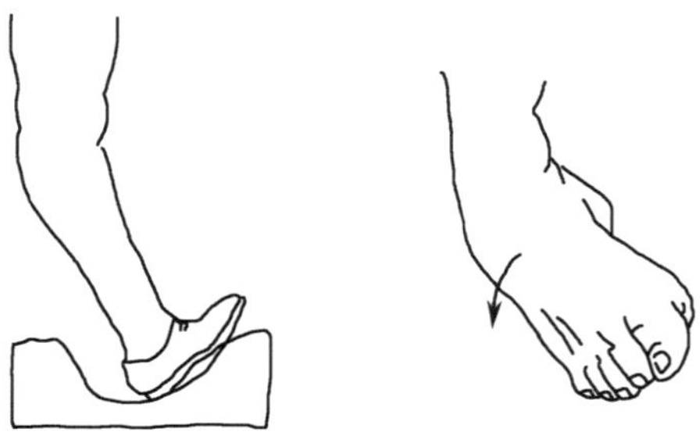

图 12-3-1 扭伤

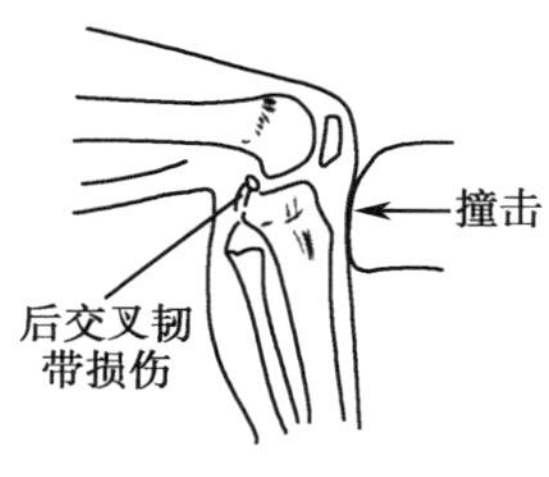

图 12-3-2 挫伤

（三）碾挫伤

系指钝性物体的推移挤压或旋转挤压，暴力直接作用于肢体，造成以皮下肌肉、筋膜、肌腱、韧带与血管、神经等深部组织为主的严重损伤。此类损伤往往形成皮下组织的碾挫伤及肢体皮肤的脱套损伤，易于造成局部的感染和坏死。如上肢被绞入机器皮带内，或被挤轧于慢行的车轮下等造成的碾挫伤，常伴有不同程度的皮肤剥脱等严重损伤。

二、根据筋伤的病理变化分类

（一）瘀血凝滞

系指外力作用于肢体，造成筋膜、肌肉、韧带的络脉损伤，但无断裂或仅有微小的撕裂。局部可有疼痛、肿胀,但不致引起严重的功能障碍。

(二) 筋位异常

系指外力作用于肢体,造成筋歪、筋翻、错缝等,局部可有瘀血、肿胀、疼痛,肌腱、韧带等位置发生改变。

(三) 筋断裂伤

系指外力作用于肢体,造成肌肉、肌腱、韧带的断裂,可导致严重的功能障碍和明显的疼痛、肿胀、瘀斑、畸形等临床表现。

三、根据筋伤的时间分类

(一) 急性筋伤

又称新伤,是指由突然暴力所引起的新鲜损伤,时间一般不超过 2 周。急性筋伤一般有明显的外伤史,局部有疼痛、肿胀、血肿、瘀斑、功能障碍等特点。

(二) 慢性筋伤

亦称陈伤、旧伤,系由急性筋伤失治或误治,时间超过 2 周而未愈者,均属慢性筋伤。慢性劳损造成的筋伤也属于此类。

四、根据伤后肢体皮肤完整情况分类

(一) 开放性筋伤

系指外力导致肢体皮肤损伤,皮下及深部组织与外界相通,称为开放性筋伤。如切割、爆炸及枪伤多造成开放性损伤,此类损伤容易发生感染。

(二) 闭合性筋伤

系指外力作用于肢体,造成皮下肌肉、筋腱损伤,但皮肤保持完整性者,称为闭合性筋伤。如扭挫伤及撕裂伤多属于闭合性损伤。

第四节　筋伤的临床表现及诊断

筋伤的主要症状是疼痛、瘀肿、功能障碍,有的甚至还有畸形。筋伤后的临床表现,常因损伤外力的大小、性质、方向及程度的不同,而有较大的差异。一般急性损伤有明显外伤史,发病突然,症状明显,比较容易诊断;而慢性劳损的外伤史多不明显,起病缓慢,症状逐渐出现,容易漏诊或与其他疾患相混淆。所以对于筋伤的诊断要仔细观察临床症状,分析受伤机制,同时还要注意鉴别诊断。急性筋伤与慢性筋伤临床表现上各有特点与差异,故本文对两者进行分述。

一、急性筋伤

(一) 筋伤初期

肢体受到急性损伤后,创伤反应致伤处气血瘀滞,脉络不通,从而使患处产生程度不等的疼痛。疼痛的程度与损伤的轻重及部位有关,一般认为:损伤皮肤和皮下组织疼痛较轻;损伤关节韧带、筋膜时疼痛较重;神经损伤则有麻木蚁行感或电灼样、放射性剧痛。肌肉、神经、血管损伤一般立即出现持续性疼痛,而肌腱、筋膜、软肋等损伤常在突然疼痛过后缓解一段时间,然后疼痛才渐渐加剧。局部脉络受损,血溢脉外,伤后迅速肿胀,出现瘀血瘀斑,其肿胀程度与损伤的轻重相关,离经之血多在 2~3 天内瘀聚凝结。因损伤而致不同程度的功能障碍。

(二) 筋伤中期

受伤 3~4 天后,瘀血渐渐机化分解、吸收消散,肿胀开始消退,瘀斑转为青紫,皮肤温热,疼痛渐减。

伤后 10~14 天，筋伤轻者可获康复；重者肿胀消退亦较明显，疼痛明显减轻，功能部分恢复。

（三）筋伤后期

筋伤 2 周后，瘀肿大部分消退，瘀斑由青紫色转为黄褐色，疼痛逐渐减轻，功能大多恢复，仅轻度障碍。此种残余症状经 3~5 周将全部消失，功能亦可恢复。少数患者如筋断裂伤、神经损伤等恢复期较长。或余肿残存，或硬结如块、肌肉僵硬、肌力柔弱、疼痛隐约、动作欠利，迁延不愈，最后可成为慢性筋伤。有些筋伤由于损伤严重或治疗不当，可遗留畸形及功能障碍。

二、慢性筋伤

慢性筋伤，外伤史多不明显，起病缓慢，症状逐渐出现，缺乏典型的演变过程。因患病部位不同，劳损的组织结构不同，可有各不相同的症状：或隐痛，或酸楚，或功能障碍，症状常因劳累或受风寒湿邪而加重。因此必须根据不同部位的特殊症状进行辨证分析，否则容易漏诊或与其他疾患相混淆。

另外，急性筋伤由于失治、误治，迁延不愈也可转为慢性筋伤。严重筋伤的后期，可能会遗留畸形及功能障碍。损伤后肌肉、肌腱粘连挛缩可以引起关节屈曲或僵直，躯干侧弯等畸形；筋伤后期功能障碍是创伤性炎症致使损伤部位机化、粘连、变性、萎缩而形成，可使关节主动活动和被动活动均受限。

无论是急性筋伤还是慢性筋伤，临床诊治时要仔细寻找并确定主要的压痛点。压痛部位往往是损伤之所在，对于慢性筋伤患者尤为重要。同时，也要注意检查关节活动功能情况以及关节有无异常活动。对于损伤严重的患者，必要时可做 X 线检查以排除骨折和脱位。

三、鉴别诊断

（一）急性筋伤

需与风湿肿痛、湿热流注等相鉴别。风湿肿痛多无明显的外伤史，局部红肿而无青紫，全身发热等；湿热流注则有发热、汗出而热不解、神疲纳呆等较重的全身症状。局部应注意有无波动感，结合理化检查等，可明确诊断。

（二）慢性筋伤

应与骨痨、骨肿瘤等骨关节疾病相鉴别。X 线检查可以观察到骨关节疾病所引起的骨骼病变，但由于某些骨关节疾病病程进展缓慢，微肿疼痛，症状较轻，骨骼尚未发生明显病变，早期往往难以明确诊断。应对全身情况、局部症状及理化检查等全面考虑，争取早期明确诊断。

第五节　筋伤的并发症

筋伤除可产生局部症状外，在早期或晚期常会引起各种并发症。由于筋伤的部位及程度不同，治疗失宜或年老体弱、疾病等原因，可出现以下并发症。

一、骨片撕脱

多因间接暴力所造成，由于附着于关节骨突的肌腱骤然强烈收缩而发生的撕脱骨折。撕裂的骨片一般不大，若被卷入关节腔内，通常会给治疗增加难度。

二、神经损伤

神经被牵拉而损伤，或被血肿、损伤组织压迫和卡压而产生肢体运动、感觉功能障碍，肌肉萎缩等。

三、关节僵直

筋伤后血溢脉外，修复时血肿机化吸收不完全导致周围组织粘连，以及肌肉、肌腱、韧带、关节囊的严重损伤形成粘连或瘢痕挛缩，均可造成关节活动的不同程度受限与僵直。

四、关节游离体

扭、挫、挤压等外力使关节内软骨损伤、脱落，或关节囊、韧带自骨缘完全断裂，均能钙化而形成游离体，常随着关节的屈伸活动而发生位置的改变，亦称“关节鼠”。多发生于膝关节。其病理变化主要是创伤性、无菌性骨软骨炎，表现为阵发性疼痛或持续性疼痛，且有交锁症状或伴有关节肿胀，跛行等，多见于老年人。

五、损伤性骨化

多为关节部严重的扭挫伤，损伤了关节附近的骨膜。软组织内血肿与骨膜下血肿互相沟通，通过血肿机化，骨膜下骨化，关节周围组织的钙化、骨化的病理过程，导致关节功能障碍。X 线片显示不均匀的骨化阴影，多见于肘关节。

六、增生肥厚与骨质增生

在慢性筋伤中，筋的损伤与修复同时进行，日久筋会发生增生肥厚，而劳损的韧带也会产生钙化，关节边缘骨质增生。

七、韧带松弛

韧带严重撕裂或断裂，或治疗失当，未能及时完全恢复原状，造成肌腱、韧带、关节囊松弛，失去正常的约束功能，导致关节稳定性较差，常表现为关节发软、乏力，关节屈伸无力或受限，容易摔跤及关节扭伤或疼痛。

八、骨性关节炎

关节部位的筋伤，早期处理不当，后期关节软骨面发生退行性改变，软骨面出现吸收与增生，导致关节面不平，关节周围骨质增生，从而发生骨性关节炎。表现为关节疼痛、肿胀，附近肌肉萎缩，劳累或遇寒冷加重，承重失衡，功能障碍。

第六节　筋伤的治疗

筋伤有急慢之分、新旧之别，而且筋伤后的病情、病程及预后的差异性很大，加上某些筋伤的确切诊断及治疗比较困难，所以筋伤的治疗应以辨证论治为基础，要严格贯彻“首重气血、筋骨并重、标本兼治、内外结合”的治疗原则。临床治疗时，既要注意局部损伤的变化，又要重视脏腑、气血的盛衰；既要注重手法理筋的治疗，又要结合内外药物的运用。并以八纲辨证和脏腑、经络、气血等辨证理论为指导，根据损伤的轻重、缓急、虚实、久暂等具体情况而选择应用不同的治疗方法。

一、急性筋伤与慢性筋伤的治疗

（一）急性筋伤的治疗

1. 初期慎用手法　治疗以内服外敷活血化瘀、消肿止痛药物，包扎固定，早期进行适当的功能锻炼为主。若肌腱韧带完全断裂，应考虑早期进行手术修复。筋伤后，出现关节错缝、筋膜嵌顿、筋离其位等，应及时给予手法治疗、包扎固定，并适当休息。

2. 动静结合原则　筋伤后，必须贯彻“动静结合”的治疗原则。筋伤 2~3 天后出血渐止，瘀血肿胀逐渐消退，应及时进行肌肉收缩活动，并逐日增加活动量，以免发生粘连，引起后遗症。否则，筋伤后若绝对禁止活动锻炼，会使患肢血运迟缓，局部瘀血不易消除，而形成广泛粘连，造成关节僵硬、强直、疼痛等后遗症。因此，临床上片面强调过长时间的休息或过早地进行不利于组织修复的活动，都是不适宜的。

（二）慢性筋伤的治疗

慢性筋伤的治疗方法很多，主要是根据辨证施治原则，结合患者伤情，采用以手法及功能锻炼为主的综合措施进行治疗。临床治疗时，常配合药物、针灸、拔火罐、刮痧、封闭、理疗、电疗、离子透入、机械牵引等等。

二、理筋手法

（一）手法的重要

理筋手法是治疗筋伤的最主要方法，前人通过实践早已认识到手法是骨伤科治疗中的主要手段，既可以检查病情，也可以治疗疾病。诚如《医宗金鉴·正骨心法要旨·手法总论》所说："手法者，诚正骨之首务哉。"

手法，是术者运用指、掌、腕、臂的力量，直接作用于患者的损伤部位，通过各种手法与技巧以调节机体的生理、病理变化，达到治病疗伤、正复伤愈、强壮身体的目的。《医宗金鉴·正骨心法要旨·手法总论》进一步阐述了手法是否运用得当，关系到治愈的快慢及后遗症的有无。

（二）手法的作用

《正体类要·序》曰："肢体损于外，则气血伤于内，营卫有所不贯，脏腑由之不和。" 指出了局部损伤与整体的关系，说明手法虽作用于局部，但也能起到调和营卫、疏通气血的作用。归纳起来，手法的作用有以下几点：①活血化瘀、消肿止痛；②整复错位、滑利关节；③舒筋活络、软化瘢痕；④松解粘连、消除狭窄；⑤温经散寒、调和气血等。

手法适于急性、慢性筋伤，滑膜嵌顿，关节错缝、半脱位，肌肉萎缩，组织粘连，关节僵硬，骨关节炎等引起的肢体疼痛、麻木、活动不利等。

（三）手法治疗原则

在明确诊断的基础上，选用手法要以筋伤的主症为主，同时顾及兼症。新伤手法操作宜轻，陈伤手法宜较重。治疗急性筋伤时，手法要求 "稳、妥、准"，争取手法一次成功，避免增加损伤，减少患者痛苦。

治疗慢性筋伤时，手法要求先轻后重，轻而不浮，重而不滞；活动范围由小到大，速度先慢后快；手法均匀、柔和、持久、深透有力。自始至终贯彻 "稳、准、巧" 的原则，即在临床运用时要充分把握手法的连续性、节律性、自然性，并掌握好手法的力度与时间，还需要将各点有机地紧密联系起来，不可断然分开。

手法治疗的顺序：每一完整的治疗手法可分为 3 个阶段，一是准备手法，主要有点穴、按压、捋顺等手法，具有松弛患处肌肉的作用；二是治疗手法，具有展筋、舒筋作用；三是结束手法，具有舒筋镇痛作用。

治疗时要注意患者的感觉及异常反应，手法不应引起患者的剧烈疼痛和加重病情，若在施术中患者出现剧烈疼痛，或术后引起病情加重等异常反应，应及时注意调整手法或暂停手法治疗，并查明原因。

（四）手法的禁忌证

1. 对诊断尚不明确的急性脊柱损伤伴有脊髓症状者。
2. 局部肿胀严重的患者。
3. 凝血机制障碍与血管脆性增加，常出现皮肤、皮下及消化道、呼吸道、泌尿系统出血者。
4. 局部有红肿热痛炎症反应，或肿物性质未定者。
5. 恶性肿瘤患者。
6. 骨髓炎、骨结核及软组织化脓性疾病患者，严重的脆骨病等非化脓性疾病患者。
7. 皮肤破损或皮肤有传染性及化脓性病变者。
8. 妊娠期妇女。
9. 内伤、胸腹及颅内出血未停止者，以及精神病不能合作的患者。

(五) 基本手法

中医骨伤科治疗筋伤的手法极其丰富,名称及分类方法繁多,至今尚未统一。张安桢、武春发主编的《中医骨伤科学》根据历代经典医著所列手法,分为活动关节的“活节展筋法”及不活动关节的“舒筋镇痛法”两大类。活节展筋手法是骨伤科常用而又比较重要的手法。现将其总结的手法列出,作为参考。

1. 活节展筋八法 牵法、抖法、摇法、归合法、伸屈法、背法、推搬法、旋转法。

2. 舒筋镇痛手法

(1)镇痛八法:弹筋法、拨筋法、分筋法、震颤法、点穴法、压法、散法、镇定法。

(2)舒筋十六法:按、摩、推、拿、揉、捏、捻、拍、打、劈、叩、踩、擦、捋、拉、顺法。

三、固定治疗

大多数筋伤通过手法及药物治疗和适当休息,不用固定即可痊愈。对于肌腱、韧带的撕裂等比较严重的筋伤,应予必要的包扎固定。筋伤的包扎固定能维持手法治疗后的效果,利于消肿止痛、解除痉挛,防止损伤的加重,为筋伤的修复创造有利的条件。常用的固定方法有绷带或弹力绷带固定法、胶布固定法、纸板固定法、木夹板固定法和石膏固定法等。

四、药物治疗

中药在筋伤治疗中,往往比在骨折、脱位部分发挥更为广泛的作用。筋伤未必伴有骨折、脱位,但骨折、脱位者必伴有筋伤。也就是说,筋伤是骨折、脱位等损伤的必然并发症。对于筋伤的药物治疗,应从整体着眼,贯彻局部与整体兼顾、内治与外治结合的辨证论治原则。同时,辨病与辨证相结合,将筋伤的发生、发展、转归的连续性及阶段性与损伤三期辨证分治用药结合起来,进行辨证、立法、处方。

(一) 内服药物

1. 筋伤初期 气血瘀滞较甚,肿痛明显,治以活血化瘀、行气止痛为主,内服可选桃红四物汤、复元活血汤、血府逐瘀汤、七厘散、云南白药、柴胡疏肝散等。若气血瘀滞化热,治以祛瘀散结、清热止痛,可选大成汤、顺气活血汤等。若热入营血,则可选犀角地黄汤(犀角已禁用,现多用水牛角代)、清营汤等。

2. 筋伤中期 患部肿痛初步消退,但筋脉拘急并未完全消除,治以舒筋活血、和营止痛,多选舒筋活血汤、和营止痛汤;但由于筋伤中期,除了残留疼痛、瘀血、肿胀,患者同时出现肝、肾、脾、胃等虚弱,形成虚实兼有之证,故可选补筋丸、补肾壮筋汤等。

3. 筋伤后期 瘀血肿胀基本消除,损伤组织尚未完全愈合,经脉未能完全畅通。因损伤日久,而耗伤气血,肝肾亏虚,又常兼受风寒湿邪侵袭,故患部常疼痛乏力,活动功能障碍,阴雨天则症状加重,或有肌肉萎缩,麻木不仁等。治以养血和络、补益肝肾、强壮筋骨、祛风宣痹为主,多选独活寄生汤、补肾壮筋汤、麻桂温经汤、大活络丹、小活络丹等。

(二) 外用药物

根据筋伤三期,辨证用药。外敷何氏中药散剂。后期,也可配合中药熏洗,具有温经止痛、滑利关节的作用,如八仙逍遥散、散瘀和血汤、海桐皮汤等。如陈伤隐痛及风寒痹痛,可用熨风散蒸热置于患处熥熨,具有温经散寒、祛风止痛的作用。

五、功能锻炼

功能锻炼又称练功活动,是治疗筋伤不可缺少的重要组成部分。在筋伤治疗过程中,功能锻炼是加速损伤愈合过程,防止肌肉萎缩、关节粘连和骨质疏松,帮助肢体恢复正常功能的一种重要治疗方法,也是筋伤治疗过程中的一项重要步骤。

筋伤后的功能锻炼是贯彻局部与整体兼顾、动与静结合治疗原则的体现。指导患者进行积极、有效、循序渐进的功能锻炼,使之尽快康复。锻炼既要促进筋伤的修复痊愈,又要适于筋伤后当时的生理条件,以不引起剧烈的疼痛和影响筋伤的修复为原则。功能锻炼时，动作要稳妥、轻柔，并应根据患者的体质、伤后时间、损伤部位、损伤程度与治疗情况，及时调整活动形式与活动量。

六、针灸治疗

筋伤的针灸治疗，往往“以痛为腧”，并结合循经取穴与邻经取穴。损伤初期，一般多在痛处局部取穴与邻近部位取穴相结合，早期以泻法为主，留针 5~10 分钟，具有消肿止痛、舒筋活血等功效；损伤中、后期与慢性劳损者，主要是痛处局部取穴与循经取穴相结合，采用平补平泻法或补法，具有消肿止痛、舒筋活络等功效，促进血脉畅通，肌肉与关节的功能恢复正常；对于损伤后期兼受风寒湿邪者，可在针刺后加艾灸、拔火罐等温经通络，活血止痛，其疗效更佳。

七、其他疗法

（一）理疗

理疗能改善脊髓与周围神经的血液供应，增加肌张力，并能改善小关节的功能。临床常用透热、直流电、感应电、低频脉冲等理疗方法，以消除神经根炎性水肿。温热疗法、直流电疗等方法可以缓解肌肉痉挛；中药醋离子渗入的醋疗和超声波等，对于延缓减轻椎体、关节囊及韧带的钙化与骨化过程具有一定的作用。总之，针对筋伤的具体情况，采用各种不同的理疗方式，可以改善筋伤局部的血液循环，达到祛风散寒、舒筋活血、通利关节的目的。

（二）水针注射及封闭疗法

水针疗法是通过对筋伤的部位及邻近腧穴，直接注射药液进行治疗的一种方法。该疗法具有抑制炎症的渗出、改善局部的营养状况、消肿止痛等作用。由于所给药物直达病灶，所以对缓解疼痛、消除症状收效甚快。筋伤疼痛剧烈者，除注射一般止痛药外，多采用麻醉药进行局部浸润。筋伤后期及慢性损伤，除注射维生素 B 类营养药物外，还可以采用局部痛点及腧穴封闭治疗。

常用的注射药物有复方丹参注射液 2~6ml，复方当归注射液 2~6ml，隔日 1 次，10 次为 1 个疗程；0.5%~2% 盐酸普鲁卡因 2~10ml 加醋酸泼尼松龙 12.5~25mg，每周 1 次，3 次为 1 疗程。水针疗法要严格无菌操作，防止感染发生，注射部位要准确，尤其是胸背部要防止损伤内脏。严格掌握禁忌证，对于高血压、溃疡病、活动性肺结核的患者，禁用类固醇激素类药物，以防病情加重。

第十三章 上肢筋伤

第一节 肩部扭挫伤

肩关节是肩部在上肢运动的枢纽，由于肩关节盂浅而且小，肱骨头能在多方向大范围内自由活动，因此也是人体活动范围最大的关节。其稳固性靠关节内肌腱、关节囊外肌腱及韧带组织加强，以满足生理活动灵巧有效的要求。多因跌挫、扭转、打击等因素造成肩部扭挫伤，本病可发生于任何年龄，损伤的部位多见于肩部的上方或外上方。

一、发病机制

肩关节过度扭转，可引起关节囊、筋膜的损伤或撕裂；重物打击肩部可引起肌肉、脉络的损伤或撕裂。两者均可造成患部的疼痛、瘀肿、功能障碍。当上肢突然外展或已外展的上肢受外力使之突然下降，都可使冈上肌腱部分或全部断裂。如损伤严重，筋膜大面积受伤，肿痛剧烈，若未及时有效地治疗，瘀血、肿痛往往经久也难以彻底消除，而形成慢性过程，继发肩关节周围炎（图 13-1-1）。

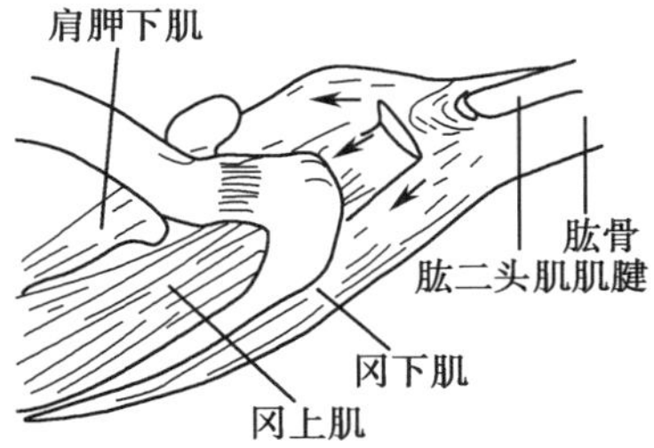

图 13-1-1　冈上肌腱撕裂

二、临床表现及诊断

一般都有明显的外伤史。伤后肩部疼痛、肿胀、压痛，活动功能障碍。如肩部肿痛范围较大者，要查出肿痛的中心，根据压痛最明显的部位，判定受伤的准确位置。

冈上肌腱断裂时，往往无力外展上臂，这是冈上肌肌力消失的典型症状。如果帮助患肢外展至 60° 以上后，患者能自动抬举上臂。

鉴别诊断：应仔细触摸肩前部有无骨性隆起或骨擦音，有无间接压痛，以排除肱骨外科颈嵌入性骨折、肱骨大结节撕脱性骨折、肩关节脱位及肩锁关节脱位等。如外伤暴力不大，但引起严重肿痛者，应排出骨囊肿、骨结核等病变。必要时行 X 线检查，可进一步明确诊断。

三、治疗

本病以手法治疗为主，配合药物、固定、练功、理疗等方法。

（一）理筋手法

患者正坐，嘱患者尽量放松上肢肌肉。术者立于患侧，一手握住患侧手腕，一手以虎口贴患处，并徐徐自肩部向下抚摩至肘部，重复 5~6 次或 8~9 次，继而使患肢前屈外展。一手托住肘部，另一手对患侧肩部进行揉捏、拨络、点穴、揉揼等手法，再将患肢缓缓上提和下放，反复数次。最后，术者双手握患侧手腕，肩外展 60° 许，肘关节伸直，做连续不断的抖动，持续 1 分钟左右，手法结束。如此，则可以行气活血、散瘀通络（图 13-1-2）。

（二）药物治疗

何氏骨科对于肩部扭挫伤的药物使用，同样遵循中医骨伤科学的辨证原则，选择适当的药物进行辨证施治。

外敷用药：外敷活血祛瘀散。

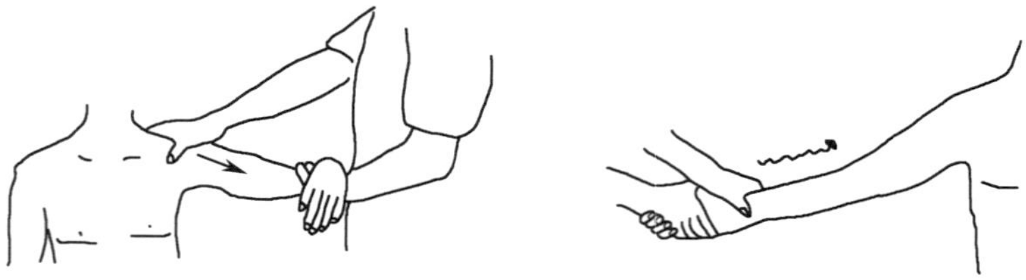

图 13-1-2　理筋手法

内服用药：内服活血理气丸、强筋壮骨丸。亦可参考以下方法进行辨证施治。损伤初、中期以散瘀消肿、生新止痛为主，内服舒筋活血汤，其疼痛剧烈，难以忍受者，则加制乳香、制没药各 10g，或加服云南白药以活血定痛。后期以活血舒筋为主，可内服舒筋丸。

按摩用药：初期，使用归红化瘀酒；中后期，则使用温通经络液。

本病后期也可配合中药熏洗。

（三）固定方法

扭挫伤较重者，伤后应用肩部“人”字绷带包扎，再用三角巾将患肢屈肘 90° 悬挂于胸前 2~3 周，以限制患肩活动。

（四）功能锻炼

由于肩部急性筋伤易于迁延成慢性筋伤，因此在治疗过程中自始至终应贯彻“动静结合”的原则。固定时间不宜太长，要早期练功，争取及早恢复肩部功能，尽量预防转变为慢性筋伤。肿痛减轻后，应做肩关节外展、外旋、内旋、前屈、后伸、叉手托上及自动耸肩等锻炼，使其尽早恢复活动功能。

注意：损伤初期若出现瘀肿疼痛较重，不可热敷，以免加重肿胀疼痛，但也不可用冷水、冰块、冰袋等冷敷，以免凉遏冰伏，形成创伤性风寒湿痹证。

四、病例

患者陈某，男，47 岁。

【主诉】右肩撞伤，疼痛肿胀、活动受限 2 天。

【现病史】患者于 2 天前骑自行车时与一摩托车相撞，以右侧身体着地。当时约有 3 分钟的昏迷史。醒后即感右肩部活动受限，右上肢抬举困难。由他人扶送至外院行 X 线检查示：右肩锁关节脱位。予固定包扎后回家休息，疼痛肿胀未缓解，症状逐日加重，为求进一步治疗，遂于今日前来我院门诊就诊。

【检查】查体：右肩峰局部肿胀，畸形，肩峰外侧端隆起，往下推压出现反弹性“琴键征”，压痛（+）。伤肢外展、上举受限。右肘部、髋部稍肿胀，压痛（+）。

外院 X 线片示：右肩锁关节脱位。右肘及右髋部未见明显骨折或脱位。

【诊断】右肩锁关节脱位。脱臼（骨错位），证属血瘀气滞，关节失位。

【治疗】与患者沟通后，拟进行何氏骨科手法脱位整复术。方法为患者站立，两上肢高举，先上肩锁固定带，上缘齐乳头平面，下缘至髂前上棘稍下部，固定带前后各装一铁扣，用厚毡一块置锁骨外端隆起部（勿放肩峰上），另用宽 3~5cm 皮带式帆布带，越过患肩放置的厚毡，将带之两端系于固定带前后的铁扣上，适当用力拴紧，使分离之锁骨外侧端压迫复位，用三角巾固定，外敷活血祛瘀散，口服活血理气丸，复位后摄片见脱位处复位良好。2 周后解除固定，予何氏手法按摩康复治疗半月，预防创伤性肩周炎。半年后复查，各项功能及肌肉力量均正常。

第二节　冈上肌腱炎

冈上肌起于肩胛骨冈上窝，止于肱骨大结节的上方。其肌腱在喙肩韧带和肩峰下滑囊的下面、肩关节囊的上面通过，与小圆肌、冈下肌、肩胛下肌腱共同组成肩腱袖，稳定肩关节。冈上肌有协同肩关节外展的功能，肩峰下滑囊将冈上肌腱与肩峰相隔，以减轻两者之间的摩擦。

一、发病机制

当肩关节外展至 90° 时，肩峰下滑囊完全缩进肩峰下面，冈上肌腱必然受到喙肩韧带和肩峰的挤压与摩擦。在正常情况下，肩峰下滑囊可以减缓这种致伤力。但随着年龄的增长或过度劳损，往往组织变性，肩袖可破裂，造成肌腱炎。或肩部急性筋伤，气滞血瘀，筋膜粘连，若再感受风寒湿邪，冈上肌腱更易受到摩擦和挤压，日久而形成劳损，转变为冈上肌腱炎。由于肌腱血供很少，容易发生钙化沉积，加以肩峰骨质退变增生，更增加了对冈上肌的损伤，严重者可致冈上肌部分或完全破裂(图 13-2-1)。

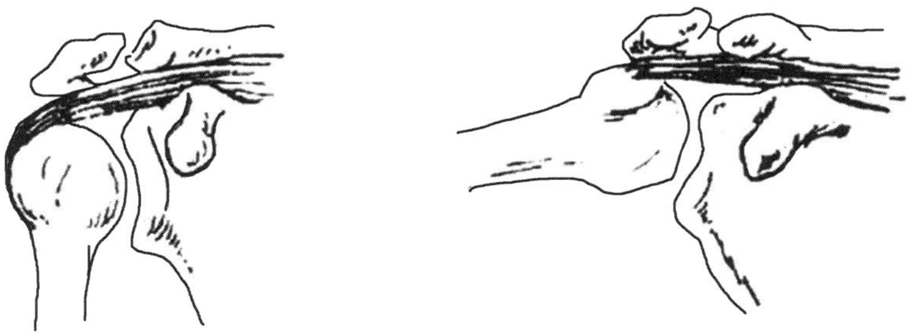

图 13-2-1　肩关节外展

二、临床表现及诊断

有慢性劳损史或外伤史，多数呈缓慢发病，肩外侧渐进性疼痛，肩部用力外展时疼痛较明显，肱骨大结节处或肩峰下压痛。检查时有一明显的疼痛弧，即肩外展至 60°~120° 范围时疼痛，超过 120° 或低于 60° 时均无疼痛；反之，从外展位降至正常位时，也在 60°~120° 之间有疼痛。这是本病最主要的体征，原因是在此范围内，冈上肌被挤压在大结节与肩峰之间。冈上肌腱炎日久可致钙化，X 线检查有时可见肩峰下或大结节周围有一浓密、不规则钙化影(图 13-2-2)。

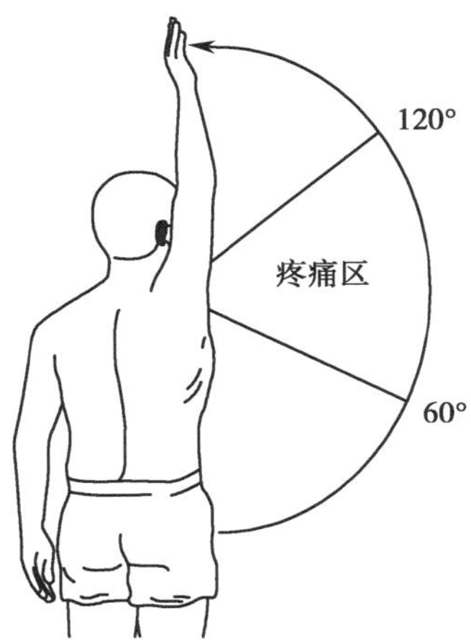

图 13-2-2　疼痛弧

鉴别诊断：临床上应与肩峰下滑囊炎、肱二头肌长头肌腱炎相鉴别。肩峰下滑囊炎主要表现为肩峰下疼痛、压痛，但当肩外展至 90° 时，原肩峰下压痛处压痛不明显或消失。肱二头肌长头肌腱炎的疼痛、压痛以肱骨结节间沟为主，肱二头肌抗阻力屈肘时疼痛加重。

三、治疗

(一) 理筋手法

患者正坐，术者位于患侧，先用拿法对冈上部、肩部、上臂部自上而下进行拿捏，反复 5~6 次，以疏通经络；然后，术者用拇指在冈上肌部位做局部弹拨、按揉等分筋法，以舒筋活络；最后，术者一手按肩部，一手拿腕部，相对用力拔伸肩关节，拿腕之手做摇肩法，以两手扣住患侧手大、小鱼际部，在向下牵引的同时做上肢的牵抖法，以滑利关节。

（二）药物治疗

何氏骨科对于冈上肌腱炎的药物使用，同样遵循中医骨伤科学的辨证原则，选择适当的药物进行辨证施治。

外敷用药：外敷活血祛瘀散加温通散。

内服用药：内服活血理气丸、强筋壮骨丸。亦可参考以下方法进行辨证施治。损伤急性期以舒筋活血、清热止痛为主，内服药宜选舒筋活血汤加减；慢性期可内服宽筋散。局部疼痛畏寒者，可内服小活络丸或大活络丸。气血亏虚者，内服宜选八珍汤或补中益气汤加减。

按摩用药：初期，使用归红化瘀酒；中后期，则使用温通经络液。

（三）固定治疗

急性期，局部疼痛难忍者可用三角巾悬吊，短期制动。

（四）功能锻炼

肿胀、疼痛缓解后即可进行功能锻炼，可逐步加强肩关节自主活动。练功活动如进行大、小云手，前后左右甩手、上下通臂、展旋动作等。

第三节　肩关节周围炎

肩关节周围炎简称肩周炎，是肩关节周围肌肉、韧带、肌腱、滑囊、关节囊等软组织的慢性非特异性炎症，主要症状为肩关节周围疼痛和活动受限。其病名较多，因睡眠时肩部受凉引起的称为“漏肩风”或“露肩风”；因肩部活动明显受限，形同冻结而称“冻结肩”；因该病多发生于 50 岁左右，又称“五十肩”“老年肩”。此外，还称为“肩凝风”“肩凝症”等。男女发病率相同，常与肱二头肌长头肌腱炎同时发生（图 13-3-1）。

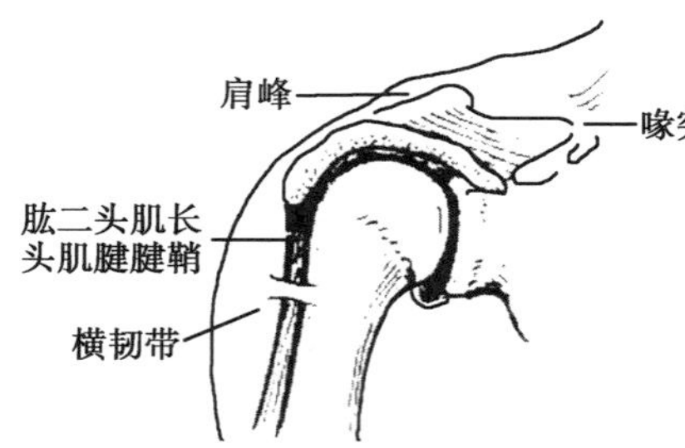

图 13-3-1　肱二头肌长头肌腱腱鞘

一、发病机制

肩关节周围炎好发于 50 岁左右的人群，女性多于男性，以肩痛、肩关节活动障碍为主要特征。急性或慢性损伤，风、寒、湿邪侵袭是本病的外因，肝肾不足、气血亏虚是本病发生的内因。

本病的发生可有外伤史，或继发于其他疾病，如颈椎病、肩部及上肢骨折后固定时间过长，肱二头肌腱鞘炎、冈上肌腱炎、肩峰下滑囊炎等病。肩关节的关节囊与关节周围软组织发生了范围较大的慢性无菌性炎症反应，其主要病理变化是引起肩部肌腱、韧带、关节囊充血、水肿、渗出而形成瘢痕，造成肌腱、关节囊挛缩，关节软骨与滑膜粘连，以及关节外深、浅两层肌肉之间与滑液囊的粘连，最终导致肩关节粘连，活动发生障碍。

二、临床表现及诊断

多见于中老年人，多数患者呈慢性发病，少数有外伤史。先是患者感到肩部和上臂部轻微疼痛，有时向颈部、背部或臂部放射；1~2 周后疼痛逐渐加重，并感到肩部僵硬，肩部酸痛，夜间尤甚，甚至使患者痛醒。疼痛可放射至前臂和手部，活动时肩部疼痛加重。肩关节外展、外旋、后伸开始受限，逐步发展成肩关节活动广泛受限（图 13-3-2）。肩关节周围压痛广泛，肩前、后、外侧均可有压痛，但以喙肱韧带、肱骨大结节处以及三角肌最明显。日久可出现肩关节周围的肌肉萎缩，尤其三角肌最为明显。外伤诱发者，伤后肩关节外展功能迟迟不能恢

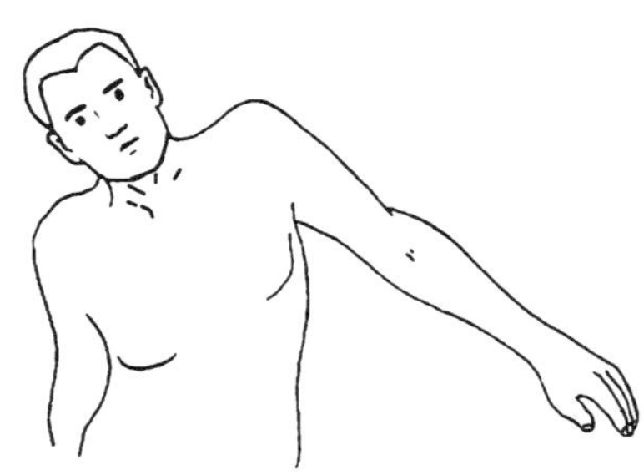
图 13-3-2　肩关节外展受限

复，且肩周疼痛持续不止，甚至加重。

本病病程较长，有自限性，一般在 6~24 个月可自愈，但部分不能恢复到正常功能水平。根据不同病理过程和病情状况，可将本病分为急性疼痛期、粘连僵硬期和缓解恢复期。X 线检查多属阴性，但对鉴别诊断有意义。有时可见骨质疏松、冈上肌腱钙化或大结节处有密度增高的阴影。

鉴别诊断：临床上应与颈椎病、肩部扭伤、肩袖损伤相鉴别。颈椎病主要是颈部疼痛和活动障碍，但肩部活动尚可，肩臂部一般无明显压痛点；肩部扭伤一般有明显的外伤史，常为肱二头肌长头腱外展、外旋、屈肘动作时疼痛加重；肩袖扭伤以疼痛为主，同时影响肩的内旋与外旋的功能。

三、治疗

（一）理筋手法

患者端坐或侧卧，术者先用㨰、按、揉等手法作用于肩前、后及外侧使局部放松，缓解疼痛和肌肉痉挛。然后用右手弹拨三角肌、肱二头肌短头喙突附着点和肱二头肌长头腱，再拨动痛点附近的冈上肌、胸肌以进一步充分放松肌肉（图 13-3-3）。接着，术者一手扶住患侧肩部，一手握患侧手，做牵拉、抖动和旋转活动；最后帮助患者做外展、内收、前屈、后伸等动作，解除肌肉粘连，促进功能恢复。手法治疗时，会引起不同程度的疼痛，要注意切勿使用暴力，以患者能忍受为度。

手法治疗主要是解决肩关节的内收、外展、外旋及后伸受限问题。因此，治疗时应重点在于按揉、弹拨压痛点，同时配合肩关节各方向采用扳法、摇法。手法强调力度适当、刚柔相济（图 13-3-4）。隔日治疗 1 次，10 次为 1 疗程。

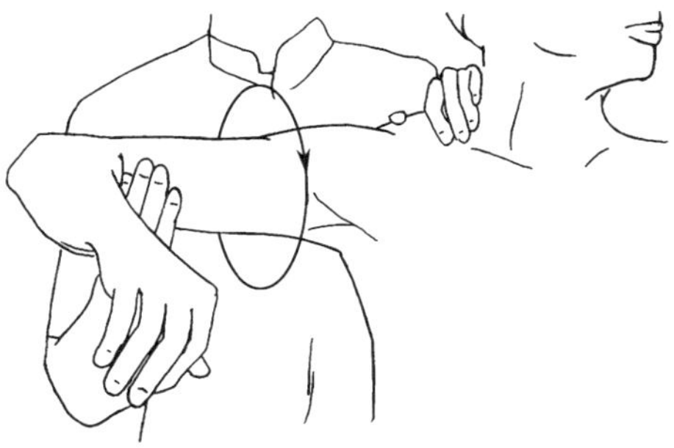

图 13-3-3　放松肌肉

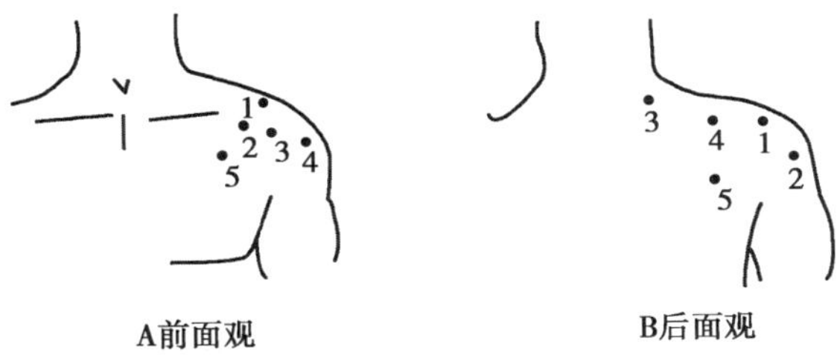

图 13-3-4　肩部常见压痛点

（二）药物治疗

何氏骨科对于肩关节周围炎的药物使用，同样遵循中医骨伤科学的辨证原则，选择适当的药物进行辨证施治。

外敷用药：以消增通痹散为主，酌加活血祛瘀散。

内服用药：内服活血理气丸，强筋壮骨丸。亦可参考以下方法辨证施治。因肩关节周围炎多为肝肾亏虚、气血不足、经络不通。因此治以补气血、益肝肾、温通经络、祛风除湿为主，内服宜选独活寄生汤或三痹汤加减。体质虚弱、气血亏虚较重者，内服宜选八珍汤加桂枝、鸡血藤等。

按摩用药：初期，使用归红化瘀酒；中后期，则使用温通经络液。

（三）针灸等疗法

本病可采用针灸、刮痧方法治疗，取穴有肩髃、肩髎、肩外俞、巨骨、曲池等，并以痛点为俞，即阿是穴，用泻法，结合艾灸，每日或隔日 1 次。

另外，本病可采用磁疗、蜡疗、光疗、热疗等多种物理疗法进行治疗，以减轻疼痛，促进功能恢复。本病有自愈倾向，采用保守疗法多可治愈，一般不需要手术治疗。

（四）功能锻炼

虽说练功是治疗过程中不可缺少的重要手段，但也不可过度练习，否则易于加重疼痛症状。练习时要科学合理。早期，由于肩部疼痛和肌肉痉挛而活动减少，鼓励患者做患肢的外展、上举、内旋、外旋等功能活动（图 13-3-5）；粘连僵硬期，每日早、晚反复做肩外展、上举、内旋、外旋、前屈、后伸、环转等功能活动，如“内外运旋”“叉手托上”“手指爬墙”（图 13-3-6）、“手拉滑车”等动作。由于锻炼时会引起患部疼痛，因此必须消除患者恐惧与顾虑心理，说明练功疗法的重要性，要每日早、晚多加锻炼，循序渐进，持之以恒，久之自可见效。

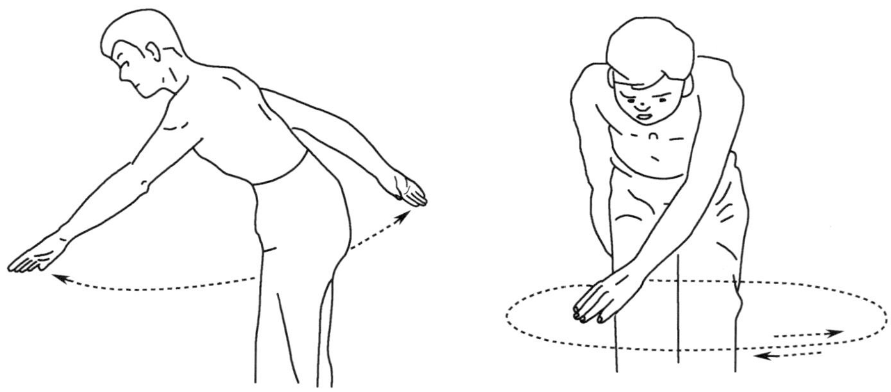

图 13-3-5　肩关节内外旋运动

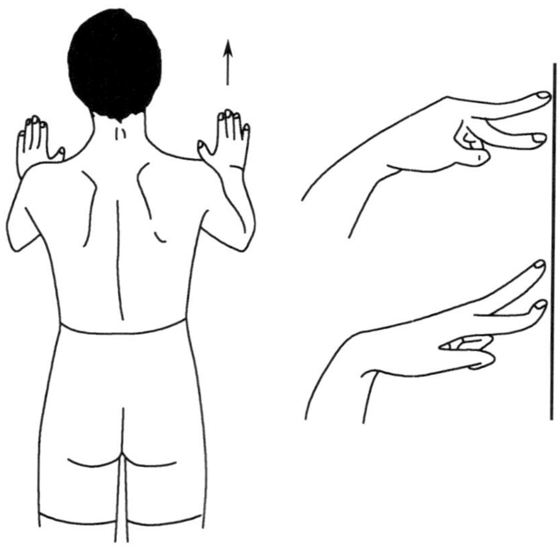

图 13-3-6　手指爬墙运动

四、病例

患者白某，男，71 岁。

【主诉】左肩关节疼痛 5 个月余，加重伴活动受限 1 个月余。

【现病史】5 个多月前，患者因受凉后出现左肩臂疼痛，天气变化时明显，遇寒加重，曾在家自行外贴膏药、外擦药酒等治疗，效果欠佳，疼痛持续存在，1 个多月前以上症状明显加重，夜间疼痛明显，难以入眠，曾于院外行保守治疗，效果欠佳，严重影响日常生活，为进一步治疗遂于今日前来我院就诊。

【检查】发育正常，营养良好，体形正常。精神尚可，表情自然，对答切题，步态正常，查体合作。左肩关节稍肿胀、皮温较高，左肩关节肱二头肌长头腱、背侧关节囊压痛明显，肩胛内缘疼痛明显，左肩关节上举、外展、背伸活动受限，主、被动活动时疼痛明显，左肩外展试验阳性，双上肢肢端感觉、运动、循环可。

辅助检查：本院左肩 DR 检查示：左肩关节退行性变。

【中医诊断】左漏肩风病。辨证：患者为老年男性，肝肾亏虚。肝藏血，束骨而利关节，肝血足则筋脉强劲，肝血虚则筋失所养，不荣则痛。肾主骨生髓。肾亏则髓无所生，骨失护佑，不荣则痛。肝肾亏虚，则气血不足，血虚则筋骨肢体失所养；气虚则运血无力，瘀血阻络，所以肢体胀痛，结合舌质淡，苔白，脉沉细，本病病位在颈，病性属本虚标实，辨证为肝肾亏虚证。

【西医诊断】左肩关节周围炎。

中医鉴别诊断：本病应与“左肩急性扭挫伤”进行鉴别：急性扭挫伤一般有急性受伤病史，疼痛以刺痛、剧痛为主，疼痛程度明显，疼痛部位固定，病程短，预后良好。根据病史、症状、体征等可明确诊断。

【治疗】患者左肩关节疼痛 5 个多月，加重伴活动受限 1 个多月，病程较长，左肩关节粘连明显，活动受限，主、被动活动时疼痛剧烈，先期予以外敷何氏骨科特色中药活血祛瘀散加五行消炎散以舒筋活络、除痹止痛，口服活血理气丸以活血行气，并予以何氏骨科特色手法推拿按摩左肩关节以松解粘连。1 周后患者关节疼痛缓解，活动得到改善，自述左肩关节酸软乏力，针对该症状予以调整外敷药物，用活血祛瘀散加五行消炎散加温筋壮骨散以濡养筋骨、行气通络，2 周后患者疼痛明显减轻，关节活动进一步改善，调整治疗，外敷活血祛瘀散加温筋壮骨散，并予以口服强筋壮骨丸以滋肝补肾、温通经络。3 周后患者疼痛症状基本消失，关节活动基本正常。体格检查：肱二头肌长头肌腱沟处、肩峰下滑囊、喙突、冈上肌附着点压痛基本消失，左肩关节上举、外展、背伸活动自如，左肩外展试验阴性，双上肢肢端感觉、运动、循环可。

第四节 肘部扭挫伤

肘关节是屈戌关节，伸屈在 0°~140° 之间，颇为稳定。前臂的旋转功能由尺桡近侧、远侧关节完成，桡骨环状韧带使桡尺近侧关节稳定。肘关节还有尺、桡侧副韧带及伸肌群、屈肌群的肌肉、肌腱所包裹。由于肘关节是活动较多的关节，所以肘部扭挫伤较多见。

一、发病机制

直接暴力的打击可造成肘关节挫伤；失足跌仆滑倒，手掌着地，肘关节处于过度外展、伸直位置，可致肘关节扭伤。由于肘关节的稳定性主要依靠关节囊和韧带的约束，而侧副韧带又有防止肘关节侧移的作用，所以临床以关节囊、侧副韧带和肌腱等损伤多见。

部分严重的肘关节扭挫伤，伤后不固定或固定不恰当，或因不适当的按摩，都可使血肿扩大，通过骨膜下骨化，造成关节周围组织的钙化、骨化，形成骨化性肌炎，影响肘关节的伸屈功能。

二、临床表现及诊断

有明显外伤史，伤后肘关节处于半屈伸位，呈弥漫性肿胀、疼痛，功能障碍，可出现瘀斑。压痛点往往在肘关节的内后方和内侧副韧带附着部。

鉴别诊断：严重的肘部扭挫伤要注意与骨折相鉴别。桡骨环状韧带的断裂常使桡骨头脱位并尺骨上段骨折。成人可通过 X 线检查确定有无合并骨折，儿童骨骺损伤时较难区别，应与健侧同时摄片对比，避免漏诊。

三、治疗

（一）理筋手法

伤后即来诊治者，宜将肘关节做 1~2 次 0°~140°、可加适度旋转的被动屈伸，可以整复微细的关节错位（图 13-4-1）。接着术者以拇指指腹在患肘关节部位寻摸压痛点，在触摸到压痛点后，以两手掌环握肘部，轻轻按压 1~2 分钟，有减轻疼痛的作用。然后用轻按摩、拿捏手法，以患者感觉舒适为度，反复 5~6 次即可。

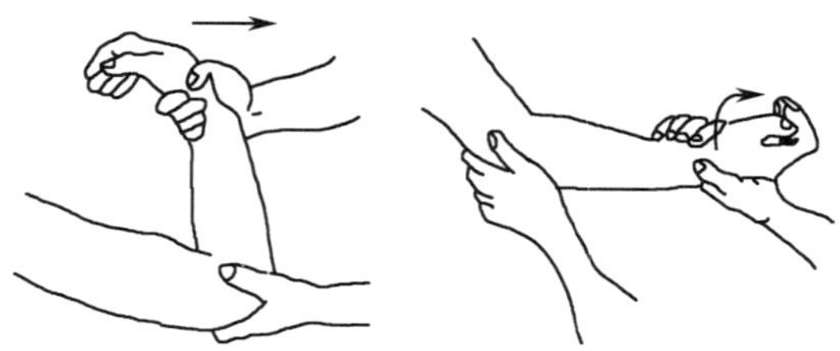

图 13-4-1　理筋手法

手法治疗时，应根据具体情况适可而止。损伤早期，若手法不当，可致血肿扩大，通过骨膜下骨化，造成关节周围组织韧带的钙化、骨化，影响肘关节的伸屈功能。尤其在恢复期，若对患肢做猛烈的被动伸屈，这样虽可以拉开粘连，但同时也可能引起血肿，加重粘连，甚至引起血肿的钙化。因此，手法治疗应轻巧柔韧，不可粗暴猛烈。

（二）药物治疗

何氏骨科对于肘部扭挫伤的药物治疗，同样遵循中医骨伤科学的辨证原则，选择适当的药物进行辨证施治。

外敷用药：外敷活血祛瘀散。

内服用药：内服活血理气丸。亦可参照以下方法进行辨证施治。早期治以活血散瘀、消肿止痛为主，内服宜选顺气活血汤加桑枝、土鳖虫，配合三七粉吞服；后期治以消肿和络，内服补筋丸或宽筋散加减。

按摩用药：初期，使用归红化瘀酒；中后期，则使用温通经络液。

（三）固定治疗

初期，患肢可用三角巾悬吊，肘关节置于屈曲 110° 功能位，以限制肘关节的屈伸活动。但同时嘱咐患者多做手指屈伸、握拳活动，以利消肿。

（四）功能锻炼

疼痛减轻后，可逐步练习肘关节的屈伸功能，使粘连机化逐步松解以恢复正常。如做被动屈伸旋转活动，必须是轻柔适度、不引起明显疼痛的活动，禁止做被动粗暴的屈伸活动。

第五节　肱骨外上髁炎

在肱骨外上髁主要有桡侧腕长伸肌、桡侧腕短伸肌、指伸肌、小指伸肌和尺侧腕伸肌附着。在伸肌总腱深处有一无名的细小血管神经束从肌肉、肌腱发出，先穿过肌筋膜或腱膜，然后穿过深筋膜进入皮下。肱骨外上髁炎亦称肱桡滑囊炎、肱骨外髁骨膜炎，又称肘外侧疼痛综合征，因网球运动员较常见，俗称“网球肘”。是肱骨外上髁部伸肌总腱处的慢性损伤性肌筋膜炎。

一、发病机制

本病多因慢性劳损引起。家庭妇女、泥瓦工、木工、网球和羽毛球运动员等，长期、反复用力从事手和腕部的劳动，易患本病。肱骨外上髁是前臂腕伸肌的起点，肘、腕关节的频繁活动，长期劳累，使腕伸肌的起点反复受到牵拉刺激，引起部分撕裂或慢性炎症，或局部的滑囊炎症、滑膜增厚等变化（图 13-5-1）。其腱周的病理表现多种多样，存在多种学说，主要有无菌性炎症说和血管神经卡压说。血管神经卡压说是指血管神经束在穿过肌腱或筋膜时，受到病变的肌筋膜卡压而产生疼痛，日久导致组织粘连、出血机化、增生肥厚等病变。

二、临床表现及诊断

多数起病缓慢，但个别患者可因用力不当而诱发。初起时，在劳累后偶感肘外侧疼痛，可向前臂外侧放射，影响肢体活动，做持物、扫地、拧毛巾等动作时，均可导致疼痛加剧，前臂无力，甚至持物脱落。肘关节的活动正常，局部无红肿。前臂旋前伸肘时，因疼痛而受限。肱骨外上髁及肱桡关节间隙有一局限性而敏感的压痛点（图 13-5-2）。抗阻力伸腕试验阳性，伸肌腱牵拉试验阳性（图 13-5-3）。X 线检查多为阴性，偶可见肱骨外上髁处钙化阴影或骨膜肥厚影像。

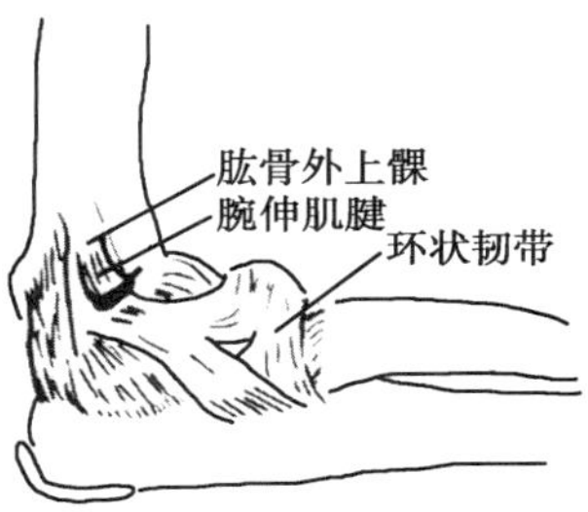

图 13-5-1　肱骨外上髁

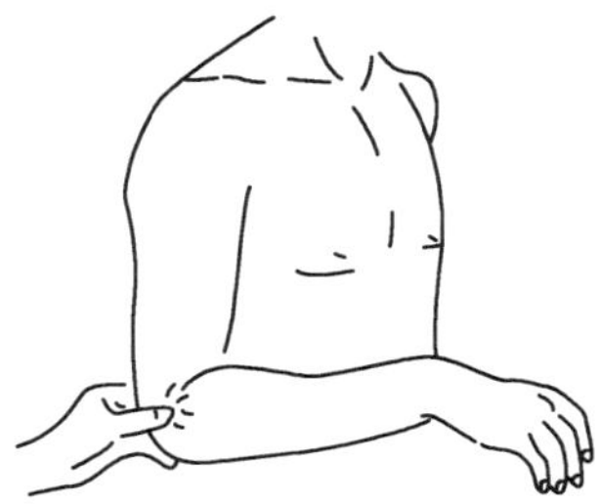
图 13-5-2　压痛点

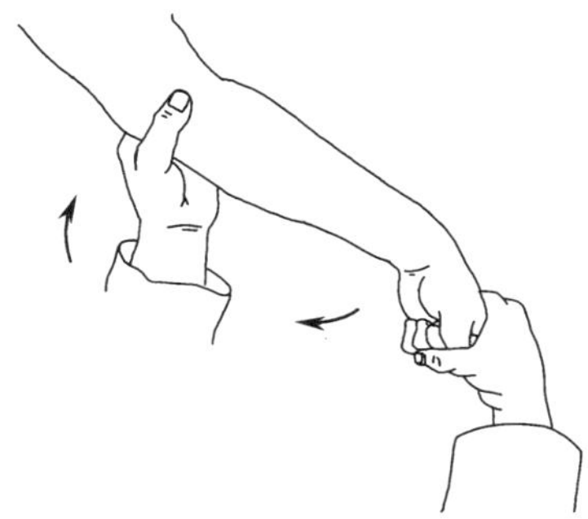
图 13-5-3　伸肌腱牵拉试验

三、治疗

以中药外敷为主进行治疗，配合手法及中药内服。

（一）理筋手法

患者正坐，术者一手握患肢上臂桡侧，一手握腕部，采用揉拨与摇转手法治疗。操作时两手配合，先上下抖动，再左右翻转，揉拨臂筋，5~7 次。稍后行拨筋手法，术者用拇指在伸肌总腱压痛点用力弹拨 5~7 次，接着按揉局部片刻。然后，术者一手由背侧握住腕部，另一手掌心顶托肘后部，拇指按压在肱桡关节处，握腕部之手使桡腕关节掌屈，并使肘关节做屈、伸交替的动作，同时另一手于肘关节由屈曲变伸直时，在肘后部向前顶推，使肘关节过伸，肱桡关节间隙加大，如有粘连时，可撕开桡侧腕伸肌之粘连（图 13-5-4）。

（二）药物治疗

何氏骨科对于肱骨外上髁炎的药物治疗，同样遵循中医骨伤科学的辨证原则，选择适当的药物进行辨证施治。

外敷用药：外敷温通散。

内服用药：内服强筋壮骨丸。也可治以养血荣筋，舒筋活络，内服舒筋汤或舒筋活血汤加减。

按摩用药：使用温通经络液。

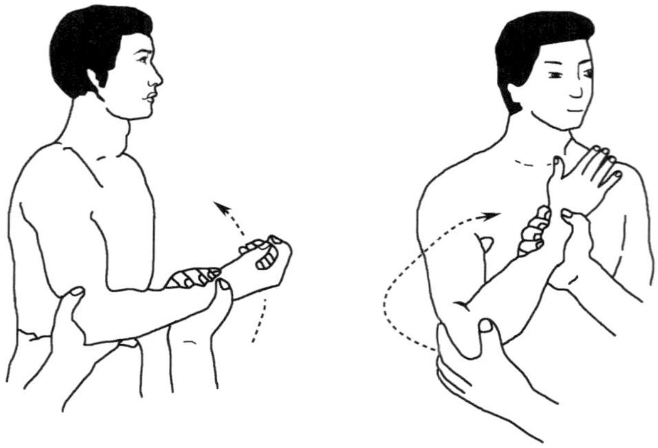

图 13-5-4　理筋手法

（三）固定治疗

一般不需要固定治疗。但对于肿胀、疼痛较重的患者，必要时可选择三角巾悬吊，屈肘 90° 于胸前固定 2~3 周。

（四）针灸治疗

从痛点及其周围取穴，隔日针灸 1 次。或用梅花针叩击患处，再加拔火罐，3~4 天 1 次。

第六节　肱骨内上髁炎

肱骨内上髁炎是由于急性损伤或慢性劳损引起的肱骨内上髁或周围软组织炎性改变。由于高尔夫球手患此病者多见，故又称“高尔夫球肘”。肱骨内上髁较外上髁明显突出，为尺侧腕屈肌、掌长肌、指浅屈肌和旋前圆肌总腱的附着点。

一、发病机制

多为慢性损伤引起。矿工、泥瓦工、纺织工、高尔夫球手等，若长期、反复用力地从事手和肘部的劳动或活动，易患本病。由于长期劳累，尺侧腕屈肌和旋前圆肌的起点因反复受到牵拉刺激，而引起肱骨内上髁肌腱附着处的慢性无菌性炎症。其发病机制、病理变化同肱骨外上髁炎（图 13-6-1）。

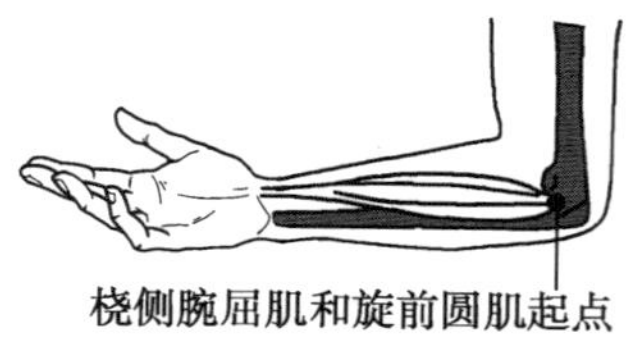

图 13-6-1　肱骨内上髁

二、临床表现及诊断

起病缓慢，初起时在劳累后偶感肘内侧疼痛，日久则加重。肱骨内上髁部疼痛、肿胀，压痛明显，刺激尺神经时可出现无力，环指、小指有间歇性麻木感，腕屈肌抗阻力试验阳性、抗阻力旋前试验阳性，伸腕牵拉试验阳性，肘伸直前臂旋后、腕关节背伸时疼痛加重。病程长者，肌力下降。X 线检查一般无异常，严重者可有滑膜增生改变。本病应与肘关节创伤性关节炎、尺侧副韧带损伤及尺管综合征相鉴别。

三、治疗

（一）理筋手法

以右侧为例，医者与患者相对而坐，左手握患肢，右手在肘关节内侧痛点先用指揉法按摩 3~5 分钟，放松周围软组织。然后，用单侧拇指垂直于尺侧腕屈肌附着点行弹拨分筋，以松解粘连组织。

（二）药物治疗

何氏骨科对于肱骨内上髁炎的药物治疗，同样遵循中医骨伤科学的辨证原则，选择适当的药物进行辨证施治。

外敷用药：外敷温通散。

内服用药：内服强筋壮骨丸。也可治以养血荣筋，舒筋活络，内服舒筋汤或舒筋活血汤加减。

按摩用药：使用温通经络液。

（三）功能锻炼

与肱骨外上髁炎练功方法相同。另加：展旋、叉腰、伸肘屈肘、翻掌运臂，每日 5~6 次。

第七节　腕部扭挫伤

腕部扭挫伤为临床常见损伤，是因外力所致的腕关节周围软组织损伤。本病涉及组织较广泛，包括桡尺远侧关节损伤和三角纤维软骨的损伤（图 13-7-1）。

一、发病机制

本病主要为腕部遭受扭转外力所致，其中拧扭伤最常见。由于跌仆闪挫，手掌或手背着地，或用力过猛，迫使腕部过度背伸、掌屈及旋转活动，超出腕关节正常活动范围，引起腕部韧带、筋膜、关节囊的挫伤或撕裂。尤其是桡腕关节背伸、极度尺偏旋前时，桡尺远侧关节受腕骨的撞击或三角纤维软骨受挤压，可引起尺桡侧副韧带的损伤、撕裂，三角纤维软骨板的破裂，下尺桡韧带松弛，桡尺远侧关节分离等病变。

二、临床表现及诊断

患者多有明显的外伤史。轻伤者腕部疼痛无力，重伤则肿痛、压痛拒按，活动功能障碍。由于受力部位和方向的不同，可在相应部位发生肿胀、疼痛和压痛（图 13-7-2）。

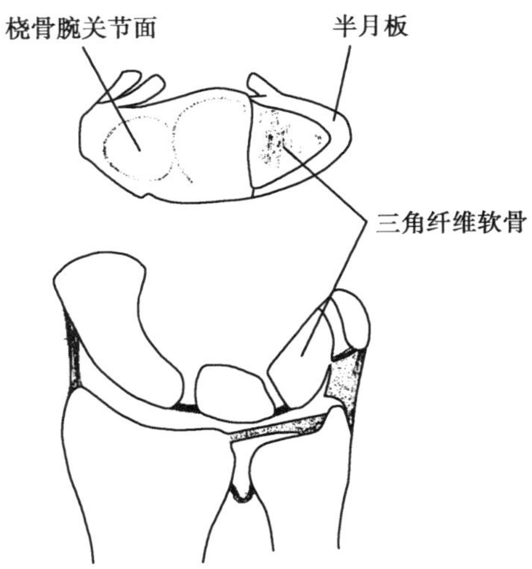

图 13-7-1　三角纤维软骨形态与尺桡骨远端的关系

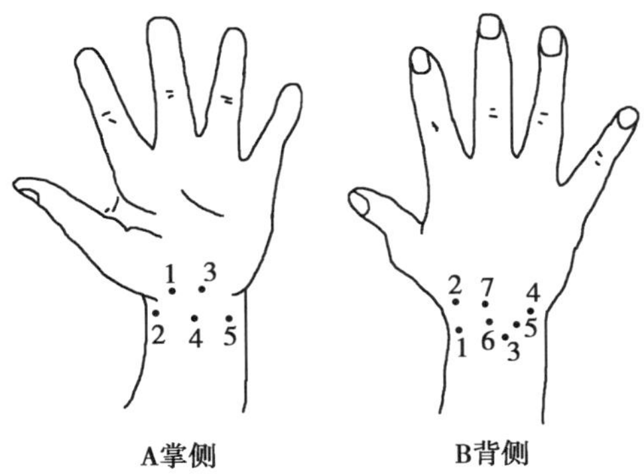

图 13-7-2　腕部常见压痛点

伤后腕部尺骨或桡骨茎突部疼痛为尺、桡侧副韧带损伤；腕背伸时疼痛，多为腕掌侧韧带损伤；腕掌屈时疼痛，多为腕背侧韧带损伤；腕部酸痛无力，前臂旋前时尺骨头向背侧明显突起，按之有松动感，尺骨头压痛，多为桡尺远侧关节韧带损伤，腕关节 X 线正位片可显示桡尺远侧关节间隙明显增宽，必要时需与健侧片比较。

若合并腕部三角纤维软骨损伤，则表现为伤后肿胀、尺侧疼痛、握力显著下降、持物易落、尺偏时疼痛加重、摇腕时有弹响声，三角纤维软骨挤压试验阳性。X线检查显示桡腕关节与桡尺远侧关节相通。

若损伤严重，腕部各个方向活动均有疼痛及功能障碍时，可能为韧带、肌腱的复合伤或有骨折及半脱位的存在。X线检查有助于明确诊断。

三、治疗

（一）理筋手法

适用于调整腕部筋骨，能够理顺筋络。主要有以下几种手法。

1. 摇腕与分筋 术者与患者相对正坐，术者双手分握患腕两侧，反正起落摇动各数次，约3分钟。摇腕时，拇、示指上下配合要有机灵活。分筋，则是在腕掌面上方尺侧筋结上进行，稳力分刮。

2. 归挤合筋法 患者正坐，术者双手握住前臂下端，双拇指在背侧，其余四指在掌侧，与助手相对用力拔伸牵引腕关节，并在牵引下做腕关节摇法；然后，向下按桡骨茎突与尺骨头，再用力向内挤压，使二骨合拢。

3. 扬腕合筋法 术者双手握住腕部，向上拔伸牵引。将患肢旋后，肘伸直，腕背伸，同时术者双手拇、示指用力推挤尺、桡骨远端，使桡尺远侧关节复位。

（二）药物治疗

何氏骨科对于腕部扭挫伤的药物治疗，同样遵循中医骨伤科学的辨证原则，选择适当的药物进行辨证施治。

外敷用药：外敷活血祛瘀散。

内服用药：初期，内服活血理气丸；中后期可加强筋壮骨丸。亦可参照以下方法进行辨证施治。初期，治以活血化瘀，消肿止痛，内服宜选七厘散、补筋丸或正骨紫金丹；后期以消肿和络，内服宽筋散加减。

按摩用药：初期，使用归红化瘀酒；中后期，则使用温通经络液。

可以海桐皮汤加减进行局部熏洗。

（三）固定治疗

对于损伤较重或韧带有撕裂者，可用两块夹板将腕关节固定于功能位2周。去除固定后，可用弹力护腕保护。

第八节　狭窄性腱鞘炎

狭窄性腱鞘炎是因慢性劳损或急性损伤致肌腱和腱鞘同时受累的一种疾病。常见于腕部和手指，好发于女性、工人和音乐工作者。在手指为手指屈肌腱鞘炎，俗称弹响指、扳机指；在腕部常是桡骨茎突狭窄性腱鞘炎，又称拇长展肌和拇短伸肌腱鞘炎（图13-8-1）。

一、发病机制

腱鞘是一个密闭的滑膜管，鞘壁的内层紧包肌腱，外层衬于腱纤维鞘内面，共同与骨面连接。腱鞘内层为滑膜并分泌滑液，可以减少肌腱活动时的摩擦。腱鞘炎系指因机械性摩擦而引起的慢性无菌性炎症改变（图13-8-2）。

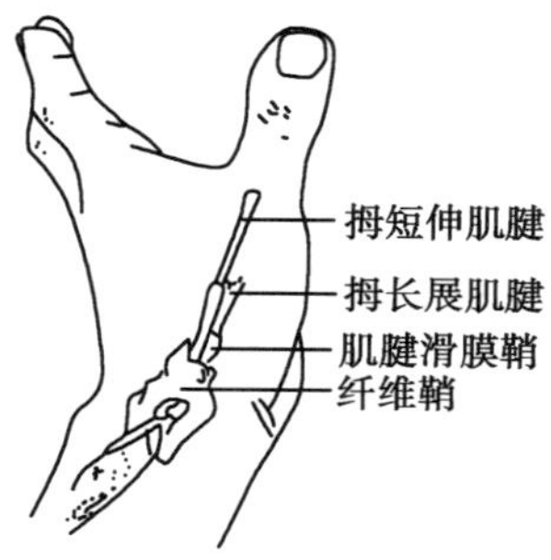

图13-8-1　拇指肌腱

多为慢性积累性损伤，由于长期的劳动或活动，肌腱在腱鞘中频繁地来回摩擦，日久即可使腱鞘和肌腱都受损伤，出现充血、水肿、肉芽组织形成、透明变性和粘连等慢性损伤性炎症变化。继之纤维管变性，管腔变窄，肌腱变粗，肌腱在管腔内滑动困难而产生相应的症状。即肿大变粗的肌腱通过狭窄的腱鞘时即发生弹响，不能通过时称闭锁。

二、临床表现及诊断

(一) 桡骨茎突狭窄性腱鞘炎

多数发病缓慢，偶有因特殊劳累而起病稍快者。腕关节桡侧疼痛，部分患者局部有微红、微肿、微热，有时疼痛向手部或前臂放射。拇指外展背伸运动无力，提物乏力，并因此而加重疼痛。患侧桡骨茎突处有一轻微隆起，或有结节如豆粒大小，桡骨茎突及第一掌骨基底部之间可有明显压痛(图 13-8-3)。握拳尺偏试验为阳性(图 13-8-4)。

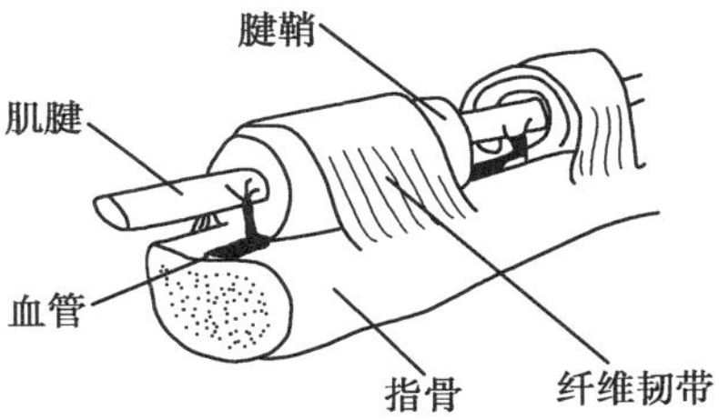

图 13-8-2　腱鞘解剖特点

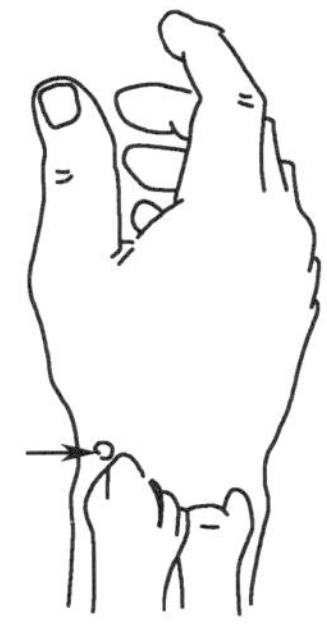

图 13-8-3　桡骨茎突轻微隆起

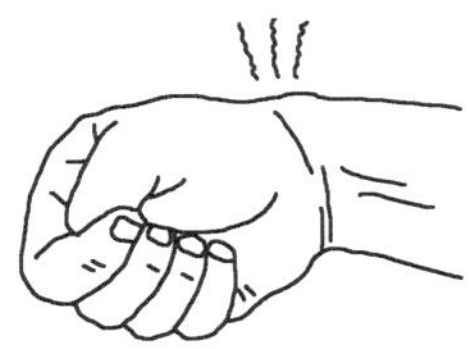

图 13-8-4　握拳尺偏试验

(二) 弹响指

起病缓慢。初起时掌指关节掌侧酸楚不适，常在早晨感觉患指发僵、疼痛，活动后可消失。继而屈伸不利，出现屈伸嵌顿弹响，晨起时有弹响和疼痛，活动后逐渐消失。病情若继续发展，症状明显，最严重者可出现晨起时患指疼痛、闭锁，进而终日有闭锁、弹响和疼痛，不能解除，痛苦较大，局部压痛明显，在远侧掌横纹深处，掌骨头上能触到一痛性硬结。嘱患者伸屈患指，可感到痛性硬结于指下弹动同时伴随响声(图 13-8-5)。

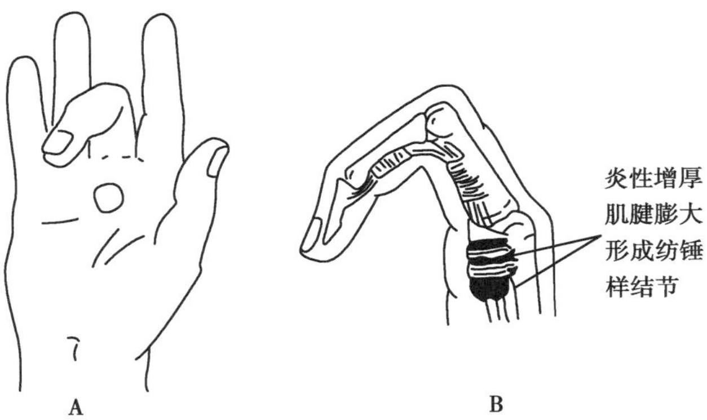

图 13-8-5　弹响指的临床表现

注：A. 不能主动伸直患指，痛点可触及增大腱鞘；B. 关节闭锁，扳机指。

三、治疗

(一) 理筋手法

术者与患者面对正坐，一手托住患肢，另一手在疼痛处或结节部及其周围做上下来回地按摩、揉捏。

接着按压手三里、阳溪、合谷等穴，并在患处弹拨肌腱 4~5 次，用力方向与肌腱垂直，由一侧向另一侧弹拨。然后在轻度拔伸下缓缓旋转及屈伸关节。最后用捋筋手法，术者使患部伸展，用另一手拇指与肌腱方向一致，由远侧向近侧推捋数下，起舒筋作用。理筋手法每日或隔日 1 次（图 13-8-6）。

（二）药物治疗

何氏骨科对于狭窄性腱鞘炎的药物治疗，同样遵循中医骨伤科学的辨证原则，选择适当的药物进行辨证施治。

外敷用药：外敷消增通痹散。

内服用药：内服强筋壮骨丸、骨关节炎丸。亦可参照以下方法进行辨证施治。治以调和气血，舒筋活络为主，内服宜选桃红四物汤合桂枝汤加伸筋草、透骨草、威灵仙、黄芪等。或选舒筋丸、正骨紫金丹等。

按摩用药：则应使用温通经络液。

可以海桐皮汤熏洗。

（三）功能锻炼

患者自觉加强患手的功能练习，如经常用力握拳、压指等（图 13-8-7）。

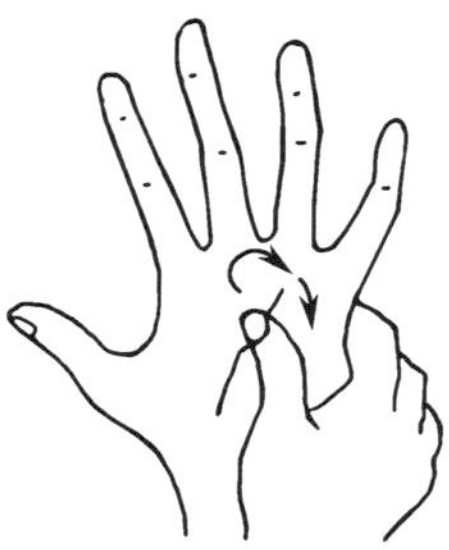

图 13-8-6 狭窄性腱鞘炎理筋手法

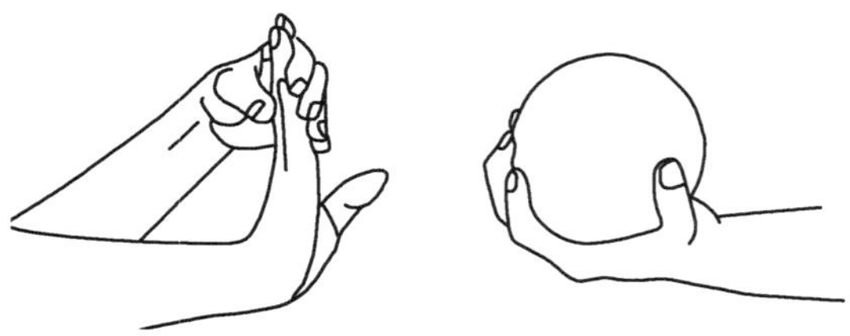

图 13-8-7 手部功能训练

（四）针灸治疗

以阳溪为主穴，配合谷、曲池、手三里、列缺、外关等，也可在结节部及周围痛点等处取穴，针刺得气后留针 15 分钟，隔日 1 次。

（五）腱鞘松解术

少数闭锁严重，疼痛难忍，或中医非手术治疗不能改善者，需行腱鞘松解术治疗。在病变的掌指关节处摸到肿大的硬节及狭窄部，常规消毒，在局部麻醉下将小针刀刺入皮内，抵达腱鞘，顺肌腱方向切开腱鞘，解除对肌腱的卡压，然后用消毒纱布包扎。本法无需切开、缝合皮肤，对组织损伤小，针孔 3 日即可愈合，不影响工作和生活。

第九节 腱鞘囊肿

腱鞘囊肿是发生在关节或腱鞘内的囊性肿物，是因手或足的肌腱或关节的长期劳损而引起，也可由结缔组织的黏液性变性所致。好发于腕背部、腕掌侧、足背部等处，突出于关节或腱鞘附近皮下，呈半球形隆起。腱鞘囊肿古称“筋聚”“筋结”“腕筋结”“腕筋瘤”等（图 13-9-1）。

一、发病机制

本病多为劳损所致，也与结缔组织变性有关，多种原因可以诱发。如关节囊、韧带、腱鞘中的结缔组织营养不良，发生退行性变都可能导致本病的发生。囊壁外层为致密的结缔组织，内层为光滑的白色膜壁，囊内容物为无色透明或微呈白色、淡黄色的胶冻状黏性液体。囊肿基底较广阔，并与关节囊或腱鞘相通。长期慢性刺激，囊壁随之肥厚、变硬。

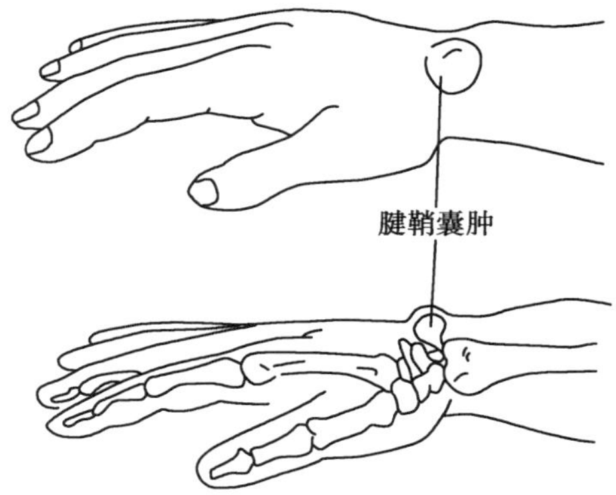

图 13-9-1　腱鞘囊肿

二、临床表现及诊断

任何年龄均可发病，以青壮年和中年多见，女性多于男性。本病好发于手部、腕部或足背部，起病较快，发展缓慢，多无疼痛，少数有局部胀痛，压痛轻微或无压痛。局部可见一半球形隆起，表面光滑，周围边界清楚，不与皮肤粘连，基底牢固，触之有囊性感，硬度类似橡皮。初起时柔软，可推动，有波动感，以后逐渐增大变硬，甚至达到与软骨相似的程度。

腱鞘囊肿还可见于踝关节背部和腘窝部。发生于腘窝部者，伸膝时可见如鸡蛋大小的肿物，屈膝时则在深处，不易触摸清楚。

三、治疗

腱鞘囊肿有时可以自行消退，但时间较长。出现症状后应及时治疗。无论手术还是非手术治疗，治愈后均有复发倾向。

（一）理筋手法

对于发病时间短、囊壁较薄、囊性感明显者，可采取按压法压破囊肿。如囊肿在腕背部，将腕部尽量掌屈，使囊肿更为高突和固定，术者以双手拇指压住囊肿，并逐渐加大压力，可使囊壁破裂。挤破后，按摩患处，以便使囊内液体充分流出，散于皮下，逐渐减少或消失。然后用绷带加压垫包扎患处 1~2 天。

（二）药物治疗

何氏骨科对于腱鞘囊肿的药物治疗，同样遵循中医骨伤科学的辨证原则，选择适当的药物进行辨证施治。

外敷用药：外敷活血祛瘀散加消增通痹散。亦可参照以下方法进行辨证施治。手法挤压囊肿使之破裂后，囊肿变小，局部仍然肥厚者，外敷何氏消肿散结中药，如苏桃软坚散结散，并用绷带加压固定 2~3 天，使囊肿彻底消散。

内服用药：内服强筋壮骨丸、骨关节炎丸。

按摩用药：使用温通经络液。

（三）针灸治疗

对囊壁厚，囊内容物张力不大，挤压不破者，可加针刺治疗。患处消毒后，使囊肿固定和高突，用三棱针垂直刺入囊肿内，迅速拔针，并在囊肿周围基底部加以挤压，可使囊肿内容物顺着针孔流出，部分黏液则被挤入皮下。然后以消毒敷料加压包扎，以减少复发。

（四）手术治疗

对于反复发作者，可手术切除。仔细分离并完整切除囊壁，如囊壁与关节相通者，应用细针线缝合关节囊，再将筋膜下左右两侧组织重叠缝合，术毕加压包扎。

第十节　腕管综合征

腕管综合征是腕管内容积减少或压力增高，使正中神经在腕管中受压而引起以手指麻痛为主的综合征。腕管综合征又称正中神经挤压征、腕管狭窄性腱鞘炎。中年患者居多，女性多见。所谓腕管，系指腕掌侧的屈肌支持带与腕骨所构成的骨 - 韧带隧道。腕管中有正中神经，拇长屈肌腱和 4 个手指的指深、浅屈肌腱。腕管管径狭窄，排列紧密，缺乏弹性，内压较高。正中神经居于浅层，处于肌腱与屈肌支持带之间（图 13-10-1）。

一、发病机制

腕部外伤，包括骨折、脱位、扭挫伤等，引起屈肌支持带的增厚导致腕管容积减小；或慢性损伤引起腱鞘滑膜水肿，使管腔内压力增大；或腕管内有脂肪瘤、腱鞘囊肿等而引起腕管内容物增多，均可导致腕管的相对狭窄，使正中神经受压而发生腕管综合征。

二、临床表现及诊断

正中神经受压后，将引起腕以下正中神经支配区域内的感觉、运动功能障碍。临床表现主要为患者桡侧 3 个半手指麻木、刺痛或烧灼样痛，肿胀感（图 13-10-2）。患手握力减弱，握物端物时偶尔会有突然失手的情况。夜间、晨起或劳累后症状加重，活动或甩手后症状可减轻。寒冷刺激后则有手指不灵活的感觉，患指可有发冷、发绀等改变。病程长者，鱼际肌萎缩，患指感觉减退，拇外展力减弱，出汗减少，皮肤干燥脱屑。

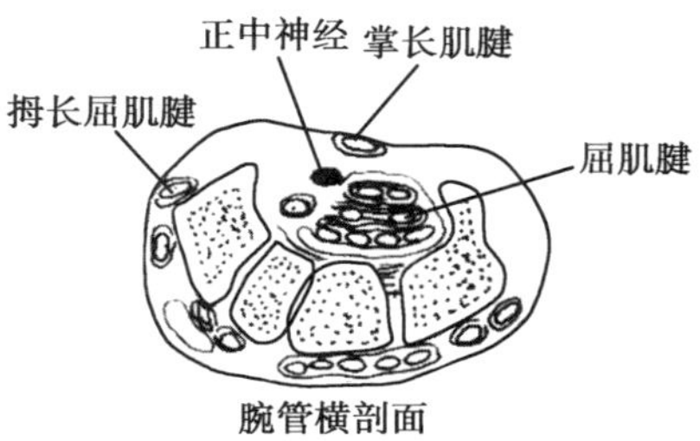

图 13-10-1　腕管横剖面

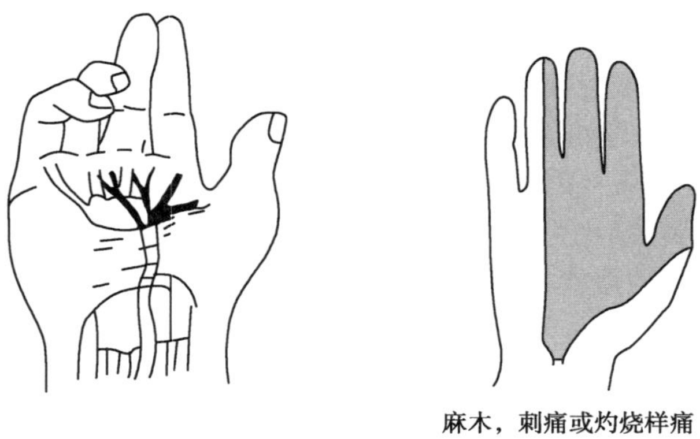

图 13-10-2　正中神经受压与神经感觉支配区

屈腕压迫试验阳性，即屈腕 90°，按压腕管 1 分钟，麻痛加重，并向示指、中指放射者为阳性（图 13-10-3）；叩击试验阳性，即叩击屈肌支持带之正中神经处，患指症状明显加重者为阳性。肌电图检查可见鱼际肌出现神经变性，可协助诊断。

鉴别诊断：应注意与颈椎病、多发性神经炎等疾病相鉴别。颈椎病引起神经根受压时，则麻木区不仅在手指，往往前臂也有痛觉减退区，并且运动、腱反射也出现某一神经根受压的变化，同时有颈部的症状体征。多发性神经炎症状常为双侧性，并不局限在正中神经，桡、尺神经也受累，呈手套状感觉麻木区。

三、治疗

（一）理筋手法

先在外关、阳溪、鱼际、合谷、劳宫及痛点等处施以按压、揉摩手法（图 13-10-4）；然后将患手在轻度拔伸下，缓缓旋转、屈伸腕关节数次。最后，术者以左手握住患肢腕上，右手拇、示指依次捏住患手拇、示、中、环指远节，向远心端迅速拔伸，以发生弹响为佳。以上手法可每日 1 次。不宜过多过重，以免增加腕管内压，加重症状。

（二）药物治疗

何氏骨科对于腕管综合征的药物治疗，同样遵循中医骨伤科学的辨证原则，选择适当的药物进行辨证施治。

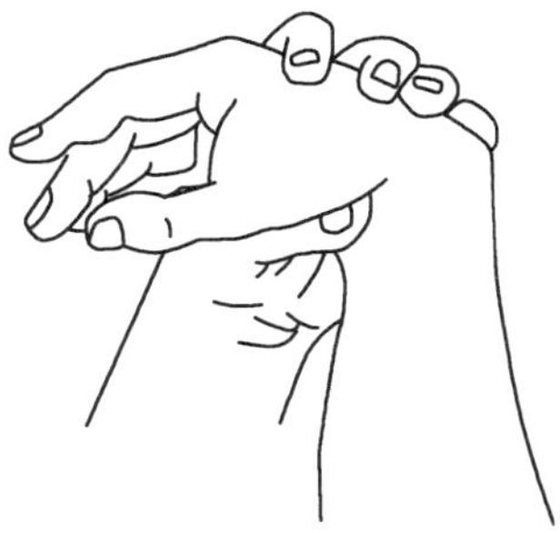

图 13-10-3　屈腕压迫试验

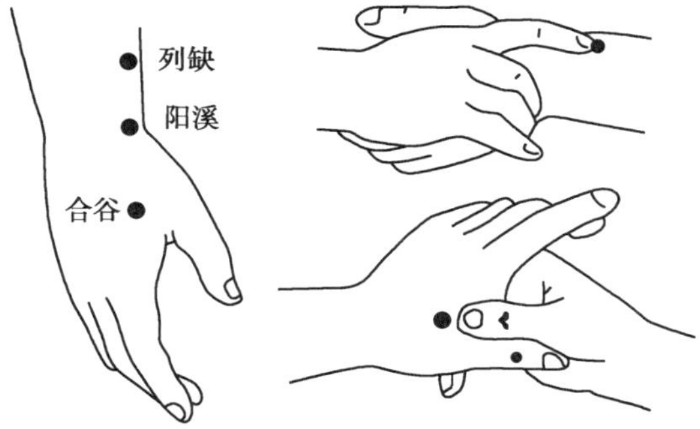

图 13-10-4　穴位痛点等处按压、揉摩

外敷用药：外敷温通散。

内服用药：内服强筋壮骨丸、骨关节丸。

按摩用药：使用温通经络液。

本病的药物治疗，也可以参照下面的方法进行辨证施治。治以祛风通络，活血止痛，内服药物宜选大活络丹。外用药则以八仙逍遥汤或海桐皮汤熏洗患手。

（三）功能锻炼

练习手指、腕关节的屈伸及前臂的旋转活动，防止失用性肌萎缩和粘连。

（四）手术治疗

对于症状严重的患者，经治疗无效时可考虑手术治疗。切开屈肌支持带，缓解腕管压迫，以防止正中神经长时间严重受压而变性。

第十一节　指伸、指屈肌腱断裂

手部的肌腱由于所在部位不同，功能不同，其构造也各有特点。指伸肌腱抵止于远节指骨的基底部背面，该肌腱在近侧指间关节的背面分成中央束和两侧束，并有骨间肌和蚓状肌的肌腱加入侧束，形成腱帽。指深屈肌腱抵止于远节指骨基底部之掌侧面，指浅屈肌腱抵止于中节指骨干的掌侧面（图 13-11-1）。

一、发病机制

本病多发生在示、中两指。锐器切割伤或手指在伸直位时突然受到暴力冲击指端，指伸、屈肌腱强烈收缩，可导致其肌腱的断裂（图 13-11-2）。不同区域的肌腱断裂，其临床表现也不尽相同。指伸肌腱断裂时，常将其止点所附着的骨骼撕脱；指屈肌腱断裂后，其肌腱明显回缩（图 13-11-3）。

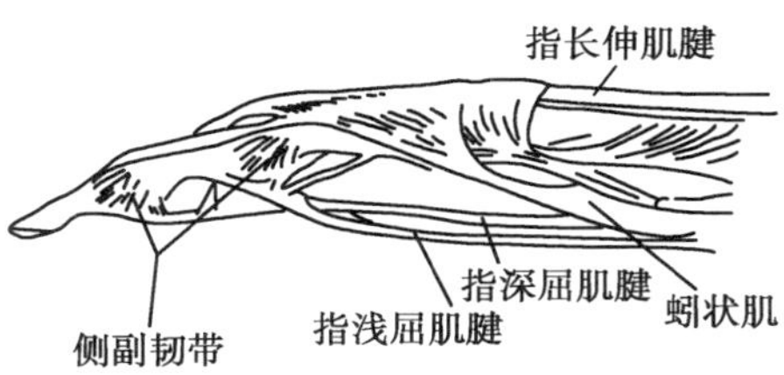

图 13-11-1　手指部肌腱

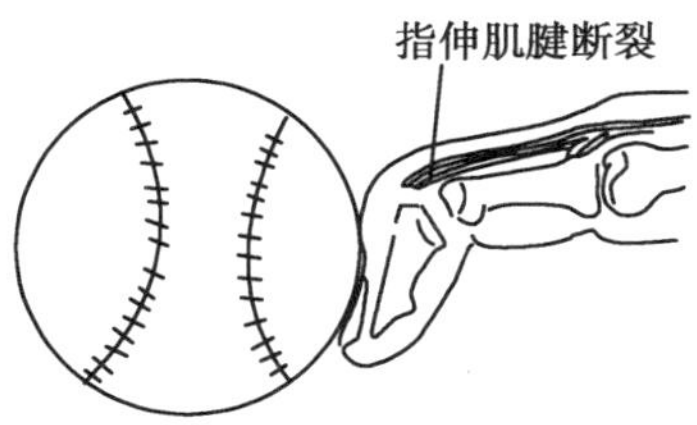

图 13-11-2　手指在伸直位突然受到暴力冲击

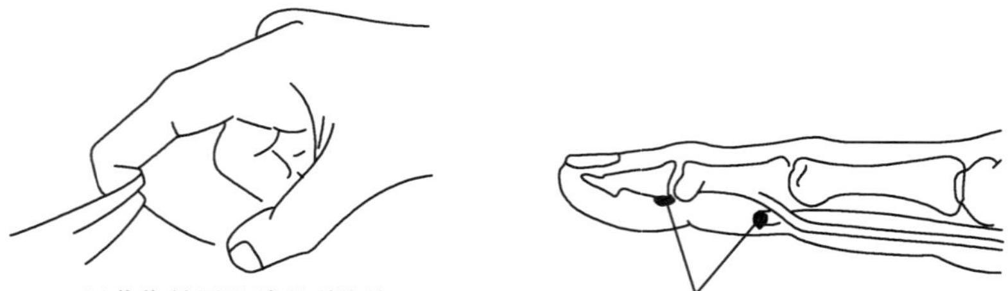

图 13-11-3　指深屈肌腱断裂

二、临床表现及诊断

有明确的外伤史，伤后剧痛、肿胀，压痛明显。指伸肌腱在掌指关节近侧断裂时，掌指关节不能伸直，而指间关节因蚓状肌及骨间肌牵拉仍可伸直；在中央束断裂时，则近侧指间关节不能伸直，而远侧指间关节反而被侧腱束拉成过伸畸形；在远侧指间关节平面断裂时，远节手指不能主动伸直，呈屈曲下垂畸形，故临床上又称之为"锤状指"（图 13-11-4）。

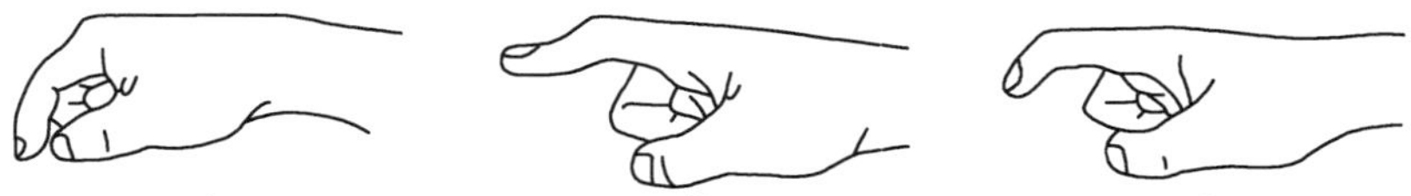

图 13-11-4　指伸肌腱断裂检查

指深屈肌腱断裂时，指深屈肌试验阳性，即固定患指中节，远侧指间关节不能屈曲；指浅屈肌断裂时，指浅屈肌试验阳性，固定患指除外的其他 3 个手指于伸直位，患指近侧指间关节不能屈曲（图 13-11-5）。指浅、深屈肌腱同时断裂时，上述两种方法检查指间关节均不能屈曲（图 13-11-6）。

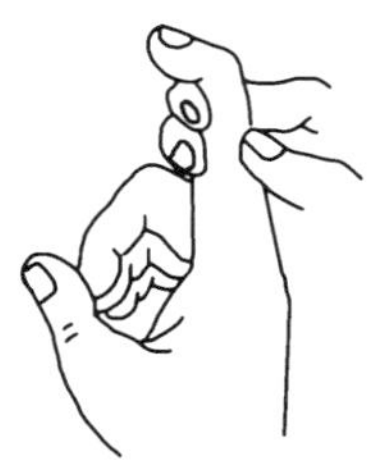

图 13-11-5　指深屈肌试验

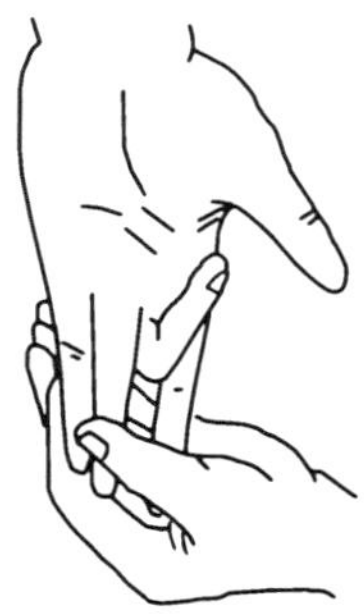

图 13-11-6　指浅屈肌试验

X 线检查，有助于进一步明确是否合并骨折、关节脱位等。

三、治疗

本病属于软组织损伤，但因其有肌腱断裂，应尽早复位固定，以利于损伤的修复。治疗越早，效果越好。

（一）手法治疗

伤后早期，可不用麻醉即进行手法复位。术者通过捻、按、揉等手法自上而下将指伸肌腱捋顺。拔伸后保持背伸位（图 13-11-7）。

（二）固定方法

整复后，将一大小适中的小竹片或薄木板或铝板置于手指掌侧，远节指骨远端掌侧与固定板之间加一梯形纸垫，以保持远指间关节于背伸位，然后包扎固定。注意松紧适度，1个月左右拆除固定。去除固定后，应逐渐练习关节的屈伸活动（图13-11-7）。

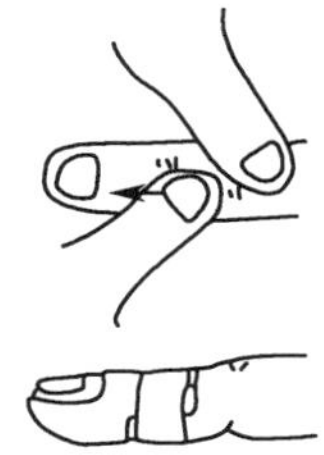

图13-11-7　手法治疗和固定法

（三）药物治疗

何氏骨科对于指伸、屈肌腱断裂的药物治疗，同样遵循中医骨伤科学的辨证原则，选择适当的药物进行辨证施治。

外敷用药：早期，外敷活血祛瘀散；中后期，则外敷续筋接骨散。

内服用药：内服活血理气丸、强筋壮骨丸。亦可参照以下方法进行辨证施治。初期，治疗以活血化瘀、消肿止痛为主，内服宜选正骨紫金丹、七厘散等；后期因指节损伤，气血运行不畅，或气血凝滞，内服麻桂温经汤加减。

按摩用药：初期，使用归红化瘀酒；中后期，则使用温通经络液。

外用药可以海桐皮汤加减熏洗。

（四）手术治疗

指伸、屈肌腱断裂，若经过及时而正确的治疗，多数能够恢复正常。对于某些锤状畸形明显影响工作、早期治疗未愈者，可施行手术修复，术后过伸位固定。

第十二节　指间关节扭挫伤

指间关节扭挫伤多见于青壮年，当手指受到撞击、压轧，或间接暴力而使手指过度背伸、掌屈、扭转，致使指间关节超过正常活动范围而损伤。

一、发病机制

手指在伸直位时最易受伤。手指伸直时，指间关节两侧副韧带处于紧张状态，此时若手指受到骤然猛烈的外力，则可使手指过度屈伸或侧偏，从而发生伸屈肌腱、侧副韧带或关节软骨损伤。重者可致韧带断裂、骨折、脱位或半脱位。如在篮球运动中，当某一个指尖受到猛烈冲撞时，即可引起关节软骨的损伤；若指间关节突然侧向弯曲，则可引起关节囊及侧副韧带的损伤，甚至脱位等。

二、临床表现及诊断

有明显的外伤史，受伤后指间关节迅速肿胀、疼痛，甚至剧烈疼痛，严重者手指不能屈伸。指间关节扭挫伤，虽可发生于各手指关节的近侧及远侧指间关节，但以远侧指间关节多见。受伤关节明显压痛，做被动侧向活动时疼痛加重。若侧副韧带断裂或关节囊撕裂，则指间关节不稳，有侧向异常活动，并可见手指偏斜畸形。并发脱位，则畸形更加明显，半脱位则有软骨面塌陷。X线检查可明确是否合并关节边缘的撕脱骨折等。

三、治疗

（一）理筋手法

术者与患者面对而坐，左手托住患手，右手拇、示指握住患指远节向远端牵引，使关节间隙加大，将卷曲的筋膜舒顺，而后将伤处轻轻屈伸、微微旋转，以滑利关节。若侧副韧带断裂者，应顺着韧带的方向轻轻推按，将分离的组织推回原位，使其续接，并轻轻按压片刻以促进断端连接稳定。最后，再作局部推揉按摩，以患者感觉舒适为度。理筋手法每日或隔日1次。

（二）药物治疗

何氏骨科对于指间关节扭挫伤的药物治疗，同样遵循中医骨伤科学的辨证原则，选择适当的药物进行辨证施治。

外敷用药：外敷活血祛瘀散。

内服用药：内服活血理气丸、强筋壮骨丸。初期治以活血化瘀，消肿止痛，亦可内服七厘散加减。

按摩用药：初期，使用归红化瘀酒；中后期，则使用温通经络液。

外用药可以海桐皮汤熏洗。

（三）固定方法

有侧弯畸形或带有撕脱小骨片者，可用铝板或木夹板将患指固定于功能位 2~3 周。固定时应注意将患指近侧指间关节尽量屈曲，远侧指间关节处于过伸位。当骨片愈合时，远节指骨无力背伸的症状即可消失。

（四）功能锻炼

解除固定后，即可锻炼手指屈伸功能。练功前先做局部的热敷或熏洗，使关节柔软，功能锻炼效果更好。功能锻炼应循序渐进，以不引起疼痛为限，禁止做被动猛烈的屈伸活动。

第十四章 下肢筋伤

第一节 暂时性髋关节滑膜炎

暂时性髋关节滑膜炎是一种非特异性炎症所引起的短暂的以急性髋关节疼痛、肿胀、跛行为主的疾病。目前，中、西医学对本病的发病机制尚无统一认识，故临床提出很多病名，如单纯性滑膜炎、急性短暂性滑膜炎、小儿髋关节扭伤、小儿髋关节错缝、儿童髋关节滑膜嵌顿症、小儿髋关节半脱位、髋掉环等。本病好发于7~10岁的儿童，女性多于男性。

一、发病机制

本病病因目前尚未十分明确，其发生与以下因素有关。

（一）感染

本病的发生与某些感染有关，如在发病前10~21日有上呼吸道感染、痢疾或其他病灶感染，关节滑膜呈非特异性炎症性病理改变，即病变的髋关节滑膜充血、肿胀，关节内有透亮的渗出物，关节液培养无细菌成长，故又称为非特异性滑膜炎（图14-1-1）。

（二）损伤

多数患儿发病前有髋部的过度外展、外旋、劳累如跳皮筋、跳跃、奔跑、体操、劈叉等运动损伤病史。由于儿童股骨头尚未发育成熟，髋关节囊比较松弛，活动度较大，当髋关节受到外展牵拉时，股骨头从髋臼内被拉出一部分。由于关节腔内负压的作用，可将髋关节内侧松弛的关节滑膜吸引入关节腔内。当股骨头恢复原来位置时，由于部分滑膜嵌顿于关节腔内，关节不能完全复原；此外，关节内脂肪、关节内韧带也可能被挤压或反折在髋臼与股骨头之间，影响股骨头恢复到原来位置，因而引起髋关节短暂的、肿痛的急性滑膜炎症。

（三）生理特点

髋关节滑膜衬覆整个关节囊内壁，覆盖盂缘的两面、髋臼窝的脂肪垫及股骨头韧带，滑膜反折至股骨头的关节边缘。髋关节的滑膜构成皱襞，内侧与外侧皱襞恒定，前皱襞不恒定。这些皱襞具有双重作用，一方面是血管的经路，供应股骨头及股骨颈的血管由此潜行入骨内；另一方面又可作为关节内韧带（图14-1-2）。正是由于髋关节具有如此独特的解剖特点，所以反复的损伤，局部的挤压、牵拉等可造成股骨头韧带的扭曲，使其供血不足，久之则产生股骨头骨骺缺血性坏死。

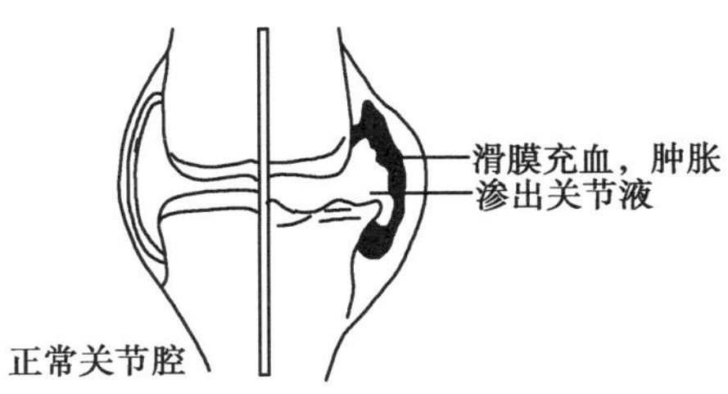

图14-1-1 滑膜病变

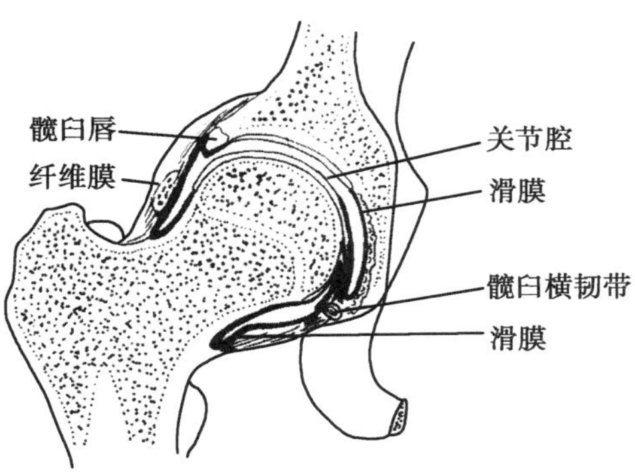

图14-1-2 髋关节生理特点：额状切面法

二、临床表现及诊断

多数起病较急，少数缓慢。起病前患儿多有滑、跌、蹦、跳等外伤史，或有上呼吸道感染、痢疾等病史。主要表现为髋关节疼痛、肿胀、跛行，活动受限。可伴有同侧大腿内侧及膝关节疼痛，髋关节囊前后方均可有压痛，患肢多处于内收、内旋及屈曲位。被动外展及伸直活动受限，且疼痛加剧，并伴有不同程度的股内收肌群痉挛。患者仰卧，两下肢并拢，身体摆正后可见骨盆倾斜，两下肢长短不齐，患肢可比健肢长 0.5~2cm。

患儿多体温正常或稍高。个别病例发热，持续数天，重者类似急性关节感染。X 线检查主要表现为髋关节阴影增厚，并呈弧形膨隆，关节腔积液严重时可见股骨头向外侧移位，关节间隙增宽，但无骨质破坏。髋关节穿刺检查为透明穿刺液，细菌培养阴性。关节囊滑膜组织检查为非特异性的变化。实验室检查显示多数病例白细胞计数和血沉均正常，结核菌素试验阴性，抗链球菌溶血素 O 试验阴性。

鉴别诊断：本病应与髋关节滑膜结核、化脓性髋关节炎、风湿热、股骨头缺血性坏死等疾病相鉴别。

髋关节滑膜结核，一般有明显的结核中毒症状，初起症状为髋部疼痛，活动受限，行走跛行，托马斯征阳性。X 线片可见关节囊肿胀，关节间隙稍宽或宽。晚期，可发展为骨关节结核，骨质破坏明显。

化脓性髋关节炎，发病急骤，突然高热、寒战，白细胞计数及中性粒细胞计数均增高，血沉加快。髋关节局部有红、肿、热、痛等炎症改变。髋痛、活动受限，患肢缩短屈曲畸形，关节穿刺可抽出脓液，细菌培养为阳性。

风湿热合并髋关节炎，多表现为多发性、游走性关节痛，伴有高热，关节症状较重。血沉加快，抗链球菌溶血素 O 值升高。

股骨头缺血性坏死，起病缓，病程长，多无炎症现象。髋关节活动轻、中度受限，X 线片显示股骨头骨骼有密度增高或碎裂，股骨颈变短而宽。

三、治疗

以手法、外敷药物治疗为主，配合内服药物、卧床休息等。

（一）理筋手法

患者取俯卧位，术者先用掌摩法按摩 3~5 分钟，使患儿镇定后以掌推法使紧张的肌肉松弛。然后，患者仰卧，助手按住两髂骨固定骨盆。术者立于患侧，一手扶持膝部，一手握踝部，使髋膝顺势屈曲。在髋膝屈曲的基础上，将髋关节内收、内旋，再外展、外旋、伸直。反复活动数次，活动范围由小到大，力量由轻渐重，最后将伤侧髋关节尽量屈曲，使膝靠近胸部，足跟接近臀部，使髋的屈曲、内收、内旋活动达到最大限度，两下肢等长为止（图 14-1-3）。

在摇转活动过程中，初起可有疼痛，但经几次活动后，疼痛即减轻。手法完毕，检查双下肢等长，骨盆不倾斜，症状即可消失。治疗后注意休息，一般 1~3 次可愈。

（二）药物治疗

何氏骨科对于暂时性髋关节滑膜炎的药物治疗，同样遵循中医骨伤科学的辨证原则，选择适当的药物进行辨证施治。

外敷用药：外敷活血祛瘀散合五行消炎散。

内服用药：初期宜服活血理气丸；中后期，则服强筋壮骨丸。

按摩用药：初期使用归红化瘀酒；中后期，则使用温通经络液。

（三）牵引治疗

皮肤牵引或踝套牵引能缓解肌肉痉挛，牵引质量一般为 2~3kg，牵引数日后，症状很快消退。

（四）功能锻炼

患儿坐于小板凳上，髋膝屈曲 90°，患足踩管状物活动下肢，有助于症状减轻。锻炼后要卧床休息，避免髋外展、外旋。

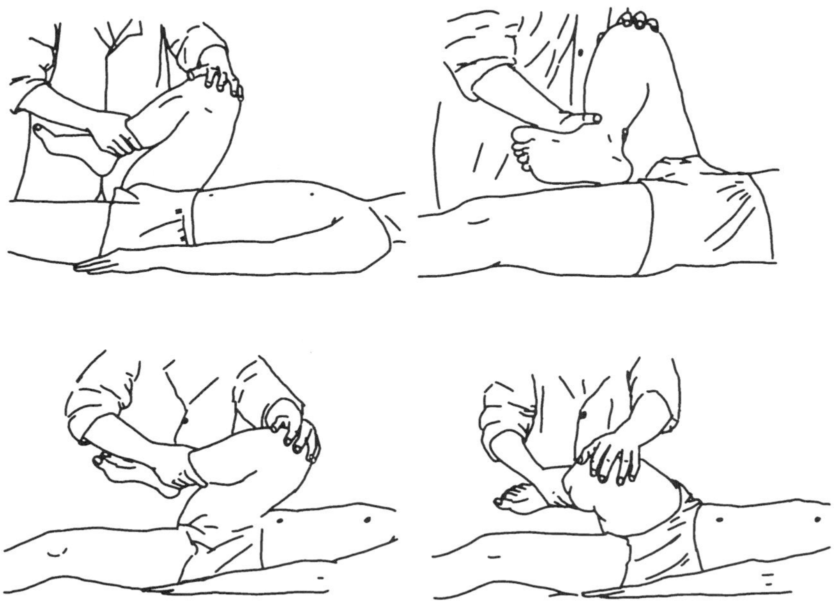

图 14-1-3 理筋手法

第二节 弹 响 髋

弹响髋是指髋关节在主动伸屈活动和行走时，可闻及或感觉到响声。是青壮年的一种常见疾病，常发生在髋关节外，亦可发生在关节内。由于常伴有较大响声和疼痛，对患者的精神和心理有一定的影响（图 14-2-1）。

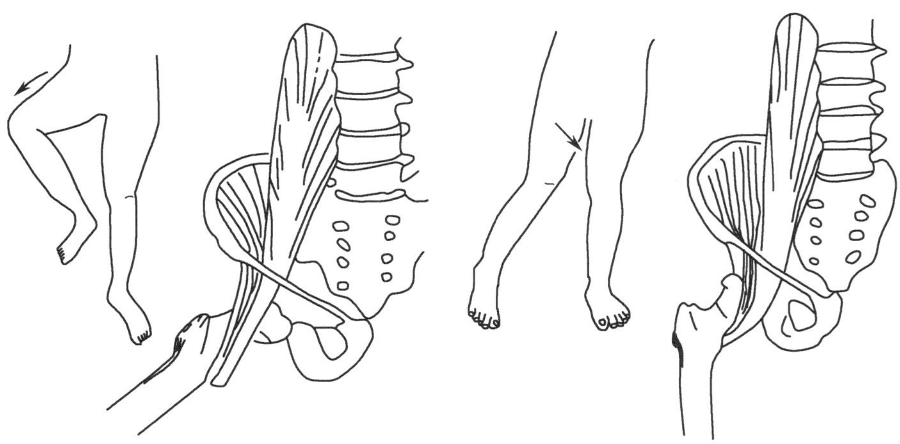

图 14-2-1 屈髋，外展，外旋到伸髋位发生弹响

一、发病机制

依病变发生的部位不同，弹响髋可分为关节外弹响和关节内弹响，前者较多见。

（一）关节外弹响

关节外弹响较常见，由于髂胫束的后缘（图 14-2-2）或臀大肌肌腱部的前缘增厚（图 14-2-3），当髋关节做屈曲、内收、内旋活动时，增厚的组织在大粗隆部前后滑动而发出弹响。上述组织的增厚与外伤或劳损有关，外伤或劳损后，受累组织充血水肿及产生无菌性炎症反应，导致纤维组织增生等一系列病理改变，又称为阔筋膜紧张症。在发生弹响的部位，同时可摸到和见到一条粗而紧的纤维带在大粗隆上滑过。一般无疼痛或只有轻度的疼痛。

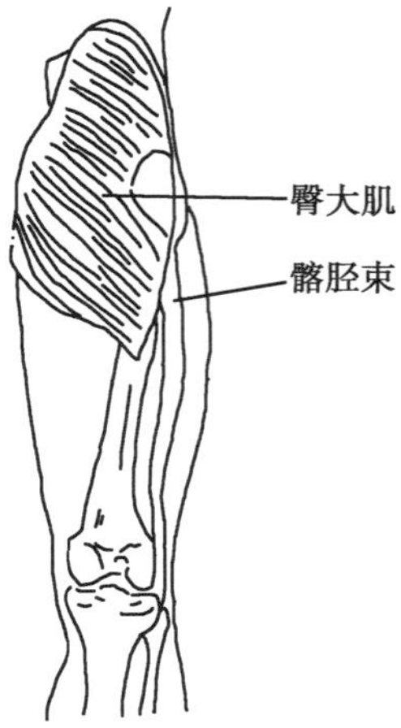

图 14-2-2　髂胫束

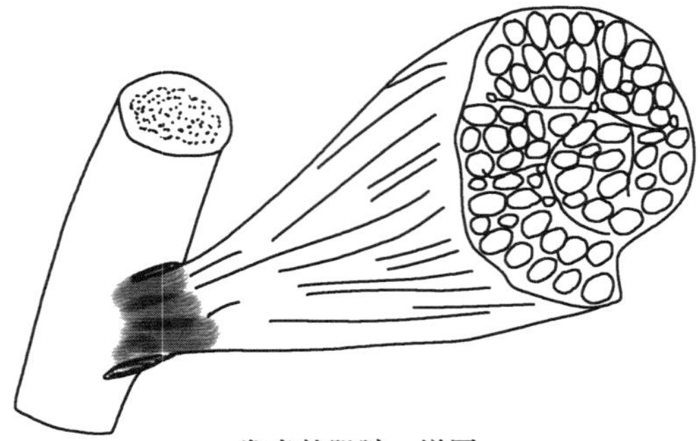

图 14-2-3　肌腱增厚

(二) 关节内弹响

有两种类型。一类发生在儿童，由于股骨头在髋臼内的后上方边缘轻度自发性移位，正常大腿突然地屈曲和内收而发生弹响。另一类发生在成人，由于髂股韧带呈条索状增厚，在髋关节过伸，尤其是外旋时与股骨头摩擦而产生弹响。

二、临床表现及诊断

髋关节自主屈伸及行走时出现响声，但不影响髋关节活动，疼痛不明显。以手触摸患侧大粗隆，让患者行走或屈伸髋关节，可触摸到僵硬的条索状物滑过大粗隆处并闻及响声。若形成滑膜炎，则可出现肿胀和滑囊积液；急性炎症时，可有红肿、疼痛的症状。常规拍摄骨盆 X 线片，以排除髋关节内的病变，如髋臼后缘骨折、关节滑膜软骨瘤病、关节内游离体及其他原因所致关节面粗糙摩擦而产生的弹响。

鉴别诊断：先天性髋关节脱位，由于股骨头和关节囊发育不良，患者在髋关节活动时，也可能有弹响出现。X 线检查可以鉴别。

三、治疗

(一) 手法治疗

患者俯卧，先在患侧臀部及大转子周围以深沉和缓的手法进行按摩，同时配合髋关节后伸外展的被动活动，以放松局部的肌肉。然后弹拨髂胫束及阔筋膜张肌，最后用手掌或指腹在大转子部位由上向下推摩，以缓解疼痛及其局部紧张状态(图 14-2-4)。

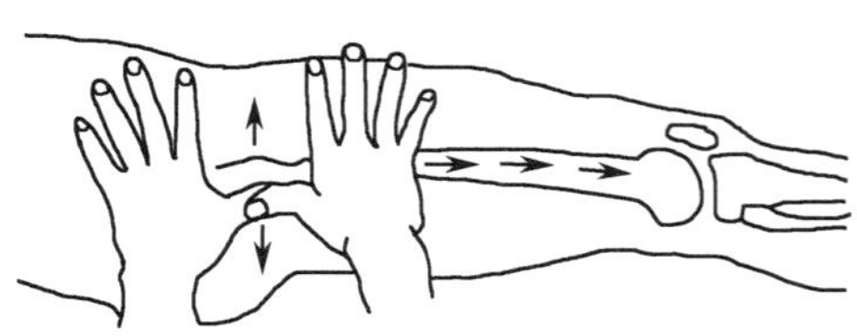

图 14-2-4　弹拨髂胫束

(二) 药物治疗

何氏骨科对于弹响髋的药物治疗，同样遵循中医骨伤科学的辨证原则，选择适当的药物进行辨证施治。

外敷用药：外敷温通散、五行消炎散。也常用消增通痹散。

内服用药：内服强筋壮骨丸。弹响髋患者多有劳损病史，由于慢性炎症及组织增生，局部气血瘀滞不畅，治以软坚散结，温通经络为主，亦可内服大红丸加减。

按摩用药：使用温通经络液。

(三) 手术治疗

条索状物增厚明显，症状日益加重，甚至发展到走一步响一声的严重程度，经中医治疗无效者，可行手术治疗。切断或切除引起弹响的增厚肌腱和纤维组织。如转子部骨突过大，也可将骨突部分切除。对关节内弹响型，合并髋臼后缘骨折或关节内游离体时，可将游离体摘除。

（四）局部制动

对儿童髋关节内弹响，可用绷带约束髋关节，阻止屈髋 3~6 个月。

第三节 梨状肌综合征

由于梨状肌损伤、炎症，刺激或压迫坐骨神经引起臀腿痛，称为梨状肌综合征。为临床常见的筋伤疾病之一。

梨状肌起始于第 2、3、4 骶椎前面的骶前孔外侧和骶结节韧带，肌纤维向外下穿过坐骨大孔，止于股骨大粗隆内上方，将坐骨大孔分为上、下两部分，称为梨状肌上孔及梨状肌下孔，坐骨神经大多从梨状肌下孔穿过骨盆到臀部，沿大腿后侧向下行走，支配大腿后侧肌、小腿肌及小腿外侧和足背外侧皮肤（图 14-3-1）。梨状肌与坐骨神经的关系较为密切，且常有先天变异，如坐骨神经穿过梨状肌肌腹中间出骨盆，或坐骨神经在未出骨盆前已经分成两支，分别自梨状肌上下孔或中间穿出等等。一旦梨状肌出现异常，即可影响或压迫坐骨神经而出现相应症状。

梨状肌的体表投影，为尾骨尖至髂后上棘作连线，此线中点向股骨大转子顶点作连线，此直线刚好为梨状肌下缘。

一、发病机制

多由间接外力所致，如扭闪、跨越、反复下蹲等动作，慢性劳损及感受风寒湿邪等都是引发该病的重要病因。髋部扭闪时，髋关节急剧外展、外旋，致梨状肌猛烈收缩；或髋关节突然内收、内旋，使梨状肌受到牵拉，均可使梨状肌遭受损伤。其损伤可能为肌膜破裂或部分肌束断裂，有坐骨神经走行变异者更易发生。损伤后，充血、水肿、痉挛、肥厚的梨状肌刺激或压迫坐骨神经而引起臀部及大腿后外侧疼痛、麻痹，日久可引起臀大肌、臀中肌萎缩。某些妇女由于患盆腔炎、卵巢炎或子宫附件炎等波及梨状肌，也可引起本病。

二、临床表现及诊断

多有臀部外伤或过度旋转髋关节的病史，或有劳累后受凉病史。初起时，闪、扭、挫等外伤所致者，以臀部疼痛为主；慢性劳损及风寒湿邪侵袭引起者，则表现为臀部困重、疼痛，伴同侧下肢后外侧串痛。劳累后及阴雨天症状加重，休息后减轻。梨状肌综合征的典型症状是臀部疼痛，可向小腹部、大腿后侧及小腿外侧放射。疼痛多发生于一侧臀腿部，髋内旋、内收活动时疼痛加重（图 14-3-2）。严重者自觉臀部有“刀割样”或“烧灼样”疼痛，大小便或大声咳嗽等引起腹内压增高时可使疼痛加剧，坐卧不宁，甚至走路跛行。偶有会阴部不适，小腿外侧麻木等症状。

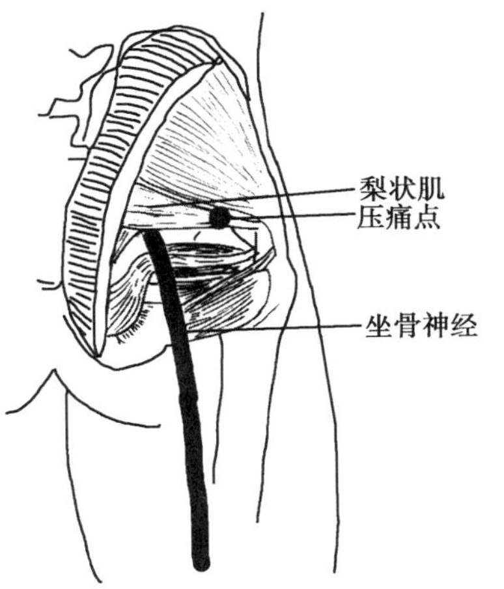

图 14-3-1 梨状肌综合征臀部后面观

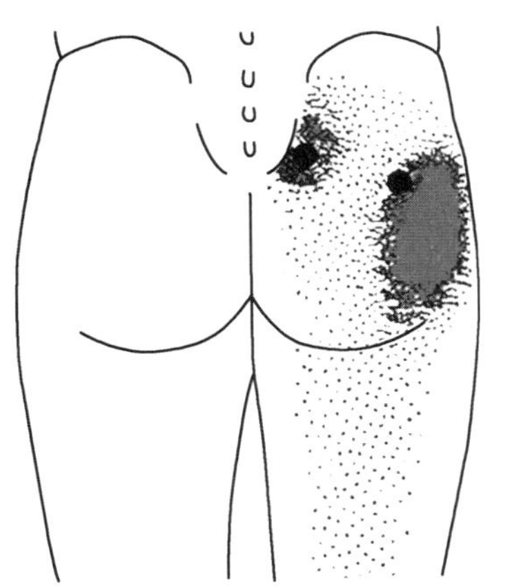

图 14-3-2 疼痛区域

患者腰部无明显压痛和畸形，活动不受限。梨状肌部位有压痛和反射痛，可触及条索状隆起的肌束或挛缩的肌肉，有钝厚感；或者肌腹呈弥漫性肿胀，肌束坚韧变硬，弹性减低。臀肌可有轻度萎缩，坐骨神经可有压痛。直腿抬高试验阳性而加强试验阴性，即直腿抬高在小于 60° 时，梨状肌被牵拉，疼痛明显；当超过 60° 时，梨状肌不被牵拉，疼痛反而减轻（图 14-3-3）。梨状肌紧张试验阳性，即髋关节内旋、内收活动时疼痛加重。梨状肌封闭后，疼痛可消失。

鉴别诊断：本病应与腰椎间盘突出症、腰椎椎管狭窄症等出现腰、臀、腿部疼痛的疾病相鉴别。

三、治疗

（一）理筋手法

患者取俯卧位，术者立于患侧，以拇指指腹深按梨状肌痛点，深压片刻，再以双手拇指指腹顺着梨状肌纤维方向，自内上向外下，顺压捋按数次，使局部有发热、放松的舒适感。之后，术者以单手拇指指尖垂直按于梨状肌下缘，沿梨状肌腹向上拨动，再按于梨状肌上缘，沿梨状肌腹向下拨动，如此反复数次。然后，术者以双手拇指相重叠，用力深压并用弹拨法来回拨动梨状肌，弹拨方向应与肌纤维相垂直，对较肥胖患者力度不够时，可用肘尖部深压弹拨，如此弹拨 10~20 次（图 14-3-4）。再做点穴按揉法，取穴环跳、承扶、委中、承山、足三里、阳交等，以拇指指腹按压于穴位上，边按边揉，每穴 1~2 分钟，每次可选 3~4 穴，自上而下点揉。最后，由外侧向内侧顺着梨状肌纤维走行方向做推按捋顺数次，两手握住患肢踝部牵抖下肢而结束。手法治疗可隔日 1 次，连续 2~3 周。

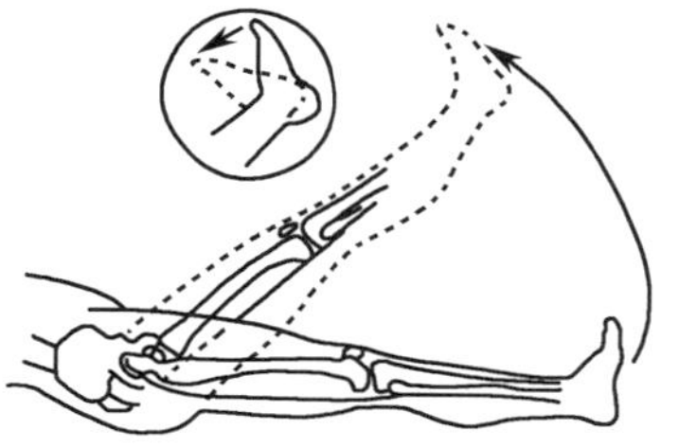

图 14-3-3　直腿抬高试验及加强试验

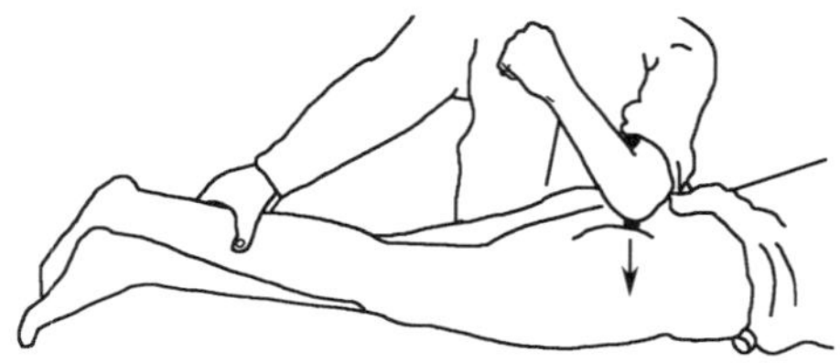

图 14-3-4　深压梨状肌痛点

（二）药物治疗

何氏骨科对于梨状肌综合征的药物治疗，同样遵循中医骨伤科学的辨证原则，选择适当的药物进行辨证施治。

外敷用药：外敷消增通痹散。

内服用药：内服强筋壮骨丸、正骨通关丸。亦可参照以下方法进行辨证施治。急性期筋膜扭伤，气滞血瘀，疼痛剧烈，活动困难，治以化瘀生新，活络止痛，内服选桃红四物汤加牛膝、青皮、醋制香附、制乳香、制没药等；慢性期病久体虚，经络不通，痛点固定，臀肌萎缩，治以补气养血，舒筋止痛，可用健步虎潜丸或当归鸡血藤汤加黄芪、白术、牛膝、五加皮、续断、枸杞子、川芎等。

按摩用药：使用温通经络液。

（三）针灸治疗

取阿是穴、环跳、殷门、承扶、阳陵泉、足三里等穴，针刺用泻法，得气后留针 5~10 分钟。针感不明显者，可加强捻转。急性期每天针 1 次，好转后可隔日 1 次。

（四）刮痧疗法

取阿是穴、肾俞、气海俞、腰 3~5 夹脊、次髎、秩边、环跳等穴，刮拭用泻法。刮拭顺序：先刮腰部肾俞、气海俞、腰 3~5 夹脊、次髎，再刮臀边的秩边、环跳、阿是穴等。刮拭局部阿是穴配肾俞、气海俞、腰 3~5 夹脊、次髎、秩边可疏通太阳经气，再配上胆经环跳可通经活络，祛风止痛。

四、病例

1. 案例一

患者王某，女，42岁。

【主诉】左侧臀部伴左下肢疼痛2天。

【现病史】2天前患者因下蹲起身时出现左侧臀部及左下肢放射性疼痛（灼烧样），久立久行后症状加重，卧床休息后症状缓解，曾在外院行按摩治疗，效果欠佳，症状逐渐加重，夜间疼痛难忍，辗转起坐困难，难以入睡，为求进一步诊治，遂于今日前来我院就诊。

【检查】神志清楚，面色无华，呈痛苦面貌，未闻及特殊气味，舌质淡红，苔薄白，脉弦紧。

专科检查：腰椎生理曲度存在，序列连续，两侧腰肌紧张、压痛，第1腰椎～第1骶椎棘突旁、棘间无明显叩击痛、压痛，腰部各方向活动不同程度受限，辗转起坐困难，疼痛由臀部经大腿后部向小腿外侧放散至远端，仰卧挺腹试验阴性，双侧骶髂关节分离试验（“4”字试验）阴性，拾物试验弱阳性，屈髋屈膝试验阳性，双侧股神经牵拉试验阴性，左下肢直腿抬高试验及加强试验阳性，左侧梨状肌紧张试验阳性，左侧小腿外侧、足背的皮肤感觉减退，左足及趾背屈时屈肌力减弱，左踝反射减弱。

辅助检查：外院CT检查示：左侧梨状肌较对侧肥大（横断直径约3mm），边界模糊，与坐骨神经分界不清。

【中医诊断】伤筋病（气血痹阻证）

中医辨病辨证依据：患者为中年女性，平素过劳，腰肌劳损，后突受损伤，伤及筋骨，气血受损，瘀阻经络，足太阳膀胱经不通，不通则痛，故诉疼痛，舌淡，苔薄白，脉弦亦是气血痹阻证的表现。本病病位在左侧臀部，乃标实证。

中医鉴别诊断：本病应与腰劳进行鉴别。腰劳一般有慢性腰部劳损病史，疼痛以酸痛为主，疼痛程度不甚，并伴腰肌易倦，多由天气变化诱发。根据病史、症状、体征、腰椎CT等可明确诊断。

【西医诊断】左侧梨状肌综合征

西医鉴别诊断：本病应与骶髂关节致密性骨炎相鉴别。临床表现骶髂关节多为持续局部疼痛，不敢负重，活动时加重，翻身困难，骶髂关节分离试验阳性。可与本病相鉴别。

【治疗】

前期外敷五行消炎散加消增通痹散以消炎止痛、行气通痹，口服活血理气丸以行气通络，运用何氏骨科特色药温通经络液及特色按摩治疗以舒筋止痛。5天后患者左侧臀部及左下肢疼痛减轻，无明显灼烧样疼痛症状，自述夜间腰腿部感酸胀、濡痛，调整治疗手段：外敷药物五行消炎散加温通散以濡养经络，改善循环，口服强筋壮骨丸以滋养肝肾，强壮筋骨。2周后患者腰腿部疼痛基本消失，功能活动正常，体格检查：屈髋屈膝试验阴性，左下肢直腿抬高试验及加强试验阴性，左侧梨状肌紧张试验阴性，左下肢感觉、运动、循环正常，左膝、踝反射正常，好转出院。

2. 案例二

患者吴某，女，23岁，跳高运动员。

【主诉】右膝关节疼痛，活动受限5年余。

【现病史】患者在过去训练中曾扭伤右膝关节，右膝外侧慢性疼痛已5年余。1981年在比赛中扭伤右膝关节，经医生多次检查，诊断为右股二头肌附着处损伤，创伤性滑囊炎。经局部封闭及按摩、外敷中药等治疗。1981年9月6日参加比赛中，跳跃落地时（右足先着地，身体呈旋转状态）严重扭伤右膝关节，当即肿痛、跛行。医生以绷带固定，予临时处理。后经北京大学第三医院运动医学研究所诊断为右膝内侧半月板撕裂，右腿股二头肌下端附丽区损伤，右股二头肌下端滑囊炎，建议手术治疗，患者不愿做手术，前来我处住院治疗。

【检查】经何氏半月板损伤检查法旋转推拉、挤压膝关节。查右膝内侧关节缝压痛，膝关节向外成角挤压内侧时疼痛，膝关节呈过伸位时疼痛，膝关节内侧深部疼痛。尤以内侧关节隙压痛为甚。膝关节中度肿胀，另外右腓骨头后侧股二头肌附丽区发热、触痛明显、炎症表现活跃。

【诊断】右膝关节内侧半月板边沿撕裂。右腿股二头肌下端滑囊炎。

【治疗】取箕门、风市、委中、膝眼、阳陵泉、阳交、阴陵泉、昆仑、三阴交、太溪、水泉、涌泉等穴，按经络、筋腱走向，关节活动特点，点穴通经，弹理筋腱，配合何氏损伤药酒推拿按摩，行气活血。予何氏补骨散外敷内侧半月板部，用五行消炎散外敷腓骨头后外侧，膝关节其余部位均外敷行气活血散，每 2 日治疗 1 次。同时内服养筋壮骨汤。经过治疗以后，患者病情逐渐好转，疼痛减轻，活动能力增强。1 个月（1981 年 12 月 12 日）后开始轻量训练。治疗 2 个月（1982 年 1 月 16 日）后疼痛基本消失，仅训练中右足猛蹬地时有疼痛反应。1982 年 2 月 26 日恢复正常训练，继续同前治疗。1982 年 4 月至 1982 年 5 月训练正常，症状完全消失，于 1982 年 5 月 17 日痊愈返队训练。

【说明】半月板软骨血管分布极微，生理营养供应甚弱，一旦损伤极难修复。按摩推拿，内外用药，取穴配方，需达到气血通畅，促进新陈代谢，增进筋骨营养，调肝肾补筋骨，方能使半月板得以治愈。

3. 案例三

患者蔡某，男，26 岁，棒球队运动员。

【主诉】左下肢疼痛不适，活动不利 1 年余。

【现病史】患者从事棒球运动已 10 年，曾多次发生运动性损伤，经治疗后均能恢复正常训练。1980 年开始，左侧坐骨神经痛，由轻而重，逐渐发展，不能坚持参加训练。在天津、北京治疗，主要以内服中药、西药，配合针灸、按摩、理疗等，未愈，只能坚持一般训练，奔跑速度明显下降，训练量若加大则在训练后疼痛加剧，夜间不能入睡，整条患肢无法放适，日渐不能久坐。于 1981 年 3 月 5 日来我科治疗。

【检查】患者左侧臀部肌肉较右侧消瘦，弹性低。左侧环跳穴部压痛明显，兼感发胀麻木，并沿左腿后外侧向下放射。下蹲时左足跟部与臀部相距 16cm，直腿抬高较健侧低 50°。

【诊断】梨状肌运动性复伤（劳伤）发炎，并发坐骨神经炎，经络受阻。为棒球专项训练中平均每日挥棒击球扭腰髋几百次所致。证属气滞血瘀，筋脉痹阻。

【治疗】取命门、秩边、环跳、委中、阳陵泉、昆仑等穴，按经络、肌腱部位走向，从腰髋至左足趾部点穴理筋，以拿捏弹拨、运拉揉震等手法，配合何氏通经按摩药酒按摩推拿约 6 分钟。然后在左侧臀部外敷何氏活血温经散，每 2 日 1 次。第 1 次按摩后，立即感觉局部轻松有力，全身自觉神清气爽，外敷药后，当夜睡眠改善。

治疗半月后，患者疼痛明显减轻，已能坚持正常训练，夜间睡眠基本正常。下蹲与健侧对称。治疗方案同前，外敷药以活血温经散与加减二乌散配合使用。又治疗 1 个月后痊愈，返队参加训练，并于 1981 年作为主力队员参加比赛。

【说明】男子棒球运动中挥棒击球动作是主要动作。腰骶髋部易于受伤，男子骨关节结构较女子坚实，关节劳损较同类项目之女子垒球运动员发病率较低。但男子发力急猛，肌肉则易发损伤。棒球运动员平均每日要挥棒几百次。这种反复的旋腰转髋运动易造成梨状肌亚急性损伤。初期不及时治愈，反复损伤则会形成劳损性发炎。部分坐骨神经干与梨状肌紧密接触，必受炎症影响及挤压，以致经络受阻，神经并发炎症。何氏骨科对这类病的治疗，首先通过手法由上至下疏散瘀阻，通畅经络，散结解痉，再以温散之配方外敷。故初用活血通经药物，治疗半月后外敷药加用加减二乌散以进一步温通经络，疾患得以较快康复。

第四节　膝关节侧副韧带损伤

膝关节的内、外侧各有一条坚强的侧副韧带所附着，在维持、保护关节的稳定性和膝的伸屈运动方面有着重要作用。

胫侧（内侧）副韧带是膝关节组织的主要支柱，胫侧副韧带上起于股骨内上髁，下止于胫骨内侧髁的内侧面，分深浅两层。其浅层上窄下宽，呈扇状，是一条坚韧的宽带；深层是关节囊的增厚部分，与内侧半月板相连，具有限制膝关节的外翻和外旋作用。腓侧（外侧）副韧带起于股骨外上髁，下止于腓骨头，为束状纤维束，具有限制膝关节内翻的作用。外来暴力作用于膝关节时，可发生突然外翻或内翻；当暴力超过韧带或其附着点所能承受的限制时，即可引起关节侧副韧带不同程度的损伤（图 14-4-1）。

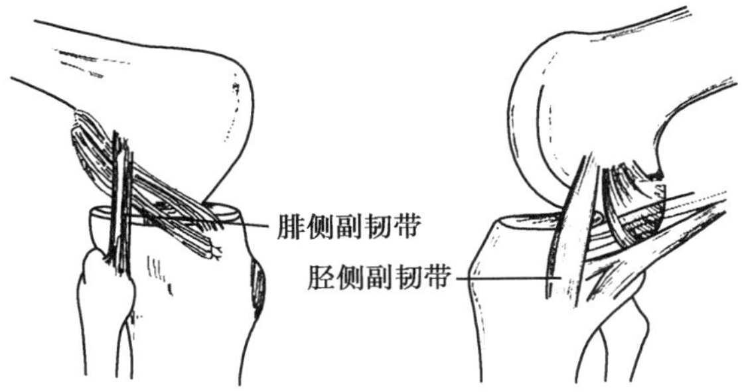

图 14-4-1　胫腓侧副韧带

一、发病机制

膝关节在伸直位时，侧副韧带较紧张，膝关节稳定而无侧向及旋转活动（图 14-4-2）。膝关节处于半屈曲位时，侧副韧带松弛，关节不稳，有轻度的侧向活动，易受损伤（图 14-4-3）。当膝外侧或内侧受到暴力打击或重物压迫，迫使膝关节过度外翻、外旋或内翻时，可使膝内侧或外侧间隙拉宽，导致胫侧或腓侧副韧带发生拉伤、撕裂、断裂等损伤。

由于膝关节有生理性外翻角，且膝外侧易受到外力的打击或重物的压迫，因此以胫侧副韧带损伤多见。膝胫侧副韧带损伤多发生在膝关节处于半屈位时，因为在这种状态下，韧带松弛，关节的稳定性较差。而膝关节处于伸直位和屈曲位时，由于胫侧副韧带具有限制所受的外翻应力及外旋应力的作用，膝胫侧副韧带就不易受到损伤。

站立时由于突然遭受强大外力撞击膝外侧，或因小腿主动从事急剧外展活动，或单足站立、躯干过度外旋位时，都可造成膝关节胫侧副韧带损伤。轻者发生部分纤维撕裂，重者可造成侧副韧带完全断裂；如合并内侧半月板和前交叉韧带的损伤或胫骨髁间棘撕脱性骨折，则称为膝关节三联损伤。严重损伤时，还可伴有关节囊的撕裂和撕脱骨折。

因为组织结构关系，一般膝关节腓侧副韧带损伤不合并外侧半月板损伤，而易合并腓总神经损伤，症见足下垂及小腿外侧下 1/3 及足背外侧面的感觉障碍等。

二、临床表现及诊断

多有明显外伤史，局部肿胀、疼痛、膝关节功能障碍，多呈半屈曲位。胫侧副韧带损伤时，压痛点在股骨内上髁；腓侧副韧带损伤时，压痛点在腓骨头或股骨外上髁。膝关节侧向分离试验阳性：将患肢做膝侧向分离检查，侧副韧带部分撕裂时，关节无明显的侧翻活动，但伤侧疼痛加剧；而完全断裂者，可有异常侧翻活动（图 14-4-4）。膝关节腓侧副韧带损伤合并腓总神经损伤，症见足下垂及小腿外侧下 1/3 及足背外侧面的感觉障碍等。

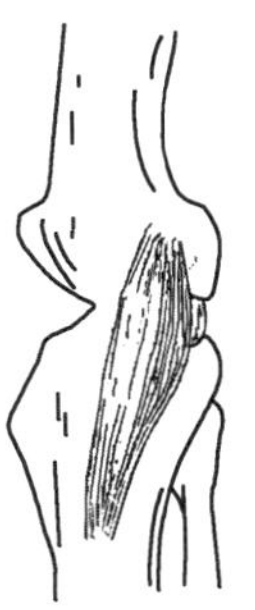
图 14-4-2　膝关节伸直位时侧副韧带紧张

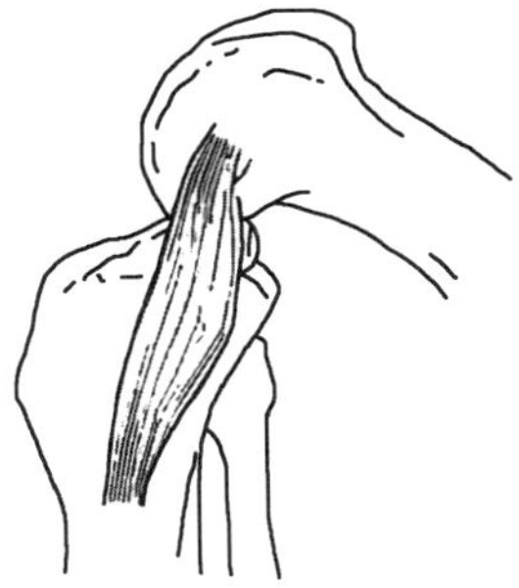
图 14-4-3　膝关节屈曲位时侧副韧带松弛

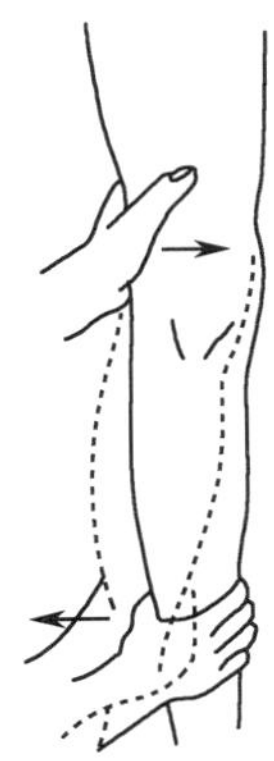
图 14-4-4　分离试验

X 线检查：若为膝关节胫侧副韧带损伤，在膝极度外翻位摄片可见膝关节内侧间隙异常增宽，或合并胫骨棘撕脱骨折；若为膝关节腓侧副韧带损伤，在膝极度内翻位摄片可见膝关节外侧间隙异常增宽或腓骨头撕脱骨折。

三、治疗

膝关节胫、腓侧副韧带损伤的治疗，根据其损伤的程度与合并症的情况采用不同的治疗方法。扭伤或仅部分撕裂伤者，一般用中医药治疗。而完全断裂伤或合并半月板损伤，或合并交叉韧带损伤、胫骨棘撕脱骨折者，除何氏骨科治疗外也可采用手术治疗。

（一）理筋手法

侧副韧带部分撕裂者，初诊时先在患处痛点部位及其上下施以指揉法、摩法、擦法，再沿侧副韧带走行方向施以捋筋手法，最后扶膝握踝，将膝关节屈伸 1~2 次，以整复轻微之错位，并可顺展卷曲的筋膜。

损伤初期与晚期手法有所不同。损伤初期，手法宜轻，将扭伤之韧带捋顺平复，可以将痉挛筋结舒展并促进其消肿。手法不宜多做，以免加重损伤。后期，可做局部按摩，运用手法可以解除粘连，恢复关节功能。

（二）药物治疗

何氏骨科对于膝关节侧副韧带损伤的药物治疗，同样遵循中医骨伤科学的辨证原则，选择适当的药物进行辨证施治。

外敷用药：初期，外敷活血祛瘀散；中后期，周围使用活血祛瘀散，痛点则使用续筋接骨散。

内服用药：内服活血理气丸、强筋壮骨丸。亦可参照以下方法进行辨证施治。初期以活血化瘀、消肿止痛为主，内服《伤科大成》之活血止痛汤加牛膝、桃仁等；后期以温经活血、壮筋活络为主，内服健步虎潜丸，或小活络丸加减。

按摩用药：初期使用归红化瘀酒；中后期，则使用温通经络液。

（三）固定治疗

对于侧副韧带断裂，关节不稳定的患者，可先用弹力绷带包扎，再以超膝关节夹板将膝关节固定于屈曲 20°~30° 的功能位 4~6 周，包扎固定前对血肿严重者可将膝关节内的血肿抽吸干净，如此有利于损伤的韧带、肌腱等组织功能的恢复。

（四）功能锻炼

膝关节固定后，即可做股四头肌收缩活动，解除固定后练习膝关节的屈伸活动。损伤较轻者，第 2~3 天后鼓励患者做股四头肌的功能锻炼，以防止肌肉萎缩和软组织粘连，并对消除关节积液有重要的意义。

（五）手术治疗

由于胫侧副韧带对膝关节的稳定性具有极其重要的作用，因此胫侧副韧带完全断裂者，主张进行手术修补，术中根据合并交叉韧带或内侧半月板损伤的情况采取相应处理，以保证膝关节稳定和功能恢复。若腓侧副韧带损伤合并腓总神经的损伤，如已确定为断裂后，要尽早进行手术探查，行神经吻合术，如胫骨棘撕脱骨折，或韧带附着的髁部撕脱骨折，要做固定术，尤其关节内骨折，折端要达到解剖对位，以避免韧带部发生松弛。

第五节　膝关节交叉韧带损伤

交叉韧带位于膝关节内，有前后两条，交叉如“十”字形，故又名十字韧带（图 14-5-1）。前交叉韧带起于股骨髁间窝的外后部，向前内止于胫骨髁间隆突的前部，限制胫骨向前移位；后交叉韧带起于股骨髁间窝的内前部，向后外止于胫骨髁间隆突的后部，限制胫骨向后移位。两韧带相互交叉，前交叉韧带主要限制胫骨向前移动并加强内侧韧带的支持力和功能，防止膝关节过度外展；后交叉韧带主要限制胫骨向后移位并可避免膝的过度弯曲。由于交叉韧带的存在，股骨、胫骨无论在任何角度，其前后的滑动都是不可能的，所以它是维持膝关节结构稳定与功能的重要组织。

一、发病机制

交叉韧带深居于膝关节内，周围有其他韧带与肌腱保护，故非重大外力不易引起交叉韧带的损伤或断裂，而多因膝关节受到打击外力引起，而且一般单纯的交叉韧带损伤少见，往往合并其他损伤，如膝关节脱位、侧副韧带断裂等。

当外力撞击小腿上端的后方时，可使胫骨向前移位，造成前交叉韧带损伤，有时伴有胫骨粗隆撕脱骨折、胫侧副韧带和内侧半月板损伤（图 14-5-2）；当外力撞击小腿上端的前方时，使胫骨向后移位，造成后交叉韧带损伤，可伴有膝后关节囊破裂、胫骨粗隆撕脱骨折、外侧半月板损伤。临床上，前交叉韧带的损伤多于后交叉韧带。交叉韧带的断裂多在起止点，或起止点的撕脱骨折，中间部分断裂较少（图 14-5-3）。

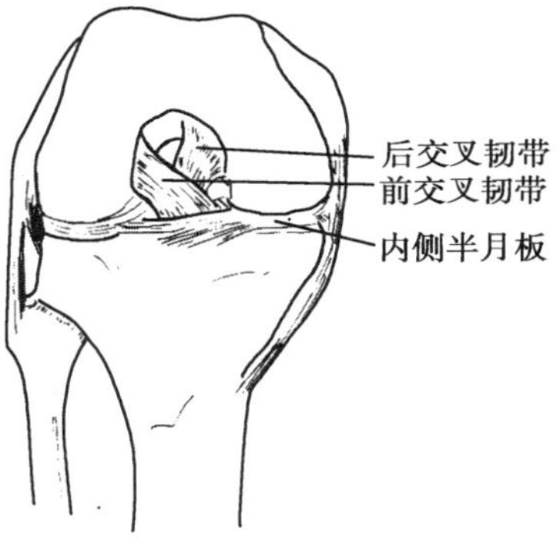

图 14-5-1　膝关节屈曲位前面观

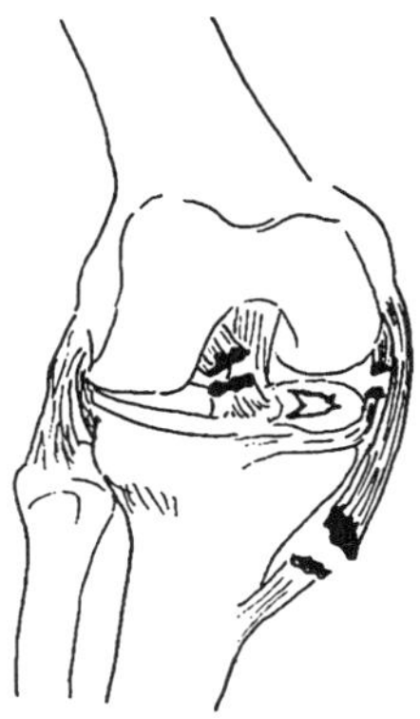

图 14-5-2　前交叉韧带断裂合并胫侧副韧带，内侧半月板损伤

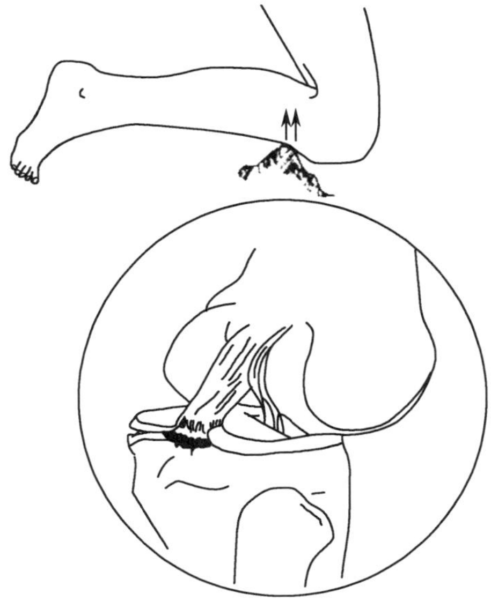

图 14-5-3　后交叉韧带损伤

二、临床表现及诊断

有明显的外伤史。交叉韧带的损伤，常是复合损伤的一部分。受伤时，自觉关节内有撕裂感及疼痛；受伤后，一般立即感觉关节有错动感，关节松弛并失去稳定。由于组织撕裂，关节内积血，膝关节可明显肿胀、疼痛，功能障碍，膝关节一般呈半屈曲状态。

抽屉试验阳性是诊断交叉韧带损伤的重要依据，检查前先抽出关节内积血或积液，并在局部麻醉下进行，正常情况下胫骨平台前后滑动仅为 0.5cm 左右，若移动范围增大，则为阳性。前交叉韧带损伤，膝部前抽屉试验为阳性；后交叉韧带损伤，膝部后抽屉试验为阳性（图 14-5-4）。

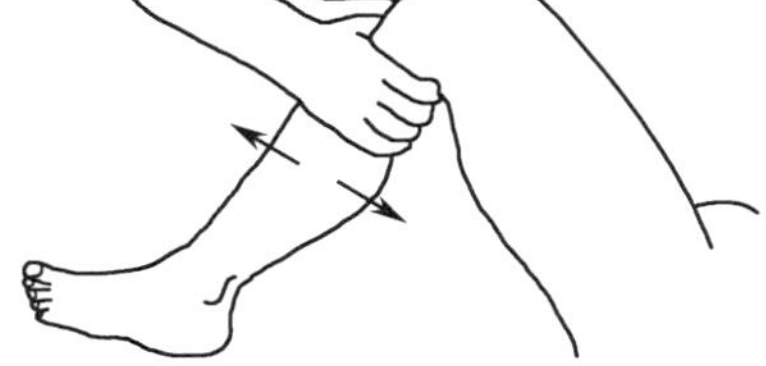

图 14-5-4　抽屉试验

X 线检查有时可以显示胫骨髁间隆起撕裂骨折等。合并损伤时，可有髌骨骨折、胫骨平台骨折、股骨髁骨折和膝关节脱位等。通过 X 线检查，可以进一步判断前后交叉韧带损伤情况。膝关节造影及关节镜检查可协助诊断。

三、治疗

（一）固定治疗

单纯交叉韧带断裂或不全断裂，可将患膝固定于屈膝 20°~30° 位，固定时间约为 6 周。如此固定可使韧带处于松弛状态，以便修复重建。固定 3 日后开始股四头肌收缩活动，以防止肌肉萎缩。

（二）手术治疗

膝关节交叉韧带完全断裂合并侧副韧带严重损伤，膝关节明显旋转不稳，或出现内外翻异常活动时，均宜及早手术修复，或施行韧带重建手术。

（三）理筋手法

适用于损伤后期，在膝部与股四头肌部进行按摩、推拿手法，并帮助膝关节做屈伸锻炼，改善膝关节屈伸活动度。

（四）药物治疗

何氏骨科对于膝关节交叉韧带损伤的药物治疗，同样遵循中医骨伤科学的辨证原则，选择适当的药物进行辨证施治。

外敷用药：初期，外敷活血祛瘀散；中后期，活血祛瘀散，痛点则使用续筋接骨散。

内服用药：内服活血理气丸、强筋壮骨丸。亦可参照以下方法进行辨证施治。初期以活血化瘀、消肿止痛为主，内服《伤科大成》之活血止痛汤加牛膝、桃仁等；中期若关节积液较多，肿胀明显者，内服宜选《中医骨伤科学》之健脾除湿汤加木瓜、川牛膝等；后期以温经活血、壮筋活络为主，内服健步虎潜丸，或小活络丸加减。

按摩用药：初期使用归红化瘀酒；中后期，则使用温通经络液。

外用可选海桐皮汤熏洗。

（五）功能锻炼

膝关节制动期间，应进行股四头肌舒缩锻炼，防止肌肉萎缩。解除固定后，可练习膝关节屈曲，并逐步练习扶拐行走。伤后膝关节不稳定时，可佩戴护膝保护，以增加膝关节的稳定性。

第六节　膝关节半月板损伤

半月板是位于股骨髁与胫骨平台之间的纤维软骨，呈楔形嵌塞于胫骨平台与股骨两髁间隙内。其周边增厚，内缘较薄。半月板下面平坦，紧贴于胫骨内、外侧髁骨平面上，加深了胫骨髁的凹度，以适应股骨髁的凸度，因此半月板具有缓冲震荡和稳定关节的功能。膝关节半月板分为内侧半月板与外侧半月板（图 14-6-1）。

内侧半月板呈“C”形，前窄后宽，位于膝关节的内侧间隙，比外侧半月板大且薄，有前后两角。前角附着于胫骨髁间隆起的前方，在交叉韧带附着点之前；后角附着于胫骨髁间隆起和后交叉韧带附着点之间，前后角间距较远。其后半部分与胫侧副韧带相连，所以内侧半月板的活动受限。

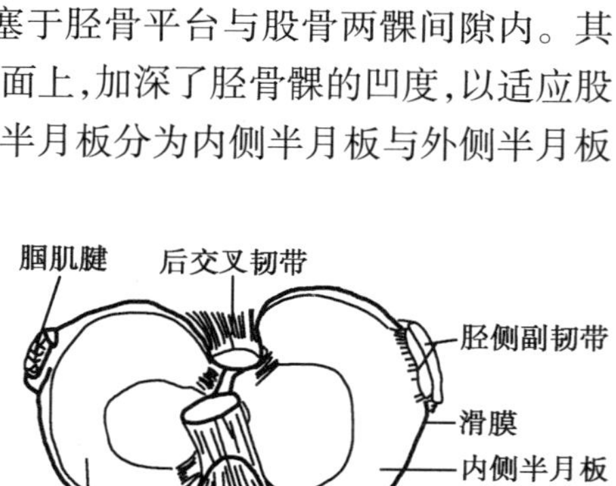

图 14-6-1　膝关节腔上面观

外侧半月板近似“O”形，比内侧半月板小而略厚，其中部较宽，前后角则较狭细。前角附着于胫骨髁间隆起的前方，在前交叉韧带附着的后方；后角附着于胫骨髁间隆起的后方。前后角间距较近，且不与腓侧副韧带相连，因而外侧半月板活动度比内侧大。外侧半月板常发生先天性盘状畸形，故又称为盘状半月板。正常膝关节轻度外翻，胫骨外侧髁负重较大，故外侧半月板承受压力也较大，易受损伤。

半月板为纤维软骨，无血液供应，其营养主要来自滑液，只有与胫骨髁缘连接的边缘部分才能从滑膜得到一些血液供应。因此半月板一旦破裂，就很难自行修复。

一、发病机制

当膝关节完全伸直时，两侧副韧带均处于紧张状态，关节稳定。当膝关节处于半屈曲位时，若做强力外翻或内翻、内旋或外旋，或突然将膝关节伸直，则重力在受挤压的软骨上研磨，当这种旋转研挫力超过了半月板自身承受力的范围时，半月板即发生破裂。另外，正常膝关节有 3°~5° 轻微外翻，胫骨外侧髁负重较大，故外侧半月板承受压力也较大，若为先天性盘状半月板，长期受关节面的研磨，可产生外侧半月板慢性损伤。因此，引起半月板损伤的外在因素有两种：一为撕裂性外力损伤，二是研磨性外力损伤。

（一）撕裂性损伤

当膝关节处于半屈曲位时，半月板向后方移位，此时做内外翻或向内外扭转时，半月板紧贴股骨髁部并随之活动，而下面与胫骨平台之间形成旋转摩擦剪力最大，当旋转碾挫力超过半月板所能承受的拉力时，就会发生半月板的撕裂性损伤。在膝关节半屈曲外展位时，股骨髁骤然内旋牵拉，可致内侧半月板破裂；若膝关节处于半屈曲内收位，股骨髁骤然外旋伸直，可致外侧半月板破裂。

（二）研磨性损伤

因外侧半月板负重较大或先天性盘状半月板，长期蹲、跪着工作的人，由于半月板长期受关节面的研磨挤压，加快半月板的退变，发生外侧半月板慢性撕裂性损伤，常见分层破裂。

半月板损伤的常见类型有：①边缘型撕裂；②前、后角撕裂；③水平撕裂；④纵行撕裂：两端相连者为桶柄式撕裂，此类型易套住股骨髁发生关节交锁；⑤横行撕裂：多在中部偏前，很少贯通整个半月板的横径，一般不发生交锁（图 14-6-2）。

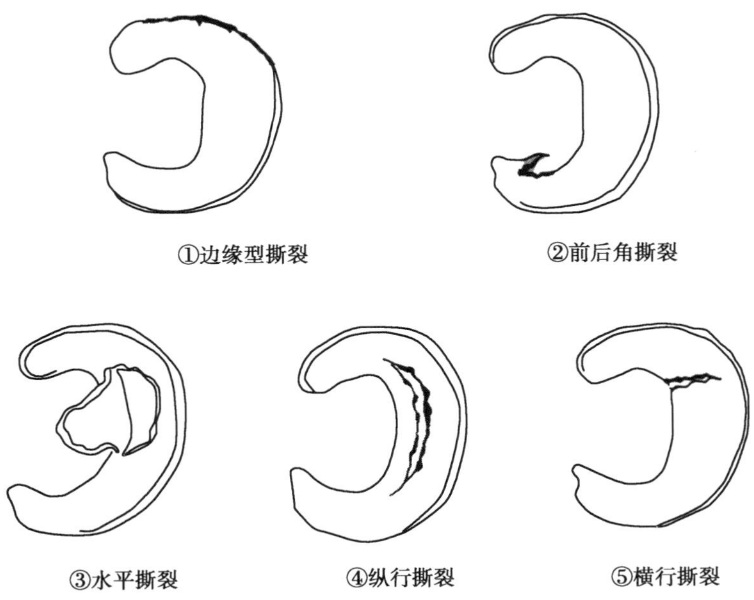

图 14-6-2　半月板损伤类型

由于半月板属于软骨组织，无血液循环，仅靠关节液获得营养，故损伤后修复能力极差，除边缘损伤部分可获愈合外，一般不易愈合。破裂的半月板不但会失去其协助稳定关节的作用，而且还干扰膝关节的正常活动，甚至发生交锁。破裂的半月板与股骨髁、胫骨髁之间长期磨损，终将导致创伤性关节炎的发生。

二、临床表现及诊断

大多患者有膝关节扭伤史。伤后膝关节立即发生剧烈的疼痛，但因半月板无感觉神经末梢，其剧烈疼痛多是由于关节囊的损伤及刺激，或关节活动的机械干扰；关节肿胀、屈伸功能障碍，急性期由于剧痛，难以做详细的检查，故早期确诊比较困难。

慢性期或无明显外伤史的患者，病程漫长，持续不愈。主要症状是膝关节疼痛，以行走和上下坡时明显，部分患者可出现跛行。交锁症状往往是半月板损伤的重要特征，如半月板纵裂，特别是桶柄状撕裂时，或半月板游离端翻折时常发生交锁现象，即在行走的时候突然发生剧痛，膝关节不能屈伸，状如交锁，放松肌肉，改变体位，自主或被动旋转伸屈后，交锁即可解脱并可恢复行走，解锁时常伴有弹响声。失力症状多发生在患者上下楼梯，跳跃或其他相似的运动时，突然感觉膝关节有向内或向外不稳或软弱现象，这也是诊断半月板损伤的着眼点。检查时，患膝不肿或稍肿，股四头肌较健侧萎缩，尤其内侧明显。膝关节不能过伸和屈曲，在髌韧带与侧副韧带之间，沿关节间隙有固定而局限的压痛，在伸膝过程中压痛有时更为明显。回旋挤压试验、挤压研磨试验为阳性（图 14-6-3、图 14-6-4）。

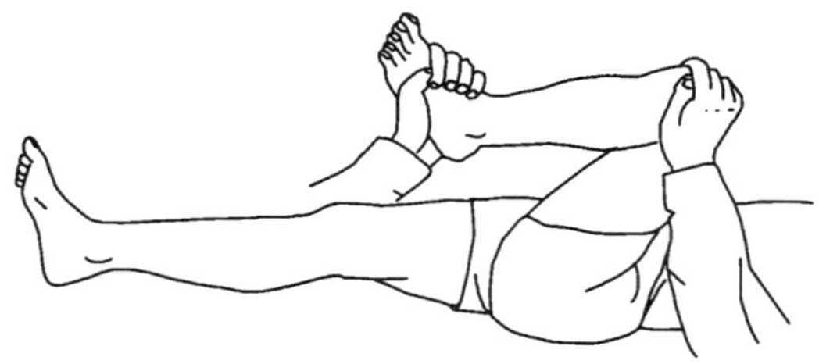

图 14-6-3　回旋挤压试验

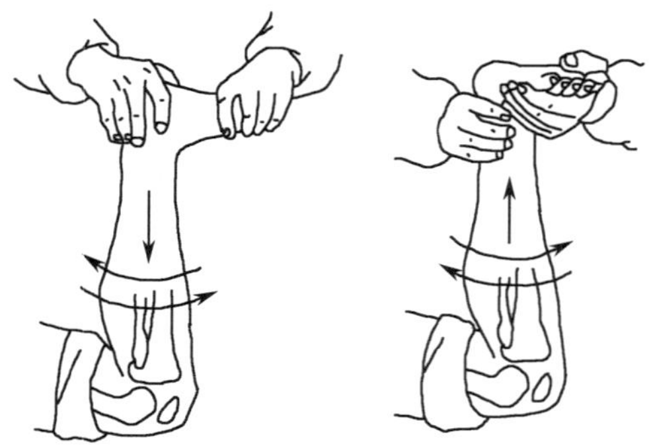

图 14-6-4　挤压研磨试验

膝关节正侧位 X 线检查可以排除易与半月板损伤混淆的骨性病变。关节内空气造影、碘水造影或空气加碘水双重造影可协助诊断。必要时，可做关节镜或 MRI 检查，可以发现诸如 X 线阴性游离体、软骨骨折、韧带损伤等在临床上容易诊断不清的病变。

三、治疗

中医骨伤科治疗半月板损伤病变以手法和药物治疗为主，配合固定和练功等，必要时可手术治疗。

(一) 手法治疗

急性期损伤，对于发生膝关节交锁而不能自行解脱的患者，首先要解决其交锁症状。患者坐于床边，术者先将膝关节牵引以扩大其间隙，同时进行小腿轻度的旋转，即可解脱。对于一般损伤急性期患者，可做一次被动的屈伸活动。患者仰卧，放松患肢；术者立于患侧，左手拇指按摩痛点，右手握踝部，缓缓屈曲膝关节，并内外旋转小腿，然后伸直患膝，可减轻局部疼痛。慢性损伤期，理筋手法要点是先用拇指按压关节边缘的痛点，然后在痛点周围推拿、揉捏，促进局部气血畅通，使疼痛减轻，每日或隔日 1 次。

(二) 药物治疗

何氏骨科对于膝关节半月板损伤的药物治疗，同样遵循中医骨伤科学的辨证原则，选择适当的药物进行辨证施治。

外敷用药：初期，外敷活血祛瘀散，痛点则使用续筋接骨散；中后期，使用活血祛瘀散，痛点则使用温筋壮骨散。

内服用药：内服活血理气丸、强筋壮骨丸。亦可参照以下方法进行辨证施治。初期治以活血化瘀，消肿止痛，内服宜选舒筋活血汤，或桃红四物汤加牛膝、木瓜、防风等。后期治以温经通络，活血止痛，内服健步虎潜丸或补肾壮筋汤、大活络丸等。

按摩用药：初期使用归红化瘀酒；中后期，则使用温通经络液。

后期也可配合海桐皮汤熏洗患处。

（三）固定治疗

整复成功后，可用超膝关节夹板固定于膝关节伸直位（160°~170°），固定时间一般为 3 周。以限制膝部活动，并禁止下床负重。

（四）功能锻炼

肿痛减轻后，即可嘱患者进行股四头肌的舒缩锻炼，以防止肌肉萎缩。解除固定后，除加强股四头肌锻炼外，还可练习膝关节的屈伸活动及步行锻炼。

（五）手术治疗

半月板对维持膝关节的稳定性有肯定作用，不可轻易切除半月板。况且半月板完全切除的效果，往往在早期比较满意，数年后其满意率则逐渐减低，原因主要是会产生关节退行性病变、膝关节不稳定以及慢性滑膜炎等后遗症，因此应尽可能通过各种诊查手段以明确损伤的性质和程度，尽量避免因诊断不明而切除半月板的错误。

边缘撕裂的半月板可以愈合，应先行中医药治疗。严重破裂的半月板将会干扰膝关节的稳定和正常运动，导致关节软骨的损伤和反复的滑膜积液，因此必须尽早手术切除，以防止继发创伤性关节炎。

四、病例

患者詹某，女，68 岁，华侨。

【主诉】右下肢摔伤，疼痛肿胀活动受限 1 年余。

【现病史】患者 1 年半以前不慎摔伤右膝，当即肿胀、疼痛、不能步行。在当地医院检查，诊断为右膝内侧半月板损伤，右膝胫侧副韧带部分断裂。在当地医院接受西医治疗，内服西药（具体不详），做多次普鲁卡因和泼尼松龙局部封闭，也做过多种理疗。治疗 2 周后肿胀减轻，疼痛减轻，可以步行，但一直未愈。病情不稳定，时有反复，有时可因简单的平地步行动作再次受伤，两三周不能步行。每次发作都只能内服止痛药和用泼尼松龙作局部封闭。今年回国探亲时，本已久治不愈的陈旧性下肢损伤又严重发病，步履艰难，濒于瘫痪。故家属送来我科请笔者诊治。

【检查】患者行动困难，患肢疼痛，不敢触地用力。平地慢步亦需两人扶持。患膝略肿，不发热。膝关节胫侧副韧带压痛（++），可扪及结节状物，内侧关节隙压痛（++）。骶髂关节分离试验阳性。半月板损伤之旋转屈伸挤压试验阳性。股四头肌萎缩，以股直肌为甚，膝关节抽屉试验阳性。感韧带松弛。膝关节侧向摇晃范围大于正常，患者年龄大，体质差，患部活动时患者有明显的痛苦面容。

【诊断】右膝关节半月板陈旧性损伤，右膝关节韧带损伤性松弛。

【治疗】

1. 取梁丘、犊鼻、内膝眼、足三里、阳陵泉、阴陵泉、昆仑等穴，按经络肌肉的走向循经理穴，点穴按摩，配合何氏陈伤按摩药酒，用擦、揉捏和推拿等手法按摩推拿，少泻多补。

2. 外敷何氏祖传活血温经散及补骨散，包扎较松，以药不脱落为度，2 日治疗 1 次。

经过半个月的治疗，患者感觉明显好转，肿痛均消，已可以单独步行平地行走一段距离且患部无疼痛不适。按摩外敷药不变，内服何氏养元药酒，温经通络，益肾健运，又半月而痊愈。1980 年 10 月初，患者游览肇庆名胜七星岩，竟能“山履坦途、健步若飞”（患者来信致谢中所言）。1982 年 5 月，患者请其妹在归国探亲期间专程前来向笔者致谢，说患者回当地以后右膝情况一直很好，病症未见复发。

【体会】半月板为软组织，几乎没有血管分布，血运及新陈代谢均极差。损伤后相当难于修复，加之患者年老体衰，治疗应以扶正为主，消瘀退肿，修复组织为辅。某些人认为骨科是一门简单的学科，认为只要有一些经过精选、验之有效的药物就能治好各种病，实在是一种误解。中医骨科同中医其他各科一样，辨证论治是临床的根本，只有确切辨证，对证处方，对症实治，才能获得预期的效果。此一点也可以说是中医各科的不二法门。

第七节　膝关节创伤性滑膜炎

膝关节的关节囊滑膜层是构成关节腔的主要结构之一。膝关节的关节腔除股骨下端、胫骨平台和髌骨的软骨面外，其余的大部分被关节滑膜所覆盖。滑膜富有血管，血运丰富。滑膜细胞分泌的滑液，既可以营养关节软骨，又能润滑关节面以减少摩擦，散逸关节活动时产生的热并排除代谢产物。膝关节是全身关节中滑膜最丰富的关节，并在关节前上方形成一个很大的滑膜囊——髌上囊，髌上囊位于股四头肌下部和股骨之间，又叫股四头肌滑液囊，与膝关节相通。一旦滑膜病变，如不及时、有效地处理，滑膜将发生功能障碍，影响关节活动而成为慢性滑膜炎。

一、发病机制

膝关节创伤性滑膜炎是指因创伤所造成的滑膜无菌性反应，即膝关节滑膜充血、水肿、滑液分泌增加，从而引起膝关节肿胀、疼痛、活动受限、局部发热等临床改变。临床上分急性创伤性炎症和慢性劳损性炎症两种。

急性膝关节创伤性滑膜炎，多发生于爱好运动的青年人，以出血为主。外力打击、扭挫伤、膝关节周围骨折及手术创伤等，使滑膜充血、水肿、渗出，产生大量积液。由于渗出物增多，关节内压力增高，可阻碍淋巴液回流，形成恶性循环。由于关节腔内酸性代谢产物的堆积，可使碱性关节液变成酸性。如不及时清除积液或积血，关节滑膜在长期慢性刺激和炎症反应下则逐渐增厚、纤维化，并引起关节粘连，影响关节功能活动。

慢性劳损性膝关节滑膜炎，多由慢性劳损引起，或由急性膝关节创伤性滑膜炎失治转化而成。该炎症以渗出为主，导致关节积液。多发生于中老年人、身体肥胖者或膝关节长期负重者。属于中医的痹证范畴，多由膝关节慢性劳损复感风寒湿三气杂合而致，一般夹湿者为多，或肥胖之人下注于关节而发病。故中医又往往将慢性膝关节滑膜炎称为"痹证夹湿"或"湿气下注"。

二、临床表现及诊断

发病可缓可急，膝关节出现疼痛、肿胀，局部温度增高和关节活动受限。症状的轻重往往与关节内积液的多少有关。当膝关节主动极度屈曲和伸直时，髌骨下部疼痛加剧且有撑胀感，特别是在伸膝抗阻时尤其明显。压痛点不定，可在原发损伤处有压痛，浮髌试验阳性（图 14-7-1）。

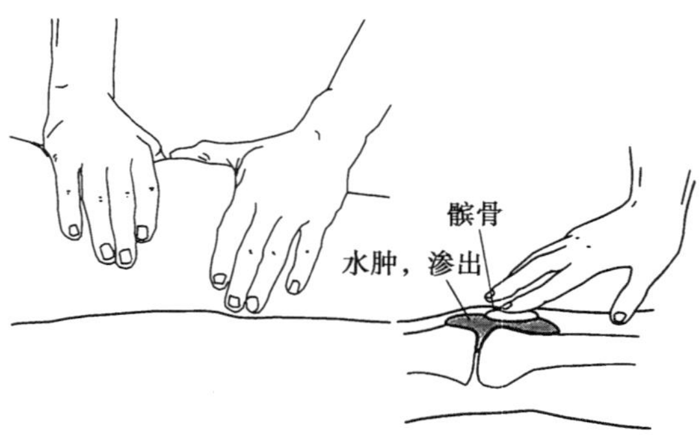

图 14-7-1　浮髌试验

急性膝关节创伤性滑膜炎一般有膝关节受到打击、碰撞、扭伤等明显的外伤史。受伤后，膝关节肿胀、疼痛，一般呈膨胀性疼痛或隐痛，尤其以伸直或完全屈曲时胀痛难忍。膝关节活动不利，行走跛行。膝及小腿部可有广泛的瘀斑，关节穿刺可抽出血性液体。

慢性膝关节创伤性滑膜炎一般有劳损和关节疼痛的病史。表现为膝关节酸痛无力，肿胀在活动增加后较明显。关节活动多不受限。检查膝关节活动时，可扪及细碎的摩擦感及增厚的滑膜囊，且多数患者有股四头肌萎缩。关节不稳，活动受限。皮肤温度正常，浮髌试验阳性或阴性。

抽取膝关节积液进行实验室检查，对于鉴别诊断具有重要的参考价值。在严格的无菌条件下，可进行膝关节穿刺，一般为淡黄色澄清或微浑浊的滑液，表面无脂肪滴。若关节液中红细胞计数或白细胞计数超过 $500/mm^3$ 以上时，表示有关节炎症，或风湿，或类风湿，或其他炎症，而非创伤性滑膜炎。对不能明确诊断的长期不愈的关节积液，可手术取膝部滑膜做病理诊断，以排除膝部其他疾病。

X 线片示关节结构无明显异常，可见关节肿胀，有的可见骨质增生。

三、治疗

（一）手法治疗

1. 膝关节屈伸法 急性损伤时，宜将膝关节做屈伸活动。术者根据患者膝关节的肿胀程度，一手按住患肢髌骨上缘，另一手握住小腿远端，将膝关节屈伸活动，幅度由小逐渐加大。可使局限的血肿消散，减轻疼痛。术者要注意手法轻柔，不可暴力。

2. 点按法 术者一手将患肢略抬高于床面，另一手拇指点按患肢髀关、伏兔、双膝眼、足三里、三阴交、解溪等穴，每穴点按 1 分钟左右。

3. 综合按摩法 患者仰卧，术者立于患侧。将患者髋、膝关节屈曲 90°，术者一手扶膝部，另一手握踝上，在牵引下摇晃膝关节 6~7 次；然后将膝关节充分屈曲，再将其伸直，反复数次。最后，在膝部周围施以㨰法、揉捻法、捋顺法等。动作宜轻柔，以防止再次损伤滑膜组织。

（二）药物治疗

何氏骨科对于膝关节创伤性滑膜炎的药物治疗，同样遵循中医骨伤科学的辨证原则，选择适当的药物进行辨证施治。

外敷用药：活血祛瘀散加五行消炎散。

内服用药：急性期内服活血理气丸；慢性期则内服强筋壮骨丸。亦可参照以下方法进行辨证施治。急性期滑膜损伤，治以消肿止痛、散瘀生新为主，内服宜选桃红四物汤加牛膝、木瓜等，并加三七、血竭各 3g 冲服；慢性期水湿稽留、筋肌弛弱，治以祛风燥湿、强壮肌筋，内服宜选羌活胜湿汤加减或健步虎潜丸。如寒邪较甚者，宜散寒祛风除湿，可用乌头汤；若风邪偏盛者，宜祛风除湿、消肿通络，可用蠲痹汤；倘寒邪化热者，宜用桂枝芍药知母汤加减。

按摩用药：初期使用归红化瘀酒；中后期，则使用温通经络液。

后期，可配合散瘀和血汤、海桐皮汤熏洗。

（三）固定治疗

急性期应将膝关节固定于微屈位 1~2 周，卧床休息，抬高患肢，以减轻症状。不能长期固定，以防止肌肉萎缩。

（四）功能锻炼

膝关节固定制动期间，即可进行股四头肌舒缩锻炼，后期加强膝关节的屈伸锻炼，以防止肌肉萎缩。对本病的治疗，首先应正确处理活动与固定的关系。急性期固定治疗，以静为主，可做适当活动；慢性期则以动为主，辅助以静，可以行走锻炼，但要适当休息。在慢性膝关节创伤性滑膜炎的治疗中，股四头肌的锻炼十分重要，若在制动休息期间不进行股四头肌的锻炼，则必然出现肌肉萎缩，但若锻炼方法不正确或锻炼过度，则会导致病损部位的再损伤和滑膜液渗出。因此，功能锻炼应力求做到科学的动静结合。

第八节　髌下脂肪垫损伤

膝关节的滑膜在髌骨下方两侧向后突，形成皱襞，其间夹有脂肪组织，称为脂肪垫(图 14-8-1)。髌下脂肪垫位于股骨、胫骨与髌腱之间的锥形间隙，呈楔形，其后方被滑膜遮盖，伴随关节运动的同时改变形状。脂肪垫有填充空隙、稳定关节、减少摩擦的作用。髌下脂肪垫损伤是指脂肪垫受损后充血肥厚，甚或产生无菌性炎症，以及与周围组织粘连的疾病。主要表现为膝部疼痛、两膝眼处肿胀。多发生于运动员及膝关节运动较多者，女性多于男性。

一、发病机制

髌下脂肪垫损伤的原因可有急性外伤、慢性劳损和继发性损伤，但临床多为慢性积累性劳损。田径和体操运动员、舞蹈演员或长期从事膝关节过度屈伸活动的体力劳动者，剧烈的膝关节伸直与旋转活动或直接外力的碰撞，常导致髌下脂肪垫损伤。脂肪垫充血、水肿、增生或纤维化导致其肥大而产生张力，将其后方的滑膜向关节内推挤，引起局部滑膜发炎、肿胀。

此外，年龄或体质等其他因素，导致股骨与胫骨上下相对的关节软骨边缘发生退变，组织增生，使髌下角锥形间隙减小，脂肪垫相对肥大，向前方膨胀，从髌韧带两侧凸出。当伸膝运动终末时，股骨与胫骨夹挤脂肪垫后方的滑膜，可引起疼痛。

二、临床表现及诊断

可有膝过伸受伤史。本病的突出特征是膝前部疼痛或深部酸痛，活动时加重，休息后减轻。膝过伸受限且近伸直位时疼痛最剧，膝稍屈曲时疼痛即缓解。检查可见髌腱两侧膝眼部肿胀、压痛，发作期皮温稍微升高，股四头肌轻度萎缩。膝关节过伸试验阳性：患者平卧，膝关节伸直平放，术者一手握伤肢踝部，另一手按压膝部，使膝关节过伸，髌骨下有疼痛(图 14-8-2)。X 线检查一般无异常。关节镜检查可清楚看到髌下脂肪垫后面的滑膜向关节内膨胀，并明显充血水肿。

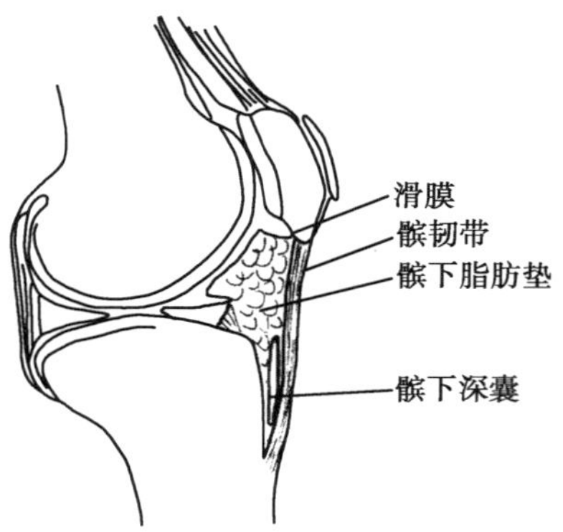

图 14-8-1　膝关节矢状面

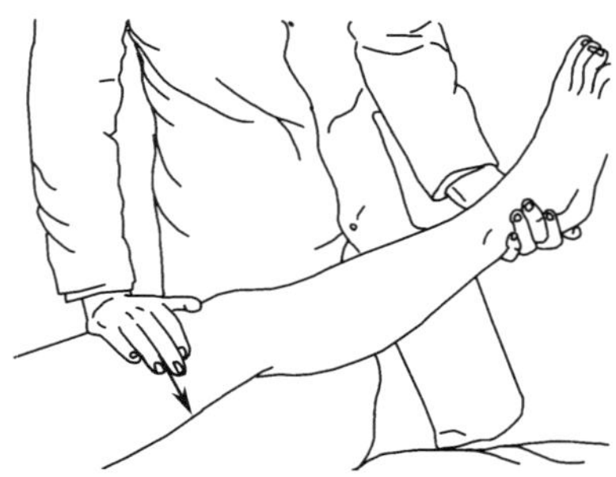
图 14-8-2　膝关节过伸试验

髌下脂肪垫损伤应与以下疾病进行鉴别。

1. 半月板损伤　压痛点距髌韧带较远，靠近关节的内侧或外侧间隙；可有关节弹响、交锁及关节不稳等。

2. 髌腱周围炎　多为累积性损伤而发病，表现为髌腱及其周围筋膜疼痛，膝关节屈伸活动时加重，髌腱压痛明显，伸膝抗阻试验为阳性。

3. 髌骨软化症　多见于青少年，多因损伤或退变髌骨软化变性。疼痛位于髌骨后面，髌股关节有摩擦感；髌骨两侧缘压痛，外缘尤其明显。髌骨研磨试验阳性。X线片显示：髌股关节间隙狭窄，关节面不光滑，软骨下骨质硬化、边缘增生。

4. 髌下滑囊炎 髌腱周围酸楚胀痛，稍活动后减轻。较大的囊肿可挤压两侧脂肪垫而隆起，触压肿胀处有囊性感，推挤时可向髌韧带两侧移动。

三、治疗

（一）手法治疗

手法治疗可以促进局部的血液循环，加速炎症的吸收，减轻疼痛，松解粘连，改善膝关节功能。患者仰卧，患膝屈曲90°，先用点按法按摩。术者点按梁丘、血海、阳陵泉、阴陵泉、足三里等穴，然后将患肢伸直，用大小鱼际按住髌骨下缘处，进行环转研磨3~5分钟，再用一手拇指、示指揉按内外膝眼处，以有酸胀感为宜。然后，令患者膝关节屈曲，术者一手握住膝关节，大拇指按在髌骨下缘，另一手握住踝关节进行环转摇晃，同时按住患处的大拇指进行按摩。最后，握住踝关节的手令膝关节先屈曲再伸直（图14-8-3），与此同时，按在膝关节的拇指用力向下按压1~2分钟，反复进行数次，并用抚摩手法结束。

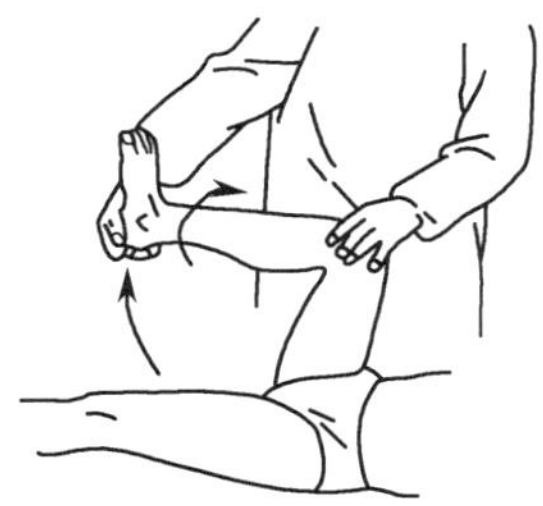

图14-8-3 手法治疗

（二）药物治疗

何氏骨科对于髌下脂肪垫损伤的药物治疗，同样遵循中医骨伤科学的辨证原则，选择适当的药物进行辨证施治。

外敷用药：初期，外敷活血祛瘀散，痛点则使用续筋接骨散；中后期，外敷活血祛瘀散，痛点则使用温筋壮骨散。

内服用药：内服活血理气丸、强筋壮骨丸。本病多为慢性积累性劳损所致，内服药物以消肿散结、活血止痛为主，亦可选用《伤科补要》之舒筋活血汤加减，另可配合小金丹软坚散结，疗效较好。

按摩用药：初期使用归红化瘀酒；中后期，则使用温通经络液。

除此以外，也可用海桐皮汤熏洗。

（三）固定与功能锻炼

急性期宜适当休息，防止膝过伸活动。同时也应适当进行膝关节的屈伸活动和股四头肌收缩活动，以预防关节粘连及肌肉萎缩。

（四）手术治疗

适用于诊断明确、长期行非手术疗法不能痊愈、关节功能影响严重者。手术的目的是切除一部分过多的脂肪组织，以恢复滑膜外脂肪的正常体积，使其体积与角椎形间隙相适应。

第九节 踝关节扭伤

踝关节由胫腓骨下端的内外两踝构成的踝穴与距骨组成。踝关节的关节囊薄，其两口较紧张，有坚强的韧带加强。踝关节周围主要的韧带有内、外侧韧带和胫腓后韧带。踝关节内侧韧带，又称三角韧带，起自内踝，呈扇形向下止于足舟骨、距骨前内侧、跟舟足底韧带和跟骨的载距突；外侧韧带起自外踝，止于距骨前外侧的为距腓前韧带，止于跟骨外侧的为跟腓韧带，止于距骨后外侧的为距腓后韧带；胫腓后韧带为胫、腓骨下端的骨间韧带，是保持踝穴间距、稳定踝关节的重要韧带。

一、发病机制

踝关节扭伤甚为常见，可发生于任何年龄，但以青壮年较多。多由于行走或跑步时，突然踏在不平的地面上，或上下楼梯、走坡路不慎失足，或骑车、踢球等运动中不慎跌倒，因足的过度内翻或外翻而造成。

根据踝部扭伤时足所处位置的不同，将踝关节扭伤分为内翻扭伤和外翻扭伤两类（图 14-9-1、图 14-9-2）。由于外踝比内踝稍长，且内侧韧带比外侧韧带坚强，可以有效地阻止距骨外翻，所以踝关节扭伤以内翻损伤多见。内翻扭伤中又以跖屈内翻扭伤多见，这是由于距骨体前宽后窄，当踝关节跖屈时，其窄部进入踝穴，易向侧方活动而关节不稳，因此踝关节易在跖屈位发生损伤。

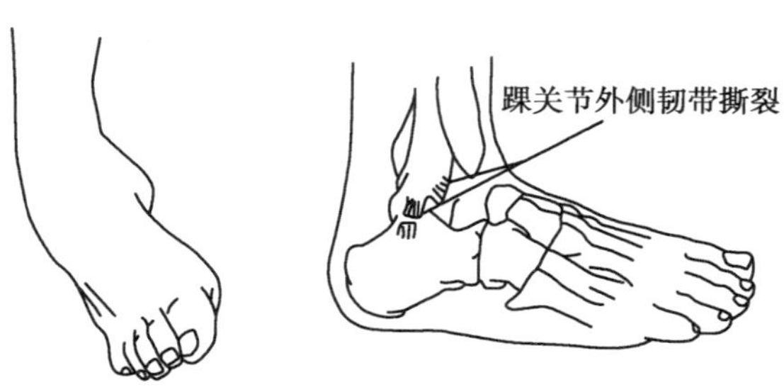

图 14-9-1　踝关节内翻扭伤

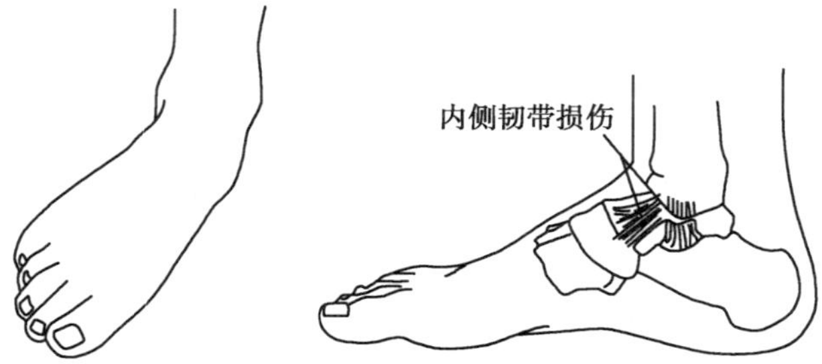

图 14-9-2　踝关节外翻扭伤

踝部过度内翻可以损伤踝关节外侧韧带；跖屈内翻损伤时，容易损伤外侧的距腓前韧带；单纯内翻损伤时，则易于损伤外侧的跟腓韧带。踝部外翻损伤，由于内侧韧带比较坚韧而不易被撕裂，但常常发生内踝的撕脱骨折或胫腓后韧带撕裂。

二、临床表现及诊断

有明显的外伤史。伤后踝部骤然出现疼痛，活动功能障碍。损伤轻者仅局部肿胀；严重者则整个踝部肿胀，并可有明显的青紫瘀斑，患足不敢着地、跛行，活动时疼痛加剧。

踝部内翻损伤时，外踝前下方肿胀、压痛明显，足内翻试验阳性，即将足做内翻动作时，则外踝前下方疼痛加剧；外翻扭伤时，内踝前下方肿胀、压痛明显，足外翻试验阳性，即将足做外翻动作时，则内踝前下方疼痛加剧。严重损伤疑有韧带断裂或合并骨折脱位者，应做与受伤姿势相同的内翻位或外翻位 X 线检查。一侧韧带撕裂往往显示患侧关节间隙增宽，胫腓后韧带断裂可显示内外踝间距增宽。X 线检查可排除骨折及脱位。

三、治疗

（一）手法治疗

对于单纯韧带扭伤或韧带部分撕裂者，可用理筋手法治疗。瘀肿严重者，则不宜重手法。损伤初期宜用轻手法，患者平卧，术者一手托住足跟，另一手握住足尖，顺势牵引踝关节并用轻手法缓缓做踝关节的背伸、跖屈、内翻及外翻动作，稍后用两掌心对握内外踝，轻轻用力按压，有消肿止痛作用（图 14-9-3）。然后对患部使用抚法由下而上理顺肌筋，可反复进行数次。2~3 天后，可在轻手法基础上加点穴按摩，常用穴如商丘、解溪、丘墟、昆仑、太溪、足三里等，每穴可按压 1 分钟左右（图 14-9-4）。对于陈旧性损伤，可用较重的手法以疏利关节，松解粘连。

（二）药物治疗

何氏骨科对于踝关节扭伤的药物治疗，同样遵循中医骨伤科学的辨证原则，选择适当的药物进行辨证施治。

外敷用药：外敷中药治疗踝关节扭伤，效果十分显著。初期，外敷活血祛瘀散；中后期，继续使用活血祛瘀散，痛点则使用续筋接骨散。

内服用药：内服活血理气丸、强筋壮骨丸。亦可参照以下方法进行辨证施治。初期治以活血化瘀、消肿止痛为主，内服宜选七厘散、补筋丸、一盘珠汤、少林十三味总方或活血止痛汤等化裁。后期治以舒筋活络、温经止痛，内服小活络丸。也可随症选取三色敷药、紫荆皮散、五黄散、弃杖散等。

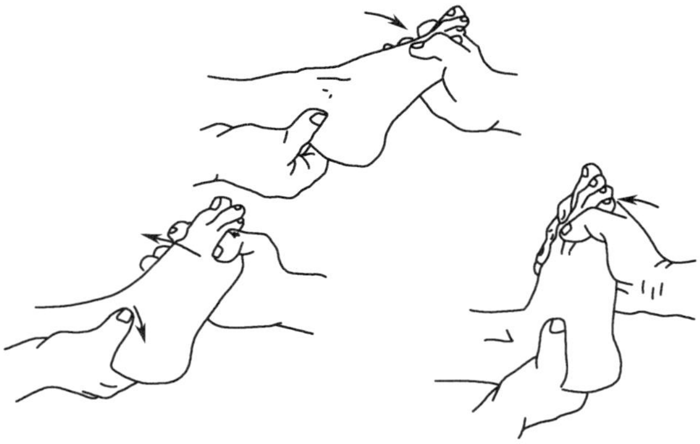

图 14-9-3 踝关节损伤理筋手法

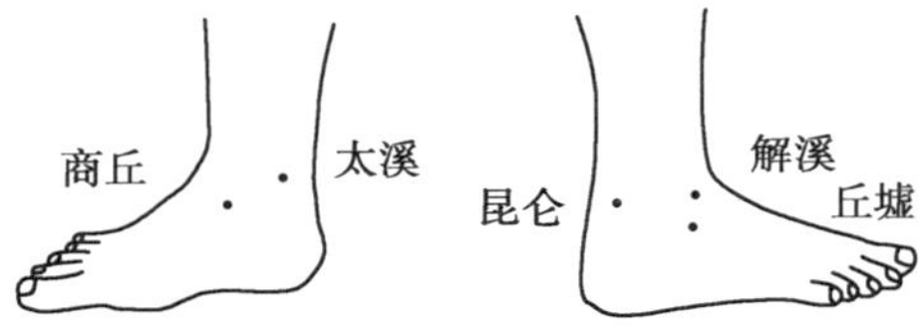

图 14-9-4 踝关节扭伤常用穴位

按摩用药：初期使用归红化瘀酒；中后期，则使用温通经络液。

后期，可用散瘀和血汤熏洗。

（三）固定治疗

损伤严重者，根据其损伤程度可选用绷带、胶布及小夹板进行固定。先外敷中药，然后包扎固定，原则是内翻损伤则采用外翻固定，外翻损伤则采用内翻固定，并保持踝关节于受伤韧带松弛的位置。固定后将患肢抬高，以利于消肿。暂时限制行走。一般固定 2~3 周，若韧带完全撕裂者固定 4~6 周。

（四）功能锻炼

损伤急性期，在疼痛减轻及固定下，应尽早练习跖趾关节屈伸活动，进而做踝关节背伸、跖屈运动；解除固定后，开始锻炼踝关节的内翻、外翻及屈伸功能活动，并逐步练习行走，以防止韧带的粘连，并可加强各韧带的力量。

第十节　跟腱损伤

小腿后部的肌肉为腓肠肌、比目鱼肌和跖肌。腓肠肌和比目鱼肌向下合成阔腱膜，连接于跟骨的后侧，称为跟腱（图 14-10-1）。跟腱是人体最坚强有力的肌腱之一。其主要作用是屈小腿、抬足跟，使踝关节做跖屈运动，固定踝关节，防止身体前倾。同时对负重、行走、奔跑、跳跃等活动均起一定作用。

一、发病机制

跟腱损伤可由直接暴力或间接暴力所致，以直接暴力多见。根据跟腱断裂的程度，可分为完全断裂和不完全断裂；根据断裂后是否与外界相通，可分为开放性和闭合性两种。

直接暴力损伤常发生于锐器割裂伤，如铁锨、锄头、刀铲等直接切割损伤跟腱部，多造成跟腱开放性断裂，皮肤伤口与跟腱都在同一水平，创面比较整齐，跟腱可部分断裂或者完全断裂。另一种情况是在跟腱处于紧张状态时，受到垂直方向的外力，如被踢伤或器械击伤，亦可发生断裂，多为横断，局部皮肤挫伤较严重，周围血肿较大。

间接暴力损伤常发生于剧烈运动或劳动时，小腿三头肌的突然收缩，使跟腱受到强力牵拉而引起跟腱部分撕裂或完全断裂（图 14-10-2）。此种损伤多见于中年人，跟腱本身存在病理改变，如经过可的松封闭，或劳（运）动损伤造成小血管断裂，导致肌腱营养不良，发生退行性改变和跟腱钙化，如果再受到小腿三头肌的骤然猛力牵拉，如从高处跳下前足着地、剧烈奔跑等，均可引起跟腱纤维的部分撕裂或完全断裂。这种损伤常为闭合性断裂，且断面参差不齐，其主要断面多在跟腱附着点上方 2~4cm 处，腱膜可以完整，少数断裂于跟腱附着部或近于肌腹部。

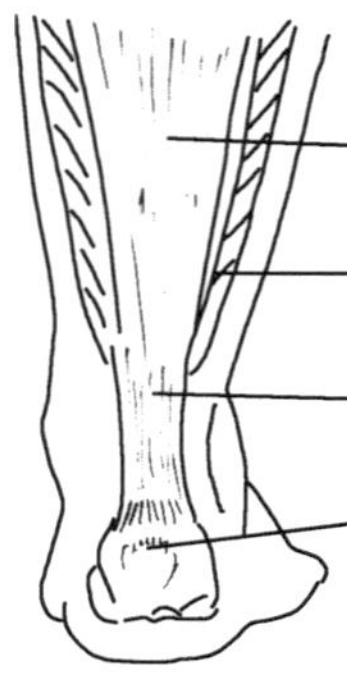

图 14-10-1　跟腱

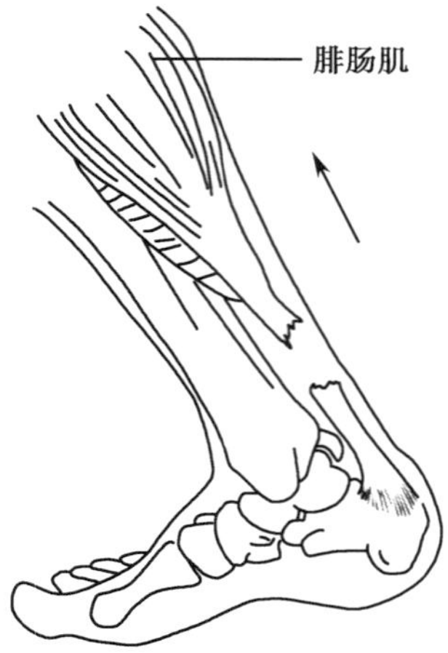

图 14-10-2　间接暴力

二、临床表现及诊断

开放性跟腱断裂的诊断不难，通过跟腱区域的伤口可以看到跟腱部断裂。闭合性断裂也多有明显的外伤史。受伤后跟腱部立即出现疼痛，行走时跖屈无力，局部肿胀，皮下瘀血，跟腱断裂处出现塌陷，可触及一横沟并有明显压痛。在小腿部近侧断端处可摸到隆起的肌腹。陈旧性损伤因断端处被瘢痕组织连接，使跟腱处于延长状态，因此腓肠肌肌力减弱，不能做正常跨步动作。汤普森试验（腓肠肌挤压试验）阳性：患者俯卧或双膝跪在检查桌上，双侧足及踝关节露在桌外，术者挤压患侧小腿腓肠肌。不完全断裂者，踝关节有轻度跖屈；而完全断裂者，则没有跖屈动作，为阳性。X 线检查可排除跟骨结节部的撕裂性骨折。

三、治疗

（一）手法治疗

适用于跟腱部分断裂的患者。将患足置跖屈位，先在肿痛部位做较轻的按压、捋顺手法，接着再在小腿肚按压、揉摩，使小腿肌肉松弛，以减轻近端跟腱回缩，促进功能恢复。

（二）药物治疗

何氏骨科对于跟腱损伤的药物治疗，同样遵循中医骨伤科学的辨证原则，选择适当的药物进行辨证施治。

外敷用药：初期，外敷活血祛瘀散；中后期，继续使用活血祛瘀散，痛点则使用续筋接骨散。

内服用药：内服活血理气丸、强筋壮骨丸。亦可参照以下方法进行辨证施治。初期，治疗以活血化瘀、消肿止痛为主，内服宜选七厘散或补筋丸等；后期，治疗以补益肝肾、强筋壮骨为主，内服壮筋续骨丹（丸）。

按摩用药：初期使用归红化瘀酒；中后期，则使用温通经络液。

后期，可配合散瘀和血汤或海桐皮汤熏洗。

（三）固定治疗

跟腱部分撕裂损伤者，在理筋手法后，辨证使用何氏中药外敷，胶布固定。然后，再用夹板将踝关节固定于跖屈位 4~6 周。

（四）手术治疗

对于开放性跟腱完全断裂，应早期实施手术修补缝合。术后，将膝关节固定于屈曲位和踝关节固定于跖屈位，3 周后可将踝关节改为中立位。术后 6 周，解除固定，穿高跟鞋练习步行。

第十一节 跟 痛 症

足跟部是人体负重的主要部分，跟骨和距骨组成足纵弓的后臂，负担 60% 的重量。足跟部皮肤是人体中最厚的皮肤部位，其皮下脂肪致密而发达，又称脂肪垫。在脂肪与跟骨之间有滑液囊存在。跖筋膜及趾短屈肌附着于跟骨结节前方，而跟腱呈片状附着在跟骨结节的后上方。跟痛症主要是指跟骨底面由慢性损伤所引起的以疼痛、行走困难为主的疾病，常伴有跟骨结节部的前缘骨质增生（图 14-11-1）。

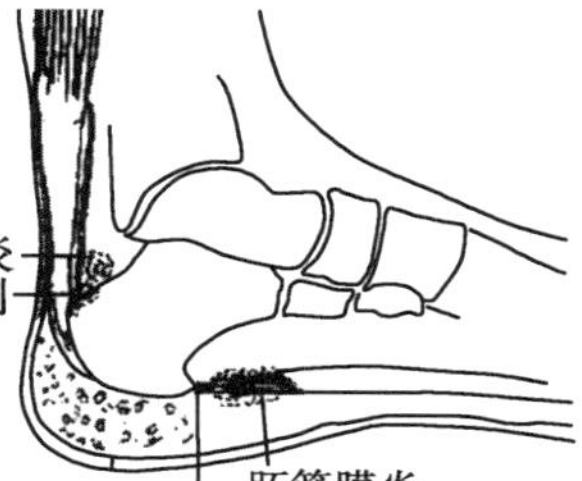

图 14-11-1 引起跟痛相关疾病

一、发病机制

跟痛症多发生于 40~60 岁的中、老年肥胖者，多为老年肝肾不足或久病体虚、气血不足、筋脉懈惰，加之形体肥胖，体重增加，导致足跟部负担过重。足底的跖腱膜起自跟骨跖面结节，向前伸展，止于 5 个足趾近侧趾节的骨膜上，如果受到长期、持续、过大的牵拉，可在跖腱膜的跟骨结节附着处发生慢性损伤，产生骨膜炎或纤维织炎，致使局部无菌性炎症刺激而引起疼痛。

二、临床表现及诊断

起病缓慢，多为一侧发病，可有数月或数年的病史。足跟部疼痛，行走加重。典型者，晨起后站立或久坐起身站立时足跟部疼痛剧烈，行走片刻后疼痛可以减轻；但行走或站立过久，疼痛又加重。局部无明显肿胀，跟骨跖面内侧结节处有一局限性压痛点。若跟骨骨质增生较大时，可触及骨性隆起。X 线检查常见有骨质增生，但足跟痛的程度与骨刺的大小不成正比，即有骨质增生者可无疼痛，而疼痛严重者却可能没有骨质增生或轻微。

跟痛症需与以下疾病鉴别诊断。

1. 足部软组织化脓性感染 足跟部除疼痛以外，还有红肿、发热症状，严重者有全身症状。

2. 跟骨结核 多发于青少年，局部微热，肿痛范围较大。

三、治疗

（一）手法治疗

患者仰卧，术者坐于患侧，在跖腱膜的跟骨结节附着处做按压、推揉手法，可舒筋活络、温运气血，以减轻疼痛。

（二）药物治疗

何氏骨科对于跟痛症的药物治疗，同样遵循中医骨伤科学的辨证原则，选择适当的药物进行辨证施治。

外敷用药：外敷消增通痹散。

内服用药：内服强筋壮骨丸、骨关节丸。亦可参照以下方法进行辨证施治。治疗以舒筋养血、温经止痛为主，内服宜选当归鸡血藤汤或壮筋养血汤加减；肾虚者治以滋补肝肾、强筋壮骨，内服宜选左归丸、右归丸加减。

按摩用药：初期使用归红化瘀酒；中后期，则使用温通经络液。

可配合八仙逍遥汤加宣木瓜、川牛膝熏洗患足，方中川芎、苍术各用30~50g。

第十五章 躯干部筋伤

第一节 落 枕

落枕,又称“失枕”。是一种常见病,好发于青壮年,以冬春季节多发。多因睡眠姿势不良,颈部受凉,睡起后项背部酸痛,颈项僵硬,活动受限。落枕病程较短,1 周左右可痊愈,及时治疗可缩短病程;不治也可自愈,但易复发。

一、发病机制

睡眠时由于所垫枕头过高、过低或过硬,头颈部长时间处于过度偏转的位置或过伸、过屈的不良状态,致使颈部一侧肌肉受到牵拉,颈椎小关节明显扭转,时间较长而产生静力性损伤。若平素缺乏锻炼,身体虚弱,气血运行不畅,又睡姿不良而复受外邪,更易致颈部肌肉痉挛、疼痛,从而引起本病的发生。经常发生颈项疼痛、活动不利者,可因颈部肌肉劳损或颈椎退行性变所致。

二、临床表现及诊断

晨起后,突然感到颈部疼痛、不适,活动不利。由于疼痛,颈项活动受限,尤其是旋转活动受限为重,头不能自由旋转后顾,如向后看时须整体后转,颈项僵硬,头常偏向患侧。检查时,颈部肌肉有压痛,其压痛点多在颞骨乳突、肩胛骨内上角、冈上窝等处(图 15-1-1)。胸锁乳突肌和斜方肌有明显痉挛,可触及条索状硬结。压顶试验及神经根牵拉试验均为阴性。

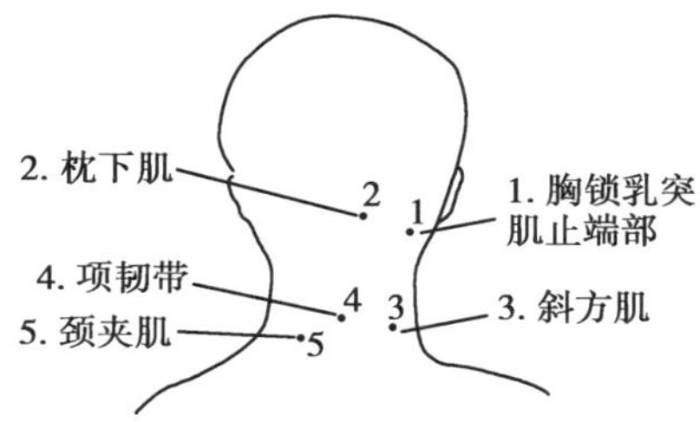

图 15-1-1 颈项部常见压痛点

三、治疗

(一)手法治疗

先在痛点及其邻近穴位如风池、肺俞、肩中俞等用点按法,至有酸胀感为宜。然后用拿捏法在颈项及肩背部操作至患处有发热感。对于肌肉僵硬者,可加用弹拨法。然后以按揉法进行放松(图 15-1-2)。根据病情需要,可加用端项旋转手法以纠正椎间小关节紊乱。患者在低凳子坐正上,嘱其放松颈部,术者一手托住患者下颌,一手托住枕部,两手缓缓用力向上端提牵引 1~2 分钟,可重复 3~5 次。在向上端提牵引的同时,可将头部向两侧转动,或前后摆动(图 15-1-3)。此种手法可以理顺筋络、纠正紊乱的小关节。

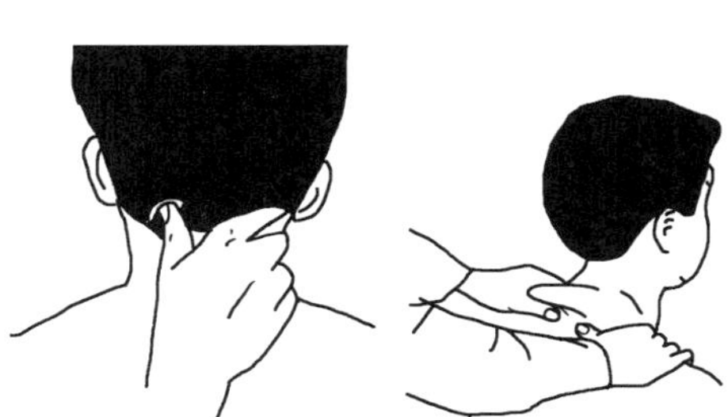
图 15-1-2 按揉法

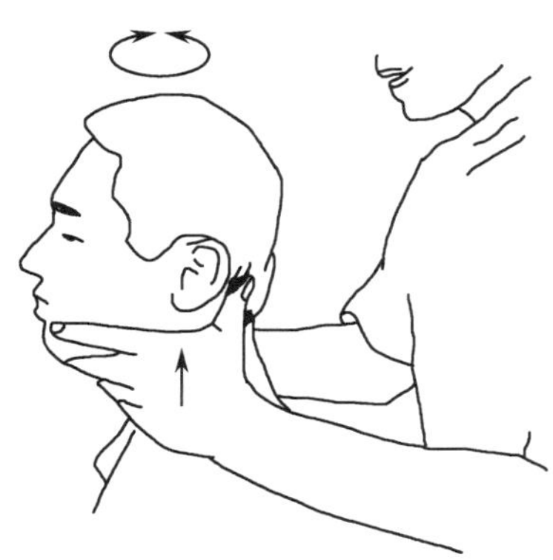
图 15-1-3 端项旋转法

(二) 药物治疗

何氏骨科对于落枕的药物治疗,同样遵循中医骨伤科学的辨证原则,选择适当的药物进行辨证施治。

外敷用药:先热敷,再外敷活血祛瘀散、消增通痹散。

内服用药:内服活血理气丸、强筋壮骨丸。治以活血舒筋为主,佐以疏风散寒,内服亦可选活血止痛散、麻桂温经汤等。

按摩用药:初期使用归红化瘀酒;中后期,则使用温通经络液。

本病可在手法治疗后外用何氏骨科牛木通痹膏贴于患处。

(三) 针灸治疗

取风池、大椎、外关、肩中俞、肺俞等穴。用泻法,强刺激。留针 5~10 分钟,每天 1 次,效果较好(图 15-1-4)。

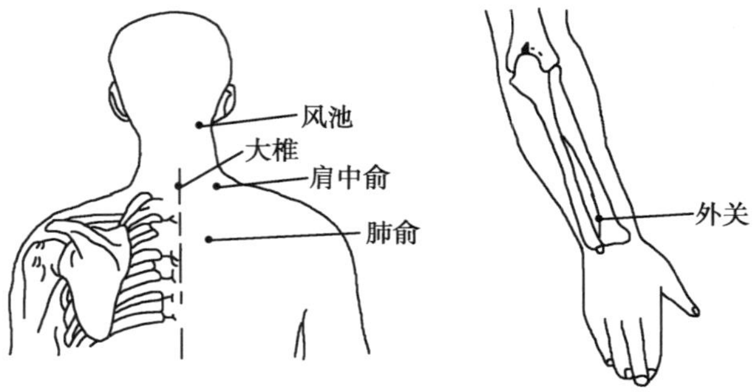

图 15-1-4 针灸取穴

(四) 刮痧治疗

患者端坐在凳上,术者位于患者身后,涂抹刮痧油适量。先在脊柱两侧(颈椎至第 12 胸椎)轻刮 3 行,至出现潮红为止。并重点刮颈椎及其两侧,至出现痧痕为止。再刮颈侧区与肩上区 1~3 行、枕区、肩胛区、肩胛冈区、锁骨上下区及肘弯区。尽量出痧,待 3~5 天痧痕消散后再刮痧 1 次。轻者一般 1 次即可痊愈。重者有时 2~3 次即可治愈。

第二节 颈部扭挫伤

颈项部是活动较频繁,活动幅度较大的部位,能做前屈、后伸、侧屈、旋转等活动(图 15-2-1),同时由于颈项部的稳定性差,主要靠头颈部的正确姿势和颈肩项背肌肉的力量维持,因此发生损伤的机会较多。颈部扭挫伤是常见的筋伤,各种暴力作用于颈部时,可引起颈部的急性扭挫伤。除筋伤外,它还包括小关节面的磨损、小关节错缝等,甚至还可能兼有骨折、脱位或伤及颈部脊髓,颈部脊髓是重要的神经中枢,一旦受损可造成截瘫甚至危及生命。临证时需仔细加以区别,正确辨证施治,以提高疗效和减少后遗症。

一、发病机制

颈部可因突然剧烈扭转、前屈、后伸而损伤。如在高速行驶的车上遇到急刹车,头部猛烈前冲继而极度后仰(图 15-2-2);打篮球投篮时头部突然后仰;嬉闹打闹时颈部被过度扭转或头部受到暴力冲击时,均可使颈项部发生扭挫伤。也有钝器打击颈部引起的扭挫伤,但较少见。

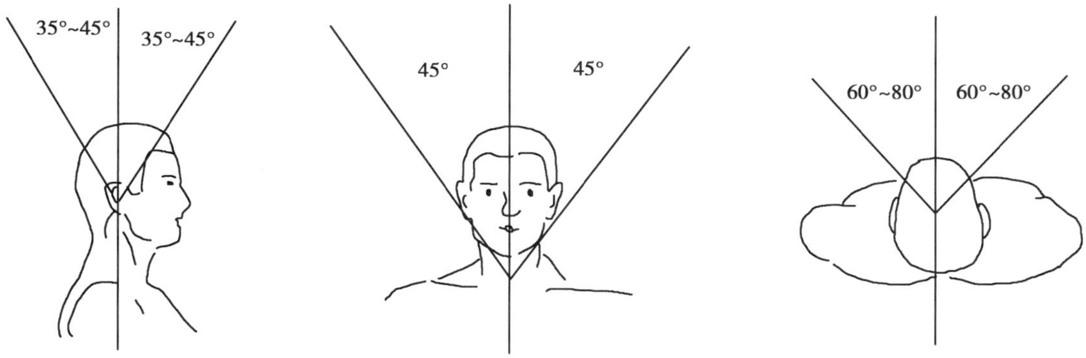

图 15-2-1　颈部活动范围

二、临床表现及诊断

有明显的外伤史。扭伤者可呈现颈部一侧疼痛，头多偏向患侧，颈项部活动受限，肌肉痉挛，在痛处可触及肿块或条索状硬结；较重病例引起小关节错缝者，在患椎棘突旁有明显压痛点，或棘突偏歪；少数损伤波及神经根者，还会出现手臂麻木或疼痛。拍摄 X 线正侧位片，以排除颈椎骨折、脱位，并了解颈椎生理曲度、椎间隙是否改变等。

鉴别诊断：应与落枕、颈椎半脱位及全脱位、颈椎骨折、颈椎病相鉴别。

三、治疗

以手法、药物治疗为主，配合功能锻炼、理疗等。

（一）手法治疗

手法治疗具有松解肌肉痉挛、活血散瘀、消肿止痛的作用。常用的手法有点压法、按摩法、滚法、拿捏法及提端摇转法等。

患者取正坐位，术者立于背后。左手扶住患者额部，右手以拇指、中指轮换点压痛点及天柱、风池、太阳等穴。然后用右手拇指、示指在患侧做从上向下的按摩（图 15-2-3），可重复 5~6 次。对患处痛点及周围可加用滚法、拿捏等法，以小鱼际肌与掌尺背侧在患处做上下来回滚动，再以拇、示及中指对握拿捏痉挛的项部肌肉。如此则可以理顺颈椎两侧之肌筋。

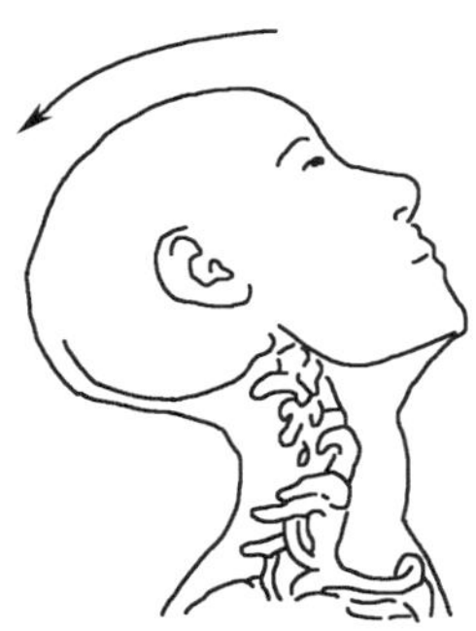

图 15-2-2　极度后仰损伤

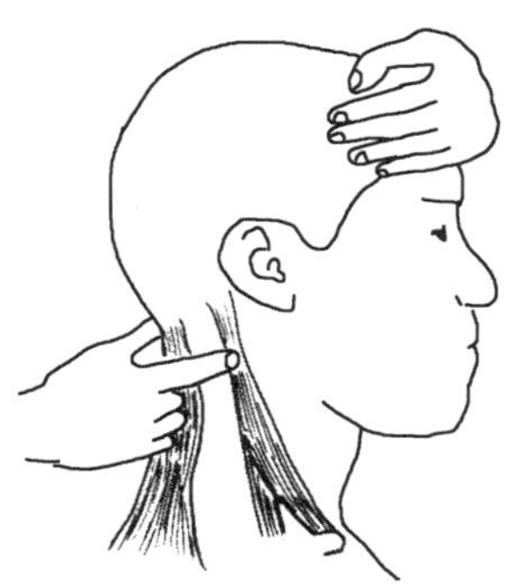

图 15-2-3　点压法

（二）药物治疗

何氏骨科对于颈部扭挫伤的药物治疗，同样遵循中医骨伤科学的辨证原则，选择适当的药物进行辨证施治。

外敷用药：外敷活血祛瘀散。

内服用药：内服活血理气丸。治疗以祛瘀生新为主，兼有头痛头晕者可酌量加疏散风邪药物，内服葛根汤、桂枝汤或防风芎归汤加减。

按摩用药：初期使用归红化瘀酒；中后期，则使用温通经络液。

症状好转的恢复期，可服用小活络丸。

（三）功能锻炼

初次治疗后，即可嘱患者做轻微和缓慢的前俯、后仰、侧弯及旋转等动作，以疏通经络、畅通气血。随着症状的进一步减轻，可以加大活动力度和范围，做"与项争力""向后观瞧"等练功动作，以滑利关节，促进康复。

（四）其他疗法

针灸、刮痧疗法，对于颈部扭挫伤具有很好的疗效。也可以选用电疗、磁疗、超声波疗法等，以局部透热缓解肌肉痉挛。

第三节　颈　椎　病

颈椎病是指因颈椎间盘退行性改变、颈椎骨质增生以及颈部损伤等引起的颈部软组织和椎体平衡失调，刺激或压迫其周围的血管、神经、脊髓等邻近组织而产生的一系列复杂的症状和体征，又称为颈椎综合征，因颈椎与肩部紧密相连，故亦称颈肩综合征。本病多见于40岁以上的中老年人，男性多于女性。临床上仅有颈椎或颈椎间盘退行性改变，而无神经、血管症状者，不能诊断为颈椎病。

中医学虽无"颈椎病"的病名，但对此病却早有论述，称为"脖颈伤筋"，对其发病、病症及治疗均有记载。本病属于中医"项强""颈肩痛""项筋急""痹证""痉证""痿证""痰饮"眩晕"等范畴。相关论述散见于这些病证的古代文献之中，为后世治疗颈椎病提供了宝贵的经验。

一、发病机制

目前认为主要是椎间盘变性等退行性改变后，引起颈椎边缘及关节突骨质增生、刺激或压迫颈脊神经根、脊髓、椎动脉及交感神经等，造成非常复杂的症状与体征，且X线检查结果与临床症状常不符合，有时确诊相当困难。

（一）颈部外伤

急性暴力可导致纤维环破裂，髓核突出，棘间韧带、棘上韧带、项韧带、关节囊等断裂，颈椎失稳（图15-3-1）。颈部挥鞭伤可出现一过性颈椎脱位，软组织损伤，关节失稳而出现急性发病，或诱发退变椎间盘突出症与骨质增生，刺激周围组织出现症状。颈部外伤后，特别是骨折、脱位后出血、水肿可波及椎间孔，或骨碎片的移位直接压迫神经根或脊髓。

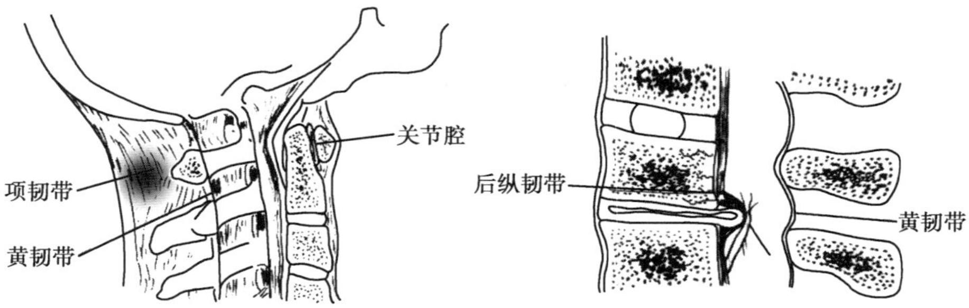

图15-3-1　颈部外伤

（二）慢性劳损

长期从事屈颈姿势工作、不良坐姿、不良睡眠体位，使颈部长期超过正常生理活动范围而处于疲劳状态，此慢性劳损使颈部的生理曲度改变（图 15-3-2），促进小关节的增生和退变，从而导致颈椎病的发生。

（三）退行性变

颈椎退行性变是颈椎病的祸首（图 15-3-3）。人体有自然衰老的过程，颈椎也不例外。颈椎退行性变包括颈椎解剖结构的衰老变化和颈椎功能的衰退。颈椎退行性变是机体的自然老化过程，本身不是疾病，究其原因主要有年龄增长、颈椎使用过多、颈椎修复能力下降三个方面。仅有颈椎退变而无相关临床表现，不能诊断为颈椎病，但颈椎退行性变是颈椎病的一大病因和病理基础，并贯穿整个发病过程，可以说是颈椎病的罪魁祸首。因此，正确认识颈椎病的祸首，对延缓颈椎退行性变进程和防止颈椎病的发生有重要意义。

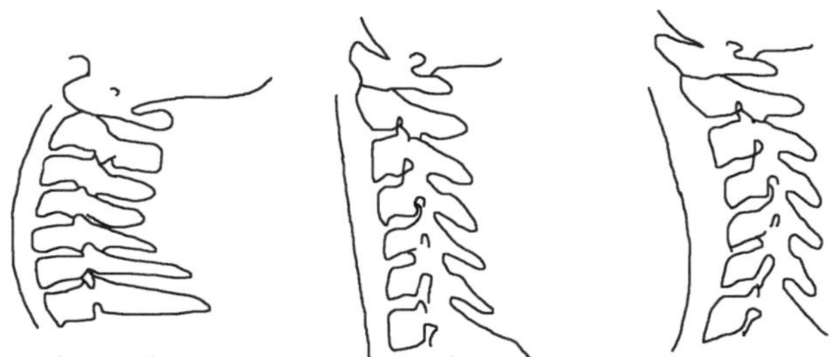

图 15-3-2　慢性劳损导致颈椎生理曲度改变

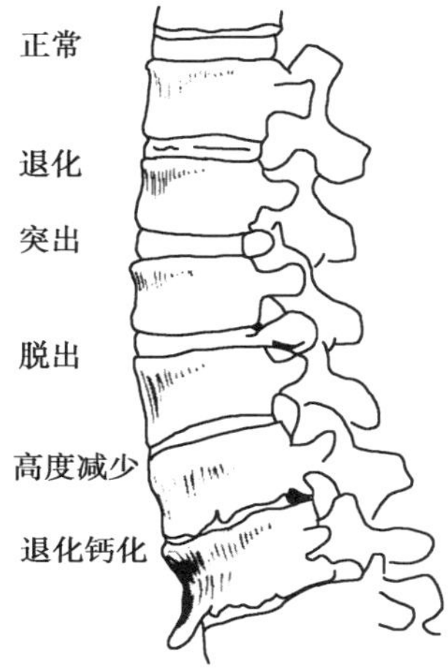

图 15-3-3　颈椎退行性改变

颈椎与胸椎、腰椎、骶椎、尾椎，共同组成人体的脊柱。颈椎位于脊柱的最上方，上承头颅，下连胸腹。颈椎的位置决定了颈椎的活动度在脊柱各部中是最大、最灵活的，相对也是最脆弱的。颈椎活动频率高，一直处于承受负荷和磨损的状态。30 岁以后，颈椎间盘便逐步进入退行性变进程，该过程随着年龄增长而持续发展，通常表现为椎间盘退行性变、骨质增生、椎体退行性变、小关节退行性变、椎管狭窄等一系列进程。颈椎间盘的退行性变有其内在的规律。一般可分为 3 个阶段。

第一阶段：髓核和纤维环失去水分。随着年龄的增长，椎间盘开始老化，髓核和纤维环含水量减少，导致生物力学性能改变，弹性和液压作用减弱。椎间隙变窄，纤维环弹性纤维变粗、变性、失去弹性，对髓核的约束力下降。

第二阶段：纤维环损伤和椎间盘突出。髓核脱水后，纤维环受到扭转、剪切应力的作用，加之自身纤维变性而易破裂，椎间盘随之突出。由于后纵韧带的缘故，一般在薄弱的后外侧突出，少数在后侧正中突出。突出后椎间盘局部产生炎症反应。

第三阶段：全盘变性。最初，椎间盘向一个方向突出，促进了椎间盘更严重的变性，最后导致全盘变性，向四周突出。退变的椎间盘失去了弹性和稳定性，椎体内平衡系统被破坏，易产生更大的损伤。

椎间盘突出后，椎间隙变窄，失去其稳定作用。变性的椎间盘在压力作用下向四周突出，将附着在椎体边缘上的外骨膜掀起，椎体和终板的反应性骨组织修复而使软骨下骨硬化，在骨膜下形成唇样骨刺。

同样，椎间盘失去正常高度，使相应节段的钩椎关节和关节突关节受到异常应力刺激，关节囊扭曲，关节突受到磨损而引起骨质增生。椎间隙的变窄，使该节段的各种韧带松弛，该节段失去稳定后，反常活动刺激了这些韧带，韧带代偿性肥厚、钙化，尤其是后纵韧带和黄韧带，使有限的椎管变得更狭小，脊髓受到压迫。

突出日久的椎间盘可与神经根或脊髓的硬脊膜粘连，并可使之纤维化。神经根受刺激后可反射性引起肌肉痉挛，这是机体自身的保护性反应（图 15-3-4）。

椎间盘、小关节、椎体组成的稳定结构都被破坏后，会形成椎管狭窄，包括颈椎管、椎间孔和神经根管的狭窄，容纳其中的脊髓、神经根和椎动脉受到压迫，从而引起一系列症状和体征。

（四）肝肾亏虚与外邪侵袭

中医学认为，本病以先天不足、肝肾亏虚为主要内因；此外，外邪侵袭等也是促进颈椎病发生的重要外在因素。如感受风寒湿邪或咽部炎症等导致颈部肌肉紧张，椎间盘承受应力增加，若有退行性变则更易使椎间盘破裂。

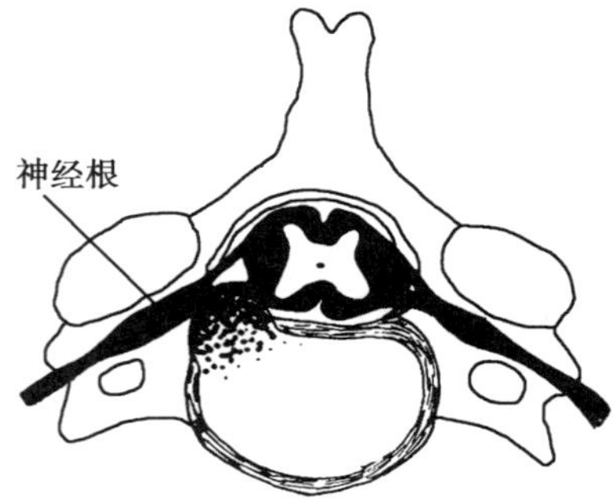

图 15-3-4　椎间盘刺激神经根

二、临床表现

项部僵硬、疼痛是颈椎病最常见的症状。有时症状会延及整个肩背部，甚至患者不能点头、仰头及转头。一个很典型的特点是患者在转头时，身体必须跟着同时转动。如果患者仅有颈肩部的僵硬疼痛，说明处于颈椎病的初期，一般属于颈型颈椎病的范畴。

颈肩部疼痛伴随上肢放射性疼痛、麻木，这种疼痛又叫神经根性疼痛，典型表现是疼痛和麻木沿着受累神经根的走行和支配区放射，究其原因是骨赘或突出的椎间盘压迫了颈椎的神经根，而产生类似神经过电的现象。根性疼痛会在颈部活动、咳嗽、排便及用力时加重，日久还会出现上肢和手握力的减退、肌肉萎缩、感觉下降。

头晕往往也是颈椎病的症状，这种头晕的特点是颈部活动时或头部姿势改变时，头晕症状更为明显，常伴有头痛、眼花、恶心、呕吐、耳鸣，严重者会突然晕倒。这是颈椎动脉受到刺激和压迫，出现了短暂的大脑供血不足所致。该型颈椎病可以诊断为椎动脉型颈椎病。

四肢无力，走路不稳，如同踩在棉花上，身子有被绳子束缚的感觉，严重的患者甚至不能行走，并且出现大小便失禁的现象，这些症状都是颈部脊髓受到压迫引起的。该型颈椎病可以诊断为脊髓型颈椎病，本型颈椎病对身体损伤较大，治疗不及时则致残率很高。

此外，个别颈椎病会影响到食管，出现吞咽困难。有的颈椎病患者出现心慌、胸闷不适等类似心脏病的症状，这是交感神经受到刺激所引起的。该型颈椎病可以诊断为交感型颈椎病。

三、临床分型及诊断

颈椎病的发病部位、临床表现各种各样，根据病变部位、病变范围、临床症状及受压组织的不同，将颈椎病可分为颈型、神经根型、脊髓型、椎动脉型、交感型和混合型 6 种。其中以神经根型最为常见，约占颈椎病总数的 60%。

（一）颈型颈椎病

常见于颈椎退变的早期阶段。症状和体征都局限于颈部，表现为颈肩部疼痛，肌肉僵硬，头颈部活动受限，多在早晨起床时发病，有落枕史。临床检查颈项及上背肌紧张，棘突旁及关节囊有压痛点，头部活动受限。X 线片上显示颈椎曲度改变或椎间关节不稳。

（二）神经根型颈椎病

是各型发病率中最高的一种，占颈椎病的 50%~60%。年龄多在 40 岁以上，男性多于女性。起病缓慢，多无明显外伤史。颈肩及上背部疼痛，多为持续性隐痛或酸痛，疼痛可沿神经根分布区由上肢放射至手部或三个手指，多在尺侧，可有烧灼样、针刺样或触电样疼痛。颈部后伸、咳嗽，甚至增加腹压时疼痛可加重（图 15-3-5）。颈部僵硬，活动受限。患肢有沉重、无力感。手的握力减弱，皮肤麻木，感觉迟钝。

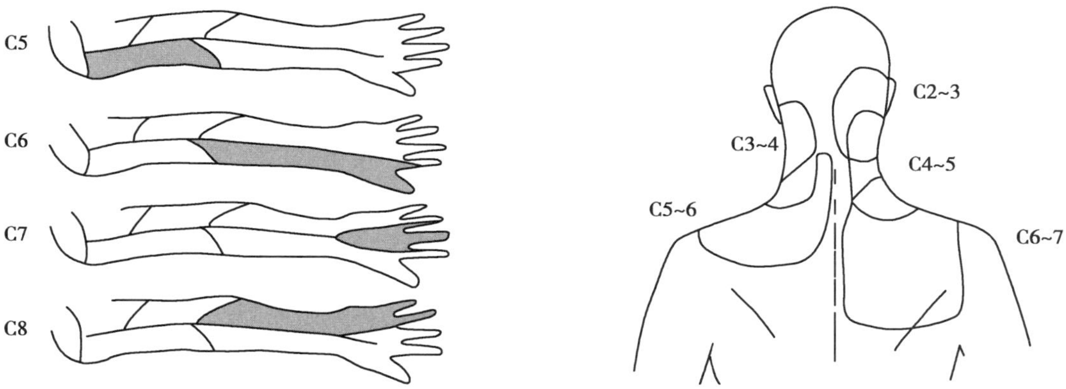

图 15-3-5 不同受累椎节疼痛范围

临床检查：颈部活动受限、僵硬，颈椎的生理前凸曲度减小，颈部后伸或向病侧弯曲时受限明显。颈椎有放射性压痛，患侧肩胛骨内上多有压痛点，尤以棘突旁压痛最为明显，受压神经分布区域感觉减退，腱反射异常，肌力减弱。臂丛神经牵拉试验阳性，椎间孔挤压试验阳性。

影像学检查：颈椎正侧位、斜位或过伸、过屈侧位 X 线片可显示椎体增生，钩椎关节增生，椎间隙变窄，颈椎生理曲度减小、消失或反角，轻度滑脱，项韧带钙化和椎间孔变小等改变。

（三）脊髓型颈椎病

该型颈椎病系由颈椎退变结构压迫脊髓而引起，为颈椎病诸类型中症状最严重者，可引起四肢瘫痪，致残率较高。

由于下颈段椎管相对较小，且活动度大，故退行性变发生较早且重，脊髓受压也易发生在下颈段。脊髓受压早期，由于压迫物多来自脊髓前方，故临床上以侧束、锥体束损害表现突出。此时，颈痛及颈部活动受限不明显，而以四肢乏力，行走、持物不稳为最先出现的症状。随着病情逐渐发展加重，出现自下而上的上运动神经元性瘫痪，表现为双侧或单侧下肢麻木、疼痛、无力、腿软或易绊倒，步态笨拙，双脚有踩棉花的“踏空感”。继而单或双侧上肢发麻、疼痛，手无力，发抖，不灵活，持物不稳，精细动作困难，肌肉萎缩，甚至四肢瘫痪。初期常见尿急，排出不畅，继而出现尿潴留或尿失禁。有时压迫物可以来自侧方的关节突或后方肥厚的黄韧带，从而出现不同类型的脊髓损害，通常分为三型（图 15-3-6）。

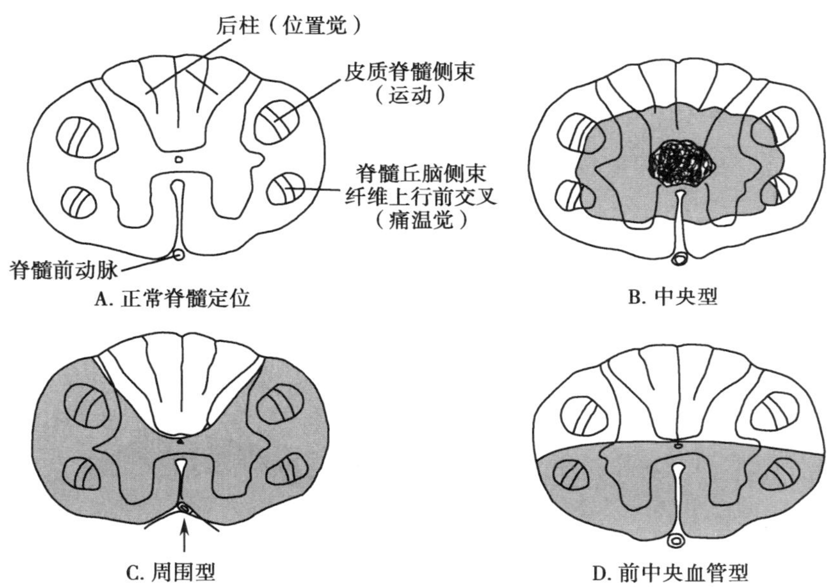

图 15-3-6 脊髓型颈椎病

1. 中央型（以上肢症状为主型） 锥体束深部邻近中央管处最先累及，先出现上肢症状，继而出现下肢症状。

2. 周围型（以下肢症状为主型） 锥体束受累，先出现下肢症状，当进一步发展累及锥体束深部时，则出现上肢症状，但症状严重度仍以下肢为重。

3. 前中央血管型（四肢症状型） 脊髓前中央动脉受累，上、下肢同时出现症状。

临床检查：颈部僵硬，后伸或侧弯受限，棘突或其旁有压痛，压顶试验和神经根牵拉试验均为阴性。下肢肌张力增高，呈不完全痉挛性瘫痪。膝、跟腱反射亢进，肌痉挛侧的巴宾斯基征阳性，踝、髌阵挛阳性，上肢肱二头肌、肱三头肌腱反射亢进。椎间孔挤压试验阳性、霍夫曼征阳性是脊髓受压的重要体征。感觉障碍的平面并不规则，躯干可从第二肋以下感觉减退，也可能某一段区域有感觉障碍。下肢多有感觉障碍，腱反射活跃或亢进，而腹壁反射、提睾反射减弱或消失。

影像学检查：X 线检查显示颈椎生理曲度改变，病变椎间隙变窄，椎体后缘唇样骨赘，椎间孔变小，小关节重叠，项韧带钙化等。CT 检查可见颈椎间盘突出、椎管前后径缩小、脊髓受压等改变。MRI 检查能分辨骨、椎间盘、脊髓、神经根及其他软组织的形态，显示受压节段脊髓有信号改变，脊髓受压呈波浪样压迹，可分辨其压迫是源于骨刺、椎间盘，还是黄韧带肥厚等。

（四）椎动脉型颈椎病

其特点是脑部症状多于四肢症状，眩晕为本病的主要症状（图 15-3-7）。头颈部体位改变而引起眩晕，单侧颈枕部或枕顶部发作性头痛，多为胀痛或跳痛。视力减弱，耳鸣，听力下降。可有猝倒发生，患者突然感觉下肢无力而跌倒，但神志清楚，视力、听力及讲话均无障碍，并能立即站起来继续活动。这是本病的一种特殊症状，一般无先兆，多发生在行走或头颈部过度旋转伸屈时。椎动脉血流检测及椎动脉造影可协助诊断，可辨别椎动脉是否正常，有无痉挛、压迫、迂曲、变细或阻滞。

影像学检查：X 线、CT 及 MRI 检查均会发现颈椎钩椎关节增生，椎间孔变小，椎间不稳，椎体变形等。

（五）交感型颈椎病

颈神经根并无交感神经的节前纤维发出，至第 1 胸椎 ~ 第 2 胸椎才发出节前纤维，组成颈交感神经节，其节后纤维随着颈神经、窦椎神经、椎动脉等分布。因此，颈部交感神经的分布范围极广，一旦受累，引起的症状也极为复杂，多见的是交感神经兴奋症状，少数出现交感神经抑制症状（图 15-3-8）。

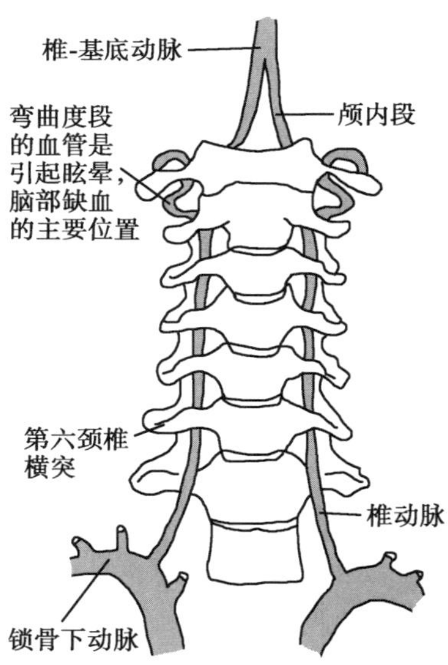

图 15-3-7　椎动脉型颈椎病

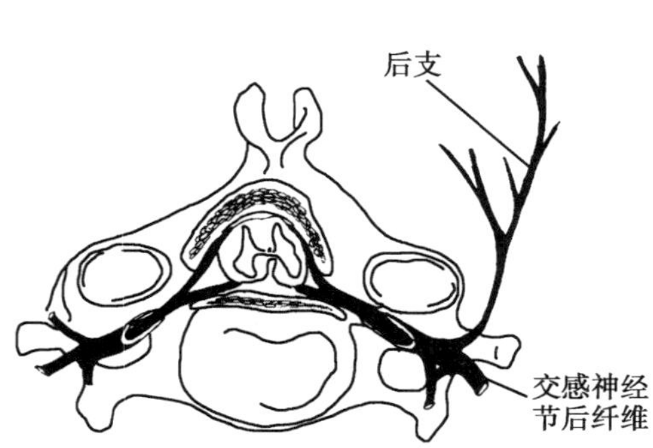

图 15-3-8　交感神经节后纤维

1. 交感神经兴奋症状 如头痛或偏头痛，头晕在头转动时加重，有时伴恶心、呕吐；视物模糊、视力下降，瞳孔扩大或缩小，眼后部胀痛；心率加快，心律失常，心前区痛和血压升高；头颈及上肢出汗异常，耳鸣、听力下降，发音障碍等。

2. 交感神经抑制症状 主要表现为头晕、眼花、流泪、鼻塞，心动过缓、血压下降及胃肠胀气等。

头颈部转动时，颈部和枕部不适与疼痛的症状明显加重。压迫患者不稳定椎节的棘突可诱发或加重交感神经症状。

影像学检查：X 线、CT、MRI 检查，均可见颈椎有异常，如颈椎失稳、骨质增生、椎间盘突出等。

（六）混合型颈椎病

即同时存在两种或两种以上类型颈椎病症状者，临床上较为常见。

另外，还有一种食管型颈椎病，临床上罕见。椎体前方骨刺较大，可压迫食管引起吞咽困难；同时因膈神经受累而产生呼吸困难，喉返神经受刺激引起声音嘶哑等。

四、鉴别诊断

颈椎病的临床症状与体征多种多样，致使颈椎病的诊断易与其他疾病混淆，为了能够明确诊断各型颈椎病，下面将各种易与颈椎病相混淆的疾病作简要的鉴别。

（一）颈型颈椎病

主要与落枕、肩周炎相鉴别。

1. 落枕 压痛点在肌肉，如斜方肌、胸锁乳突肌等疼痛较明显，在颈背部可触及条索状肌肉痉挛隆起，压痛明显。颈型颈椎病压痛点多在棘突、关节囊部，有轻度肌紧张。行颈椎牵引时，落枕者疼痛不减，有的甚至加重。痛点封闭后落枕者症状减轻或消失。

2. 肩周炎 多见于 50 岁左右的患者，肩部疼痛，活动受限，一般不向前臂放射，压痛点多在肱二头肌短头、喙突附着处、肱二头肌长头腱鞘部。颈部无明显压痛，颈椎 X 线检查多数未见异常。

（二）神经根型颈椎病

凡是肩部疼痛并放射到手臂者，均应与本病相鉴别。如胸廓出口综合征、腕管综合征、锁骨上肿瘤、肩周炎等。

1. 胸廓出口综合征 锁骨与第 1 肋骨间隙狭窄，可能会引起臂丛、锁骨上动静脉在胸廓出口或胸小肌喙突部受压，导致上肢麻木、疼痛、肿胀，锁骨上窝前斜角肌附着点有压痛并放射到手。疼痛多呈针刺样或烧灼样，可出现典型的臂丛神经痛，即疼痛多从受压点向患侧颈部、腋下、前臂内侧及手部放射。患侧手高举而不耸肩时，锁骨动脉受压，出现手部皮肤变冷、苍白，甚至出现典型的雷诺现象。

2. 腕管综合征 多为手掌或腕部挤压伤后屈肌支持带部位相对狭窄，导致正中神经在腕管内受到挤压，产生手指麻木、疼痛和雷诺现象。其突出症状是麻木，一般限于桡侧 3 个手指，夜间发作或加剧，影响睡眠。腕管韧带加压试验（手指压迫或叩诊锤叩打屈肌支持带近侧缘）阳性，腕关节背屈试验阳性，但颈神经根牵拉试验、压顶试验阴性，颈椎 X 线检查多无异常。腕管综合征初期多为第 1~4 指末节的掌面麻木和刺痛，感觉消失，小指绝不累及。后期可出现掌部鱼际肌萎缩，肌力减退，拇、示、环指感觉减退。

3. 锁骨上肿瘤 多起源于肺尖部肺癌，若与臂丛神经发生粘连或挤压，出现持续性疼痛。X 线片可见肺尖部有一不透光区域，以及胸椎的破坏。

4. 肩周炎 主要表现为肩部疼痛、活动受限及肩部肌肉萎缩。无颈部症状。X 线检查无阳性征象。更多内容可参阅肩关节周围炎章节。

（三）脊髓型颈椎病

椎管内肿瘤、脊髓空洞症及肌萎缩侧索硬化与该型颈椎病有许多相似之处，因此临床应做细致的鉴别。

1. 椎管内肿瘤 脊髓型颈椎病是髓外压迫,与脊髓肿瘤的鉴别很重要。脊髓肿瘤一般起病缓慢,但呈进行性发展,症状逐渐加重,同侧上肢为下运动神经元损害,下肢为上运动神经元损害。颈椎 X 线检查可显示椎间孔增大,椎体或椎弓有破坏。脊髓造影显示梗阻呈倒杯状阴影。颈椎病则椎间孔缩小,椎体缘骨赘呈唇形。诊断困难者,需做 CT 或 MRI 检查。

2. 脊髓空洞症 好发于青年人,颈胸段多见。其主要特点是在颈胸神经分布区出现痛觉、温度觉障碍,触觉正常的感觉分离现象,尤其是温度觉减退或消失更突出。神经根型颈椎病虽可出现温度觉障碍的症状,但多为不完全性,即不能辨别差别较小的温度,却可辨别较大的温度改变;典型脊髓空洞症的温度觉障碍多为完全性缺失,任何温度差别均难辨别。神经根型颈椎病的痛觉障碍表现在皮肤浅层,深层痛觉受损轻微,针刺皮肤时痛觉明显障碍,用手捏压深层则痛觉存在或轻微减退;脊髓空洞症则为深浅痛觉平行消失。脊髓空洞症患者,颈胸部造影通畅,CT 与 MRI 能清楚地看到脊髓病变。

3. 肌萎缩侧索硬化 又称渐冻症,也叫运动神经元病。该病是累及上运动神经元(大脑、脑干、脊髓),又影响到下运动神经元(脑神经核、脊髓前角细胞)及其支配的躯干、四肢和头面部肌肉的一种慢性进行性变性疾病。患者首先出现一侧手大小鱼际肌、骨间肌萎缩,并逐步波及对侧手部至肩背部、颈部和躯干等肌肉,随后下肢也受损。检查可见手部肌肉萎缩,但无感觉障碍。下肢有肌痉挛和病理反射。脊髓造影无梗阻,腰椎穿刺示蛛网膜下腔通畅。

(四) 椎动脉型颈椎病

在各型颈椎病中,椎动脉型发病率高,仅次于神经根型颈椎病,发作时天旋地转,恶心呕吐,浑身乏力,不敢睁眼,可伴有耳鸣耳胀等不适症状。并且受到颈交感神经受压迫的影响,椎动脉发生痉挛,引起不同程度的颈动脉供血不足。由于椎动脉的供血范围广,故症状极为复杂。临床上应与梅尼埃病、脑动脉硬化症、颅内肿瘤等相鉴别。

1. 梅尼埃病 以眩晕发作、耳鸣、耳聋为主要表现,并有发作性及复发性的特征。常突然发作,并伴有恶心、呕吐,易受刺激,如光线、情绪波动等而使眩晕加重。眩晕发作有规律性,伴有水平性眼球震颤。有明显的缓解期,缓解后可毫无症状,神经系统检查无异常,但前庭功能试验不正常。

2. 脑动脉硬化症 以有头晕、睡眠障碍、记忆力减退等为主要症状。多有高血压病史,其特点是舒张压高,收缩压低,脉压减小。视网膜动脉硬化,血中胆固醇、甘油三酯和脂蛋白增高,椎动脉造影检查无异常。

3. 颅内肿瘤 第四脑室或颅后窝肿瘤可直接压迫前庭神经及其中枢,患者转头时也可突发眩晕。但颅内肿瘤常有头痛进行性加剧、呕吐等颅内压增高的表现,血压升高。头颅 CT 扫描可发现肿瘤病灶。

(五) 交感型颈椎病

临床上,交感型颈椎病应与以下疾病相鉴别。

1. 梅尼埃病 主要病因是自主神经系统功能紊乱,以交感神经发作兴奋为特征,以眩晕、耳鸣、耳聋为主要表现。过度疲劳、睡眠不足、情绪激动可诱发,但与颈部活动无关。

2. 雷诺病 多发生于青年女性。可见阵发性、对称性、间歇性指端发白、发绀等。情绪波动及寒冷可诱发,入夏缓解,周围脉搏正常。

3. 冠状动脉供血不足 发作时,可有心前区疼痛、胸闷及气短等症状。无神经系统改变,心电图有变化,服硝酸酯类药物可缓解其症状。

4. 神经症 患者常有头晕、头痛、失眠、记忆力减退等症状,临床检查无神经根和脊髓受害体征。发病特点也非发作性和一过性,症状的变化多与精神、情绪因素有关,药物治疗有效。

五、治疗

颈椎病发病机制复杂，受累组织不同，临床症状繁多，治疗方法多种多样，但总体上可分为保守治疗与手术治疗两类。何氏骨科是以传统中医治疗手段为主的保守疗法，但采取中西医结合的方法，在治疗颈椎病方面取得了较好的效果。

(一) 手法治疗

根据患者年龄、病情以及治疗条件等不同的具体情况，选择最适合患者自身状况的相应手法，调整颈部动静力平衡，改善局部血液循环，解除颈部肌肉的紧张。

1. 舒筋手法 点压、拿捏、弹拨、按摩等手法是治疗颈椎病常用的推拿手法，具有舒筋活血、和络止痛的效果。点压按摩的穴位常取风池、风府、太阳、百会、大椎、肩贞、肺俞、肩髎、曲池、手三里、合谷及压痛点等(图 15-3-9)，压痛点可重点施用手法。每次 20~25 分钟，推拿手法宜柔和、稳重，力量渗透，如此效果方可最佳。

2. 旋转扳法 患者取低坐位，术者立于患者背后，一手托住患者下颌，一手托住后枕部，嘱患者放松颈部肌肉。术者两手徐徐用力，将患者头部向头顶方向尽量上提，然后使头部向一侧旋转至最大限度时，术者使用适当力度沿着原来方向继续旋转 5°~10°，此时多数可听到小关节扳动的弹响声。同样，可做另外一侧的旋转扳法。运用该手法时，要注意患者颈部肌肉必须放松，应缓缓转动，幅度不宜过大，当头部旋转至无法再转动时，表明到了可以使用扳法的时候，巧妙运用寸劲，干脆到位。侧方旋转时，必须同时保持患者头部有上提的力量，这样才较安全(图 15-3-10)。

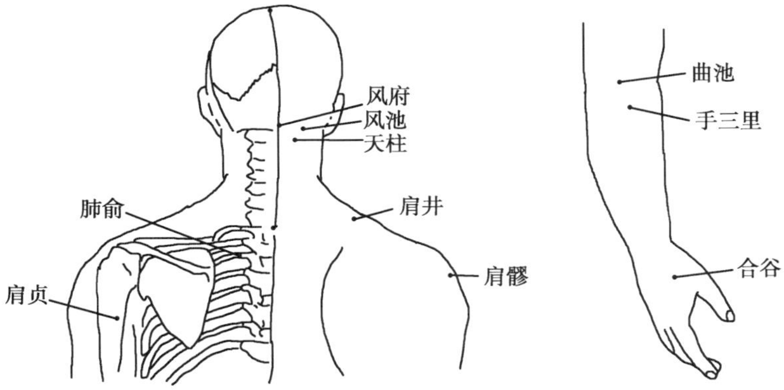

图 15-3-9　颈椎病治疗常取穴位

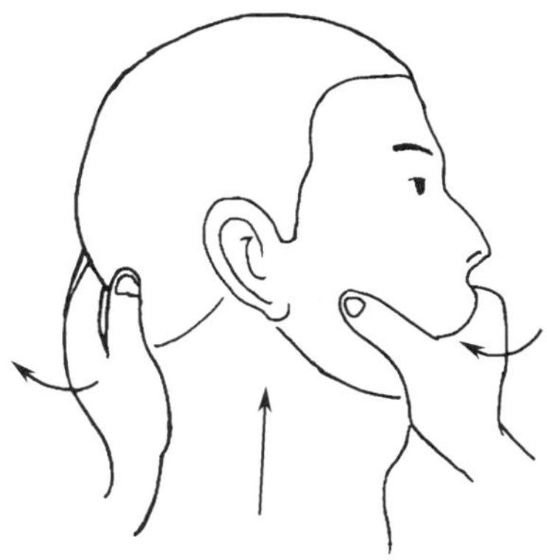

图 15-3-10　旋转扳法

(二) 药物

何氏中医骨伤科对于颈椎病的药物使用，同样遵循中医骨伤科学的辨证原则，辨证选择适当的药物进行施治。

外敷用药：外敷消增通痹散。

内服用药：内服强筋壮骨丸、正骨通关丸。各型颈椎病的治疗依然要遵循辨证施治的原则。对神经根型颈椎病，以麻木为主者，治以理气活血，益气通络，方用柴胡疏肝散合黄芪桂枝五物汤加减；以疼痛为主者，治以祛风散寒，疏经通络，方用葛根汤加附子、桃仁、红花、川芎等。对椎动脉型颈椎病，若痰湿中阻，治以化痰利湿，祛风通络，方选二陈汤合九味羌活汤加减；气血两虚者，治以益气养血，方选益气聪明汤加减；肝阳上亢者，可选镇肝熄风汤或天麻钩藤饮加减。对脊髓型颈椎病，偏于肝肾亏虚者，治以滋养肝肾，疏肝理气，方选左归丸合柴胡疏肝散；偏于脾肾阳虚者，治以温脾补肾，活血通络，方选圣愈汤合地黄饮子加减。对交感型颈椎病，偏于肝气郁结、气血亏虚者，治以疏肝理气，益气养血，方选柴胡疏肝合人参养荣汤加减。

按摩用药：使用温通经络液。

（三）牵引治疗

牵引疗法是治疗颈椎病最为常用的有效方法（图 15-3-11、图 15-3-12）。此法能限制颈椎活动，解除颈部肌肉痉挛，减轻神经根及突出物的充血水肿；牵引可以增大椎间隙和椎间孔，减小椎间盘的压力，从而减轻对神经根的压迫，有利于突出物的消肿和回缩；减轻钩椎关节骨刺对神经、血管的刺激。牵引治疗要注意牵引的质量、时间与角度，牵引质量自小增大，开始时 2~3kg，如无不良反应则可逐渐增加至 5kg，最大可达 10kg。临床一般分为轻量牵引与重量牵引，轻量牵引（质量 3~4kg），用于椎动脉型及脊髓型；重量牵引（质量 5~6kg），用于颈型、神经根型。一般每次 45~60 分钟，每天 1~2 次，前屈 15°~30° 体位。

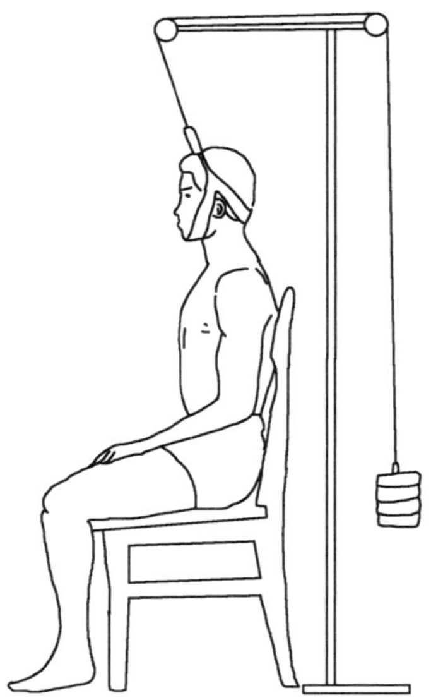

图 15-3-11　坐位颈椎牵引

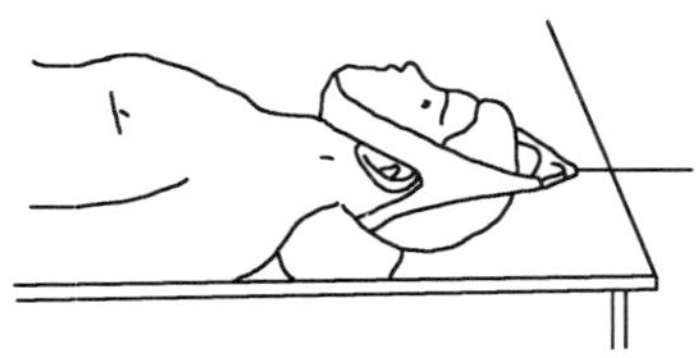

图 15-3-12　卧位颈椎牵引

（四）固定治疗

颈领和颈托有限制脊椎过伸、过屈、过度旋转活动的作用，避免造成脊髓、神经的进一步受损，有助于组织的修复和症状的缓解，防止病情复发。颈领的作用不是固定颈部，而是限制颈部活动，特别是对颈部不稳定者效果更好。颈托则多应用于颈椎骨折、脱位，经早期治疗仍有椎间不稳定或半脱位的患者。颈领和颈托可应用于各型颈椎病患者，乘坐高速汽车等交通工具时，戴颈领、颈托是颈椎病患者十分重要的预防保护措施。但两者长期使用时，可引起颈部肌肉的失用性萎缩。

（五）针灸治疗

针灸治疗对颈椎病有行气活血、通络止痛的作用。针刺常用穴位有风池、风府、夹脊、曲池、手三里、合谷等；灸法常用穴位有大椎、关元、气海、足三里等。耳针可取皮质下、肾上腺、交感、神门等。对一般颈椎病患者进行针刺治疗时，进针后经过手法捻转得气后即可出针；病情重而病程长者，得气后可留针 15~30 分钟。留针期间，每隔数分钟运针 1 次，反复数次以保持一定的刺激量以增强疗效。一般 10~20 次为 1 疗程，间隔 1 周再进行下一疗程的治疗。

（六）刮痧治疗

刮痧对颈椎病具有较好的疗效，刮拭部位主要取颈部两侧足少阳胆经（从风池至肩峰端）循行线、背部督脉（从后发际经大椎穴至命门）循行线、背部足太阳膀胱经第 1 侧线（从大杼至肾俞）、肩井、天宗、夹脊。风寒闭阻者，加风门、风府；劳伤血瘀者，加膈俞、合谷、血海。刮痧后饮 300~400ml 温开水，并避风保暖。4~5 天痧痕消失后再刮下一次，连续 5 次为 1 个疗程，休息 1 周后再开始第 2 个疗程。

(七) 练功活动

练功是巩固疗效、防止复发的重要手段。可以做颈项前屈、后伸、左右转向等活动锻炼，如《中医骨伤科学》介绍的“与项争力”“往后观瞧”“回头望月”3 种较为有效的练功方式，对增强颈项功能具有较好的效果。此外，还可以做体操、太极拳、健美操等运动锻炼。

(八) 预防

预防颈椎病的发生，要避免长时间低头工作、学习等，纠正工作与生活中不正确的姿势。

第四节 腰部扭挫伤

腰部扭挫伤系指腰部筋膜、肌肉、韧带、椎间小关节、腰骶关节突然遭遇间接暴力所致的急性损伤，是常见的筋伤疾病，多发于青壮年和体力劳动者。中医对腰部损伤早有认识，《素问·刺腰痛》指出“衡络之脉令人腰痛，不可以俯仰，仰则恐仆，得之举重伤腰，衡络绝，恶血归之”。隋代巢元方《诸病源候论·腰背病诸候》云：“暨腰者，谓卒然伤损于腰而致痛也。此由损血搏于背脊所为，久不已，令人气息乏少，面无颜色，损肾故也。”以后历代医家对于腰部损伤的认识逐渐深化，治疗手段也日益丰富。

一、发病机制

腰部损伤与腰部生理结构，特别是与脊柱的稳定性有关。脊柱的稳定性取决于多种因素，其中最重要的是通过的力是否垂直，即力线是否位于机体正中的矢状面上。由于腰椎支撑着位于其上的全部体重，因此，这段脊柱的力线不断前后调整。力线越向前移动，腰部肌肉的活动就越多，肌肉负荷就越大，作用于脊柱的各种力要比腰椎负荷的重力大得多(图 15-4-1)。所以当弯腰搬抬重物时，或用力过度，或体位不正(如直膝屈髋伸腰)(图 15-4-2)，或突然改变体位，皆可使腰部受到剧烈的牵拉扭伤，使筋膜、肌肉、肌腱、韧带及关节等组织遭受损伤。

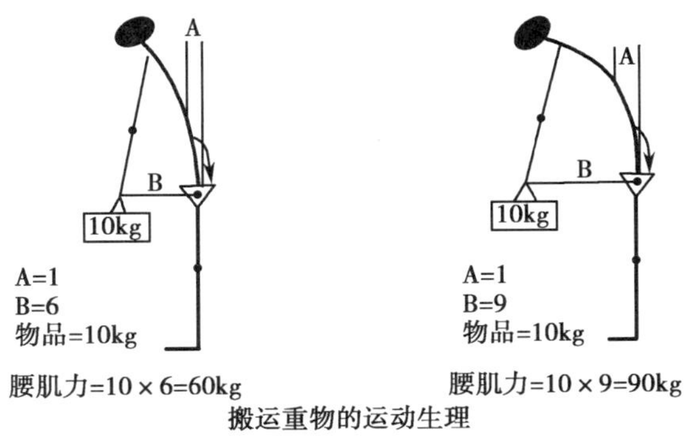

图 15-4-1　腰部肌肉活动越多，肌肉负荷越大

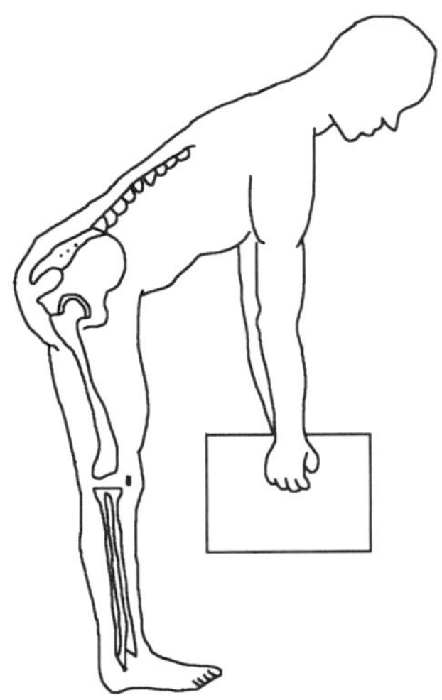

图 15-4-2　体位不正：直膝屈髋伸腰

当脊柱屈曲时，两侧骶棘肌收缩，以抵抗体重和维持躯干的位置，此时若负重过大或用力过猛，致使腰部肌肉强烈收缩，而引起肌纤维撕裂；当脊柱完全屈曲时，主要靠棘上韧带、棘间韧带、髂腰韧带等韧带来维持躯干的位置，此时若负重过大或用力过猛，则引起韧带损伤；腰部活动范围过大、过猛，弯腰转身突然闪扭，致使脊柱椎间关节受到过度牵拉或扭转，引起椎间小关节错缝或滑膜嵌顿。

二、临床表现及诊断

有明显的外伤史。伤后腰部即出现剧烈、持续性疼痛，咳嗽、打喷嚏及深呼吸时均可使疼痛加剧。患者常用双手撑住腰部，以防止因活动而发生更剧烈的疼痛；休息后疼痛减轻，但不能消除，遇寒冷加重。产生强迫性体位，脊柱多呈强直位，腰部僵硬，腰肌紧张，生理前凸改变，不能挺直腰杆，俯仰转侧均感困难。严重者不能坐立、行走，或卧床难起，有时伴有下肢牵涉痛。

腰肌及筋膜损伤后，引起疼痛会造成保护性痉挛，不对称的肌痉挛会引起脊柱生理曲线改变，生理前屈减小甚至反弓，以及脊柱侧弯，腰部各方向活动均受限制，在棘突旁骶棘肌处、腰椎横突或髂嵴后部有压痛，压痛点多在骶棘肌附着点，少数在肌腹，有的可扪及肌纤维断裂，条索状异常；棘上韧带或棘间韧带损伤时，在脊柱屈曲受牵拉时疼痛加剧，压痛多在棘突或棘突间；髂腰韧带损伤时，其压痛点在髂嵴部与第 5 腰椎间三角区，脊柱屈曲、旋转时疼痛加剧；椎间小关节损伤时，腰部被动旋转活动受限，并使疼痛加剧，脊柱可有侧弯，甚至有棘突偏歪，棘突两侧较深处有压痛。

腰部扭伤一般无下肢痛，但有时可出现下肢反射性疼痛，多为屈髋时臀大肌痉挛，骨盆有后仰活动，牵动腰部的肌肉、韧带所致。拾物试验阳性，直腿抬高试验阳性，但加强试验阴性，可与腰椎间盘突出使神经根受压的下肢痛相鉴别(图 15-4-3)。

X 线检查可见腰椎生理前凸消失和肌性侧弯，同时能排除腰椎骨折、脱位、脊柱结核、脊柱先天畸形等。另外，1% 普鲁卡因封闭试验有助于确定损伤性质和部位。

三、治疗

采用以手法与药物结合为主的治疗方案，配合固定、功能锻炼及其他相关治疗。

(一) 手法治疗

对于腰肌及筋膜损伤者，选取适当的手法，疗效显著。患者取俯卧位，术者先采用按揉、拿捏手法在患者脊柱两侧自下而上进行手法治疗，以缓解肌肉的紧张、痉挛(图 15-4-4、图 15-4-5)；接着进行按压、揉按阿是穴、腰阳关、命门、肾俞、大肠俞、次髎、环跳等穴，以镇静止痛；最后，术者用左手压住腰部痛点，右手托住患侧大腿，同时用力做反方向扳动，并加以摇晃拔伸 4~5 次。如腰两侧皆痛者，可将两腿同时向背侧扳动(图 15-4-6)。在整个手法过程中，痛点应作为施术重点区，用轻手法疏通上下经脉，帮助气血流通，化瘀导滞，调和营卫(图 15-4-7)。急性期症状严重者，可每日推拿 1 次，轻者隔日 1 次。

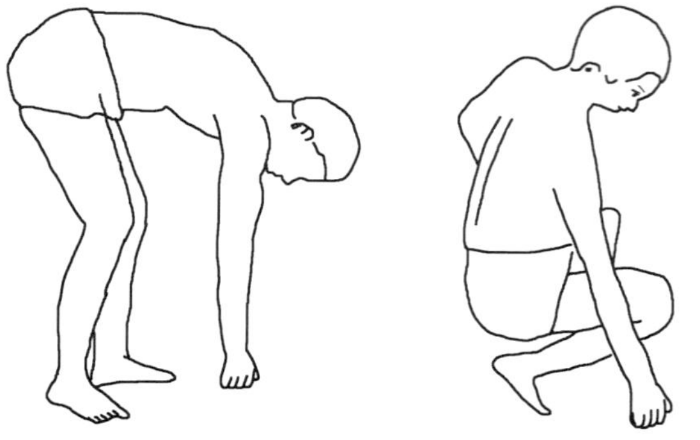

图 15-4-3 拾物试验

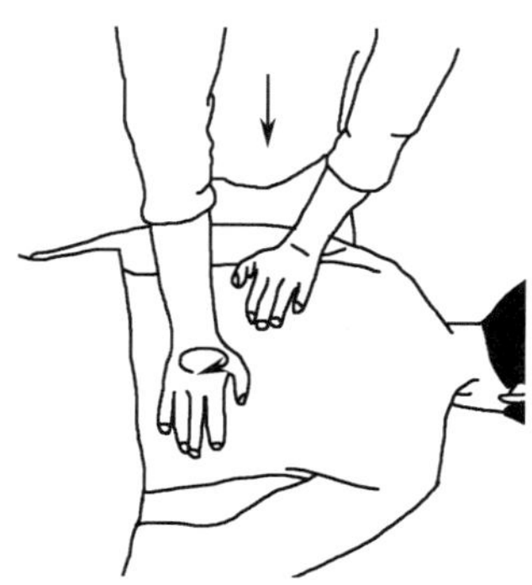

图 15-4-4 按揉手法

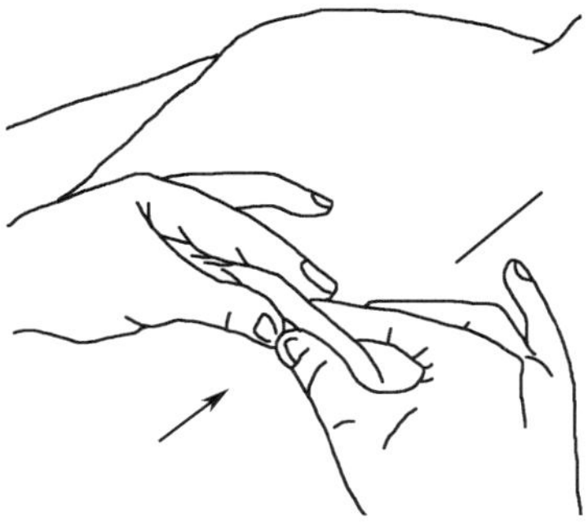

图 15-4-5 拿捏手法

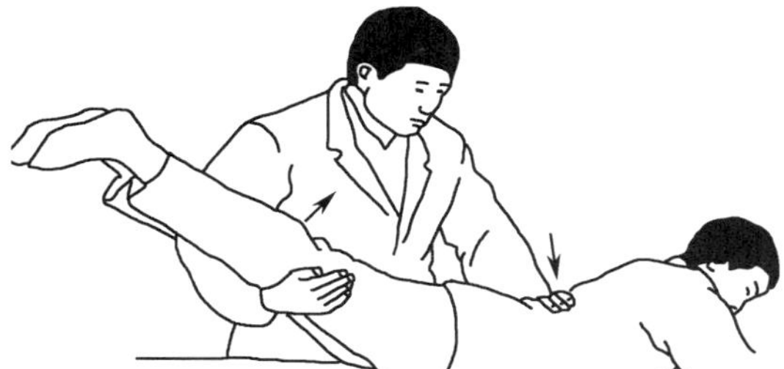

图 15-4-6 扳法

对于椎间小关节错缝或滑膜嵌顿者，采取侧位斜扳法(图 15-4-8)。患者取俯卧位，术者先用按揉、提捏等手法对患者腰部进行放松。然后患者取侧卧位，患侧在上，髋、膝关节屈曲，健侧在下，髋、膝关节伸直，腰部放松；术者立于患者前侧或背侧，一手置于患者肩部，另一手置于臀部，两手相对用力，使上身和臀部做反向旋转，即肩部旋后、臀部旋前，活动到最大限度时，用力做一稳定推扳动作，有时可闻及复位的清脆响声。腰痛一般也随之而缓解。

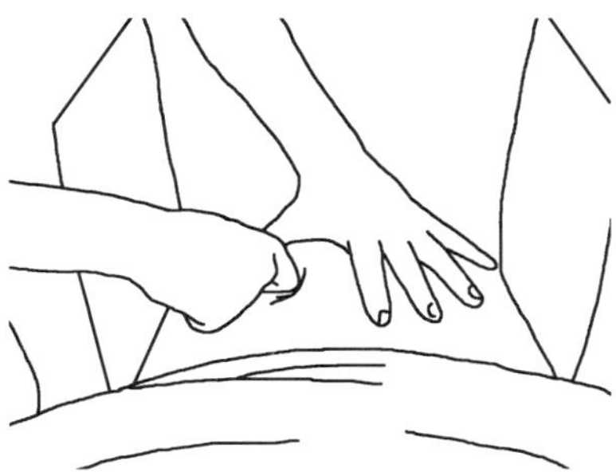

图 15-4-7 痛点疏通经脉

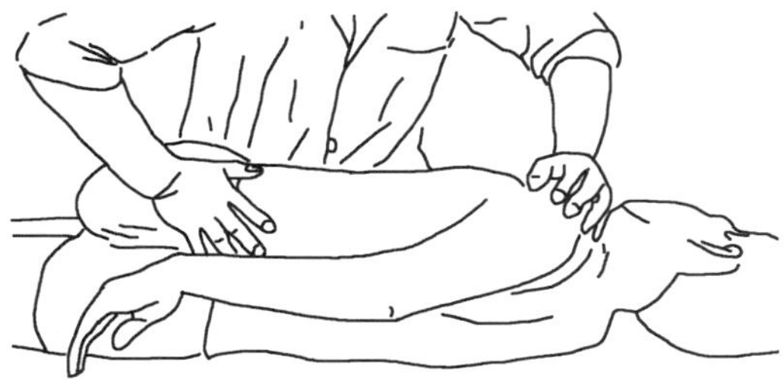

图 15-4-8 侧位扳法

（二）药物治疗

何氏中医骨伤科对于腰部扭挫伤的药物使用，同样遵循中医骨伤科学的辨证原则，辨证选择适当的药物进行施治。

外敷用药：外敷活血化瘀散、温通散。

内服用药：内服活血理气丸、强筋壮骨丸。亦可参考以下方法进行辨证施治。初期，治疗以活血化瘀、行气止痛为主，内服和营通气散或血府逐瘀汤加减。兼便秘、腹胀严重者，加大黄、芒硝各 10g，可通里攻下、散瘀止痛。后期治以舒筋活络、补益肝肾，内服补肾壮筋汤加减。

按摩用药：初期使用归红化瘀酒；中后期，则使用温通经络液。

可配合中药热熨或熏洗，可选海桐皮汤加减。

（三）固定治疗

损伤初期宜卧于有厚垫的硬板床休息，或外敷药物以后佩戴腰围固定，以减轻疼痛，缓解肌肉痉挛，防止进一步损伤。

（四）功能锻炼

损伤后期宜做腰部前屈后伸、左右侧屈、左右回旋等各种功能锻炼，以促进气血循行、防止粘连、增强肌力。

（五）针灸治疗

针刺疗法有局部取穴、循经取穴或邻经取穴等方法，皆能取得较好疗效。特介绍两种较好针刺方法。

1. 针刺腰扭伤穴或腰扭伤Ⅱ穴。腰扭伤穴在手背3、4掌指关节近侧1.5cm处，腰扭伤Ⅱ穴在手背3、4掌指关节近侧之间正中上1.3寸(同身寸)，大幅度强刺激两穴，每隔5~6分钟捻转1次，3~4次后起针，在针刺过程中配合腰部缓慢活动，一般来说效果满意。

2. 针刺双后溪穴，强刺激，得气后，嘱患者缓慢进行腰部左右侧弯，前屈后伸运动，有显著效果。

(六) 预防

为了保护腰部安全，强调以预防为主。平时要经常锻炼腰背肌肉，养成劳动或运动前做好充分准备的习惯。在劳动中，要适当使胸腰挺直，注意力的平衡。如将重物由地面搬起时，要先屈髋、屈膝做下蹲姿势，腰部保持挺直，尔后伸髋、伸膝将重物搬起。原则是姿势正确、量力而行。急性腰扭伤，应注意休息与腰部保暖，勿受风寒。

第五节　腰椎间盘突出症

腰椎间盘突出症又称腰椎间盘纤维环破裂髓核脱出症。本病系因腰椎间盘纤维环破裂、髓核突出，刺激或压迫神经根而引起以腰部及下肢坐骨神经放射痛等症状为特征的一种疾患。自1934年Mixter和Barr报告腰椎间盘突出导致腰腿痛以来，本症迄今为止在腰腿痛中仍占主要位置，是临床最常见的腰腿痛疾患之一。

本病好发于20~40岁青壮年，男性多于女性。多数患者因腰部扭伤或劳累而发病，少数可无明显外伤史。

一、发病机制

椎间盘是连接两个椎体的主要结构，又是脊柱活动的主要关节(图15-5-1)。每个椎间盘由纤维环、髓核2个部分组成，起着稳定脊柱、缓冲震荡等作用。纤维环由纤维及纤维软骨组成，位于椎间盘的外周，横断面上呈环形层状排列，共12层，前部及两侧厚，后面及后外角处薄。前、后正中分别有前纵韧带和后纵韧带加强，故后外角处最为薄弱。髓核位于纤维环中央偏后，为乳白色半透明胶状体，富于弹性，四周被纤维环紧密包裹，任何外力传到髓核，都被均匀地分布到各个方向。在幼年时，髓核呈半液体状态或胶冻样，随着年龄增长，其水分逐渐减少，纤维细胞、软骨细胞和无定型物质逐渐增加，以后变成颗粒状和脆弱易碎的退行性组织。

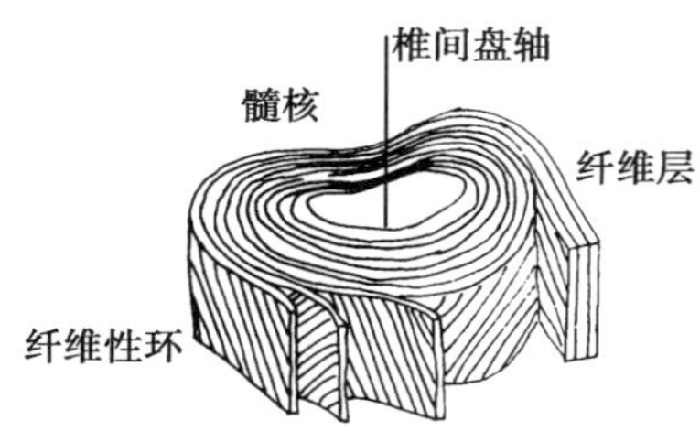

图15-5-1　椎间盘解剖结构

随着年龄的增长，以及在日常生活工作中，腰椎间盘不断遭受脊柱纵轴的挤压、牵拉和扭转等外力作用，使椎间盘不断发生退行性变，髓核因含水量逐渐减少而失去弹性，继之使椎间隙变窄，周围韧带松弛或产生裂隙，为腰椎间盘突出的内因。腰前屈时椎间盘前方承重，髓核后移，腰后伸时椎间盘后方负重，髓核前移，当腰椎间盘突然或连续受到不平衡外力作用时，使椎间盘后部压力增加，发生纤维环破裂、髓核向后侧及后外侧突出，为腰椎间盘突出的外因。

下腰部是全身应力的集中点，负重及活动度大，损伤概率较高，是腰椎间盘突出的好发部位。其中以腰4~5椎间盘发病率最高，腰5骶1椎间盘次之。一方面是由于下位两个关节间隙劳损重，退变情况发生率高，椎间盘易突出；另一明显的原因是腰5骶1椎间盘的神经在椎管内分别跨越下位两个椎间盘，当椎间盘突出时，压迫牵张神经根，产生典型的临床症状。

纤维环破裂时，突出的髓核压迫和挤压硬脊膜及神经根，是造成腰腿痛的根本原因。主要有2种情况：①若未压迫神经根，只有后纵韧带受刺激，则以腰腿为主；②若突破后纵韧带而压迫神经根，则以腿疼为主。这是由于坐骨神经由腰4、腰5和骶1、骶2、骶3神经根的前支组成，故腰4~5和腰5骶1的椎间盘突出，引起下肢坐骨神经痛。初起神经根受到挤压激惹，出现该神经支配区的放射痛、感觉过敏、腱反射亢进等；病程日久，突出的椎间盘与神经根、硬膜发生粘连，长期压迫神经根，导致部分神经功能障碍，出现支配区放射痛、感觉减退、腱反射减弱甚至消失等现象。

按椎间盘突出位置，临床上可分为 3 类：①单侧型：髓核突出和神经根受压只限于一侧，这一型患者占绝大多数；②双侧型：髓核自后纵韧带两侧突出，两侧神经根均受压，两下肢交替出现症状，继而发展为双下肢均有症状，但无马尾神经受压症状；③中央型：突出物在中央，直接压迫马尾神经，产生马鞍区麻木及二便障碍症状(图 15-5-2)。

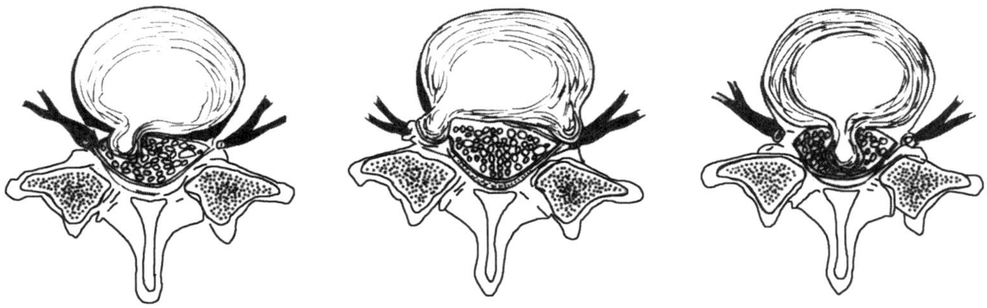

图 15-5-2　椎间盘突出分型

二、临床表现及诊断

(一) 主要症状

1. 腰腿痛　腰椎间盘突出症的主要症状是腰痛和下肢坐骨神经的放射性疼痛。疼痛部位以下腰部及腰骶部多见，表现为起病缓慢的腰背部局限或广泛的钝痛，腰腿痛可因咳嗽、打喷嚏和用力排便等腹内压升高时加剧，步行、弯腰、伸膝起坐等牵拉神经根的动作也使疼痛加剧，腰前屈活动受限，屈髋屈膝、卧床休息可使疼痛减轻。疼痛时间短者数日，长者数年。病程较长者，其下肢放射部位感觉麻木、冷感、无力。当腰椎间盘突发突出时，腰背部疼痛急性发作，严重时可影响腰部屈伸活动。少数病例的起始症状是腿痛，而腰痛不甚明显。

2. 麻木　病程较久或神经根受压较重者，其突出的椎间盘刺激了本体感觉和触觉纤维，从而引起肢体麻木，但不出现下肢疼痛。麻木感觉区按受累神经区域或皮节分布，多限于小腿的外侧或足部。

3. 间歇性跛行　患者行走时，因行走距离增加而引起腰背疼痛，同时患肢疼痛和麻木加重。出现症状时的行走距离因人因病而异，长短不等，休息后症状减轻，再行走时症状又加重。此为神经根受压引起充血、水肿、炎症反应，行走时椎管内静脉丛扩张而加重了对神经根的压迫所致。

4. 马尾综合征　中央型突出造成马尾神经压迫症状，为会阴部麻木、刺痛、二便功能障碍、阳痿或双下肢不全瘫痪。

5. 交感神经症状　由于患肢疼痛，反射性地引起交感性血管收缩，或因刺激了椎旁的交感神经纤维而引起患肢疼痛、过敏，小腿及足部皮温较患侧降低。患者感到下肢发凉，有的患者足背动脉搏动亦减弱。

6. 肌肉瘫痪　神经根受压严重时，可使神经麻痹和肌肉瘫痪。

(二) 主要体征

1. 步态　轻者无明显改变，重者可因腰腿疼痛而步态拘谨、躯干前倾、臀部凸向一侧。

2. 脊椎外观　临床可见以下三种情况，①腰椎过度前凸：多为椎间盘向后外侧突出所致；②腰椎变直或后凸：是由于突出物较大而阻止腰部后伸所致，常伴有严重的坐骨神经痛；③脊柱侧凸：脊柱侧凸是使神经根松弛、减轻疼痛的保护性反应，脊柱侧凸可凸向健侧或患侧。一般来说，突出物在神经根内侧，脊柱凸向健侧；若突出物位于神经根外侧，则脊柱必凸向患侧。脊柱侧凸发生率较高，占椎间盘突出患者的 80% 以上，故脊柱侧凸对腰椎间盘突出症的诊断极为重要。

3. 压痛点及放射痛 突出的椎间隙棘突旁有深压痛和叩击痛，并沿患侧的大腿后侧向下放射至小腿外侧、足跟部或足背外侧。沿坐骨神经走行部位有压痛。

4. 感觉异常 受累神经根所支配的区域皮肤感觉异常，早期多为皮肤过敏，渐而出现麻木、刺痛及感觉减退。如腰 2、腰 3 神经根受损，出现大腿前内方和膝内侧感觉障碍；腰 5 神经根受损，出现小腿前外侧、足背前内侧及踇趾根部感觉障碍；骶 1 神经根受损，出现小腿后外侧及足背外侧感觉障碍；中央型突出则马尾神经受损，出现马鞍区麻木，膀胱、肛门括约肌功能障碍（图 15-5-3）。

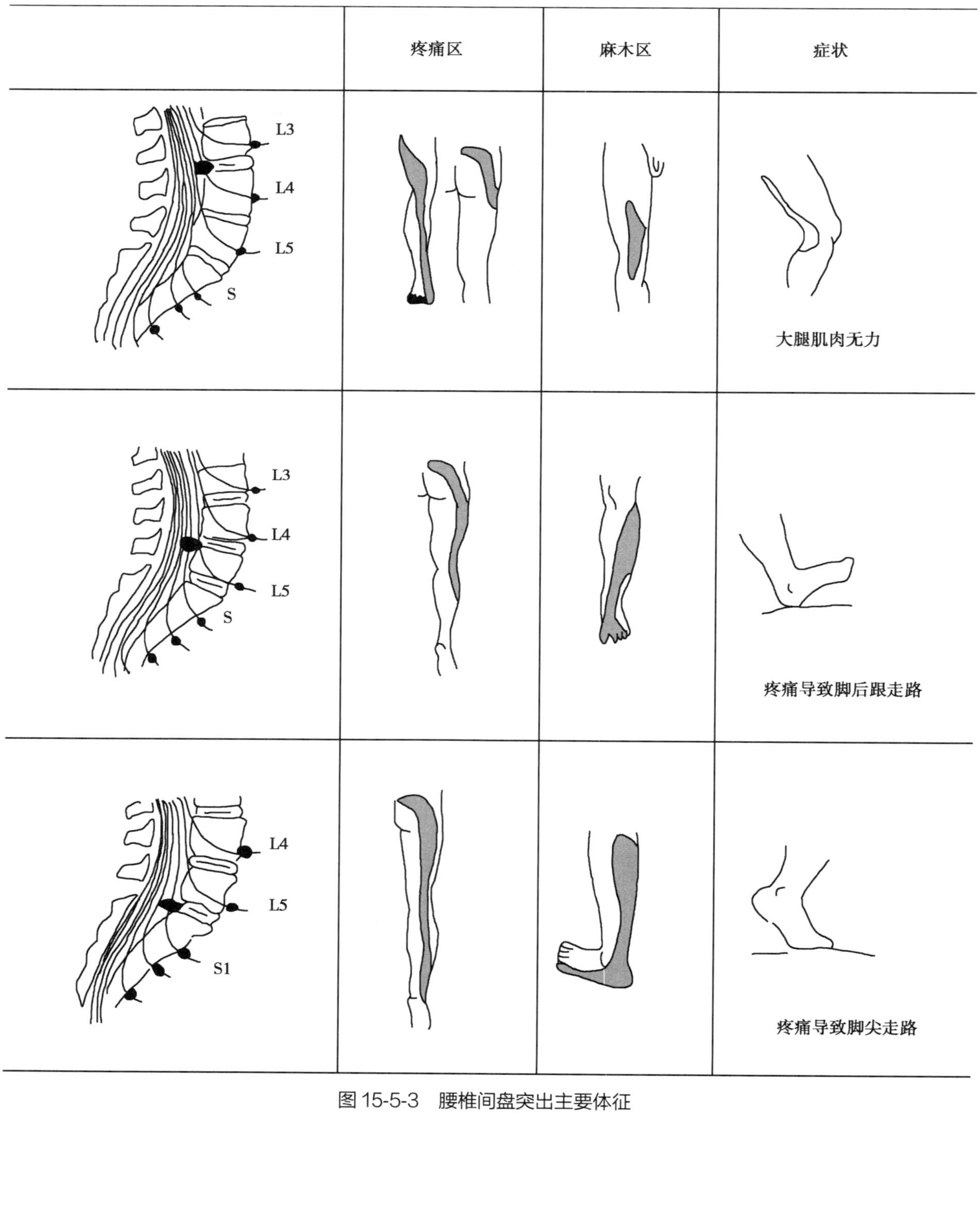

图 15-5-3 腰椎间盘突出主要体征

5. 腱反射改变 腰 3~4 椎间盘突出时，出现膝反射减弱或消失。腰 5 骶 1 椎间盘突出时，骶 1 神经根受压，引起踝跖屈和立位单腿翘足跟力减弱，跟腱反射减弱或消失。

6. 肌萎缩和肌力的改变 在反复发作的慢性病患者中，神经根因长期受压而导致所支配区域的肌肉出现肌力减退、肌萎缩。若腰 4~5 椎间盘突出，踇趾背伸肌力明显减弱，严重时踝关节背伸无力；腰 5 骶 1 椎间盘突出时，可见小腿三头肌萎缩或松弛，趾及足跖屈肌力减弱。

7. 特殊体征

(1) 直腿抬高试验和加强试验阳性。患者取仰卧位，两腿伸直，分别做直腿抬高动作，正常时两下肢抬高幅度相等且无疼痛。若腰椎间盘突出导致神经根受压时，抬高受限，小腿出现放射性疼痛，为直腿抬高试验阳性，然后将腿放到不痛位，再将踝关节背伸，如出现疼痛，则为加强试验阳性。

(2) 健肢抬高试验阳性。患者取仰卧位，抬高健肢时患侧腰痛或肢体放射痛为阳性。其机制为牵拉健侧坐骨神经时，硬膜被牵拉向健侧，此时牵动了患侧神经根向中线移动。如突出物位于神经根内侧，则压力增大，引起疼痛；如突出物位于神经根外侧时，疼痛应减轻。实际上，只要神经受到大的突出物压迫、敏感度增高时，即使突出物不在内侧，稍有牵动，也会引起疼痛，因而健肢抬高试验是鉴别突出物大小和神经根受压程度的有用体征。

(3) 仰卧挺腹试验阳性。患者取仰卧位，挺腹抬臀，使臀部和背部离开床面。若出现患肢的坐骨神经痛为阳性。

(4) 颈静脉压迫试验阳性。压迫患者的颈内静脉，若引起腰腿痛者为阳性(图 15-5-4)。其机制为压迫患者的颈内静脉，使其脑脊液回流暂时受阻，硬脊膜膨胀，神经根与突出的椎间盘产生挤压因而引起腰腿痛。

(5) 股神经牵拉试验阳性。患者取俯卧位，患肢膝关节伸直；术者上提伸直的膝关节，使髋关节处于过伸位。当过伸到一定程度时，出现大腿前方股神经分布区域疼痛则为阳性。表示腰 3~4 椎间盘突出，腰 4 神经根受压迫刺激(图 15-5-5)。

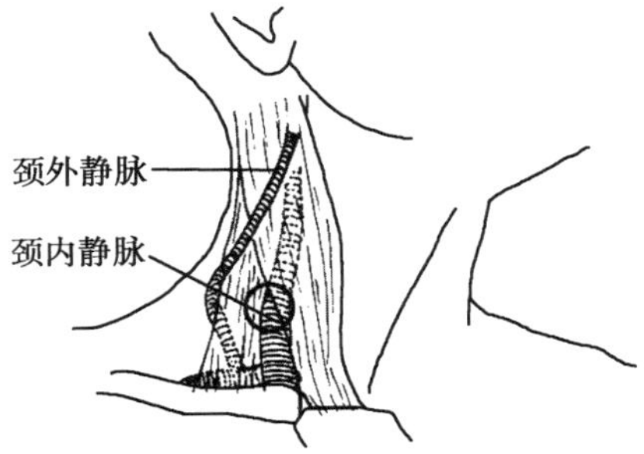

图 15-5-4 颈静脉压迫试验

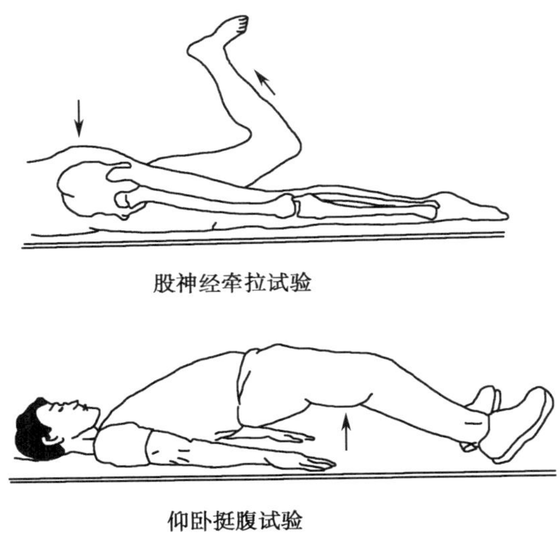

图 15-5-5 股神经牵拉试验和仰卧挺腹试验

(三) X 线检查

1. 腰椎平片 患者应常规拍摄腰椎正侧位 X 线片。正位片可显示腰椎侧凸，向健侧或患侧；椎间隙变窄或左右不等，患侧间隙较宽。侧位片显示腰椎前凸消失，甚至反张后凸，椎间隙前后等宽或前窄后宽，以及单个或多个椎体内的施莫尔结节(Schmorl 结节)，或还有椎体缘唇样增生等退行性改变。X 线片的重要性在于排除骨病引起的腰骶神经痛，如结核、肿瘤等。

2. **椎管造影** 此是诊断椎间盘突出症的一项重要检查。造影形态可分三类：①外侧方突出示病变椎间隙外侧有根袖影被抬高，硬膜囊有凹形压迹；②正中突出示硬膜囊正中受压，造影剂呈梳齿状固定停滞在一平面，或从一侧或两侧流向远端；③椎间盘退行性变、膨出，造影剂呈面纱状或珠帘状形态。

（四）CT与MRI检查

1. **CT检查** CT扫描是一种非侵入性的诊断方法，可见到突出物的直接影像，对本病具有较大的诊断价值，目前已被纳入常规检查。CT扫描可识别椎间盘突出的位置和性质，侧方突出和椎间盘膨出，以及脱出；同时还可从横断面图像测量椎管和侧隐窝的容积等。

2. **MRI检查** MRI检查能直接显示椎间盘突出的影像，并可判断椎间盘突出的大小和硬膜囊与神经根受压的程度。在MRI检查中，有许多患者有多个椎间盘突出，但无相应多个突出的临床表现。MRI检查对本病的诊断具有决定性意义，但因费用较高，故诊断中不宜作为常规检查。

（五）其他检查

1. **实验室检查** 应以血常规、尿常规为主，必须做血沉。必要时进行腰椎穿刺，测定脑脊液压力及做奎肯施泰特试验，进行脑脊液常规检查。

2. **肌电图检查** 根据异常肌电图的分布范围，可判定受损的神经根及其对肌肉的影响程度。

另外，还包括超声诊断、生物电诊断等，为腰椎间盘突出症的辅助诊断措施。

总之，椎间盘突出症的诊断应以临床症状和体征为主。只有在诊断困难或急需鉴别时方做进一步检查。

（六）鉴别诊断

腰椎间盘突出症典型病例较易诊断，但临床上应与以下疾病相鉴别。

1. **急性腰扭伤与小关节紊乱症** 有明显外伤史，腰痛剧烈，活动受限，腰肌痉挛。有固定压痛点及下肢牵涉痛，但按压痛点时无下肢坐骨神经放射性疼痛，无感觉和反射改变。局部痛点封闭可使症状消失。

2. **骶髂关节劳损** 一侧腰臀部及股外侧疼痛或不适，跛行以及直腿抬高受限等，但无明显放射痛，无肌力、感觉和反射改变，且压痛部位在骶髂关节处。

3. **慢性腰肌劳损与增生性脊柱炎** 这类疾病起病缓，病程长。压痛点广泛，无下肢放射性疼痛。腰部肌肉僵硬、酸痛，与劳累、气候变化关系密切。直腿抬高多不受限。

4. **腰椎结核** 本病也可产生腰痛和坐骨神经痛，少数有神经根激惹症状，也可合并截瘫。一般多有全身症状，如午后低热、盗汗、乏力、血沉加快等。X线片显示有骨质破坏、寒性脓肿、椎间隙变窄等改变。

5. **椎管狭窄症** 间歇性跛行是本病最突出的临床表现。站立行走时症状加重，卧床、下蹲时症状减轻。无知觉改变，直腿抬高多不受限，甚至检查时可无任何体征。少数患者可有根性神经痛表现，严重的中央型椎管狭窄可出现二便功能障碍。X线片可见椎板间隙减小，关节突肥大而靠近中线，椎管的矢状径和冠状径缩短等。CT检查或脊髓造影对诊断有帮助。

6. **脊柱肿瘤** 本病有良性与恶性之分，其临床表现因肿瘤所在部位及性质而异。椎管内肿瘤压迫脊髓或马尾神经，出现神经根或马尾神经损害症状；椎管外肿瘤，如转移性骨瘤、脊椎血管瘤等亦可对马尾神经和脊神经造成压迫损害。神经损害症状严重而广泛，病程发展为进行性，休息也不能缓解症状。一般肿瘤多持续破坏骨质，显示进行性马尾神经和神经根的压迫症状，腰痛和坐骨神经痛也是进行性加重，且患者日渐消瘦。凡是恶性者，其疼痛严重。X线片显示骨质破坏和病理性骨折。

7. **梨状肌综合征** 此病患者有真性坐骨神经痛。直肠指检时，在病侧可摸到紧张的梨状肌。

压痛明显，压痛点多在尾骨与大粗隆连线的中点。梨状肌紧张试验阳性。局部封闭后疼痛立即消失。

三、治疗

目前，临床上对腰椎间盘突出症的治疗分为非手术、髓核溶解及手术治疗三类。但是只有针对患者的病情、类型、年龄及发病的轻重缓急而采用相应的疗法，才能取得较好的疗效。绝大多数患者可经非手术疗法而治愈，其原理并非将退行性变、突出的椎间盘复位，而是改变椎间盘组织与受压神经根的相对位置，减轻对神经根的压迫，松解粘连，消除神经根的炎症而使症状消除。临床方法较多，中医骨伤科多以手法为主，配合牵引、药物、卧床及练功等治疗。

（一）手法治疗

1. 按摩法 患者取俯卧位，术者立于患者旁边，以双手拇指或掌根部沿脊柱两侧足太阳膀胱经循行路线，自上而下进行按揉，至患肢承扶穴处改用揉捏手法，下抵殷门、委中、承山，反复操作 3~5 次。

2. 按压法 患者取俯卧位，术者双手交叉，右手在上、左手在下，手掌向下用力按压患者脊柱。自第 1 胸椎开始，沿督脉向下按至腰骶部，反复 3 次。再以拇指点按腰部压痛点、肾俞、环跳、承扶、委中等。

3. 㨰法 术者于背部足太阳膀胱经和督脉，自上而下施用㨰法，直至小腿承山穴处。反复 3~5 次。缓解、调理腰臀部的肌肉痉挛。

4. 牵抖法 患者取俯卧位，两手抓住床头（图 15-5-6）。术者以双手握住患者的双踝，在牵拉下用力抖动下肢，带动腰部。连续 1~2 分钟。

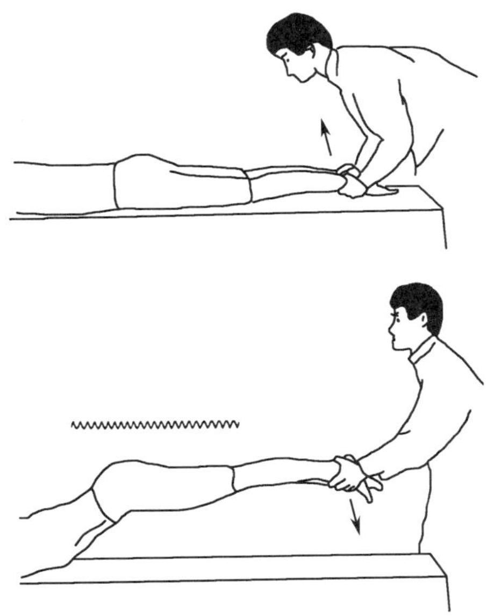

图 15-5-6 牵抖法

5. 㨰摇法 患者取仰卧位，双髋、膝屈曲。术者一手扶两踝，另一手扶双膝，将腰部旋转滚动，连续 1~2 分钟（图 15-5-7）。

6. 俯卧扳腿法 患者取俯卧位，术者一手按住腰部，另一手托住患者对侧膝部，使下肢尽量后伸，双手配合交错用力，左右各 1 次（图 15-5-8）。

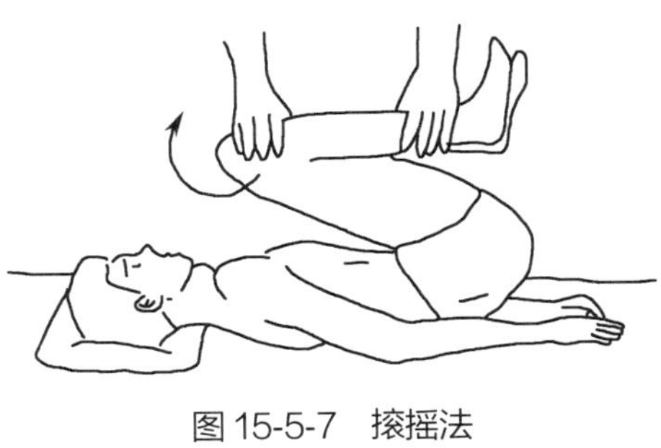

图 15-5-7 㨰摇法

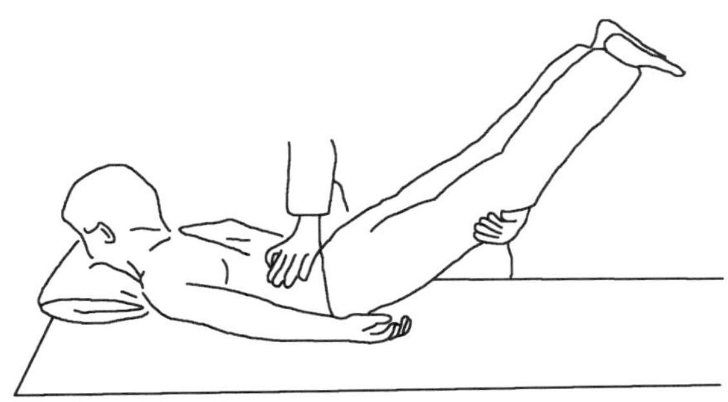

图 15-5-8 俯卧扳腿法

7. 推髋扳肩法 患者取侧卧位，在上面的下肢屈曲，贴床的下肢伸直，摆好姿势并放松。术者一手扶患者肩部，另一手同时推髂部向前，两手同时向相反方向用力斜扳，使腰部扭转，有时可闻及或感觉到“咔嗒”响声。改换体位，做另一侧。

8. 直腿抬高法 患者取仰卧位，术者一手握患肢踝部，另一手扶其膝部使患肢伸直，尽量抬高患肢（图 15-5-9）。

9. 坐位旋转扳法 患者取坐位，助手帮助患者下肢固定于矮凳上，术者一手压腰部棘突，另一手扳患者肩部，使躯干做顺时针或逆时针方向旋转（图 15-5-10）。

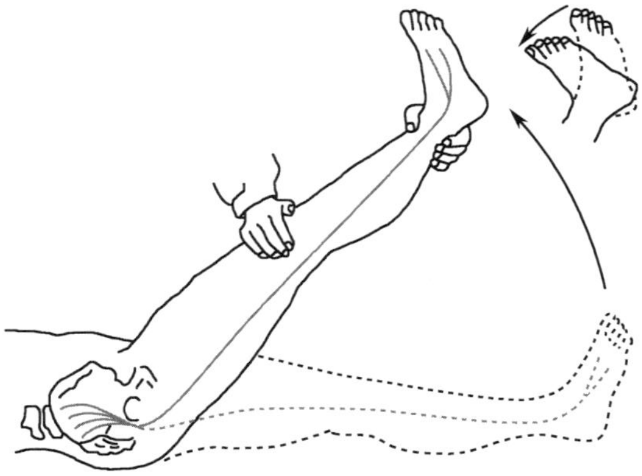

图 15-5-9 直腿抬高法

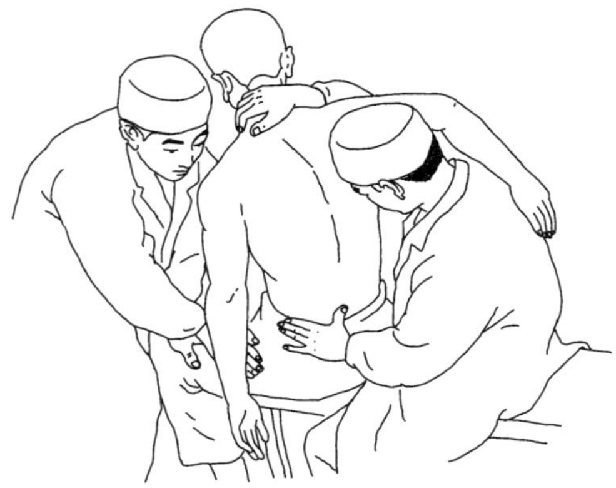

图 15-5-10 坐位旋转扳法

（二）药物治疗

何氏中医骨伤科对于腰椎间盘突出症的药物使用，同样遵循中医骨伤科学的辨证原则，辨证选择适当的药物进行施治。

外敷用药：外敷温通散。

内服用药：内服强筋壮骨丸、正骨通关丸。亦可参考以下方法进行辨证施治。急性期或初期，治疗以舒筋活血为主，内服宜选舒筋活血汤加减；慢性期或病程久者，体质多虚弱，治以补益肝肾、宣痹活络为主，内服宜选补肾壮筋汤加减；兼有风寒湿者，治以温经通络，内服大活络丹等。

按摩用药：使用温通经络液。

（三）牵引治疗

临床主要采用骨盆牵引（图 15-5-11）。适用于初次发作或反复发作的急性期患者，患者仰卧于床上，在腰胯部缚好骨盆牵引带后，每侧各用 1/5 体重的重量做牵引，并抬高床尾增加对抗牵引的力量，每次约 30 分钟，每天 1 次，10 次为 1 疗程。目前，已有各种机械牵引床、电脑控制牵引床替代了传统的牵引方式。

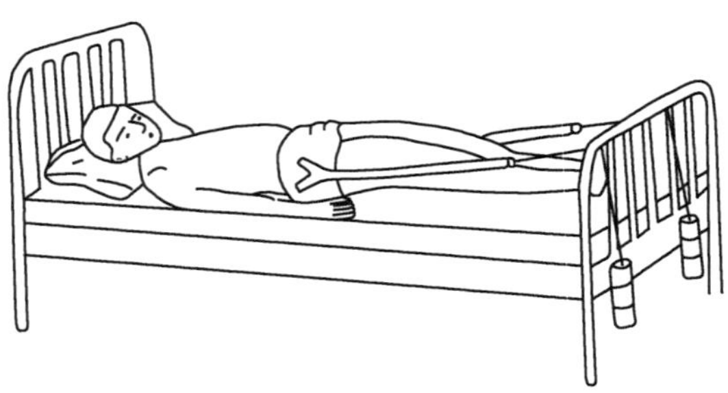

图 15-5-11 骨盆牵引

骨盆牵引可使椎间隙增大、后部张开，从而使椎间盘空隙出现负压，后纵韧带紧张，突出的椎间盘组织可还纳；同时使椎间孔变大，减轻对神经根的挤压。本法对早期患者效果较好，对突出物在神经根外侧者较适宜；如突出物在神经根内侧，则牵引后症状加重，应停止牵引。

（四）功能锻炼

腰腿痛症状减轻后，应积极进行腰背肌肉的功能锻炼。可采用飞燕式、拱桥式练功，经常后伸、旋转腰部，直腿抬高或压腿等动作，以增强腰腿部肌力，有利于腰椎的平衡稳定。

（五）手术治疗

手术治疗主要是针对非手术疗法无法解决的腰椎间盘突出症患者。其治疗对象主要是破裂型或游离型的突出病例、中央型突出压迫马尾神经者，以及伴有腰椎管或神经根管狭窄的病例。可行椎板切除及髓核摘除术或经皮穿刺髓核透出术。手术方式的选择，根据患者的病情、术者的经验及设备而定。

第六节　腰椎管狭窄症

腰椎管狭窄症又称为腰椎椎管狭窄综合征，是指腰椎椎管、神经根管及椎间孔变形或狭窄并引起马尾神经根或脊神经根受压而产生一系列相应临床症状的疾病。本病多发于 40 岁以上的中年人，男性多于女性，体力劳动者多见。

一、发病机制

椎管由骨性段和骨连接段交替组成。椎体、椎弓根、椎板连续的骨环由椎间盘、黄韧带相连接。椎管的前壁为椎间盘和后纵韧带，侧壁为椎弓根后关节和黄韧带的侧部，后壁为椎板和黄韧带（图 15-6-1）。因此，整个椎管是由骨和结缔组织共同组成的“骨纤维性管道”。第 1 至第 5 腰椎借椎间盘、关节囊，以及不同的韧带连接起来，各节腰椎的椎孔连接而成为腰椎管。在临床上，椎管被人为地分为中央管和神经根管两部分。

成年人腰椎管的上部为椭圆形，在第 4、第 5 腰椎为三角形或三叶草形，其矢状径皆在 15mm 以上，横径在 20mm 以上，较第 3 腰椎水平径小。矢状径小于 13mm 被认为是狭窄椎管（图 15-6-2），临床易发生腰椎管狭窄症。在三叶草形椎管，当侧隐窝（神经根管）狭小时，亦可嵌压神经根，产生类似腰椎间盘突出症样的腰腿痛。神经受压迫可能是局限性的，也可能是阶段性的或广泛性的；压迫可能是骨导致的，也可能是软组织所致。

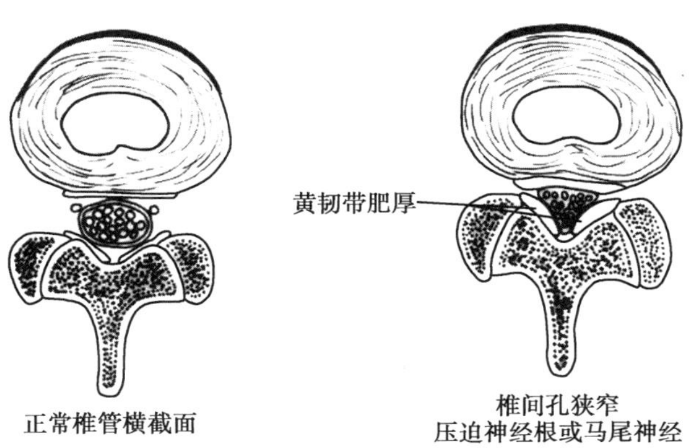

图 15-6-1　椎管横截面

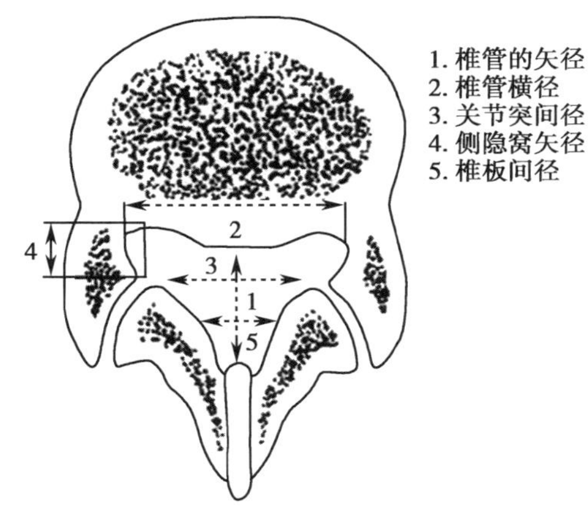

图 15-6-2　椎管的测量方法

腰椎管狭窄症分先天性和继发性两种。先天性是椎管本身发育狭窄，软骨发育不良或骶裂等先天性或发育性因素所致，表现为腰椎管的前后径和横径均匀一致性狭窄；继发性多为后天性因素所致，其中退行性变是主要发病原因，中年以后腰椎发生退行性改变，如腰椎骨质增生、黄韧带及椎板肥厚、小关节突增生或肥大、关节突关节松动、椎体间失稳等均可使腰椎椎管内径缩小，椎管容积变小，达到一定程度后可引起脊神经根或马尾神经受挤压而发病。若椎管先天性较为狭小，再发生各种退行性改变，使椎管容积进一步狭小，最容易导致本病的发生。

此外，还有其他因素可导致腰椎管狭窄症，如陈旧性腰椎间盘突出、脊椎滑脱、外伤骨折骨痂形成突入椎管内、腰椎骨折脱位复位不良、脊柱融合术后或椎板切除术后等也可引起腰椎管狭窄症。

椎管狭窄导致椎管内压力增高，马尾神经缺血。神经根受压或腰椎活动时，使神经根被增生组织摩擦充血。同时椎管内、硬膜外静脉丛回流障碍和椎管内无菌性炎症，引起马尾神经症状或神经根症状。退行性变导致的椎管容积减小是缓慢发生的过程，故神经组织能适应此变化，当超过神经耐受的极限时，则可出现腰腿痛、麻木等症状。

腰椎管狭窄症属中医“腰腿痛”范畴。中医学认为发病的主要内因是先天肾气不足、后天肾气虚衰，以及劳役伤肾等。而反复遭受外伤、慢性劳损和风寒湿邪的侵袭则为其常见外因。主要的病理机制是肾虚不固，损伤筋骨，邪阻经络，气滞血瘀，营卫不和，以致腰腿筋脉痹阻而产生疼痛。

二、临床表现及诊断

腰椎管狭窄症发病多缓慢，病程较长，病情呈进行性加重。有或无外伤史。先天性腰椎管狭窄症一般发生在青年人，而继发性则多见于中年以上的患者。本病好发部位为腰 4、5 节段，其次为腰 5、骶 1 和腰 3、4 节段。

腰椎管狭窄症主要症状为缓发性、持续性的下腰和腿痛，间歇性跛行，腰部过伸活动受限。腰痛在下腰部、骶部；放射性腿痛多为双侧，也可左右交替出现，或一侧轻一侧重。疼痛性质为酸痛、刺痛或灼痛。间歇性跛行是其特征性症状（也是诊断本病的最重要的依据），即当站立和行走时，出现腰腿痛或麻木无力，跛行逐渐加重，甚至不能继续行走，下蹲休息后可缓解，若继续行走，症状又会出现，但弯腰骑自行车却无妨碍。

腰椎管狭窄症根据解剖部位可分为中央型（主椎管）、侧方型（侧隐窝）和混合型三种（图 15-6-3）。

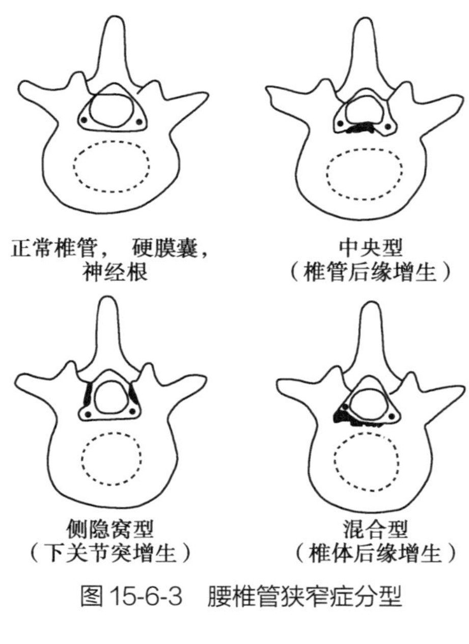

图 15-6-3　腰椎管狭窄症分型

1. 中央型狭窄者　主要症状是长期腰痛、腿痛，马尾神经性间歇性跛行。腰痛常为下腰部及骶部痛，特点是站立或行走过久时疼痛加重；若下蹲或躺下，以及骑自行车时，疼痛多能缓解或消失。腿痛乃为腰骶神经根受压所致，常累及两侧，较椎间盘突出者轻，咳嗽常不加重。马尾神经性间歇性跛行的诊断标准为：一般安静时多无症状，短距离行走仅出现腿痛无力及知觉消失，当安静后则症状消失。

2. 侧隐窝型狭窄者　起病隐渐，多有较长的腰痛及腿痛史。腿痛常比腰椎间盘突出者重，可因劳累、外伤等诱发疼痛，或促使疼痛症状明显加重。神经性间歇性跛行为进行性，跛行距离可由原来的数百步减至数十步，蹲位或坐下休息后缓解。下肢麻痛常沿腰 5 或骶 1 神经支配区放射。

3. 混合型椎管狭窄者　既有间歇性跛行，又有根性神经痛。

临床检查时，往往发现患者主诉的严重症状与客观体征不符，即所谓“症状重而体征轻”，这也是本病的特点之一。一般自觉症状较重，而阳性体征较少。脊柱可有侧弯，生理前凸可减小，腰部后伸受限。直腿抬高试验阴性，如为神经根管狭窄则可出现阳性。肌力减弱，下肢感觉障碍，腱反射减弱或消失，但膝反射可无变化。部分患者可出现下肢肌肉萎缩，以胫前肌及踇伸肌最明显，足趾背伸无力。如果马尾神经受压，可出现马鞍区麻木或肛门括约肌功能障碍。病情严重者可出现尿频、尿急或排尿困难，两下肢不完全瘫痪，以及男性阳痿等。

X 线检查时，腰椎管狭窄症的正位片表现为椎弓根粗大，椎弓根间距小，椎间关节肥大且向中线偏移，下关节突间距小，椎板间盘狭窄。侧位片表现为椎体后缘退变，椎弓根短，关节肥大，椎间孔小，椎间隙狭窄，椎体间有滑移。斜位片可见椎弓根切迹小，椎间孔狭窄及峡部不连等。但是这些征象不能作为诊断腰椎管狭窄症的依据。

根据 X 线片所测得的数据来判断椎管狭窄，目前公认的有：从正位片测量，椎弓根间距最小距离——椎管横径小于 20mm 者即为狭窄；由侧位片测量，椎体后缘椎管前界的中点到椎管后界中点为椎管矢状径，小于 15mm 即为狭窄；椎管的比值，即椎管矢状径与横径的乘积与椎体前后径与椎体横径的乘积之比值在 1.45 以上为狭窄。

值得注意的是，临床各医疗机构根据 X 线片所测得的椎管横径与矢状径差别可能较大，影响因素较多，主要是因为摄片时，体位的倾斜旋转均能使显影不确切，而且退行性变型椎管狭窄症软组织造成狭窄的病理改变较骨性多，管腔变窄多来自软组织增厚。所以病理是绝对的，而测量是相对的，测量值判断为狭窄但不一定有症状，相反，测量值判断为不狭窄，也不一定没有狭窄症状。因此，依据 X 线片的测量数据仅供参考。

脊髓造影检查，这是确定椎管狭窄较有价值的诊断方法。可了解狭窄的范围、硬膜囊和神经根袖受压的程度，亦可排除马尾圆锥处的椎管肿瘤。脊髓造影显示的矢状径小于 10mm 时，即可诊断为椎管狭窄症。碘柱可显示典型的“蜂腰状”缺损、根袖受压及阶段性狭窄等影像，甚至部分或全部受阻。完全梗阻时，断面呈梳齿状形态。

CT 与 MRI 检查，均能测量椎管的管径和观察椎管形态，有助于明确诊断及量化标准。可显示椎体后缘骨质增生，呈骨唇或骨嵴，椎管矢状径变小；关节突关节可增生肥大而向椎管内突出，椎管呈三叶草形，中央椎管狭窄、侧隐窝部狭窄、黄韧带肥厚等征象。CT 主要观察椎管的横断面；MRI 则可观察椎管的矢状面，能清晰显示脊髓影像，对鉴别诊断有较大意义。

患者的临床表现和体征是诊断的基础，没有这些临床依据，任何检查的阳性发现都没有诊断意义。根据患者的临床表现及体征，参照影像学的检查结果，一般都能对本病做出精确的诊断。

三、治疗

腰椎管狭窄症病因复杂，其临床表现的症状和体征也不相同，在治疗上应根据具体情况选择相应的治疗方法。

(一) 手法治疗

手法治疗可以减轻腰部肌肉紧张，松解粘连，减轻疼痛，缓解症状。一般采用点、按、揉、捏、滚、拿、抖等法。手法操作宜轻柔，慎用扳法，禁用强烈的旋转手法，以防止病情加重。手法通常有三步。

第一步，患者取俯卧位，术者从腰骶部沿督脉、膀胱经向下，经臀部、大腿后部、腘窝部至小腿后部上下往返用掌根按揉、滚法；然后点按腰阳关、肾俞、大肠俞、次髎、环跳、承扶、委中、承山等穴（图 15-6-4）。接着，弹拨、提捏腰骶部两侧的竖脊肌及腿部肌肉。

第二步，患者取仰卧位，术者从大腿前侧、小腿外侧直至足背上下往返用掌揉、滚法；再点按髀关、伏兔、血海、风市、阳陵泉、足三里、绝骨、解溪等穴；弹拨、捏拿腿部肌肉（图 15-6-5）。

第三步，两助手分别握住患者腋下与两踝，对抗牵引，术者两手叠掌置于腰骶部行按压抖动手法，一般要求抖动 20~30 次。

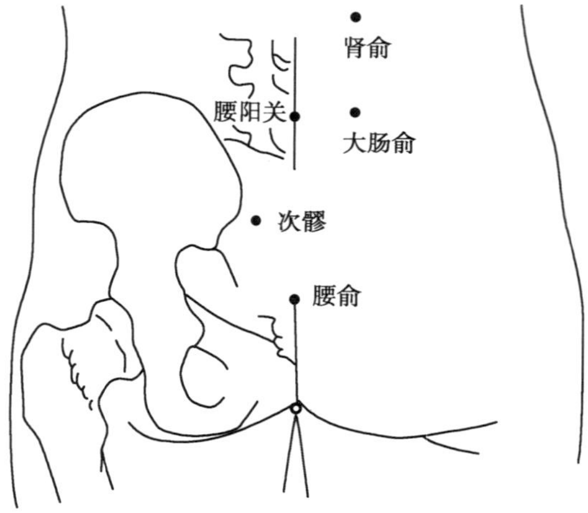

图 15-6-4　常用穴位(一)

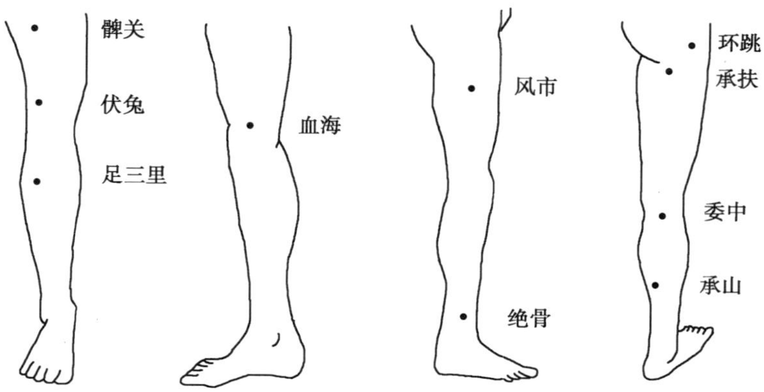

图 15-6-5　常用穴位(二)

(二) 药物治疗

何氏中医骨伤科对于腰椎管狭窄症的药物使用,同样遵循中医骨伤科学的辨证原则,辨证选择适当的药物进行施治。

外敷用药:外敷温通散。

内服用药:内服强筋壮骨丸、正骨通关丸。笔者认为,本病属于中医"腰痹"范畴,病因病机主要是肾气不足、劳损久伤,复感外邪侵袭,以致风、寒、湿、瘀四者凝结不散,气机阻滞,筋络失养,而致腰腿疼痛,临床上应辨证施治。本病的治疗,也可以参考以下方法进行辨证施治。①气滞瘀血型:宜行气活血,化瘀止痛,可选活血止痛汤、定痛活血汤加减。②肾气不足型:证属肾气不足兼感风寒湿邪者,宜祛邪通络,兼以补肾养血,可选用独活寄生汤、麻桂温经汤加减。③肾虚型:属肾阳虚者,宜温补肾阳,方选右归丸、健步虎潜丸等;肾阴虚者,宜滋补肾阴,方用左归丸、大补阴丸等;属于阴阳两虚者,宜滋阴补阳,方用金匮肾气丸加减;属肝肾亏损、筋骨失养、任督失调者,可选用阳和汤加减。④外邪侵袭型:主要是感受风寒湿气,导致症状产生者,治以祛寒除湿,温经通络。偏风湿重者,选用独活寄生汤加减;偏寒邪重者,以麻桂温经汤为主;偏湿邪重者,以加味术附汤为主;偏湿热重者,宜选加味二妙汤化裁。

按摩用药:使用温通经络液。

(三) 功能锻炼

腰椎管狭窄症的患者经卧床休息后,一般都能缓解。症状缓解后应积极加强锻炼,可采用飞燕式、拱桥式练功，以增强腰腹肌的功能锻炼，利于椎管静脉回流。同时也应练习行走、下坐、蹬空、侧卧外摆等动作，以增强腿部肌力。

（四）手术治疗

手术的目的是解除神经组织和血管在椎管内、神经根管内或椎间孔内所受的压迫。手术指征是症状严重，经过半年以上非手术治疗无效，影响正常生活与工作，有明显的神经传导功能障碍，尤其是肌肉无力和萎缩，或有马尾神经压迫症状者。

常用的手术方式有减压术、脊柱融合术、减压加融合术，其中减压术是最常用的术式。对中央型椎管狭窄，可行椎板减压术；对神经根管狭窄，必须将上关节突及部分椎板切除，才能使神经根管彻底减压，如合并椎间盘突出，可一并切除之。

第七节　第三腰椎横突综合征

第三腰椎横突综合征是由于第3腰椎横突周围组织的损伤，造成慢性腰痛，出现以第3腰椎横突处明显压痛为主要症状的疾病，又称第三腰椎横突滑囊炎或第三腰椎横突周围炎。目前对其发病机制尚有不同意见，大多数患者有扭伤史。腰部肌肉在第3腰椎横突处反复摩擦，造成第3腰椎横突周围组织的损伤，特别是突然弯腰或长期从事弯腰工作的人，因动作的不协调或腰背部肌肉收缩而使肥大的横突组织被牵拉，附着于横突上的深筋膜被撕裂而造成慢性纤维组织炎或肌疝。炎症反应刺激周围神经，第3腰椎横突处压痛为其主要特征，因其可影响邻近的神经纤维，常伴有下肢疼痛，故称为第三腰椎横突综合征。本病多见于青壮年，尤其以体力劳动者常见。

一、发病机制

第3腰椎位于脊柱5个腰椎的中点，处于脊柱腰曲前突顶点，为5个腰椎体的活动中点，其活动度较大，而两侧的横突最长，是腰肌和腰方肌的起点，并有腹横肌、背阔肌的深部筋膜附丽其上（图15-7-1、图15-7-2）。故腰腹部肌肉收缩时，此处受力最大，较其他横突更易使肌肉附着处发生撕裂性损伤。该部位的急性损伤或慢性劳损，使局部发生炎性肿胀、充血、渗出等病理变化，尔后引起横突周围瘢痕粘连，筋膜增厚，肌腱挛缩，骨膜、纤维组织、纤维软骨增生等病理改变。风寒湿邪可加重局部炎症反应。

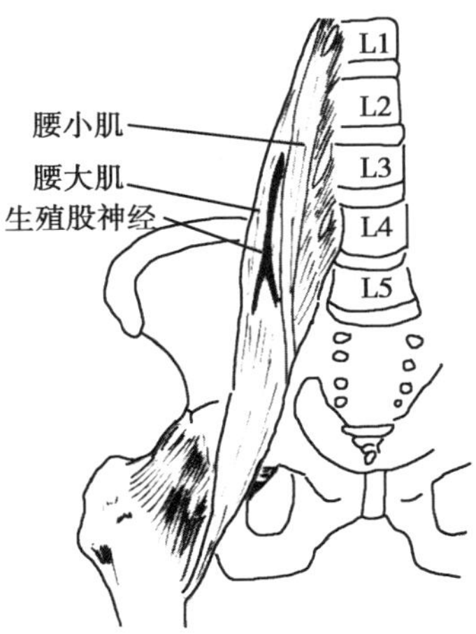

图15-7-1　第三腰椎部分肌肉与神经

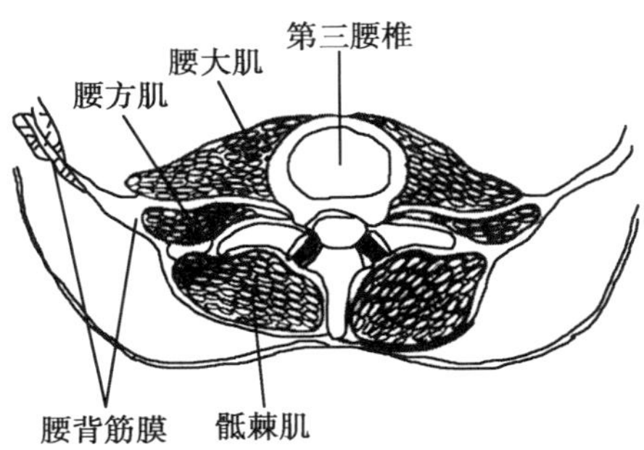

图15-7-2　第三腰椎肌肉横截面

臀上皮神经发自腰1~腰3脊神经后支的外侧支，穿横突间隙向后，再经过附着于腰1~腰4横突的腰背筋膜深层，分布于大腿后侧皮肤。故第3腰椎横突处周围组织损伤可刺激该神经纤维，日久神经纤维可发生变性，导致臀部及腿部放射性疼痛。腰部一侧的第3腰椎横突损伤可使同侧肌紧张或痉挛，日久继发对侧腰肌紧张，导致对侧第3腰椎横突受累、牵拉而发生损伤，故临床上可双侧出现症状。

二、临床表现及诊断

本病好发于青壮年，男性多于女性。大多有腰部扭伤史或慢性劳损史，也可无任何诱因。主诉为腰部及臀部疼痛，活动时加重。腰部一侧或两侧慢性疼痛，晨起或弯腰时疼痛加重。弯腰直起时困难，稍事活动则疼痛减轻。疼痛多呈持续性，少数患者疼痛扩散到臀部、大腿内侧，但多不过膝。初期可见患侧腰部及臀部肌肉痉挛，表现为局部隆起、紧张，病程长者出现患侧肌肉萎缩，继发对侧肌紧张，导致对侧第3腰椎横突受累、牵拉而发生损伤。竖脊肌外缘第3腰椎横突尖端处有局限性疼痛（有时可在第2腰椎或第4腰椎横突处），有时压迫该处可引起同侧下肢反射痛，反射的范围多不超过膝关节。

腰椎活动基本正常，腰部功能多无明显受限。第3腰椎横突部有明显压痛，有时可触及一纤维性软组织结节，臀中肌亦可有压痛，内收肌可出现痉挛。直腿抬高试验一般正常，亦可呈现阳性，但多超过50°，加强试验阳性。在第2、第3腰椎旁或骶部常有皮肤感觉改变。实验室检查无异常。X线片可显示一侧或双侧第3腰椎横突过长，有时左右两侧横突不对称，或向后倾斜。

应注意与腰椎间盘突出症、急性腰骶关节扭伤及臀上皮神经损伤等相鉴别，压痛点的部位具有鉴别诊断意义。

三、治疗

（一）手法治疗

患者取俯卧位，术者在脊柱两侧的竖脊肌、臀部及大腿后侧，采用按、揉、推、滚等手法，并按揉腰腿部的膀胱经腧穴，理顺腰、臀、腿部肌肉。再以拇指及中指分别按压、弹拨、按揉第3腰椎横突尖端两侧，剥离粘连、活血散瘀、消肿止痛（图15-7-3）。必要时可扳腿使腰部反复后伸，或斜扳使腰部肌肉进一步放松。手法应由轻到重、由浅入深，可以解除痉挛、缓解疼痛，对本病的治疗具有较好的疗效。

（二）药物治疗

何氏中医骨伤科对于第三腰椎横突综合征的药物使用，同样遵循中医骨伤科学的辨证原则，辨证选择适当的药物进行施治。

外敷用药：外敷温通散，痛点则使用强筋壮骨散。

内服用药：内服强筋壮骨丸、正骨通关丸。亦可参考以下方法进行辨证施治。肾阳虚者，治以温补肾阳，宜选补肾活血汤、金匮肾气丸等；肾阴虚者，治以滋补肾阴，方用知柏地黄丸或大补阴丸加减；气滞血瘀者，治以活血化瘀、行气止痛，方用地龙散加香附、乌药、木香、杜仲、续断、桑寄生、狗脊等；寒湿阻滞者，方用独活寄生汤或羌活胜湿汤化裁。

按摩用药：使用温通经络液。

亦可配合散瘀和血汤、八仙逍遥汤熏洗患处，效果较好。

（三）功能锻炼

一般采用两种方式进行功能锻炼，一是俯卧位的“飞燕”式练功；二是站立练功。站立练功的主要方法为：两足分开，与肩同宽，两手拇指向后顶按第3腰椎横突处并进行按揉，然后腰部旋转、后伸和前屈，连续5~10分钟。最后腰部伸直，双手拇指捻散腰部以放松肌肉，疏通筋脉，解除粘连（图15-7-4）。

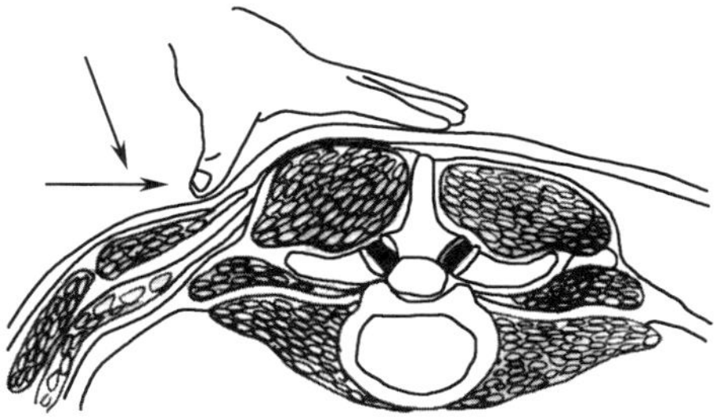

图 15-7-3 第 3 腰椎横突弹拨、按压法

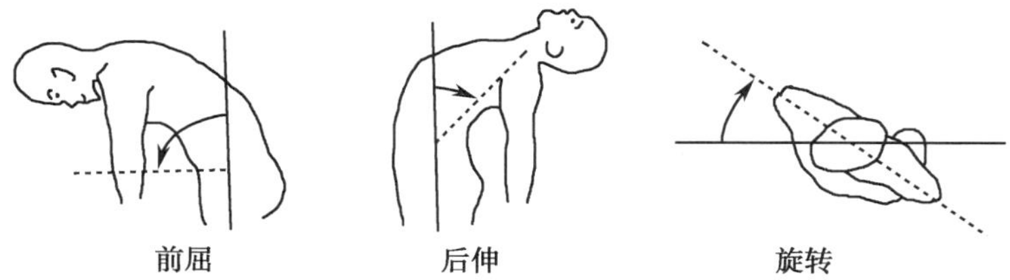

图 15-7-4 腰部的活动锻炼

（四）手术治疗

对症状严重、发作频繁、保守治疗无效而严重影响工作和生活者，可行手术治疗，在局部麻醉或连续硬膜外麻醉下，行胸腰筋膜松解术、横突部软组织剥离术，必要时可行第 3 腰椎横突切除术。

第八节 腰椎滑脱症

椎弓上下关节突之间的部分称为峡部，椎弓峡部骨质连续性中断称为椎弓峡部不连或椎弓峡部裂；若双侧峡部不连，则将整个脊椎分成椎体、椎弓根、横突、上下关节突和椎弓板、棘突两个部分，亦称为椎弓峡部崩裂；若两个部分分离较远，则称为脊椎滑脱。因腰椎骨性关节炎而无峡部不连所致的滑脱，称为假性腰椎滑脱。滑脱可以向后、向前及向侧方移位，其中最常见的是前滑脱。腰椎的退行性改变、韧带松弛、椎间小关节退行性改变是腰椎假性滑脱的主要病因。因椎弓峡部不连所致的腰椎滑脱症，又称为真性滑脱（图 15-8-1）。

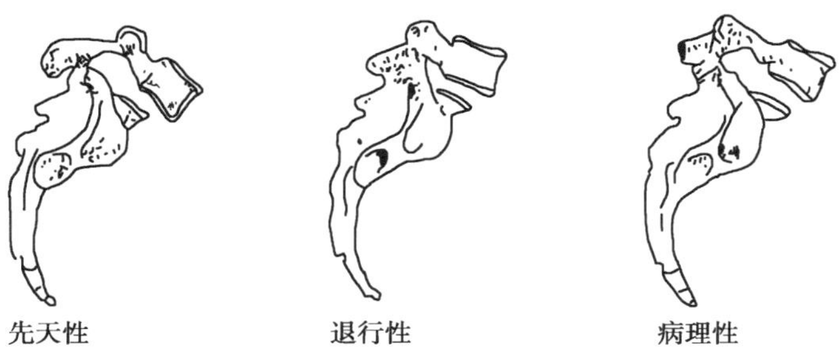

图 15-8-1 假性腰椎滑脱常见病因

一、发病机制

腰椎滑脱症是由腰椎弓峡部崩裂，峡部不连所引起。腰椎弓峡部崩裂的重要病理特征是峡部缺损或断裂，而产生崩裂的原因有二，一是急性外伤导致峡部断裂；二是椎弓峡部有先天性缺损或结构薄弱，于此基础之上，受到慢性劳损而产生的一种应力性疲劳骨折（图 15-8-2）。

腰椎滑脱时，椎体多向前滑脱，个别也可向后滑脱。滑脱最常见的部位是腰骶部，而该处具有特殊的生理特点，即腰椎有正常生理前凸，而骶骨有生理后凸，两个弧形在此形成一个转折点，称骶骨角。躯干的重力在骶骨角上有一向前的分力，形成腰骶间的剪切力，使腰 5 和腰 4 有向前滑脱的趋势（图 15-8-3）。但正常的上椎体的下关节突与下椎体的上关节突相互交锁，可以防止脊柱向前滑动，因此，腰骶关节具有较大的稳定性。由于腰 5 与骶 1 关节突关节为冠状位，而腰 4 与腰 5 之间为斜位，且腰 4 横突最短，并为腰前突之弓顶，该处韧带较弱。腰 4 的活动范围较大，腰 5 次之，且这类患者常伴有腰椎骶化或骶椎腰化，加之该处有躯干重力形成一向前的剪切力，故腰 4~5 椎滑脱发病率最高。

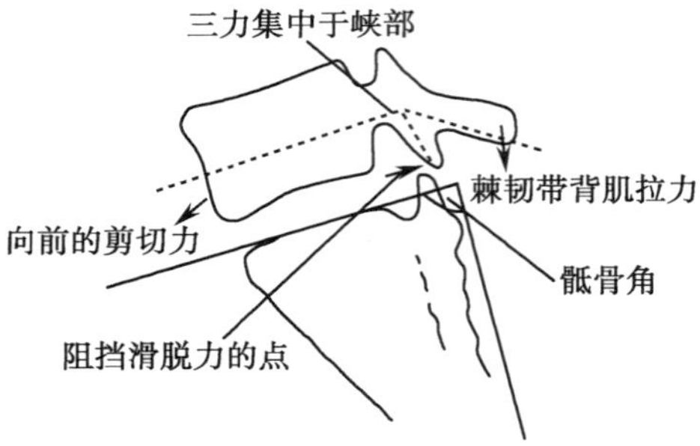

图 15-8-2 腰骶部受力

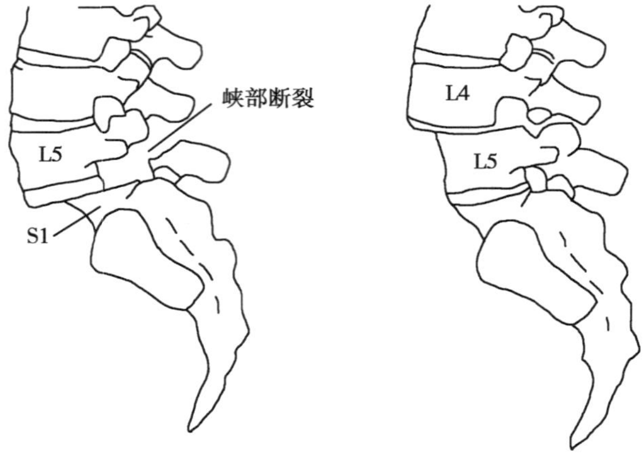

图 15-8-3 真性滑脱及好发部位

腰椎的滑脱可使椎管扭曲，管径变小，黄韧带增生肥厚，造成椎管狭窄。加上关节周围组织增厚和由腰椎退行性变导致的骨赘，卡压神经根，造成腰部疼痛，并牵涉到臀腿部，感觉障碍或肌肉无力，亦可能出现椎管狭窄压迫马尾神经的症状。临床上，根据椎体移位的程度将腰椎滑脱症分为 4 度。划分方法是将滑脱椎体的下一椎体上面分成 4 等份，根据滑脱椎体后下缘向前移位的位置分为Ⅰ°~Ⅳ°滑脱，即滑出一等份时称为Ⅰ°滑脱，滑出 2 等份时称Ⅱ°滑脱，以此类推(图 15-8-4)。腰椎滑脱位一般分为发育不良型、峡部不连型、退行性变型、创伤型及病理型 5 种。

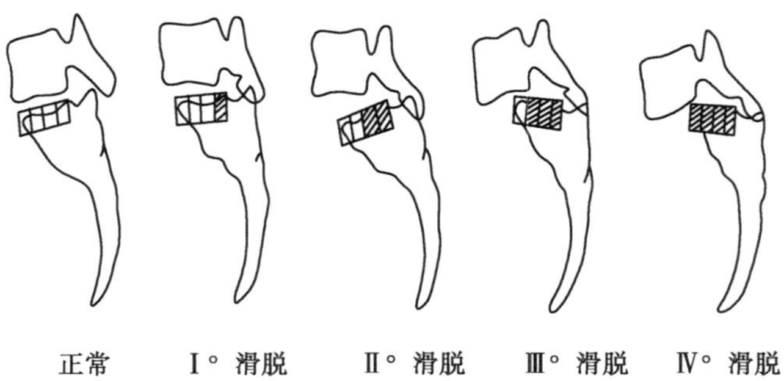

图 15-8-4 腰椎滑脱分度

二、临床表现及诊断

大多数腰椎滑脱症没有症状或仅表现为腰痛。症状呈间歇性发作，主要表现为腰背痛、臀部痛及下肢痛。疼痛可表现为酸痛、牵拉痛、麻木或烧灼感，与气候变化无关。站立或弯腰时疼痛加重，卧床时减轻。轻度滑脱者，可无症状，或有轻度腰痛。严重滑脱者，可有马尾神经受压症状，下肢无力，感觉改变和大小便功能障碍。如发生腰椎管狭窄症患者可有间歇性跛行，骑车多无困难，少数可有会阴部麻木及小便潴留或失禁；重者可出现肌力下降和肌肉萎缩。

检查时，一般腰背部无明显畸形。有的患者可有腰椎生理前凸增大或呈保护性强直，有滑脱或前凸重者腰骶交界处出现凹陷。局部压痛，重压、叩击腰骶部可引起腰部及双侧下肢坐骨神经痛。坐骨神经受压者，直腿抬高试验阳性，小腿外侧触、痛觉减退。腰椎活动时后伸受限，腰部屈曲范围增大，皮肤感觉、腱反射、肌力变化与受累的神经相对应，偶有鞍区麻痹和括约肌功能障碍。

本病明确诊断依靠 X 线检查结果，腰骶部正侧位及斜位片可显示腰椎峡部有增宽的裂隙、硬化、颈部细长等改变，椎体向前或向后移位，并可观察腰椎滑脱的程度。腰椎指数与腰椎滑脱指数可以表示腰椎滑脱程度，其测量及计算如下。

腰椎指数：测定腰5椎体前后高度。腰椎指数 = 椎体后界高度 / 椎体前界高度 ×100。椎体指数小于100，则意味后界高度小于前界高度。成年人腰椎指数越小，表示腰椎滑脱越严重。

腰椎滑脱指数：测定骶椎前后径与腰5椎体后缘垂直线之距离，简称腰骶线。腰椎滑脱指数 = 骶椎前后径 / 腰骶线 ×100。腰椎滑脱指数越大，表明滑脱越严重。退行性滑脱指数小于30%。

三、治疗

（一）手法治疗

理筋手法治疗具有促进局部气血流畅、缓解肌肉痉挛和整复腰椎滑脱的作用。对于退行性腰椎滑脱症的患者可采用点、按、揉、滚、拿捏、拍击等手法，在腰背部及患侧下肢操作。具体操作手法如下。

1. 推理骶棘肌法 患者俯卧，两下肢伸直，术者立于其左侧，用两手掌或鱼际自上而下反复推理腰椎的竖脊肌，直至骶椎处。并分别点按两侧志室、肾俞和腰眼等穴。

2. 腰部屈曲滚摇法 患者仰卧，两髋、膝屈曲。术者一手扶其两膝部，一手持两踝部，使患者腰部滚摇数分钟。将其膝部尽量贴近腹部，腰部过度屈曲，再将两下肢用力牵拉伸直。

3. 腰部拔伸牵引法 患者俯卧，两手紧抱床头，术者立于床尾，两手握住其两下肢的踝部，沿纵轴方向进行对抗牵引。

理筋手法应和缓有力、稳妥轻快、刚柔相济、力量适度，切忌使用强力按压、扳动、扭转等，以免造成严重的损伤。

（二）药物治疗

何氏中医骨伤科对于腰椎滑脱症的药物使用，同样遵循中医骨伤科学的辨证原则，辨证选择适当的药物进行施治。

外敷用药：外敷温通散，痛点则使用温筋壮骨散。

内服用药：内服强筋壮骨丸、正骨通关丸。针对患者不同体质与病因，可采用不同药物。如肾阳虚者，可补肾壮阳、舒筋活络，内服宜选健步虎潜丸、右归丸等。

按摩用药：使用温通经络液。

（三）功能锻炼

嘱患者平素坚持腰背肌功能锻炼，以加强其外源性平衡系统和腰椎的稳定性。平时使用腰围也是稳定脊柱的简便有效方法。

（四）手术治疗

腰痛严重，症状反复持续加重，有明显的神经根症状或马尾神经症状，经非手术治疗无效者，可采用手术治疗。常用的有椎板切除术和脊柱融合术。

第九节 慢性腰肌劳损

慢性腰肌劳损主要是指腰骶部肌肉、筋膜、韧带等软组织遭受慢性损伤，或者急性腰扭伤治疗不当或治疗不彻底，导致局部无菌性炎症，从而引起腰骶部一侧或两侧弥漫性疼痛的疾病。主要症状为腰或腰骶部疼痛，反复发作，时轻时重，劳累时加重，休息后减轻，弯腰时困难，疼痛可随气候变化，或劳累程度而变化。本病多见于青壮年。有时外伤史不明显，常与职业与工作环境有关。缓慢发病，腰部酸胀疼痛，病程缠绵。

一、发病机制

导致慢性腰肌劳损的常见原因如下。

（一）急性腰肌扭伤失治误治

急性腰肌扭伤因失治、误治而使损伤的肌肉、筋膜、韧带未能充分修复，局部无菌性炎症持续存在，产生较多的瘢痕和粘连，使腰部功能减弱且易出现疼痛。

（二）腰肌的慢性积累性损伤

腰部肌肉疲劳过度，如长时间的弯腰工作，或习惯性姿势不良，或长时间处于某一固定体位，致使受力大而频繁牵拉的组织出现小的纤维损伤、出血和渗出，肌肉内的压力增加，血供受阻，肌纤维在收缩时消耗的能量得不到补充，产生大量乳酸，加之代谢产物得不到及时清除，积聚过多，从而引起无菌性炎症。损伤组织修复和出血及炎症渗出物被吸收后，常遗留瘢痕和组织粘连。这些已经劳损的组织，功能差，易受牵拉，常因其压迫内在神经纤维而产生腰痛。

（三）先天性畸形

先天性的脊柱畸形或结构性缺陷，如隐性骶椎裂使部分肌肉和韧带失去附着点，从而减弱了腰骶关节的稳定性，一侧腰椎骶化或骶椎腰化，两侧腰椎间小关节不对称使两侧腰骶肌运动不一致，可引起腰部肌力的不平衡，最终导致部分腰背肌代偿性劳损，产生腰背痛。

（四）外邪侵袭

风寒湿邪侵袭，可妨碍局部气血运行，促使腰骶肌肉、筋膜和韧带紧张痉挛而变性，从而引起慢性腰痛。

此外，脊柱骨折之后，伴随韧带损伤，脊柱内在平衡系统破坏，从而引起外源性平衡系统的失调，也会引起腰肌劳损。

总之，导致腰肌劳损的原因很多，主要病理变化都是肌肉、筋膜、韧带的出血、渗出、水肿等无菌性炎症反应，日久发生粘连及纤维变性。

二、临床表现及诊断

腰背部及骶部酸胀、疼痛、无力感。劳累后加重，休息后减轻，适当活动或经常改变体位，有助于症状减轻。患者不能久站，不能坚持弯腰工作，经常频频伸腰或者以拳捶击腰部以减轻疼痛。腰部疼痛常与天气变化有关，阴雨天气、潮湿环境或感受风寒时，疼痛往往加重。

腰部检查时，有的患者一侧或两侧竖脊肌触之僵硬，肌肉无弹性且有压痛。压痛点广泛而不局限，但压痛点往往提示受损部位。压痛点常以棘突两侧、腰椎横突及髂后上棘多见。腰部外观多无变化，活动功能一般正常。神经系统检查多无阳性体征，患者虽自觉损伤部位皮肤麻木，但常无明显感觉障碍，直腿抬高试验阴性，亦无反射障碍与肌萎缩。

X 线检查多无异常，少数患者可见骨质增生或脊柱畸形。实验室检查常无改变，血沉及抗链球菌溶血素 O 试验均正常。

本病的诊断主要依据以下几点：①有急性腰扭伤史，治疗不彻底，且反复发作；②压痛广泛，有肌肉僵硬等体征，疼痛劳累时加重，休息后减轻；③工作劳动姿势不正确，经常弯腰活动，或平素缺乏锻炼；④ X 线检查及实验室检查无异常。

三、治疗

（一）手法治疗

推拿手法对于慢性腰肌劳损有较好疗效，可在腰部采用㨰法、揉法、按压法、弹筋法、拍击法、捋顺法、点穴法、扳法等手法施治，能起到舒筋活血、解痉止痛、松解粘连、消除炎症的作用。常用手法如下。

1. 循经按揉法 患者取俯卧位，术者以双手循两侧太阳膀胱经由上向下用揉法治疗，用力由轻到重，往返 4~5 遍。然后，以双手拇指指腹按压两侧三焦俞、肾俞、气海俞、大肠俞、关元俞、小肠俞、膀胱俞、志室、秩边等穴位。最后以掌根在痛点周围揉按 3~5 分钟，并弹拨该处 1~2 分钟，效果明显。

2. 拍击腰背法 患者俯卧，术者以指掌背面拍击其腰背部斜方肌、背阔肌、竖脊肌等处，然后以小鱼际直接按摩背部，横擦腰背部，速度由慢到快，以皮肤发热为度。

（二）药物治疗

何氏中医骨伤科对于慢性腰肌劳损的药物使用，同样遵循中医骨伤科学的辨证原则，辨证选择适当的药物进行施治。

外敷用药：外敷温通散。

内服用药：内服强筋壮骨丸。亦可参考以下方法进行辨证施治。属寒湿阻络者，治以散寒除湿，温经通络，方用甘姜苓术汤、独活寄生汤加减；湿热互结者，治以清热利湿，舒筋通络，方用四妙散加桃仁、红花、杜仲、续断、络石藤等；气滞血瘀者，治以理气活血，舒筋化瘀，方用桃红四物汤加减；肝肾亏虚者，治以补益肝肾，舒筋通络，方用左归丸、健步虎潜丸加减。

按摩用药：使用温通经络液。

本病可外用中药熏洗，具有温通经络、舒筋活血、缓解肌肉痉挛、减轻疼痛、促进恢复的作用。

（三）功能锻炼

对于慢性腰肌劳损患者，加强腰背肌的功能锻炼是十分必要且行之有效的方法。常用的方法有“三点支撑”“五点支撑”“飞燕点水”式等，坚持练功能够增强脊柱的外源性平衡系统，充分发挥肌肉动力的作用。

（四）刮痧治疗

刮痧治疗腰肌劳损具有较好的疗效。刮痧时要分辨虚证与实证，虚证、实证的刮法有所不同，施术操作时应注意。

1. 实证 主刮部位为背部督脉（从后发际经大椎穴至腰阳关）循行线；背部足太阳膀胱经第 1 侧线（从大杼至大肠俞）、夹脊、委中。寒湿腰痛者，加关元、命门、腰阳关；瘀血腰痛者，加膈俞、血海。刮痧以泻法，从背部督脉后发际经大椎穴至腰阳关段循行线、背部膀胱经第 1 侧线大杼穴至大肠俞段，要求出痧，并对背部出痧之处进行叩击；由上向下角推脊柱两侧夹脊数遍；采用拍法拍击委中，要求出痧。阿是穴、膈俞、腰阳关、关元、命门、血海等穴可采用角揉法。本法具有散寒除湿，活血化瘀止痛之效。

2. 虚证 主刮部位为背部督脉（从后发际经大椎穴至腰阳关）循行线、命门、腰阳关；背部足太阳膀胱经第 1 侧线（从大杼至大肠俞）、肾俞、上髎、次髎、中髎、下髎、夹脊、委中。乏力神倦肢冷者，加命门、志室、太溪等。刮痧以补法，从背部督脉后发际经大椎穴至腰阳关段循行线、背部膀胱经第 1 侧线大杼穴至肾俞段，不必强求出痧，角揉肾俞；采用横向快速擦法刺激八髎，使之局部皮肤发红，产生热量并向深部渗透至小腹；由上向下角推脊柱两侧夹脊数遍，并对背部刮拭之处进行摩法操作，平刮委中；角揉肾俞、腰阳关。命门、志室、太溪等穴可采用角揉法。本法具有补气益肾、通络止痛之效。

（五）针灸治疗

可针刺委中、足三里、三阴交、腰阳关、肾俞、志室等穴，针刺时加上灸法，取针后再配合拔火罐，效果更好。

四、病例

张某，男，35 岁。

【主诉】腰部疼痛，活动受限半月余。

【现病史】患者 2015 年 1 月 14 日在工地工作时，弯腰抬重物时出现腰痛，因当时疼痛尚能忍受，经卧床休息 2 天后，疼痛缓解，而未进行特殊治疗。以后每当弯腰时间稍长，即出现症状，久坐和久站出现腰部疼痛，且向臀部及大腿放射。曾在多家医院行推拿、按摩、牵引、理疗等方法治疗，治疗初期症状尚能部分缓解，随即停止治疗，仅外用膏药，一段时间后症状加重，卧床 2 周后，于 2015 年 2 月 10 日来我院治疗。

【检查】痛苦面容，翻身等动作困难，腰部无红肿，腰骶部间隙有轻度压痛及叩击痛，但无放射痛。双下肢感觉无异常。肌力正常。直腿抬高试验阴性。病理反射未引出。

本院 X 线检查：无异常发现。CT 示：未见椎间盘突出、膨出等异常现象。

【诊断】慢性腰肌劳损。证属劳伤筋脉。

【治疗】笔者再次检查患者腰部，发现双侧腰肌僵硬，并触及有三处劳损点，尤以右侧为重。故行何氏骨科手法之点、按、揉、推等手法进行治疗，并以温通经络液涂擦，结合何氏骨科活血祛瘀散外敷。内服活血理气丸。二诊时，患者病情缓解。随后行何氏手法之理、分、牵、正等手法，进行治疗。外擦温通经络液。以疏肝理气、祛风散寒、强筋壮骨为主，改用温通散外敷，内服强筋壮骨丸。三诊后，患者症状完全消失，活动自如，停止治疗，痊愈离院。

下卷

骨病卷

第十六章 骨病概论

在数百年的发展过程中，何氏骨科不仅积累了丰富的骨伤诊治经验，而且对骨病也有着较为全面的和系统的科学认识。多年来，骨病一直是何氏骨科的主要诊疗方向和研究对象之一，经过几代人的临床实践、研究与总结，形成了自己独特的理论及技术特点，并以中医学对骨病的认识为基础，在临床实践中不断地提高与完善。

中医学对骨病早有所认识，上古时期是骨科萌芽时期，这一阶段人们就开始逐步认识骨病、接触骨病。考古发现表明，新石器时代（约公元前 3000 年）的人类遗骸中，有一些个体生前患有骨髓炎、骨结核、脊柱变异、关节僵直或骨质增生等骨骼疾病。据商代（约公元前 17—前 11 世纪）甲骨文记载，当时已辨识的 22 种疾病名称中，包括了疾手、疾肘、疾胫、疾止（趾）、疾骨等与骨骼肢体相关的病患。

战国至秦汉时期，《黄帝内经》的成书系统地阐述了人体解剖、生理、病因、病机、诊断、治疗等基本理论，奠定了中医理论体系的基础。《素问·痹论》曰："风寒湿三气杂至，合而为痹也。"1973 年，湖南长沙马王堆三号汉墓出土的医学帛书《五十二病方》，是现存最古老的医学著作之一，其中记载了 52 类疾病，共 103 个病名，涉及内、外、伤、妇、儿、五官等各科，其中即包含对"骨疽""骨瘤"等骨病的记载。

秦汉时期，骨伤科临床医学得到发展。西汉初期，名医淳于意留下的"诊籍"记录了两例完整的骨伤科病案：一则是坠马致伤，一则是举重致伤。东汉末年，被后世尊为医圣的杰出医学家张仲景总结了前人的医学成就，并结合自己的临床经验，著成《伤寒杂病论》，这是我国第一部临床医学巨著，在《内经》《难经》的理论基础上，以六经论伤寒，以脏腑论杂病，创立了理、法、方、药结合的辨证论治方法，书中记载的攻下逐瘀方药，如大承气汤、大黄牡丹汤、桃核承气汤、大黄䗪虫丸和下瘀血汤等，至今仍为很多的骨伤科医家所推崇。

魏晋至隋唐五代，骨病的诊断和治疗技术有了显著的提高。王叔和的《脉经》和皇甫谧的《针灸甲乙经》等著作中记载的针灸治疗腰痛及各种筋骨痹痛的方法，迄今仍为医家所沿用。这一时期，对骨痈疽及骨肿瘤的认识也有所提高。陈延之在《小品方》中将"附骨疽"分为急、缓两种，并指出"附骨急疽"的症状为"其痛处壮热，体中乍寒乍热"，而"附骨疽久者则肿见结脓"，与现代医学的急、慢性骨髓炎的表现极为相似。《刘涓子鬼遗方》采用内服外治的方法治疗骨疽，如该书记载："骨疽脓出不可止，壮热、碎骨，六十日死。"可见当时对骨疽等并发症的观察已比较细致。

隋末，巢元方著的《诸病源候论》是我国现存的第一部病因症状学专著，也是第一部对骨病的病因症状学描述较丰富的著作。对"背偻候""骨注候""指筋挛不得屈伸候""瘤候""石痈候""石疽候""附骨痈肿候""附骨疽候""骨疽偻候"等均列专题论述。其书中对腰痛一病即记载了 8 种证候。

唐代，蔺道人所著的《仙授理伤续断秘方》记载："于损处断处，及冷水风脚，筋脉拘急不得屈伸，行步艰苦，可用此药（指仙正散）热蒸，用被盖覆，俟温淋洗。"即是对损伤后因风寒湿侵袭形成的痹证，主张用汤药熏洗。孙思邈《备急千金要方》载有按摩、导引治疗各种筋骨痹、偻痿病症，该书还记载了多种对于恶疮、恶肉和石痈等病外治方药的治疗方法。王焘的《外台秘要》辑录了自张仲景以后治疗痹证的方剂，并特别推崇以补血活血、祛风湿止疼痛为主的四物汤加附子，治疗"风湿百节疼痛，不可屈伸"等病症，其法与药对后世痹证的治疗产生较大影响。

宋金元时期，我国科学技术取得重大成就，如发明火药、指南针、活字印刷术等，科学技术的进步推动了医学的发展。出现了以金元四大家（刘完素、张从正、李东垣、朱震亨）为代表的一批著名医学家，并有《卫济宝书》《外科精要》《集验背疽方》《外科精义》等外科名著问世，在学术上形成了百家争鸣的局面，不仅丰富了医学理论，也加深了对筋骨类疾病如骨关节痹痿证、骨痈疽、骨肿瘤等骨病的认识。如李东垣

《脾胃论》认为瘘证多责之“脾胃虚弱”。元代齐德之《外科精义》阐明了骨髓炎、骨结核的瘘管形成机制和早期诊断。东轩居士增注的《卫济宝书·痈疽五发》则列述了“癌、瘭、痼、痈、疽”五大证,并附以图样描绘局部表现。其中的“癌”字,则是现存文献中最早的相关记载。且对癌的治疗已经认识到要根据病情分阶段辨证给药,主张“宜下大车螯散取之,然后服排脓、败毒、托里、内补等散”。

明清时期,中医在对骨病的认识与治疗上得到进一步的发展。首先,对颈肩背痛与腰腿痛的诊治方法的记载较为丰富。如张璐的《张氏医通·肩背痛》概括了历代对颈肩背痛的辨证论治方法,并认为“肩背痛,脊强,腰似折,项似拔,此足太阳经气不行也,羌活胜湿汤……湿热相搏,肩背沉重而痛,当归拈痛汤。当肩背一片冷痛,足膂疼痛,古方用神保丸愈者,此有寒积也;有因寒饮伏结者,近效白术附子汤……或观书对弈久坐而致脊背痛者,补中益气加羌、防”。对腰腿痛的治疗,张景岳则主张用当归地黄饮、右归丸、左归丸和煨肾散等,因其认为此乃“肾之虚也”(《景岳全书》)。除了内治法,这一时期对腰腿痛的治疗还重视采用按摩、导引、针灸、药熨、膏摩等方法。此外,这一时期对骨痈疽、骨肿瘤的临床症状认识已趋细微,如明代赵宜真集《仙传外科集验方》对骨痈疽病理过程的描述非常详细;清代王维德《外科证治全生集》对恶性骨肿瘤的诊治方法和预后作了较详细的介绍,其对骨肿瘤的描述:“初起如恶核,渐大如拳,急以阳和汤、犀黄丸,每日轮服可消。如迟至大如升斗者,仍如石硬不痛,又日,久患现红筋则不治。再久患生斑片,自溃在即之证也,溃即放血,三日内毙。”这些描述较西方早了一个多世纪。清代高秉均《疡科心得集》明确地将骨痨从“骨疽”和“阴疽”中区分出来,在治疗上,尤其对骨疽取死骨的追蚀疗法和从肾论治的内治法,对现代治疗慢性骨髓炎、骨结核也产生了很大影响。

晚清至中华人民共和国成立前的近百年间,西方医学体系传入中国,对传统中医形成了冲击与挑战。在此背景下,中医的整体发展较为艰难,中医骨伤科的临床实践与学术研究也受到制约,发展相对缓慢。直到中华人民共和国成立以后,随着党和政府对中医工作的重视,以及西医骨科的迅速发展并传入我国,不仅丰富和提高了中医对骨病的认识,还促进了中医骨病学的形成和快速发展,使我国在防治骨病方面取得了显著的成绩。如中西医结合治疗慢性骨髓炎、骨结核,中医药治疗风湿性关节炎、类风湿关节炎,中药治疗骨缺血性坏死、骨质疏松症,以及中医药治疗骨肿瘤等方面都取得了较大成绩。

何氏骨科在继承中医学优秀文化遗产的同时,努力吸收西医学和现代科学的先进理论和技术,不断发展和完善。对于骨病的认识,既与上述中医骨病史一脉相承,又有创新和发展,从骨病的病因、病机到骨病的诊断和治疗,历经几代人的不懈实践和探索,形成了何氏骨科论治骨病的理、法、方、药特色。

第一节　骨病的病因

在中医学中,所谓病因是指破坏人体阴阳相对平衡而引起疾病的原因。包括六淫、戾气、七情过极、劳逸失度、饮食失节、外伤、痰饮、瘀血等。病因,又称致病因素,习称“病原”,古作“病源”。西医学认为,病因是指引起某一疾病发生的特定因素,是引起疾病的必不可少的、决定性的、特异性的因素,诸如生物、理化、营养、遗传、免疫、社会心理等因素。随着医学模式的转变,疾病的原因已从单一的生物性因素发展到多因素性。

骨病的病因有外感六淫、邪毒侵袭、外力损伤、中毒及先天禀赋不足等等。何氏骨科通过长期临床实践,认识到骨病的病因主要有四个方面:一是非暴力性外力作用,使机体超过疲劳限度而受损;二是外感六淫邪气;三是骨伤诱发;四是先天禀赋虚弱,加之后天失养,或七情内伤等因素,使机体抗御病邪能力下降。这四个方面,又可以概括为内因和外因两大类。

一、外因

指从外界作用于人体而致筋骨损害的因素,与外感六淫、毒邪感染、外力损伤、地域因素、有毒物质及放射线损伤等有关。

(一) 外感六淫

六淫，是风、寒、暑、湿、燥、火六种外感病邪的统称。阴阳相移，寒暑更替，正常的四时气候变化都有一定的规律和限度，如果气候变化异常，六气发生太过或不及，或非其时而有其气，以及气候变化过于急骤，超过了一定限度，使机体不能与之相适应，就会导致疾病的发生。这种情况下的六气，就是"六淫"。其发病途径多侵犯肌表，或从口鼻而入，或两者同时受邪，故又称"外感六淫"。从现代病因学角度来看，六淫致病除了气候因素，还包括了生物(细菌、病毒等)、物理、化学等多种致病因素，作用于机体引起病理反应。《黄帝内经》时代对病因已有深刻的认识，《素问·痹论》曰："风寒湿三气杂至，合而为痹也。"指出痹证的致病因素是风、寒、湿。《诸病源候论·风湿腰痛候》云："劳伤肾气，经络既虚，或因卧湿当风，而风湿乘虚搏于肾，肾经与血气相击而腰痛，故云风湿腰痛。"《仙授理伤续断秘方·当归散》则说："损后中风手足痿痹，不能举动，筋骨缝纵，挛缩不舒。"这些均说明腰痛、损伤痿证及筋挛与外感六淫的关系密切。

(二) 邪毒感染

由于疔疮走黄，有头疽内陷及伤寒、天花、麻疹、扁桃体炎、中耳炎病后，余邪未清，正气虚弱，其毒深窜入里，流于筋骨，入于血络，致经络被阻、气血失和而发骨病。正如《医宗金鉴·痈疽总论歌》云"痈疽原是火毒生"，因感受各种邪毒如化脓性细菌、结核分枝杆菌、梅毒螺旋体等，可引起附骨痈、附骨疽、关节流注、骨痨、骨梅毒等。此外，某些骨肿瘤可能亦是由病毒引起。

(三) 外力损伤

跌打损伤，瘀血凝于筋骨，尤其是开放性骨折，局部骨骼损伤，瘀血化热，以致经络阻塞，凝滞筋骨而发骨病。此外，过度劳累也是引起某些骨病的病因之一，如《素问·宣明五气》曰："久立伤骨，久行伤筋。"

(四) 地域因素

不同地区因地理环境、气候条件及饮食习惯不同，所发疾病也各有所异，究其原因，正如《素问·异法方宜论》曰："地势使然也。"临床所见的大骨节病、氟骨病等骨病与地域因素有密切关系。

(五) 毒物与放射线

因职业关系经常接触有害物质，如各种不利于人体健康的有机毒物、无机毒物以及多种放射线，均可引起对筋与骨的损伤。其中，有些毒物或放射线的慢性刺激，可能也是骨肿瘤的病因之一。

二、内因

内因与外感病因对称，是指人体内部导致筋骨损伤的因素。主要包括年龄、体质、七情所伤、饮食等因素。

(一) 年龄

各种骨病的发病率在不同年龄组有所差异。如骨软骨病好发于青少年，脊柱退行性疾病好发于中老年，而小儿麻痹症则好发于婴幼儿。青壮年气血充盛，抗病力强，患病多实证；老年人气血已衰，抗病力弱，患病多虚证。

(二) 体质

正气不虚，肝血充足，肾精充实，筋骨刚强，则不易发生筋骨疾病；反之，素体羸弱，肝血亏虚，肾精亏损，正气不足，邪毒乘虚而入，易发生骨痨或骨痈疽等骨病。

(三) 情志

人有七情，即喜、怒、忧、思、悲、恐、惊七种情志。七情是人体对客观事物和现象所做出的七种不同的情志反应。在正常的生理承受范围内，一般不会使人致病，只有突然强烈或长期持久的情志刺激，超过人体本身的正常生理承受范围，使人体气机紊乱，脏腑阴阳气血失调，才会导致疾病的发生，如怒伤肝，恐伤肾，肝肾受损则肝血亏虚、肾精衰少，发生筋骨疾病。

(四) 营养障碍

营养障碍可引起佝偻病、骨软化症、骨质疏松症等代谢性骨病。

（五）脏腑功能失调

若脏腑功能失调，气血生化不足，则筋骨失养而发病，如激素诱发性骨坏死、脑性瘫痪、肾性骨病及神经源性肌萎缩等，均属此类。

第二节 骨病的病机

病机是疾病发生、发展、变化的机理，包括病因、病性、病势、脏腑气血虚实变化。疾病的发生、发展、变化，与患病机体的正气强弱和致病邪气的性质及其作用部位等密切相关。病邪作用于人体，人体正气奋起而抗邪，引起了正邪相争。邪正斗争的结果，邪气对人体的损害居于主导地位，破坏了人体阴阳的相对平衡，使脏腑经络气机升降失常，或气血津液紊乱，影响了全身脏腑组织器官的生理活动，从而产生了复杂的病理变化。就总体而言，骨病之病机符合邪盛正衰、阴阳失调、气血失常、脏腑经络功能紊乱等一般的疾病病机规律。但是，从各类具体骨病来看，尤其是无菌性骨病，其发生、发展和变化，又具有与一般病机规律不同的特征。

一、脏腑病机

脏腑是人体内脏的总称，包括五脏、六腑和奇恒之腑。五脏即心、肺、脾、肝、肾；六腑即胆、胃、小肠、大肠、膀胱、三焦；奇恒之腑，即脑、髓、骨、脉、胆、女子胞。五脏的共同生理功能是化生和贮藏精气，还能藏神。六腑的共同生理功能是受盛和腐熟水谷，传化及排泄糟粕。若脏腑不和，功能紊乱，则筋骨皮肉缺失营养而产生一系列证候。

脏腑病机是疾病在其发生、发展过程中，脏腑的正常生理功能发生失调的内在机制。任何疾病的发生，无论外感还是内伤，都势必导致生理功能紊乱而脏腑阴阳气血失调。因此，脏腑失调的病机，在病机理论中占有重要的地位，是辨证论治的主要理论依据。何氏骨科认为，在骨关节及其筋肉疾患中，尤与肾、肝、脾的关系最为密切。

（一）肾藏精主骨

肾为水火之脏，藏真阴而寓真阳，为先天之本、生命之根，主藏精，纳气，主水，开窍于耳及二阴，其华在发，与膀胱相表里。故肾精充足则骨强、齿坚、髓满、脑灵、耳聪、目明；命火充足，则五脏六腑的阳气旺盛而生机勃勃。藏精，是肾的主要生理功能，而骨的生长、发育和修复均依赖于肾中精气的濡养。若先天肾精不足，可导致生长发育障碍，如小儿发育不良或迟缓（如五迟，即立、行、发、齿、语等发育迟缓）、五软（头、项、四肢、肌肉、口等痿软）、囟门迟闭，及出现骨骼发育不良或畸形如“鸡胸”“龟背”等；若后天肾精不足，成年人表现为发脱齿摇、耳鸣健忘、精神呆钝、足痿无力等，骨失其养，则中老年人可出现骨质疏松、骨质增生等症。

若骨髓空虚，可致骨痿等症，如《素问·痿论》所说：“肾者水脏也，今水不胜火，则骨枯而髓虚，故足不任身，发为骨痿。”《诸病源候论·腰痛不得俯仰候》曰：“肾主腰脚……劳损于肾，动伤经络，又为风冷所侵，血气击搏，故腰痛也。”是说肾虚易致腰部劳损，出现腰部疼痛，不能俯仰等证候。生理情况下，肾藏精、主骨、生髓，机体发挥其正常生理功能，当先天禀赋不足或后天肾精耗损太过，一旦肾精亏虚，骨失所养，其正气下降，则易受外邪侵犯，而发为骨疽、骨瘤。《仙传外科集验方》云：“所为骨疽，皆起于肾毒，亦以其根于此也，肾实则骨有生气，疽不附骨矣。”而骨瘤的形成与劳伤肾气有关，明代薛己《外科枢要》言：“劳伤肾气，不能荣骨而为者，其自骨肿起，按之坚硬，名曰骨瘤。”由此看出，骨病的发生与肾的关系极为密切。

（二）肝藏血主筋

肝为风木之脏，主疏泄而藏血，其气升发，喜调达而恶抑郁，主筋，开窍于目，与胆相表里。肝以血为体，以气为用，体阴而用阳，集阴阳气血于一身，称为阴阳统一之体。筋附着于骨而聚于关节，是连接关节、肌肉的一种组织，有赖于肝血的滋养。李东垣在《医学发明》中指出“血者，皆肝之所主，恶血必归于肝，不问何经之伤，必留于胁下，盖肝主血故也”。也说明了创伤、劳损等瘀血为患的筋骨疾病均与肝关系密切。

（三）脾主肌肉四肢

脾位于中焦，与胃相表里，主肌肉四肢，开窍于口，其华在唇。脾主运化，为后天之本，气血生化之源。脾的主要生理功能是运化水谷，输布营养精微，作为气血生化之源，四肢百骸皆赖其濡养。正如《素问·痿论》曰：“脾主身之肌肉。”《灵枢·本神》则说：“脾气虚则四肢不用。”因此若脾失健运，则化源不足，气血两亏，可出现面黄肌瘦，少气懒言，四肢疲惫，倦怠乏力等症。若为骨病，也会因患处气血不足，经久不愈。

二、经络病机

经络是经脉和络脉的总称，为人体运行气血、联络脏腑、沟通内外、贯穿上下、调节各组织器官生理功能的通路。经络是气血运行的通路，气血因在经脉中循环不已，营周不休，阴阳相贯，如环无端，形成了一个密闭的气血循行系统，使气血运行于周身，发挥其不可或缺的营养作用。

经络病机，即是指致病因素直接或间接作用于经络系统而引起的病理变化。《灵枢·海论》说：“夫十二经脉者，内属于腑脏，外络于肢节。”《灵枢·本脏》云：“经脉者，所以行气血而营阴阳，濡筋骨，利关节者也。”故经络畅通，则气血调和，濡养周身，筋骨强健，关节通利。人体的生命活动、疾病的发生、治疗的作用等都是通过经络实现的，故《灵枢·经别》云：“夫十二经脉者，人之所以生，病之所以成，人之所以治，病之所以起。”筋骨疾病一旦累及经络，则影响其循行器官的功能，出现相应部位的症状。如脊髓的解剖部位与生理功能同古人描述的督脉相似，《难经·二十八难》记载：“督脉者，起于下极之俞，并于脊里，上至风府，入于脑。”若脊髓损害或周围神经损害，可引起肢体瘫痪等。

三、气血病机

人体气血的充足和运行协调，是脏腑、经络、官窍等一切组织器官进行生理活动的物质基础。“气为血之帅”“血为气之母”，气血相互依存，相互为用，循行全身，周流不息，内灌五脏六腑，外溉皮肉筋骨。骨、关节、四肢、肌肉之疾病与气血关系极为密切，临床常见的一些证候多与气血受损有关。

（一）肿胀与疼痛

《素问·阴阳应象大论》曰：“气伤痛，形伤肿。”吴昆注释：“气无形，病故痛；血有形，病故肿。”说明肿胀与疼痛是气血损伤的病理反应。《难经·二十二难》指出“气留而不行者，为气先病也，血壅而不濡者，为血后病也”。先痛而后肿为气伤及形，先肿而后痛为形伤及气。气血两伤，多肿痛并见。故痛与肿是筋骨患病，伤及气血的两种重要病机表现。骨痈疽、骨痨、痹证等患处常出现肿胀。骨痈疽者局部红肿；骨痨局部肿而不红；各种痹证，如风湿性、类风湿性、痛风性、血友病性关节炎等，其关节部位常肿胀。

（二）气虚与气滞

骨病之气的失常，主要包括气虚和气滞两个方面。气虚是由于先天禀赋不足，元气衰少；或后天失养，生化不足；或久病劳损，耗气过多；或脾肺肾等脏腑功能失调，以致气的生成减少，从而使脏腑、组织功能活动衰退或障碍。可出现少气懒言，神疲乏力，呼吸气短，胃纳欠佳，自汗，舌淡苔白，脉虚无力等症状，常见于严重的或慢性的骨关节疾患或年老体弱的患者。

气滞主要是由于情志不舒，或痰湿、食积、瘀血等有形实邪阻滞，或因外邪困阻气机，或因跌仆伤损，或因脏腑功能障碍，影响气的正常流通，引起局部或全身的气机不畅或阻滞。骨病所致经络不通，形成气滞，患处多有胀、痛等症状。

（三）血虚与血瘀

形成血虚的原因主要有失血过多，新血未能及时生成补充；或脾胃虚弱，化源不足，血液生成减少；或肾精亏损，骨髓不充，精不化血；或久病不愈，日渐消耗营血等。由于全身各脏腑组织器官皆依赖血液的濡养，而且血能载气，血少则血中之气亦虚，血液又是神志活动的重要物质基础。所以，血虚时就会出现全身或局部的失荣失养、功能活动逐渐减退、神志活动衰惫等一派虚弱证候。临床表现为面色苍白、头晕目眩、心悸失眠、手足麻木、关节屈伸不利、唇舌爪甲色淡无华，脉细弱等。

血瘀是指血液运行迟缓或瘀滞不畅的病理状态。导致血瘀病变的因素甚多，最常见的有气滞而血行受阻；气虚推动无力而血行迟缓；寒邪入血，血寒而凝滞不通；邪热入血，煎熬津血，血液黏稠而不行；痰浊等阻闭脉络，气血瘀阻不通，以及“久病入络”等因素，影响血液正常运行而瘀滞。血瘀停滞于脏腑、经络等某一局部，不通则痛，可出现局部疼痛，固定不移，甚至形成癥积肿块等。如果是全身血行不畅，则可出现面、唇、舌、爪甲、皮肤青紫色暗等症。血瘀证是骨科临床常见的证候。

四、外邪病机

外邪致病是指外来邪气通过肌表、口鼻侵入人体而发病。骨病中的痹、痿、痈、疽、瘤，其致病因素为六淫、邪毒等，为外邪侵袭。

（一）风邪致病

《素问·风论》云“风者，善行而数变”，“风者百病之长也”，即概括了风邪致病具有病位游移、行无定处且变化无常和发病迅速的特性。风邪为六淫之首，是外邪致病的先导，易与寒、湿、燥、热等邪气相合为病。寒、湿、热、燥等邪往往都依附于风而侵袭人体。风邪变化多端，诸多疾病皆由风邪引起，古人甚至把风邪当作外邪致病因素的总称。临床上风邪为患较多，又易于同六淫中其他邪气相合而为病，所以称风为百病之长，六淫之首。《素问·五脏生成》曰：“卧出而风吹之，血凝于肤者为痹。”《灵枢·九针论》云：“八风伤人，内舍于骨解腰脊节腠理之间，为深痹也。”《杂病源流犀烛·诸痹源流》亦云：“风胜者为行痹，游行上下，随其虚处，风邪与正气相搏，聚于关节，筋弛脉缓，痛无定处。”这些都说明了风邪是外邪致病中的首要因素。

（二）寒邪致病

寒邪是六淫中具有寒冷、凝滞、收引等特性的邪气。《素问·举痛论》曰：“寒气入经而稽迟，泣而不行，客于脉外则血少，客于脉中则气不通，故卒然而痛。”说明经脉气血为寒邪所凝闭阻滞而失于鼓动，气血阻滞，不通则痛，此乃疼痛发生的主要原因。《素问·痹论》亦云：“痛者，寒气多也，有寒故痛也。”因感受寒邪，机体阳气受伤，筋脉失去温煦而收引挛缩，如《素问·举痛论》说：“寒则气收”“寒气客于脉外则脉寒，脉寒则缩蜷，缩蜷则脉绌急，绌急则外引小络，故卒然而痛。”《素问·至真要大论》也指出“寒复内余，则腰尻痛，屈伸不利，股胫足膝中痛”。说明了骨关节疼痛拘紧与寒邪关系密切。

（三）湿邪致病

湿邪致病易致肿满不仁。《素问·至真要大论》曰：“诸湿肿满，皆属于脾。”《素问·痿论》云：“有渐于湿，以水为事，若有所留，居处相湿，肌肉濡渍，痹而不仁，发为肉痿。”明代李中梓在《医宗必读·痹》中阐述：“肌痹，即着痹、湿痹也。留而不移，汗多，四肢缓弱，皮肤不仁，精神昏塞，今名麻木。”说明湿邪为患，可损害皮肉筋脉，引起肌痹、肉痿等症。

（四）火毒致病

火毒易耗气伤津，损伤人体正气，而使全身功能衰退。《素问·痿论》云：“肺热叶焦，则皮毛虚弱急薄，著则生痿躄也。”由此看出，火热毒邪在不同的程度上伤阴劫血，导致筋脉骨肉失养而发生痹痿。火毒是一切肿疡痈疽的根本原因，如《医宗金鉴·痈疽总论歌》所说：“痈疽原是火毒生。”《黄帝内经》早就阐明了痈疽成脓的病理机制，如《灵枢·痈疽》曰：“热胜则腐肉，肉腐则为脓。”《灵枢·刺节真邪》也说：“以手按之坚，有所结，深中骨，气因于骨，骨与气并，日以益大，则为骨疽。有所结，中于肉，宗气归之，邪留而不去，有热则化而为脓，无热则为肉疽。”说明了由于热胜而烂肉腐肌成脓，以及气血津液受阻，加之外邪侵犯，瘀血更甚，导致了骨疽、肉疽的发生。

五、劳损病机

慢性劳损造成的骨科疾病是一个缓慢、渐进、累积的过程，是由于超越生理能力的活动或在生理承受范围内反复进行的活动使应力过度集中于某个关节或脊柱的某一阶段，长期、反复、持续的应力集中某处骨、关节、肌肉、筋膜等组织，超过了上述组织所能承受的代偿能力，产生了一系列的病理解剖和病理生理变化，如骨质增生、关节退变、肌肉劳损、筋膜肥厚等，导致不同程度的关节或脊柱损伤。

慢性劳损性致病自古就有，《黄帝内经》记载的“五劳”就是指慢性劳损致病。正如《素问·宣明五气》指出“五劳所伤：久视伤血，久卧伤气，久坐伤肉，久立伤骨，久行伤筋。是谓五劳所伤”。这里要特别注意一个“久”字，人体行为动作“视、卧、坐、立、行”之前皆用了时间状语“久”字，表述了时间因素和重复动作形成的累积作用，即所谓的“积劳成疾”。

现代医学研究认为，在劳损由轻到重的变化过程中，由于人体具有自我保护功能，因而当机体受到轻度损伤的时候，机体便会不断地对这些微小的损伤进行修复与重建，即总是处于代偿状态。当劳损逐渐积累到一定程度，超过了机体自身修复与重建的速度时，便会出现各种相应的病症。病症的出现，实质上是机体失去了代偿功能，无法继续修复与重建劳损处的组织。

慢性劳损所致的骨伤科疾病是一个复杂的累积过程，由于不同组织在动态载荷下的力学响应特点不同，首先引起气血、经筋、肌肉和骨关节的损伤。对于慢性劳损，如果不加以纠正，则可能进一步造成脏腑经络的损伤。如《素问·五脏生成》曰：“肝受血而能视，足受血而能步，掌受血而能握，指受血而能摄。”结合《素问·宣明五气》所论：“五劳所伤：久视伤血，久卧伤气，久坐伤肉，久立伤骨，久行伤筋。”可以看出，气血为人体功能活动的物质基础，但若劳损过度，耗损正气，气血亏虚不能濡养脏腑，而致肝肾不足。因肝主筋，肾主骨，肝肾受损，筋骨失养。肾精不足，精不充髓，髓不养骨，骨髓空虚；肝血不足，血不养筋，筋脉瘛疭，不能约束骨骼。于是在应力集中的情况下，易致“骨错缝，筋出槽”。慢性劳损日久，气血运行不畅，局部功能减弱，抗邪能力降低，易受风寒湿侵犯而成痹、痿等证。

慢性劳损多具有由轻到重、由表及里、由筋及骨与关节、由脊柱及脏腑经络逐渐深入的致病特点，是一个缓慢、渐进、累积的过程。例如腰肌劳损，虽然其病因多种多样，但其病机主要是腰背肌肉、筋膜发生水肿、渗出等无菌性炎症，久则发生粘连及纤维性变，若再遇风寒湿等外邪侵袭，则会使局部炎症加重。或虽因闪挫而致急性损伤，但闪挫外力仅为诱因，其内因是脊柱的劳损，如长期的弯腰工作，使腰背肌处于牵伸状态而导致腰背肌慢性积累性损伤。所以闪挫虽治，但劳损未愈，导致病势缠绵，反复发作。《证治准绳》指出“久损入骨者，盖因坠压跌扑伤折，不曾通血，以至死血在所患之处，久则如鸡肺之附肋，轻者苔藓之晕石。年少之时，血气温和，尤且不觉，年老血衰，遇风寒雨湿，其痛即发……虽然气血虚弱之人，病在胸肋腰背之间者，为之脱垢不除，变为血结劳……此等乃根蒂之病，则非一剂可愈，磨以岁月方可安”。这说明了慢性劳损致病，具有由轻到重、由简至繁，渐进变化的病理特点，且病势缠绵难愈，需要较长时间的治疗方可痊愈。

第三节　中医骨病四诊

诊法是医生诊察收集病情资料的基本方法。中医诊法的内容主要包括望、闻、问、切四个方面。通过“四诊”所收集到的临床资料，是判断病种、辨别证候的主要依据。中医骨病学是中医学的一个分支学科，在诊断上既遵循一般中医学原理，也有其独特的诊断方法。

一、望诊

望诊，是医生运用视觉对人体外部情况进行有目的的观察，以了解健康状况，测知病情的方法。望诊被列为四诊之首，并有“望而知之谓之神”的说法，这是因为人的视觉在认识客观事物时占有重要的地位。望诊是诊断疾病的第一步，医生只有具备了敏锐、准确的观察能力，才能在见到患者的第一时间，获得与患者疾病相关的病理信息。

（一）全身望诊

1. 神色 《素问·移精变气论》说："得神者昌，失神者亡。" 所以，观察患者神色的旺衰，可以推断病情的轻重，判断病变的预后。何氏骨科在临床诊病时，特别注重望神，其中望目尤为重要，力求做到一见患者即能知病之所在。

2. 体态 主要观察患者的形体动态。形体丰满还是消瘦，动作自如还是艰难。有些体态异常为某些骨病所特有，如软骨发育不全的特征是躯干发育正常而四肢明显短小；强直性脊柱炎的特征是驼背畸形等。

3. 步态 下肢骨与关节疾患可出现各种不正常的步态，如痹证患者关节肿痛，肢体动作困难；先天性髋关节脱位，走路摇摆，双侧脱位则出现鸭步；股骨头坏死，走路时上身向患侧摇晃，患侧腿迈步较小；椎管狭窄重症，行走时有踏空或过河之势；小儿麻痹症，股四头肌瘫痪，呈压腿伸膝步态；垂足者，呈跨阶步态等。

4. 姿势 患者的动静姿势与疾病有密切的关系。骨病患者常表现出某种特殊的姿势，如颈椎结核患者常用双手撑住下颌；腰腿痛患者则常以手护腰，弯腰屈背，转动艰难等。笔者认为，通过某些特殊病态姿势就可以初步诊断患者所患疾病，正如《医宗金鉴》所云："观其外象则可推其内患。"

5. 舌象 舌为心之苗窍，脾之外候。舌苔，则是由胃气蒸腾谷气上承于舌面而形成。气血与五脏六腑的变化，可以通过舌象反映出来。舌质候五脏病变为主，侧重血分；舌苔候六腑病变为主，侧重气分。中医骨科也重视舌象的观察，其诊断依据舌诊理论。

（二）局部望诊

由于人是一个有机整体，全身的病变可反映于相应局部，局部的病变也可影响全身，故观察局部的异常变化，有助于了解整体的病变。局部望诊是骨科临床极为常用的方法。

1. 畸形 骨病多出现典型的畸形，如脊柱结核后期常发生脊柱后凸畸形；特发性脊柱侧凸症在青春期可出现脊柱侧凸畸形；类风湿关节炎患者的手指关节呈梭形肿大；佝偻病则有串珠肋、鸡胸等畸形。

2. 萎缩 肌肉萎缩是痿证的主要临床表现，有的腰腿痛患者受累肢体可出现肌肉萎缩，某些颈椎病患者亦可出现上肢的肌肉萎缩，以及骨折损伤神经导致肌肉萎缩等。

3. 挛缩 指肌群持久性收缩，引起关节活动功能障碍。如髂胫束挛缩症呈屈髋、外展、外旋挛缩畸形；掌腱膜挛缩症发生屈指挛缩畸形等。

4. 肿胀 骨痈疽、骨痨、痹证等患处常出现肿胀。骨痈疽局部红肿；骨痨者局部肿而不红，腰椎骨痨常可见腰大肌形成冷脓肿；风湿性关节炎、类风湿关节炎、关节滑膜炎、痛风等骨关节疾病，患处常明显肿胀。

5. 肤色 青紫或瘀斑，多为外伤引起；发绀，表示静脉瘀血或缺氧；苍白，是缺血的表现；红晕表示血供增加；风湿性关节炎，皮肤可出现红斑结节；骨纤维异样增殖症常伴有皮肤色素沉着等。

6. 创口 骨痈疽或骨痨破溃后，患处出现创口。临床检查时，应注意观察创口大小、深浅，肉芽是否新鲜，周围有无红肿，以及脓液的颜色、黏度，有无腐肉及死骨等。

二、问诊

问诊是了解病情、诊察疾病的重要方法，在四诊中占有重要的地位。因为疾病的很多情况，如疾病发生、发展、变化的过程及治疗经过，患者的自觉症状、既往病史、生活史和家族史，只有通过问诊才能获得。笔者认为，临证之要以问诊为重，在临床实践中灵活运用张介宾的《十问歌》，有重点、有逻辑地询问患者，通过问诊就可以作出大部分疾病的诊断。

（一）一般情况

一般情况，包括患者的姓名、年龄、性别、婚否、民族、职业、籍贯、工作单位、现住址等，应了解上述情况，为诊断疾病作参考。

性别、年龄与某些骨病的发病率有关，如骨质增生症、骨性关节炎、骨质疏松症等多发生于 40 岁以上的中、老年人。

籍贯、住址往往能揭示某些地方性骨病的存在，如大骨节病是一种病因尚未明确的地方性变形性骨关节病，本病有较强的地域性，主要分布在我国东北、华北及内蒙古、河南等地的山谷及潮湿寒冷的地区，平原少见；氟骨病多在饮水与大气污染的高氟区流行，或多在低洼盐碱地区发生。

职业、工作与某些退行性骨关节病或职业性骨关节病的关系也很密切，如长期伏案工作者，容易发生颈椎退变；经常弯腰工作者，容易发生腰椎间盘退变或骨质增生；在核电站工作或做核工程的科研人员，易患放射性骨病等。

（二）发病情况

临床接诊时，应认真了解患者（或家属代述）的主诉，所谓主诉就是患者就诊时最感痛苦的症状、体征及持续时间。主诉往往是疾病的主要矛盾所在。然后围绕主诉，收集现病史。按照发病情况、病变过程、诊治经过、现在症状四个方面进行询问。对诊断和鉴别诊断有决定意义的症状更要详细了解其性质、程度、时限以及以往治疗及其效果等。

（三）疼痛性质

疼痛是骨科临床上最常见的一种自觉症状。患者机体的各个部位皆可发生，疼痛有虚实之分。实性疼痛多因外力损伤或感受外邪，气滞血瘀、痰浊凝滞，气血运行不畅所致，即所谓的“不通则痛”；虚性疼痛多因损伤迁延、骨病日久，阳气亏虚、精血不足，脏腑经脉失养所致，即所谓的“不荣则痛”。

1. 胀痛　指疼痛兼有胀感的症状，是气滞作痛的特点。如胸、胁、脘、腹胀痛，多是气滞为患。但头目胀痛，若非损伤，则多因肝火上炎或肝阳上亢所致。

2. 刺痛　指疼痛如针刺一般的症状，是瘀血致痛的特点。如胸、胁、脘、腹等部位刺痛，多是瘀血阻滞，血行不畅所致。

3. 冷痛　指疼痛有冷感而喜暖的症状。常见于腰脊、脘腹、四肢关节等处。寒邪阻滞经络所致者，为实证；阳气亏虚，脏腑经脉失于温煦所致者，为虚证。风湿性关节炎、类风湿关节炎、骨关节炎等骨病则常见冷痛。

4. 灼痛　指疼痛有灼热感而喜凉的症状。火邪窜络所致者，为实证；阴虚火旺所致者，为虚证。急性痛风性关节炎、急性化脓性骨髓炎等骨病，临床可见患处灼热疼痛。

5. 重痛　指疼痛兼有沉重感的症状。多因湿邪困阻气机所致，由于湿性重浊黏滞，故湿邪阻滞经络，气机不畅，使人有沉重而痛的感觉。

6. 酸痛　指疼痛兼有酸软感的症状，多因湿邪侵袭肌肉关节，气血运行不畅所致。亦可因肾虚精亏，骨髓失养所致。某些腰肌劳损、腰椎间盘突出症、膝骨关节炎等，常见患处酸痛。

7. 空痛　指疼痛兼有空虚感的症状。多因气血亏虚，阴精不足，脏腑经脉失养所致。常见于头部或小腹部等处。

8. 隐痛　指疼痛不剧烈，尚可忍耐，但绵绵不休的症状。多因阳气精血亏虚，脏腑经脉失养所致。常见于头、胸、脘、腹等部位。

9. 走窜痛　指疼痛部位游走不定，或走窜攻冲作痛的症状。若胸、胁、脘、腹部疼痛而走窜不定，多因气滞所致；四肢关节疼痛游走不定，多见于痹证，因风邪偏胜所致。

10. 固定痛　指疼痛部位固定不移的症状。若胸、胁、脘、腹等处固定作痛，多是损伤所致，瘀血为患；若四肢关节固定作痛，多是损伤、劳损所致，或因寒湿、湿热阻滞，或热壅血瘀所致。

一般而言，新伤（病）疼痛，痛势剧烈，持续不解，或痛而拒按，多属于实证；久病疼痛，痛势较轻，时痛时止，或痛而喜按，多属于虚证。由于疼痛是骨科临床最常见的一种自觉症状，而且很多患者是因为疼痛难忍才前来就诊，所以仔细辨别疼痛性质，对诊治骨病具有重要的临床意义。

三、闻诊

闻诊是通过听声音和嗅气味来诊察疾病的方法，颇受历代医家重视。早在《黄帝内经》中就有根据患者发出的声音来测知内在病变的记载，如《素问·阴阳应象大论》曰“听音声而知所苦”，并提出以五音、五声应五脏的理论;《素问·脉要精微论》则以声音、语言、呼吸等来判断疾病过程中正邪盛衰的状态。《难经·六十一难》说：“闻而知之者，闻其五音，以别其病。”东汉张仲景在《伤寒论》《金匮要略》中也以患者的语言、咳嗽、喘息、呕吐、呃逆、肠鸣、呻吟等作为闻诊的主要内容。

(一) 听声音

听声音，是指听辨患者言语气息的高低、强弱、清浊、缓急变化以及咳嗽、呕吐、肠鸣等脏腑病理变化所发出的异常声响，可以此判断疾病的寒、热、虚、实等性质。

一般说，在疾病状态下，语声高亢洪亮有力，声音连续者，多属阳证、实证、热证；语声低微细弱，懒言而沉静，声音断续者，多属于阴证、虚证、寒证。谵语妄言，语无伦次，多见高热或邪入营血；呻吟不止，阵发惊呼，多是身有痛楚。关节内有游离体，活动时可闻及弹响声；增生性关节炎，活动时关节内可出现摩擦音。

(二) 嗅气味

嗅气味，可以了解疾病的寒热虚实，一般气味酸腐臭秽者，多属实热；气味偏淡或微有腥臭者，多属于虚寒。口出秽臭气，多为胃热；口出酸臭气，多为内有宿食。大便酸臭，多为肠中湿热夹食滞；溏便而腥者，多属脾胃虚寒。小便黄赤混浊，有臊臭味者，多属膀胱湿热；尿甜且散发烂苹果样气味者，为消渴病。骨病脓液恶臭者，多是附骨疽；骨病脓液有腥味者，多为附骨疽或骨痨。

四、切诊

切诊是指医生用手在患者身体一定部位进行触、摸、按、压，探知人体内部生理病理信息，从而获得辨证资料的一种诊察方法。切诊又分为脉诊和按诊两个部分。

(一) 脉诊

脉诊又称切脉，是医生用手指对患者身体某些部位的动脉进行切按，体验脉动应指的形象，以了解健康或病情，辨别病证的一种诊察方法。通过脉诊，可以判断疾病的部位并推断疾病的预后。如风湿性关节炎的早期多见浮脉，由于外邪侵袭肤表，卫阳抗邪于外，人体气血趋向于肤表，脉气亦鼓动于外，故见浮脉，说明病邪在肌表经络；类风湿关节炎的后期多见沉脉，且沉而无力，此乃病程日久，气血不足，阳虚气乏，无力升举鼓动所致；大骨节病晚期多见迟脉，说明风寒入络，寒凝气滞，阳失健运；附骨疽多见数脉，说明邪热亢盛，正气不衰，邪正相争，气血受邪热鼓动而运行加速；骨痨、骨肿瘤的后期多见虚脉，说明久病耗气，气不足以运血，故见虚脉；关节流注早期多见实脉，说明邪气亢盛而正气不虚。

(二) 按诊

按诊，则是医生用手直接触摸或按压患者某些部位，以了解局部冷热、润燥、软硬、压痛、肿块或其他异常变化，从而推断疾病的部位、性质及病情的轻重等情况。

1. 压痛 根据压痛的部位、范围、程度来诊察骨病的性质和轻重。筋病位置较为浅表，骨病位置较深在。骨痈疽压痛多剧烈，痹证压痛多较轻。

2. 温度 触摸患处皮肤温度，可以辨别病变的寒热性质，并可以了解患肢血运情况。热肿一般表示新伤或感染化热，冷肿表示寒性疾患。肢体远端冰凉、麻木，动脉搏动减弱或消失，表示血运障碍。骨痈疽、关节流注者，因热毒蕴结，故皮肤焮热；慢性劳损、关节痹证等疾病，气血不足，血脉不畅，故肤温略低。

3. 肿块 关节囊肿、骨肿瘤、痛风等可在局部摸到肿块。摸肿块首先应区别肿块的解剖层次，是在骨骼还是在肌腱、肌肉等组织中，是骨性的或是囊性的，还需触摸其大小、形状、硬度，边界是否清楚，推之是否可以移动及表面光滑度。应记录肿块的部位、大小、硬度、移动性，边缘是否清楚等，以判断肿块的性质。

4. 畸形 通过揣摩，仔细检查骨的形状和关节是否异常，关节间隙是否相合等。如脊柱结核，可触及后凸畸形；强直性脊柱炎后期可触及竹节样畸形；腰椎退行性病变，可能触及脊椎棘突偏歪等。

5. 异常活动 在肢体没有关节处出现了类似关节的活动，或关节原来不能活动的方向出现了活动即为异常活动，多见于陈旧性骨折和韧带断裂。骨病范畴的异常活动，则见于骨痈疽、骨痨、骨肿瘤发生病理性骨折时。

第四节 骨病临床检查

骨科临床检查是为了发现客观体征，用以诊断有无筋骨、肌肉等病变，以及病变的部位、性质、程度、缓急和有无合并症的一种较为专业化的诊断方法。骨科检查要有整体观念，不可只注意局部或一个肢体，除了病情简单的病例，都应在全身检查的基础上，根据骨与关节损伤、病变的具体情况，结合诊断和治疗的需要，选择不同的检查方法。

一、关节运动检查

首先，要熟悉各关节的正常运动特点和活动范围。如髋关节属球窝关节，可进行屈、伸、收、展及内、外旋活动；指间关节属屈戌关节，仅可做屈、伸活动。关节运动分为主动运动与被动运动两种，主动运动是患者按照医嘱主动做运动检查，被动运动是检查者对患者被动地做检查。

临床检查时，一般先做主动运动检查，后做被动运动检查，并对比其运动范围相差度数，借以区别是关节本身病变还是神经肌肉麻痹。若患者不能做主动运动，而被动活动正常，说明病变不在骨关节内，可能为肌肉、神经疾患；若被动幅度过大，表示关节中制约运动的结构可能损害，如韧带断裂、肌肉弛缓性瘫痪等。如主动运动与被动运动均受限，说明病在关节或周围软组织内。

关节运动受限，根据其程度的差别，病理性质的不同，又分为以下三类。

（一）关节强直

关节强直多因关节周围大量瘢痕组织形成或关节内粘连所致，也称纤维性强直。强直的关节仍保留一点微小的活动度，导致关节主动及被动活动困难。如髋关节强直者，行走时患肢向外摔出，转动躯干，然后起步。踝关节强直者，常借助于身体前倾或膝后伸来完成行走。其病因多为损伤和炎症。

（二）关节僵硬

又称骨性强直。关节已呈骨性连接，无丝毫运动，除关节畸形，临床症状较少。常见于化脓性关节炎、风湿性关节炎及类风湿关节炎的晚期。

（三）关节挛缩

关节运动受周围软组织挛缩的影响，运动限制的多少因软组织挛缩的程度而异。关节挛缩又可分为以下几种。

1. 神经挛缩 又可分为精神性（癔症）、中枢性（脑和脊髓）、周围神经性（刺激性病变、疼痛，神经扰乱引起的反射性挛缩）。神经病变使所辖肌群经常处于痉挛状态，神经性挛缩日久可演变成结构性挛缩。

2. 皮肤挛缩 原发性皮肤挛缩系皮肤受损或皮肤炎症形成瘢痕而发生挛缩。继发性皮肤挛缩则是指在长期的关节挛缩、畸形中，皮肤逐渐发生挛缩。

3. 肌肉挛缩 是指肌肉及肌肉所在部位的筋膜纤维变性、挛缩。不论弛缓性麻痹或痉挛性麻痹，只要存在着肌肉之间拮抗的不平衡，终会引起肌肉挛缩，从而导致关节挛缩。

4. 韧带挛缩 肌肉迫使关节长期处于畸形位置，使有关的韧带、关节囊及筋膜亦发生变性、挛缩。

关节挛缩日久常演变为混合性挛缩。

二、肌肉检查

正常人体肌肉应当是拮抗平衡，即伸屈、收展、内外旋转之间的肌张力处于平衡状态，否则就会产生关节畸形。检查关节运动的各种方式也可用来检查作用于此关节的肌肉功能。

(一) 肌容量

观察肢体外形有无肌肉萎缩、挛缩、畸形等。测量肢围(周径)，应注意测量肿胀时取最肿处，测量肌萎缩时取肌腹部。

(二) 肌张力

在静止状态下，肌肉保持一定程度的紧张度，称为肌张力。检查时，嘱患者肢体放松，做被动运动以测其阻力，如肌肉松软，被动运动时阻力减低或消失，关节松弛而活动范围扩大，称为肌张力减低；反之，肌肉紧张，被动运动时阻力很大，称为肌张力增高。另外，医者用手轻捏患者的肌肉以体验其软硬度，也可作为检查肌张力的一个简便方法。

(三) 肌力检查

肌力检查可以测定肌肉的发育情况和神经损伤的定位，对神经、肌肉疾患的预后和治疗也有一定价值。检查肌力时应注意两侧对比，观察和触摸肌肉、肌腱的收缩情况。

肌力测定一般不需要任何特殊设备，仅通过对患者关节运动加以阻力(对抗)的方法，嘱患者做抗阻力运动，就能大致判断肌力正常、稍弱、弱、甚弱或完全丧失，这种方法简单易做，是骨科临床常用的检查方法。为了诊断的精确，肌力测定一般分为6级。

0级：肌力完全丧失，肌肉无收缩(完全瘫痪)。

Ⅰ级：肌肉有微弱收缩，但不能移动关节(接近完全瘫痪)。

Ⅱ级：肌肉能收缩，能移动关节，但不能对抗重力即地心引力(重度瘫痪)。

Ⅲ级：能对抗重力，但不能对抗阻力(轻度瘫痪)。

Ⅳ级：肌肉收缩时，除能对抗重力外，还能对抗一定程度的阻力(接近正常)。

Ⅴ级：能抵抗强大的阻力运动肢体(肌力正常)。

三、神经检查

(一) 感觉检查

感觉包括痛、温、触等浅感觉，以及关节肌肉感觉、振动感觉、压迫感觉、重量感觉等深感觉。人体遭受损伤或疾病，往往会导致感觉功能的障碍。由于脊神经支配的皮肤感觉区域按节段分布(图16-4-1)。故通过对皮肤感觉障碍的测试，还可以确定脊柱损伤的情况(图16-4-2)。笔者在临床实践中，通过评估体表皮肤感觉(皮节)的灵敏度来初步定位脊柱损伤节段，再结合影像学检查进行印证与精确诊断，取得了事半功倍的效果。

1. **感觉消失**　指某种感觉丧失，或深、浅感觉全部消失，如外伤性截瘫，下肢感觉可能全部消失。

2. **感觉减退**　即感觉的程度减弱，如腰椎间盘退变，小腿外侧或足背感觉减退。

3. **感觉过敏**　轻度刺激即有强烈的感觉，表示感觉系统有刺激性病变，如多发性神经炎早期有感觉过敏现象。

4. **感觉分离**　即在同一区域内单独有几种感觉障碍，而其他感觉正常，如脊髓空洞症常致肢体及躯干上部痛、温觉障碍，而触、压及深感觉均正常。

5. **异常感觉**　未受外界刺激而产生的不正常感觉，如麻木感、蚁走感、冷或热感、灼热感等，如颈椎退变或椎管狭窄时，脊髓或神经根受刺激，常出现上述异常感觉。

(二) 其他神经检查参见上卷第四章第四节神经功能检查相关内容。

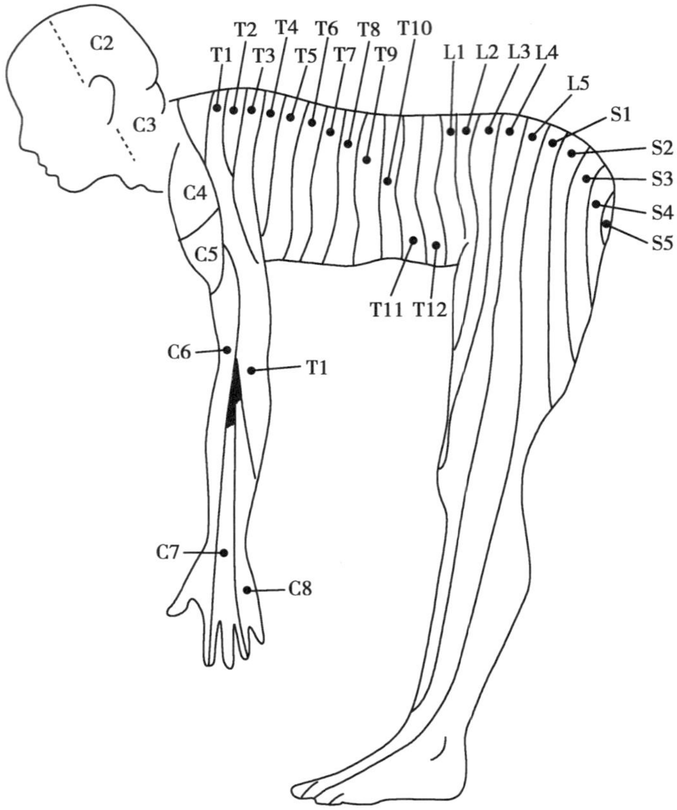

图 16-4-1 脊神经节段

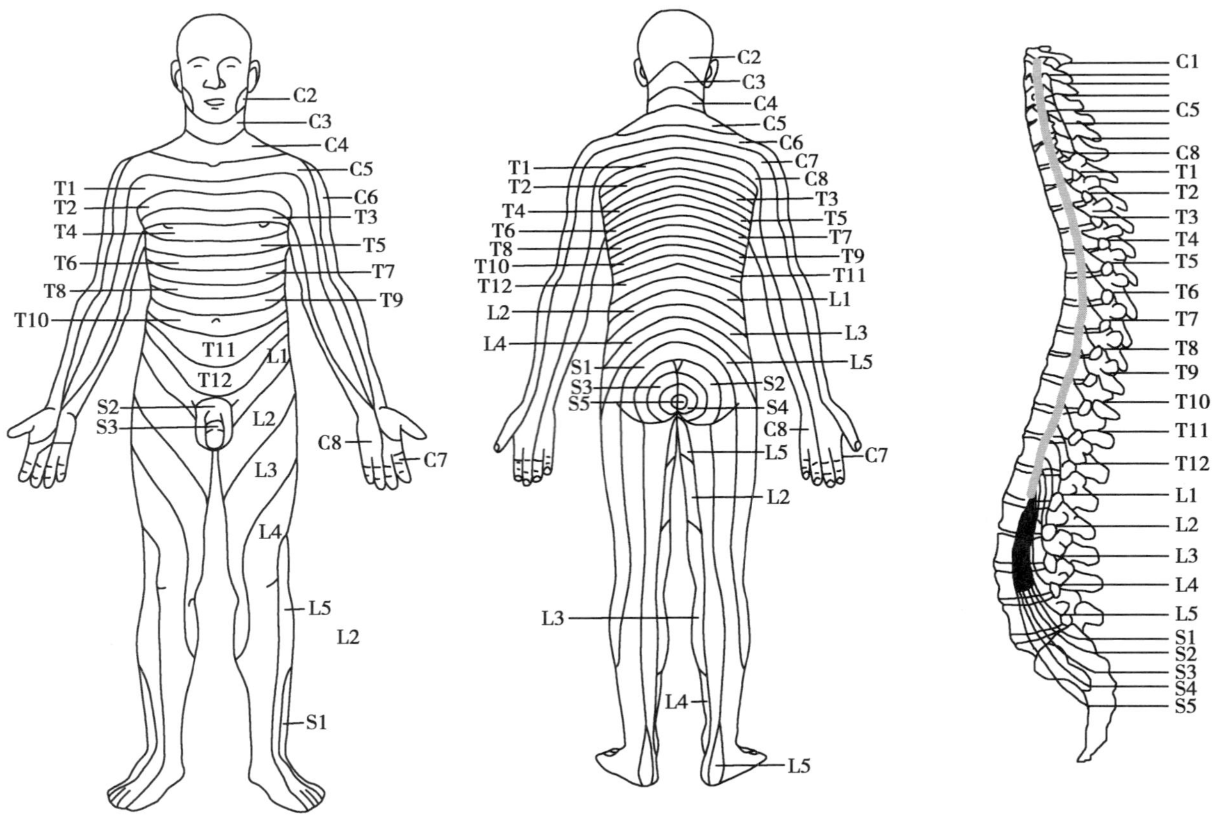

图 16-4-2 脊神经节段皮肤分布

第五节　骨病常用辨证方法

辨证论治是中医学的特色与精华，是中医在诊治疾病时应当遵循的原则。辨证，则是在望、闻、问、切四诊所得临床资料的基础上进行诊断的辨证思维。何氏骨科属于中医骨科，其诊治方法同样遵循了中医的辨证论治思路。在骨病诊疗中，运用最多的是八纲辨证、气血辨证和脏腑辨证，而六经辨证、卫气营血辨证、三焦辨证、经络辨证等辨证方法，虽有时也可用到，但应用较少，本文暂不作讨论。

一、八纲辨证

八纲，指阴、阳、表、里、寒、热、虚、实八个纲领。根据病情资料，运用八纲进行分析综合，从而辨别疾病现阶段病变部位的浅深、病情性质的寒热、邪正斗争的盛衰以及病证类别的阴阳，以作为辨证的纲领。八纲辨证，是中医辨证的纲领，是用于分析各种疾病共性的辨证方法，在诊断过程中能起到执简驭繁、提纲挈领的作用。正如明代张景岳在《景岳全书·传忠录》中指出"阴阳既明，则表与里对，虚与实对，寒与热对，明此六变，则天下之病，故不能出此八者"。近代名医祝味菊在《伤寒质难》中说："所谓八纲者，阴阳、表里、寒热、虚实是也，古昔医工观察各种疾病之证候，就其性能之不同，归纳八种纲要，执简驭繁，以应无穷之变。"

（一）阴阳辨证

由于阴、阳分别代表事物相互对立的两个方面，既无所不指，也无所定指，所以疾病的证候与性质一般均可归属于阴或阳的范畴。所以，阴阳是辨证的基本大法，是辨别疾病属性的两个基本纲领，是八纲中的总纲。

1. 阴证　凡见抑制、沉静、衰退、晦暗等表现的里证、寒证、虚证，以及症状表现于向内的、向下的、不易发现的，或病邪性质为阴邪致病、病情变化较慢等，均属阴证范畴。面色苍白或暗淡，精神萎靡，目光无神，动作迟缓，身重蜷卧，畏寒肢冷，倦怠无力，语声低微，纳差，口淡不渴，小便清长或短少，大便溏泄气腥，舌淡胖嫩，脉沉迟、细弱等。如骨痨形成寒性脓疡，局部不红不热，溃后脓液清稀、淋漓不尽，难于收口者，属于阴证。

2. 阳证　凡见兴奋、躁动、亢进、明亮等表现的表证、实证、热证，以及症状表现于外的、向上的、容易发现的，或病邪性质为阳邪致病、病情变化较快等，均属阳证范畴。由于疾病不同，表现出的阳证证候不尽相同，各有侧重。但其特征性临床表现有：面色红赤，恶寒发热，肌肤灼热，烦躁不安，语声高亢，呼吸气粗，口干渴饮，小便短赤涩痛，大便秘结秽臭，舌红绛，苔黄燥起芒刺，脉浮数、洪大、滑实等。如骨痈疽初起，局部红肿焮热，溃后流脓黄稠者，属于阳证。

《黄帝内经》早已明确指出，一切事物的发生、发展和变化，都离不开阴阳变化这一根本规律。人体阴阳的平衡是健康的标志，阴阳失调是疾病发生的基础，因此调整阴阳，补偏救弊，恢复阴阳相对平衡，是治疗疾病的基本原则。

证候是中医学诊断疾病的核心，在临床辨证中，只有分清阴阳，才能抓住疾病的本质，做到执简驭繁。如八纲辨证中，表证、热证、实证属阳；里证、寒证、虚证属阴。在脏腑辨证中，脏腑气血阴阳失调可表现出许多复杂的证候，但不外阴、阳两大类。因此，临床诊治疾病当首先辨别阴阳。正如张景岳在《景岳全书·传忠录》中所言："凡诊病施治，必须先审阴阳，乃为医道之纲领，阴阳无谬，治焉有差？医道虽繁，而可以一言以蔽之者，曰阴阳而已。"将阴阳作为八纲之纲，有"二纲六要"之说。何氏骨科在骨病的临床辨证中强调"首辨阴阳"，不仅将阴阳辨证作为八纲辨证的总纲，而且以之统率气血、脏腑等具体辨证。

（二）表里辨证

表里是辨别病变部位外内浅深的两个纲领。一般而言，身体的皮毛、肌腠在外，属表；血脉、骨髓、脏腑在内，属里。临床辨证时，一般把外邪侵犯肌表，病位浅者，称为表证；病在脏腑，病位深者，称为里证。

1. 表证 指六淫、疫疠等邪气，经皮毛、口鼻侵入机体的初期阶段，正气抗邪于肌表浅层的轻浅证候。其临床表现主要有：新起恶风寒，或恶寒发热，头身疼痛，喷嚏，鼻塞，流涕，咽喉痒痛，微有咳嗽、气喘，舌淡红，苔薄，脉浮等。在骨病中，一般将皮肤、肌肉、筋骨等局部病变皆归属于表。

2. 里证 指病变部位在内，脏腑、气血、骨髓等受病所反映的证候。里证的范围极为广泛，其表现形式也多种多样。概而言之，凡非表证（及半表半里证）的特定证候，一般都属于里证的范畴，即所谓“非表即里”。其证候特征是无新起恶寒发热并见，以脏腑症状为主要表现。在骨病中，凡是累及脏腑、经络、气血者皆属于里。

（三）寒热辨证

《景岳全书·传忠录》说：“寒热者，阴阳之化也。”《类经·疾病类》亦说：“水火失其和，则为寒为热。”说明寒热较突出地反映了机体阴阳的偏盛偏衰、病邪属性的属阴属阳。而阴阳是疾病性质的根本，所以说寒热是辨别疾病性质的纲领。

1. 寒证 指感受寒邪，或阳虚阴盛，导致机体活动衰退所表现的具有冷、凉特点的证候。寒证的临床表现，常见恶寒，畏寒，冷痛喜暖，口淡不渴，肢体蜷卧，痰、涎、涕清稀，小便清长，大便稀溏，面白舌淡，苔白而润，脉紧或迟等。在骨病中，寒证多见于骨痨、类风湿关节炎或骨关节慢性劳损导致的疾病。

2. 热证 指感受热邪，或脏腑阳气亢盛，或阴虚阳亢。导致机体功能活动亢进所表现的具有温、热特点的证候。热证的临床表现，常见发热，恶热喜冷，口渴欲饮，面色红赤，烦躁不宁，痰、涕黄稠，小便短黄，大便干结，舌质红（绛），苔黄燥少津，脉数等。在骨病中，热证多见于骨痈疽或伤后瘀血化热的疾患。

（四）虚实辨证

虚实是辨别邪正盛衰的两个纲领，主要反映病变过程中人体正气的强弱与致病邪气的盛衰。《素问·通评虚实论》说：“邪气盛则实，精气夺则虚。”《景岳全书·传忠录》亦说：“虚实者，有余不足也。”由此可见，实主要指邪气盛实，虚主要指正气不足。所以，实与虚是用以概括、辨别邪正盛衰的两个纲领。

1. 实证 指人体感受外邪，或疾病过程中阴阳气血失调，体内病理产物蓄积，以邪气盛、正气不虚为基本病理，表现为有余、亢盛、停聚特征的各种证候。实证范围极为广泛，临床表现也十分复杂，其病因病机主要可概括为两个方面：一是风寒暑湿燥火、疫疠以及虫毒等邪气侵犯人体，正气奋起抗邪，故病势较为亢奋、急迫，以寒热显著、疼痛剧烈、二便不通、脉紧实等症为突出表现。二是脏腑功能失调，气化失职，气机阻滞，形成痰饮、水湿、脓液、瘀血、宿食等有形病理物质，壅塞停积于体内。在骨病中，骨痈疽的初期，邪气盛实而正气不衰，正邪斗争激烈，可见实证。

2. 虚证 指人体阴阳、气血、津液、精髓等正气亏虚，而邪气不著，表现为不足、松弛、衰退特征的各种证候。各种虚证的表现极不一致，各脏腑虚证的表现更是各不相同。从形成虚证的病因病机来看，虽可以由先天禀赋不足所导致，但主要是由后天失调和疾病耗损所产生。在骨病中，骨关节炎、类风湿关节炎后期、慢性化脓性骨髓炎、骨质疏松症、各种骨肿瘤中后期等均可见虚证。

二、气血辨证

气无形，为阳；血有质，为阴。气血相互依存，循血脉行全身，濡养五脏六腑与四肢百骸。人体内部气血功能的紊乱可导致骨病的发生，如《素问·调经论》所说：“五脏之道，皆出于经隧，以行血气，血气不和，百病乃变化而生。”说明血气不和是一切疾病发生的根本原因，骨病当然包括在内。在临床骨病中，气血紊乱主要表现在以下几个方面。

（一）气滞血瘀证

筋骨损伤或罹患疾病后，往往气机不利，血运障碍，局部疼痛、肿胀、功能障碍，或有瘀斑或皮肤青紫，面色晦暗，胸胁疼痛胀满，舌紫暗或有瘀斑。若偏于气滞，其临床表现主要为胸胁、脘腹等处或病变局部胀闷或疼痛，疼痛性质可为胀痛、窜痛、攻痛，症状时轻时重，部位不固定；若偏于血瘀，其临床表现主要为刺痛、痛处拒按、固定不移、常在夜间痛甚，患处肿块在体表者色青紫，在深者触及质硬而推之不移。

（二）气血两虚证

由久病不愈，耗伤气血，或气虚不能生血，或血虚无以化气所引起。症见局部肿痛缠绵不休，关节活动受限，或有骨关节畸形，形体消瘦，头晕目眩，少气懒言，乏力自汗，心悸失眠，面色苍白或萎黄，唇爪甲淡白，舌淡而嫩，脉细或弱。

（三）气不摄血证

因气虚导致固摄血液功能减弱所表现的证候，常由久病体弱、劳倦过度或气的生成不足所引起。见于出血性骨关节病，如血友病性关节炎、工业性骨中毒等，患处疼痛、肿胀或瘀肿，轻微损伤即可造成出血不止，患者可见神疲乏力，少气懒言，头晕目眩，手足发麻，面色苍白或萎黄，舌淡白，脉细弱等。

气与血，一阴一阳，互相维系，气为血之帅，血为气之母。一身气血，不能相离，气血相依，循环不已。若气血不和，则百病丛生。因此，骨病的发生与气血的关系甚为密切，而诊疗上也应注意气血辨证。生理上，气血是脏腑功能的物质基础，而它们的生成及运行又赖于脏腑的功能活动；病理上，脏腑发生病变，可以影响到气血的变化；而气血的病变，也必然影响到脏腑的功能。所以，气血的病变与脏腑密切相关，气血辨证应与脏腑辨证互相参照。

三、脏腑辨证

脏腑辨证，是在认识脏腑的生理功能、病理特点的基础上，将四诊所收集的症状、体征及有关病情资料，进行综合分析，从而判断疾病所在脏腑、性质及正邪盛衰情况的一种辨证方法。

藏象学说认为肾主骨，肝主筋，脾主肌肉。所以在与五脏的关系中，骨病与肾、肝、脾三者关系甚为密切。骨关节及其筋肉的疾病必然累及肾、肝、脾的功能，并出现相应的症状及体征。在骨病中，临床常见有肾阴虚证、肾阳虚证、肾精亏虚证、肝郁气滞证、肝火炽盛证、肝血虚证、脾气虚弱证、脾不统血证等证型。

（一）肾阴虚证

多因禀赋不足，肾阴素亏；骨病日久，耗伤肾阴。临床表现为腰膝酸软而痛，耳鸣头晕，健忘失眠，口干舌燥，形体消瘦，五心烦热，潮热盗汗，骨蒸发热，男子遗精，女子经少或崩漏，小便短黄，舌红少津、少苔或无苔，脉细数。常见于腰部与骨关节疾患的后期。

（二）肾阳虚证

多因素体阳虚，年老体衰，房事太过，或骨病日久不愈，或其他脏腑病变伤及肾阳，以致命门火衰，温煦失职。临床表现为形寒肢冷，腰膝酸软，精神萎靡，阳痿早泄，面色㿠白或黧黑，食少便溏，五更泄泻，舌质淡嫩、有齿痕，苔白滑，脉沉细无力。多见于老年体衰，久病卧床的患者。

（三）肾精亏虚证

多因先天禀赋不足，后天失养，肾精不充；或因久病劳损，房事不节，耗伤肾精所致。临床表现为小儿生长发育迟缓，身体矮小，囟门迟闭，骨骼痿软；男子精少不育，女子经闭不孕，性欲减退或丧失；成年早衰，腰膝酸软，耳鸣耳聋，健忘恍惚，神情呆钝，两足痿软，动作迟缓，舌淡，脉弱。在骨病中，如骨关节炎、类风湿关节炎、强直性脊柱炎、骨质疏松症、佝偻病、骨软化症等，常可见到该证型。

（四）肝郁气滞证

多因精神刺激，情志不遂；病邪侵扰，阻遏肝脉；骨病严重或骨病日久，影响情绪，导致肝气郁结，失于疏泄。临床表现为精神抑郁或急躁，善太息，胸胁、少腹胀满疼痛，走窜不定；妇女则可乳房作胀疼痛，月经不调，痛经。舌苔薄白或黄腻，脉弦。病情轻重与情绪变化的关系密切。临床多见于骨痨、类风湿关节炎、骨坏死、骨肿瘤等疾患。

（五）肝火炽盛证

多因情志不遂，肝郁化火；或因火热之邪内侵，或他脏火热累及于肝，以致肝经气火上逆所致。临床表现为急躁易怒，胸胁作痛，目赤肿痛，耳鸣头痛，口苦口干，小便黄赤，大便秘结，舌质红，苔黄糙，脉弦数等。临床多见于骨痈疽初期。

(六) 肝血虚证

多因脾胃虚弱,化源不足;或因失血过多,或骨病日久,消耗肝之阴血。临床表现为头晕眼花,视物昏暗,或见肢体麻木,关节拘急,手足震颤,肌肉瞤动,爪甲不荣,妇女月经量少或经闭;面色无华,舌淡,脉细。多见于恶性骨肿瘤的患者。

(七) 脾气虚弱证

多因慢性筋骨疾病损伤脾土,或禀赋不足,素体虚弱;或大病初愈,调养失慎所致。临床表现为食欲不振,胃脘满闷,腹胀便溏,神疲乏力,少气懒言,形体消瘦或虚胖浮肿,面色淡黄或萎黄,舌淡苔白,脉缓或濡弱等。多见于骨痿等。

(八) 脾不统血证

多因久病气虚,或劳倦过度,损伤脾气,以致统血无权所致。临床表现为各种慢性出血,如便血、尿血、吐血、鼻衄、紫斑,妇女月经过多、崩漏等。并可见食欲不振,便溏腹泻,神疲乏力,气短懒言,面色萎黄,舌质淡,脉细弱等。

第六节　骨病的治法

骨病的治疗,其方法多种多样,有药物治疗,也有非药物治疗。药物治疗又分为外用药物和内服药物;非药物治疗有推拿按摩、针灸、刮痧、拔罐、手术等等,不一而足。我们将临床常采用的各种治法归纳为外治法和内治法两大类。无论采取哪种治法,总的原则是在辨病与辨证相结合的基础上调整气血、脏腑、经络的功能,使机体邪去正安,气血调和,阴平阳秘。

一、外治法

外治法是指运用外敷药物、按摩手法、手术治疗和练功导引等各种外在的治疗方法。外治法也是何氏骨科治疗骨病的主要方法。在治疗骨病方面,何氏骨科历代讲究"药物为主,手法为辅"的原则。兹将具有丰富内涵的骨病外治法,作一详细介绍。

(一) 药物外治

药物外治是直接将药物施于患部体表或损伤部位,以达到治疗目的的一种方法。药物外治与内服药物一样,都需要在整体观念和辨证施治的理论指导下进行。清代医家吴安业根据自己的临床经验,在其医著《理瀹骈文》中指出"外治之理,即内治之理,外治之药,亦即内治之药,所异者法耳",又说:"先列辨证,次论治,次用药。"也就是说,辨证论治的原理是一致的,处方是一致的,药物是一致的,所异者方法也。何氏骨科药物外治的方法有以下几种。

1. 敷贴药物　将药物制成膏剂、散剂等不同剂型,敷贴于患处的一种外治法。敷贴药物可以使药力直达病所并直接发挥作用,因而敷贴药见效快,且对其他部位没有影响,可收到良好的疗效。

(1) 敷药:又称药膏、药散等。是将药物碾成细末,然后将药散加水或酒,或蜂蜜调成糊状,根据患处面积大小,量取适当药膏,直接敷贴患部,每日或隔日换药一次。以达到活血祛瘀、消肿止痛、消炎解毒、温通经络、强筋壮骨之目的。

在何氏骨科常用的敷药中,按功用可分为以下几类:①消瘀止痛类:适用于创伤性关节炎、血友病性关节炎等局部充血肿胀、疼痛剧烈者;②清热解毒类:适用于骨痈疽等局部有明显红、肿、热、痛者;③温经通络类:适用于各种痹证、痿证及骨关节退行性疾病等;④生肌拔毒类:适用于骨痈疽、骨痨已溃破,但创口尚未愈合者。

(2) 油膏:将药物碾碎,用麻油、白蜡熬制,然后涂抹在 8cm × 15cm 大小的牛皮纸上备用。何氏骨科常用的油膏如红油膏,其主要成分为当归、白芷、象皮、紫草、血竭、甘草等。

(3)丹药：是用中医炼丹方法制成的粉末状外用药物。丹药是用金属及矿物类药物，经高温烧炼而成的红黄色或无色结晶状药物。其中，红升丹、白降丹为临床常用的两种丹药。关于临床应用，古今中医外科书籍多有介绍。如《医宗金鉴》记载："红升丹，治一切疮疡溃后，拔毒去腐，生肌长肉。疮口坚硬、肉黯紫黑，用丹少许，鸡翎扫上，立刻红活。""白降丹，治痈疽发背，一切疔毒。"在临床上，何氏骨科常用丹药治疗骨感染局部溃疡经久不愈，甚至形成窦道者，具有拔毒祛腐、生肌长肉、消炎平胬等功效。

(4)膏药：以何氏骨科外敷药散为基础，经现代工艺加工研制而成的外用贴剂。目前，运用于临床较多的有补肝肾、强筋骨之强腰壮骨膏；祛风散寒、温经止痛之风湿痹痛膏；行气活血、消肿止痛之消肿镇痛膏等何氏骨科外用系列膏药。

2. 涂擦药物 是将药物制成液状药剂，涂擦患处，多在施行理筋手法时配合使用。适用于各种痹证、痿证、筋挛及骨关节退行性疾病等。常用的剂型有酒剂、油剂等。

(1)酒剂：即把药物放置在白酒或乙醇溶液中浸泡，经一段时间后过滤去渣而成。亦有在酒剂中加入适量的醋，使酒醋之比为 8∶2。何氏骨科的归红化瘀酒、温通经络液，多用于闭合性新伤和陈旧性损伤，有活血止痛、舒筋活络、祛风散寒等作用。

(2)油剂：有芝麻油、花生油等，把药物煎熬去渣而成，也可加入白蜡、黄蜡而成油膏。有温经通络、活血散瘀的作用，主要用于跌打损伤、关节筋骨寒湿冷痛等症，若配合手法按摩及练功前后涂擦，效果更好。油剂具有柔软、滑润、黏着、对皮肤的刺激作用较少的特点。

3. 熏洗药物 用中药煎汤熏洗患处，是借助药汤的温度、机械力和药物功效的作用，以达到温经散寒、疏通经络、活血止痛、调和气血和解毒收敛等目的。熏洗治疗一般用于损伤后期，早期使用需在损伤出血停止后。何氏骨科常用以下几种方式。

(1)熏蒸法：将药物置于锅内加水适量，煮沸后用蒸汽熏蒸患处，适用于四肢的痹证、痿证、筋骨疼痛、肌肉挛缩及骨质增生等。常用方剂有海桐皮汤、五加皮汤、八仙逍遥汤、风伤洗剂等。

(2)热罨法：将药物置于锅内加水适量，煮开，倒出药液，等药液温度适宜时，可用纱布浸透药液热敷患处。适合于颈部、躯干等不便于使用熏蒸法的部位。

(3)淋渍法：将药物加水煎汤后，用纱布蘸汤药淋洗或沾渍患处，骨痈疽破溃后伤口脓液较多或创面腐肉较多时，常用银菊汤、芩艾汤及蒲公英、紫花地丁鲜药煎汁淋渍。

(4)浸洗法：上述各法待药汤较温和时，均可将肢体或患部置于药汤中浸洗。通常每天浸洗 2 次，每次 20~30 分钟。每剂药可浸洗 2~3 天，药汤因蒸发而减少时，可酌量加水连同药渣再一起煮沸后使用。

4. 热熨药物 选取温经散寒、活络止痛的药物，加热后用布袋装好，熨贴于患处局部的一种外治法。临床常选用坎离砂、正骨烫药、熨风散、熨伤药等。主要用于腰背躯体等熏洗不便之处，新伤陈伤均可应用。热熨的作用，一方面是借火气之热力来温通经脉、调和气血，使患处局部散瘀消肿、活血止痛；另一方面是药物本身的温通作用，可使肿胀消退、疼痛减轻，以及肌肉、关节灵活。由此可见，热熨法治疗的过程中，热力与药物具有相辅相成的协同作用。

(二) 推拿按摩

虽然何氏骨科在治疗骨病方面强调"药物为主，手法为辅"的原则，但并不排斥手法治疗。相反，何氏骨科在治疗骨病时，常先以手法推拿按摩为前锋，再用外敷中药为主帅，再根据病情配合运用药物熏洗、中药内服、练功导引等方法进行综合治疗。对于骨病来说，这才是一个比较全面的治疗方案。在骨病的治疗中，推拿按摩应用范围较广，适用于各种慢性骨与关节劳损类疾病，尤其是对痹证、痿证、筋挛及脊柱退行性疾病等有很好的疗效。

对骨病的治疗进行推拿按摩时，何氏骨科强调"整体观念"与"辨证论治"，坚持"治病求本""扶正祛邪""调整阴阳"的基本原则。手法的刺激量大小、时间长短，则根据患者年龄、体质、部位以及不同疾病而作出决定。一般情况下，青壮年、身体强壮者、腰臀四肢部位、病变深在、筋肉痿证等，可采用重手法；老人小孩、体质虚弱者、头面胸腹部位、病位浅表、急性病症等，均应采用轻手法。各种具体推拿按摩手法可参阅本书各论章节。

（三）练功导引

练功导引是我国古代劳动人民创造的一种通过自身运动、摩捏等锻炼身体、增强体质、防治疾病的方法。包括患者的自我练功，以及医生指导下的医疗练功。如《素问·异法方宜论》曰："中央者，其地平以湿，天地所以生万物也众。其民食杂而不劳，故其病多痿厥寒热，其治宜导引按跷，故导引按跷者，亦从中央出也。"

练功活动可以促进局部和全身的气血运行，调节脏腑功能，使患处气血灌溉充足，皮肉筋骨得以濡养，各种病理产物及早疏泄。对于患者而言，特别是一些久治不愈的慢性疾病，在各种方法治疗的同时，在医生的指导下坚持一些功法锻炼，既可增强体质，又能调整内脏功能，消除疾病，是一种扶正祛邪的理想方法。

全身锻炼不但可以防病治病，而且还能弥补方药之不及，使患者迅速恢复健康。同时，由于练功过程中"摇筋骨，动肢节"，可以防止失用性肌肉萎缩、骨质疏松、关节强直、筋肉拘挛及瘢痕粘连等。故练功活动适用于痹证、痿证、骨质增生、骨软骨病、代谢性骨病等。而骨关节急性感染、骨与关节结核、骨肿瘤等，慎重练功，以免邪毒扩散。

（四）手术治疗

手术治疗是使用手术器械治疗局部病变的一种方法，且手术治疗在骨科临床占有重要的位置。某些骨病采取非手术治疗效果不佳，或者无法控制病情的发展，或者骨关节病变影响功能活动时，可考虑手术治疗。如骨痈疽切开引流、取出死骨，骨痨病灶清除，骨肿瘤切除瘤体或截肢，骨先天性畸形施行矫形术等。

二、内治法

骨病的发生与损伤密切相关，但其病理变化、临床表现与损伤显然不同，故在治疗上有别于损伤的早、中、后三期用药，而形成骨病独特的治疗体系。骨病的内治方药，既重视局部辨证，又结合全身情况，进行系统的辨证论治。骨病包括了骨与关节化脓性感染、骨与关节结核、非化脓性关节炎、骨坏死、代谢性骨病、骨与关节畸形及骨肿瘤等各类骨病，其治法亦大异其趣。以下将骨与关节化脓性感染及骨与关节结核等临床治疗的主要方法作一简要介绍。这类骨疾患的治疗，应掌握其病变的属性、病位及人体正邪盛衰之间的联系，按病证之初起、成脓及溃后三个时期，分别选用消、托、补三大法则。

（一）消法

即用具有消散作用的药物，使初起的肿疡或肿块得以消散，这是一切肿疡初起的治疗总则。病变初起，患处尚未化脓，人体正气未衰之时，当以消为贵，务使毒邪得以消散、吸收，病去正安。故本法适用于尚未成脓的肿疡初期。由于病变的病因、病机、病理不同，针对肿疡初期的治疗又有以下 3 法。

1. 清热解毒法 即用寒凉的药物使内蕴之热毒得以清解。适用于附骨痈、附骨疽急性发作及损伤后引起的气血瘀滞，热毒蕴结，以及创伤感染、火毒内攻、热毒壅聚于皮肉筋骨，腐筋蚀骨，症见局部红肿热痛，发热汗出，口渴喜饮，大便秘结，小便短黄，舌苔黄糙，脉象洪数者。常用方剂有五味消毒饮、黄连解毒汤、仙方活命饮、清心药等。此等清热解毒之药多性寒味苦，易伤脾胃之气，用之勿太过，且须兼顾胃气为要，对于素体阳虚、脾胃虚弱者，则应慎用。此外，疮疡溃后，过投寒凉之剂能影响疮口愈合，故更应引起医者注意。

2. 温经通阳法 即用温经通络、散寒化瘀等药物，使阴寒凝滞之邪得以驱散。适用于阴寒内盛之骨痨或附骨疽等骨病。如流痰初起，患处漫肿，不红不热，局部微痛或剧痛，形体恶寒，口淡不渴，苔白而润、脉迟涩等。这类骨病，临床常用方剂有阳和汤、附骨汤、二生丸等。

3. 祛痰散结法 使用行气散结、化痰软坚的药物组成方剂，治疗某类肿块的方法。骨病的癥瘕积聚，均为痰滞交阻、气血凝留所致，故本法适用于骨病见无名肿块，痰浊留滞于肌肉或经髓之内者，以及外伤后瘀肿硬结、骨肿瘤等。

（二）托法

是用补益气血和透脓的药物，扶住正气，托毒外出，以免毒邪内陷的方法。此法适用于骨病疮疡中期，正虚毒盛，不能托毒外出，疮疡外形平塌漫肿，根脚散漫，难溃难腐的虚证。对于疮疡，毒邪盛而正气未衰者，可用透脓补托之药，促其早日成脓溃破，毒泄肿消，以免脓毒深陷或旁窜。常用方剂有托里透脓散、托里消毒散、神功内托散、透脓散等。

（三）补法

即用补益的药物，恢复人体正气，以帮助组织修复生新，使疮疡早日愈合的方法。此法适用于溃疡的后期，毒势已去，正气虚弱，精神疲惫，脓水清稀，疮口日久不敛者。凡气血虚弱者，宜补气养血，可选十全大补汤；脾胃虚弱者，宜健脾和胃，可选人参健脾丸；肝肾不足者，宜补养肝肾，可选左归丸、右归丸等加减。

此外，还有一般痹证的治疗方法，如祛邪通络法。该法适用于风寒湿邪侵袭而引起的各种痹证。祛风、散寒、除湿及宣通经络为治疗痹证的基本法则。但由于临床所见的各种痹证因感邪偏盛、患者体质及病理特点的不同，辨证时应灵活变通。常用方剂有独活寄生汤、蠲痹汤、三痹汤等。

第十七章　骨与关节的基础理论

掌握正常人体骨与关节的结构和功能，是正确诊治骨关节疾病的重要基础。中医骨伤科学自古以来也非常重视结构与功能之间的关系，正如清代吴谦编撰《医宗金鉴·正骨心法要旨》所说："盖一身之骨体，既非一致，而十二经筋之罗列序属，又各不同，故必素知其体相，识其部位，一旦临证，机触于外，巧生于内，手随心转，法从手出。"这说明古人对全面了解人体筋骨、关节结构对正骨技术具有重要的指导意义已经有了相当成熟的认识。

第一节　骨的解剖学

一、全身的骨骼

人体骨骼可以分为颅骨、躯干骨、上肢骨和下肢骨。不同的部位，其骨骼的作用也不相同。头颈部和躯干的骨骼构成了容纳内脏的容器，四肢骨构成了运动的轴。脊柱与肋骨共同构成了胸廓，脊柱下端的骶骨和髋骨构成骨盆（图 17-1-1）。

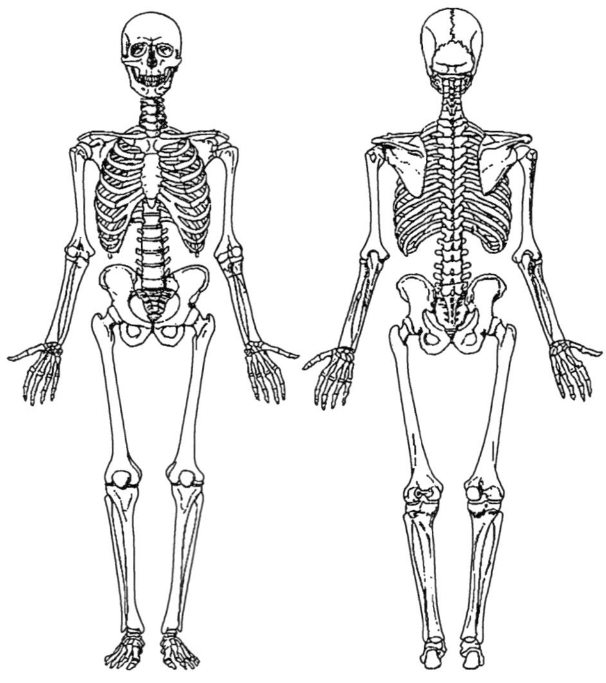

图 17-1-1　全身骨骼前后面观

（一）头部

头部的骨骼统称颅骨。颅骨中容纳了脑，同时构成了集中眼、鼻、口的面部基础。

（二）脊柱与躯干

脊柱是由椎间盘和椎骨连接构成的。椎骨从上到下由颈椎 7 块、胸椎 12 块、腰椎 5 块、骶骨 1 块及尾骨 2~5 块构成。而 12 块胸椎、12 对肋骨以及前面的 1 块胸骨构成了胸廓。

躯干的底部有一个像水桶一样的骨盆。骨盆由骶骨、尾骨和髋骨构成。髋骨由髂骨、坐骨与耻骨 3

块骨头组成。

(三) 四肢

上肢带骨是上肢与躯干的结合部的骨头,主要是锁骨与肩胛骨。从肱骨到手骨统称为自由上肢骨。

与上肢骨一样,下肢与躯干的结合部的骨头叫作下肢带骨。下肢带骨即髋骨。从股骨到足骨统称为自由下肢骨,其与髋骨相连接。

二、人体骨骼的功能

(一) 支持功能

骨骼构成了人体的骨架与支柱,并为绝大多数的骨骼肌提供直接的附着点,而使机体获得基本外形。骨是运动的基础,以关节作为其运动的支点,人体通过神经支配肌肉实现运动。

(二) 保护功能

骨骼能保护柔软的脑和内脏,避免受到外部刺激。

(三) 贮存功能

成人骨骼内钙的含量约占体重的 1.5%,其中 99% 的钙贮存在骨骼中。例如体重 80kg 的人,其钙含量约 1.2kg。

(四) 造血功能

骨骼内的红骨髓可以制造红细胞、白细胞和血小板。血细胞的形成,主要发生在肱骨和股骨近端,以及椎骨、胸骨、肋骨和颅骨板障的红骨髓中。红骨髓不仅可以生成各种血细胞,还是各种细胞的发源地,主要功能除造血外,还可以清除衰老伤亡的血细胞和异物,并参与免疫反应。成年人长骨骨干中的黄骨髓已不造血,但仍保持造血的潜能,一旦机体需要(如某些严重的贫血、急性大出血)时,还可以转化为红骨髓,进行造血。

三、骨的结构

骨有多种类型,其中以长骨的结构最为复杂。长骨由骨干和骨骺两部分构成,表面覆盖骨膜和关节软骨,内部为骨髓腔,骨髓填充其中。因此,骨的基本组织结构可分为骨膜、骨质和骨髓三部分。骨的外侧由骨膜包裹,骨的内部骨质分为骨密质和骨松质。骨的中心是骨髓腔,中间填充着骨髓。

(一) 骨质

骨骼的内部构成可分为骨密质和骨松质。正如其名,骨密质是由骨层板组成的坚硬的组织;骨松质是由类似于海绵状的骨小梁组成(图 17-1-2)。

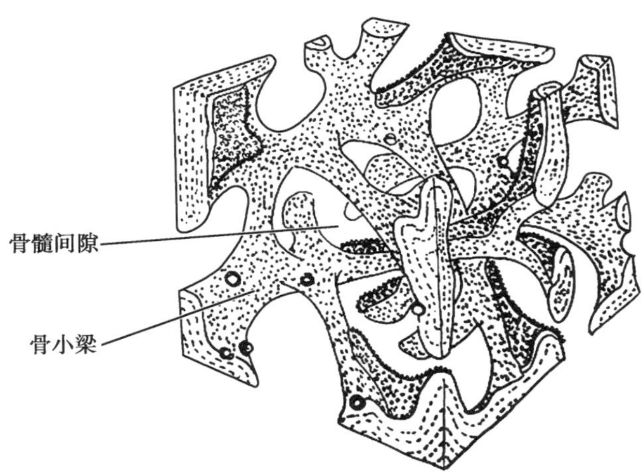

图 17-1-2　骨松质结构

长骨中央的圆柱状部分称为骨干，两端称为骨骺。骨干主要由密质骨构成，内侧有少量松质骨形成的骨小梁（图 17-1-3），骨骺外侧是薄的一层骨密质，内部几乎都是骨松质。骨髓腔和骨松质内部含有骨髓（图 17-1-4）。

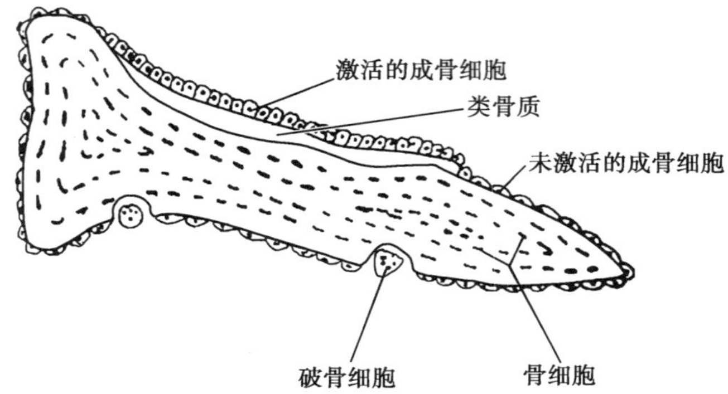

图 17-1-3 骨小梁截面

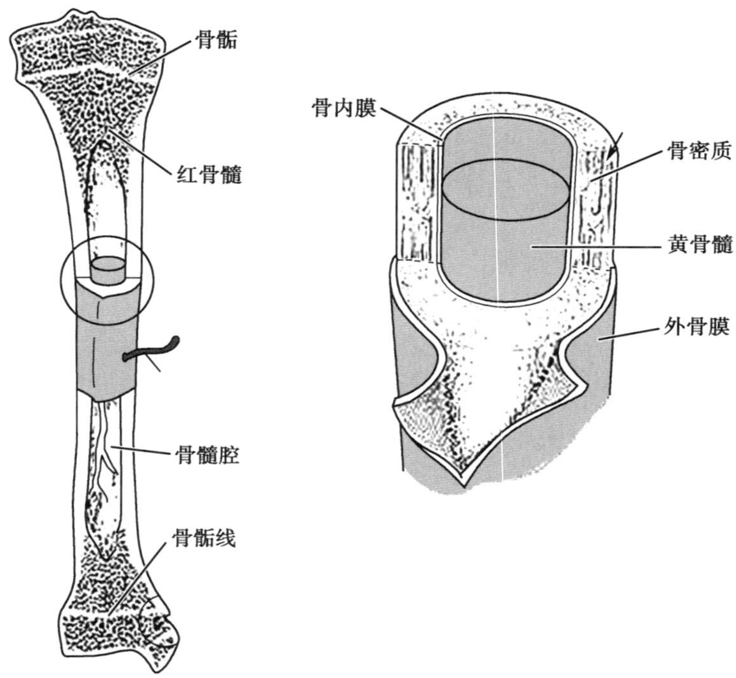

图 17-1-4 长骨结构

骨密质在骨干的内、外表层形成环骨板，在中层形成骨单位（又称哈弗斯系统）和间骨板。长骨的骨密质由外到内依次为：外环骨板、哈弗斯系统和内环骨板。骨干中有与骨干长轴近似垂直走行的穿通管（又称为福尔克曼管），内含血管、神经和少量疏松结缔组织，结缔组织中有较多骨祖细胞。穿通管在骨外表面的开口即为滋养孔（图 17-1-5）。

1. 环骨板 有两层，即分别环绕骨干内、外表面排列的骨板，称为内环骨板和外环骨板。穿通管穿行其中，骨骼内外的血管和神经通过穿通管进入骨密质中，另外，骨密质中还有哈弗斯管穿行。外环骨板厚，由数十层或十多层骨板组成，与骨外膜紧密相连，较整齐地环绕骨干排列。内层骨板薄，仅由数层骨板排列组成，不如外环骨板规则，最内层为骨内膜附着面。

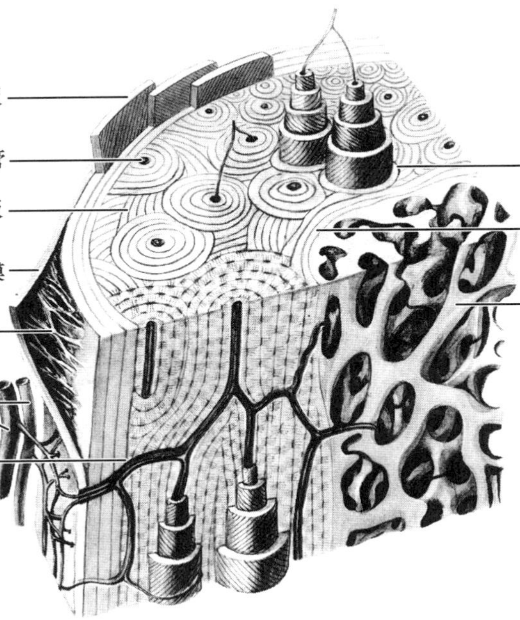

图 17-1-5 骨密质显微结构

2. 骨单位 又称哈弗斯系统，位于内、外环骨板之间。是长骨中起支持作用的主要结构，长筒状、数量多，其方向与骨干长轴一致。由多层同心圆排列的哈弗斯骨板围绕中央管构成。骨板中的胶原纤维绕中央管呈螺旋状走行，相邻骨板的纤维方向互成直角。哈弗斯骨板为 4~20 层不等，故骨单位粗细不一。中央管内有血管、神经纤维和结缔组织，来自与其相通的穿通管。这些微细血管为骨板内的骨细胞输送养分。

3. 间骨板 位于骨单位之间或骨单位与环骨板之间，有一些形状不规则的平行骨板，这就是间骨板。是骨生长和改建过程中哈弗斯骨板或环骨板未被吸收的残余部分。

（二）骨骺

骨骺位于骨化形成的长骨末端，主要由松质骨构成，其表面有薄层密质骨，与骨干的密质骨相连续；关节面有关节软骨，为透明软骨。松质骨内的小腔隙和骨干中央的腔连通，共同构成骨髓腔。骨干与骨骺中间有称为骨端线的骨组织，在幼年时期，这部分是由软骨组织构成，因此被称为骺软骨。骨骼通过骺软骨不断增殖而长长。骺软骨变成骨骼后，就成了骨端线，这样骨骼的生长也就停止了。

（三）骨膜

除关节面以外，骨的内外表面都覆有结缔组织膜，分别称为骨内膜和骨外膜，但通常所说的骨膜指骨外膜。①骨外膜：又分为内、外两层。外层较厚，为致密结缔组织，纤维粗大密集，交织成网。其中有些纤维束穿入骨质，起固定骨膜和韧带的作用，这些纤维被称为交通纤维。内层为薄层疏松结缔组织，富含血管、神经和骨祖细胞。②骨内膜：由一层扁平的骨祖细胞和少量的结缔组织构成，骨内膜很薄，并和穿通管内的结缔组织相连续。骨膜的主要作用是营养骨组织，并为骨的生长和修复提供干细胞。骨膜中的骨祖细胞具有成骨和成软骨的双重潜能，临床上利用骨膜移植治疗骨折、骨和软骨的缺损（图 17-1-6）。

（四）骨的表面形态

成人人体通常有 206 块骨，按其形态一般分为四大类：长骨、短骨、扁骨和不规则骨。此外，还有存在于肌腱内、未计入上述分类的籽骨（如髌骨）。对于正常人体来说，骨的大小、形态与其结构需要相符合。

骨的表面形态各有不同，主要是一些隆起和凹陷。这些具体而异的形态、结构显示出与机体其他组织和器官的相互关系。隆起包括嵴、不规则的粗糙面、边界清楚的结节或突起。这样的结构可使骨变得坚固，并使其与邻接的骨形成关节，或供纤维、韧带或骨骼肌附着。骨表面上的凹陷虽深浅不一，但都具有相同的功能。骨上还有一些孔道，供血管和神经通过，都发挥其各自的功能。

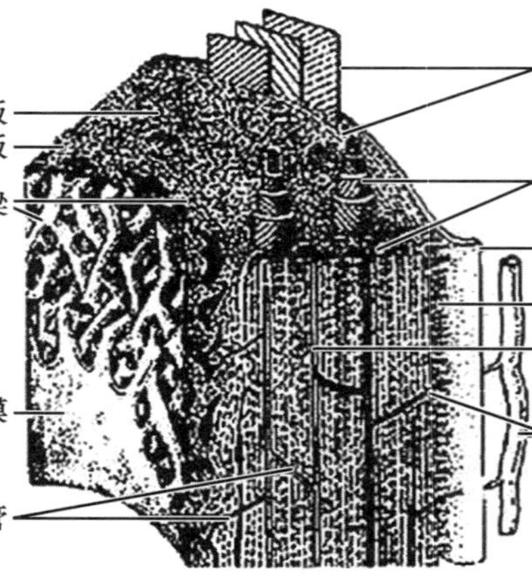

图 17-1-6 骨膜显微结构

第二节 骨的组织学

骨是以骨组织为主体，表面覆盖骨膜，内部容纳骨髓的坚硬器官，在人体中主要起支持、运动、保护作用，同时还是体内钙磷的储存库。骨髓是造血干细胞所在地，为机体产生血细胞。骨组织是一种特殊而复杂的结缔组织，由多种细胞和基质组成，前者有骨细胞、成骨细胞和破骨细胞，后者包括胶原纤维、蛋白多糖和羟基磷灰石结晶。由于骨中含有大量钙、磷等矿物质，故骨还是机体的钙、磷贮存库。骨的内部结构符合生物力学原理，并可进行适应性的更新和改建。

一、骨组织

骨组织是骨的结构主体，由细胞和钙化的细胞外基质组成，其特点是细胞外基质中有大量骨盐沉积，使骨组织成为最坚硬的组织之一。

（一）骨基质

骨基质简称骨质，即钙化骨组织的细胞外基质，由无机物和有机物组成，含水极少。有机物包括胶原纤维、蛋白多糖、脂质（特别是磷脂类）。无机物通常称为骨盐，主要为羟基磷灰石结晶和无定形磷酸钙。

1. 胶原纤维 约占有机成分的 90%，主要由 I 型胶原蛋白构成，是一种结晶纤维蛋白原，包埋在基质中。胶原纤维具有很强的弹性和韧性，有良好的抗机械应力功能，其主要作用就是使各种组织和器官具有强度结构稳定性。

2. 蛋白多糖 是糖类与蛋白质的络合物，占有机物的 4%~5%。由成纤维细胞、成软骨细胞和成骨细胞产生，由透明质酸、蛋白核心与蛋白链以及多糖侧链构成。骨最主要的蛋白多糖是硫酸软骨素 A。

3. 脂质 其含量在骨有机物中少于 0.1%，具有重要功能的是磷脂类，它可以间接地增加某些组织的矿化，并在骨的生长代谢过程中起一定作用。

4. 骨涎蛋白 骨涎蛋白对钙离子有很强的亲和力，也能结合磷酸钙结晶，其作用与钙化有关。

5. 骨盐 大多沉积在胶原纤维中，占干骨重量的 65%。骨盐的存在形式主要是羟基磷灰石结晶，呈细针状，长 10~20nm，沿胶原纤维长轴排列并与之紧密结合。在全部矿物质中，约 45% 是无定形磷酸盐，其余的大部分是羟基磷灰石结晶。骨质中次要的矿物质是镁、钠、钾和一些微量元素。

（二）骨组织的细胞

根据形态和功能，骨组织内的细胞可分为四种类型，包括骨祖细胞、成骨细胞、骨细胞和破骨细胞。其中骨细胞最多，位于骨组织内部，其余三种分布在骨组织表面。

1. 骨祖细胞 是骨组织的干细胞，位于骨膜内。细胞较小，呈梭形，胞质少，核椭圆形或细长形。骨祖细胞可分化为成骨细胞和成软骨细胞，分化方向取决于所处部位和所受的刺激性质。如当骨生长、改建或骨折修复时，骨祖细胞活跃，不断分化为成骨细胞。骨祖细胞着色浅淡，在切片中不易分辨。

2. 成骨细胞 分布在骨组织表面，多呈矮柱状，通常单层排列，分泌活跃的细胞可见其底部和侧面出现突起，与相邻的成骨细胞及邻近的骨细胞以突起相连。细胞核呈圆形，位于远离骨表面的细胞一端，胞质嗜碱性，电镜下可见大量的粗面内质网和高尔基复合体。成骨细胞合成和分泌骨基质的有机成分，是骨基质的原始生产者，具有制造基质中的胶原和糖蛋白成分的功能，还能引起骨质矿化、调节细胞外液和骨间电解质的流动，常在新骨表面形成一层单层细胞。

3. 骨细胞 它是骨组织中的主要细胞，位于骨陷窝内。骨细胞的结构和功能与其成熟度有关，刚转变的骨细胞与成骨细胞相似，仍能产生少量类骨质，细胞逐渐变为成熟的骨细胞，即一般所称的骨细胞。成熟的骨细胞体积较小，呈枣核状或为卵圆形；其胞质少，嗜碱性；核呈梭形，染色质多而深染。骨细胞表面具有多数纤细而长的突起，突起一般位于骨小管内并与相邻细胞相互连接。骨陷窝和骨小管内含有少量组织液，而骨小管又彼此相通，以利于组织液的交换。骨组织内的骨陷窝与骨小管互相连通，构成物质输送管道，骨细胞借此进行营养和代谢产物的交换和信息传递。骨细胞具有一定的溶骨和成骨作用，参与调节钙、磷平衡。

4. 破骨细胞 数量少，散在分布于骨组织表面，是一种巨大的多核细胞。含有丰富的酸性磷酸酶和胶原酶，具有吸收骨和钙化软骨的功能。破骨细胞来源于造血组织中的单核 / 巨噬细胞，细胞直径 30~100μm，其体积大小悬殊、形态不规则，核数亦不相同，6~50 个不等。破骨细胞呈圆形或卵圆形，胞质嗜碱性强，细胞器丰富，尤以溶酶体和线粒体居多。电镜下，功能活跃的破骨细胞胞质内含有相当多的粗面内质网和核糖体，线粒体量多，内含电子致密性颗粒。此外，还可见到溶酶体及大小不等的空泡，其特征性结构为细胞膜在贴近被吸收骨的一侧形成许多密集的皱褶，称为皱褶缘。皱褶缘与对应的骨组织表面凹陷之间形成一个密闭的腔隙，称为吸收陷窝。此处是一个特殊的微环境，破骨细胞在此释放多种水解酶和有机酸，溶解骨盐，分解有机成分。皱褶深面的胞质有许多吞噬泡和吞饮体，内含细小的骨盐晶体和解体的有机成分，它们在细胞内将进一步降解，表明破骨细胞具有很强的溶骨、吞噬和消化能力。多种因素可加强破骨细胞的作用。全身因素（如甲状旁腺激素）可促使破骨细胞形成且使其功能增强，同时还可以改变细胞膜对钙、磷离子的渗透性作用。局部因素包括外伤、机械性压力，在骨折的塑形阶段都可见到破骨细胞（图 17-2-1）。

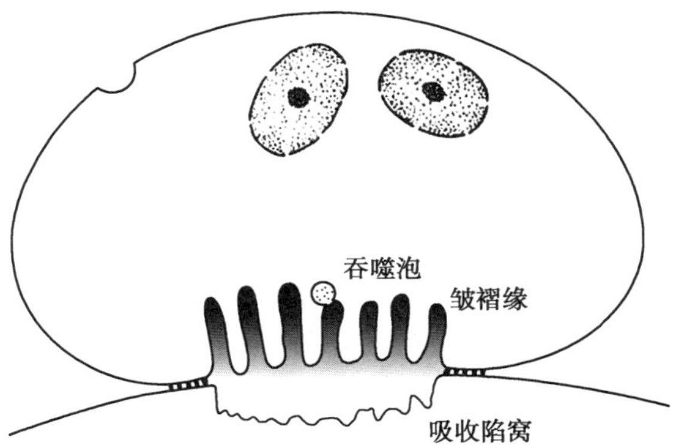

图 17-2-1 破骨细胞

在骨组织内，破骨细胞和成骨细胞相辅相成，共同参与骨的生长和改建。

二、软骨

软骨组织是由软骨细胞和软骨基质构成。软骨组织和周围的软骨膜构成软骨。软骨内无血管、淋巴管和神经，由于软骨基质具有可渗透性，从软骨膜血管渗出的营养物质可抵达软骨深部，营养软骨细胞。

（一）软骨组织

1. 软骨细胞 是软骨组织中唯一的细胞类型，包埋在软骨基质中，所在的腔隙称为软骨陷窝。软骨细胞大小、形状和分布在软骨内有一定的规律。周边部分的细胞较小，为幼稚的软骨细胞，呈扁圆形，长轴与软骨表面平行，单个分布；越靠近软骨中央，细胞越成熟，体积逐步增大，变成圆形或椭圆形，成群分布，多为 2~8 个聚集在一起，它们是由同一个幼稚软骨细胞分裂而来的，故称同源细胞群。同样的细胞之间仍有少量软骨基质，成熟软骨细胞的核小而圆，可见 1~2 个核仁，胞质弱嗜碱性，细胞内有丰富的粗面内质网和高尔基复合体,线粒体较少。软骨细胞能产生软骨基质。

2. 软骨基质 即软骨细胞产生的细胞外基质,由纤维和无定形的基质组成。基质的主要成分是蛋白多糖和水,其蛋白多糖与疏松结缔组织中的类似,也构成分子筛结构,但软骨基质中的蛋白多糖浓度更高,使软骨基质形成较为坚固的凝胶。糖胺多糖在基质中分布不均匀,紧靠软骨陷窝的部位硫酸软骨素较多,故此处呈强嗜碱性。纤维成分埋于基质中,使软骨具有弹性与韧性。纤维的种类和含量因软骨类型而异。

(二) 软骨膜

除关节软骨外,软骨表面被覆薄层结缔组织,即软骨膜。软骨面分为两层,外层胶原纤维多,与周围结缔组织相连续,主要起保护作用;内层细胞多,其中有梭形的骨祖细胞。软骨膜还含有血管、淋巴管和神经,血管可为软骨提供营养。

(三) 软骨的类型

根据软骨基质中所含纤维的不同,可将软骨分为三种类型:透明软骨、弹性软骨及纤维软骨。

1. 透明软骨 新鲜时因呈半透明而得名。透明软骨分布较广,包括肋软骨、关节软骨、呼吸道软骨等。透明软骨具有较强的抗压性,并有一定的弹性和韧性,但在外力作用下较其他类型软骨更易断裂。纤维成分主要是交织排列的胶原纤维,由于纤维很细,且折光率与基质接近,故于苏木精 - 伊红染色(又称为 HE 染色)切片不能分辨。基质中含有大量水分,这是透明软骨呈半透明的主要原因之一(图 17-2-2)。

2. 弹性软骨 分布于耳郭、咽喉及会厌等处,因有较强的弹性而得名。弹性软骨新鲜时呈不透明的黄色,具有明显的弹性和可屈性。其结构特点是有大量交织分布的弹性纤维,在软骨中部更为密集。软骨细胞形态与透明软骨相似,老年人的弹性软骨始终不骨化也不钙化(图 17-2-3)。

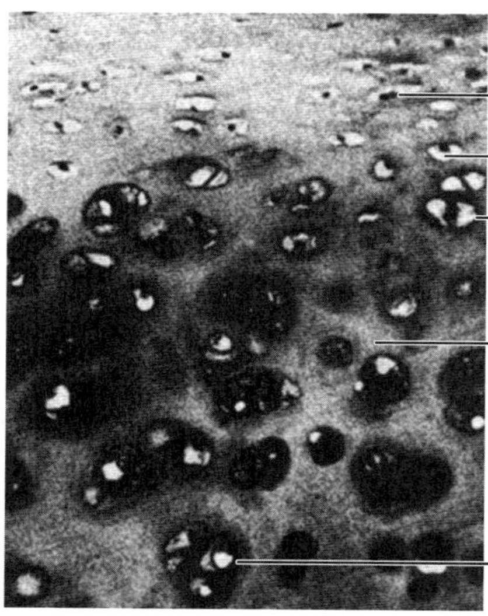

图 17-2-2 透明软骨

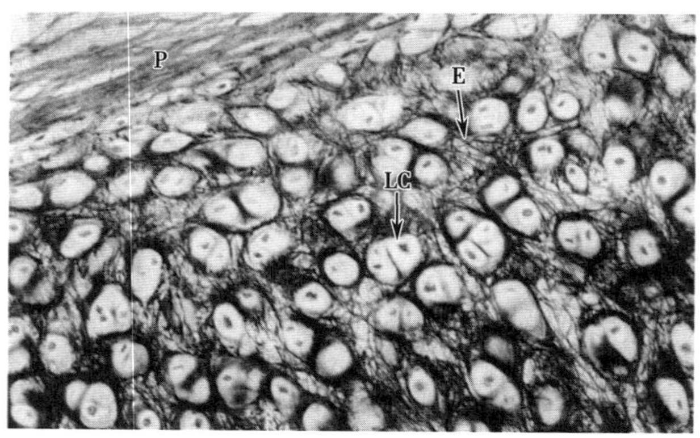

E弹性纤维 LC软骨陷窝和软骨细胞 P软骨膜

图 17-2-3 弹性软骨

3. 纤维软骨 呈不透明的乳白色,分布于椎间盘、关节盘及耻骨联合等处。结构特点是有大量平行或交叉排列的胶原纤维束,故具有很强的柔韧性。软骨细胞较小且少,成行分布于纤维束之间,软骨基质也较少,呈弱嗜碱性。进入老年后有的透明软骨可变性成为纤维软骨。

(四) 软骨的生长

软骨的生长有同时并存的两种方式:一是附加性生长,又称软骨膜下生长。由软骨膜内的骨祖细胞不断增殖、分化为成软骨细胞,后者进一步分化为软骨细胞,添加在原有软骨的表面,再演变为幼稚软骨细胞,不断生长并产生细胞外基质,使软骨增厚。二是间质性生长,又称软骨内生长。其生长方式是通过已有的软骨细胞的生长和分裂增殖,从而不断地产生更多的软骨细胞和软骨基质,使软骨从内部向周围扩大。

第三节 骨的发生学

骨是一种特殊的结缔组织，它与软骨共同构成了骨骼系统。骨与软骨主要有力学传导、保护和代谢三种功能。骨与所有结缔组织一样，基本组织包括成骨细胞、骨细胞、破骨细胞和大量细胞外基质（由胶原纤维、非胶原蛋白组成）。在哺乳动物中，骨骼发育最后的胚胎事件就是骨形成和骨发育。

骨是在胚胎时期发生的，来源于间充质。骨的发生有两种方式，即膜内成骨和软骨内成骨。虽然发生方式不同，但骨组织发生的过程却十分相似。

一、骨组织发生的基本过程

（一）骨组织的形成

骨组织的形成经过两个步骤。首先是形成类骨质，即骨祖细胞增殖分化为成骨细胞，成骨细胞产生类骨质。成骨细胞被类骨质包埋后转变为骨细胞。然后类骨质钙化为骨质，从而形成了骨组织。骨组织形成之后，其表面又有新的成骨细胞继续形成类骨质，然后类骨质再钙化为骨质形成骨组织，如此不断地进行（图 17-3-1）。

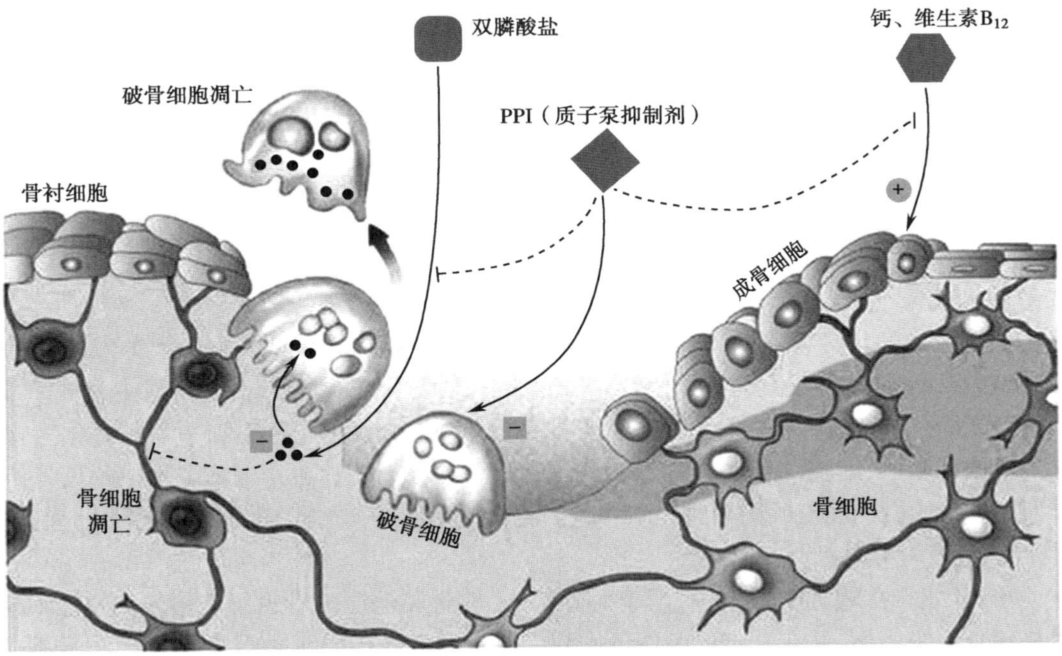

图 17-3-1 骨组织的形成

（二）骨组织的吸收

在骨组织发生和发育过程中，不仅有骨组织的形成，同时原有骨组织的某些部位又可被吸收，即骨组织被侵蚀和溶解。在此过程中，破骨细胞起主要作用。破骨细胞附贴在骨组织吸收的部位，细胞膜形成许多排列紧密的皱褶，细胞从皱褶边缘释放出某些溶酶体酶，分解骨组织中的有机成分，并能促进局部产生一些酸以溶解骨盐，于是骨组织被溶解、吸收。

骨组织的形成和吸收同时存在，处于动态平衡。一方面，骨组织不断形成与增加，使骨不断长大；另一方面，已形成的骨组织又不断被溶解、吸收和改建，使骨形成各种特定的形态，保证骨的生长发育与个体的生长发育相适应。目前认为，骨组织的形成和吸收是成骨细胞与破骨细胞相互调控、共同协作的结果。

二、骨发生的方式

(一) 膜内成骨

膜内成骨是骨发生的方式之一,是指在原始的结缔组织内直接成骨。额骨、顶骨、枕骨、颞骨、锁骨等扁骨和不规则骨以此种方式发生。在将要成骨的部位,间充质首先分化为原始结缔组织膜,然后,间充质细胞聚集并分化为骨祖细胞,后者进一步分化为成骨细胞。成骨细胞在此生成骨组织。

先形成骨组织的部位称为骨化中心,骨化中心是膜内成骨的核心和关键。随着骨化的不断进行,骨小梁形成。成骨细胞在骨小梁表面不断添加新的骨组织,使骨小梁变长、增粗。成骨细胞从骨祖细胞不断得到补充,因而骨组织也在不断增加。骨小梁的数量逐渐增多,形成松质骨,以后松质骨的表面部分逐步改建为密质骨。成骨区周围的结缔组织相应地转变为骨膜(图 17-3-2)。

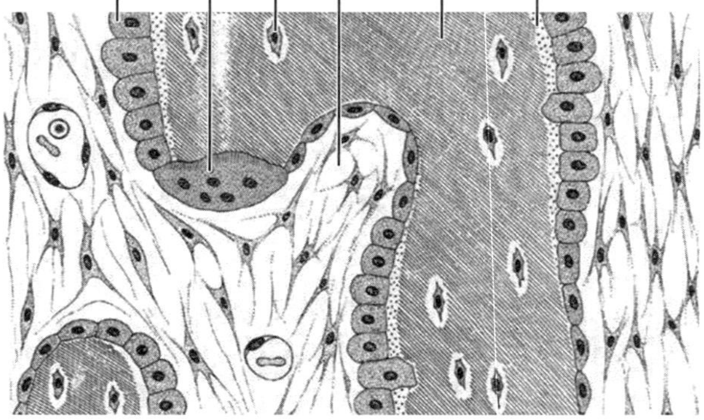

图 17-3-2 膜内成骨

(二) 软骨内成骨

是指在预先形成的软骨雏形的基础上将软骨逐步转变为骨。人体的大多数骨,如四肢骨、躯干骨和部分颅底骨等均以此种方式发生。这种成骨方式比膜内成骨更为复杂,现以长骨的发生为例,简述如下。

1. 软骨雏形形成 在将要成骨的部位,间充质细胞聚集、分化为骨祖细胞,后者再分化为软骨细胞。软骨细胞产生软骨基质,细胞自身被包埋其中,于是形成一块软骨。其外形与将要形成的长骨相似,故称为软骨雏形。软骨周围的间充质则分化为软骨膜。骨化开始以后,软骨的生长速度与骨化速度是相适应的,否则将导致骨发育异常。

2. 骨领的形成 在软骨雏形中段,由于血管长入,软骨膜深层的骨祖细胞增殖、分化为成骨细胞。然后贴附在软骨组织表面,并在一定的条件下以膜内成骨的方式形成薄层原始骨组织,这层骨组织呈领圈状包绕软骨雏形中段,故称骨领。骨领形成后,其表面的软骨面改称骨膜(又称骨外膜)。

3. 初级骨化中心与骨髓腔形成 软骨雏形中央的软骨细胞停止分裂,体积增大,并分泌碱性磷酸酶,其周围的软骨基质钙化,软骨细胞随之凋亡。骨膜中的血管连同结缔组织一起穿越骨领,进入钙化的软骨区。其后,破骨细胞、成骨细胞和间充质细胞也随之进入。破骨细胞分解钙化的软骨,形成许多与软骨雏形长轴一致的隧道。成骨细胞贴附于残存的软骨基质表面成骨,形成以钙化的软骨基质为中轴、表面附以骨组织的条索状结构,称过渡型骨小梁。出现过渡型骨小梁的部位即为初级骨化中心。过渡型骨小梁之间的腔隙为初级骨髓腔,间充质细胞在此分化为网状细胞,形成网状组织。造血干细胞进入网状组织内,并开始增殖、分化,形成骨髓。

初级骨化中心形成以后,骨化将继续向软骨雏形两端扩展,过渡型骨小梁也将被破骨细胞吸收,使许多初级骨髓腔融合成一个较大的骨髓腔。与此同时,雏形软骨的两端不断增生,邻接骨髓腔处不断骨化,从而使骨不断加长。

4. 次级骨化中心与骨骺形成 次级骨化中心出现在骨干两端的软骨中央，此处将形成骨骺。出现时间因骨而异，大多在出生后数月或数年。成骨过程与初级骨化中心相似，但骨化是从中央向四周呈放射状进行的，最终由骨组织取代软骨，形成骨骺。骺端表面始终保留薄层软骨，即关节软骨。关节软骨终生保留，不参与骨的形成。骨骺与骨干之间也保留一定厚度的软骨层，称骺板或生长板，是长骨继续增长的结构基础（图 17-3-3）。

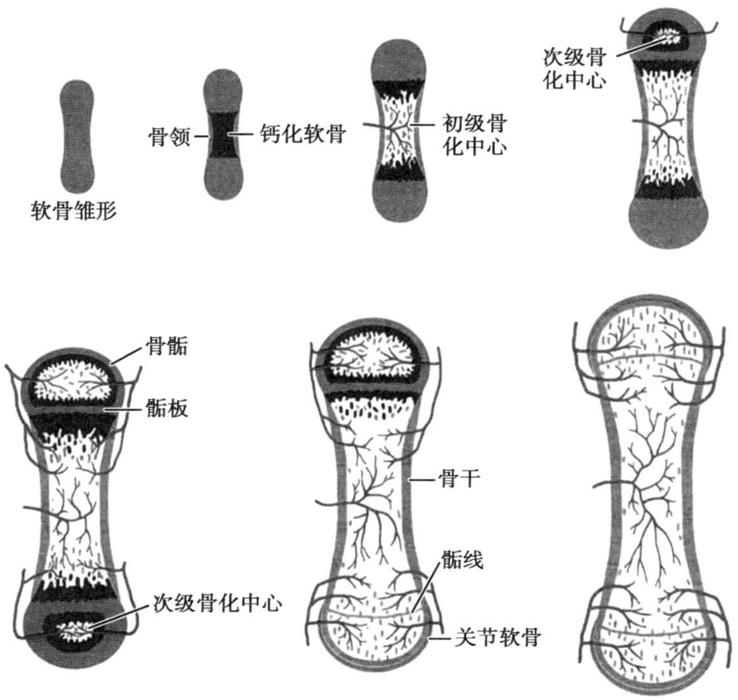

图 17-3-3 软骨内成骨

（三）长骨的进一步生长

在骨的发生过程中和发生以后，骨仍不断生长，具体表现在加长和增粗两个方面。

1. 加长 骨的两端是具有生长功能的骺板，骺板不断生长并替换成骨组织从而实现骨的加长。这种替换过程与初级骨化中心的形成类似，但变化的顺序性和区域性更明显。从骨骺端到骨干的骨髓腔，骺板依次分为四个区：①软骨储备区；②软骨增生区；③软骨钙化区；④成骨区。以上各区的变化是连续进行的，而且软骨的增生、退化及成骨在速率上保持着高度平衡。这样不仅保证了骨干长度的增加，同时还能使骺板保持一定的厚度。到 17~20 岁时，骨骺板增生减缓并最终停止，导致骺软骨完全被骨组织取代，在长骨的骨干、骨骺之间留下线性痕迹，称为骺线。此后，骨不再能纵向生长。

2. 增粗 成骨细胞与破骨细胞在骨的增粗与改建上起着重要作用。骨外膜中的骨祖细胞分化为成骨细胞，后者产生骨组织添加在骨干表面，从而使骨干变粗。而在骨干的内表面，破骨细胞吸收骨小梁，使骨髓腔横向扩大。骨干外表面的新骨生成速度略快于骨干内部的吸收速度，这样骨干的密质骨适当增厚。到 30 岁左右，成骨不再增粗（图 17-3-4）。

在骨的生长过程中，骨自身不断进行着一系列的改建活动，其外形和内部结构也随之不断变化。骨的改建过程终身持续，从而使骨组织能够适应机体的整体发育与生理功能需求，同时也使骨组织呈现出显著的年龄相关性变化特征。

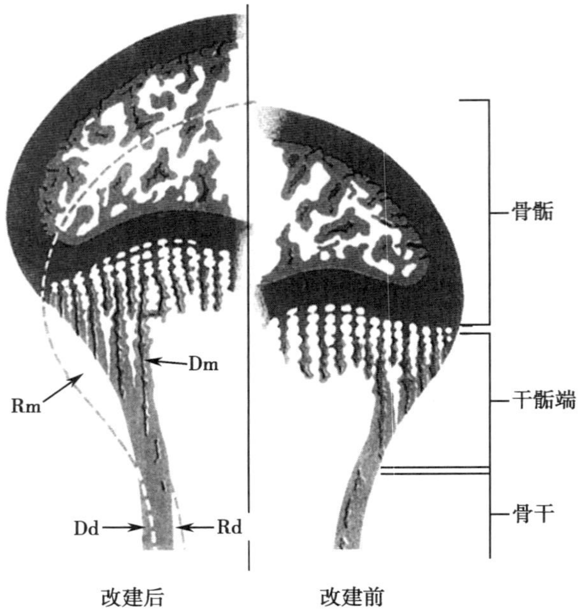

Dd：骨干骨沉积区；Dm：干骺端骨沉积区；Rd：骨干骨吸收区；Rm：干骺端骨吸收区。

图 17-3-4　长骨的生长

（四）骨重建和塑形

在骨的发育过程中，骨形成后，其增长和增粗过程即为塑形过程，而骨单位的更新过程即为骨重建。塑形主要是通过骺板软骨生长（骨生长），骨外膜成骨而骨内膜吸收骨（骨增粗）来完成，到成年后即停止；重建过程则持续终身，它一般有四个时期，即激活期、骨吸收期、骨形成期和静止期。成人骨单位重建需要 4~5 周时间，板层骨形成的速度为每天 1~2μm。

第四节　影响骨生长的因素

一、激素的影响

骨的生长与代谢受多种激素的调节和控制，主要有生长激素、甲状腺激素、降钙素、性激素、甲状旁腺激素等。

（一）生长激素

生长激素（growth hormone，GH）是腺垂体中含量较多的一种激素。可促进物质代谢和生长发育，对机体各组织、器官均有影响，尤其对骨骼、肌肉及内脏器官的作用更为显著，故 GH 也被称为躯体刺激素。机体的生长发育受多种激素的调节，而 GH 是起关键作用的调节因素，GH 促生长的作用主要是促进骨、软骨、肌肉及其他组织的分裂增殖和蛋白质合成，从而使骨骼和肌肉的生长发育加快。但是，如果 GH 不能按照人体生长发育的需要而产生的话，则可导致机体生长发育异常：若幼年时期 GH 分泌不足，则患儿生长停滞，身材矮小，称为侏儒症；如果幼年时期 GH 分泌过多，则引起巨人症；成年人如果发生 GH 分泌过多的情况，由于骨骺已经闭合，长骨不会再生长，但肢端的短骨、颅骨及软组织可出现异常的生长，表现为手足粗大、鼻大唇厚，下颌突出及内脏器官增大等现象，称为肢端肥大症。

（二）甲状腺激素

甲状腺是人体内最大的内分泌腺，其重量为 20~25g。甲状腺由许多大小不等的由单层上皮细胞围成的腺泡组成。腺泡上皮细胞是甲状腺激素合成与释放的部位。腺泡腔内充满腺泡上皮细胞的分泌物——胶质，其主要成分是含有甲状腺激素的甲状腺球蛋白。因此，胶质是甲状腺激素的贮存库，而甲状腺激素也是体内唯一在细胞外贮存的内分泌激素。

甲状腺激素是维持机体正常生长、发育不可缺少的激素，特别是对骨和脑的发育尤为重要，具有促进组织分化、生长与发育成熟的作用。

胚胎时期，若因缺碘而导致甲状腺激素合成不足或出生后甲状腺功能减退的婴幼儿，其脑的发育往往有明显的障碍，表现为智力低下、身材矮小，称为克汀病（cretinism），又称为呆小症。这是由于甲状腺激素的缺乏，使患儿脑各个部位的神经细胞变小，神经髓鞘生长延迟，中枢神经系统某些酶的合成发生障碍，蛋白质、磷脂和递质的含量减少，以致智力低下。同时，由于甲状腺激素的缺乏，将影响骨的纵向生长，减慢骨的发育，造成骨化中心发育不全，骨骺愈合迟缓，长骨生长停滞，导致身材矮小。但在胚胎时期，胎儿骨的生长并不必需甲状腺激素，因此胎儿出生时的身高基本正常，而在出生后数周则出现生长停滞。

在儿童生长发育的过程中，甲状腺激素和生长激素有协同作用，如缺乏甲状腺激素，则可影响生长激素发挥正常作用。这可能与甲状腺激素能增强生长激素介质的活性及增加骨更新率的作用有关。

（三）甲状旁腺激素

甲状旁腺激素（parathyroid hormone，PTH）是由甲状旁腺主细胞合成与分泌的激素。PTH 是含有 84 个氨基酸残基的直链多肽，分子量为 9 500。正常人血浆中的 PTH 的浓度呈昼夜节律波动，清晨 6 时最高，以后逐渐降低，至下午 4 时最低，以后又逐渐升高，其血浆浓度波动范围为 10~50ng/L。PTH 的半衰期为 20~30 分钟，主要在肝内水解灭活，其代谢物经肾脏排出体外。

甲状旁腺激素的作用主要是升高血钙和降低血磷，是调节血钙和血磷水平的最重要的激素。PTH 可以促进骨钙入血，其作用包括快速效应与延迟效应两个时相。快速效应在 PTH 作用后数分钟即可出现，使骨细胞膜对 Ca^{2+} 的通透性迅速增高，血液中的 Ca^{2+} 进入细胞，然后钙泵活动增强，将 Ca^{2+} 转运至细胞外液中，引起血钙升高。延迟效应在 PTH 作用后 12~14 小时出现，一般需数天或数周后才达高峰，其效应是刺激破骨细胞的活动，加速骨组织的溶解，使钙、磷进入血液。

甲状旁腺激素分泌减少将增加成骨细胞活动，同时抑制破骨细胞活动。因而将导致骨的纵向生长减少，特别是小的管状骨。甲状旁腺的功能亢进将增加破骨细胞活动，在骨内形成骨吸收，发生纤维囊性变。

（四）降钙素

降钙素（calcitonin）是由甲状腺 C 细胞分泌的肽类激素。C 细胞位于滤泡之间和滤泡上皮细胞之间，因此又称为滤泡旁细胞。正常人血清降钙素浓度为 10~20ng/L。血中降钙素的半衰期<1 小时，主要在肾脏降解后排出。

降钙素的主要作用是降低血钙和血磷，其受体主要分布在骨和肾。降钙素能抑制破骨细胞的活动，使溶骨过程减弱，同时还能使成骨过程增强，骨组织中钙、磷沉积增加，而血钙、磷水平降低。此外，降钙素还可以提高碱性磷酸酶的活性，促进骨的形成和钙化过程。

降钙素对成年人血钙浓度的调节作用较小。一是因为降钙素引起血钙浓度下降，在数小时内即可刺激甲状旁腺激素的分泌，后者的作用可抵消降钙素的降低血钙效应；二是由于成人的破骨细胞向细胞外释放钙的量也十分有限，每天只能提供 0.8g 钙。因此，降钙素抑制成人破骨细胞的活动对血钙水平的影响不大。但是降钙素对于儿童骨骼的生长具有重要的作用，这是由于儿童骨的更新速度快，通过破骨细胞的活动每天需要向细胞外液提供 5g 以上的钙，相当于细胞外液总钙量的 5~10 倍。因此，降钙素对儿童血钙的调节作用更为重要。

（五）性激素

1. 雄激素 男性睾丸的间质细胞分泌的雄激素主要有睾酮、双氢睾酮、脱氢异雄酮和雄烯二酮等。其中，睾酮的生理作用比较广泛，不仅影响胚胎发育、维持生精作用、刺激生殖器官的生长和维持性欲，还具有促进蛋白质的合成特别是肌肉和生殖器官的蛋白质合成的功能，同时还能促进骨骼生长与钙、磷沉积，以及红细胞生长等。

2. 雌激素 雌激素主要是由女性卵巢产生。卵巢除主要分泌雌激素和孕激素外，还可分泌抑制素、少量的雄激素及多种肽类激素。其中，雌激素在骨骼的生长方面具有重要作用，可以增强成骨细胞的活动，增加钙、磷沉积，促进骨的成熟及骨骺愈合。若雌激素分泌过少，将使软骨内化骨和膜内化骨迟缓，推迟骨化中心的形成，骨骺闭合延迟。但是，对纵向生长没有多大影响。

二、维生素的影响

维生素是一种低分子有机化合物，在物质代谢方面有极为重要的作用，是机体内不可缺少的物质。骨的生长与代谢也受多种维生素的影响。其中，与维生素A、维生素C、维生素D的关系最为密切。

（一）维生素A

维生素A对成骨细胞和破骨细胞的功能状态具有协调作用。在骨的生长发育过程中，维生素A可以保持成骨和改建的正常进行。维生素A缺乏严重时，不仅骨的生长与改建功能失调，导致骨骼畸形生长，还影响骨骺板软骨细胞的发育，使骨生长迟缓。如颅骨不能适应脑的发育，脊柱腔过细而影响骨髓的生长，可造成中枢神经系统损害。除外，维生素A的缺乏，往往也是引起佝偻病的重要原因。相反，如果维生素A过多，则会使骺板软骨的破坏过程快于增生过程，以致骺板提前消失，长骨生长停止。此外，维生素A过量也可引起中毒现象，慢性中毒时可出现食欲不振、烦躁不安、四肢肿痛及运动障碍等。

（二）维生素C

维生素C与成纤维细胞、成骨细胞和软骨细胞生成有机的细胞间质有关，但不影响软骨基质的钙化及骨盐沉积。维生素C可增加小肠对钙的吸收，并能促进骨骼钙化。若缺乏时，可见到特殊的骨变化，如骨骺和骨干分离、肋骨呈念珠状、骨皮质变薄等。青少年期，维生素C严重缺乏时，软骨、骨及骨膜的纤维和黏蛋白的形成障碍，可致骨的生长停滞，所形成的骨质脆弱易折，且骨折后愈合缓慢；成年人若长期缺乏维生素C，会出现关节强直，其后在长骨骨干处出现相当数量的骨膜下海绵状骨，并有典型的骨质疏松。

（三）维生素D

在各种维生素中，维生素D与骨骼的最为关系密切。它与软骨基质钙化和骨组织的骨盐沉积有关。维生素D_2（钙化醇）和维生素D_3（胆钙化醇）是体内两种主要的维生素D，都具有较强的抗佝偻病的能力。

维生素D以其生物学活性形式促进小肠对钙、磷的吸收，提高血钙、血磷的水平，从而利于钙化和骨盐沉着。当维生素D缺乏时，体内的钙和磷减少，成骨细胞虽然生成纤维和有机基质，但骨盐无法沉着而成为骨组织，仅能停留在类骨质阶段。在儿童期即为佝偻病。此时骺板生成大量未钙化的软骨，成骨细胞生成大量未钙化的类骨质，两者聚集在干骺端，形成环状增粗。成年时期，若严重缺乏维生素D，新形成的类骨质也不能钙化，称为骨软化症。这些钙化不足的骨又可因负重而变形。此外，维生素D对破骨细胞的吸收和钙质在骨内的代谢也很重要。

第五节 骨的代谢

骨主要是由有机质和无机质成分组成。因此，骨的代谢也可以分为有机成分的代谢和无机成分的代谢两类。

一、有机成分的代谢

骨内的有机物包括胶原纤维、蛋白多糖、脂质，其中主要成分是胶原纤维和蛋白多糖。

（一）胶原纤维

胶原纤维约占骨有机成分的90%，是一种结晶纤维蛋白原，包埋在基质中。其主要成分为氨基己酸、脯氨酸、羟脯氨酸和羟赖氨酸，后两者为胶原纤维所特有。在骨的生长和修复时期，胶原纤维的代谢活动表现得尤为活跃。在生长期，骨中的可溶性胶原纤维含量明显高于老年期。当组织中可溶性胶原增加时，部分胶原会被分解并通过尿液排出体外。在骨质破坏或吸收过程中，胶原纤维的分解代谢增强，胶原纤维分解的特有产物——羟脯氨酸，会被释放入血而使血中该氨基酸的浓度升高，并随尿液排出体外。临床上通常将尿液中羟脯氨酸的排泄量作为检测骨胶原代谢周转的有用指标。

（二）蛋白多糖

蛋白多糖占骨有机物的4%~5%，由成纤维细胞、成软骨细胞和成骨细胞产生，是糖类与蛋白质的络合物，由透明质酸、蛋白核心与蛋白链以及多糖侧链构成。骨中最主要的多糖是硫酸软骨素。蛋白多糖是骨化过程中的重要组成部分，在生长发育和骨的修复再生过程中，其含量明显增加。此外，蛋白多糖的合成作用受甲状腺激素、促甲状腺素、胰岛素等激素的影响。如果这些激素缺失，蛋白多糖的代谢就会减弱。而肾上腺皮质激素、糖皮质激素则抑制蛋白多糖的合成。

二、无机成分的代谢

在骨的无机成分中，钙和磷是最主要的部分。人体内钙、磷的代谢，是既具有相互作用又能保持相互平衡的两大系统。一为离子化与活性代谢池，含钙数量虽少，但功能却极为重要；另一为非活性离子钙的储存器，即骨。

（一）钙在骨代谢中的作用

钙是人体不可或缺的重要元素，体内的钙含量每年随年龄的增长而逐渐增加。成人体内钙含量约为1kg，其中细胞外液与肌肉中的钙量不超过10g，其余均以磷酸盐、碳酸盐和氢氧化物的形式存在于骨组织中。

1. 钙的吸收 钙的吸收部位在小肠上段。饮食物中所含的钙在肠道内经特殊机制被摄取，其吸收依赖于维生素D，并受甲状旁腺激素和降钙素等激素的调节。当缺乏维生素D或其他任何原因影响活性维生素D形成时，会导致钙的吸收效率降低；钙的吸收又受肠道pH值的影响，钙盐在酸性溶液中更易于溶解，在碱性环境中则较难被吸收。食物中钙、磷的比例，对钙的吸收也有一定影响，如低磷膳食有助于提高钙的吸收效率。钙的吸收还随着人体对钙的需要变化而变化，如婴幼儿、孕妇及哺乳期妇女对钙的需求量较大，机体对钙的吸收能力也有所增加；当血中钙、磷浓度增高时，小肠对钙、磷的吸收则减弱，反之亦然。奶和奶制品中含有丰富的钙，成人每天可食入0.6~1.0g的钙，但仅有200~500mg被吸收，其余会经粪便排出体外。

人体获取钙的途径有两种，一种是内源性分泌的钙，另一种为饮食物中的钙。通过肠道排泄作用从粪便中排出的为内源性钙丢失。钙的吸收机制较为复杂。钙的吸收有净吸收与实际吸收之分，所谓净吸收是指摄入量与粪便中排出量之间的差值；而实际吸收则是将内源性分泌的钙也包括在内。所以，净吸收量低于实际吸收量。

2. 钙的排泄 人体钙的排泄主要通过肾，小部分通过肠道。钙的排泄量个体差异很大，受人的饮食和其他多种因素影响。成人24小时尿钙排泄量为50~250mg，儿童一般情况下为4~6mg/kg，高于或低于这些范围均属异常。测定正常值时，应事先细致地控制数日食入钙的量。尿钙的排泄与肾小球的滤过和肾小管的重吸收有关，而肾小管的重吸收又受多种因素影响，甲状旁腺激素可促进肾小管对钙的重吸收，降钙素可减少肾小管的重吸收，维生素D也可以促进钙的重吸收。

尿中钙的排泄不仅受甲状旁腺激素和维生素D的调节，且与血钙的水平密切相关。当血钙水平升高时，则尿钙排出量增多，反之，当血钙水平降低时，尿钙排出量减少。如果血钙浓度低于1.87mmol/L，则尿中无钙排出。正常成人每日摄入和排出的钙量大致相等，即“多吃多排，少吃少排”，保持着动态的平衡。体内骨的不断更新及消化液的不断分泌，即使在饮食中不摄入钙的情况下，也有钙的排泄。每日分泌的消化液中含有大量的钙，如果肠道对钙的吸收发生障碍，则消化液中的钙就会随粪便大量排出，以致超过摄入的钙量，导致机体呈现负钙平衡。

此外，肾上腺皮质激素、利尿剂、磷酸盐、机体酸碱平衡失调等均可影响钙的排泄。

3. 钙的功能 钙是人体血液凝固的必要物质，对保持神经肌肉的应激性和肌肉的收缩作用起到重要作用。钙不仅可以维持细胞渗透压，调节酸碱平衡，并参与黏蛋白和黏多糖的构成及许多酶的形成。此外，钙还可以加强骨的机械力量。

（二）磷在骨代谢中的作用

磷是机体的重要元素，占人体总重量的 1%，占骨矿物质的 8%。人体全身磷含量的 88%~90% 贮存在骨骼中，在骨中以羟基磷灰石的形式存在，其余的主要在细胞内，用于细胞的代谢及能量的转化。骨内磷酸盐和血中离子状磷酸盐保持着动态平衡。

1. 磷的吸收 正常成人每天磷的最低需要量是 0.88g，每日摄入 1.25g 的磷最合适，孕妇及生长期儿童的需求量稍多。奶、蛋、肉类和谷类食物是磷的主要来源。磷的吸收在小肠内完成，其跨膜转运包括主动过程和被动过程，其中以 $H_2PO_4^-$ 形式存在的磷最易运转。酸性环境有利于肠道对磷的吸收，钙易与磷结合成难溶的磷酸盐，从而阻碍磷的吸收。食物中的磷大部分是有机结合磷，在胃中呈酸性时并不释放出来；而当肠道内有适当的磷酸酶活性且 pH 值为 9.0~10.0 时，结合磷在回肠发生分解，小肠即可吸收大部分磷，磷的吸收过程受维生素 D 的控制。

2. 磷的排泄 血清中的磷主要以无机磷酸盐离子形式存在，约 60% 的摄入量经尿液排出。正常情况下，每天磷的排泄量为 350~1 000mg，日平均约为 800mg。磷的排泄主要通过肾脏完成，首先经肾小球滤过，然后由肾小管重吸收。维生素 D 可以明显地促进肠道对磷的吸收，并减少尿液中磷的排泄。甲状旁腺激素可通过促进 1,25(OH)$_2$D 的合成而增强肠道对磷的吸收，同时它还可作用于肾小管，减少磷的重吸收而促进尿液中磷的排泄。其他因素如降钙素、生长激素、甲状腺激素、糖皮质激素等也可影响磷的代谢。如降钙素可通过抑制骨吸收、促进尿磷排泄而降低血磷水平；糖皮质激素在大量、长期应用的情况下，可抑制肠道对磷的吸收，并促进尿液中磷的排泄。

3. 磷的功能 与钙一样，磷也是构成骨骼、牙齿的重要元素。磷除了参与神经传导、肌肉收缩和能量转运过程，还与遗传有关。

4. 钙磷平衡 在人体正常的骨代谢过程中，血清钙磷比值始终保持着一种动态平衡。倘若钙摄入量过多，会导致磷酸盐在小肠内形成不可溶性物，从而减少磷的吸收，长期可导致低磷性佝偻病或骨软化；若钙摄入量过少，血磷水平升高，会引起代偿性甲状旁腺激素分泌增多，从而促进骨吸收和尿液中磷酸盐的排泄。在甲状腺激素的作用下，肾小管对磷的重吸收减少，对钙的重吸收增加，使血钙水平趋于正常。

第六节 骨的血液供应

长骨的血液供应主要来自三个方面：一为干骺端、骨端和骨骺动脉；二是滋养动脉；三是骨膜的血管。

一、骨内营养系统

滋养动脉是长骨的主要动脉，供应长骨全部血量的 50%~70%，是骨质营养的主要来源。滋养动脉起自各骨邻近的动脉干，一般有 1~2 支，经滋养孔进入骨内，入髓腔后即分为升、降两支，最终到达骨端。沿途发出许多细小的分支，大部分直接进入骨皮质，并与骨外膜动脉、干骺端动脉的分支共同组成髓内营养系统，另有一些分支进入髓内血管窦。髓内营养系统不仅供给骨皮质内 2/3 或更远的一些部位，并且穿过内环骨板与中央管中的血管形成吻合支，进一步丰富血液供应。

进入骨髓内的一些小动脉，其血液供应可达骨皮质的骨内膜。骨髓内的营养血管呈放射状分布，形成髓内和皮质内的毛细血管床。其中，流注骨髓毛细血管床的血液约为 30%，而 70% 的血液则流至皮质内毛细血管床。骨髓和骨皮质的毛细血管床互不联系，血液回流也是分开的（图 17-6-1）。

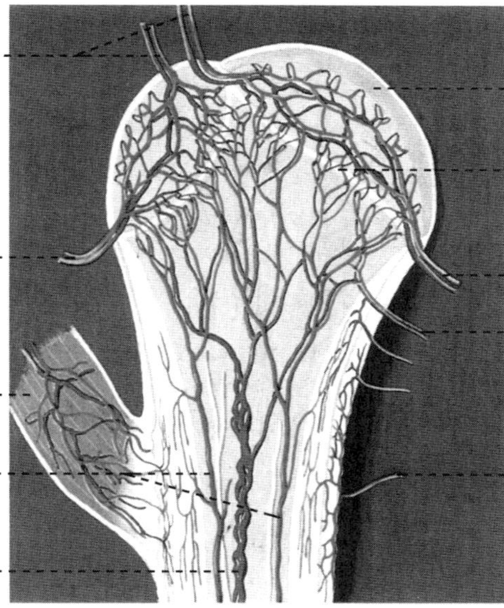

图 17-6-1　骨内营养系统

二、骨膜的血管

骨外膜动脉的分支穿过外环骨板与中央管内的血管相吻合，其血液可以供应骨干骨密质的外 1/3。骨膜深层的动脉网发出无数细小的动脉，经穿通管进入骨密质，并与滋养动脉的分支吻合，主要分布于骨密质外层，供应其营养。

此外，在骨膜外层的表面有一血管丛，它既与骨骼肌的血管吻合，又与骨膜的内层血管网相连。这样，骨骼肌血管体系与骨膜血管体系的吻合使骨干具有双重血供。

三、骺动脉和干骺端动脉

骺动脉和干骺端动脉均为发自骨附近的动脉，它们分别从骺板的近侧和远侧进入骨内。幼年时期两者是互相独立的，成年后则相互吻合在一起，并有分支到达关节软骨深面的钙化层或形成袢状动脉网。骺板骨化后也和滋养动脉的升、降支形成吻合支。

不规则骨、短骨和扁骨的动脉多来自骨膜动脉或滋养动脉，这些动脉在骨膜下呈网状分层排列。

四、夏裴氏韧带及其血管

位于骨干两端的软组织经常有纤维长入骨质，形成韧带样联系，称为夏裴氏韧带。在此韧带之间有较丰富的毛细血管随着韧带进入骨质内，具有一定的营养骨质的作用。

五、静脉回流

骨的静脉常与动脉伴行，但靠近长骨的两端，多有较大的静脉单独穿出。长骨具有一个较大的中央静脉窦，接纳横向分布的静脉管道的血液。而这些静脉管道既可以将收集于骨髓毛细血管网的血液直接引流至中央静脉窦，也可先引流至最大的静脉分支内，然后再汇入中央静脉窦。中央静脉窦进入骨干滋养孔，作为滋养静脉将静脉血引流出骨。长骨的静脉血主要经骨膜静脉丛回流，仅有 5%~10% 的静脉血经滋养静脉回流。许多静脉血经骨端的干骺端血管回流，骨端血管是骨膜静脉系统的一部分。

第七节 关节的形态与功能

骨骼系统给人体提供了一个坚固而稳定的支架。不同的骨，其长短、大小、形状及功能也各不相同，它们只有密切地联系在一起，协同作用，才能发挥各自的功能。骨骼之间的连接结构主要依靠关节实现。关节是骨与骨之间的连接点，全身各骨之间借结缔组织、软骨组织或骨组织相互联系，才能成为一个统一的整体。关节决定了骨骼的形状，同时也决定了它们的运动方向。

一、骨骼的连接形式

关节是骨骼的连接形式，其连接方式分为直接联系和间接联系两种。

1. 直接连接 骨与骨之间由组织填充，根据填充组织种类的不同，可分为结缔组织膜的连接（由结缔组织填充）、软骨连接（由软骨填充）和骨结合（由骨组织填充）三种。这类关节活动甚少或不可活动，称之为微动关节或不动关节。

2. 间接连接 骨与骨之间有关节腔，借关节囊相互连接，骨与骨之间有间隙相隔，活动度较大。因而称之为关节或活动关节。这是一种填充着滑液的连接方式，也叫滑液连接或关节连接。

二、关节的构造

形成关节的骨骼通常是一端凸出，另一端凹陷。凸出的一端叫关节头，凹进去的一端叫关节窝。各骨相互接触的光滑面叫关节面。关节面覆盖着一层软骨，称为关节软骨。关节周围被关节囊包围，其内即关节腔。由相连接的两骨相对形成的关节，称为单关节；由 3 个或 3 个以上的骨参与构成的关节，叫作复关节。

1. 主要结构 关节的主要结构包括关节面、关节囊及由滑膜所覆盖的关节腔。

(1)关节面：是相邻两骨的对应面。表面为一层光滑的透明软骨所覆盖，称为关节软骨。关节软骨具有缓冲骨间压力，减少骨面间的摩擦，增加关节活动性的作用。

(2)关节囊：包围在关节的周围。分内、外两层，其内面是滑膜层，外层为纤维层。外层为致密结缔组织，在肌腱和韧带的相连处增厚，加强了关节间的连接；内层滑膜由薄层疏松结缔组织构成，紧贴于纤维层内面，附着于关节软骨的边缘，含有大量的血管及淋巴管，并能分泌滑液充满整个关节腔，以润滑关节及营养关节软骨。现代研究表明，关节囊内层的滑膜表面有 2~4 层扁平或立方形的上皮样结缔组织细胞，即滑膜细胞，细胞间有少量纤维和基质。电镜下，滑膜细胞可分为两种，一种似巨噬细胞，含较多溶酶体，有吞噬能力；另一种似成纤维细胞，含粗面内质网较多，可分泌透明质酸和黏蛋白。

(3)关节腔：关节的滑膜层与关节面之间所形成的腔隙为关节腔，也称滑膜腔。腔内含有滑液，为关节囊内壁分泌的液体，含大量水和少量透明质酸、黏蛋白及淋巴细胞等。正常生理情况下，关节腔呈负压状态，具有稳定关节的作用。

2. 辅助结构 关节的辅助结构有韧带、关节软骨及关节盂缘等。

(1)韧带：是连接于相邻两骨之间的致密纤维结缔组织束，多位于关节囊外，分布在关节周围，对关节起加固作用，是稳定关节的重要力量。按其分布位置不同，可分为囊外韧带和囊内韧带两种。顾名思义，囊外韧带位于关节囊之外，如髋关节的髂股韧带、膝关节的腓侧副韧带；囊内韧带位于关节囊内，有滑膜包绕，如膝关节内的交叉韧带、腕关节内的舟月韧带等。韧带的主要功能有二：一是可加强关节的稳定性，防止脱位的发生；二是可限制、引导关节运动，防止关节的异常活动。

(2)关节软骨：由纤维软骨形成，其形态因关节的不同而有所差异。关节软骨表面光滑且具有弹性，能减少相邻两骨的摩擦、缓冲运动时产生的震荡，如下颌关节、尺桡关节的软骨盘及膝关节半月板等。

(3)关节盂缘：由骨性关节缘或软骨板构成，对关节有稳定性作用。

三、关节的类型

各个关节既有相同的结构，又有独特的形态，其形态结构与功能相一致。关节头的形状决定关节的运动，关节的种类也是根据其形状分类的。

1. 球窝关节 关节头为球面，关节窝为球形凹面，关节头能做任何方向的运动，运动性最强。如可做屈伸、收展、旋转和环转运动等。肩关节即为球窝关节。

2. 车轴关节 关节头呈圆形面，关节窝与韧带相连形成环形，形同车轴与轴承，该类关节只能循骨轴做旋转运动。如桡尺近侧关节、桡尺远侧关节皆属于车轴关节。

3. 椭圆关节 关节头呈椭圆形凸面，关节窝呈相应椭圆形凹面，可向前、后、左、右方向运动，但不能像球窝关节那样做旋转运动。此类关节如桡腕关节等。

4. 平面关节 关节头与关节窝接近于平面，只能做范围很小的微动，几乎没有可动性。椎间关节即为此类关节。

5. 鞍状关节 两骨的关节面均呈马鞍状，互为关节头和关节窝。鞍状关节有两个运动轴，可沿两轴做屈、伸、收、展和旋转运动，如拇指腕掌关节。

6. 屈戌关节 关节头和关节窝形成滑车状，通常只能做一个方向的运动。此类关节有肱尺关节、膝关节、指间关节等。

7. 杵臼关节 关节头呈圆球状，关节窝为深窝，运动轴和形式与球窝关节类似，但运动范围较小，如髋关节。有学者认为，杵臼关节与球窝关节是同一类型，将杵臼关节归于球窝关节类。

人体大多数的关节为活动关节，能够进行一定范围内的运动。然而，长期使用可能导致关节软骨的磨损。关节在其周围的韧带、关节盘、关节盂等的共同作用下，使关节的稳定性得到很好的维持。骨骼肌在神经的调控下，既能维持关节的稳定性，又是关节得以运动的动力。

四、关节盘

关节盘是位于关节面之间的纤维软骨。关节间隙的不同，使关节盘有圆形、三角形、半月形及不规则形之异。半月形关节盘又称半月板。关节盘周缘较厚，常附着于关节囊或邻近骨组织上，一般只存在于颞下颌关节、胸锁关节、桡尺远侧关节及膝关节。关节盘的主要功能是加强关节的稳固性，缓冲关节所受的冲击与震荡。此外，关节盘将关节腔一分为二，可产生不同的运动，从而增加了运动的形式和范围。

同关节软骨一样，关节盘大部分无血管，组织中既没有淋巴管也无神经通过，仅在关节盘周围与骨附着处有较少的血运，因而关节盘仅能从滑液及其周围骨附着处的血管丛渗液中获得营养。关节盘纤维软骨的生化成分与关节软骨不同，大部分为水，占 70%~78%，其余是有机物，其中绝大多数是Ⅰ型胶原。与透明软骨相比，关节盘纤维软骨的代谢较慢，且损伤后的修复仅靠其周围骨附着部位的血管区。

五、椎间盘

椎间盘是连接相邻两个椎体之间的纤维软骨盘，它是脊柱的一部分，也是脊柱活动的主要关节部分。正常的椎间盘还能保持关节突关节的间距，维持椎间孔的大小。髓核还能将重力均匀地传到下位椎体上面，起到缓冲的作用。

1. 椎间盘的组成 椎间盘由纤维环、髓核 2 部分组成。

(1) 髓核：位于纤维环中央偏后，为乳白色半透明胶状体，四周被纤维环紧密包裹，占椎间盘体积的 1/3~1/2。在髓核中央的纤维呈无规则分布。任何外力传到纤维环上，都会被均匀地分布到各个方向。当脊柱活动时，髓核如同两个椎体间的弹力球，呈摇椅样，由小关节滑动来引导这一阶段的运动。

(2) 纤维环：是由一层层的纤维软骨按照同心圆的方式排列，紧紧包绕着髓核，并牢固地连接于上、下椎体的软骨，构成椎体之间的纤维连接。纤维环前部及两侧厚，后面及后外角处薄，共 12 层。前、后正中分别有前纵韧带和后纵韧带，故后外角处最为薄弱，这也是椎间盘突出常位于后外侧的原因。纤维环的纤维主要是胶原纤维，环内侧 1/3 为Ⅱ型胶原，环外侧 2/3 为Ⅰ型胶原。这些胶原纤维彼此平行排列，相邻的纤维软骨板则呈交叉走向，按一定的角度排列，这有利于椎间回转运动。在纤维环的胶原纤维之间，弹性纤维呈网格状排列，使纤维环具有柔韧性。周围的纤维越过软骨板边缘进入周围骨质内，称为 Sharpay 纤维，可增加附着的牢固度。

椎间盘的形状、大小与所连接的椎体上下面相适应，其厚薄根据其在脊柱中的部位不同而异，中胸部最薄，由此向上、向下均逐渐增厚。

2. 椎间盘的血液供应 软骨板原为椎体骨骺，幼年时具有生长椎体功能，有多数的血管穿过软骨板供应髓核血运；出生后血管逐渐退变，成人时则完全闭塞。所以成年人的椎间盘无血液供应，只能靠软骨板渗透营养，仅纤维环表层有小血管供应，因此，纤维环一旦损伤则不易修复。

3. 椎间盘的神经支配 近年来，随着解剖学和组织学的发展，研究发现窦椎神经的分支可有纤维伸到椎间盘的后面，并分出上行支和下行支到邻近的椎间盘。也有人追查到神经纤维进入到纤维环的不同深度，并证明脊神经前支有纤维伸到椎间盘侧面。

4. 椎间盘的水分及压力 椎间盘是一个具有流体力学性质的密闭结构，其所含的水分随着年龄的增长而逐渐减少。髓核的含水量有赖于其中的胶原纤维及酸性黏多糖的渗透压。椎间盘主要含硫酸软骨素蛋白复合体、透明质酸酶及硫酸角蛋白。当年龄增大或椎间盘退行性变时，硫酸软骨素减少，硫酸角蛋白相应增加，导致吸水能力下降，进而椎间盘水分减少。

椎间盘中的液体是不可压缩的。当椎间盘受压时，它便产生拓扑变形，但变形后容积仍是原来大小。正常的椎间盘能承受较大的压力而不破裂，若因劳损或椎间盘退行性变，使髓核不能保持内压力而失去正常的厚度，导致椎间隙变窄，相应的节段失稳，继而引起椎体的退行性变。

5. 椎间盘的功能 椎间盘作为一个负重结构，能够抵御长轴方向的负荷，以保持脊柱的正常高度，并具有一定的缓冲作用。当椎间盘承受压力时，纤维环及髓核均被压缩，长度变短，宽度增加，以抵抗及缓冲压力。压力移除后，由于胶原网的弹性伸展，又恢复原状。椎间盘连接上、下两个椎体，使脊柱的运动幅度增加，以维持椎体之间的完整协调，从而保证了脊柱的稳定性。

第十八章　非化脓性关节炎

第一节　概　　述

“痹”者，闭也，即痹阻不通的意思。在自然界六淫邪气的侵袭下，人体经络痹阻、气血不和，可引发疾病，所生之病称为“痹证”。

早在《素问·痹论》就指出，痹证是由于风寒湿侵入人体而发生的疾病。按照邪气致病的证候特点可分为“行痹”“痛痹”“着痹”等；根据病变组织的不同，可分为“骨痹”“筋痹”“脉痹”“肌痹”“皮痹”等；依据病变脏腑的不同，又分为“肺痹”“心痹”“肝痹”“脾痹”“肾痹”；根据患病部位的不同，可分为“项痹”“肩痹”“腰痹”“膝痹”“足痹”等等。

骨与关节之痹证，是指人体由于正气虚弱，营卫失调，腠理空疏，风寒湿热等外邪侵入经络，凝滞关节，引起气血运行不畅，从而导致肌肉、筋骨、关节发生麻木、重着、酸楚、疼痛、肿胀、屈伸不利，甚至关节僵硬变形的一种慢性病证。痹证在骨关节系统发病较广，多由六淫外邪侵袭所致，这是造成骨关节致病的共同特点。西医学非化脓性关节炎一类疾病，是指除由致病菌引起的感染性关节炎以外的慢性、炎性关节病，笔者认为皆可归属于中医“痹证”范畴。

一、病因病机

（一）中医病因病机

有关痹证的记载，首见于《黄帝内经》。《素问·痹论》在中医学史上首次提出“痹”之病名，并对痹证的病因、病机、证候分类以及演变等内容作了详细的论述。如论病因，“风寒湿三气杂至”，“所谓痹者，各以其时重感于风、寒、湿之气也”；论病机，则指出“痛者，寒气多也，有寒故痛也。其不痛不仁者，病久入深，荣卫之行涩，经络时疏，故不痛，皮肤不营，故为不仁。其寒者，阳气少，阴气多，与病相益，故寒也。其热者，阳气多，阴气少，病气胜，阳遭阴，故为痹热。其多汗而濡者，此其逢湿甚也，阳气少，阴气盛，两气相感，故汗出而濡也”。隋代巢元方认为，痹证的发生是体质虚弱，经络空虚，风邪犯筋所致。他在《诸病源候论·风痹论》中指出“痹者，风寒湿杂至，合而成痹，其状肌肉顽厚，或疼痛，由人体虚，腠理开，故受风邪也”。汉代张仲景在《金匮要略》中提出“历节病”，列《中风历节病脉证并治》专篇，进一步提出了本病的病因病机，并提出侯氏黑散、风引汤、防己地黄汤、桂枝芍药知母汤等诸多有效方剂。综合归纳，其病因病机有以下几点。

1. 外邪侵袭　居处潮湿、涉水冒雨、气候剧变、冷热交错等原因，以致风寒湿热之邪乘虚侵袭人体，流注经络，滞留于关节，使得气血痹阻而为痹证。由于感邪偏胜不同，临床表现各有其特点。风性善行而数变，故疼痛游走不定而成行痹，如《素问·风论》曰：“风者善行而数变。”风邪侵入人体，游走不定，故疼痛无定处，时轻时重，或出现放射性、闪电样、蚁行样疼痛。寒性凝滞，使气血凝涩不通，故疼痛剧烈而成痛痹，如《素问·痹论》说：“痛者，寒气多也，有寒故痛也。”湿为阴邪，易阻气机，湿性黏滞，致使肌肉关节麻木、重着，痛有定处而成着痹。《素问·至真要大论》曰：“诸痉项强，皆属于湿。”《素问·阴阳应象大论》曰：“地之湿气，感则害皮肉筋脉。”感受热邪或六淫之邪入里化热，热邪壅盛，与湿相并，而致风湿热合邪为患。邪留经络关节，郁而化热，以致关节出现红、肿、热、痛，而形成热痹。

2. 急性或慢性损伤　各种急性或慢性损伤导致经络受损，血溢脉外，形成瘀血、恶血；或因气滞而血瘀，邪滞脉内，均可影响气血津液的正常运行，使局部功能营养失调，卫外功能减弱，加上风寒湿热等外邪乘虚而入，导致经络气血痹阻。瘀血蓄积，或病久气血运行不畅，而致血瘀痰凝，痰瘀互结，或与外邪相结合，闭阻关节、经络、筋骨，而形成骨关节痹证。

3. **素体虚弱** 素体肝肾亏虚，气血失调，营卫不固，加之风寒湿热等六淫邪气乘虚而入，闭阻经络气血，形成痹证；或因素体虚弱，易受劳损，关节损伤，气血瘀滞，附着筋骨关节，日久耗伤正气，形成以关节肿胀、变形、疼痛、功能障碍为主症的痹证。

（二）西医病因病理

现代医学对此类疾病发生的确切病因及病理机制仍未完全明确，一般认为由多种因素造成。主要与感染、外伤、内分泌失调、家族遗传、个人体质、免疫紊乱等因素有关。

二、临床表现及诊断

骨关节痹证以关节疼痛、肿胀、重着、屈伸不利，甚至畸形、功能失用等为主要临床表现。大致归纳以下几种。

（一）行痹

又称风痹，临床表现为肢体关节、肌肉酸痛，疼痛游走不定，痛无定处，疼痛部位以上肢及肩背部为主，可出现关节肿大、屈伸不利，或有恶寒发热、舌淡苔薄白，脉浮或浮缓。

（二）痛痹

又称寒痹，临床表现以肢体关节疼痛、酸楚、麻木为主，疼痛较剧，痛有定处，遇寒痛增，得热痛减，局部皮肤不红，皮色多暗，触之不热或有冷感，形寒肢冷，昼轻夜重，舌苔白，脉多弦紧或沉紧。

（三）着痹

又称湿痹，临床表现以肢体关节肌肉酸痛、沉重为主，或肿胀散漫、麻木不仁、屈伸不利，皮色不变，关节畏冷，阴雨天加重或发作，以腰以下关节受累多见，多伴有头身困重、精神萎靡、汗出恶风，舌质淡，苔白腻，脉濡缓。

（四）热痹

临床表现以自觉关节或肌肉灼热、红肿、疼痛为主，局部红肿热痛，得冷则舒，遇热加剧，关节活动屈伸不利，可累及多个关节，伴有发热恶风，口渴烦闷，苔黄燥，脉滑数。热痹发病较急，全身症状明显，且邪气极易内窜，以致病情多变。

（五）尪痹

临床表现以关节肌肉疼痛、肿胀，甚至刺痛为主，肢体麻木、重着，或关节僵硬变形、屈伸不利，局部有硬结、瘀斑，伴有腰酸背痛、畏寒肢冷，男子阳痿遗精，女子月经不调、量少，面色黧黑，舌质紫暗或有瘀斑，舌苔白腻，脉弦涩。

三、治疗

痹证多由风、寒、湿、热、痰、瘀所致，故临床治疗应遵循祛风、散寒、除湿、清热、祛痰、化瘀通络的基本原则。何氏骨科在多年的临床诊疗中，总结了丰富的治痹经验。对于痹证的治疗，何氏骨科以外治为主，内治为辅。

（一）外敷用药

针对不同的痹证，何氏在临床使用的药物也不相同。常用的外敷药物有消增通痹散、五行消炎散、温通散等。

（二）推拿按摩

推拿按摩是何氏治疗痹证的常用方法，手法作用于体表特定部位，以调节机体的生理、病理状况，达到治疗效果。在临床上，多以温通经络液、归红化瘀酒、温经活络酒等敷抹在患处，根据患者的具体情况进行推拿按摩。

（三）针灸治疗

针灸是针法和灸法的合称。针法是用金属制成的针，刺入人体一定的穴位，运用手法以调整营卫气血；灸法是用艾绒制成艾条或艾炷，点燃后置于穴位的皮肤表面或穴位上方，以达到温通经脉、调和气血的目的。具体应用参阅本章各节。

（四）内服药物

针对不同的痹证，何氏骨科有多种特制的成品药，常用的内服药物有正骨通关丸、骨关节炎丸、强筋壮骨丸、活血理气丸、排毒固本丸等。具体应用参阅本章各节。

（五）手术治疗

痹证日久，关节变形严重影响肢体功能活动，可根据具体情况采取适当的手术治疗。具体内容参考本章各节。

四、预防与调护

首先要注意防寒、防潮、避免感冒。日常生活要注意饮食调摄，饮食清淡而富有营养，室内温暖，光线充足，空气流通。急性期应注意休息，缓解期应加强功能锻炼。功能障碍者，应做好康复锻炼，鼓励患者树立战胜疾病的信心，以提高生活质量。

第二节　骨性关节炎

骨性关节炎（osteoarthritis，OA）是最常见的慢性退行性骨关节疾病，又称骨关节病、增生性关节炎、退行性关节炎、老年慢性关节炎等。主要病理特点是中年以后可动关节的关节软骨的退行性改变和继发性骨质增生，临床表现为缓慢发展的关节疼痛、僵硬、肿大伴活动受限及关节畸形。本病多见于50岁以上的中老年人，女性发病率高于男性，好发于负重大、活动多的关节，如脊柱、膝关节、髋关节、指间关节等处，尤其以膝关节最为常见。

一、病因病机

（一）中医病因病机

骨性关节炎属于中医学“骨痹”“腰腿痛”等病证的范畴。中医学认为，人体是一个有机的整体，骨骼为支撑人体的支架，有保护内在脏腑的功能；筋则约束骨骼，构成关节，产生运动，筋骨赖气血和肝肾的精气得以充养。《素问·宣明五气》云：“肝主筋，脾主肉，肾主骨。”《素问·生气通天论》曰：“阳气者，精则养神，柔则养筋。”可见肌肉筋骨的强弱、损伤、罹病等，均与脏腑有密切的关系。《素问·痹论》曰：“风寒湿三气杂至，合而为痹也。”《素问·长刺节论》云：“病在骨，骨重不可举，骨髓酸痛，寒气至，名曰骨痹。”《景岳全书》亦云：“痹者，闭也，以气血为邪所闭，不得通行而病也。”

本病的病因病机与年老肝肾亏虚、气血不足，肢体筋脉失养；长期劳损，筋骨受累；外感风寒湿邪，阻滞经络，杂合为痹等有关。

（二）西医病因病理

目前，西医学对本病的确切病因及病理机制仍未完全明确。一般认为是多种致病因素（包括机械性和生物性因素）的相互作用造成软骨破坏所致，其中年龄被认为是最重要的危险因素。这些因素可导致软骨中的可聚蛋白聚糖、透明质酸和胶原的降解。本病的病理特点为关节软骨的变性、糜烂，以致部分剥脱，软骨下骨硬化呈象牙质样改变，并伴有囊性变，以及关节软骨周围组织增生，边缘性骨赘形成。在生物学特征上，构成软骨基质的可聚蛋白聚糖浓度减少及其分子大小和聚集性发生改变，胶原纤维数量减少和排列异常，以及基质中大分子物质的合成和降解活动增加。

二、临床表现及诊断

(一) 症状与体征

疼痛伴关节活动受限为本病的主要临床症状。慢性起病，初期表现为晨起关节活动不适或轻微钝痛，稍事活动则消失，以后逐渐加重，活动后疼痛加剧，休息后好转。随着病情的不断发展，疼痛持续时间延长，难以自行缓解，甚至发生静息痛，影响睡眠。若关节部位的骨质增生可刺激神经产生放射性疼痛。当病情发展到一定的程度，屈伸关节时往往会有明显的摩擦感，压痛多在髌骨下及侧后面。病程日久，部分患者会呈现股四头肌萎缩。

少数患者呈现明显的关节积液肿胀，是由于本病发生的早期，滑液增加，使关节囊内饱满肿胀，尤其是浅表关节（如膝关节）表现明显，经休息后症状可迅速消退。后期由于滑膜变性，肿胀不再明显，但因软骨面破坏，关节间隙变窄，关节面失去平衡，加之骨赘形成，出现关节畸形。60 岁以上的患者，可见关节骨端增大，髌下两侧局部脂肪纤维组织积聚而隆起，或有膝内翻畸形，或关节呈现一定的肿胀而积液并不明显，多为关节囊壁增厚所致。本病后期，疼痛持续不解，难以负重，肌肉萎缩，关节畸形，屈伸活动受限，导致跛行，在患处可扪及明显的碾轧音。

病发于髋关节者，疼痛部位在关节前后两侧，或在髋部内侧。检查可发现患髋呈轻度内收位，屈髋做被动旋转时有不同程度的活动障碍。

手指关节发病时，可表现为多个手指的晨僵，活动后可改善，或指间关节（多为远侧）背侧呈现偏于一侧的骨性结节隆突，疼痛并不明显，日久关节可呈侧偏畸形。

(二) 实验室检查

实验室检查无特殊表现。血常规、血沉指标在正常范围，抗链球菌溶血素 O 试验及类风湿因子（RF）测定阴性。关节液检查可见白细胞计数增高，但一般在 10×10^9/L 以下，偶见红细胞。血液与关节液的检查，对排除其他原因引起的关节疼痛有鉴别诊断价值。

(三) 影像学检查

发病早期，X 线检查可无任何变化。随着病情进展，可见关节囊肿胀，关节周围局灶性骨质疏松，关节缘骨赘出现。典型的 X 线表现为关节间隙变窄，关节面不规则，关节内有游离体，关节面骨质硬化增生，关节软骨下骨有大小不等的囊性改变。膝关节表现为内、外两侧间隙不均等，或胫股骨间隙改变不多但髌股骨间隙明显变窄。MRI 可显示关节软骨面的情况，骨端是否水肿及半月板、韧带的状态，对本病诊断的价值并不明显。影像学检查必须与临床相结合才能评价其意义，若与临床症状不一致时，当以临床症状为主要诊断依据（图 18-2-1）。

(四) 诊断标准

目前，国内骨科临床仍按中华医学会骨科分会参照国际公认的诊断标准制定的《骨关节炎诊疗指南（2021 年版）》进行诊断。以膝骨关节炎为例，简述骨性关节炎的诊断标准。

影像学检查：

1. X 线片（宜站立位或负重位）显示关节间隙变窄、软骨下骨硬化和 / 或囊性变、关节缘骨赘形成。
2. MRI 可以观察到 OA 关节的软骨厚度变薄、缺损、骨髓水肿、关节积液以及膝关节半月板变性、损伤和腘窝囊肿等。
3. 超声可显示关节边缘骨赘、软骨退变、滑膜炎、关节积液、腘窝囊肿及半月板膨出等病理改变。
4. 关节液检查无明显变化（清亮、黏稠，白细胞<200 个 /μl）。
5. X 线片改变不明显，但年龄在 40 岁及以上、女性、肥胖或超重、有创伤史。
6. 有少于（含）30 分钟的晨僵。
7. 活动时有关节摩擦音（感）。

综合临床、实验室及影像学检查进行相关鉴别诊断。

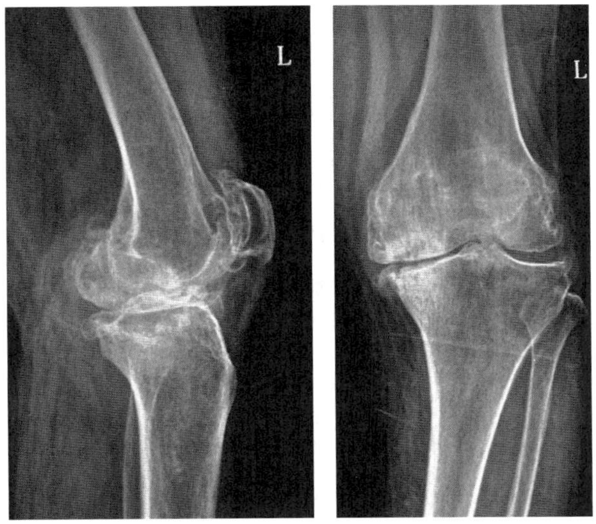

图 18-2-1　骨性关节炎

（五）鉴别诊断

临床上，引起关节疼痛的疾病很多，需要与骨性关节炎相鉴别的疾病如下。

1. 骨关节结核　起病缓慢，早期常伴有低热或潮热、盗汗，血沉增高，X 线片可表现为骨关节破坏，晚期骨关节结核有寒性脓疡或窦道形成。在膝关节，早期 X 线片改变多为关节骨端呈圆凿状小缺损。

2. 类风湿关节炎　常为多关节发病，多累及手足小关节。关节出现晨僵、肿胀、活动受限，晚期出现手足畸形。实验室检查类风湿因子为阳性，病情进展期血沉、C 反应蛋白水平均升高。

3. 反应性关节炎　多见于青年男性，发病前 2~4 周或有以咽喉部症状为主的上呼吸道感染，或有腹泻。实验室检查类风湿因子阴性，HLA-B27 多为阳性。

4. 风湿性关节炎　典型临床表现为游走性多关节炎，常呈对称性，关节局部可出现红、肿、热、痛，但不化脓。非发作期，关节功能正常，无关节畸形。皮肤可出现环形红斑和皮下结节。血沉可升高。

三、治疗

目前，骨性关节炎的治疗仍缺乏确切的治愈方法。本病治疗的目的主要是缓解疼痛、减轻症状，延缓关节退变，最大限度地保持和恢复患者的日常生活。骨性关节炎发生后，随着年龄的增长，结缔组织退变、老化，病理变化不可逆转，但是通过合理的治疗，可以阻断退变的恶性循环，缓解症状、改善关节功能、增强关节稳定性、延缓病变的发展进程。

临床上，非药物与药物相结合是治疗骨性关节炎的总原则，必要时可结合手术治疗。治疗应采取个体化方针，结合患者自身情况（如年龄、性别、体重）、自身危险因素、病变部位及程度等选择合适的治疗方案。首先，解除患者的思想顾虑，本病虽有些痛苦和不便，但一般不致引起严重残疾。其次，要对患者进行教育，注意适量运动，减少或避免长期跑、跳、蹲或爬坡、爬楼等活动。疼痛明显时应注意适当休息，限制关节活动，膝、髋关节负重大，可用手杖助行以减轻关节压力。伴有神经放射性疼痛者可短期行牵引治疗等。

（一）内治法

主要是运用中医理论进行辨证论治，本病的临床辨证一般可分为以下几种。

1. 气血亏虚证　本病发生早期可出现气血虚弱之证，精神萎靡，神情倦怠，面色无华，少气懒言，关节肌肉酸痛无力，舌淡苔薄白，脉细弱。治以益气补血，温通经络。方选十全大补汤加桂枝、续断、透骨草、生姜等。

2. 肝肾亏虚证 多见于中老年人或肝肾素虚的患者，肌肉痿软，四肢不温，腰膝酸软，关节疼痛，不能久立远行，否则疼痛不已，遇劳加重，休息后疼痛减轻；面色无华，神疲乏力，小便清长，舌淡，苔薄白，脉沉细或弦细无力。治以补益肝肾，通络止痛。方选补肾壮筋汤加减，或金匮肾气丸或六味地黄丸加桃仁、红花、络石藤等。

3. 筋骨寒湿证 腰脊或骨节冷痛，或关节酸痛重着，或兼有风寒，关节僵硬，经常畏冷，喜温恶寒，阴雨天疼痛加重，关节肿胀或有积液，活动受限。舌淡，苔薄白腻，脉浮缓，或濡细，或弦紧。治以祛风散寒除湿，温经通络止痛。方选乌头汤、蠲痹汤或独活寄生汤加减。

4. 瘀血阻滞证 腰脊或关节疼痛，痛如锥刺，固定不移，局部压痛明显而拒按，关节活动不利，舌紫暗或有瘀斑，苔薄，脉弦涩。治以活血化瘀，消肿止痛。方选身痛逐瘀汤加减。

（二）外治法

1. 中药外用 针对骨性关节炎，用消增通痹散适量调和成膏状敷贴患处。也可用海桐皮汤或五加皮汤熏洗、热敷。

2. 手法理筋 用捏、揉、推、拿等手法在疼痛部位施术，多能舒筋通络，减轻疼痛，缓解症状。

3. 针灸治疗 针灸能疏通经络，消肿止痛。毫针取穴法，如肘部取曲池、手三里、天井等；腕部取外关、阳池、阳溪、合谷等；髋部取环跳、秩边、居髎、髀关等；膝部取血海、伏兔、阳陵泉、梁丘、双膝眼等；脊柱则取风池、风门、大椎、肾俞或华佗夹脊穴等。

4. 物理疗法 可促进炎症吸收，消除肿胀，有镇痛、缓解症状的作用。通常选用直流电离子导入法、超短波电疗法、超声波疗法或磁疗等。

（三）手术治疗

骨性关节炎后期，患者有持续疼痛或明显畸形者，需要手术治疗才能缓解疼痛和恢复关节功能，应根据年龄、体质及职业选择不同的手术。手术治疗适用于严重关节疼痛经各种治疗无效者，严重关节功能障碍影响日常生活者。关节内有游离体应行关节清理术；畸形致关节力线不正应做截骨术以纠正力线；关节面破坏严重，关节间隙狭窄，骨质增生严重者应考虑行人工关节置换术。发生在脊柱的退行性关节炎，常因小关节增生对脊髓及脊神经根刺激和压迫产生严重症状者，可行椎板减压术和神经根扩大术。

（四）何氏骨科特色治法

虽然现代医学对骨性关节炎的治疗仍缺乏确切的治愈方法。但是针对骨性关节炎的病因、病机、病理，何氏骨科有其独特的院内制剂。消炎外敷：可以辨证选取温通散，五行消炎散、活血祛瘀散加减，或者消增通痹散。内服：骨关节炎丸、强筋壮骨丸。对症亦可内服排毒固本丸、活血理气丸。按摩治疗时，以温通经络液涂擦患处。

四、预防与护理

（一）适度劳动

对患病的关节应当妥善防护，防止过度劳累，避免超强度劳动或运动造成损伤。症状严重者应注意休息，避免负重，甚至可以适当制动，热敷和手法按摩促进气血运行，缓解症状。

（二）适度活动

人体贵在气血流动，保持健康，适度运动能使气血流畅，增强体质，延缓衰老。适度运动不仅可控制体重，减轻关节负担；还可强筋健骨，增强关节功能。

（三）避免寒凉

寒主收引。过于寒冷易致肌肉、血管收缩，导致经络不通，气血不畅，加重病情。夏季使用空调时，温度不宜过低，以免关节受凉而发病；冬季注意保暖，尤其是注意避免衣着过少而加重病情。

(四) 特别注意

何氏骨科在临床工作中,对骨性关节炎的治疗总结出了一套针对中老年的日常生活注意事项,建议患者少爬坡、少负重,多走平路,运动后抬高患肢或平躺休息一会儿,平时要注意控制体重。急性疼痛期制动休息,若疼痛难忍,除骨科的积极治疗外,尚可予以针灸、理疗等康复治疗。

第三节 类风湿关节炎

类风湿关节炎(rheumatoid arthritis,RA)是一种以关节和关节周围组织非化脓性炎症为主的慢性全身性自身性免疫性疾病。好发于手、腕、膝、踝和足等关节,炎症持久,反复发作,可以导致关节内软骨和骨的破坏,且呈对称性分布。病变常累及全身多个器官,故本病又称为类风湿病。在绝大多数情况下,本病一般不影响患者寿命,但在少数患者中可造成严重残疾,使患者部分或完全丧失劳动能力。也有极少数患者由于病情严重,累及重要脏器的血管或颈椎者,可危及生命。该病多见于女性,男女之比约为 1∶2.5。在各个年龄段都可发病,但以 30~50 岁发病率最高。

该病属于中医学"痹证"范畴,被称为"周痹""骨痹""肾痹""历节""顽痹""尪痹"等。本病病程长久,病邪多深入骨骱,疼痛剧烈,缠绵日久,顽固难愈,以致关节畸形、失用。故应与一般的痹证相鉴别。

一、病因病机

(一) 中医病因病机

早在《黄帝内经》时代,人们就对本病已经有所认识,如《素问·痹论》曰:"风寒湿三气杂至,合而为痹也……其风气胜者为行痹,寒气胜者为痛痹,湿气胜者为著痹也。"对其病因、病机及分类作了经典论述。明代医家王肯堂所著的《证治准绳》记载:"两手十指,一指痛了一指痛……行则痛轻,肿则重。"对该病有了进一步的认识。

中医学认为,本病的主要病机是本虚标实,多与素体虚弱肝肾亏虚、风寒湿热邪气侵袭、痰瘀互结等因素有关。

1. 素体虚弱 患者素体气血亏虚,腠理疏松,或肝肾不足,筋骨失养,致使风寒湿邪乘虚而入,凝滞气血,闭阻经络,发为痹证。

2. 风寒湿热侵袭 若久处湿地,感受风寒湿邪,或素体阳虚,卫阳不固,风寒湿邪乘虚而入,发为风寒湿痹;若素体阴血不足,风湿邪气闭阻经络,日久化热,发为风湿热痹。

3. 痰瘀互结 痹证日久则血停而为瘀,湿聚而为痰,痰瘀互结,深入骨骱,影响正常气血的流通,关节筋骨失养,以致关节畸形、萎废不用。

(二) 西医病因病理

自 1958 年本病被命名以来,西医学对本病的病因及病理机制仍未完全明确。一般认为,感染(包括细菌、病毒)、过敏、内分泌失调、家族遗传、免疫紊乱等都是引起类风湿关节炎发病的密切相关的因素。寒冷、潮湿、疲劳、营养不良、创伤、精神刺激等,常为本病的诱发因素。

类风湿关节炎的基本病理改变为滑膜关节炎。在急性期,滑膜表现为渗出性和细胞浸润性,滑膜下层有小血管扩张,内皮细胞肿胀、细胞间隙的增大,间质有水肿和中性粒细胞浸润。当病变进入慢性期,滑膜变得肥厚,形成许多绒毛样突起,突向关节腔内或侵入到软骨和软骨下的骨质。绒毛具有很强的破坏性,又名血管翳,是造成关节破坏、关节畸形、功能障碍的病理基础。血管翳可发生在类风湿关节炎患者关节外的任何组织,累及中、小动脉和 / 或静脉,管壁有淋巴细胞浸润、纤维素沉着,内膜增生,导致血管腔的狭窄或堵塞。类风湿结节是血管炎的一种表现,常见于关节伸侧受压部位的皮下组织,但也见于肺部。结节中心为纤维素样坏死组织,周围有上皮样细胞浸润,排列成环状,外被肉芽组织替代。肉芽组织间有大量的淋巴细胞和浆细胞。

二、临床表现及诊断

（一）症状与体征

在成人任何年龄都可发病，80% 发病于 35~50 岁，女性患者约 3 倍于男性。临床表现因人而异，70% 的患者以缓慢而隐匿的方式起病，初起时，在出现明显关节症状之前有数周的低热、倦怠乏力、全身不适、肌肉酸痛、消瘦及贫血等症状，以后逐渐出现典型关节症状。少数则有急剧的起病，在数天内出现多个关节症状，这在临床上称为暴发型类风湿关节炎。

类风湿关节炎起病后，其表现可分为关节表现及关节外表现两部分。

1. 关节表现 可分为滑膜炎症状和关节结构破坏的表现，前者经过治疗后可有一定的可逆性，而后者一经出现则很难逆转。滑膜炎症状一般有晨僵、疼痛、肿胀，关节畸形及功能障碍则多见于晚期患者，为关节结构破坏的典型表现（图 18-3-1）。另外，也有其他一些特殊关节的症状，如颈椎的可动小关节及周围腱鞘受累，出现颈痛、活动受限；肩、髋关节最常见的症状是局部疼痛和活动受限，髋关节往往表现为臀部及下腰部疼痛；颞下颌关节症状早期表现为讲话或咀嚼时疼痛加重，严重者张口受限。

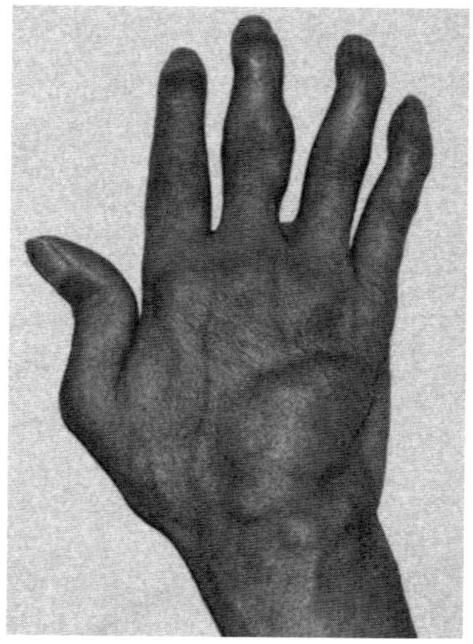

图 18-3-1 类风湿关节炎关节变形

2. 关节外表现 类风湿结节是本病较特异的皮肤表现，20%~30% 的患者出现类风湿结节症状，多位于关节隆突部及受压部位的皮下，如前臂伸面、肘部鹰嘴突附近、枕部、跟腱等处。其大小不一，结节直径由数毫米至数厘米，质硬、无压痛、对称性分布，它的存在表示本病的活动性。类风湿血管炎可出现在患者的任一系统，体格检查可见指甲下或指端出现小血管炎，少数会引起局部组织的缺血性坏死。严重者可出现内脏血管炎、肺动脉高压，甚至肠穿孔。在眼可造成巩膜炎，严重者可因巩膜软化而影响视力。

（二）实验室检查

主要为血液和关节液检查。血液实验室检查一般都有血红蛋白减少，轻至中度贫血，白细胞及其分类大多正常，偶见活动期嗜酸性粒细胞和血小板增多。淋巴细胞计数增加，血沉加快，但缓解期可正常。C 反应蛋白是炎症过程中出现的急性期蛋白之一，提示本病的活动性。类风湿因子是一种自身抗体，约 70% 的病例可出现阳性。正常人的关节滑液一般不超过 3.5ml，关节有炎症时，滑液增多，且较混浊，草黄色，黏稠度降低，黏蛋白凝固力差，葡萄糖含量降低。滑液中的白细胞明显增多，可高达 $15 \times 10^9/L$，且中性粒细胞占优势，细菌培养阴性。约 70% 的患者血清中可出现各种类型的免疫复合物，尤其是活动期和类风湿因子（RF）阳性患者，在急性期和活动期，患者血清补体均有升高，只有在少数有血管炎者出现补体水平下降。

（三）影像学检查

1. X 线检查 本项检查对本病的诊断、关节病变的分期、监测病情的演变都很重要。早期 X 线片中可见周围关节软组织肿胀，关节端的骨质疏松（Ⅰ期）；稍后出现关节间隙因软骨的破坏而变得狭窄（Ⅱ期）；关节边缘有骨质破坏或囊性透明区，骨质疏松明显（Ⅲ期）；晚期则出现两骨端关节面融合而关节腔消失，甚至出现半脱位和关节破坏后的纤维性和骨性强直（Ⅳ期）。

2. CT 检查 一般只做 CT 平扫。软组织窗 CT 图像可以清楚显示周围软组织肿胀，密度增高。CT 可以显示在 X 线片上看不出的骨破坏，CT 图像表现为骨端关节面边缘小凹状骨质缺损，或骨内骨质破坏的低密度区。病变至后期可显示骨质增生和关节脱位。

3. MRI 检查 类风湿关节炎的最早期表现为软组织改变，MRI 可以显示关节软组织早期病变，如滑膜水肿，骨破坏病变的前期表现为骨髓水肿等。关节软骨破坏而出现软骨面毛糙和低信号区，甚至软骨下骨端骨质缺损而显示骨皮质不规则，骨骺内因充血而 T2WI 显示信号增强。

（四）诊断

类风湿关节炎主要累及滑膜组织，本病无独特的生化、免疫或组织学方面的异常供作确诊的依据，诊断主要依靠其特征性的临床表现，结合实验室及其他检查，才能做出正确诊断。为使类风湿关节炎的诊断标准达成一致，美国风湿病学会（ARA）于 1958 年制定了本病的分类标准，并于 1987 年进行修正。目前临床上诊断类风湿关节炎（尤其是早期病例）的金标准和国际通用依据是《2010 年 ACR/EULAR 类风湿关节炎分类标准》（ACR 为美国风湿病学会，EULAR 为欧洲抗风湿病联盟），现将分类标准简述如下：

临床标准

A. 关节受累情况

大关节受累：包括膝、踝、肩、肘、腕等关节的受累，若 1 个大关节受累得 1 分。

小关节受累：手的近端指间关节、掌指关节、腕关节等小关节受累，若 1 个小关节受累得 2 分。

中关节受累：如跖趾关节等，1 个中关节受累得 1 分。

B. 血清学标准

类风湿因子（RF）：RF 阳性（滴度 > 正常上限的 3 倍）得 3 分。

抗环瓜氨酸肽抗体（抗 CCP 抗体）：抗 CCP 抗体阳性得 3 分。

C. 急性期反应物

C 反应蛋白（CRP）：CRP 升高得 1 分。

红细胞沉降率（ESR）：ESR 增快得 1 分。

D. 滑膜炎持续时间

病程：病程 ≥ 6 周得 1 分。

1. 分类标准积分 总积分 ≥ 6 分可诊断为类风湿关节炎。该标准综合考虑了关节受累的不同部位、血清学指标以及急性期反应物等多方面因素，能够较为准确地诊断类风湿关节炎。例如，对于有小关节持续肿胀疼痛，同时伴有抗 CCP 抗体阳性、CRP 升高、病程超过 6 周的患者，很可能符合类风湿关节炎的诊断标准。

2. 排除标准 需要排除其他类似疾病，如骨关节炎、银屑病关节炎、系统性红斑狼疮等。骨关节炎多发生于中老年人，主要累及负重关节，如膝关节、髋关节等，关节疼痛与活动有关，休息后缓解，血清学指标多无类风湿关节炎典型的改变；银屑病关节炎患者有银屑病皮肤表现，关节受累多为不对称性，远端指间关节受累常见；系统性红斑狼疮除了关节症状外，还有面部红斑、口腔溃疡、肾脏受累等多系统表现，血清学有自身抗体如抗核抗体等的异常。通过排除这些疾病，可以更准确地诊断类风湿关节炎。

通常临床表现必须至少持续 6 周，掌指关节、近侧指间关节、腕和跖趾关节发生晨僵和对称多发性炎症是本病典型症状。

三、鉴别诊断

因该病以多种形式出现，故需要与以下类似疾病进行鉴别。

（一）骨性关节炎

骨性关节炎亦以关节病变为主，可出现关节肿痛和畸形。但骨性关节炎多见于 50 岁以上中老年患者，肥胖者尤其多见。关节痛不如类风湿关节炎明显，且以运动后痛、休息后缓解为特点。多累及膝、髋、脊柱等负重关节，手指则以远端指间关节出现骨性增生和结节为特点。X 线检查可见软骨下骨骨质硬化、关节边缘唇样增生及骨赘形成，一般无侵蚀性病变。血沉增快不明显。血清 RF 阴性。

（二）强直性脊柱炎

强直性脊柱炎多见于青壮年男性，以非对称性的下肢大关节炎为主，病变主要累及脊柱、中轴骨和四大关节，极少累及手关节。其特征是炎性病变从骶髂关节开始，逐步上行蔓延至脊柱关节，造成骨性强直。骶髂关节炎具有典型的 X 线改变。有家族史，90% 以上的患者 HLA-B27 阳性。血清 RF 阴性。

（三）系统性红斑狼疮

临床上，少数系统性红斑狼疮患者以对称性手关节炎为首发症状，有腕关节、近端指间关节肿胀、疼痛及晨僵等，并可有血清 RF 阳性，因酷似类风湿关节炎而易被误诊。但本病的关节病变较类风湿关节炎轻，且关节外的系统性症状较多，如发热、蝶形红斑、皮疹、脱发、血细胞减少、蛋白尿等。血清抗核抗体、抗双链 DNA 抗体多为阳性，补体水平低下在早期就出现。

四、治疗

由于本病的病因不明，目前西医临床上尚缺乏根治及预防本病的有效措施。以中西医结合的方法进行治疗，对本病可起到一定的作用。可以减轻关节肿胀、疼痛和关节外的症状，如发热；控制关节炎的发展，防止和减少关节的破坏，保持受累关节的功能；促进已破坏的关节骨的修复。

（一）内治法

1. 辨证论治

(1) 行痹：肢体关节疼痛，游走不定，屈伸不利。可伴有恶风、发热等表证。舌苔薄白或薄白腻，脉浮或浮缓。治宜祛风除湿，通络止痛。方选防风汤加羌活、川芎、络石藤，并以桂枝替代肉桂。

(2) 痛痹：肢体关节疼痛剧烈，遇寒更甚，疼痛不游走，痛处皮色不红，触之不热。苔薄白，脉弦紧。治宜散寒祛风，活络止痛。方选乌头汤、麻桂温经汤加减。

(3) 着痹：肢体关节疼痛、重滞、肿胀。疼痛固定，手足沉重，肌肤麻木。舌苔白腻，脉濡缓。治宜除湿消肿，祛风散寒。方选薏苡仁汤、川芎茯苓汤或除湿蠲痛汤加减。

(4) 热痹：肢体关节疼痛，患处灼热红肿，痛不可触，得冷则舒，疼痛可游走，涉及多个关节，或发热、口渴、烦躁等。舌苔黄燥，脉滑数。治宜清热通络，疏风胜湿。方选白虎汤加桂枝汤合宣痹汤加减。

(5) 尪痹：病程日久，关节疼痛但不剧烈，关节变形僵硬，屈伸不利，肌肉萎缩，严重者出现显著畸形。舌质淡，苔白，脉细弱。治宜补肾祛寒，益气养血，通经活络。方选补肾祛寒治尪汤，或独活寄生汤合人参养营汤加减。

笔者在临床中对痹证采用综合治疗的方法，如内服丸药、外敷散药，结合理筋手法，提高治疗效果。

2. 西药治疗 根据药物性能，目前临床上治疗类风湿关节炎的药物有非甾体抗炎药（nonsteroidal antiinflammatory drugs，NSAIDs）、改善病情抗风湿药（disease-modifying antirheumatic drugs，DMARDs）和糖皮质激素 3 类。

(1) 非甾体抗炎药（NSAIDs）：具有镇痛消肿作用，发挥作用快，是改善关节炎症的常用药，但不能控制病情，必须与改善病情抗风湿药同服。常用药物有：①布洛芬；②萘普生；③双氯芬酸；④吲哚美辛；⑤美洛昔康；⑥塞来昔布等。使用上述药物治疗时，应注意剂量个体化，上述各种药物至少需要服用两周方能判断其疗效，效果不明显时可改用另一种 NSAID。由于本类药物疗效的协同作用不明显，因此不宜同时服用两种 NSAIDs，以免增加不良反应。

(2) 改善病情抗风湿药（DMARDs）：本类药包括若干不同的药物，它们除能改善 RA 患者的关节症状外，还有阻止关节结构破坏的作用，缺点是它们不能彻底消除滑膜炎症反应。由于 RA 的关节结构破坏可以在起病 3 个月后就开始出现，而且本类药一般起效较慢，所以早日应用 DMARDs 来控制 RA 活动性和防止关节破坏是完全有必要的。目前临床常用的本类药物有：①氨甲蝶呤；②柳氮磺吡啶；③来氟米特；

④氯喹和羟氯喹；⑤生物制剂和免疫治疗：生物制剂如肿瘤坏死因子（TNF-α）拮抗剂、白细胞介素 -1（IL-1）拮抗剂等；⑥其他 DMARDs 如：硫唑嘌呤、环孢素等。

（3）糖皮质激素：本药有强大的抗炎作用，可使关节症状得到迅速而明显的缓解，以改善关节功能。但长期应用糖皮质激素会造成患者的药物依赖性而导致停药困难，并可出现许多不良反应。由于它不能根治本病，停药后症状会复发，所以本药适用于关节外症状者，关节炎明显或急性发作者。有系统症状，如伴有心、肺、眼等器官和神经系统受累的重症患者，临床应用时可予泼尼松口服，每日量为 30~40mg，症状控制后递减，以每日 10mg 或低于 10mg 维持。关节腔注射有利于减轻关节炎症，改善关节功能，但 1 年内不宜超过 3 次。

（二）外治法

1. 中药外用 笔者在临床中对本病的外治法是外敷何氏骨科院内制剂中药，主要是根据临床症状与体征辨证用药。若患者临床表现为红、肿、热、痛等炎性症状，用药上则以控制炎症为主，等症状基本消除后，用药上要兼顾松解关节囊和韧带的挛缩与粘连，并辅以手法按摩，被动活动关节，尤其以恢复关节伸的功能为要。此外，还可以参考其他中医骨伤科学，以常用的海桐皮汤、风伤洗剂等中药熏洗患处。也可使用中成药，如狗皮膏或宝珍膏等膏药烊化后温贴患处。

2. 理筋手法 本病的急性发作期多不使用按摩手法。待关节局部炎症基本消退后，再给予穴位按摩、点穴镇痛、关节功能活动及舒筋手法。其目的在于改善患处的血液循环，增加肌肉和皮肤的营养供应及消除水肿，松解关节、韧带及肌肉的粘连与挛缩，增加关节的活动幅度，从而避免或减轻肌肉、韧带与皮肤的萎缩。

3. 针灸治疗 针法一般采用皮肤针刺。选择弹刺区的原则是按病取经，经穴相配，循经弹刺，远近结合，中、轻刺激相结合。每日 1 次，15 次为 1 个疗程。灸法一般采用艾条温和灸。取阿是穴（病变局部）、大椎、肩髃、曲池、合谷、风市、足三里、三阴交、绝骨、腰阳关、肾俞、气海等穴，每次选 4~6 穴，以艾条温和灸，每穴施灸 10~20 分钟。每日 1~2 次，7 日为 1 疗程。

4. 物理疗法 理疗可以加强局部血液循环，具有消炎、止痛、退肿的效果。但急性期不宜热疗，须先用药物解除急性炎症后再进行。目前，对于本病采用的主要理疗方法是在患处用 1% 雷公藤溶液或 3% 乌头溶液，以直流电离子导入。此外，超声波直接移动法或水下辐射法，激光疗法，热水浴疗法，泥疗法，以及石蜡疗法等均能改善症状。另外，功能锻炼的方法可保持和增进关节功能，对本病的治疗有一定的帮助。

（三）手术治疗

四肢关节病变，经系统综合治疗 1 年以上，滑膜肥厚，造成关节肿胀持续不消，有持续疼痛及功能障碍，但病情相对稳定且尚在早期，受累关节比较局限者，可行关节滑膜切除术。

关节中期病变已静止，受累关节有 30° 以上的无痛活动，关节畸形在 30°~50° 之间，主要由关节囊、韧带、肌肉挛缩所引起，并非由关节内粘连或骨性畸形引起者，可行关节松解术。

成人受累关节呈骨性或纤维强直与畸形，影响工作和生活，但其他邻近关节病变静止、功能较好者，可行截骨矫形术。

关节病变已达晚期，关节破坏而未强直，合并较重畸形、脱位或半脱位，活动范围<30°，负重时疼痛而关节不稳，邻近关节（如膝、踝、髋关节）功能尚好的较年轻者，可行关节融合术或人工关节置换术。髋、膝的屈曲挛缩畸形严重，可行关节囊剥离和肌腱延长术。足趾严重畸形，影响穿鞋或行走者可行跖趾关节切除术。

（四）何氏骨科特色治法

针对类风湿关节炎的病因、病机、病理，何氏骨科有其独特的院内制剂。外敷消增通痹散，临床辨证施治可加活血祛瘀散、五行消炎散、拔毒消炎散。内服骨关节炎丸。按摩治疗时，以温通经络液涂擦患处。

五、预防与护理

类风湿关节炎以关节滑膜炎为特征，属于慢性全身性自身免疫性疾病。发病与环境、感染、遗传、内分泌、精神状态等因素密切相关。其预防与护理主要有以下几个方面。

(一) 饮食调节

本病系长期慢性消耗性疾病，要求适当补充营养，包括富含蛋白质和维生素的饮食，贫血及骨质疏松可补充铁剂、维生素 D 和钙剂。

(二) 居住环境

本病的发作与寒冷、潮湿有一定的关系，故应注意季节、气温的变化，随时增减衣物，保暖及避免接触冷水。改善潮湿、阴冷的工作及生活环境。居室环境应阳光充足、温度适宜，加强保暖、防潮等，为治疗提供一个良好的康复环境。

(三) 交代病情

患者由于长期遭受疾病的折磨，屡次治疗无效，往往丧失治病信心，产生悲观、失望的情绪。因此，医护人员应向患者讲明本病的性质及本人的病情，针对患者心理障碍，予以深切的同情与关怀，鼓励患者树立与疾病作斗争的信心。充分调动其主观能动性，密切配合医护坚持治疗，争取早日康复。

(四) 适度活动

急性期应适当休息，减少活动，保持关节在功能位置。必要时可用小夹板固定，以减轻疼痛，并防止炎症加重。在亚急性期或缓解期，应尽可能早期开始关节功能锻炼，活动量应由小到大，由弱到强，循序渐进。主动活动与被动活动结合，以主动活动为主，防止肌肉萎缩、关节强直，保持关节功能。缓解期可随意活动，配合按摩、练功、体操、太极拳、气功等，以不感到疲倦为度。

第四节 强直性脊柱炎

强直性脊柱炎（ankylosing spondylitis，AS）是一种以中轴关节慢性炎症为主，也可累及内脏及其他组织的慢性进展性风湿性疾病。本病炎性病变从骶髂关节开始，逐步上行蔓延至脊柱关节，以椎间盘纤维环及其附近结缔组织纤维化和骨化及关节强直为主要病变特点，典型病例 X 线片表现为骶髂关节明显破坏，后期脊柱呈“竹节样”变化。本病好发于 15~30 岁青年人，其中又以 16~25 岁的年龄组发病率最高。发病率约占全国人口的 0.1%，男性多见，男女比例约为 10∶1。病损以躯干关节为主，也可波及近躯干的髋关节，但很少累及四肢小关节。除心、肺相关并发症以外，本病对患者的寿命一般无明显影响。

本病属中医学“骨痹”“肾痹”“腰痹”“竹节风”“龟背风”等范畴。明代医家李中梓在《医家必读·痹证》中记载本病后期出现“在骨则重不能举，尻以代踵，脊以代头”的严重功能障碍和畸形，形象地描述了强直性脊柱炎晚期脊柱强直畸形的状态。

一、病因病机

(一) 中医病因病机

中医学认为，本病的发生多与先天禀赋不足、后天调摄失宜、外邪乘虚侵袭等因素密切相关。先天禀赋不足或因后天调摄失宜，致使肝肾不足，气血虚弱，督脉失荣，风寒湿邪乘虚而入，阻滞经络，营卫气血涩滞不行，筋骨无以充养，以致脊骨受损、骨质疏松，渐至脊柱变形，弯腰、垂项、驼背而不能直立，甚至丧失劳动能力。

(二) 西医病因病理

西医学认为本病可能是一种由遗传因素与环境因素综合作用导致的疾病。迄今为止，本病的病因病理尚未明确。环境因素一般认为和感染有关，且肠道及泌尿系统的克雷伯菌、致病性肠道细菌和衣原体等造成的感染与本病的发病关系最为密切。

西医学认为本病的发病机制也不清楚，但多数学者认为本病的发病可能与 HLA-B27 分子有关序列和细菌通过某种机制与其相互作用有关。分子模拟学说认为，本病是由于病原体如某些肠道革兰氏染色阴性杆菌和 B27 分子存在共同的抗原决定簇，免疫系统在抗击外来抗原时不能识别自我而导致持续免疫反应。受体学说则认为 B27 分子有结合外源性多肽的作用，从而增加机体患病易感性而致病。

强直性脊柱炎早期的病理变化以增殖性肉芽组织为特点的滑膜炎开始，表现为脊柱及近脊柱大关节的滑膜炎，滑膜增殖肥厚，绒毛形成，浆细胞和淋巴细胞浸润，这些炎细胞多聚集在滑膜小血管周围而呈巢状。骶髂关节是本病最早累及的部位，病理表现为滑膜炎，软骨变性、破坏，软骨下骨板破坏，血管翳形成，以及炎症细胞浸润等。后期纤维骨化导致骶髂关节封闭（图 18-4-1）。其独特的病理改变在韧带和关节囊的附着部。炎症过程导致肌肉附着点发生侵蚀性破坏，并引发附近骨髓的炎症浸润、水肿及造血细胞消失，继而形成肉芽组织。最后，受累部位钙化、新骨形成。在此基础上又发生新的附着点炎症、修复，如此多次反复，出现椎体方形变、韧带钙化、脊柱呈“竹节样”变、胸廓活动受限等临床表现。

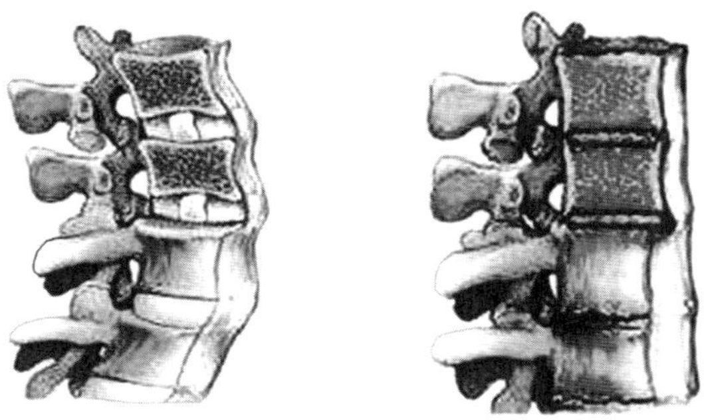

a 正常脊柱　　b 竹节样改变

图 18-4-1　脊柱改变

强直性脊柱炎作为一种全身性慢性炎症性疾病，除累及脊柱、外周关节和肌腱、韧带附着点外，还可累及其他器官，如眼、心血管、肺、神经、肌肉、肾和前列腺等。累及心脏，则以主动脉瓣的肥厚、纤维化为特点，主动脉环扩大伴 Valsalva 窦膨隆。

二、临床表现

起病大多缓慢而隐匿，也有少数患者急性发作。全身症状较轻，少数重症患者可有低热、疲劳、厌食、贫血等，有些症状会在外伤、劳累、休克和感染之后发生，应予以关注。

（一）症状

1. 晨僵　是强直性脊柱炎常见的早期症状，也是病情活动指标之一。患者早起觉得腰部僵硬，活动后可以缓解，按摩、热敷、热水浴等也可使晨僵减轻。初起时症状为发作性，病情严重者可持续全日。

2. 疼痛　腰痛或不适（腰僵）是本病最常见症状，发生率约 90%。开始时患者常觉得疼痛部位在腰、臀部，严重者疼痛常位于骶髂关节，有时可出现一侧或双侧坐骨神经痛。随着病变的进展，腰臀部疼痛和腰僵都变为持续性，疼痛的性质亦变为深部钝痛、刺痛、酸痛或兼有疲劳感，严重时可使患者在夜晚睡眠中痛醒，甚至要下床活动待疼痛缓解后始能重新入睡，此为病情活动的指标之一。

3. 活动受限　随着病情进展，腰痛和活动受限逐渐上升至胸椎，最后还可能上升到颈椎，称为上升性扩展，绝大多数患者的病变扩展方式属于此类。也有一小部分患者，多见于女性，其脊柱病变从胸椎开始，然后沿着脊柱下行扩展到腰椎和骶髂关节，称为下行性扩展。病变累及胸椎和肋椎关节时，患者可出现胸痛、胸部呼吸活动度减弱，或有肋间神经痛。患者为了减轻疼痛，往往喜欢采取脊柱前屈的姿势，因脊柱周围的软组织钙化、骨化，久之则整个脊柱就会形成一个向后突出的弧形驼背畸形（图 18-4-2）。

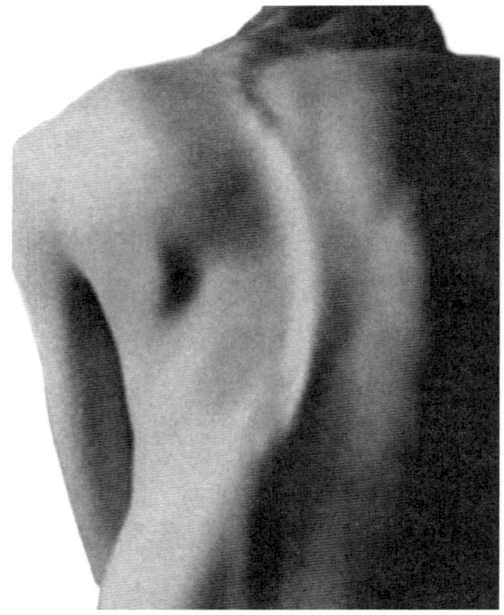

图 18-4-2 脊柱改变

（二）体征

1. 脊柱畸形 绝大多数患者，在早期就能检查出腰椎生理前凸减少或消失，即平腰，以及腰椎活动受限，这是诊断本病的两个极为重要的体征。晚期可见腰前凸反向、脊柱各方向活动均受限，脊柱侧弯时可见到弓弦征。当患者整个脊柱发展成纤维性或骨性强直时，脊背呈板状固定，脊柱活动功能几乎全部丧失。驼背畸形的患者站立时，面向地面，只可下视。临床测量脊柱活动度有以下几种方法：①指尖位置测量法；②视诊估计法；③棘突间距测定法；④颌柄间距测定法；⑤剑齿间距测定法。

2. 胸廓扩张度减少 一般认为胸部的周径扩张度小于 3cm 者为阳性，表示其扩张受限。严重时胸廓扩张度甚至消失。

3. 骶髂关节疼痛 挤压或旋转骶髂关节时引起疼痛是骶髂关节炎的可靠体征。一般可采用以下 4 种方法进行体格检查：①骨盆分离试验；②骨盆挤压试验；③骶骨下压试验；④床边试验。

4. 周围关节受累 半数以上的患者在病程中会出现周围关节受累症状。在四肢关节中，肩关节和髋关节位于肢体的根部，与躯干最近，被累及的机会也较多，尤其是髋关节，而且大多数为双侧性；膝关节受累也较为多见。早期可见受累关节肿胀、积液、局部皮肤发热，颇似类风湿关节炎的体征。晚期可见各种畸形，髋关节常出现屈曲挛缩、内收、外展、旋转畸形或骨性强直；膝关节可出现屈曲挛缩畸形；由于髋关节和膝关节出现的屈曲挛缩互相影响，可出现髋膝综合征。

三、实验室检查

无特异性或标记性指标。血液检查对本病的诊断帮助不大。早期活动期，80% 的患者血沉增快，但亦有 20% 的患者并不增快。类风湿因子阴性，C 反应蛋白、免疫球蛋白（尤其是 IgA）水平升高。90% 左右的患者 HLA-B27 阳性。

四、影像学检查

（一）常规 X 线检查

临床常规拍摄骨盆正位片，除观察骶髂关节外，还要了解髋关节、坐骨、耻骨联合等部位病变。腰椎是脊柱最早的受累部位，除观察有无韧带钙化、脊柱“竹节样”变、椎体方形变，以及椎小关节和脊柱生理曲度改变外，尚可除外其他疾患（图 18-4-3）。

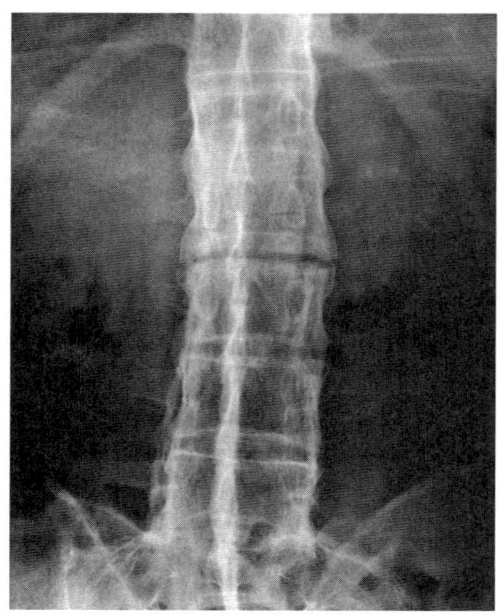

图 18-4-3 强直性脊柱炎

1. 骶髂关节改变 骶髂关节炎是诊断本病的主要依据之一。本病早期、最特征性的变化是在骶髂关节，绝大多数患者早期即有骶髂关节的 X 线改变。其改变一般可有三期：早期，骶髂关节的下 2/3 处关节边缘模糊，并稍致密，关节间隙加宽。中期，关节间隙狭窄，关节边缘骨质腐蚀与致密增生交错，呈锯齿状；髂骨侧骨致密带增宽，最宽可达 3cm。晚期，骶髂关节有骨小梁通过，关节间隙消失,致密带消失,呈骨性融合。

2. 脊柱病变 脊柱的X线影像改变在早期不如骶髂关节那么明显,但病变发展到中、晚期可出现脊柱改变,90%患者自下而上扩展,具有一定的特征性。主要表现为椎体方形变、脊柱"竹节样"改变和脊柱后凸畸形。椎体方形变是由于椎体前部上、下缘韧带附着处发炎,增生的新骨造成椎体前缘的生理凹陷消失。"竹节样"改变在于椎间盘纤维环骨化、韧带骨赘的形成,新生的骨质在相邻椎体的两侧形成骨桥。腰椎和颈椎前凸消失或后凸,胸椎生理性后凸加大,驼背畸形,严重者可出现脊椎疲劳性骨折,颈椎可出现寰枢椎半脱位。

3. 髋关节改变 髋关节受累常为双侧。早期可见骨质疏松,闭孔缩小和关节囊膨胀。中期可见关节间隙变窄,关节边缘囊性改变或髋臼外缘和股骨头边缘骨质增生。晚期可见关节间隙消失,骨小梁通过,关节呈骨性强直。

(二) CT检查

CT检查分辨力高,层面无干扰,能发现骶髂关节轻微的变化,有利于早期诊断。对常规X线检查难以确诊的病例,CT检查有利于明确诊断。

(三) MRI检查

MRI检查能显示软骨变化,因此能比CT检查更早发现骶髂关节炎。借助造影剂进行动态检查,还可以估计其病变活动程度,有利于疗效评价和预后判定。

五、诊断

目前,国际上通用的权威诊断标准是2009年国际强直性脊柱炎评估协会(ASAS)制定的中轴型脊柱关节炎分类标准,主要适用于45岁以下且腰背痛持续3个月以上的患者,需满足以下条件之一:

诊断标准

1. 影像学提示骶髂关节炎及≥1个SpA特征。
2. 或HLA-B27阳性及≥2个SpA特征。

影像学提示骶髂关节炎:需满足MRI提示的骶髂关节活动性炎症表现,或符合1984年修订的纽约标准的影像学改变(如双侧骶髂关节炎Ⅱ~Ⅳ级)。

中轴型SpA(脊柱关节炎)特征如:炎性背痛(活动后缓解、休息不缓解等特征);关节炎、附着点炎(如跟腱炎)、葡萄膜炎、银屑病等。

六、鉴别诊断

(一) 类风湿关节炎

强直性脊柱炎和类风湿关节炎有很多近似的地方,曾经一度被认为是一个疾病的不同类型,特别是合并周围关节侵犯时,两者所表现的临床症状易于混淆。类风湿关节炎侵犯的是人体的小关节,多对称性,晨僵症状明显,时间较长;强直性脊柱炎侵犯的是人体脊柱关节,往往从骶髂关节开始受到侵犯,逐步延伸至颈、胸、腰椎,导致整个脊柱的活动能力下降。

(二) 骶髂关节结核

患者多有结核接触史或患病史,绝大多数的骶髂关节结核为单侧性,女性患者较多。X线片表现为关节的骨质破坏较多,严重者可发生半脱位。如果出现寒性脓肿或窦道,鉴别则更为容易。

(三) 外伤性腰痛

运动和休息的效应,对两者最具有鉴别诊断价值。强直性脊柱炎患者的腰部疼痛,往往是在夜间疼痛,活动后减轻;而外伤性腰痛则在活动后加重,休息后减轻,且病情较短。

七、治疗

(一) 内治法

1. 辨证论治 本病以腰痛为突出症状，病变以骨关节病变为主。腰为肾之府，而肾乃“先天之本”，主骨，藏精，是人体脏腑阴阳的根本。所以本病的治疗一般应着眼于肾，从肾论治。强直性脊柱炎病情演化和治疗有一定的规律：病变早期，患者体质相对较好，脊柱活动尚可，骨关节无明显破坏，此时应以祛邪为主兼扶正，一般经积极治疗，多数患者可以恢复正常；中、晚期患者体质相对较差，骨关节明显破坏，甚至强直变形，脊柱活动功能较差，此时应以扶正为主兼以祛邪，经长期治疗，虽不能完全恢复正常，但可以控制病情发展，使骨关节的功能得到改善。

该病肾阳虚证较多，临床症状多表现为腰骶、脊背疼痛，畏寒，腰膝酸软，小便清长，浮肿以腰以下为甚，舌淡苔白，尺脉沉细或沉迟等。可选右归丸加减。

2. 西药治疗 非甾体抗炎药物作为治疗类风湿关节炎的一线药物，也皆可用于本病的治疗。这类药物主要用于缓解疼痛、晨僵，增加关节活动度。常用药物有双氯芬酸、萘丁美酮、美洛昔康、塞来昔布、吲哚美辛等，吲哚美辛尤其适用于本病患者。保泰松对本病有效，解除症状作用最明显，但副作用也较多，若对胃肠道刺激明显，可选用肠溶保泰松或羟基保泰松。皮质类固醇和促肾上腺皮质激素不应常规使用，对其他抗风湿药不能控制症状的重症患者虽然有时有效，但因其对治疗本病弊多利少，所以应慎用或不用。可使用肿瘤坏死因子拮抗剂，包括重组人可溶性肿瘤坏死因子受体融合蛋白(如依那西普)，和抗肿瘤坏死因子的单克隆抗体(如英夫利西单抗和阿达木单抗)。这些制剂在治疗强直性脊柱炎的晨僵、腰背痛和肌腱末端炎等方面有显著疗效。

(二) 外治法

1. 中药外用 针对病因、病性进行治疗。主要采用何氏骨科院内制剂，以消增通痹散敷贴于骶髂关节等处，可以温通经络、强筋壮骨，是治疗强直性脊柱炎的重要方法。

2. 针灸疗法 针灸治疗强直性脊柱炎，具有舒筋活络、调和气血、补肾强腰的作用，对控制症状、减轻疼痛、缓解病情有一定的意义。毫针治疗本病，除从足太阳膀胱经和督脉选穴论治外，还应重视足少阴肾经腧穴的选用。临证选取肾俞、命门、大杼、腰阳关、次髎、太溪、关元俞、小肠俞、委中等穴，气海俞、上髎、后溪、足三里、膈俞等则作为配穴使用。每次选取 3~5 个穴位，每日针 1 次。肾俞、命门、太溪、足三里用补法，其余穴位用中等刺激。肾俞直刺 1~1.5 寸，并微斜向椎体；关元俞直刺 0.8~1 寸，使腰骶部以下产生酸、胀、麻感；次髎直刺 1~1.5 寸，使腰骶、下肢有酸胀感。灸法治疗取穴同毫针，常用艾条灸、艾炷灸、温针灸、温灸器灸。每次选 3~5 个穴，灸 10~20 分钟或 5~7 壮，每日 1 次，10 日为 1 个疗程，间隔 2~3 日行第 2 个疗程。另外，梅花针叩刺加拔火罐疗法对本病也有较好的疗效，取阿是穴周围、腰骶部膀胱经线轻叩，以局部红晕为宜。叩刺完毕后再行拔火罐治疗。

3. 刮痧疗法 刮痧可以补肾壮腰，对本病具有较好的疗效。以足少阴肾经、足太阳膀胱经穴为主。主要选取肾俞、志室、太溪、委中进行刮拭，肾阳虚者加气海、关元；肾阴虚者加照海。临床操作时，根据病情以患者能够耐受为度，出痧更好，但不可强求。

4. 牵引 当关节畸形发展到骨性强直时，给予适当的牵引措施，对于防止脊柱和关节畸形有一定效果。间断使用支具对预防和矫正各种畸形有一定的意义。

(三) 手术疗法

经过长期非手术治疗无效者，可选择手术治疗。手术治疗适用于晚期患者，脊柱、髋、膝等关节发生畸形强直，严重影响功能者。早期可做滑膜切除术；中期可行关节清理术；晚期可根据病情选择关节松解术、关节融合术、关节成形术及人工关节置换术。对于脊柱驼背严重畸形而影响平视者，待病情稳定后可行脊柱截骨成形术。髋关节严重屈曲畸形，可行全髋关节转换术或髋关节成形术，但效果不够理想，术后易发生再强直。

(四) 何氏骨科特色治法

针对强直性关节炎的病因、病机、病理,何氏骨科有其独特的院内制剂。外敷消增通痹散。内服强筋壮骨丸、骨关节炎丸。结合何氏独具特色的手法进行按摩,按摩治疗时以温通经络液涂擦患处。

八、预防与护理

(一) 交代病情

本病是一种主要累及脊柱、中轴骨和四肢大关节,并以椎间盘纤维环及其附近结缔组织纤维化及关节强直为病变特点的慢性炎症性疾病,目前西医临床仍无疗效确切的药物以治疗本病,且治疗效果因人而异。中医学针对其病因病机辨证论治,且手段丰富而灵活,对控制症状、缓解病情常常能取得较好的疗效。因此应向患者讲明本病的性质及患者自身的病情,鼓励患者树立同疾病作斗争的信心。

(二) 饮食调节

日常饮食应补充充足的蛋白质及维生素,骨质疏松者应加服钙剂和鱼肝油。

(三) 劳逸适度

急性期应注意休息,疼痛明显者应予以适当制动。缓解期患者可随意活动,以不感到疲倦为度。本病患者不宜过度劳累,劳累易使骨关节破坏,导致残疾;也不可过度强调休息,否则易使骨关节丧失活动能力,同样会导致残疾的发生。临床实践与循证医学均表明,在有效控制炎症并确保疼痛可控的前提下,进行适当的关节功能锻炼至关重要。此举不仅有助于疾病康复,更能有效维持关节功能、预防关节挛缩和减少残疾风险。因此,应指导患者在病情允许时避免完全制动,并在日常生活中坚持进行适度的功能性活动,劳逸适度对本病的康复具有一定的意义。

(四) 矫形锻炼

有针对性的矫形体操锻炼是预防和矫正脊柱畸形的主要措施。简单易行的是深呼吸和扩胸运动,两者均有扩展胸廓,预防肋椎关节强直的作用,由于胸廓的扩张,不仅增加肺活量,还可间接起到预防驼背畸形的作用。另外,太极拳的大云手有助于增加脊柱的旋转活动,背伸肌锻炼有助于预防驼背畸形。

(五) 防止外伤

本病患者,若合并椎骨或周围软组织损伤,会使病情加重,故日常生活中应注意防止意外伤害的发生。

第五节　痛风性关节炎

痛风(gout)为嘌呤代谢紊乱和 / 或尿酸排泄障碍导致血尿酸增高的一组异质性疾病。痛风性关节炎的临床特点是高尿酸血症(hyperuricemia),尿酸盐沉积于关节、关节周围组织和皮下组织,引起关节炎的反复发作,出现关节急性红、肿、热、痛,逐渐出现骨与关节破坏、畸形,关节强直和功能障碍。后期可发生慢性间质性肾炎、肾尿酸结石、高血压和心血管疾病。

本病归属于“痹证”“痛风”范畴。“痛风”之名最早见于梁代陶弘景的《名医别录》:“百节痛风无久新者。”《丹溪心法·痛风》描述痛风的症状为“四肢百节走痛是也”。《证治准绳·痛风》认为痛风乃“风湿客于肾经,血脉瘀滞所致”。由此看来,中医学所述的“痛风”应包括痛风性关节炎及其他一些疼痛性关节疾病。

一、病因病机

(一) 中医病因病机

中医学认为,本病的发生与以下因素有关。

1. 正气虚弱　素体虚弱,肝肾亏虚,或病后气血不足,腠理空虚,卫气不固,外邪乘虚而入,形成本病。痹证日久不愈，血脉瘀阻，津聚痰凝，形成痰瘀互结之顽痹。

2. 痰湿流注 患者平素嗜食肥甘厚味，损伤脾胃，致使运化失职，脏腑气化功能紊乱，三焦水道失于通调，湿邪内聚成痰，流注关节而发病。

3. 风寒湿邪侵袭 冒雨涉水，气候剧变，或起居不当而感受风寒湿邪，邪入肾经，瘀阻血脉，形成本病。

（二）西医病因病理

西医学认为，痛风是嘌呤代谢异常引起尿酸盐沉积在组织中所造成的一种疾病。痛风可分为原发性与继发性两大类。原发性痛风与家族遗传有关，属先天性代谢缺陷疾病，多发于男性，女性少见，可偶发于绝经期；继发性痛风可由肾病、心血管疾病、血液病及药物等多种因素引起。

高尿酸血症是痛风的重要标志，当尿酸生成增多或尿酸排泄减少时，均可引起血中尿酸浓度的增高。尿酸是嘌呤代谢的终产物，主要由细胞代谢分解的核酸和其他嘌呤类化合物以及食物中的嘌呤经酶的作用分解而来。人体内尿酸的生成有外源性和内源性两种，其中从食物中核苷酸分解而来者属外源性，由体内氨基酸、磷酸核糖及核酸等分解而来者属于内源性。在人体，尿酸的主要来源为内源性，大约占总尿酸的 80%；从富含嘌呤或核酸蛋白食物而来的外源性尿酸仅占 20%。高尿酸血症的发生，内源性嘌呤代谢紊乱较外源性更重要。

许多学者普遍认为痛风性关节炎的发病与多形核白细胞有关。本病的发生机制复杂，可能是多种因素综合作用的结果。痛风的主要病理变化是尿酸盐结晶沉积在关节囊、滑囊、软骨、骨质、肾、皮下及其他组织所引起的组织反应。当血液或滑液中的尿酸钠浓度达到饱和状态时，即出现结晶沉淀（图 18-5-1）。

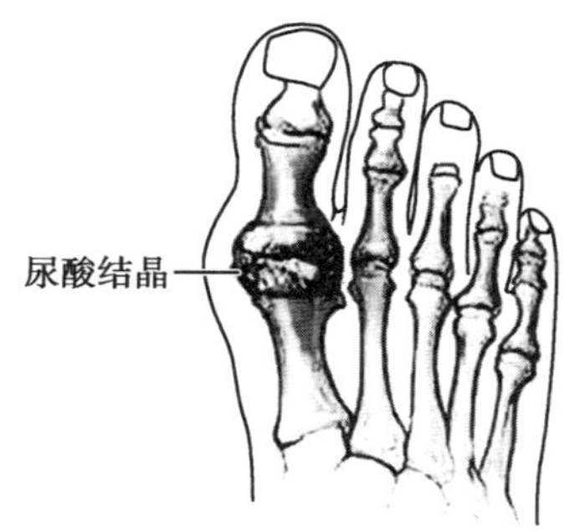

图 18-5-1 痛风关节处尿酸结晶沉淀

尿酸钠沉淀于关节软骨和骨质内，逐渐增多，突破关节面，刺破滑膜，即发生炎症。在尿酸钠微晶体导致急性关节炎发作这个过程中，多形核白细胞起重要作用。痛风时滑膜组织和关节软骨释放的尿酸钠晶体被关节液的白细胞吞噬，白细胞又被破坏而释放出的蛋白酶和炎性因子进入滑液。酶和炎性因子使关节中的白细胞增多，于是又有更多的吞噬了尿酸钠结晶的白细胞相继破裂，继续释放出酶和炎性成分，形成恶性循环，进一步导致急性滑膜炎和关节软骨破坏。经治疗或休息后，炎症消退，但间歇一段时间后又复发。如此反复，滑膜增厚，软骨面破坏，骨质缺损，关节边缘增生，周围组织纤维化，关节功能明显受限。

二、临床表现

（一）症状与体征

原发性痛风多见于中、老年人，大多在 40 岁以上发病，男性占 95% 以上，女性多见于更年期后发病，常有家族遗传史。原发性痛风一般分为四期。

1. 无症状期 如果不是体检时检查血尿酸，很多患者并不知道自己已经处于痛风关节炎的无症状期。仅有血尿酸持续或波动性增高，即男性和绝经后女性的血尿酸大于 420μmol/L、绝经前女性的血尿酸大于 350μmol/L，称为高尿酸血症。从尿酸增高至症状出现的时间可长达数年至数十年，有些可终身不出现症状。

2. 急性关节炎期 急性关节炎是痛风的首发症状。引起发作的诱因常为暴饮暴食、受凉、过于疲劳、精神紧张、手术刺激等。常在午夜起病，因受累关节剧痛而使患者从梦中惊醒。突然发作下肢远端单一关节红、肿、热、痛和功能障碍，最常见的是踇趾及第一跖趾关节，其余依次为踝、膝、腕、指、肘等关节。患者出现发热，血白细胞增高，血沉增快，秋水仙碱有特殊的治疗效果，给予秋水仙碱治疗后关节炎症可以迅速缓解。初次发作常呈自限性，一般经 1~2 天或多天至几周后可自行缓解，此时受累关节局部皮肤出现脱屑和瘙痒,为本病特有的症状,但非经常出现。青年患者常为暴发型,突然出现高热,关节炎累及多数关节。

3. 间歇期 急性期缓解后,患者可全无症状,称为间歇期。此期可持续数月或数年,少数患者仅有一次单关节炎后不再发作,但大多数患者在1年内复发。以后发作次数逐渐增加,间歇期逐渐缩短,受累关节数目逐渐增多,最后进入慢性关节炎期。

4. 慢性关节炎期 约半数患者在急性发作数年或数十年后转为慢性关节炎期,此时多数受累关节僵硬变形,关节炎的发作已不明显,但痛风石的出现已成为部分晚期病例的一种特征性损害。痛风石可以存在于任何关节、肌腱和关节周围软组织,致骨、软骨的破坏及周围组织的纤维化和变性。通常是多关节受累,且多见于关节远端,受累关节可表现为以骨质缺损为中心的关节肿胀、僵硬及畸形,无一定形状且不对称。严重时痛风石处皮肤发亮、菲薄,容易向皮肤表面破溃,局部皮肤破溃后有豆渣样白色物质排出,瘘管周围组织呈慢性肉芽肿,不易愈合,但很少继发感染(图18-5-2)。

(二)实验室检查

急性痛风性关节炎发作时,绝大多数患者伴有血尿酸升高。但血尿酸水平不能作为确诊的唯一依据,因为部分患者发作期血尿酸可在正常范围内。高尿酸血症(男性>420μmol/L,女性>360μmol/L)是诊断的重要危险因素和辅助证据,但确诊需结合临床表现,或2015年ACR/EULAR分类标准。通常还可见外周血白细胞计数升高,中性粒细胞百分比相应升高。肿胀关节腔内可有积液,抽取关节液检查,95%以上患者可发现尿酸盐结晶,即使在缓解期也可在许多关节中找到尿酸盐结晶。痛风石针吸取可吸出粉笔末样的尿酸盐结晶,镜下检查可见针状结晶。

三、影像学检查

X线检查:痛风性关节炎早期一般无明显X线改变,早期急性发作时仅表现为受累关节周围软组织肿胀。慢性期反复发作后,可见软骨缘破坏,关节面不规则。典型者由于尿酸盐侵蚀,关节面呈圆形或不整齐的穿凿样、穿孔样、虫蚀样或弧形、圆形骨质透亮缺损。若痛风石有钙化,可在软组织内出现钙化阴影(图18-5-3)。

CT扫描:表现为灰度不等的斑点状影像。

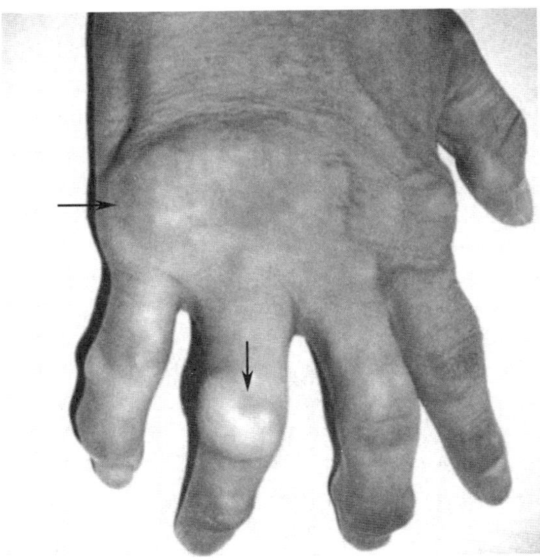

图18-5-2 痛风关节变形

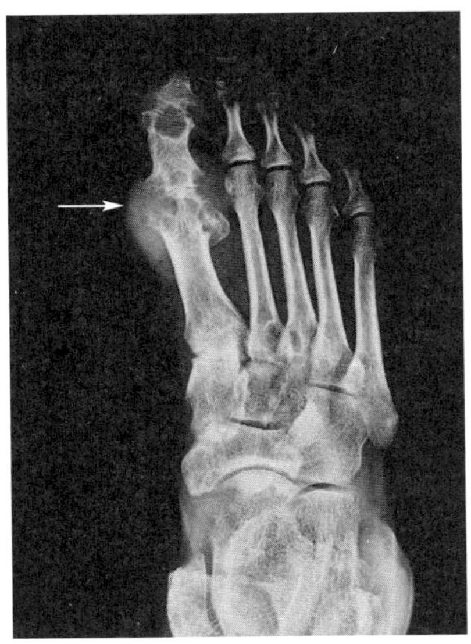

图18-5-3 关节处可见痛风石(高密度点状影)

四、诊断

若中老年男性，常有家族史及代谢综合性表现，一般在诱因基础上，突然半夜典型关节炎发作或尿酸性结石肾绞痛发作，要考虑痛风性关节炎。以下检查可帮助确定诊断：①血尿酸增高；②关节腔穿刺取滑囊液进行旋光显微镜检查，可发现白细胞内有双折光现象的针形尿酸盐结晶；③痛风石活检或穿刺取内容物，证实为尿酸盐结晶；④受累关节 X 线检查，关节腔镜检查等可协助诊断；⑤诊断有困难者，用秋水仙碱诊断性治疗，若迅速显效即可确诊，具有特征性诊断价值。

五、鉴别诊断

非典型病例需与下列疾病鉴别。急性痛风性关节炎期需与风湿性关节炎、类风湿关节炎、创伤性关节炎、化脓性关节炎鉴别。慢性痛风性关节炎期需与类风湿关节炎、银屑病性关节炎、假性痛风鉴别。

1. 类风湿关节炎 青、中年女性多见。好发于四肢远端小关节，且为多关节受累，对称性指、趾关节肿胀，呈梭形畸形，常伴有慢性晨僵。一般血尿酸不高，类风湿性因子阳性，X 线片少见凿孔样缺损。

2. 急性风湿性关节炎 多见于青少年，发病前常有咽炎、扁桃体炎等病史，典型表现为游走性、对称性的多关节炎，局部可出现红、肿、热、痛，皮肤可有环形红斑和皮下结节，实验室检查显示抗溶血性链球菌抗体水平升高，血尿酸值正常，炎症消退后关节功能恢复，不留关节强直畸形。

3. 化脓性关节炎与创伤性关节炎 创伤性关节炎一般有关节的外伤史，受累关节固定，无游走性；化脓性关节炎关节囊液可培养出细菌。两者血尿酸水平不高，关节囊液检查无尿酸盐结晶。

4. 银屑病关节炎 多见于 30~40 岁男性，发生于银屑病史已有数年之后，手、足远侧或近侧指（趾）骨间关节及跖趾关节多见，可累及膝、踝、腕、髋关节及脊柱，表现为非对称性关节炎，约 20% 的患者可伴有血尿酸增高，有时难以与痛风鉴别。早期有关节的肿胀，皮肤发亮，类似痛风，发作时可出现关节的游走性疼痛，功能障碍加重，并与皮肤病变的恶化程度同步。实验室检查无特异性。X 线片可见关节间隙增宽，骨质增生与破坏同时存在，末节指（趾）远端呈铅笔尖或帽状，且关节炎的症状与皮肤病损活动性一致。

5. 假性痛风 系关节软骨钙化所致，多见于老年人。膝关节最常受累。关节炎的症状无明显的季节性，血尿酸水平正常，关节滑囊液检查可发现有焦磷酸钙结晶或磷灰石。X 线片可见软骨呈线状钙化或关节旁钙化。

六、治疗

西医对痛风性关节炎目前仍无根治方法，本病防治的目标在于：急性痛风性关节炎应尽早控制高尿酸血症，预防尿酸盐沉积，迅速终止急性关节炎的发作；慢性痛风性关节炎应降低尿酸水平，减缓关节病变的进展，防止尿酸结石形成和肾功能损害。根据疾病阶段不同，采取不同的治疗。

（一）内治法

1. 辨证论治

（1）风湿热型：关节红、肿、热、痛剧，不可触摸，屈伸不利，得冷则舒，遇热则剧。风热偏盛者，兼见发热口渴，汗出，咽喉肿痛，舌红，苔薄黄或黄燥，脉浮数；湿热偏盛者，兼见胸脘烦闷，身重，肿痛以下肢为甚，舌苔滑腻，脉滑数。治以祛风除湿、退热清痹。方选清痹汤加减。

（2）风寒湿型：肢体关节疼痛，屈伸不利，冬春阴雨天气尤易发作；局部皮色不红，触之不热，遇寒痛增，得热痛减。风偏盛者，疼痛游走不定或呈放射性、闪电样，或兼有表证，舌苔薄白，脉浮缓；寒偏盛者，痛有定处，疼痛较风偏盛者剧烈，局部欠温，得热痛减，舌苔薄白，脉弦紧；湿偏盛者，疼痛如坠如裹，重着不移，肿胀明显或兼有麻木，舌苔白腻，脉濡。治以祛风散寒、除湿通痹。方选通痹汤加减。

（3）痰湿阻滞型：关节肿胀，甚则关节周围漫肿，或见硬结，皮色如常，局部酸楚麻痛，痛处局部觉冷。

伴有头目眩晕，胸脘痞闷，时欲呕恶，舌胖质暗，苔白或黄腻，脉弦滑或沉涩。治以化痰除湿、舒筋通络。方选导痰汤加片姜黄、广木香、苍术、白芥子等。

(4) 瘀血阻络型：关节疼痛如针刺、刀割样，固定不移，压痛明显，局部皮色紫暗，肌肤甲错，关节及其附近可能触及硬结，病程日久者关节畸形、僵硬，舌质紫暗，有瘀斑，脉弦涩。治以活血化瘀、通络除痹。方选化瘀通痹汤加减。

2. 西医治疗

(1) 急性发作期：痛风性关节炎急性发作期应尽早使用抗炎止痛药。①秋水仙碱：该药是治疗本病的特效药。现代推荐采用低剂量疗法：发作伊始，首次口服 1.0mg，1 小时后再服 0.5mg，12 小时后改为 0.5mg，每日 1~2 次，直至症状缓解。此方案与传统大剂量方案疗效相当，但胃肠道等不良反应显著减少。治疗期间需监测不良反应，肾功能不全者需调整剂量或禁用。②非甾体抗炎药：应尽早足量给予。可优先选用环氧化酶 -2（COX-2）选择性抑制剂（如塞来昔布）以减少胃肠道风险，或使用非选择性 NSAIDs（如双氯芬酸、萘普生等）并配合胃黏膜保护剂。通常 1~2 天即可起效，症状消失后应停用。有活动性消化道溃疡、心血管或肾脏疾病者需慎用。需要强调的是，降尿酸的药物可能诱发急性关节炎，因此在急性期禁用降尿酸及影响尿酸排泄的药物。

(2) 痛风间歇期及慢性期的治疗以降尿酸治疗为核心，目标是使血尿酸稳定达标（一般 $<360\mu mol/L$，如有痛风石或频繁发作应 $<300\mu mol/L$）。降尿酸药物主要分为抑制尿酸生成药和促进尿酸排泄药两类。

（二）外治法

1. 中药外敷 对于痛风性关节炎急性发作，患处红肿热痛，疼痛拒按，可以运用清热解毒的中药研末，以水调和成糊状外敷患处。可以消炎止痛，清热通痹，临床疗效显著。另外，也可选用如意金黄散等外敷，具有较好的疗效。

2. 针灸治疗 在痛风周围取穴及循经取穴。耳针取压痛点。

（三）手术治疗

对于痛风性关节炎病程日久，痛风石巨大、影响关节功能，或穿破皮肤并已经形成窦道者，应考虑手术刮除痛风石。对于关节面严重破坏的关节，可行关节融合术或人工关节置换手术。术前 3 日及术后 1 周内每日口服秋水仙碱，以防止术后痛风性关节炎急性发作，同时应长期应用丙磺舒或内服补肾利尿之中药以降低血尿酸水平。

（四）何氏骨科特色治法

针对痛风性关节炎的病因、病机、病理，何氏骨科有其独特的院内制剂。外敷拔毒消炎散。内服排毒固本丸。本病一般不予按摩治疗。

七、预防与调护

（一）饮食宜忌

痛风性关节炎患者要养成科学合理的饮食习惯。一般要注意：①首先要节制饮食，避免大量进食高嘌呤食物，如动物肝、脑、肾和鸡、鱼、肉类食物，海鲜水产品如蚝、蛤、蟹、龙虾等，植物类食品如菠菜、豌豆、扁豆等；②限制脂肪的摄入量，因脂肪具有阻碍肾脏排泄尿酸的作用，故应选用含脂肪少的动物性食品及用油少的烹调方法；③忌饮酒，且饮食中避免摄入大量维生素 C 及钠离子，因为乙醇（酒精）代谢后产生的乳酸会和尿酸竞争排泄，使尿酸留存体内，维生素 C 为酸性物质，会酸化尿液，易造成结石，钠离子会使水分由肾小管再吸收，导致尿酸由尿中回收，且使尿酸经血液渗透至全身各处；④鼓励多食碱性食物，如油菜、白菜与瓜类；⑤多饮水，每日至少喝 2 000ml 的水有助于尿酸排出，可喝碱性饮料，促进尿酸转化。

（二）适当运动

痛风性关节炎常伴发代谢综合征，如肥胖便是其中一种。因此，肥胖患者应适当运动及控制饮食，适当减轻体重。如有痛风性关节炎相关疾病如高血脂、高血压、冠心病等应积极治疗。

(三) 避免诱发因素

过度劳累、精神紧张、寒冷潮湿、关节损伤等常是诱发痛风性关节炎的重要因素，因此平素应注意避免，并保持精神愉快。

(四) 生活方式干预

有痛风性关节炎家族史的男性患者，属于高危人群，平时应定期检查血尿酸、血脂肪、血糖，若发现尿酸值升高（如>416.5μmol/L），应进行积极的生活方式干预。

(五) 患肢固定

急性发作期应卧床休息，可适当固定患病关节，以减少关节破坏。局部破溃则按一般外科处理。

第六节　创伤性关节炎

创伤性关节炎（traumatic arthritis，TA）又称为外伤性关节炎、损伤性骨关节炎，是由创伤引起的以关节软骨发生退行性改变和继发骨质增生、骨化为主要病理变化，以关节疼痛、活动功能障碍为主要临床表现的一种疾病。多发于创伤后，因创伤造成关节面不平整或关节承重失衡及负重过重，以下肢关节发病较多，症状明显。患者均有明显创伤史，可见于任何年龄组，以活动力旺盛的青壮年最为多见。

在中医文献中虽无与创伤性关节炎相应的病名，但由于其主要症状是关节疼痛，活动受限，故当属于“痹证”范畴。中医学早在《灵枢·贼风》中提到“有所堕坠，恶血在内而不去”，指出瘀血是创伤性关节炎的致病原因之一。唐代蔺道人于《仙授理伤续断秘方》中强调“手足久损，筋骨差爻”可造成关节功能障碍。

一、病因病机

(一) 中医病因病机

中医学认为，本病与跌仆损伤、体虚劳损以及伤后风寒湿邪乘虚入骨有关。

1. 跌仆损伤　跌仆闪挫，伤及筋骨。轻者伤筋，重者筋骨并损。创伤导致气血瘀滞，运行不畅，壅闭不通，久而成痹。

2. 体虚劳损　肝主筋，肾主骨。肝肾充盈，则筋骨强劲，关节滑利，运动灵活。患者素体虚弱，肝血肾精亏虚；或久病体虚，伤及肝肾。复因长期劳作损伤筋骨，致使筋骨失养而发病。

3. 伤后邪犯　外伤后起居不慎，冒风受寒，风吹雨淋，或身劳汗出、衣着湿冷等皆可导致风寒湿邪侵犯人体，闭阻经脉，气血不通，筋骨失养而发病。

(二) 西医病因病理

西医学认为，创伤性关节炎的发生与以下因素有关。

1. 久损于骨　各种外力造成关节内骨折、软骨破坏、关节内异物存留，或关节骨折整复不良等，破坏了关节面的平整光滑性，加速了关节面的磨损而引起退变、病变。

2. 承重失衡　先天畸形（如膝内外翻，先天性髋关节脱位等），后天畸形（如创伤感染、结核、肿瘤等）或骨干骨折成角畸形愈合，使关节负重力线不正，导致关节面承受压力不平衡，长期承压负重的关节面经常遭受研磨、挤压、牵拉等外力损伤，势必过早地出现关节软骨的退变和破坏。

3. 负重过度　职业性运动频繁，或长期保持特定的姿势，或过度肥胖，或因截肢使健肢长期负重过度，都将增加关节创伤的机会，造成相应的关节面过度磨损和破坏。

创伤性关节炎是由关节软骨长期遭受磨损而引起，并与创伤后关节内、外环境改变，软骨细胞与软骨基质之间的平衡破坏有关。其病理变化主要是关节软骨的变性和继发骨质增生、骨化，引起关节间隙进行性变窄，关节边缘有骨刺形成，软骨下骨质可有囊性变。当在 X 线片上看到增生的骨质时，局部病变已达到晚期。

二、临床表现

（一）症状与体征

1. 一般情况 本病多发于青年以后的各年龄段，均有明显外伤史或体虚劳伤史。凡负重较大，活动频繁，经常受到扭、磨损伤的关节均可发生。临床较为常见的发病部位有髋、膝、肘、腕、第一跖趾关节、腰骶关节等，尤以下肢关节发病较多，症状最明显。病情常反复发作，时轻时重，与运动量及天气变化有明显的关系。

2. 关节疼痛 早期表现为，初活动时疼痛，活动片刻后疼痛反而减轻，过度运动后则疼痛加重，休息后可减轻。但随着时间的推移，其疼痛常呈进行性加重，严重时可呈持续性疼痛，甚至关节肿胀。

3. 功能障碍 关节僵硬和活动受限，往往在早晨起床后或白天一段时间不活动后出现，但僵硬时间较短，随着病情的进展，关节活动逐渐受限，严重者出现关节功能基本丧失。

4. 特殊步态 创伤性关节炎可出现抗痛性步态，即行走时，当患侧足着地后，因负重疼痛而迅速更换健侧足起步，以减少负重，健肢迈步大。因负重力线的改变，可出现下肢畸形，如膝关节内、外翻畸形，临床以内翻畸形多见。

5. 临床检查 可见关节肿胀，关节间隙或韧带附着点压痛，关节可有摩擦感，少数因关节内游离体或软骨损伤而有弹响。关节内渗液增多时，肿胀明显，浮髌试验可呈阳性。

（二）实验室检查

本病的实验室检查没有特异性，但相关检查可起到鉴别诊断作用。

（三）影像学检查

X 线检查：早期检查可无明显改变或只有关节间隙变窄，后逐渐可见关节面不平整，关节负重点骨质增生，关节边缘有程度不等的骨刺形成，软骨下骨硬化，骨端松质骨内出现囊性改变，甚至骨端变形。

三、鉴别诊断

临床上，应将本病与骨性关节炎、类风湿关节炎相鉴别。

（一）骨性关节炎

骨性关节炎与创伤性关节炎的临床表现较为相似，容易混淆，但在发病机制上两者却有根本的区别。骨性关节炎是一种由关节软骨退行性变引起的，以骨质增生为主的关节病变，而创伤性关节炎是有明显的外伤史或累积性损伤导致的慢性关节炎症。骨性关节炎发病年龄多见于 50 岁以上的中老年人，女性发病率高于男性；而创伤性关节炎多见于活动力旺盛的青壮年，且有明显外伤史。

（二）类风湿关节炎

类风湿关节炎为结缔组织疾病，发病以 30~50 岁多见。活动期关节疼痛、肿胀、活动受限。本病常同时侵犯多个近侧指间关节，指趾小关节常呈对称性肿胀。本病起病缓慢，常有全身症状、贫血及结节等。实验室检查显示类风湿因子阳性，血沉、C 反应蛋白水平均升高，X 线检查也有相应变化。而创伤性关节炎实验室检查相关指标均在正常范围。

四、治疗

目前，创伤性关节炎治愈比较困难。治疗的目的主要是控制疼痛、改善关节功能和防止疾病的进一步发展。本病的重点在于预防。一切波及关节面的骨折都应及时准确地予以解剖复位，骨干骨折应达到功能复位要求，笔者认为在治疗下肢骨折时不论中医手法复位治疗还是手术内固定，均要以恢复力线为主，因为力线的恢复能保持日后关节的负重平衡，可减少创伤性关节炎的发生率。

（一）内治法

1. 辨证论治 创伤性关节炎一旦形成，若无手术指征，均可按照中医学的辨证论治方法进行治疗。

临床所见，大致可分为以下几种证型。

(1) 瘀血凝滞型：跌仆闪挫，伤及筋骨、关节，或关节处骨折，未能及时、准确地予以解剖复位。以致气血瘀滞，运行失畅，关节刺痛，痛处固定，夜间痛甚，动则加剧，关节僵硬，屈伸不利，舌质暗或有瘀斑，脉弦涩或细涩。治以活血搜损、通络止痛。内服宜选风伤丸或搜损寻痛丸加减。

(2) 体虚劳损型：关节畸形，承重失衡，反复劳伤，关节酸痛，肢体麻木，屈伸不利，活动受限。患者平素体质虚弱，面色无华，神疲乏力，畏寒，自汗，舌质淡，苔薄白，脉细弱。治以补气养血、通络止痛。内服宜选八珍汤或十全大补汤加减。失眠心悸者，加酸枣仁、夜交藤；纳少便溏者，加山药、薏苡仁、陈皮；肢体无力者，加杜仲、鹿衔草、怀牛膝、续断；肢体麻木者，加黄芪、桂枝、鸡血藤、穿山甲等。

(3) 伤后邪犯型：有陈旧性骨折或关节劳损史，复感风寒湿邪，瘀血与风寒湿邪互相纠结。关节局部沉重疼痛，自觉发凉，酸困麻木，屈伸不利，遇寒加重，得温痛减，舌质淡暗，苔白腻或白滑，脉沉细或缓。治以散寒除湿、温经活络。内服宜选独活寄生汤或乌头汤加减。湿盛关节肿胀者，加苍术、木瓜、薏苡仁；寒甚者，加桂枝、制附子、干姜；下肢重用桑寄生、独活、牛膝；上肢加桂枝、威灵仙、羌活等。

2. 西药治疗 为了迅速有效地缓解疼痛等症状，目前临床多应用非甾体抗炎药，可选用COX-2抑制剂（如塞来昔布）或COX-1（双氯芬酸等），具有镇痛与抗炎作用，症状缓解时应停止服用。硫酸软骨素、氨基葡萄糖等软骨营养药物，可以改善病情，缓解软骨的退变。

（二）外治法

1. 中药外用 创伤性关节炎病位在关节，创伤是其主要病因，关节创伤后继发的退行性改变和关节变形、间隙狭窄是导致关节疼痛、活动后关节发热、肿胀、功能障碍的主要病理机制。针对创伤性关节炎的治疗，何氏骨科以预防为主，但对已经形成的创伤性关节炎则采取以中药外敷为主的方法进行治疗，并同时配合手法、内服中药丸剂及功能锻炼，内外结合，综合治疗，多能取得很好的疗效。

2. 理筋手法 病情较轻者，可根据病变部位灵活选用按摩、拿捏、推揉等手法进行治疗。手法由轻到重，直至患者产生酸胀感为度，并将患肢做各个方向的被动活动。

3. 针灸治疗 针灸对治疗创伤性关节炎具有一定的作用。循经取穴及阿是穴，根据具体病情，辨病与辨证相结合而灵活运用。

（三）手术治疗

经上述几种方法治疗，无明显好转，病情严重，骨关节僵硬、畸形者，可考虑手术治疗。创伤性关节炎手术应充分掌握其适应证。

1. 陈旧性骨折对位、对线不良者，应手术切开复位加内固定，尽量达到解剖复位以恢复肢体的正常轴线或使关节面平整光滑，消除关节失稳的因素。

2. 严重骨性关节炎，关节内有游离体，关节边缘有较大骨刺，严重影响关节功能，但关节负重面尚比较完整的患者，可行关节清理术。

3. 对关节面严重破坏，关节间隙消失，关节挛缩畸形，疼痛剧烈，严重影响工作与生活者，可考虑关节融合术或人工关节置换手术。

（四）何氏骨科特色治法

针对创伤性关节炎的病因、病机、病理，何氏骨科有其独特的院内制剂。外敷活血祛瘀散、温通散、消增通痹散、五行消炎散加减。内服强筋壮骨丸、骨关节炎丸。本病炎症严重之局部一般不做按摩治疗。

五、预防与调护

（一）事先预防

事先的预防比患病后的治疗更为重要。因此，对于一切波及关节的骨折都应及时、准确地予以解剖复位。尤其强调骨折对线的要求，如有旋转移位，则必须完全矫正；若成角移位，应缩小到最低限度，即成年人不得大于10°，小儿不得大于15°。当成角移位与关节活动方向垂直时，可导致关节压力失衡，形成新的关节创伤，日后很难被矫正和适应，故应引起医师的高度重视。

（二）保护关节

日常生活和工作中，采取科学合理的保护措施对创伤性关节炎的康复具有重要意义。其目的是减轻受损关节的负荷，减轻或避免受损关节的进一步劳损。这对膝、髋骨创伤性关节炎患者的治疗尤为重要。

（三）功能锻炼

发病后，过度的锻炼会引起关节的进一步损伤，因此受累关节应注意休息，尽量减少关节负重。症状缓解期，进行适当的功能锻炼，对于创伤性关节炎的痊愈有明显作用。病情严重者，下肢可使用拐杖等以助行走。伸展关节周围的肌肉和肌腱，具有预防挛缩的作用，并可改善肌肉的协调动作，改善下肢骨创伤性关节炎患者的步态。

第七节 滑 膜 炎

滑膜炎（synovitis）是关节滑膜的炎症，是临床常见的骨科疾病，主要是多种关节损伤而造成的综合征。如关节软骨损伤、关节内骨折、关节脱位、韧带损伤、关节游离体等均可引起滑膜的损伤性炎症。这是关节内部损伤后较多见的一种病变，其病情缓和，预后较好，一般无后遗症。一些如滑膜结核、滑膜瘤等疾病，可导致本病，但临床所见的滑膜炎主要是由关节损伤引起的非感染性滑膜炎性病变。这类由关节创伤所引起的非感染性滑膜炎症反应，又称为创伤性滑膜炎。膝关节是人体滑膜最多的关节，滑膜面积占全身关节滑膜面积的 50% 左右，又由于膝关节滑膜广泛位于肢体较表浅部位，遭受损伤和感染的机会较多。因此，本节将膝关节滑膜炎作为讨论的重点。

滑膜炎在中医文献中并无相应的病名，但因其主症为疼痛、肿胀，故归属中医“痹证”范畴。

一、病因病机

（一）中医病因病机

中医学认为本病与急性外伤劳损、外感风寒湿邪等有关。外伤劳损致脉络受损，血不循经，溢于脉外，瘀血阻滞，气血运行不畅，而致肢体关节肿胀、疼痛、屈伸不利。外感风寒湿邪，邪正相搏，聚于关节，凝滞经脉，则关节肿胀、疼痛不已，屈伸不利，活动失灵；或外伤后起居不慎，冒风受寒，或身劳汗出、衣着湿冷等皆可导致风寒湿邪侵犯人体，闭阻经脉，气血不通，则关节肿胀、疼痛，活动不利。

（二）西医病因病理

西医学认为，无论是单纯膝关节滑膜损伤，还是膝关节遭受骨折、脱位、韧带损伤、半月板损伤等创伤使关节滑膜同时受到损伤，都可形成急性滑膜炎。如创伤轻微，或长期慢性劳损，可使膝部逐渐出现肿胀、疼痛，功能障碍，形成慢性滑膜炎。长期慢性劳损多见于老年人，常继发于膝骨关节炎，主要因软骨退变与继发的骨质增生对滑膜产生刺激而形成。

本病的病理改变主要是关节滑膜层损伤，滑膜血管扩张、充血，产生大量渗出液。血浆和血细胞外渗，同时滑膜细胞活跃，产生大量黏液素。渗出液中含有红细胞、白细胞、胆红素、脂肪、黏液素和纤维素等，严重者呈血性。渗出往往持续到滑膜损伤完全修复时为止。大量渗出液可使关节内压力增大，阻碍淋巴系统的循环。关节积液导致关节肿胀，活动受限。如不及时处理，关节滑膜在长期慢性刺激和炎症反应下逐渐增厚、纤维化，可发生滑膜粘连、肥厚、软骨萎缩等，进一步影响关节功能（图 18-7-1）。

创伤性滑膜炎急性期若未及时处理，可演变为慢性滑膜炎。其原因主要如下三种：①急性创伤性滑膜炎未经治疗或治疗不彻底，滑膜损伤后未能及时修复痊愈，以致关节内长期分泌渗出液；②关节承重力线不正常，如膝内、外翻，膝反屈畸形等，这些都会使关节滑膜不断遭受创伤，致使滑膜炎症缠绵难愈；③关节内部病变长期存在，如半月板损伤、关节内游离体等，对关节滑膜反复造成刺激，使滑膜炎无法根治。

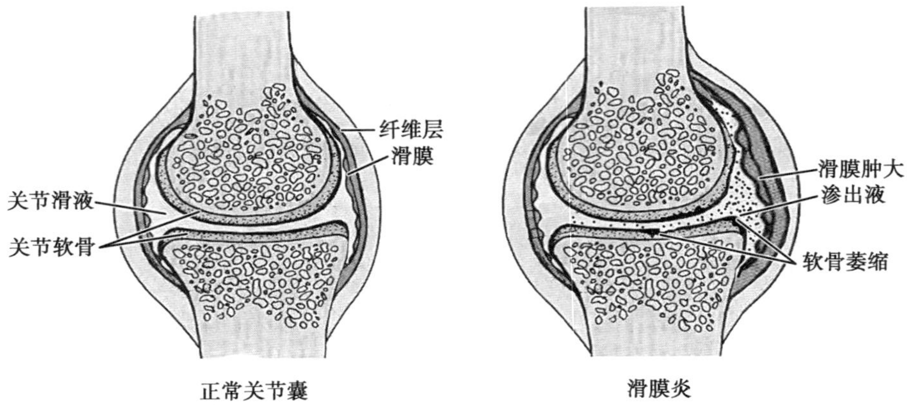

图 18-7-1 滑膜炎变化

二、临床表现与诊断

(一) 症状和体征

膝关节急性创伤性滑膜炎可单独发病,但多在各种膝关节损伤的情况下并发。发病初期,可见膝关节轻度肿胀、疼痛,屈伸功能受限,在伤后 6~7 小时膝关节出现积液,肿胀明显。患者自诉胀痛不适,检查发现膝关节活动受限,肌肉痉挛及跛行,关节周围可有局限性压痛点,皮肤温度可增高,浮髌试验阳性。

慢性滑膜炎较常见,多由急性创伤性滑膜炎转化而来,或由长期慢性劳损引起,后者多见老年人。临床症状可见膝关节肿胀持续不退,疼痛较轻,但酸胀不适,下蹲困难,劳累后加重,休息后减轻,关节活动受限。因病程较长,关节邻近肌肉萎缩,使关节肿胀尤为明显。因长期慢性炎症,膝关节积液明显,可见肤温正常或时显微热,浮髌试验阳性。由于关节积液、肿胀的长期存在,可导致两侧副韧带及交叉韧带松弛,韧带松弛后致使关节不稳定,因而又可导致慢性滑膜炎的反复发作。

(二) 实验室检查

关节穿刺液检查,部分呈血性渗出液,细菌培养阴性,其他实验室检查没有特异性,但能起到鉴别诊断作用。

(三) 影像学检查

X 线检查:各种膝关节损伤并发者及继发于膝骨关节炎者,一般有相应原发损伤或原发病的 X 线征象。单独发病者多无异常发现。

三、鉴别诊断

创伤性滑膜炎应与创伤性关节内积血鉴别;慢性滑膜炎应与化脓性关节炎、结核性滑膜炎及梅毒性滑膜炎相鉴别。

(一) 创伤性关节内积血

创伤性关节内积血多在受伤后立即发生,疼痛明显,而创伤性滑膜炎常在受伤后 6~7 小时开始出现,多无明显疼痛,但两者往往同时存在。创伤性关节内积血常伴有局部和全身温度增高,关节内可以抽出瘀积的血液,而滑膜炎则多无此反应。

(二) 化脓性关节炎

起病急,全身中毒症状明显,受累关节疼痛、肿胀,活动受限均较明显,关节液多混浊,镜下检查可见炎性细胞,细菌培养阳性。而创伤性滑膜炎关节穿刺液检查,部分呈血性渗出液,细菌培养阴性。

(三) 结核性滑膜炎

常为关节结核的初始病变,并常引起滑膜与滑膜周围组织之浸润,触诊时有较明显的厚硕感。X 线片显示骨质脱钙比较明显。关节镜检查、关节液检验及细菌培养,以及关节腔内取小块滑膜组织作活检,可以明确诊断。

(四) 梅毒性滑膜炎

梅毒性滑膜炎一般不痛,即使首先发生于一侧,迟早发展为双侧。诊断可依靠全身其他梅毒症状,如康氏、华氏反应,以及参考抗梅毒治疗开始后关节渗出液之减除情况来鉴别。

四、治疗

及早明确诊断,及时进行规范有效的治疗是滑膜炎治疗的关键。对急性创伤性滑膜炎的治疗主要是通过关节部位的休息、固定,避免负重,并积极主动地进行股四头肌锻炼,促使积液迅速吸收,防止转变为慢性滑膜炎,只要及时规范地治疗,一般多可治愈。何氏骨科对创伤性滑膜炎的治疗,以手法按摩和外敷中药为主,内服中药及中药熏洗为辅。常取得很好的疗效。

(一) 内治法

1. 辨证论治

(1)外伤劳损:关节肿胀、疼痛、不适,屈伸功能受限,在伤后 6~7 小时膝关节出现积液,肿胀明显。若为膝关节损伤,则关节活动受限,肌肉痉挛及跛行,关节周围可有局限性压痛点,皮肤温度可增高,浮髌试验阳性。舌质紫暗或有瘀斑,脉涩。治以行气活血,消肿通络。内服宜选顺气活血汤(《伤科大成》)加减。

(2)风寒湿侵袭:关节肿胀、疼痛而重着,触之有波动感,局部不温,或有冷感,畏风恶寒,舌质淡,苔白,脉紧或沉。治以祛风散寒除湿,温经通络止痛。内服宜选独活寄生汤或乌头汤加减。

2. 西药 常用药物为非甾体抗炎药,可选用 COX-2 抑制剂(如塞来昔布等)或 COX-1 抑制剂(如双氯芬酸)等。这类药物的主要作用是减轻或解除疼痛,从而使紧张或痉挛的肌肉松弛,利于局部损伤病灶的修复。

(二) 外治法

1. 理筋手法 急性滑膜炎一般只使用一些轻微手法舒展筋骨,在患处周围进行按摩、揉捏等理筋手法。对于慢性滑膜炎则灵活采用推拿、揉捏、分理、拍击、点穴等手法进行理筋治疗。手法由轻到重,并做患肢各个方向的被动活动。

2. 针灸疗法 依据具体病情,辨病与辨证相结合,可采用远近取穴针刺,火针,温针灸,透灸法等治疗。多数取得较好的疗效。

(三) 手术治疗

治疗滑膜炎,一般采取中医方法进行非手术治疗。但对于经过长期非手术治疗仍无法取得任何疗效的滑膜炎,可在关节镜下行创伤性滑膜炎探查和关节清理术。

(四) 何氏骨科特色治法

针对滑膜炎的病因、病机与病理,何氏骨科有其独特的院内制剂。外敷温通散、对症使用消增通痹散或加减五行消炎散。内服骨关节炎丸、活血理气丸、排毒固本丸,随症选用 1~2 种。后期也可用海桐皮汤熏洗;若在下肢,则可用下肢损伤洗方。按摩治疗时,以温通经络液涂擦患处,疗效较好。

五、预防与调护

(一) 避免劳损

长期、过度、剧烈的运动是诱发滑膜退变的基本原因之一。尤其对于负重关节,过度的运动使关节面受力加大,易致关节磨损加剧。故注意劳逸结合,避免关节过度活动及劳损,防止关节因过度受力而致损伤。

(二) 节食减重

体重严重超标,多会加速负重关节软骨的磨损而造成滑膜炎症的发生。因此,过于肥胖者应适当控制饮食,注意调整饮食结构,并可采取有效措施进行减肥,将体重控制在适当的范围之内,以减轻关节磨损程度。

(三) 精确复位

关节的骨质增生及滑膜炎的产生常与关节内骨折有直接关系。由于骨折复位不完全,关节软骨面不平整,从而导致创伤性关节炎的产生。因此,当关节出现损伤时要及时去医院进行规范的诊治,尽可能使骨折、脱位达到精确的解剖复位,是避免创伤性关节炎及滑膜炎发生的关键环节。

第十九章　骨与关节化脓性感染

第一节　概　　述

骨与关节化脓性感染是由化脓性细菌、病毒、螺旋体、寄生虫等侵入骨及关节，引起骨与关节的感染性病变。骨组织的化脓性感染，称为化脓性骨髓炎；关节的化脓性感染，称为化脓性关节炎。本类疾病主要包括急性化脓性骨髓炎、慢性化脓性骨髓炎、化脓性关节炎、硬化性骨髓炎等。

中医对骨与关节化脓性感染早有认识，因其病变深在，初起皮色不变，漫肿无头，损害以骨为主，故古代医学文献皆称为"疽"或"骨疽"，有时痈疽并称。发生于关节部位的化脓性感染疾患，又称为"关节流注"。关于痈疽，《黄帝内经》已经阐述得十分清楚，如《灵枢·痈疽》曰："黄帝曰：夫子言痈疽，何以别之？岐伯曰：营卫稽留于经脉之中，则血泣而不行，不行则卫气从之而不通，壅遏而不得行，故热。大热不止，热胜，则肉腐，肉腐则为脓。然不能陷，骨髓不为焦枯，五脏不为伤，故命曰痈。黄帝曰：何谓疽？岐伯曰：热气淳盛，下陷肌肤，筋髓枯，内连五脏，血气竭，当其痈下，筋骨良肉皆无余，故命曰疽。疽者，上之皮夭以坚，上如牛领之皮。痈者，其皮上薄以泽。此其候也。"这里所说的"疽"，与现代医学所称的慢性骨髓炎的病理变化相似。东晋陈延之撰《小品方》，第一次提出了"附骨疽"的病名，并且该书还将附骨疽分为急性、慢性两种。隋代医家巢元方编撰《诸病源候论》，又提出了"附骨痈"和"附骨疽"两种病名。唐代医家孙思邈在《备急千金要方》中指出"以其无破，附骨成脓，故名'附骨疽'"。随着中医骨伤科学的不断发展，历代医家对本病的病因、病机、病理、症状和治疗等都有具体的论述。

根据病变所在，骨痈疽的病名很多。如发生于四肢长管状骨的骨痈疽有附骨疽、多骨疽、股胫疽、贴骨疽等名称，发于髋关节的名为环跳疽，发于踝关节的名为内踝疽，发于肘关节的名为肘疽，发于腕关节的名为兑疽等。

一、病因病机

(一) 中医病因病机

关于骨与关节化脓性感染类疾病，中医学对其病因病机有如下认识。

1. 正气不足　体虚之人，因先天不足、后天失养，致使脾气不健、肾气亏虚，以致卫气不固而无力抵抗外邪，风寒湿邪乘虚侵袭，阻于筋骨之间。气血凝滞不行，筋骨失养，凝血瘀而化热，热瘀互结成毒，热毒炽盛，肉腐血败，蚀伤筋骨，发为本类疾病。如《灵枢·刺节真邪》："虚邪之入于身也深，寒与热相搏，久留而内著，寒胜其热，则骨疼肉枯；热胜其寒，则烂肉腐肌为脓，内伤骨，内伤骨为骨蚀。"

2. 外感六淫　风、寒、暑、湿、燥、火六淫邪气，客于肌腠，内注筋骨、关节，经络阻塞，气血凝滞，郁而化热，蕴热成毒，热毒炽盛，肉腐血败，蚀筋伤骨，形成本类疾病。如《医宗金鉴·外科心法要诀》所说："痈疽原是火毒生，经络阻隔气血凝。外因六淫八风感，内因六欲共七情。"

3. 余毒流注　由于疔疮走黄，有头疽内陷，以及伤寒、猩红热、天花、麻疹、扁桃体炎、中耳炎病后，余毒未清，滞留体内，经久不解；或因正气不足，正不胜邪，邪毒内盛，深窜入里，流注筋骨或关节，入于血络，致经脉被阻、气血不和而发病。如《灵枢·痈疽》曰："寒邪客于经络之中则血泣，血泣则不通，不通则卫气归之，不得复反，故痈肿。寒气化为热，热盛则腐肉，肉腐则为脓，脓不泻则烂筋，筋烂则伤骨，骨伤则髓消，不当骨空，不得泄泻，血枯空虚，则筋骨肌肉不相荣，经脉败漏。"

4. 筋骨损伤　跌打损伤，瘀血凝滞于筋骨。尤其是开放性损伤、骨折，局部筋骨损伤，复又感染毒邪，毒邪可乘虚而入，邪瘀互结，蕴热化脓，腐蚀筋骨，导致本类疾病的发生。如《医宗金鉴·外科心法要旨》说："饮食起居不内外，负挑跌扑损身形，膏粱之变营卫过，藜藿之亏气血穷。"

此外,饮食不当、七情内伤、房室劳伤等也是导致本类疾病发生的重要因素。上述各种致病因素,虽然有的可单独发病,但多数情况是几种原因相合而发病。骨痈疽的发生及其病理变化与机体的气血、脏腑、经络等功能的强弱有密切关系。正气不虚、气血充足,脏腑壮实,经络通畅,则抗病力强,不易发病,即使发病,其病理损害也较轻浅;反之,则易于发病,且病情变化迅速,损害严重。

(二)西医病因病理

骨与关节化脓性感染主要包括急性或慢性化脓性骨髓炎、化脓性关节炎及硬化性骨髓炎等几种疾病。临床上较为常见的是急性或慢性化脓性骨髓炎、化脓性关节炎,对于急性或慢性化脓性骨髓炎来说,最常见的致病菌是金黄色葡萄球菌,占 80% 以上,其次是溶血性链球菌和表皮葡萄球菌、流行性感冒病毒、伤寒沙门菌、副伤寒沙门菌、大肠杆菌等。该病常见的原发病灶感染多为体表的软组织感染,如疖、痈、毛囊炎、脐炎、新生儿腮腺炎、烧伤后创面感染等,以及一些慢性病灶感染如龋齿、慢性扁桃体炎、中耳炎、咽喉炎、湿疹、呼吸道及泌尿生殖道感染。

西医学认为,骨与关节化脓性感染的发生与身体其他部位的感染一样,其严重程度取决于致病菌的数量、毒力的强弱、患者机体的抵抗力、感染部位是否采取了及时有效的治疗措施。感染后,病理变化因患者的年龄、体质、感染部位、致病菌的种类及局部解剖学特点不同而异。具体病理变化可参考本章各节内容。

二、临床表现及诊断

(一)临床表现

1. 全身症状 本病常突然起病,开始恶寒发热,继而壮热憎寒。热毒酿脓时,体温可高达 39℃以上,持续数日至 10 余日不退,并伴有头痛、周身无力及关节痛等中毒症状。小儿患者可出现呕吐、神志昏迷,甚至发生惊厥、脱水、酸中毒等。感染严重者,临床表现为败血症,如治疗不及时或治疗不当,可危及生命。

2. 局部症状 发病初起时,患肢即有局部疼痛,压痛局限在骨端或关节处,呈进行性加剧,发展迅速。患肢出现疼痛及跳痛,以单指触压患肢局部的前后内外四个平面,可出现“肢体圆柱深部压痛征”,提示骨髓炎的存在。热毒酿脓时,局部症状很快变得明显,肢体红肿、疼痛、肌肉紧张、压痛拒按,或阵发跳痛。当脓肿突破骨膜或关节囊进入周围软组织时,疼痛可短暂减轻。穿破皮肤,脓液流出后,疼痛逐渐缓解。靠近病灶的关节处于强迫屈曲位,主动和被动活动都会受限。慢性附骨疽非急性发作时,患肢仅有隐痛,时轻时重。

(二)实验室及其他检查

1. 实验室检查 穿刺液呈脓性,或镜下有脓细胞、白细胞,培养有化脓性细菌生长。骨痈疽的早期周围血象中,白细胞计数和中性多形核增多,白细胞总数有时可达 30×10^9/L 以上,核左移明显;血沉加快,尿液可见蛋白及酮体。血液细菌培养为阳性。慢性附骨疽非急性发作时,白细胞总数、血沉可在正常范围。

2. X 线检查 发病早期,X 线检查仅可见软组织的细微改变,在干骺端邻近深部组织显示较小的局限性肿胀。发病 2~3 周后,X 线片可见骨膜反应或骨质破坏;4 周或更长时间后,X 线片可见死骨,同时有骨质增生或包壳。

3. 其他检查 CT、MRI 及核素骨扫描等检查为急性骨感染提供了更可靠的依据。CT 检查可直接测量骨髓腔密度改变,显示骨破坏与新骨形成,并可明确病变的范围。MRI 检查比 CT 检查更为优越,各种软组织都有清晰的对比度,骨髓炎时可见骨髓亮度下降。放射性核素扫描可及早发现骨感染病灶,较普通 X 线片可提早 2~3 周,对早期诊断有很大帮助。

三、治疗

(一)辨证论治

内治法应辨证运用消、托、补三法治之。首先要先辨别阴证和阳证。

1. 阴证 未溃宜以温补开腠、和阳通滞之剂治之，常用阳和汤加减。已溃宜以补益气血、扶正祛邪，兼开胃健脾之剂，常用八珍汤或补中益气汤加减。

2. 阳证 未溃，以清热解毒、散结通络、活血行滞之剂治之，常用仙方活命饮、黄连解毒汤加减。若患者素体虚弱，正虚邪盛，不宜寒凉克伐，宜托里透脓，用透脓散加减内服。已溃则宜在运用清热解毒之剂的同时，内服补益气血、强筋壮骨之剂，常用内补黄芪汤加减。

（二）中药外敷

对于骨与关节化脓性感染的治疗，中药外敷何氏骨科有独特的方法。阴证和阳证用药有很大的区别。

1. 阴证 未溃者，在病变局部外敷拔毒消炎散Ⅱ号（主要成分是当归、白芷、羌活、赤芍、石菖蒲、紫荆皮、白及、川乌、草乌、白芥子、半夏、黄柏等，共研细末）。根据病变局部面积大小，取适量的药粉，以几滴白酒为引，80% 的温开水和 20% 的蜂蜜水调匀外敷，隔日一换。

已溃者，首先用皮纸搓捻，蘸少许拔毒祛腐类药物撒于疮口，有瘘管者先用药捻插入瘘管，并剪一小块红油膏，盖贴疮口，再以少许药棉（所贴油膏大小）置于药膏上面，其周围外敷拔毒消炎Ⅱ号，每日一换。

2. 阳证 未溃者，在病变局部外敷拔毒消炎散Ⅰ号（主要成分是生大黄、苍术、黄柏、姜黄、赤芍、白芷、大戟、芫花、芙蓉叶等，共研细末），根据病变局部面积大小，取适量的药粉以 70% 的冷开水和 30% 蜂蜜调匀外敷。

已溃者，疮口及瘘管处理同阴证，其周围外敷拔毒消炎散Ⅰ号。当疮口渗出脓液减少，疮面下陷，疮口肉芽健康时，丹药改用提脓生肌散（主要成分是珍珠、轻粉、血竭、煅石膏、乳香、没药等）。具体用药参见本章各节。

（三）手术治疗

1. 穿刺吸引术 诊断一经明确，即可用中药及大剂量抗生素 2~3 日，不能控制症状者，可行诊断性穿刺。本法可以协助诊断并有减压作用，在操作的同时可继续行注射抗生素疗法。对于附骨疽，抽出脓液时可做软组织或骨膜切开引流，并做局部骨钻孔，以引流脓液和降低骨髓腔内压力。

2. 切开引流术 发病后经全身治疗 3 日后，全身情况未见好转，局部肿胀不仅未消反而增加，局部压痛明显或加重，X 线检查显示骨膜阴影局限性增宽或两侧不对称者，可行切开引流术。关节疽毒（关节流注）抽得脓液时，可先行关节穿刺抽液，无效或积脓过多时，应及时行切开引流术。

3. 死骨摘除术及窦道刮除术 中后期的附骨疽，若有大块死骨并已完全分离，有无效腔伴窦道流脓，而包壳形成已牢固时，可行死骨摘除术及窦道刮除术。

（四）何氏骨科特色治法

针对骨与关节化脓性感染的病因、病机、病理，何氏骨科有其独特的院内制剂，外敷拔毒消炎散，内服排毒固本丸。

四、预防与调护

积极预防各种感染性疾病如疖、痈、上呼吸道感染和扁桃体炎的发生，正确处理软组织损伤和开放性骨折，避免外伤感染。因为这些都是引发骨与关节化脓性感染疾病的重要原因。

合理安排生活，保持身心健康，饮食有节，不饮酒或少饮酒，少吃腥辣油煎食物，劳逸适度，同时加强体育锻炼，使精力充沛，心情舒畅，防止本类疾病的发生。一旦发病，应正确处理伤口、感染部位，同时对患者的饮食、起居、精神、心理给予细心合理的护理与照顾。

第二节　化脓性关节炎

化脓性关节炎（pyogenic arthritis）系关节腔内的化脓性感染性病变，关节的炎性渗出以脓性渗出物为主。本病可发生于任何年龄，多见于小儿和青少年，以髋关节和膝关节最易受累，其次为肩、肘、踝和骶髂关节。多为单发性，个别病例也可多个关节同时受累发病。

本病属于中医关节流注（或余毒流注）和骨痈疽范畴，古代文献对此记载颇多。《灵枢·刺节真邪》曰："虚邪之入于身也深，寒与热相搏，久留而内著，寒胜其热，则骨疼肉枯；热胜其寒，则烂肉腐肌为脓，内伤骨，内伤骨为骨蚀。"《仙传外科集验方》中载："流注起于伤寒，伤寒表未尽。余毒流于四肢经络，涩瘀所滞，而后为流注也。"又如，明代汪机《外科理例·流注》说："大抵流注之症，多因郁结，或暴怒，或脾虚湿气逆于肉理，或腠理不密，寒邪客于经络，或闪扑，或产后，瘀血流注关节，或伤寒余邪未尽为患，皆因真气不足，邪得乘之。"清代高思敬《外科医镜》载："流注病多生十一二岁，或七八岁，三两岁小儿最多，大多先天不足，寒乘虚入里。"清代祁坤在《外科大成》中描述环跳疽（即化脓性髋关节炎）的症状："生环跳穴，漫肿隐痛，尺脉沉紧，腿不能伸。"可以看出，古代医家对本病的病因病机、症状等已有了较详细的论述。

一、病因病机

（一）中医病因病机

《黄帝内经》云："邪之所凑，其气必虚。"本病的发生与正气不足，邪毒壅滞关节有密切的关系。其病因病机主要有以下 5 个方面。

1. 正气不足，余毒流注　大多患过疮疡、疔毒之类，或麻疹之后，余毒未尽，正气不足，毒邪走散，流注于经络关节。或外感风寒，表邪未清，寒从热化，余毒流注于四肢经络关节。

2. 暑湿邪毒，阻遏经络　夏秋之际，烈日暴晒，暑湿邪毒客于营卫之间，阻于经脉肌肉之内，流注于关节，与气血搏结，乃发本病。

3. 瘀血留滞，化热成毒　跌打扭伤，关节受损；或积劳过度，肢体经脉受损；或产时努伤，恶露未尽，皆可导致瘀血留滞，郁而化热，蕴热成毒，毒与血结，流注于关节，以致经络阻塞，气血凝滞，发为本病。

4. 外伤感染，毒火流注　外伤、穿刺、手术创伤等导致机体感染，毒邪通过创口、针眼等皮肤破损之处深入关节，阻碍营卫气血，正邪交争，发为本病。

5. 骨痈疽毒，流侵关节　与关节相邻之骨疽毒邪，向外侵犯蔓延，流注关节，因之继发本病。

（二）西医病因病理

西医学认为，化脓性关节炎是化脓性细菌侵入关节感染所致。感染途径多为细菌从身体其他部位的化脓性病灶，经血液循环传播。少数可由外伤创口直接感染、人工关节感染，或由附近的骨髓炎直接蔓延所引起。

由于机体抵抗力的强弱不同，致病菌毒力的大小和病程的长短不同，关节感染后其渗出液的性质也有所不同。本病的病变过程大致可以分为 3 个阶段，这种发展是一个渐进的演变过程，有时并无明显的界限，有时某个阶段可独立存在。

1. 浆液渗出期　关节感染后，首先引起滑膜充血、水肿，白细胞浸润，关节腔因渗透压增大而产生大量浆液性渗出液。早期的渗出液呈清稀的浆液状，内有大量白细胞。此时，关节软骨及滑膜表面未被破坏，若及时治疗，炎症得到控制，关节功能可以完全恢复正常，不留后遗症。

2. 浆液纤维蛋白渗出期　若治疗不当或延误，则病变继续发展，滑膜表面出现纤维蛋白及肉芽组织，渗出液变成浆液纤维蛋白性，呈混浊絮状，含有脓细胞、革兰氏阳性菌和纤维蛋白，其中细胞成分增多。随着关节炎症的加重，通过滑膜进入关节腔的血浆蛋白增加，关节内纤维蛋白的沉积可造成关节的永久性损害，使炎症不易消除。此期如能积极治疗，炎症仍可控制，但关节内若有纤维性粘连，治疗后常残留不同程度的功能障碍。

3. 脓性渗出期　如病情进一步恶化，渗出液变成脓性，含有大量细菌和脓细胞。滑膜和关节软骨已被破坏，炎症侵犯软骨下骨质。关节囊和周围软组织有蜂窝织炎改变，形成脓肿而使关节内压力增大并有黄色的脓液，穿破皮肤可形成窦道。有些因关节囊及周围韧带松弛，骨质破坏而引起病理性骨折。不仅治疗难度大，而且治疗后遗留严重关节强直，功能障碍或病理脱位。

二、临床表现与诊断

（一）临床表现

化脓性关节炎以血源性感染最多，由局部病灶感染或全身感染引起，常见于髋、膝关节，其次为肩、肘、踝关节。一般病变为单发性，在儿童可累及多个关节。成年人常因外伤感染而致。化脓性关节炎为感染性疾病，其发生演变一般分为三期。

1. 初期 起病急骤，初起时可全身不适，食欲减退，但很快出现恶寒发热，舌苔薄白，脉紧数。病变关节疼痛、压痛，不能完全伸直，活动受限，局部肿胀、灼热。实验室检查显示周围血象中白细胞计数略高，中性粒细胞百分比上升。关节穿刺可抽出浆液性渗出液。

2. 酿脓期 全身症状进一步加重，病情呈脓毒血症反应。寒战高热，汗出，体温高达 40℃左右，口干欲饮，舌苔黄腻，脉滑数。局部红、肿、热、痛，患处疼痛拒按，疼痛为剧痛、胀痛或跳痛，彻夜难眠。因炎症刺激，肌肉痉挛，使病变关节处于畸形位置，不能活动。如病变在髋关节，则该关节呈屈曲、外旋位；病变在膝关节，则患膝呈屈曲位，使关节囊松弛以减轻疼痛。由于关节囊腔被积液膨胀而扩大，加之强烈的肌肉痉挛，常发生病理性的脱位、半脱位或骨骺分离移位。实验室检查显示周围血象中白细胞计数增高，可达 $20\times10^9/L$ 以上，中性粒细胞百分比为 80%~90%，血沉加快，或镜下检查可见脓细胞。

3. 脓溃期 全身热毒炽盛症状持续，局部红肿热痛更加显著，关节穿刺液为脓液。当脓液穿破关节囊到达周围软组织后，因关节内张力降低，疼痛可能有所减轻，但全身和局部症状依然存在。最后，脓肿突破皮肤而外溃，形成窦道，流脓流血，经久不愈。随着病情的进展，全身急剧症状减退，呈现出明显的虚弱体征，神情疲惫，面白无华，舌淡苔少，脉细数等。此期，关节内脓毒腐蚀筋骨，使软骨和骨性结构破坏，加上周围肌肉痉挛，造成关节脱位畸形更加明显，活动更加受限。

（二）实验室检查

关节穿刺液检查对本病具有重要诊断价值。正常关节液无色透明，白细胞计数低于 $0.2\times10^9/L$，中性粒细胞百分比小于 25%，糖含量与血糖相差不超过 0.55mmol/L。化脓性关节炎的关节液可为浆液性或脓性，白细胞计数大于 $100\times10^9/L$，或有脓细胞。关节液中含糖量比血糖低。两者相差大于 2.2mmol/L。

（三）影像学检查

早期，X 线表现仅仅见到关节周围软组织阴影扩大、密度增高，关节间隙增宽。关节内渗出液增多时，可出现关节半脱位，尤其以婴幼儿的髋与肩关节最易发生，关节附近出现充血性骨质疏松。当关节软骨面破坏后，关节间隙变窄，继之出现关节面的骨质破坏，尤以承重部位的关节软骨破坏最为明显。感染严重时，可出现广泛的干骺端骨髓炎，关节可有病理性脱位，在儿童可有骨骺分离现象。晚期，关节间隙变窄或消失，关节发生纤维性强直或骨性融合强直。有时可见骨小梁跨越关节面；关节周围软组织呈片状或条形钙化，附着于关节邻近骨的边缘。

（四）诊断

对化脓性关节炎尤其强调早期诊断。若能早期作出明确诊断，及时而规范地治疗，痊愈后则关节功能可不受影响。早期，根据全身及局部症状、体征，一般均可作出诊断。特别是全身和局部炎症的表现，关节各方面压痛和各方向被动活动引起剧痛，以及关节积液的体征具有重要的诊断意义。关节穿刺和关节液检查，对早期诊断很有价值，应作白细胞计数、白细胞分类计数、黏蛋白凝块试验、涂片革兰氏染色检查和细菌培养及药物敏感试验等。

婴幼儿化脓性关节炎的早期诊断较为困难。最常见的发病部位是髋关节。如患儿出现高热、髋痛、肿胀、活动受限等，即应考虑为本病。新生儿全身和局部症状不明显，若见躁动不安、莫名啼哭、一侧肢体不能活动，则应高度怀疑为本病。

三、鉴别诊断

(一) 急性风湿性关节炎

多呈游走性、多发性、间接性发作。关节穿刺液白细胞计数较化脓性关节炎低,关节液内无脓细胞、无细菌,血清抗链球菌溶血素 O 试验常为阳性。用抗风湿药治疗,症状多可缓解。

(二) 关节结核

一般可有肺结核病史或结核病接触史。本病多隐渐、缓慢,常无明显症状,随着病情进展,可出现低热、盗汗、乏力消瘦、两颧潮红、舌红少苔、脉沉细数等阴虚内热表现,局部表现有疼痛、肿胀、肌肉痉挛、功能障碍、畸形等。实验室检查显示,关节穿刺脓液结核分枝杆菌培养阳性率 70% 左右,混合感染时关节穿刺液白细胞计数增高,其中淋巴细胞、单核细胞增加。当单纯骨结核突然穿破关节形成全关节结核时,体温升高,关节肿痛加剧,但全身状况较化脓性关节炎轻。

(三) 急性血源性骨髓炎

全身症状与化脓性关节炎相似,病变以干骺端为主,局部有压痛和肿胀。关节活动一般影响不大,但在病变的演变过程中,两者可互相侵犯,同时存在。

(四) 类风湿关节炎

多数患者隐渐发病,初起时全身可表现为低热、倦怠、乏力、肌肉酸痛、纳呆、消瘦、贫血等,患者仅感觉少数关节疼痛,数周或数月后,渐发现少数关节肿胀及活动受限,并逐渐累及其他对称关节。实验室检查显示,类风湿因子试验常为阳性。

(五) 小儿髋关节暂时性滑膜炎

虽有髋痛、患肢活动受限、体温稍高,但全身情况较好,血液检查白细胞计数和血沉均在正常范围,一般发病 2 周左右可自愈。

(六) 创伤性关节炎

多有创伤史,发病缓慢,逐渐加重。症状与关节活动有明显关系,活动量大或时间久时疼痛不适等症状多加重,休息后可缓解。

四、治疗

早期诊断、早期治疗是治疗化脓性关节炎的关键。这样不仅可以控制病情,保全患者生命,而且对恢复关节功能可起到一定作用。何氏骨科对本病的治疗是根据病因、病理演变的不同阶段及患者体质状况等因素,采用中西医结合、内外同治的方法,有针对性地选方用药,进行辨证论治。

(一) 内治法

1. 辨证论治

(1) 初期:化脓性关节炎早期,临床多见风寒外束证与暑湿热毒证。

风寒外束证:憎寒壮热,无汗,头项强痛,肢体酸痛,胸膈痞满,鼻塞声重,咳嗽有痰;局部关节漫肿隐痛,屈伸不利,沉重无力,舌苔白腻,脉浮紧。治宜辛温解毒,散风除湿。内服宜选荆防败毒散加减。

暑湿热毒证:症见寒战高热,头痛如裹,肢体困痛,不思饮食,小便短赤;局部关节筋骨隐痛,活动痛甚,继则灼热肿胀,皮色微红,舌苔黄腻,脉滑。治宜解暑化湿,清热解毒。内服宜选五味消毒饮合五神汤加减。

(2) 酿脓期:此期的治疗原则,主要是清热解毒,凉血利湿。方选五味消毒饮合黄连解毒汤。湿热体征明显者,加薏苡仁、茯苓、泽泻、车前子;热毒炽盛,症见高热,头痛如劈,身如被杖,躁扰不安,神昏谵妄,身现出血斑点,属于危候,上方加生地黄、牡丹皮、水牛角,配服安宫牛黄丸或紫雪丹;若炽热伤阴,气阴两虚,症见心烦口燥,舌红光无苔者,加生脉饮。

(3) 脓溃期:此期的治疗原则,主要是托里透脓,补益气血。针对该期脓将溃未溃,或初溃脓泄不畅之症，治宜托里透脓，方选托里消毒散或透脓散。热毒体征严重者，加薏苡仁、黄连、蒲公英、白花蛇舌草、败酱草，以清热解毒、托里透脓。若溃后正虚，治宜补益气血，方选八珍汤或十全大补汤加减。脾胃虚弱，纳谷不馨者，以四君子汤加陈皮、山楂、谷麦芽、鸡内金、砂仁等，少加石斛、玉竹以养胃阴。需要注意的是，此期虽正气已虚，但热毒未尽，或初溃不久，选用补药不宜过温，以防助热为患。

2. 西药

(1) 抗生素的应用：早期应用足量有效的抗生素进行治疗。其原则是根据关节液细菌培养和药物敏感试验结果，选择合理的抗生素。一般认为，抗生素应用时间为 6 周，可以 3 周静脉给药，3 周口服给药。

(2) 全身支持疗法：在应用抗生素治疗的同时，对儿童和重症患者应注意降温、补液、纠正水电解质代谢紊乱，补充高蛋白饮食以增强营养，输入新鲜血浆以提高机体抵抗力；如果发生全身中毒反应，甚至出现感染性休克，应积极抗休克治疗。

(二) 外治法

1. 关节腔穿刺 为治疗本病的常用方法，在浆液渗出期应及早行关节穿刺，尽量抽出关节内的渗出液。如此不仅可以减轻关节内压力，减少蛋白分解酶对关节软骨的破坏，还可通过观察关节内渗出液的混浊情况，判断关节炎症的程度。对较小而表浅的关节，可每日做 1 次关节穿刺，抽尽关节内液体，然后用无菌生理盐水反复冲洗，彻底干净后，再向关节内注入敏感的抗生素，直至不再有渗出液为止。对于较大的关节如膝关节、肩关节等，经关节穿刺证实有关节积液或积脓后，可选择 2 个穿刺点，用套管针做关节穿刺。若关节液少，可先注入生理盐水使关节囊鼓胀。套管针进入关节腔后拔出针芯，经套管各插入一根直径约 3mm 的塑料管或硅胶管，将套管退出，用丝线将塑料管缝扎固定于穿刺皮缘。一根作滴入管，每日滴入抗生素和生理盐水 2 000~3 000ml；另一根作吸出管，连接于负压吸收装置，连续冲洗、吸出，直至炎症完全控制。一般 1 周左右拔管(图 19-2-1)。

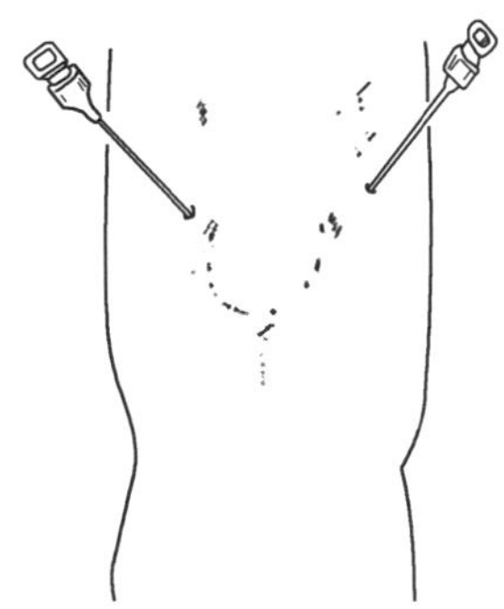

图 19-2-1 关节腔穿刺与灌洗

2. 患肢制动 选用皮肤牵引、骨牵引、夹板或石膏托固定制动。

(三) 手术治疗

1. 切开排脓 对于急性期的化脓性关节炎，发病 5~7 天后，病理改变已进入脓性渗出期，应及时切开排脓，彻底清除关节腔内的坏死组织、脓苔、纤维粘连块，尤其是附着在关节软骨表面的纤维蛋白沉淀物，置入敏感的抗生素，做一期缝合伤口。

2. 矫形手术 严重的化脓性关节炎，若在治疗中没有采取有效的预防畸形的措施，往往遗留关节畸形。对于畸形严重影响功能者，需行手术治疗，一般要求在感染控制 1 年以后才能进行，否则易致感染复发。感染控制 1 年以上者，根据关节具体情况、患者体质及年龄、病变的程度，可以考虑关节置换术、截骨矫形术及关节融合术。

(四) 何氏骨科特色治法

针对化脓性关节炎的病因、病机、病理，何氏骨科有其独特的院内制剂。针对具体病情，可辨证选取何氏拔毒消炎散、黄金膏、透骨拔毒散、拔毒生肌散等，以纯净水调和，外敷患处。内服排毒固本丸。患肢用泡沫套牵引制动。

五、预防与调护

(一) 预防感染

西医学认为，本病是关节内受化脓性细菌感染所致。感染途径多为细菌由身体其他部位的化脓性病灶，经血液循环传播。因此，日常生活和工作中应避免可能引起化脓性关节炎的疔、疖、疮、痈及外伤，是预防本病的关键。

（二）增强体质

合理安排生活，饮食有节，劳逸适度；加强体育锻炼，增强体质；同时保持心情愉快，精力充沛则抵抗力强。

（三）科学康复

恢复期，炎症消失，病灶愈合，全身状况恢复良好，即应逐步进行关节功能锻炼。临床多用五加皮汤或海桐皮汤熏洗僵硬关节。如关节粘连、周围软组织挛缩，还可适当进行按摩和理疗，以促进血液循环，松解粘连，增加关节活动。

第三节　急性化脓性骨髓炎

急性化脓性骨髓炎（acute suppurative osteomyelitis）是由金黄色葡萄球菌或溶血性链球菌等感染，引起的以长管状骨为主的骨组织（包括骨膜、骨、骨髓）的化脓性疾病。由于其发病主要是由其他病灶的细菌经血流传播，故也称为急性血源性骨髓炎。本病多见于10岁以下儿童，好发于四肢长管状骨的干骺端，尤其以胫骨为多，股骨、肱骨、桡骨、尺骨、跖骨、指（趾）骨也可发生，脊柱亦偶有发生。

本病属于中医"附骨疽"范畴，多由湿热邪毒侵袭、驻留骨内，正邪交争所致。中医对骨髓炎早有认识，古代文献将其称之为"痈"或"骨疽"，有时"痈疽"并提。两千多年前成书的《五十二病方》就已记载了"骨疽"一名，而《黄帝内经》则有更详细的描述。如《灵枢·痈疽》曰："热气淳盛，下陷肌肤，筋髓枯，内连五脏，血气竭，当其痈下，筋骨良肉皆无余，故命曰疽。"《灵枢·刺节真邪》亦云："有所结，深中骨，气因于骨，骨与气并，日以益大，则为骨瘤。"以后，在历代诸多医籍中多有记载，如隋代巢元方著《诸病源候论·附骨疽候》记载："附骨疽，亦由体盛热而当风取凉，风冷入于肌肉，与热气相搏，伏结近骨成痈，其状无头，但肿痛而阔，其皮薄泽，谓之附骨疽也。"

一、病因病机

（一）中医病因病机

中医认为本病的发生是体虚之人，外感六淫，邪气入里化热成毒，或病后余毒未尽，或损伤染毒，导致气血凝滞、经络阻塞、营气不充、脏腑功能障碍而成。具体而言，其病因病机可有如下3个方面。

1. 正气不足　因先天不足，后天失养，机体无力抵御外邪。体虚之人，卫气不固，风寒湿邪乘虚侵袭，阻于筋骨经络之间，气血凝滞不行，瘀而化热，热蕴成毒，伤及血肉筋骨，致肉腐血败，发为本病。

2. 热毒注骨　由于疔疮走黄，有头疽内陷，以及伤寒、温病（如天花、麻疹、扁桃体炎等）后，余邪未清，湿热内盛，毒邪深窜入里，留于筋骨，入于络脉，导致肉腐血败，继发本病。

3. 外来伤害　跌打损伤，瘀血凝滞于筋骨之间。尤其是开放性骨折等损伤，局部骨骼损伤，复又感受外来毒邪，毒瘀互结，阻塞经络，腐蚀筋骨，发为本病。

（二）西医病因病理

1. 致病因素　西医学认为，急性化脓性骨髓炎主要由化脓性细菌引起的骨组织感染。其致病菌以金黄色葡萄球菌最为多见，约占本病的75%，其次为溶血性链球菌和白色葡萄球菌，而肺炎双球菌、伤寒沙门菌引起的则少见。

2. 致病途径　细菌感染导致本病的途径主要有以下3种（图19-3-1）。

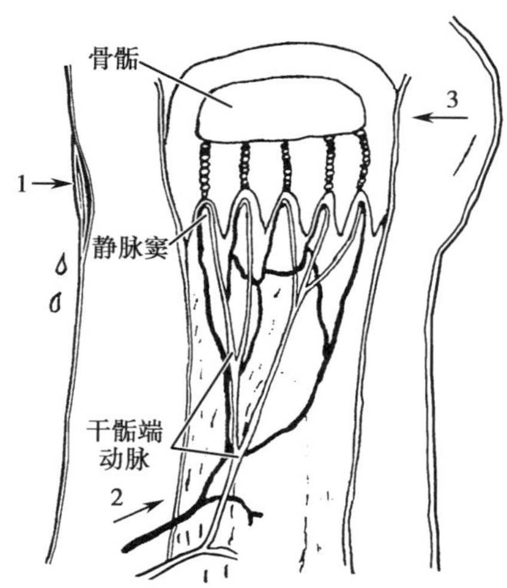

1. 外伤性感染　2. 血源性感染　3. 直接蔓延。
图19-3-1　感染途径

(1)外伤性感染:如因开放性骨折,由创口感染细菌引起,或因穿透性损伤骨组织,或因手术伤口感染直接累及骨组织,造成感染。另外,手术内置物如人工关节、钢板等污染或消毒不严格,也可引起感染。

(2)血源性感染:常见的原发病灶多位于体表,如疖、痈、毛囊炎等软组织感染及烧伤后创面感染等;身体其他部位(如呼吸道、扁桃体等处)的化脓性病灶,经血液循环注入骨组织髓腔内引起感染。

(3)直接蔓延:邻近软组织感染,细菌直接蔓延到骨组织,如化脓性指头炎引起指骨骨髓炎、齿槽脓肿累及上下颌骨等。

3. 致病条件 无论感染途径如何,化脓性细菌的存在是本病发生的先决条件;正气虚弱,抵抗力差,细菌毒力大,是致使本病发生的必须具备的发病条件。同时在疾病发生演变的过程中,始终存在着人体正气与病理损害(包括致病因子)之间的抗争,即所谓"正邪相搏"。正气不足是疾病发生的内在因素,邪气侵犯是疾病发生的重要条件,正气的强弱主导着整个病理转化。

4. 致病特点 急性化脓性骨髓炎好发于四肢长骨的干骺端。因小儿长管状骨生长活跃,干骺端有丰富的毛细血管网,血流缓慢,血液中的细菌容易在此沉积繁殖,有的细菌如葡萄球菌常聚集成团,在细小动脉中形成栓塞,阻塞血管末端,导致局部组织坏死,从而给细菌的生长繁殖提供了有利条件。或因外伤使干骺端毛细血管网破裂出血,局部抵抗力减低,易受感染;外伤形成的血肿也会给细菌的生长造成机会。或因全身性疾病,营养不良等,使全身抵抗力下降而造成本病的发生。

5. 病理特点 急性化脓性骨髓炎的病理特点是骨质破坏、坏死和反应性骨膜增生同时存在,早期以骨质破坏、坏死为主,后期以骨膜增生为明显。临床上,一般在发病后4周内,死骨未形成前为急性期,以后为慢性期。

6. 病理变化 一定数量的致病菌在特定的条件下,经血液循环注入某处骨组织,导致骨组织感染形成病灶。在病灶局部,病变产生如下的病理变化。

(1)形成脓肿:脓肿大多发生在长管状骨的干骺端,因此处的血管丰富,血流缓慢,细菌栓子容易停留繁殖,使骨组织坏死,形成的骨脓肿可因人体抵抗力强而局限为小脓肿。相反,若人体抵抗力差,则病灶扩大,侵犯更多的骨组织甚至波及整个骨干,即形成急性化脓性骨髓炎(图19-3-2)。

脓肿的转移或扩散有两个途径:一是病灶区的脓毒向外蔓延,穿破骨皮质达骨膜下,形成骨膜下脓肿(图19-3-3)。骨膜下脓肿逐渐增大,压力增高,脓毒又经骨小管穿入骨髓腔,造成广泛性骨髓炎。二是病灶区的脓毒向内蔓延,先进入骨髓腔,骨髓腔内的脓液逐渐增多,压力增高,又经骨小管向外延伸,穿破骨皮质到达骨膜下,也可形成骨膜下脓肿(图19-3-4)。

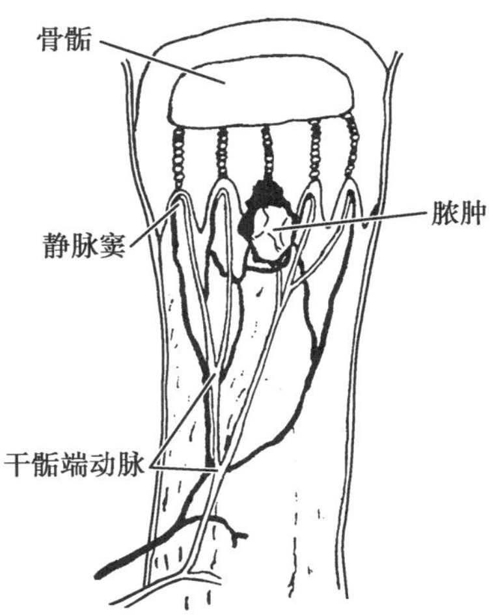

图19-3-2 脓肿形成

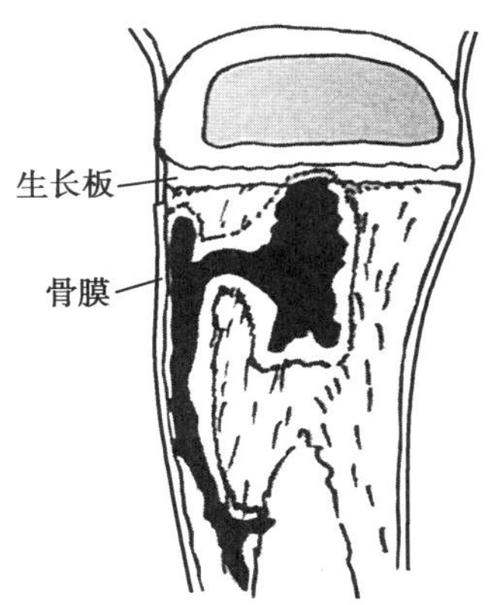

图19-3-3 骨膜下脓肿

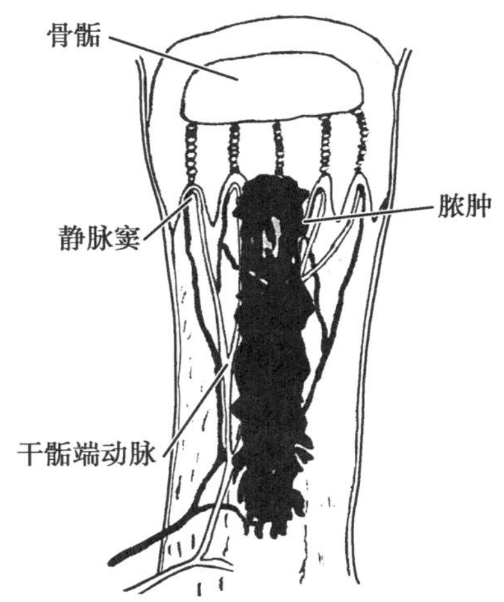

图19-3-4 髓腔内脓肿

骨膜下脓肿可穿破骨膜向软组织扩散，形成软组织脓肿或皮下脓肿，最后穿溃皮肤，形成窦道。成年人急性化脓性骨髓炎，有时感染可进入关节腔，并发化脓性关节炎。儿童关节附近的骺板是一道屏障，脓毒穿破骺板进入关节腔的机会较少。

⑵形成包壳骨：脓肿在骨膜下形成时将骨膜从骨干上剥离，被剥离的骨膜因炎性充血和渗出液刺激产生一层新骨，包围于原骨干之外，新生骨逐渐增厚形成包壳，称包壳骨。包壳骨在大块死骨坏死出现后，是维持骨干连续的唯一保证。骨壳形状不规则，上有许多孔，与皮肤窦道相通，脓液经此流出。骨壳将感染的肉芽组织和死骨封闭其中，并形成骨性无效腔，大块死骨不能排除或吸收，感染难以消灭，容易转化为慢性骨髓炎（图 19-3-5、图 19-3-6）。

⑶形成死骨：骨膜下脓肿形成后，由于骨膜被剥离，该处的骨即失去来自骨膜的血液供应，同时骨本身的营养血管也因感染而栓塞，再加上脓毒穿骨窜髓，终致广泛性骨坏死，甚至发生病理性骨折。坏死骨如与周围活骨未完全分离，待炎症控制，侧支血液循环建立，尚有再复活的可能；倘与周围活骨完全分离，由于没有血液供应而形成死骨。病灶区的肉芽组织或脓腐物将其包围，成为游离的死骨，小的死骨即可被吸收或排出，大的死骨常需手术摘除（图 19-3-7）。

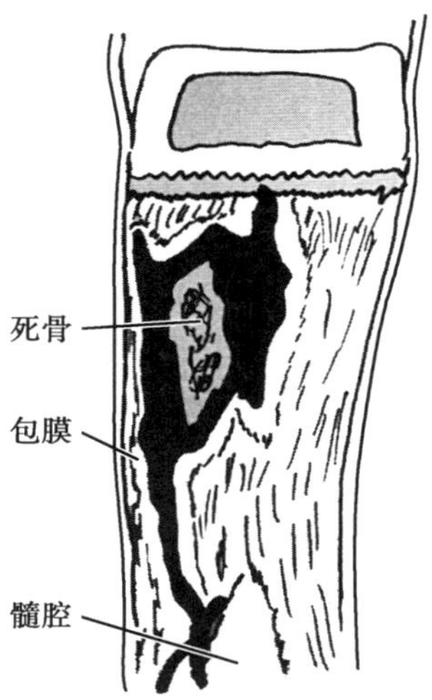

图 19-3-5　形成骨性无效腔

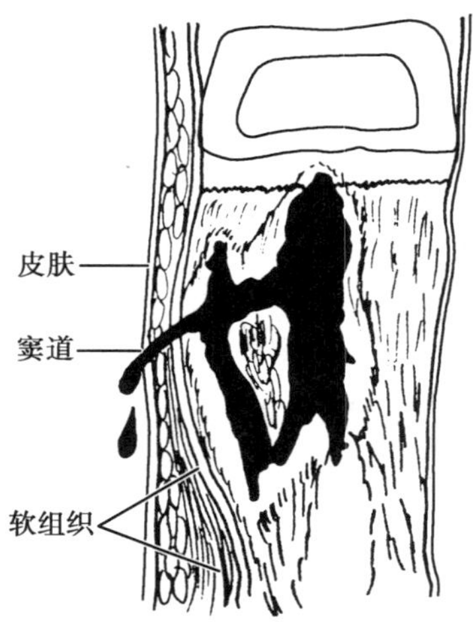

图 19-3-6　形成窦道

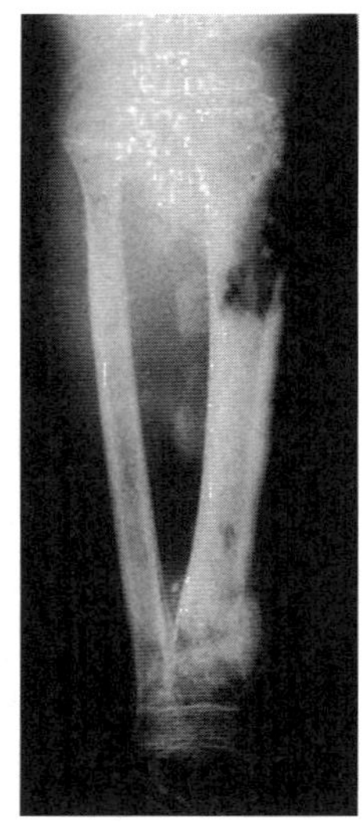
图 19-3-7　骨质改变

二、临床表现与诊断

本病以儿童为多见，80% 的病例在 10 岁以内，男孩多于女孩，其比例约为 4∶1。感染部位多见于长管状骨，据统计股骨和胫骨的发生率为 80%，位居本病之首，其中以股骨下端和胫骨上端最为多见，肱骨和其他部位少见。身体其他部位或既往有化脓性感染病灶，或患肢有损伤或近期有外感史等亦可发生本病。

（一）全身症状

本病常突然起病，发病时全身症状迅猛异常，往往掩盖局部表现。患者脉搏频数，寒战、高热，体温可达 39℃以上，并有头痛、周身无力及关节痛等中毒症状。小儿患者可出现呕吐、神智昏迷，甚至发生惊厥、脱水、中毒等。感染严重者，临床表现为败血症，如不及时治疗可发生休克、昏迷甚至死亡。

（二）局部症状

患肢出现疼痛及跳痛，以单指触压患肢局部的前后内外四个平面，可以出现“肢体圆柱深部压痛征”，提示骨髓炎的存在。靠近病灶的关节处于强迫屈曲位，害怕移动或检查，主动和被动活动都会受限。局部症状很快变得明显，肢体红肿、发热、肌肉紧张、拒触动，压痛逐渐波及整个肢体。干骺端压痛及指压性水肿是急性化脓性骨髓炎的最主要局部表现。

(三) 本病的“三期”表现

1. 初期 初起有短暂的全身不适,倦怠,恶寒发热,继而寒战、高热,体温高达 39~40℃,汗出而热不退,纳差,尿赤,便秘,甚至恶心,呕吐,舌苔由薄白渐转黄腻,脉洪数。患肢剧痛,1~2 日内不能活动,压痛,肿胀局限在骨端。

2. 成脓期 3~4 日后,发病症状、体征明显加剧,全身虚弱而壮热不退,甚至烦躁不安,神昏谵语。患肢剧烈肿痛或跳痛,环形漫肿,皮温升高,压痛明显,持续 1 周左右,剧痛可骤然减轻——此乃骨膜下脓肿破裂之征。但局部压痛加剧,整个患肢脓肿,可触及波动感,局部穿刺可抽出脓液。

3. 脓溃后 骨膜下脓肿破裂后,脓液流到周围软组织内,引起软组织感染化脓,3~4 周后,脓肿穿破皮肤而外溃,形成窦道。疮口流脓,初多稠厚,渐转稀薄。此时,身热和肢痛均逐步缓解,但全身衰弱征象更加突出,形体羸弱,神情疲惫,少气无力,面色苍白,舌淡苔少,脉象细数等。此期热退痛减是脓毒外泄的结果;舌淡苔少、脉细弱是气血两虚之象。

(四) 实验室检查

血液白细胞计数和中性粒细胞增多,血沉增快,尿液可见蛋白及酮体。血液细菌培养常为阳性,骨膜下脓液穿刺更易获得细菌培养的结果。吸出脓液或血样液体立刻做细菌涂片和培养,前者可在几分钟内区分出革兰氏阳性或阴性细菌,指导选用抗生素;后者有助于区分细菌和确定致病菌对抗生素的敏感程度。

(五) 影像学检查

1. X 线检查 早期 X 线检查常无阳性发现,仅可见软组织的细微改变,在干骺端邻近深部软组织显示较小的局限性肿胀。骨质变化一般在发病 2~3 周以后出现,患肢干骺端有透明斑点,骨质疏松,骨膜破坏,甚至形成包壳骨环绕病变周围。坏死骨的形成一般在 4 周以后,X 线片显示有明显骨质破坏,范围广泛,可累及全骨干的皮质及骨髓腔,形成多数透亮破坏区。当病情继续发展,骨膜下新生骨也逐渐丰富,X 线片上可见到形成的包壳骨围绕病变骨干或死骨形成。

局限性骨脓肿时,X 线片上可见长管状骨干骺端处有一圆形或椭圆形透光区,中央偶有小碎片死骨,其外有边界明显、骨密度增高的硬化骨。

2. CT 与 MRI 检查 通过 CT 横断扫描可直接测量骨髓腔密度改变,显示新骨生成与骨破坏,并可以明确病变的范围。急性化脓性骨髓炎早期,CT 可发现骨髓腔密度增高现象,并可清楚显示软组织的变化,明确炎症定位。MRI 比 CT 更为优越,各种软组织都有清晰对比,急性化脓性骨髓炎时 MRI 图像可见骨髓腔透亮度下降,信号异常变化更早,有利于更早期了解和明确病情。

3. 核素骨扫描 可及早发现骨感染病灶,发现异常的骨质和高代谢浓聚区,以及发现全身其他部位的潜在病灶。核素骨扫描对早期诊断骨感染有很大价值,较普通 X 线片可提早 2~3 周甚至更早即发现异常高代谢浓聚区,并可进行全身筛查以发现潜在病灶,对早期诊断有很大帮助,目前临床最常用的显像剂是 ^{99m}Tc-MDP。对于疑难病例,可采用三相骨显像模式(血流相、血池相、延迟相)来提高诊断特异性。需注意,核素骨扫描敏感性高但特异性较低,其发现需结合临床和其他影像学检查进行综合解读。

三、鉴别诊断

(一) 急性风湿热

虽有发热和关节疼痛,但患者多有慢性病容、心悸,心脏听诊可闻及杂音。合并游走性关节肿胀、疼痛和活动受限。局部症状和体征主要在关节而不在干骺端,血象中白细胞计数增高,以单核细胞为主,但总数少于急性化脓性骨髓炎。

(二) 急性蜂窝织炎

局部红肿出现较早,肿胀中央明显、四周较轻,边界不清,疼痛、压痛浅在。虽有化脓性感染的全身和局部表现，但大多数较急性化脓性骨髓炎轻。肿胀及压痛虽较为广泛，但局部红、肿、热、痛较表浅，且多偏于肢体一侧。

（三）化脓性关节炎

全身症状与急性化脓性骨髓炎相似，但肿胀、疼痛局限在关节，关节活动明显受限，关节穿刺检查可明确诊断。

（四）骨肉瘤

该病多发生于10~25岁的青少年。位于长骨的骨肉瘤多起于干骺端，病程也较急性化脓性骨髓炎长。局部疼痛、肿胀为常见症状，开始时为隐痛、阵痛，迅速转变为持续性剧痛，难以忍受，以夜间为甚。肿块坚硬，压痛明显，表面有静脉怒张，发热不似急性化脓性骨髓炎那么严重，血象中白细胞计数稍微升高，血清碱性磷酸酶、乳酸脱氢酶水平常增高。X线片显示肿瘤性新骨增生常呈日光放射状排列。

（五）尤因肉瘤

该病也可表现为体温升高，血象白细胞计数增加。病变靠近骨干，破坏区广泛，X线片上显示呈“葱皮样”骨膜反应。全身及局部症状均不如急性化脓性骨髓炎强烈，活体组织检查找到肿瘤细胞可以确诊。

四、治疗

急性化脓性骨髓炎应争取早期诊断、早期治疗。根据疾病发生的“三期”，结合患者自身体质的强弱及致病菌毒力的大小，选择有效的中西药物，采用局部固定及手术疗法，充分发挥中西医结合的优势，尽力降低患者的病死率和致残率。

（一）内治法

1. 辨证论治 本病的发病过程有初期、成脓期、脓溃后不同阶段，虽然消、托、补是针对这三个阶段的治疗原则，但每一个阶段，又有阴证、阳证之别，所以必须明辨阴阳，才能有的放矢，保证疗效。

（1）初期

热毒蕴结，气滞血瘀：症见恶寒发热，肢痛不剧，苔薄白，脉浮数。此为阳证。治以清热解毒，行瘀通络。方选仙方活命饮加黄连解毒汤或五味消毒饮。热重者，加生石膏、知母、栀子；湿热重者，加黄柏、苍术；便秘、尿赤者，加车前草、金钱草、大黄；有损伤史者，加桃仁、红花等；毒邪内陷发生者，应予以清热、凉血、开窍，方用犀角地黄汤（犀角已禁用，现多用水牛角代）合黄连解毒汤，配服安宫牛黄丸或紫雪丹。

正虚邪实：患者高热不退，精神萎靡，汗出，乏力，肢体疼痛肿胀，苔腻舌质淡，脉细弱；或患者素来体质虚弱，气血亏虚，毒甚正虚。治以扶正祛邪，托里透脓。方选仙方活命饮合透脓散或托里透脓散加减。

（2）成脓期：成脓前期，即骨膜下脓肿刚形成时，如能得到及时有效的治疗，预后仍佳。若延误致骨膜下脓肿破裂，软组织感染化脓才进行治疗，则难免形成慢性骨髓炎的可能。此期治疗原则是先清营托毒，后托里透脓。

热毒炽盛，津亏血瘀：症见高热，肢体剧烈胀痛，舌红，苔少或干剥，脉细数。治以解毒活血，托里止痛，清热生津。方选托里消毒散加桃仁、红花、石斛、麦冬等。

热入营血，毒邪内陷：憎寒高热，烦躁不安，胸闷纳呆，便秘溲赤。进而神昏谵语，甚至昏迷、痉厥，皮色变紫或脓水淋漓，甚至创面出血和坏死，恶化迅速。舌质红绛，苔厚腻，脉洪数。治以清热解毒，凉血开窍。方选清瘟败毒饮合犀角地黄汤加减（犀角已禁用，现多用水牛角代），配服安宫牛黄丸、紫雪丹等。

（3）脓溃后：局部溃破流脓，脓液稠厚色黄，渐转稀薄。局部红肿或不肿，疼痛减轻。溃后骨质破坏，脓水淋漓不易收口，形成瘘管，管内不时流出腐肉死骨，病程缓慢延长。基本治则是扶正托毒，祛腐生新。

初溃：脓多稠厚，略带腥味，舌胖质淡或红，苔白腻，口中异味，脉多滑数。此为邪气衰败，气血尚可。治以托里排脓。方选托里消毒饮。

溃后：脓液清稀，量多质薄，舌淡苔白，脉细弱。此为气血虚弱，正虚邪恋之证。治以益气养血，开胃健脾。方选八珍汤加减。若偏于阳虚，畏寒肢冷者，方用十全大补汤；如脾胃虚弱，纳谷不馨者用四君子汤加陈皮、加山楂、谷麦芽等；症见气阴两亏，口干舌燥，舌光无苔，方用生脉饮加山楂、谷麦芽等。

2. 西药治疗 高温时须降温，补液，纠正酸中毒。静脉滴注维生素 C，改善营养，供给高蛋白饮食。如中毒症状严重，可少量多次输新鲜血液。早期采用足够量的有效抗生素，最好联合选用两种以上；对给药 3 日体温不降、症状不减者，应调整抗生素。一般来讲，抗生素要持续用到症状消退后 4 周左右。

（二）外治法

中医骨科临床上多以常规方法治疗本病，一般将该病分为初期、成脓期、脓溃后三个阶段进行治疗。

1. 初期 针对患处肿痛的症状，可选用拔毒生肌散、双柏散、黄金膏、玉露膏等外敷患处。必须配合患肢制动以免负重，可用小夹板或持续牵引，以缓解肌肉痉挛，减轻疼痛，防止畸形和病理性骨折及脱位。

2. 成脓期 局部继续外敷拔毒消炎散，并注意患肢体的牵引制动。

3. 脓溃后 临床常表现为以下几种情况：①疮口可先用冰黄洗液冲洗，然后根据疮口有无脓腐情况，分别选用九一丹、八二丹、七三丹、五五丹、生肌散药捻，换药每日 1 次，另外，也可外敷玉露膏或生肌玉红膏；②若疮口太小或疮口僵硬，腐肉不脱，可选用白降丹、红升丹，插入疮口内可使疮口扩大，脓腐易出；③疮口腐肉已脱，脓水将尽时，可选用八宝丹、生肌散（膏）换药，促进生肌收口。

（三）手术治疗

1. 穿刺吸引术 适用于保守疗法 3 日后，患者体温仍不下降，局部红肿压痛不减轻者。穿刺吸引针应自最明显的压痛点进入，直接至骨后吸引脓液，尽可能将脓液吸净，并同时注入稀释的抗生素溶液。即刻将抽出的脓液做涂片染色检查和细菌培养，以查明细菌情况。本法可以起到协助诊断和减压作用。

2. 切开引流术 适用于发病经全身治疗 3 日后，全身情况未见好转，局部肿胀不消反而增加，局部压痛明显或加重，X 线片显示骨膜阴影局限性增宽或两侧不对称者。若脓液较少，可行钻孔引流术；若引流出的脓液较多，需“开窗”引流，患肢用石膏托或小夹板保护。

3. 闭合性持续冲洗 - 吸引疗法 在保守治疗 2~3 天后，症状若无改善，切开排脓清除病灶的同时可行本法。开窗后，清除脓肿，在骨髓脓肿空腔内放置冲洗及吸引管，用抗生素生理盐水冲洗。有效的冲洗标志为：滴入和流出量基本相同，手术切开处无液体渗漏，无明显肿胀，体温下降，疼痛减轻。

（四）何氏骨科特色治法

针对急性化脓性骨髓炎的病因、病机、病理，何氏骨科有其独特的院内制剂。外敷拔毒消炎散。内服排毒固本丸。

何氏骨科通常将急性化脓性骨髓炎分为阴证和阳证两类，辨证用药。

1. 阴证 初期在病变局部外敷拔毒消炎散Ⅱ号（当归、白芷、羌活、独活、赤芍、石菖蒲、紫荆皮、白及、川乌、草乌、白芥子、半夏、黄柏等碾成细末），根据病变局部面积大小，取适量的药粉，80% 的温热开水兑入 20% 的蜂蜜，并稍加几滴白酒为引，将药粉调和均匀外敷患处，上盖纱布或白纸，以胶布粘贴或绷带包扎。隔日或每日 1 次。注意忌用塑料薄膜盖贴。

已溃期，首先用皮纸搓捻，蘸少许拔毒祛腐类药物撒于疮口，有瘘管者先用药捻插入瘘管，并剪一小块红油膏（由当归、白芷、象皮、紫草、血竭、甘草等同麻油、白蜡熬制而成），药膏适量，用药刀摊贴于皮纸上。盖贴疮口，再以少许药棉置于油膏上面，其周围外敷拔毒消炎散Ⅱ号，每日一换。

2. 阳证 初期在病变局部外敷拔毒消炎散Ⅰ号（生大黄、苍术、黄柏、姜黄、赤芍、白芷、大戟、芫花、芙蓉叶等碾成细末），根据病变局部面积大小，取适量的药粉以 70% 的冷开水和 30% 的蜂蜜调匀，外敷患处。

已溃期的疮口及瘘管处理同阴证，其周围外敷拔毒消炎散Ⅰ号。

虽然何氏骨科将急性化脓性骨髓炎的治疗分为阴证、阳证两类，但由于发病症状的表现十分复杂，正邪相搏之力的对比、治疗得当与否、营养补给优劣等，均可使病情不断发展与变化。因此，病情的发展不可能仅仅表现为纯粹的阴证或阳证，常常是“阴中有阳，阳中有阴”。鉴于疾病的复杂性，在治疗时，就要善于抓住问题的关键，即疾病的主要症状，分析属阴或属阳的性质，辨证施治，因病制宜，做到“师其法，而不泥其方”，外治与内治相统一，才能取得最佳的效果。

五、预防与调护

急性化脓性骨髓炎常发病突然，来势凶猛，迅速发展形成脓肿，并很快向周围扩散，倘若延误诊断与治疗，则可发生许多并发症，甚至毒邪内陷而引发严重毒血症等并发症而导致死亡。而更多的患者可转变为慢性骨髓炎，形成死骨、窦道，长期流脓，反复发作，迁延不愈，可发生病理性骨折或截瘫，后遗畸形、关节强直等。但若能对本病早期诊断，及时准确有效地治疗，一般都可以收到满意效果，预后尚好。因此，对于本病早期诊断，以有效足够量的抗生素控制感染，及时引流减压，防止死骨形成，是治疗成功的关键。

患者体质下降是其发病的主要环节，因此，应采取一切有效措施以增强患者体质，预防本病的发生。对于罹患本病者而言，在治疗的任何时期均应重视患者体质的维护，重视扶正祛邪的治疗原则。

第四节　慢性化脓性骨髓炎

慢性化脓性骨髓炎（chronic suppurative osteomyelitis）是骨组织内的慢性感染性疾病，本病大多数是由于急性化脓性骨髓炎治疗不当或延误诊治发展而来的。本病的特点是发病率高，病程长，感染的骨组织增生、硬化、坏死、无效腔、包壳、窦道、脓肿等并存，常反复急性发作，流脓流水，不易根治，往往数年或十数年仍不能痊愈，严重损害患者的身心健康，易造成病残，是骨科常见疾病，应引起临床医生的高度重视。本病中医称之为慢性附骨疽。

一、病因病机

（一）中医病因病机

本病多为急性附骨疽或开放性骨折被毒邪侵袭后，由于治疗不及时或不彻底，又素体虚弱，或久病消耗，正气亏损，正不胜邪，邪毒内陷，腐脓流注，发为本病。或因病后（如疔疖、疮疡、不明原因高热等）余毒未清，兼之湿热内感，毒邪侵犯筋骨，以致经络阻塞，气血腐败，腐肉蚀骨，发为本病。

（二）西医病因病理

现代医学认为，慢性骨髓炎的病菌种类、来源及感染途径与急性化脓性骨髓炎是相同的。最常见的致病菌仍为金黄色葡萄球菌，其他常见的还有溶血性链球菌、表皮葡萄球菌、铜绿假单胞菌等，近年来，革兰氏阴性杆菌的检出率也在明显增加。

从急性化脓性骨髓炎发展到慢性化脓性骨髓炎，在病理上是一个连续的过程，即由显著破坏为特征的急性期发展为以修复增生为主的慢性期。急性期症状缓解，X线片表现为骨破坏局限化，骨增生明显，形成无效腔、死骨及窦道，表明已演变为慢性化脓性骨髓炎。一般多在急性发病4周后形成。

由金黄色葡萄球菌、溶血性链球菌、白色葡萄球菌等细菌造成的骨内感染，延误治疗，或是细菌对早期治疗的药物产生了耐药性，或者是一些低毒性细菌感染，或机体抵抗力较强等因素下，脓肿被限制在骨质内，于病灶局部形成脓肿、死骨和包壳骨，呈局限性骨内脓肿，称为慢性局限性骨脓肿，又称布罗迪脓肿（Brodie abscess）。病灶形成局限性的固化，使抗生素难以进入。由于病灶长期存在，一旦患者体质减弱、抵抗力低下，细菌就如死灰复燃，使病情反复发作，引起肿胀、疼痛及发热等临床表现。若病灶脓肿穿破皮肤外溃，局部肿痛的表现就会减轻，炎症可逐渐消退，但死骨、感染性无效腔和包壳骨依然存在，无效腔内常含炎性肉芽组织、瘢痕组织、脓液等，脓毒及游离的死骨藏匿于无效腔内，阻止病灶愈合。

排脓的通道和病灶相通，形成窦道。窦道壁为炎性纤维结缔组织，其间充满炎性肉芽组织和脓液，受累的骨因缺血而坏死，使其和主骨分离，小块死骨可以通过爬行代替的成骨活动而复活，也可以从窦道排出；但大块死骨因长期滞留，其周围形成包壳骨。包壳骨将死骨、感染性肉芽组织及脓液包围于其中，形成感染性的骨性无效腔，这是慢性化脓性骨髓炎的主要病理特征之一(图 19-4-1)。

据现代病理研究证实：在慢性化脓性骨髓炎的病灶内部，死骨表面及坏死组织周围形成一层细菌性生物膜，这层膜是由细菌和其分泌的胞外基质在物体表面形成的高度组织化的多细胞结构，是细菌对抗生素产生耐药性和逃避机体免疫系统攻击的主要原因。抗生素不易到达病灶内部，脓液得不到彻底的引流，当患者抵抗力低下时，局部炎症可以急性发作。窦道时发时愈，如此反复，因无效腔、死骨及附近软组织瘢痕内缺乏血液供应，机体的抗病能力下降和药力难以到达病所，以致炎症经久不愈，窦道附近皮肤长期在炎性刺激物的作用下，有恶变的可能。慢性化脓性骨髓炎包壳骨的形成和反复急性发作成为本病不易根治的重要原因。

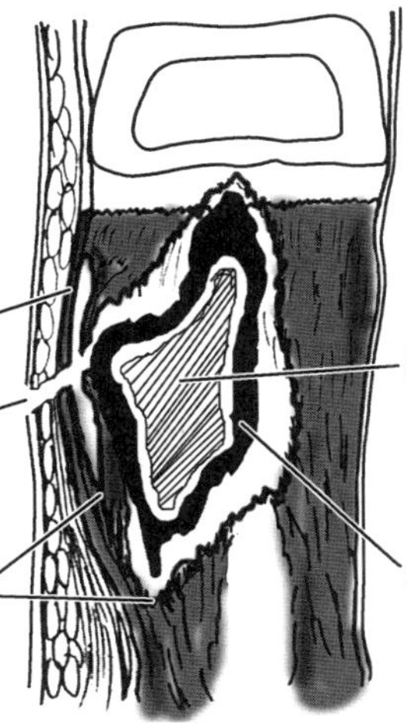

图 19-4-1　慢性化脓性骨髓炎

二、临床表现与诊断

(一) 症状与体征

本病男性明显多于女性，发病年龄以 20~40 岁多见。患者就诊时，多有消瘦、贫血等慢性消耗表现，以及精神抑郁、低沉等心理创伤表现。

患肢局部长期隐痛、疼痛，时轻时重；局部有压痛、叩击痛。检查可见，患肢肌肉萎缩，邻近关节僵硬，肢体长短不一且有弯曲等畸形。患处皮肤色素沉着，肤色暗黑，薄而易破，有的形成溃疡或瘢痕。

患处有窦道，窦道数目不等。窦道口有肉芽组织增生，高出皮肤表面，而表皮则内陷长入窦道口边缘，周围皮肤色素沉着，呈暗紫色。窦道口可反复闭合和溃破，溃破时其口内常排出稀薄脓液和细小死骨。脓液排出不畅时，局部红、肿、热、痛明显，并可有全身不适及发热症状。窦道闭合后，常会有一段静止期，每当抵抗力下降时可诱发急性发作。病变发作时，患者表现出畏寒、发热，血象白细胞计数及中性粒细胞增多、血沉增快等急性感染的全身症状。此时，患肢局部可出现红、肿、热、痛症状，原有的窦道瘢痕出现高出皮肤表面的混浊水疱，或邻近皮肤出现波动性、压痛性肿块，水疱或肿块破裂后，脓液流出，也可见小块死骨流出。有多个窦道时，也可交替排脓和闭合，也可形成新的窦道外口。多年不愈的窦道，有恶变的可能。窦道恶变后，外口溃疡创面增大，边缘瘢痕凹陷，有时可见典型的菜花状新生物，易出血、有恶臭味道、分泌物增多。

总之，已愈合的窦道为纤维瘢痕组织所封闭，暂时不排脓的假性愈合窦道外口常由较坚硬的肉芽组织所填充，排脓的窦道外口常为水肿的肉芽组织。部分病灶由于没有肌肉覆盖，可出现骨骼外露。

(二) 实验室检查

本病患者血常规检查多无明显异常。若合并感染，可有炎性指标的变化及血沉的升高。若有窦道溃脓，应做创口分泌物的涂片检查及细菌培养，并做抗生素敏感度测定。

(三) 影像学检查

1. X 线检查　X 线片可见病变累及骨端、骨干，甚至全骨。X 线片显示病变部位骨干有不规则的增粗、增厚，骨密度增高，周围有新生的包壳骨。骨髓腔变窄或消失，同时有大小不等的死骨出现，因死骨的密度较周围骨的密度高，可见单个或多个破坏空洞透亮区。可见骨质增生和骨质破坏并存征象。骨破坏严重者可发生病理性骨折、骨缺损及假关节形成(图 19-4-2)。

2. CT 检查　配合造影剂注入的 CT 检查及 CT 三维重建技术，可以明确死骨及空洞所在的部位。了解有无感染性窦道，并可了解窦道的方向、范围及深度。

（四）并发症

在漫长的疾病演变过程中，慢性化脓性骨髓炎可产生如下并发症。

1. 病理性骨折或脱位 由于慢性感染，炎症激活破骨细胞而抑制成骨细胞，从而造成骨质的破坏，以致患处容易发生骨折；或是因软组织周围的感染破坏关节结构，由于肌肉的牵拉进而发生脱位。

2. 屈曲挛缩畸形 多因急性期患肢未做牵引，以致软组织形成瘢痕挛缩而引起。

3. 关节强直 多由于感染邪毒扩散到关节内，关节软骨面破坏，使关节呈纤维性或骨性强直。部分患者可因患肢长时间制动（如石膏固定）所致。

4. 患肢缩短 儿童患者因骨骺板遭炎症破坏，影响了骨骺的正常生长发育，导致患肢较健肢为短，这类关节也往往存在局部形态异常表现。

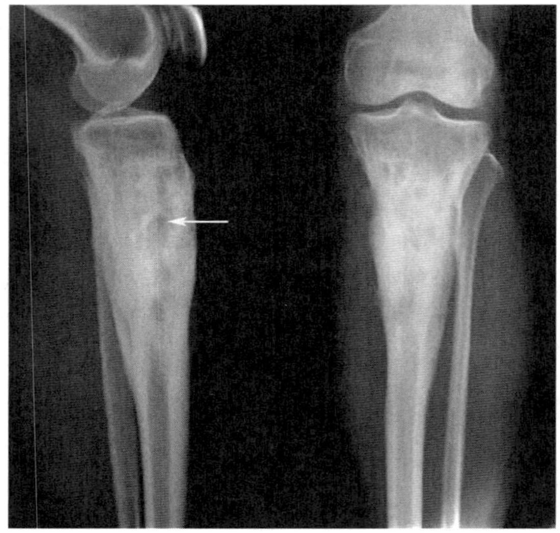

图 19-4-2　死骨无效腔

5. 患肢增长 儿童患者因骨骺受到炎症刺激而生长过度，使患肢较健侧略长。

6. 关节内翻或外翻畸形 易发生于儿童患者，因感染使骨骺板发生一侧受累，而另一侧无受累的现象，以致内外侧骨骺生长发育不对称，使关节发生内翻或外翻畸形。

7. 癌变 窦道口附近皮肤因长期受炎症刺激，可诱发恶性变，转化为鳞状上皮癌。癌变后可表现为窦道外口溃疡创面增大，边缘瘢痕凹陷，突出皮肤的菜花状新生物，易反复破损出血、坏死、有恶臭味、分泌物增多等。

三、鉴别诊断

（一）骨结核

骨结核好发于关节，病程长，一般为继发性病变，大多数原发病灶在肺和胸膜，其余在消化道和淋巴结。初起时，局部和全身表现不明显，溃后脓水清稀，并夹有干酪样絮状物，晚期多呈慢性消耗性病容，关节畸形，肢体萎缩，残疾程度较严重。发生在骨干和骨端的骨结核不易与慢性骨髓炎鉴别，确诊须靠细菌性与病理性检查。

（二）骨囊肿

无炎症表现。X 线片显示囊腔周围骨质硬化不明显，骨质轻度膨胀，囊肿内透明度高。

（三）硬化性成骨肉瘤

一般无感染史，但病变也可穿破骨皮质进入软组织内。X 线片显示恶性膨胀性生长，骨质硬化并可见放射性骨针，病灶组织的病理检查可以明确。

（四）骨肉瘤

无急性发病史。骨肉瘤为恶性肿瘤，生长迅速，疼痛显著。全身情况可迅速恶化，无死骨。穿刺时可有鲜血，活组织检查可予明确诊断。

（五）骨样骨瘤

骨样骨瘤是以持续性疼痛为主要临床表现的良性骨肿瘤。位于骨干者，骨皮质上可见致密阴影，整段骨干变粗、致密，其间有小的透亮区，直径约 1cm，称为“瘤巢”，中央可见小死骨，周围呈“葱皮样”骨膜反应。位于松质骨内，也有小透亮区，周围仅少数致密影，无经久不愈的窦道。病理检查有助于鉴别。

四、治疗

（一）内治法

1. 辨证论治 由于慢性化脓性骨髓炎病变经年不愈，加之长期炎症的反复发作，患者常常出现慢性损耗性损伤，导致全身正气虚弱，机体抵抗功能低下。因此，临床所见多为虚证或虚中夹实证。

（1）气虚血瘀型：全身症状可见倦怠懒言，纳少乏力，心悸气短，自汗或盗汗，面色淡白或暗滞；患处局部肿硬不适，疮口周围皮肤紫暗，流脓血不断，难以收口，经久不愈；骨内空腔形成，常可探到粗糙的死骨。舌质淡或青紫，或有瘀斑、瘀点，苔薄白，脉细缓而涩。治以补气活血，消肿止痛。方选补气活血散瘀汤或黄芪桂枝五物汤合桃红饮加减。

（2）气血两虚型：全身症状可见神疲乏力，呼吸气短，动辄汗出，头晕目眩，心悸失眠，面色苍白无华，手足麻木，指甲色淡；局部疮面平塌难溃，溃后疮口不敛，脓水清稀，淋漓不断。舌质淡，苔白或少苔，脉细弱无力。治以补气养血，托毒生肌。方选八珍汤或十全大补汤加减。

（3）肝肾亏虚型：全身症状可见腰膝酸软，头晕耳鸣，形体消瘦，潮热盗汗，咽干口燥，四肢无力，虚烦不寐，尿黄便干。局部硬肿不痛，疮口久溃难敛，脓水较少，疮面皮色紫暗。舌红少苔或无苔，脉沉弦细数。治以滋补肝肾，扶正托毒。方选左归丸加减。

（4）阴寒内盛型：全身症状可见面色无华，神疲乏力，食少便溏，肢体屈伸不利，畏寒肢冷，得温痛减。局部漫肿，按之痛楚，皮肤紫暗，成脓难溃或溃后难愈，脓稀色白，疮面肉芽色暗不鲜。舌淡苔白，脉沉迟无力。治以温阳散寒，活血通滞。方选阳和汤合桃红四物汤加减。

另外，若遇慢性化脓性骨髓炎急性发作，其基本治则为：清热解毒，托里排脓。方选透脓散合五味消毒饮，或用托里金银地丁散等。对全身症状急剧者，可参照急性化脓性骨髓炎选方用药。

2. 西药 目前，西医对慢性化脓性骨髓炎的治疗，抗生素的应用仍是很重要的环节。抗生素的使用可分全身用药和局部用药。选择抗生素的原则是根据细菌培养和药物敏感试验筛选结合临床验证，采用最有效的抗生素并足量使用。另外，慢性化脓性骨髓炎大多合并有混合感染，所以抗生素要联合使用，如青霉素类及氨基糖苷类联合应用，则可起到较好的协同作用。

（1）全身用药：应用于慢性化脓性骨髓炎的急性发作期、术前准备和术后。目的是预防和阻止细菌扩散及经血行转移种植感染。

（2）局部用药：慢性化脓性骨髓炎因局部血循环破坏，全身用药难以渗透，病灶内药物浓度不足。局部用药可显著提高病灶内药物浓度，是重要的辅助治疗手段。主要方式包括：①清创术后抗生素溶液冲洗作为基础操作，可瞬时降低细菌负载，但作用短暂。②载抗生素的骨水泥装置：是核心局部给药技术。可制成链珠或间隔器植入病灶，在数周内持续释放高浓度抗生素。近年来，可降解的载抗生素材料（如硫酸钙）因无需取出且能诱导成骨，应用日益广泛。③闭合持续冲洗 - 吸引术：对于感染严重、空腔较大的病例仍是有效方法，常与上述方法联用。④间歇性动脉 / 静脉加压灌注：因操作有创且复杂，现已较少应用。⑤现代治疗强调分期手术：一期彻底清创、植入载抗生素间隔器控制感染；二期取出间隔器并重建骨缺损。此方案显著提高了治愈率。

（二）外治法

常规治疗创口的局部，可根据具体情况进行处理。

1. 患处无疮口或窦道 虽有骨坏死，但无大块游离死骨者，可外敷拔毒生肌散。

2. 外有窦道、内有死骨 宜用千金散或五五丹药线插入疮口，以腐蚀窦道使疮口扩大，便于死骨和脓腐排出。脓尽后，改用生肌散。

3. 死骨、无效腔、窦道并存 用冰黄液灌注引流，亦可用中药脱管散换药，冲洗疮口，促进脓腐排出。

4. 窦道、瘘管经久不愈 可以搔刮其管壁，如触及死骨松动者，可用镊子钳出。然后，用七三丹或八二丹药线插入疮口内，外贴生肌玉红膏。

（三）手术治疗

本病的现代治疗，必须解决 2 个问题：一是病灶的彻底清除和通畅的引流，二是有效地提高局部病灶的抗生素浓度。治疗应达到 3 个目的：一是缩短疗程，二是降低复发率，三是尽可能保存肢体功能。手术的治疗原则为：尽可能彻底清除病灶，摘除死骨，清除增生的瘢痕和肉芽组织，消灭无效腔，改善局部血液循环，为创口愈合创造条件。

1. 病灶清除术 为治疗慢性化脓性骨髓炎的基本方法。针对大块死骨，长期不愈瘘管和窦道，经以上治疗无效时，可行手术清理病灶。手术包括搔刮脓液，彻底摘除死骨，清除瘢痕和炎性肉芽组织，切除瘘管、窦道，消灭无效腔，并适当扩大骨腔。可用肌肉瓣、大网膜、自体松质骨、抗生素血凝块等填塞消灭残腔。

2. 截肢术 创面经久不愈，肢体严重畸形、功能已大部分丧失，或已经发生癌变，严重威胁生命安全者，可考虑行截肢术。

（四）何氏骨科特色治法

针对慢性化脓性骨髓炎的病因、病机、病理，何氏骨科有其独特的院内制剂。外敷拔毒消炎散。内服排毒固本丸、强筋壮骨丸。

何氏骨科治疗本病时，首先辨别阴证、阳证，然后进行治疗。具体内容可参阅急性化脓性骨髓炎的治疗。

五、预防与调护

（一）积极治疗原发病

慢性化脓性骨髓炎主要是继发性的，多由急性化脓性骨髓炎的失治、误治、反复发作演变而来。因此，积极治疗急性化脓性骨髓炎是降低本病发病率的重要环节。

（二）科学护理

患者应注意饮食营养，增强体质。伤口流脓者，需及时更换敷料。灌注治疗者，要密切观察管口是否堵塞，若管口堵塞须及时排除。必要时用石膏托固定患肢，以防病理性骨折。

六、病例

病例 1. 化脓性骨髓炎

赵某，男，10 岁。

【主诉】右小腿红肿疼痛，溃烂流脓 2 个月余。

【现病史】患儿于 1980 年 7 月因臀部小脓包挑破后感染，引起败血症，高热，体温高达 42℃，全身荨麻疹。右小腿疼痛，经当地医院用红霉素、庆大霉素、氢化可的松琥珀酸钠、醋酸泼尼松等治疗，败血症已控制，但右小腿胫骨并发急性化脓性骨髓炎。先后在省医院和当地职工医院治疗，曾行右胫骨钻孔，减压切开引流术，但未见好转。

1980 年 9 月 5 日于当地职工医院拍片复查，结果显示：整个右胫骨均有骨质破坏伴有死骨形成。下胫骨骨包膜增厚，胫骨上端有一病理性骨折。患儿家长慕名前来请笔者治疗。于 1980 年 9 月 12 日收住院。

【检查】右胫骨部红肿严重，内前侧有一 10cm 切开引流孔腔，脓腔溃烂，有 8cm 长、1.5cm 宽的骨暴露区，有大量脓水分泌物，色黄而淡，味臭、胫侧触摸疼痛。低热、神清，面部微肿而苍白。纳差，气短，脉细而数，身体虚弱，右腓骨长肌萎缩。

【治疗】右胫骨脓腔溃烂之处，外敷何氏祖传乌龙丹，并用乌龙丹制成的药捻插入脓孔之中，引流死骨，提脓拔毒。外敷何氏祖传拔毒消炎散，托毒抗炎，配以人参败毒散加减内服，固正气、祛毒邪，增强身体抵抗力，每周用药 4~6 次。2 周后炎症局部控制，脓液开始减少、变稠，溃烂面积逐渐减小，并有死骨从脓孔中随脓液排出，精神、饮食好转。因考虑患者经济困难，且见病情明显好转、稳定，故改为门诊治疗，每周3次。

治疗至1981年5月18日，患儿化脓性骨髓炎之炎症局部控制，患处红肿消退，孔腔中再次排出一块长3.5cm，宽1cm的死骨，现脓液减少、色白，患儿已能扶单拐行走。1981年5月18日于当地职工医院再次拍片复查，结果显示：骨折面折转，骨髓腔变窄，骨干增粗，未见明显破坏区域。随着病情好转，用药调整变化，脓腔处改用何氏赤珍丹制成的药捻，外敷何氏五行消炎散，祛腐生新，促进伤口肉芽组织生长，治疗至1982年1月13日，病情明显好转，患处周围腐肉脱落，新生肉芽组织开始生长，患儿从1981年9月1日起一人步行上学读书，上学几个月一切正常，定时门诊，坚持带药自用。

1982年2月13日，脓腔已封口结痂，局部症状消失，身体发育正常，右小腿萎缩的肌肉已恢复，在校参加跑跳等活动时，均无不适反应，后随访病情无任何反复。

【体会】急性化脓性骨髓炎，是由金黄色葡萄球菌，溶血性链球菌等细菌引起的骨骼感染，中医称之为“附骨疽”，由于患毒疮、疖、麻疹病后，余毒未净久而不解，深蕴于内，热毒内盛，或因损伤，经络堵塞，积瘀成痈，借伤成毒，顺经脉流行，深注入骨，繁衍聚毒而成。笔者在治疗化脓性骨髓炎时，首先针对该病的病因、病理，辨证地应用消、托、补三大法则，配合何氏骨科有效方药，对化脓性骨髓炎在不同的阶段，有不同的治疗方法。在急性期局部红肿严重，而脓未形成时，则以消法为主，外敷何氏黄金清解散，清热解毒，活血通络；在脓肿形成而未溃之前，这个阶段，则以托法为主，外敷何氏拔毒消炎散加五行消炎散，托里透脓；脓肿溃破，外用乌龙丹制成的药捻，引流死骨，托毒消炎；当脓腔已形成，并转为慢性骨髓炎，则以托、补两法，以补为主，患处外上乌龙丹继续引流死骨，提脓托毒，外敷何氏五行消炎散，内服中药调补气血。当炎症控制住后，按照腐肉不去新肉不生的治法，采用何氏赤珍丹祛腐、生新，收口结痂。在实践中，笔者运用这个原则，辨证施治，加上自拟方剂，治愈不少这类患者。

病例2. 胫骨化脓性骨髓炎合并大面积深部溃疡

张某，男，45岁。

【主诉】右下肢外伤后感染，反复红肿热痛7年余。

【现病史】患者于1972年使用拖拉机时，右下肢不慎被拖拉机飞轮击伤，导致小腿下端腓骨长肌大面积撕脱，胫骨骨膜损伤，流血如注，经送至当地医院抢救脱险，并施修补手术，由于创面保护不良，造成该处大面积感染化脓，波及胫骨，局部红肿，高热，形成急性化脓性骨髓炎，经该院抗感染治疗后，病情好转。但化脓性骨髓炎由急性转为慢性，窦道形成，脓水不断，经住院治疗3个月后，疗效不显，出院后，患者先后在本地几个医院就医几年，慢性骨髓炎不但没有治愈，而原来皮肉撕脱部逐渐坏死、溃烂，病情不断恶化。患者经友人介绍，于1979年3月5日来四川何氏骨科医院请笔者治疗。

【检查】右下肢小腿肌肉明显萎缩，腓骨长肌明显塌陷变黑，胫前侧有一溃疡，面积达4cm×8cm，深约1.5cm，中间有一窦道，探针查及约3cm深，溃疡面腐肉绵绵、脓血淋漓，脓稀，味臭，面色㿠白、气短、神疲、纳差，舌面无苔，脉细弱。

1979年3月5日，当地医院X线检查示：右胫骨中下1/3处骨髓腔变窄，骨膜增厚，有死骨形成。诊断意见：右胫骨慢性骨髓炎。

【诊断】右胫骨慢性骨髓炎，合并大面积溃疡。附骨痈，证属热毒注骨。

【治疗】首先使用何氏乌龙丹撒于溃疡面，托里拔毒，并用乌龙丹制成的药捻插入窦道，引流死骨，外敷何氏拔毒消炎散，配以内服补气血、调营卫之中药。托、补两法双施，治疗2个月后，效果明显，溃疡部周围腐肉开始脱落，新的肉芽组织开始生长，并有死骨随脓排出，脓液减少、变稠，色白，这时加用何氏赤珍丹，祛腐生肌。续治2个月后，溃疡面积又有所减小，但溃疡中部腐肉脱落进度较慢。针对这种情况，笔者采用中西医结合治疗方法，对溃疡中部大块腐肉进行手术切除后，用赤珍丹撒于患处，外敷何氏五行消炎散，用药2个月后，溃疡面已逐渐愈合，窦道闭合，患者全身症状明显改善，继续巩固性治疗2个月，情况稳定无反复，于1979年11月8日停止治疗。两年后随访，患者病情无任何反复，情况良好。

【体会】本例慢性骨髓炎是因外伤感染所形成的。患者患病之处在胫骨中下 1/3 处，由于该处皮肤肌肉较薄，保护层较少，肌肉的感染很容易波及骨，加上该处血液循环较差，组织的再生修复能力差，一旦感染，形成化脓性骨髓炎，则病情十分顽固，不易治愈。笔者针对该处发病的特点，遵照“腐不去，新不生”的原则，中药内服施以消、托、补之法，配合祖传乌龙丹、赤珍丹、拔毒消炎散。按照病情发展的不同时机，辨证用药，在治疗中，对于那些用中药需要较长时间才能去掉的腐肉，则采用手术切除，中西医结合治疗，这样不仅缩短了疗程，也保证了疗效。该患者患病七八年，经笔者治疗 8 个月后痊愈。在临床实践中，我们经常遇到这类患者，运用这个治则，使不少患者得以痊愈。

第五节　硬化性骨髓炎

硬化性骨髓炎（sclerosing osteomyelitis）又名特发性骨质硬化症、干性骨髓炎、慢性硬化性骨髓炎等，是一种由低毒性感染引起的，以病变处骨质弥漫性硬化、不形成脓肿及窦道为主要特征的慢性骨髓炎。本病病程长，易复发，病因尚未确定，多发生在长管状骨骨干，如胫骨、腓骨、尺骨等，以胫骨为多。本病多发生在青壮年，男性多于女性，常见于体质健壮者（如运动员）。

一、病因病机

（一）中医病因病机

中医学认为，因外感风寒湿毒，或因病后余毒未清，或因七情内伤，或因跌仆闪挫，筋骨损伤，邪毒与气血搏结于骨，络脉阻滞，营卫不和，筋骨失养，发生本病。

（二）西医病因病理

本病的病因尚未明确。目前一般认为，是由骨组织遭受低毒性细菌感染，或因患者免疫力较强，感染后病变的发展受到抑制局限所致，但本病往往很难在病灶内找到致病菌。另外，也有学者认为本病的发生与局部骨损伤有关，损伤产生骨膜下血肿，进而形成钙化所致。

其病理变化特点是骨组织受感染后，发生进行性、广泛性和硬化性的炎症反应。因慢性炎症反应刺激病变骨组织产生强烈的成骨反应，骨髓腔内出现广泛性纤维化，血液循环发生障碍，骨内的氧张力下降，促使骨内膜下骨样组织增生、沉积和钙化。哈弗斯管阻塞后，引发反应性骨内膜新骨形成与骨外膜增厚，导致骨髓腔狭窄或闭塞、骨皮质呈梭形增厚，最终引起骨质硬化。本病与常见的慢性化脓性骨髓炎不同，一般不会产生脓肿、死骨和形成瘘管（图 19-5-1）。

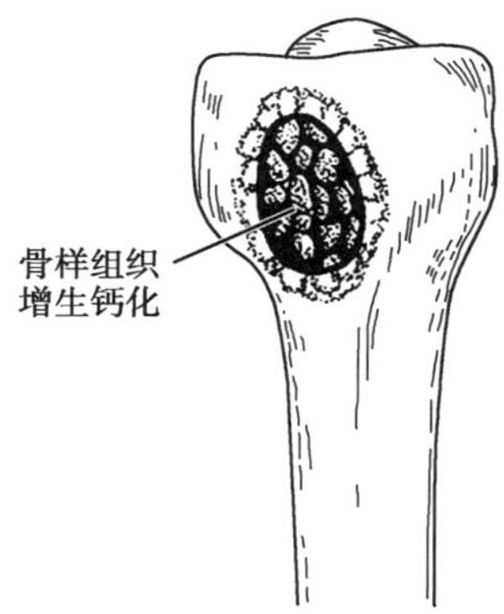

图 19-5-1　硬化性骨髓炎

二、临床表现与诊断

（一）症状与体征

起病时因多无明显症状，也往往没有明显的全身症状，所以很难及早发现。随着病情的缓慢发展，出现患处酸胀、疼痛，时轻时重，多有夜间疼痛，局部可有皮肤温度高，但肿胀不明显，更罕见溃破出脓。随后患肢逐渐增粗，患处酸胀疼痛，呈间歇性加剧，夜间尤甚，劳累、久站或行走较多时，疼痛加重。局部漫肿坚硬、压痛，压痛和胀痛以夜间比白天为剧，外伤或其他疾病可能激发加剧。硬化性骨髓炎若反复发作，症状可逐渐加重，对肢体功能影响较大，可导致肌肉萎缩；如发生病理性骨折，可有肢体缩短或成角畸形；发病部位接近关节时，也可发生关节挛缩或僵硬。患者多无全身菌血症状，发热较为罕见。局部病灶偶可穿破皮肤，形成窦道，时有稀薄液体渗出。血液细菌培养一般为阴性。

如细菌毒力较小，或机体抵抗力较强，脓肿被包围在骨质内，呈局限性骨内脓肿，称慢性局限性骨脓肿。常发生在胫骨近端和远端，起病时一般无明显症状，仅于数月或数年后初次发作时才有局部红肿和疼痛。对该脓肿内容物病理检查，发现大多数病例的脓肿内容物是无菌的脓液、浆液，少数病例的脓肿内存在着被抑制的致病菌。

如病变表现为骨组织的进行性、广泛性和硬化性炎症，髓腔内发生广泛性纤维化而狭窄或闭塞，骨皮质呈梭形增生，则发展为硬化性骨髓炎，又称为加雷骨髓炎（Garre's osteomyelitis）。最常发生在股骨和胫骨，以间歇性疼痛为主要症状。在骨硬化区内常有少量肉芽组织或脓液，偶尔可发现金黄色葡萄球菌。

（二）实验室检查

血细菌培养一般均为阴性，血象白细胞计数可有改变，血沉可有加快。

（三）影像学检查

1. X线检查 发病初期1个月内，一般无异常表现。硬化性骨髓炎X线检查时可出现典型改变，在较大范围内骨密度增高，皮质增厚，骨髓腔变窄或闭塞，骨外缘不规则，骨干变粗。

2. CT检查 CT检查可以探查患处普通X线片难以辨出的小透亮区。

三、鉴别诊断

（一）硬化性骨肉瘤

硬化性骨肉瘤多发生在青少年，见于干骺端，而不在骨干，有放射状骨膜反应、肿瘤骨、Godman三角存在，病理检查有助于诊断。

（二）骨结核

一般有结核病史或结核病接触史，发生在松质骨的结核破坏广泛，周围不整齐，X线片显示干骺端内常有死骨而少有新骨生成，本病容易侵犯邻近关节或窦道流脓。抽取脓液做结核分枝杆菌培养，对明确诊断具有重要价值。

（三）尤因肉瘤

尤因肉瘤患者年龄一般较小，病情发展快，类似急性化脓性骨髓炎。有高热、畏寒，局部疼痛剧烈等症状，实验室检查血清碱性磷酸酶值较高。X线片显示骨皮质呈“葱皮样”改变，骨髓腔有破坏且扩大。

（四）骨样骨瘤

骨样骨瘤多见病灶在骨干近端偏心性骨皮质增生。X线检查常见增厚的骨皮质中间有小透亮区，呈“窝巢”状，称之为“瘤巢”；或在松质骨内显示有硬化骨质围绕的局限性骨质透亮区，或产生局限性骨质破坏。其特征为局部经常性隐痛，夜间较重，局部压痛明显，但无红肿，少有全身症状。

（五）畸形性骨炎

畸形性骨炎又称Paget病，好发于老年人，多发于下肢部位，骨变粗弯曲。病程进展缓慢，疼痛不剧，可有局部低热。X线片示骨皮质增粗，骨髓腔扩大，骨小梁纹理凌乱不规则，凹侧骨代偿性增粗，血清碱性磷酸酶水平增高，血钙水平正常。

四、治疗

（一）内治法

1. 辨证论治 对热毒注骨导致的硬化性骨髓炎，患处疼痛、压痛，并有微热或皮肤微红者，治以清热托毒，活血通络，方选仙方活命饮或托里透脓散加减。对肝肾亏虚、筋骨失养所致的硬化性骨髓炎，治以补养肝肾，强筋壮骨，偏于肾阴虚者，方选左归丸加减；偏于肾阳虚者，方选右归丸加减。对于骨质增厚变硬、局部疼痛、压痛、无红热者，治以解毒散瘀，活血通络，方选阳和汤合醒消丸加减。

2. 西医治疗 由于抗生素治疗本病常不起作用，因此不主张常规使用。但对于局部感染，确诊后可应用抗生素，主张应用抗青霉素酶的半合成青霉素或头孢菌素类加氨基糖苷类药物。

（二）外治法

一般仅做常规性治疗，临床可用拔毒消炎散外敷，也可用阳和解凝膏掺蟾酥丸末外敷于硬肿处。破溃流脓者，按外科惯例换药。对脾胃虚弱、气血不足者，除选生肌玉红膏敷涂伤口外，还可同时内服八珍汤或十全大补汤加减，以促进肉芽生长、创口愈合。

（三）手术治疗

影像检查呈现侵袭性病损时，可施以穿刺或切取活检做病理确诊。只有X线片显示有明确的病灶或经抗生素治疗无效者，方可行手术治疗。

在骨硬化区如见一小透亮区，需要手术凿开增生的骨皮质，找到小脓腔，将其中的炎性肉芽组织及脓液清除后，疼痛即可缓解；若找不到脓腔，可在骨皮质上开一个窗，一期缝合皮肤，将骨髓腔内有张力的渗出液引流至软组织内，疼痛即可解除。

手术中应注意：①手术时，必须打通上下骨髓腔，使血运畅通；②硬化性骨髓炎在硬化骨两端的骨髓腔都存在不同程度的脓性液及炎性肉芽组织，部分患者只有少许稀薄脓液，容易被忽视，如果不能彻底清除，炎症还会复发，所以，手术时应将病灶内的脓性液及炎性肉芽组织等彻底清除。

（四）何氏骨科特色治法

针对硬化性骨髓炎的病因、病机、病理，何氏骨科有其独特的院内制剂。外敷拔毒消炎散。内服排毒固本丸、强筋壮骨丸。

由于本病起病缓慢，且病程较长，局部多无溃疡，宜辨为未溃之阴证治疗。具体治疗可参考“急性化脓性骨髓炎”一节。

五、预防与调护

本病的特点为起病隐袭，发展徐缓，症状不显，有些还有自限性规律。因此，如能及时诊断，合理治疗，预后较好。体质虚弱者，应增强体质，提高抗病能力。患病后，活动应适度，不可过度。

第二十章　骨与关节结核

第一节　概　　述

结核病是人型或牛型结核分枝杆菌侵犯人体，导致感染而引起的全身性疾病。骨与关节结核是一种局部表现或继发病灶，是由于结核分枝杆菌通过血液循环到达骨或关节，在其中发育繁殖并引发感染，从而导致骨或关节化脓性、破坏性病变。该病是一种常见的慢性炎症性疾病，约 95% 继发于肺结核，少数继发于消化道结核。本病好发于儿童和青壮年，尤以 10 岁以内者多见，男性稍多于女性，不仅病程很长，而且容易破坏骨骺和关节，如不及时治疗，常可影响发育或造成残疾，是骨病中的顽固难愈病症之一。骨与关节结核以脊柱结核最多见，约占 50%，负重关节如髋关节、膝关节、踝关节结核等发生率也较高，膝关节结核约占 12%，髋关节结核约占 10%，肘关节结核约占 5%。在四肢结核中，关节结核最多，手足的短骨结核次之。

骨与关节结核相当于中医"骨痨"或"流痰"范畴，属虚证。因其病发于骨，缠绵难愈，耗伤气血津液，导致形体羸弱，"骨痨"由此而得名。由于此病发于骨与关节部位，能在附近的筋肉间隙处形成脓肿，破溃后脓液稀薄如痰，状若败絮，且可流窜它处形成寒性脓肿，故又称为"流痰"。又因其部位不同而有不同的命名，发于腰椎两旁的称"肾俞虚痰"，发于膝部的称"鹤膝痰"，发于踝部的为"穿拐痰"等。本病发病缓慢，化脓较迟，易于形成窦道，且经久不愈。

一、病因病机

（一）中医病因病机

中医学认为，先天不足，正气虚弱，或外来损伤，导致气血瘀滞，或风寒外邪客于经络，凝血成痰，聚于筋骨而发为本病。

1. 正气虚弱　儿童稚阴稚阳之体，气血未盛，或因先天禀赋不足，肝肾亏虚，后天失养；脾为后天之本，气血生化之源，若成年后劳倦过度，损伤脾胃，化源不足则气血亏虚，或因房劳过度，耗伤精血，而致肝肾亏虚。正气虚弱，邪毒乘虚而入，发为本病。

2. 筋骨损伤　闪挫跌仆，瘀血阻滞，复受风寒外邪客于经络，邪毒、瘀血合而为患，发为本病。

总之，本病的形成是以先天不足、肝肾亏虚、正气虚弱为发病之本，瘀毒合邪、痰浊凝滞为发病之标。本病本虚标实，其病变过程为寒热虚实夹杂，其始为寒，其久为热；当其化脓时寒化为热，肉腐为脓；后期则阴虚火旺，虚火灼津，故以阴虚内热为主证。脓溃后，久不收口，必致形体瘦羸，正气衰败。

（二）西医病因病理

西医学认为，结核分枝杆菌一般不能直接侵犯骨与关节，因此，绝大多数骨或关节结核都是继发的。大多数的原发病灶在肺，其余在消化道、淋巴结和胸膜。结核分枝杆菌绝大多数通过血液、少数通过淋巴管到达骨与关节，个别病变由邻近的结核病灶蔓延腐蚀所致。结核病灶能否形成，与结核分枝杆菌的数量及毒力、患者的体质及免疫力、局部解剖生理特点有密切关系。由于机体和局部组织及反应的不同，病变经过渗出、增殖、干酪样变性等改变后，可出现治愈、静止、脓疡形成等不同的结局。一般来讲，病灶好发于血流缓慢、劳损多和生长活跃的松质骨，并可累及骨骺，扩张到关节腔（图 20-1-1）。

1. 病理分期　骨与关节结核的组织病理改变与身体其他部位的结核一样，一般分为初起期、进展期和修复期 3 个时期。

（1）初起期：由原发病灶进入血液的结核分枝杆菌形成大量的细菌栓子，经血行运送至全身各部，包括骨与关节。其中绝大多数的病菌被机体的免疫系统所消灭，未被消灭的少数病菌在有利环境中繁殖，在关节软骨下形成微小结核结节、小动脉栓塞和内膜炎，骨端附近骨干有脱钙现象。此期一般无局部症状，也不引起全身反应。若机体免疫功能良好，多数小病灶的结核分枝杆菌被消灭，破坏的组织被修复，可获痊愈。也可有少数小病灶中的结核分枝杆菌未被完全消灭，仍存在着有活力的结核分枝杆菌，但病灶被纤维组织包围，呈静止状态。

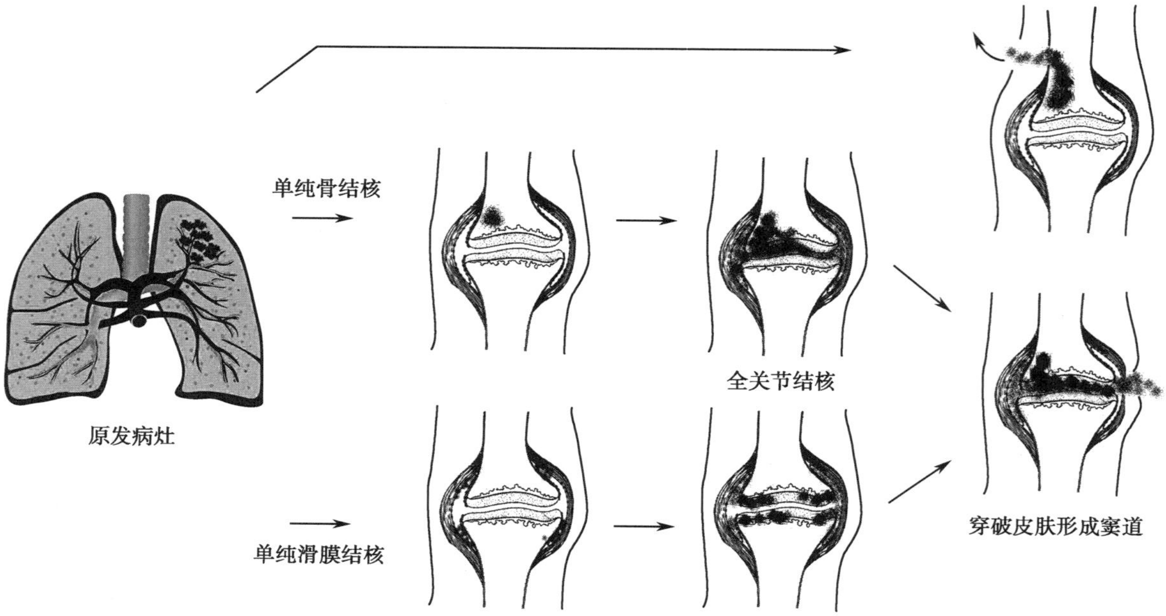

图 20-1-1 多数结核分枝杆菌的传播发展方式

(2)进展期：若因过劳、营养不良、疾病导致机体免疫功能下降，潜伏的病灶可以重新活跃起来，有时个别小病灶迅速扩大，或多数结节渐渐融合，形成一个既有局部症状，又有全身反应的病灶，侵蚀骨质，肉芽和脓液也随之形成。感染进入关节后，在关节软骨面上的纤维性渗出液被机化形成肉芽组织。同时，骨膜也有结核性结节形成，骨膜充血、水肿、变厚，关节软骨面的上、下被肉芽组织包围，使其坏死并与骨端分离，形成干酪样物质。整个组织的病理变化过程可概括为渗出期、增殖期和干酪样变性期。

(3)修复期：经过治疗后，病灶吸收。主要表现为肉芽组织机化为纤维组织，脱钙的骨质重又钙化，脓肿被吸收和钙化，骨膜纤维化、增厚，关节纤维性僵硬。

2. 骨与关节结核的类型和发展过程 结核分枝杆菌多数首先侵犯关节内滑膜或骨端松质骨，由于软骨本身几乎无血运，故血源性软骨结核极为少见。骨与滑膜同时发生结核病变的情况也甚为少见。根据病变的演变过程，一般可分为单纯骨结核、单纯滑膜结核和全关节结核。

(1)单纯骨结核：因病灶发生部位不同，又可分为松质骨结核、骨干结核、骨皮质结核、干骺端结核。根据病灶的位置，松质骨结核可分为中心型和边缘型 2 种，松质骨结核若发生在松质骨内部称中心型结核，发生在松质骨边缘的称为边缘型结核。由于松质骨中心距离周围软组织较远，侧支循环较少，血运较差，故病变以浸润和坏死为主，坏死骨组织游离后形成死骨，死骨吸收或流出后，遗留骨空洞。边缘型结核因病灶接近软组织，局部血运较好，多不容易形成大块死骨，小块死骨也常被吸收，故仅形成局限性骨质缺损。其脓液可向关节腔、体外或体内空腔脏器穿破流注。骨干结核多自髓腔开始，因骨干血运丰富，一般不会形成广泛的骨坏死区，而以局限性溶骨性破坏为主。病灶内脓液增加，压力增大，脓液可沿 Volkmann 管汇流到骨膜下，将骨膜掀起，并刺激骨膜形成新骨。脓液多次外溢，将骨膜多次掀起，则新生骨呈葱皮样外观。儿童多见，成年人新骨形成较少，老年人仅见溶骨性破坏，几乎无新骨生成。管状骨干骺端具有松质骨和密质骨两种成分，因而该处病变也同时具有两种病变的特点，即局部可能有死骨形成，又有骨膜新骨增生。

(2) 单纯滑膜结核：滑膜分布于关节、腱鞘和滑囊内面。结核分枝杆菌侵入滑膜，形成单纯滑膜结核，主要有两种途径：一是经关节腔感染滑膜；二是结核分枝杆菌先侵入滑膜下层组织，在局部产生局限性病灶，滑膜较薄，该病灶可迅速向关节内破溃，出现全滑膜组织感染。滑膜感染后出现充血、肿胀及渗出液增加。单纯滑膜结核，早期可见滑膜肿胀、充血、渗出、炎性细胞浸润等非特异性炎症反应；后期可出现乳头状增生、巨细胞浸润、干酪样变性；晚期可见纤维组织增生，滑膜增生肥厚等。

(3) 全关节结核：关节主要由骨端松质骨、关节软骨面和滑膜三种组织构成。早期的关节结核都是单纯骨结核或单纯滑膜结核，称为单纯结核阶段。单纯结核因关节软骨面尚完整无损，愈后关节功能多可完全保存或基本保存。若单纯结核未及时治疗，进一步发展、破坏，使关节的三个组成部分（骨、软骨、滑膜）均同时受累，称全关节结核。虽然单纯骨结核、单纯滑膜结核的发展过程不同，但其结果却十分相似，病变均可累及骨端、软骨与滑膜。如关节软骨面破坏少于1/3，病变得到及时治疗而不再继续发展，且经过积极的功能锻炼，尚能保存大部分关节功能，此阶段可成为早期全关节结核；如果软骨面大部分被破坏，支持关节活动的光滑面丧失，关节的活动结构消失，虽然病变停止，但关节功能将大部分或全部丧失，甚至发生纤维性或骨性强直，发展成为晚期全关节结核（图 20-1-2）。

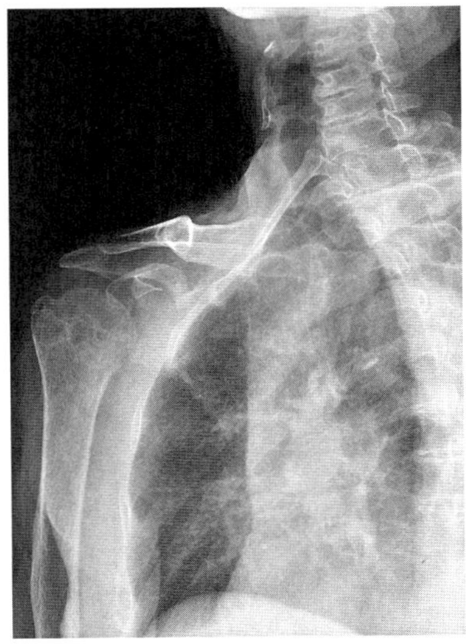

图 20-1-2 全关节结核

3. 死骨与脓肿的转归

(1) 死骨的转归：①较大死骨可被肉芽组织和脓液侵蚀或消化而变为较小死骨，随脓液流出体外；②较小死骨可被肉芽组织侵蚀或被脓液消化而吸收；③较小游离死骨可随脓液向脓肿内或体外排出；④如患者抵抗力强，局部血液供给良好，脓液吸收后，有些较大的死骨可通过毛细血管的爬行替代而变为活骨；⑤凡是不能自行吸收、替代或排出的死骨，多需手术清除，否则感染难以治愈。

(2) 脓肿的转归：①在机体抵抗力增强和抗结核药物作用下，脓液逐渐减少、吸收或钙化；②脓肿自行溃破或手术切开，排净脓液、干酪样物质和死骨碎片而痊愈；③骨病灶趋向静止，但不能完全被吸收，脓肿将发生钙化；④脓肿破溃后继发混合感染，长期排脓不止。

二、临床表现与诊断

(一) 全身表现

本病为慢性发病，轻微外伤或机体抵抗力低下常是发病的诱因。初期，多无明显全身不适症状，随着病情发展，患者可出现精神倦怠，少气乏力，纳差，形体日渐消瘦，舌质淡红，苔薄白，脉沉细。继而可见午后低热，夜间盗汗，心烦失眠，咽干口燥，两颧发红，舌质红，苔少或无苔，脉沉细数等一派阴虚火旺之象。后期，病程日久，耗损气血严重，致气血亏虚，症见精神萎靡，面色无华，畏寒自汗，头晕目眩，心悸怔忡，舌淡苔白，脉细或虚大。

(二) 局部表现

1. 疼痛 初期，局部疼痛多不剧烈，压痛一般不明显，仅自觉患处隐隐作痛，活动时疼痛加重，有叩击痛。随着病情的不断进展，当夜间熟睡，肌肉松弛时，无意中转动受累关节可激发剧烈疼痛，成人出现夜间痛醒，儿童可有夜啼现象。某些部位结核，由于病变刺激神经，通过神经传导而出现远处疼痛，如早期髋关节结核，可出现膝关节疼痛。

2. 肿胀 病变关节（多为单关节）呈梭形肿胀，不红不热，主要为滑膜增厚，关节积液和周围组织渗液所致。日久若周围肌肉萎缩，局部肿胀则更加明显。

3. **肌肉痉挛** 表现为局部肌肉紧张、敏感，使关节拘急、活动不利。如腰椎结核，可出现腰部肌肉僵直如板状，伸屈活动受限。

4. **寒性脓肿** 病变的骨关节脓腐形成，肿胀隆起，局部皮肤无明显红、肿、热(即将破溃的脓肿中央可有透红)，按之柔软，触诊有波动感，即为寒性脓肿。此寒性脓肿一般可有两种情形：一是脓肿破溃后流出米汤样脓液、干酪样坏死碎块及细碎的死骨，形成经久不愈、分泌稀薄脓液的窦道，窦道常较深而弯曲复杂，疮口凹陷而苍白，周围皮肤被分泌物长期浸淫而皮色紫暗；另一种是脓液可沿软组织间隙向他处流注，在远离病变部位形成压痛不剧、不易破溃的冷脓肿，如脊柱结核的冷脓肿可沿肌肉组织间隙向远处流注，其形如半球，触之饱满有囊性感，压之不痛，日渐增大，不易破溃。

5. **功能障碍** 早期因疼痛、肌肉痉挛出现强迫体位而导致功能受限；后期因关节结构破坏和筋肉挛缩而产生功能障碍。

6. **肢体畸形** 病变部位的远近端肢体由于经络阻滞，加之活动减少，血运不畅，营养不良，而致患处肌肉萎缩。若病变导致关节破坏、关节挛缩、关节脱位或半脱位，多表现为屈曲畸形，如胸椎结核，其棘突可出现凸峰，整个椎体多呈前屈或伴侧弯畸形。

(三) 实验室检查

1. **血常规** 病久患者，红细胞计数和血红蛋白含量可能偏低，长期混合感染或严重的多发性结核患者，血红蛋白一般偏低，贫血更加明显。除非在血行播散阶段，白细胞一般不高，但淋巴细胞的比例常较正常人高。

2. **血沉** 血沉增快虽不是结核病所特有，但测定血沉对诊断结核具有重要辅助作用，绝大多数结核患者血沉增快，且升降速度与结核的活动情况有关，结核越活动，血沉越快，稳定期或恢复期血沉多为正常。

3. **细菌学检查** 抽取脓液或关节液做结核分枝杆菌培养或涂片寻找抗酸杆菌，对明确诊断及鉴别诊断具有重要价值。脓液结核分枝杆菌培养阳性率在 75% 左右，对诊断有很大价值。

4. **病理学检查** 对于早期和不易诊断的单纯滑膜结核和全关节结核，可取活体组织做病理检查，一般可确诊。

(四) 影像学检查

1. **X 线检查** 对本病的诊断和指导治疗具有重要的价值。X 线检查不但可以确定病变的部位和程度，而且能明确病变的性质和病理改变。松质骨中心型结核，早期可见局部骨小梁模糊的磨砂玻璃样改变，骨质密度增加(图 20-1-3)；稍晚，可见死骨游离，一般呈椭圆形，密度比周围骨质稍高；死骨吸收后可见骨空洞，洞壁骨质致密增厚。松质骨边缘型结核，则呈溶骨性改变，局部多无死骨或仅有少量死骨，缺损边缘致密(图 20-1-4)。骨干结核可见骨髓腔内溶骨性破坏和骨膜新骨形成。干骺部结核则具有松质骨结核和密质骨结核的特点。单纯滑膜结核仅见骨质疏松和软组织肿胀。全关节结核，早期除局部骨质疏松和软组织肿胀外，尚可见关节小部分模糊，或关节边缘局限性破坏凹迹或边缘不规则；晚期，可见关节面大部分模糊、破坏，关节间隙变窄或消失，常合并关节脱位、畸形或强直。此外，有时尚能见到寒性脓肿阴影。晚期脓肿可发生钙化。

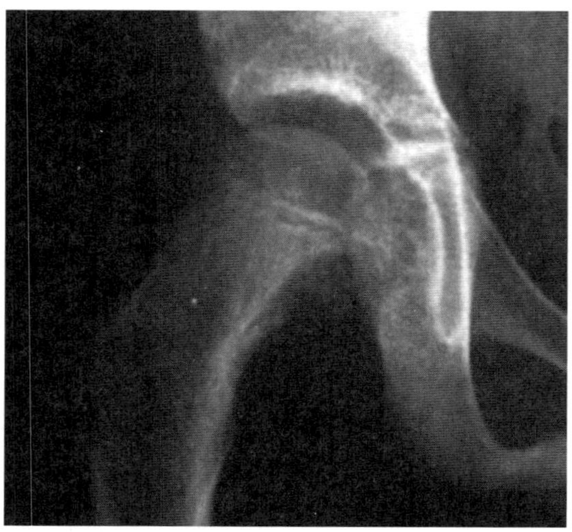

图 20-1-3 股骨骨小梁模糊的磨砂玻璃样改变

2. **CT 与 MRI 检查** CT 检查比 X 线检查具有更大的优越性。对于脊柱结核，不仅能发现椎体、椎间盘及附件的改变，还可显示周围软组织的病变，也可早期发现髋关节内结核的病灶位置和破坏范围。MRI 检查不仅可以显示骨和软组织的病变，而且可行多个切面的检查，对脓肿与肉芽肿的鉴别以及脊髓功能的判断都有重要的临床意义。

三、鉴别诊断

（一）类风湿关节炎

典型的类风湿关节炎常为多个关节受累，且好侵犯手、足小关节，关节积液不发生混浊和脓性变，而且从不破溃，不出现寒性脓肿或窦道。单纯滑膜结核不易与早期单关节的类风湿关节炎鉴别，确诊需要靠滑膜切取活检和关节液的细菌学检查。

（二）急性化脓性关节炎

急性化脓性关节炎与关节结核一般不易混淆。但当关节结核呈急性发作，或化脓性关节炎表现为亚急性或慢性病变时，两者不易区别。根据病史、其他结核病灶或化脓性病灶的存在、关节穿刺液的细菌检查，有助于鉴别。

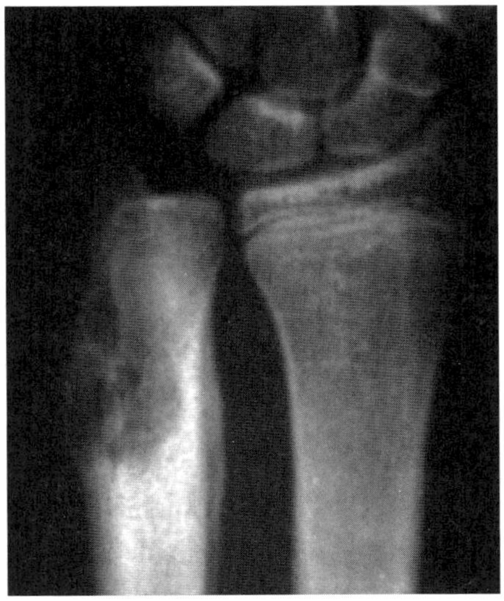

图 20-1-4　尺骨溶骨性改变

（三）化脓性骨髓炎

急性化脓性骨髓炎发病急骤，全身和局部症状明显，X 线片可见骨质广泛破坏、大块死骨及大量新骨形成，故易与骨与关节结核鉴别。慢性化脓性骨髓炎则不易与骨与关节结核鉴别，确诊须靠细菌性和病理学检查。

（四）骨肿瘤

多种骨肿瘤与骨与关节结核不易鉴别，如尤因肉瘤与骨干结核、网织细胞肉瘤与椎体结核、椎体中心结核与转移性骨肿瘤等。骨肿瘤呈持续性疼痛，进行性加剧，肿块呈实体感，与寒性脓肿有明显区别。除根据患者年龄、病史、临床特点、实验室和 X 线检查外，常须做针穿吸取或切取活检。

四、治疗

骨与关节结核是全身性结核感染的局部表现，提高全身抵抗力，合理应用抗结核药，控制感染病灶的发展，防止单纯骨结核或单纯滑膜结核转变为全关节结核和混合感染，是治疗本病的基本原则。

对骨与关节结核的治疗，临床一般是通过休息、制动、营养、中医辨证施治、抗结核药物的运用以及手术治疗等手段，达到整体与局部并重，内外治疗相结合，杀灭结核分枝杆菌，修复坏死组织，纠正畸形，保留关节功能。贯彻早期诊断、早期治疗的原则，以缩短疗程，防止畸形，降低病残率与复发率。

（一）内治法

1. 辨证论治　治疗上应着重整体辨证论治，根据不同的临床证型辨证用药。本病起始为寒，后则化热，热盛伤阴，阴愈亏，火愈炽，故本病在中后期常出现阴虚火旺之证。由于破溃后，久不收敛，脓水淋漓，机体消耗，故可出现气血两亏的证候。本病多属阴证、虚证，治疗以滋肾阴、健脾胃、补养气血为主，温经散寒、化痰通络为辅。

（1）阳虚痰凝：患处红肿热不明显，病变处隐隐酸痛。关节活动障碍，动则疼痛加重。可伴有头晕乏力，纳呆食少，胸闷气短，舌淡苔白，脉细濡或脉沉细。治以温阳散寒，化痰通络。方选阳和汤加减。脓肿破溃时，可加黄芪、当归、皂角刺等以托里透脓，溃壅破坚。

（2）阴虚内热：病变处已形成脓肿，脓液可流向远处，在远离病灶的区域形成脓肿，若部位表浅，可见漫肿，皮色微红。伴有口唇色赤，两颧红赤，潮热，盗汗，心胸烦闷不宁，少寐多梦，手足心热，舌红，苔少，脉细数。治以养阴清热，和营托毒。方选六味地黄丸合清骨散、透脓散加减。若盗汗不止者，加黄芪、浮小麦、煅龙骨、煅牡蛎；若咳痰带血，加南沙参、百部、川贝母、白茅根等；内热甚者，加白薇、地骨皮；若合并感染，恶寒发热等全身症状明显者，可加金银花、大青叶、蒲公英、紫花地丁等清热解毒；若兼气血不足，可加当归、黄芪、桃仁、红花等和营托毒；疼痛明显者，加乳香、没药以活血止痛。

(3)气血两虚：脓肿破溃后排出稀薄脓液，有时夹杂干酪样分泌物，形成窦道。患者形体消瘦，面色无华，畏寒肢冷，心悸，失眠，自汗，盗汗，舌淡红，苔白，脉细数或虚数。治以补气养血，托毒排脓。方选十全大补汤或人参养荣汤加减。若畏寒肢冷，可加桂枝、巴戟天、附子等以温阳行气；心悸失眠者，加百合、远志、茯神、酸枣仁等以养血安神；纳差者，加神曲、山楂、麦芽以健脾和胃；疼痛明显者，加桃仁、红花、乳香、没药以活血止痛。

2. 西药 西药治疗方面，应规范应用抗结核药，具体可在专科医生指导下进行。

(二) 外治法

针对该病的外治法，其临床常规治疗有以下几种。

1. 中药外治 初期可用回阳玉龙膏、阳和解凝膏、参桂散等局部外敷。或配合隔姜灸、雷火神针灸等灸法，以促脓肿消散。

2. 脓肿处理 脓腐液化，且积脓较多时，可行穿刺抽脓。若脓腐状如黏痰败絮而无法抽出时，可行手术切开，清除病灶，缝合伤口，加压包扎。或用火针烙法，开口大小以排脓通畅为度。

3. 窦道治疗 脓肿外溃或窦道形成，可根据情况选用五五丹、七三丹、八二丹药线插入引流，以排脓去腐。若脓水清稀，久不收敛，亦可配附子饼灸法，以宣寒散凝；若脓水已尽，可改用生肌膏。倘窦道久不愈合而形成瘘管，或脓腐难以脱落者，可用三品一条枪或白降丹药捻或千金散黏附在药捻上，插入疮口内以化腐蚀管。经上法治疗仍无效者，可改行手术切除窦道或瘘管。

(三) 手术治疗

在抗结核药物的控制下，如有手术指征，应及时而彻底地清除病灶，不但可以使大多数患者在较短时间内获愈，而且可以预防畸形，尽可能保留关节功能，减少残疾，降低复发率。

手术适应证有：①有明显死骨、较大脓肿或经久不愈的窦道。②单纯滑膜结核或单纯骨结核经非手术治疗无效，即将发展成全关节结核者。③脊柱结核经非手术治疗无效；或寒性脓肿形成，死骨出现；或有神经刺激症状，或合并瘫痪者。④晚期全关节结核，久治不愈，严重影响肢体功能者。⑤早期全关节结核为了抢救关节功能，也应及时清除病灶。

手术禁忌证有：①全身中毒症状明显，活动期骨与关节结核，伴有贫血，不能耐受手术者；②患者其他脏器有活动性结核病变，或心、肝、肾等重要脏器患有严重疾病，功能不全者；③年龄过大、过小，或患者体质太差，不能耐受手术者。

1. 病灶清除术 手术应在抗结核药物和其他疗法的配合下，做到：①彻底清除病灶内的死骨、脓液、肉芽和干酪样物质；②切除肥厚的滑膜组织；③凿除硬化的骨空洞壁；④切除纤维化的瘘管等。如此，尚可能保留全部或部分的关节功能，矫正关节畸形。手术过程中，如需要关节融合的可同时进行关节内融合术或椎体前路植骨术；有脊髓压迫的可同时进行减压术。

2. 矫正畸形和功能重建术 骨与关节结核病变已静止，或局部病灶已治愈，但有严重畸形、功能障碍者，根据具体病变情况，可选择关节融合术、截骨术或关节成形术等，以矫正畸形，改进和重建关节功能。

(四) 何氏骨科特色治法

针对骨与关节结核的病因、病机、病理，何氏骨科有其独特的院内制剂。外敷选用拔毒消炎散、抗痨散Ⅰ号和Ⅱ号。内服选用排毒固本丸、强筋壮骨丸、骨关节丸等。何氏骨科针对该病又分内治法、外治法两种。

1. 辨证内治 何氏骨科对于骨与关节结核的治疗，先辨别阴证和阳证，然后针对具体病情，辨证运用温化、扶托、补养、养潜四法治之。

(1)阴证：阴证未溃，宜温阳散寒，和营通滞，方选阳和汤、大防风汤等；已溃，宜补气养血，补肝益肾，方选十全大补汤、人参养荣汤，并可酌加健脾开胃之品如山楂、鸡内金、谷芽、神曲等；阴虚火旺者，宜养阴清热，方选大补阴丸，增液汤合清骨散；若兼盗汗不止者，可酌加生黄芪、沙参、川贝母、牡丹皮、地骨皮、麦冬、浮小麦等。

（2）阳证：阳证未溃，宜扶正托里，解毒透脓，方选仙方活命饮或托里散；已溃，则在消炎解毒的基础之上，根据患者具体病情，兼施补气养血或补肝益肾之品，常用内补黄芪汤加减。

2. 辨证外治 对于骨与关节结核的外治法，何氏骨科通常将本病分为阴证和阳证两类。无论内治还是外治，何氏骨科始终坚持辨证论治。未溃，以抗痨散外敷，阴证宜和阳通滞，散寒化痰；阳证宜清热消炎，解毒祛痰。已溃，在外敷药的同时，对窦道插入药捻引流，既可防止窦道闭合，使脓液有外泄出路，又能起到引药入内以杀毒的作用。

（1）阴证：未溃，在病变局部外敷抗痨散Ⅰ号（苍术、白芷、当归、川芎、白及、羌活、独活、生天南星、生半夏、生草乌、白芥子等加减，研成细末）。根据病变局部大小，取适量药粉，以白酒几滴为引，用沸水调匀，待药变温后外敷患处，可用竹片或牛角药刀将药敷在病变局部，2~3mm 厚即可，覆盖纱布，再用胶布粘贴或绷带包扎，隔日换药 1 次。

已溃，首先用纸搓捻，蘸少许拔毒祛腐类药物撒于疮口，有窦道者，将药捻插入窦道，并剪一小块红油膏（当归、白芷、象皮、紫草、血竭、甘草等，同麻油、白蜡熬制，用药刀于皮纸上摊贴 0.2~0.3mm 厚）盖贴疮口，再以少许药棉置于油膏面上，其周围外敷抗痨散Ⅰ号，每日一换。

（2）阳证：未溃，在病变局部外敷抗痨散Ⅱ号（生大黄、黄柏、赤芍、白芥子、生南星、紫花地丁、芙蓉叶、透骨草、皂角刺、生芫花等加减，研成细末）。根据病变局部大小，取适量药粉，以 80% 冷开水和 20% 的蜂蜜调匀，外敷。

已溃，疮口及窦道的处理同阴证，其周围外敷抗痨散Ⅱ号。胬肉小者，用小块乌梅肉贴上即可收平化尽，在窦道仍用药捻引流。

何氏骨科临床上将骨与关节结核分为阴证和阳证两大类，简化了辨证，方便了治疗，如此可起到执简驭繁的作用。但由于发病的症状表现复杂，同时也因机体正气的强弱改变和治疗得当与否，病情不断地演变、发展，这样就不可能表现为纯粹的阴证或阳证，常常是阴中有阳，阳中有阴。因此，何氏骨科以阴阳辨证为大法，以细微辨证为依据，在治疗用药上师其法而不泥其方，随症化裁，标本兼顾。

五、预防与调护

（一）注意休息

对于骨与关节结核患者，休息具有重要意义。休息可以减慢机体代谢，有助于体力恢复，增强抗病能力，有利于骨与关节结核的治疗与痊愈。病变活动期、全身情况差、截瘫或脊柱失稳时，应严格卧床休息；关节结核活动期应制动休息。病情稳定时，可适当活动。

（二）正确用药

正确使用抗结核药物是本病治疗的关键。因此一旦使用抗结核药物进行治疗，应按照足量、足疗程的原则应用，无特殊情况不得停药。术后应继续抗结核治疗，注意药物的毒性反应，配合复合维生素等保肝药，定期检查肝肾功能。

（三）加强营养

注意补充热量、蛋白质和维生素。一般患者给予维生素 B、维生素 C 和鱼肝油等，贫血患者可给予维生素 B_{12}、叶酸等。

（四）饮食调理

本病为慢性消耗性疾病，饮食宜多食富有营养的食物，如牛奶、鸡蛋、牛肉等。忌食生冷油腻，宜食清淡、卫生的熟食。慎食鱼腥、酒类及葱、姜、蒜等腥燥发物。少吃油炸食品，尤其骨与关节结核后期化脓阶段有低热、盗汗等虚劳征象时，要尽量避免，否则可引起咯血。平素可适当食用富含维生素的新鲜水果和时令蔬菜，如苹果、梨、葡萄、胡萝卜等。

（五）精神调理

由于本病病程长，且反复发作，迁延难愈。因此，应适当给患者讲解防治结核的科普知识，鼓励患者树立战胜疾病的信心，使其放松心情，积极乐观，配合治疗。

（六）预防他病

由于本病患者抗病能力较差，易罹患伤风感冒，因此要注意保暖，防止感冒。截瘫患者要进行定时翻身，并做腰骶部按摩，以防止褥疮形成；鼓励患者咳痰，预防肺炎和肺不张。保持房间通风透光，以调畅机体气机，提高抗病能力，促进康复。

第二节　脊柱结核

脊柱结核在全身骨与关节结核中居于首位，占 40%~50%，其中绝大多数为椎体结核（约 99%），附件结核极少（约 1%）。脊柱结核以腰椎发病率最高，以下依次是胸椎、颈椎，骶尾椎则罕见。椎体病灶大多数为一处，少数可波及两个或多个椎体，病灶之间通过健康椎体或椎间盘隔开，表现为跳跃性病变。脊柱结核可并发截瘫。本病多见于儿童与青少年，无性别上的显著差异，发病多在 20~30 岁之间，30 岁以上发病率明显下降。

中医学将脊柱结核归于“脊柱痨”“龟背痰”范畴，是骨痨中最常见的一种。清代赵濂撰《医门补要·腰痛日久成龟背痰》云：“脾肾二亏，加之劳力过度，损伤筋骨，使腰胯隐痛，恶寒发热，食少形瘦，背脊骨中凸肿如梅，初不在意，渐致背伛项缩，盖肾衰则骨萎，脾损则肉削，但龟背痰已成，愈者甚寡，纵保得命，遂为废人。”论述了脊柱结核的病因、病理及预后。

一、病因病机

（一）中医病因病机

中医学认为本病多为先天不足，脊骨柔嫩，肌肉不充，复感风寒，邪气乘虚而入，流注筋骨，致使气血失调，津液不得正常输布，凝于筋骨之间，久而为痰，发为本病。或因劳倦内伤，或久病失养，脾胃虚弱，正气不足，督脉空虚，卫外不固，邪毒乘虚入侵脊柱，附着关节之间，津液凝而不展，化生痰饮，发为本病。

（二）西医病因病理

1. 发病特点　脊柱结核是结核分枝杆菌经血源性播散而形成的继发性疾病，原发病灶多为肺部，也可以是其他内脏器官的病变结核或淋巴结核。脊柱结核一般好发于椎体，而罕见于附件，这与其解剖生理特点有关：①整个脊柱有 23 个可动椎体，数目多；②椎体负重大，易劳损；③椎体上肌肉附着少；④椎体内以松质骨成分为主；⑤椎体的营养动脉多为终末动脉。

2. 病理分型　病理上可将本病分为中心型和边缘型两种。

(1) 椎体中心型：该型多见于儿童，因儿童的椎体较小，仅中央部有骨化，病变都属于中心型，且以胸椎为多。病变进展较快，常迅速波及整个骨化中心，以骨质破坏为主，穿破周围的软骨包壳，常形成游离死骨，死骨吸收后形成空洞，椎体被广泛破坏而塌陷后，病变侵入椎间盘及邻近椎体。成人椎体较大，病变进展较慢，少数中心型病变可以长期局限在椎体的中心部位而不侵犯椎间盘和邻近椎体。病变同样以骨质破坏为主，病灶内死骨被吸收后遗留空洞，空洞内充满结核分枝杆菌脓液、肉芽或干酪样物质。倘病变继续发展，也可逐渐波及整个椎体，侵入椎间盘及邻近椎体。

(2) 椎体边缘型：多见于成年人，腰椎居多。10 岁以上的儿童，待第二骨化中心出现以后，边缘型病变才比较常见。病变破坏椎体边缘和椎间盘组织，以溶骨破坏为主，死骨较小或无死骨，易侵犯椎间盘和邻近椎体。椎体呈楔形破坏，椎间隙变窄，形成脓肿，继而形成椎旁脓肿，并沿组织间隙流向远处。椎体后缘病变也容易造成脊髓或神经根受压。

3. 脓肿的形成　椎体结核多形成寒性脓肿，其发展趋势为：一是沿着椎体骨膜下蔓延，形成广泛的椎旁脓肿；二是沿着筋膜间隙蔓延，可在远离病灶部位形成流注脓肿（图 20-2-1）。脓液多因重力作用而向身体的下方流窜，被称为下坠性脓肿。对邻近椎体而言，广泛的椎旁脓肿比流窜脓肿具有更大的危险性，这是因为脓肿将椎体骨膜广泛剥离的同时也损害了椎体的血运，使椎体抗感染和修复的能力降低，严重者可出现椎体的大块坏死。长期浸泡在脓液中的椎体，可造成广泛的继发性腐蚀性病变。寒性脓肿可自行吸收或钙化，也常破溃形成窦道；或因脓肿壁与胸腔、肺、肠道、膀胱等粘连，穿破后形成内瘘。

4. 脊柱结核常见合并症

（1）脊柱畸形：最常见的畸形为脊柱后凸畸形。产生后凸畸形的机制有：①病变椎体受压后塌陷，使相邻椎体前缘相互凑近；②受累椎间隙狭窄或消失；③椎体的二次骨化中心被破坏，椎体纵向生长受阻；④后凸畸形发生后，躯干重心前移，椎体前缘压力加大。

（2）截瘫：脊柱结核易并发截瘫，且截瘫多发生在颈椎和胸椎。其原因是此处椎管较为狭窄，且椎管内为体积较大的脊髓，缓冲较差，容易受结核性脓肿、死骨或坏死椎间盘的压迫而产生症状。

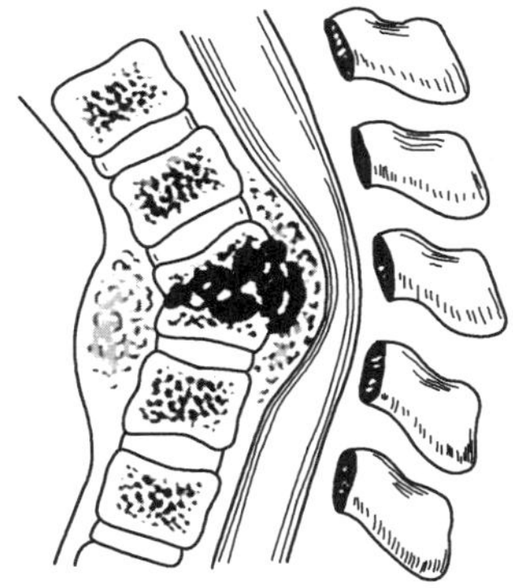

图 20-2-1　脓肿形成

脊柱结核并发截瘫主要有两种情况：①早期截瘫，是由于结核病灶的破坏产物如脓肿、肉芽组织、干酪样物质、死骨、坏死的椎间盘等直接压迫脊髓所致。由于发生在病变活动期，故又称为病变活动型截瘫。②晚期截瘫，是由于硬膜增厚，椎管内肉芽组织纤维化对脊髓产生环形压迫，或脊柱后凸畸形，椎体病理性移位，后凸之椎体后方的骨嵴对脊髓产生压迫或长期磨损，致使脊髓发生纤维变性所致。由于发生在病变愈合期，故又称为病变治愈型或病变静止型截瘫。此外，由于脊髓血管发生血栓导致脊髓变性、软化，也可发生截瘫。

二、临床表现及诊断

脊柱结核根据病变部位不同，可分为颈椎结核、胸椎结核、腰椎结核和骶尾椎结核等。临床及影像学表现也不尽相同。

（一）颈椎结核

1. 临床表现　患者颈部僵直、疼痛，肌肉痉挛，姿势异常，活动受限是其早期症状。随着病情进展，上述症状可日益加重，甚至出现神经根刺激征和脊髓压迫征。患者常用双手托住下颌部。第 4 颈椎以上病变，寒性脓肿多位于咽后壁，脓肿较大者，可阻碍呼吸道，故患者睡眠时鼾声很大，甚至引起呼吸和吞咽困难。第 5 颈椎以下病变，脓肿多位于食管后方，脓肿一旦将咽腔或食管穿破，脓液、死骨碎片及干酪样物质由口腔吐出或被咽下；椎体破坏严重的可见后凸畸形。

2. 影像学检查　X 线检查显示颈椎生理弧度改变，椎体破坏、形成空洞或死骨，椎间隙狭窄或消失，椎前软组织阴影增厚。

（二）胸椎结核

1. 临床表现　最早出现的症状和体征是腰背痛和局限性后凸畸形（驼背）。胸椎结核易形成广泛的椎旁脓肿，脓肿可穿破胸膜流入胸腔或肺内，出现体温升高等中毒症状；亦可与支气管相通而形成支气管瘘，患者可咯出大量脓汁、干酪样物质或死骨碎片；脓汁流注到背部，在背部形成脓肿可出现肋间神经痛。

2. 影像学检查　X 线检查可见胸椎后凸增加，椎体破坏，椎间隙狭窄或消失，椎旁脓肿阴影的两侧因有含气肺组织的对照而显影清楚。

（三）腰椎结核

1. 临床表现　主要表现为腰痛及腰部活动受限，棘突压痛和叩击痛。站立或行走时，头和躯干呈僵硬性后伸。患者从地上拾物时尽量屈膝、屈髋而避免弯腰，起立时用手扶住大腿前方，即拾物试验阳性。俯卧位脊柱后伸试验亦呈阳性。病变刺激神经根可引起神经根刺激征或传导功能障碍，压迫马尾神经时表现为下肢弛缓性瘫痪。

2. 影像学检查 X线片显示腰椎生理弧度改变，椎体边缘或中心有不同程度的密度不匀，边缘不齐，有空洞和死骨。椎体压缩畸形，椎间隙变窄或消失，腰大肌阴影增宽(图 20-2-2)。

（四）骶尾椎结核

最为少见。即使发病，一般也无明显症状。因5个骶椎融合在一起，故疼痛和活动受限均不明显。只有病变压迫骶神经或脓肿增大时才可出现症状。X线片可见骶尾椎骨质破坏及死骨形成。

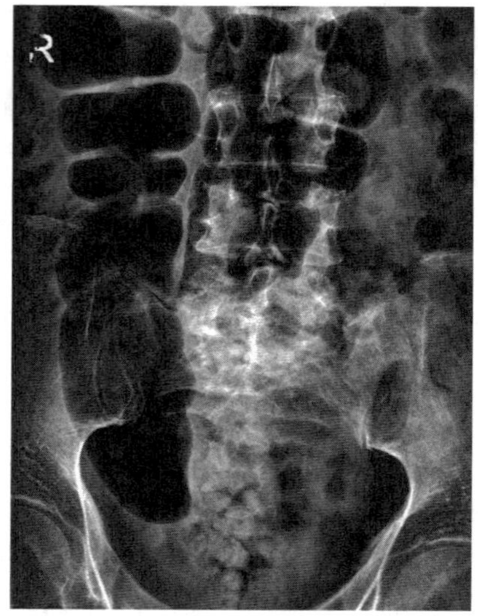

图 20-2-2 腰椎结核

注：腰1/骶1椎间隙变窄，关节面毛糙，骶1、2椎体骨质密度不均匀。

实验室检查：在脊柱结核的活动期，血沉多增快。白细胞计数及分类正常或稍增多。多有轻度贫血。有混合感染时，白细胞明显增多。未经治疗者，脓液培养结核分枝杆菌阳性率在70%左右。病理检查可确诊，对早期单纯滑膜结核和全关节结核具有较高诊断价值。

三、鉴别诊断

（一）脊柱急性化脓性骨髓炎

本病多发病急骤，体温常迅速升到39~40℃，全身中毒症状明显，疼痛剧烈，尤其受累部位疼痛更为明显，压痛范围广泛，脊柱活动严重受限，局部软组织肿胀，血白细胞计数升高。X线片早期可见椎体破坏，椎间隙变窄或消失，常有死骨形成；晚期可见椎体明显增生和硬化。

（二）强直性脊柱炎

多发于青壮年男性，脊柱活动广泛受限，腰部板直，晚期呈圆形后凸，本病多同时伴有骶髂关节病变。X线检查早期仅见骨质疏松，无骨质破坏，更无死骨形成；晚期可见竹节样变，韧带及椎间盘钙化。

（三）椎体压缩性骨折

本病有明显外伤史，多限一个椎体受损，患椎呈楔形变，椎体前中部可见横行或斜行的密度增高的压缩性骨折线，边缘锐利。椎体前缘可能有骨碎片存在，一般无椎间隙狭窄。椎旁软组织影多不明显，但在出血较多形成血肿后可以显示，但与结核性脓肿比较，本病所致阴影多较局限，弧度小，密度低，且与病变部位一致。

（四）溶骨性转移瘤

应与中心型结核区别，溶骨性骨肿瘤常为多发，发病急、疼痛难忍，以老年患者多见。病变可累及椎体附件，病变范围局限、突起，可发生病理性压缩性骨折，但椎间隙无狭窄。

四、治疗

本病的治疗目的是通过休息、营养、中医辨证论治及抗结核药的运用及手术治疗等，杀灭结核分枝杆菌，改善局部血液循环，保持脊柱稳定性，同时解除和防止脊髓受压。脊柱结核的治疗原则和方法同样遵循前文所述“骨与关节结核”的辨证施治原则，内服外治相结合，具体治疗同前。

第三节 髋关节结核

髋关节结核是由于结核分枝杆菌经原发活动病灶(多为肺部)通过血液侵入髋关节而引起的感染性病变。本病发病率居于全身骨关节结核的第二位，仅次于脊柱结核。以髋关节全关节结核多见，患者多数为10岁以下儿童，男性略多于女性，单侧多于双侧。本病属于中医“骨痨”范畴。

一、病因病机

(一) 中医病因病机

先天禀赋不足,后天营养不良,肝肾不足,正气虚弱,是致病的内在因素。或因跌仆闪挫,关节损伤,气血凝滞;或因寒邪客于关节,经络不舒,气血不畅,是致病的外在因素。邪正相争,正不胜邪,则邪毒日盛而致本病。

(二) 西医病因病理

本病通常继发于身体其他部位的结核病灶,大多数继发于肺结核,少数继发于消化道结核、淋巴结核及胸腺结核等。亦有部分是关节附近的骨病灶、淋巴结病灶的发展蔓延或流注性结核脓肿腐蚀造成的髋关节结核。

儿童骨骼、关节结构正处在形成之际,筋骨未坚,骨骺柔嫩,而髋关节又是负重与运动的枢纽,况儿童天性活泼好动,易形成积累性损伤,使局部抗病力降低而易感染结核分枝杆菌。初发病灶可在滑膜(单纯滑膜结核),渐及骨质;也可始于髋臼、股骨颈或股骨头(单纯骨结核),渐入关节腔内,终致骨质、软骨、骨膜及周围软组织均遭破坏,形成全关节结核。

髋关节结核以单纯滑膜结核多见,很少形成脓肿、窦道。单纯骨结核常形成脓肿,破溃后形成窦道,病变发展导致全关节结核。晚期,关节软骨破坏后导致关节纤维性或骨性强直;有时可因股骨头及关节囊破坏严重而后脱位,若股骨头、股骨颈完全破坏而消失,股骨近端与髋臼之间则会形成假关节。

儿童髋关节结核对患肢生长发育有一定影响,如病灶距骺板较远,可刺激骨骺使股骨头增大,股骨颈变长,髋外翻,患肢较健侧长;反之,若病灶在骺板附近,可破坏骨骺,影响骨发育,使股骨头变小,股骨颈变短,髋内翻,患肢缩短。又因内收肌、屈髋肌挛缩,患肢出现屈曲、内收、内旋畸形(图 20-3-1)。

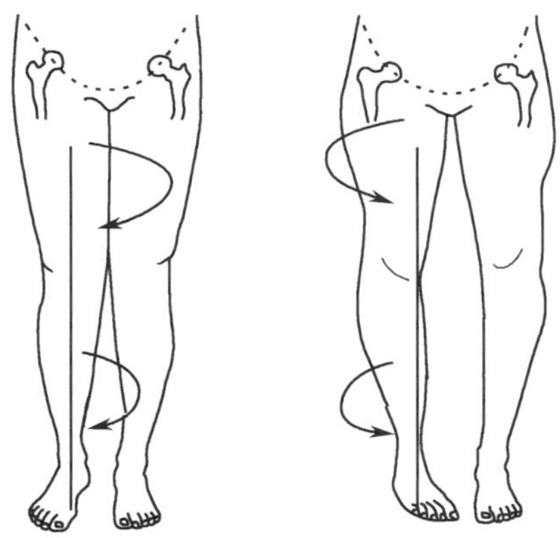

图 20-3-1 髋外翻、髋内翻畸形

二、临床表现及诊断

(一) 全身表现

早期多无明显症状,活动期可有低热、盗汗、消瘦、乏力等,成年患者可有性情急躁,儿童患者常有夜啼等表现。

(二) 症状和体征

本病可分初、中、后三期。

1. 初期 常无明显症状,或有轻度不规则低热,食欲不振,髋部酸痛不适,或述膝痛,易感疲劳等。随后走路、跑跳过多后出现跛行,患髋常处于轻度屈曲状,伸屈均受限,夜间熟睡时常因疼痛而惊醒。

2. 中期 全身症状明显,表现为精神萎靡,形体消瘦,纳谷不馨,午后低热,眠差盗汗,舌红苔少,脉细数。患儿诉说膝部疼痛明显,但检查时痛在髋关节,并可见髋关节屈曲,多方向活动受限。托马斯征阳性(即令患者仰卧,腰部放平贴床,当尽量屈曲健侧髋及膝关节时,患髋亦随之屈曲,不能伸直)。血沉加快,髋关节周围饱满,可发现寒性脓肿。

3. 后期 全身与局部症状明显加重。患髋屈曲挛缩,活动功能丧失,臀部肌肉萎缩,患肢长度缩短,寒性脓肿穿破皮肤,形成窦道。合并病理性脱位时,则出现髋关节后脱位体征。

(三) 实验室检查

参见本章第一节概述中相关内容。

(四) 影像学检查

X 线检查在髋关节结核早期,对诊断具有重要价值。一般应拍骨盆正位片,两侧髋关节对比,可以发现较轻微的变化。对于中期及后期,X 线检查也可以明确病变程度。早期,两侧髋关节对比可发现患侧关节囊肿胀，髂骨、股骨上端骨质疏松，骨小梁变细，骨质变薄，关节间隙增宽，或因炎症充血而使患侧骨骺过大或过早出现。中期，常见髋臼及股骨头的外方及邻近髋骨破坏。后期，X 线片显示股骨头、颈及髋臼进一步破坏，成人股骨头面与髋臼模糊不清，显示微小而广泛的破坏，关节间隙变窄，或伴有半脱位或完全脱位，有的股骨头似嵌入髋臼之内，乃髋臼严重破坏所致。脓肿可有钙化，长期混合感染可见骨质硬化（图 20-3-2）。

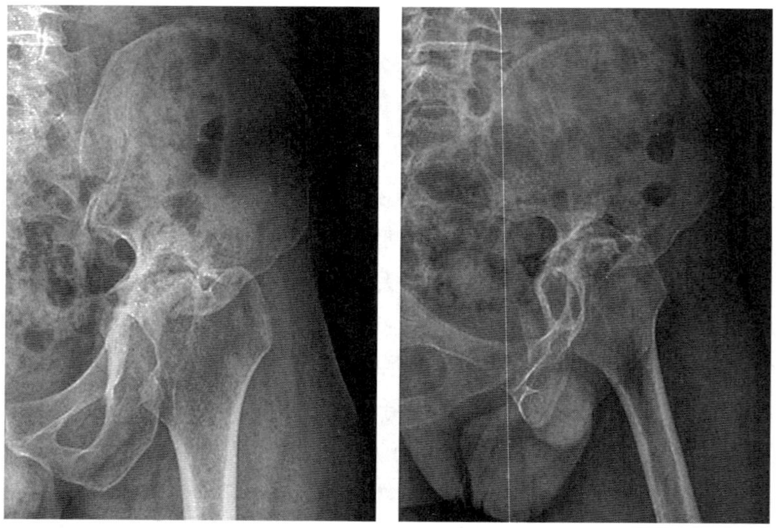

图 20-3-2 髋关节正斜位摄片

注：左侧髋关节结核致使左侧股骨头“自截”伴中心型脱位。

三、鉴别诊断

（一）化脓性髋关节炎

急性化脓性髋关节炎发病急，全身症状明显，高热，寒战，血白细胞计数增高，此时易与髋关节结核相鉴别。但是，慢性的尚未控制的化脓性髋关节炎与髋关节结核则不易鉴别。需行细菌培养或滑膜活检才能确诊。

（二）类风湿关节炎

一般多无全身症状，常为双侧对称性发病，且常发于小关节，并伴有其他关节病变。X 线检查所见的关节肿胀、闭孔缩小和局部骨质疏松等类似髋关节结核，确诊需行抗链球菌溶血素 O 试验、查类风湿性因子。必要时行滑膜病理活检，方可确诊。

（三）股骨头坏死

多有髋关节外伤史或长期酗酒史、使用激素史。患者除临床表现为患髋酸困、疼痛及跛行，髋关节活动受限外，全身状况一般良好，体温正常，血沉亦正常。X 线检查显示，早期改变为软骨下出现小透亮区，以后透亮区扩大成一新月形透亮带，称为“新月征”；病变继续发展，在接近活骨处的死骨内出现骨小梁增粗的浓密区，称为“骨硬化带”；进一步恶化则关节软骨面塌陷，表面不规则，出现阶梯状边缘，最后表现为骨关节病的典型改变。核素骨扫描可能在发病几周内出现特殊的表现，可提供早期诊断。

四、治疗

髋关节结核治疗的关键是早期诊断、早期治疗。然而，早期症状大多不明显，有时髋部虽有不适，偶尔略有跛行，但休息后可恢复，且髋部肌肉肥厚，不经仔细观察不易发现病患，加之患者多为 10 岁以下儿童，对疾苦述说不清，故髋关节结核不易早期诊断。多数患者已进入全关节结核或合并感染后才来院治疗，故应尽量保存关节功能，特别是髋关节的稳定性。治疗时根据不同病理发展阶段，辨证施治。

（一）内治法

1. 辨证治疗

(1) 初期：全身一般无明显症状，或有轻度不规则低热，食欲不振，患髋酸痛不适，或述膝部疼痛，偶尔走路时可略有跛行。治宜温经通络，散寒化痰，方选抗痨丸，或用阳和汤，连服5~6周。

(2) 中期：全身症状明显，表现为精神萎靡，纳呆羸瘦，低热盗汗，脉细数，舌红少苔。患者主诉膝痛明显。继续服用抗痨丸。若阴虚火旺明显，可服用清骨散合六味地黄丸；若表现为神疲乏力、形寒肢冷、面色无华，可配合服用人参养荣丸。

(3) 后期：全身与局部症状明显加重。患髋屈曲挛缩，臀肌萎缩，患肢变短，窦道形成，也可能合并病理性脱位。治宜扶正与祛邪相结合，在应用中药抗结核药物治疗的同时，可根据不同证候选方施治。若患者全身症状表现为神疲乏力，气短自汗，纳谷减少，头晕心悸，面色苍白无华，手足麻木，指甲色淡，舌淡苔薄，脉细弱无力，治宜调理脾胃，气血双补。可选八珍汤、十全大补汤加减内服。

2. 西药 主要为抗结核药，具体治疗原则和方法可参照本章概述相关内容。

（二）外治法

常规的外治法有以下几种。

1. 初期肿痛的治疗 初期患者髋部轻度肿胀、疼痛，活动受限，可用回阳玉龙膏和解凝膏外敷。

2. 产生脓肿的治疗 若患者髋关节内脓液较多，或形成寒性脓肿者，可行关节穿刺，抽出脓液，注入0.9%氯化钠注射液冲洗，最后注入链霉素或异烟肼并加压包扎。

3. 窦道、瘘管的治疗 若窦道形成、久不收口，可选用五五丹、七三丹、八二丹药线插入引流，将脓液排尽后，再用药线配合生肌散以促其收口。若形成瘘管，可用三品一条枪或白降丹药线，以化腐蚀管。

（三）手术治疗

手术治疗可根据患者的年龄、关节病变程度而采取不同方法。

1. 滑膜切除术 单纯滑膜结核保守治疗无效者，可行滑膜切除术。因髋关节前方滑膜较多，多采用髋前方入路，术中脱出股骨头，以尽可能彻底切除滑膜。术后牵引固定3~4周，早期活动关节，并继续抗结核治疗。

2. 病灶清除术 对全关节结核及单纯骨结核保守治疗无效者，宜尽早施行病灶清除术。一般亦多经前方切口进入关节，清除关节内滑膜、脓液、死骨及干酪样物，尽量保留股骨头与颈。术后牵引3~4周，儿童不易合作，可用石膏裤固定。如关节破坏严重，年龄在15岁以上患者，可在病灶清除术的同时进行关节植骨融合术，将髋关节融合在屈曲20°~30°，外展0°~5°，患足外旋15°~20°位。

3. 截骨矫形术 患髋严重畸形，可根据患者具体情况进行截骨手术治疗。若患者髋关节在屈曲内收位发生骨性强直，可采用外展位截骨术治疗。其他可采用Batchelor手术、金属杯成形术等进行矫正。

（四）何氏骨科特色治法

该病的何氏骨科特色治疗，可参照本章第一节概述相关内容。

（五）其他治疗

1. 牵引 为防止患髋屈曲挛缩畸形或病理性脱位，早期应采取牵引措施。

2. 输血 本病患者后期多气血亏虚，常伴有贫血的发生，少量多次输入新鲜血液，可改善全身状况，增强抗病能力，对治愈本病有积极作用。一般每次输入200ml左右，每周2次。

第四节 膝关节结核

膝关节结核与其他骨关节结核一样，是一种继发性病变，绝大多数继发于肺结核。膝关节结核发病率较高，占骨与关节结核发病率的第3位，居下肢骨关节结核的首位，多为单关节发病，以5~15岁的儿童和青少年多见，男性明显高于女性。膝关节是全身关节腔容量最大的关节，也是滑膜组织最丰富的关节，故在膝关节结核中，单纯滑膜结核的发病率远远高于单纯骨结核，全膝关节结核多数是由单纯滑膜结核发展而来。

由于膝关节滑膜广泛，因此病变多为单纯滑膜结核，基本特点是关节呈梭形肿胀，膝关节周围肌肉萎缩，关节变形，形如“鹤膝”，故中医称本病为“鹤膝痰”或“鹤膝风”。

一、病因病机

（一）中医病因病机

参考本章第一节概述。

（二）西医病因病理

膝关节承重大、劳损多，加之其前方、侧方无丰富的肌肉保护，阴寒湿邪易于侵袭，使局部抗病力减弱，结核分枝杆菌随血液流注此处繁衍聚毒为患。一般经过血行播散至膝关节滑膜组织或股骨下端、胫骨上端，继而发生单纯滑膜结核或单纯骨结核，如未得到及时正确的治疗，病变继续发展可致全膝关节结核。膝关节滑膜丰富而广泛，故初发病灶在滑膜者居多(单纯滑膜结核)。单纯骨结核多发生在股骨远端和胫骨近端的骨骺和干骺端。髌骨、腓骨头结核较少见。

1. 单纯滑膜结核 发病率最高，占膝关节结核的80%左右，其感染途径有两个：一种是结核分枝杆菌经血液循环进入关节腔感染骨膜；另一种是结核分枝杆菌先侵入骨膜下层组织，在局部繁衍产生局限性病灶，因其代谢产物及渗出液的增加，病灶内压力增高并迅速向关节腔内破溃，大量结核分枝杆菌进入关节腔，再感染所有的滑膜组织。滑膜感染结核后则出现滑膜肿胀、充血、炎性细胞浸润，膝关节呈弥漫性肿胀，渗出液增多，滑膜囊内出现黄色混浊液体，骨质疏松。

2. 单纯骨结核 单纯骨结核多发生在股骨远端和胫骨近端的骨骺和干骺端。髌骨、腓骨头结核较少见。分为中心型和边缘型两种。中心型多有死骨形成，死骨吸收后形成空洞；边缘型好发于干骺端，死骨较少，其产生的脓液可穿破关节软骨面而进入关节腔，引起骨膜和软骨面的病变，而形成全膝关节结核。

3. 全关节结核 单纯滑膜结核和单纯骨结核进一步发展，病变累及软骨和软骨下骨板、滑膜和软骨关节面，变成全膝关节结核。早期，破坏只局限于关节软骨和软骨下骨板的边缘或骨病灶破入关节处，大部分关节面保持完整。若病变进一步发展，软骨面和软骨下骨板大部分破坏则形成晚期全关节结核，半月板和前交叉韧带也被累及，软骨和骨质大量破坏，关节囊和侧副韧带相对松弛，由于腘肌和髂胫束的牵拉作用，胫骨可向后、外侧脱位。若股骨远端或胫骨近端骨骺板在儿童时期被破坏，可引起患肢严重短缩畸形。膝关节常有屈曲或内、外翻畸形。脓肿破溃后形成窦道，流出米汤样或干酪样物质，疮口经久不愈，长期混合感染则骨质硬化，少数合并股三角或腘窝处淋巴结核。

二、临床表现及诊断

（一）病史及全身表现

多有肺结核或其他结核病史。早期多无明显症状，活动期可有低热、盗汗、消瘦、乏力、脉数等。

（二）症状和体征

1. 初期 单纯滑膜结核表现为关节肿胀，不红不热，微痛不适，屈伸不利。活动后疼痛加重，休息后症状可减轻，单纯骨结核仅有局部隐痛、叩击痛。

2. 中期 单纯滑膜结核，膝周漫肿，活动后加重，浮髌试验阳性，穿刺可有黄色混浊液体抽出；疼痛较明显，关节功能轻度受限，可有跛行，关节周围肌肉萎缩，关节呈梭形肿胀。单纯骨结核，因病灶位于骨质深部，症状很不明显，或仅有局限性微肿和压痛。随着病变进一步发展，关节功能障碍明显，呈屈曲位而不能伸直，当穿刺液为浆液或脓液时，表示已发展为全关节结核(图20-4-1)。

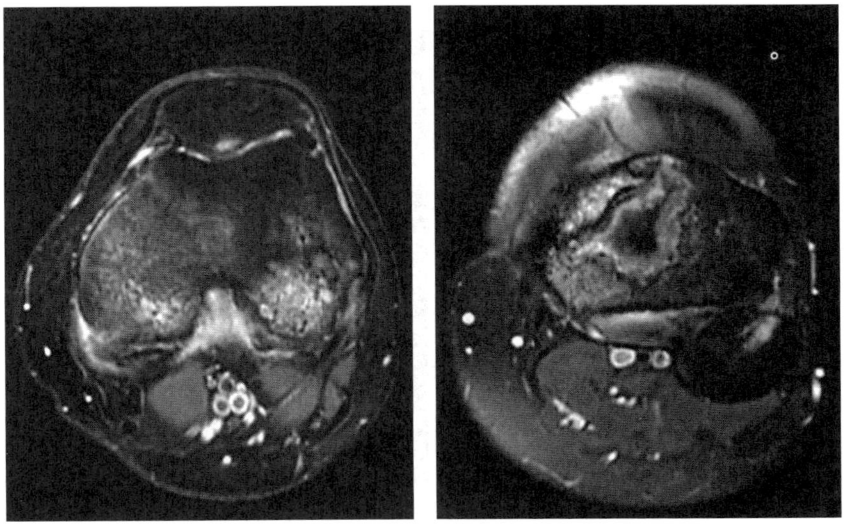

图 20-4-1　左膝关节结核 MRI 横断位

注：关节软骨以及关节面下骨皮质均显示结构不完整。

3. 后期　患侧膝关节屈曲挛缩，或有半脱位畸形，伸屈功能丧失；患侧膝关节周围冷脓肿破溃，形成窦道，并容易发生混合感染（图 20-4-2）。

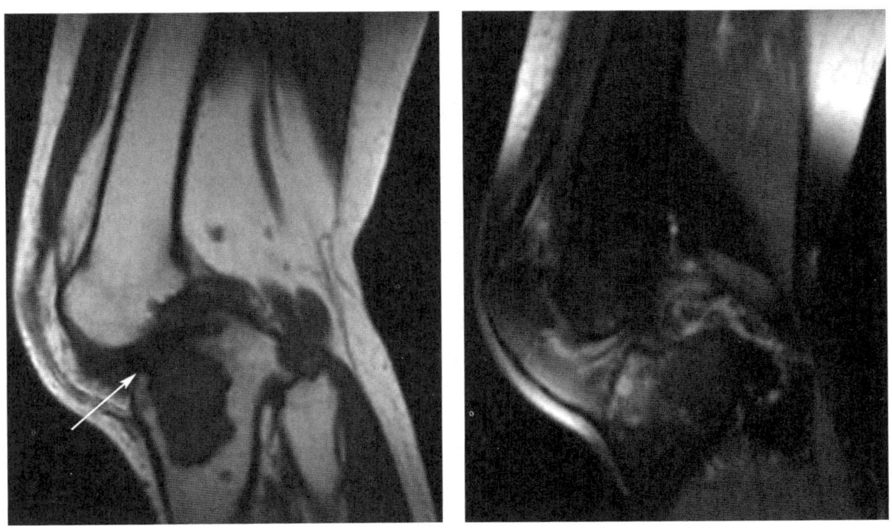

图 20-4-2　左膝关节结核 MRI，矢状位 T1WI

注：关节骨质破坏、关节结构紊乱，关节呈现半脱位征象。

（三）影像学检查

X 线检查：单纯滑膜结核阶段可见软组织肿胀，骨质疏松，关节间隙增宽或狭窄。单纯骨结核中心型病变早期见磨砂玻璃样改变，以后出现死骨、空洞。边缘型病变可见溶骨性改变，死骨较少。全关节结核可在非负重区出现接触性破坏。软骨下骨板逐渐破坏，关节间隙狭窄或消失。如长期有混合感染，可有骨质硬化（图 20-4-3）。

三、鉴别诊断

本病部位表浅，容易发现，临床上根据患者年龄较轻，单关节发病，病程缓慢渐进，以及其症状体征，结合 X 线征象和实验室检查即可作出诊断。但有时需要与下列疾病鉴别。

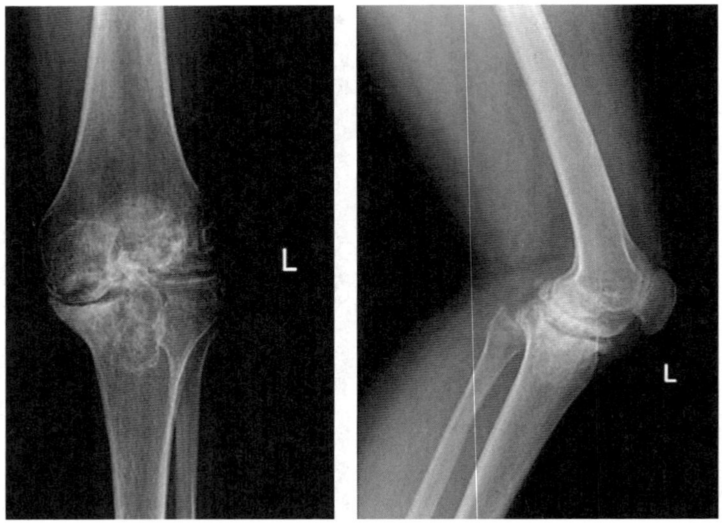

图 20-4-3 膝关节结核正侧位片
注：软组织肿胀，关节变窄，累及股骨下端、胫骨上端，累及关节面。

（一）化脓性关节炎

化脓性关节炎起病急骤，临床表现为高热，血白细胞计数升高，患膝关节肿胀、疼痛剧烈。而膝关节结核则起病缓慢，早期临床表现不明显，骨质破坏缓慢，关节间隙较短期内保持不变。结合病史、临床症状体征及血液实验室检查，鉴别诊断并不困难。

（二）类风湿关节炎

早期先由一个关节开始，如先侵犯膝关节，则往往不易与单纯滑膜结核相区别。由于两者的患病年龄、体征、血沉和X线表现都很类似，故常须切取滑膜做活检或进行关节液结核分枝杆菌培养来确定诊断。

（三）慢性滑膜炎

反复发作的膝关节肿胀、积液、疼痛，血沉一般正常，X线检查仅有软组织肿胀或关节囊积液及骨质疏松，但无骨质破坏，早期与单纯滑膜结核不易鉴别。病程长者滑膜组织表现出增厚，膝关节呈弥漫性增大，触之似面团样感觉。关节穿刺可抽出淡黄色液体，无结核性物质。关节液涂片染色或细菌培养可作鉴别，必要时可做病理性检查。

（四）滑膜肉瘤

为恶性程度较高的软组织肿瘤，病程长短不一，疼痛剧烈。X线检查可见软组织阴影出现较早，界限清楚，密度均匀而呈分叶状，常跨越关节，可有钙化点，骨质呈侵蚀性或弥漫性破坏，病变多较广泛，但无死骨，也无骨膜增生。

（五）色素沉着性绒毛结节性滑膜炎

本病多见于青年人和中年人，好发于膝和踝关节，有绒毛型和结节型之分，一般起病缓慢、病程较长，最长可达10余年。患膝关节肿胀明显，但功能障碍却不明显，结节型常可触及大小不等的结节性肿块，血沉一般正常。关节穿刺可见咖啡色或血性液体。病程长者，X线片上可见股骨和胫骨内外髁边缘有溶骨性破坏，少数在干骺端有长圆形骨质破坏区，与骨干长轴垂直，一般无硬化边缘，亦无死骨或骨膜反应等。

四、治疗

膝关节结核的治疗，通过休息、营养、抗结核药物与中医辨证施治结合，必要时行手术治疗，以控制结核分枝杆菌，改善局部循环、保持关节稳定性，最大限度保留关节活动度，预防关节强直的发生。

（一）内治法

本着祛邪与扶正的原则，抗结核药与辨证施治结合应用，具体方法参见髋关节结核一节。

（二）外治法

一般临床常规治疗如下。

1. 初期 关节肿胀、疼痛，屈伸不利，活动后疼痛加重，但皮肤多不红热。局部应用回阳玉龙膏掺麝香散或阳和解凝膏外敷，膝关节于伸直位固定。

2. 中期 膝关节周围漫肿，活动后疼痛加重，浮髌试验阳性。关节积液较少时，可同初期治疗，局部敷药制动。关节积液较多时，可改用关节腔穿刺抽出积液，链霉素或异烟肼注入，适当加压包扎固定。

3. 后期 患肢于伸直位制动或做持续性牵引。如有窦道形成，久不收口者，可选五五丹、七三丹、八二丹药线插入引流，将脓液排尽后，再用药线配合生肌散以促其收口。若形成瘘管，可用三品一条枪或白降丹药线，以化腐蚀管。

（三）手术治疗

单纯滑膜结核一般采用非手术治疗，如经非手术疗法无效或滑膜已明显增厚者，应行滑膜切除术。病灶有破入关节危险，或有明显死骨与脓肿的单纯骨结核及早期全关节结核，应施行病灶清除术，术后固定3~5周，再开始关节功能锻炼。晚期全关节结核尚有活动病变的，应采取关节切除、加压融合术。15岁以下儿童膝关节结核，不宜行关节融合术。

（四）何氏骨科特色治法

参见本章第一节概述相关内容。

第五节　踝关节结核

踝关节结核多是由肺结核经血液循环流注踝关节而引起的感染性疾病。本病在下肢三大结核中发病率最低，多发生在10岁以下的儿童及青少年。中医将本病称为“穿拐痰”。

一、病因病机

（一）中医病因病机

参见本章第一节概述。

（二）西医病因病理

踝关节结核可以分为单纯滑膜结核、单纯骨结核与全关节结核。踝关节是下肢三大关节中最下面的一个关节，担负的体重比其他关节都大得多，而踝关节活动范围较小，周围又没有肌肉覆盖，一旦发生结核，可早期发现脓肿，且脓肿容易破溃，形成窦道。踝关节被结核分枝杆菌破坏后，产生病理性脱位者极少见。踝关节破坏严重时，患足常下垂、内翻或强直。踝关节后方关节腔常与后距跟关节、踇长屈肌、趾长屈肌腱鞘相通，因而，踝关节结核易波及距跟关节和腱鞘。

二、临床表现及诊断

（一）病史及全身表现

多有肺结核或其他结核病史。早期多无明显症状，活动期可有低热、盗汗、消瘦、乏力等。

（二）症状和体征

1. 疼痛和肿胀 初期仅有轻微酸痛麻木，不适。局部微肿，活动后疼痛可加重。踝关节周围有压痛，随着病情发展，关节内积液增多，肿痛加重。内外踝下方和跟腱两侧的正常凹陷膨隆。

2. 功能障碍和畸形 开始为踝关节背伸跖屈受限，若累及距跟关节，则内外翻活动受限；晚期关节破坏严重，可出现足下垂、内外翻畸形，以及窦道形成，最终关节强直等。

3. 跛行 患者可出现跛行，早期跛行与疼痛的程度有关。晚期由于畸形致跛行明显。

（三）实验室检查

参见本章第一节概述。

（四）影像学检查

X 线检查 全关节结核 X 线片表现为周围软组织肿胀，关节间隙变窄，胫腓骨和距骨关节面均模糊毛糙不齐，附近骨质疏松萎缩。病变早期，单纯滑膜结核或单纯骨结核，X 线征象多不明显，发病后 3~6 个月出现软组织肿胀，骨质疏松或破坏。中心型骨结核多有明显死骨或空洞形成。若有混合感染存在，则骨质明显硬化（图 20-5-1）。

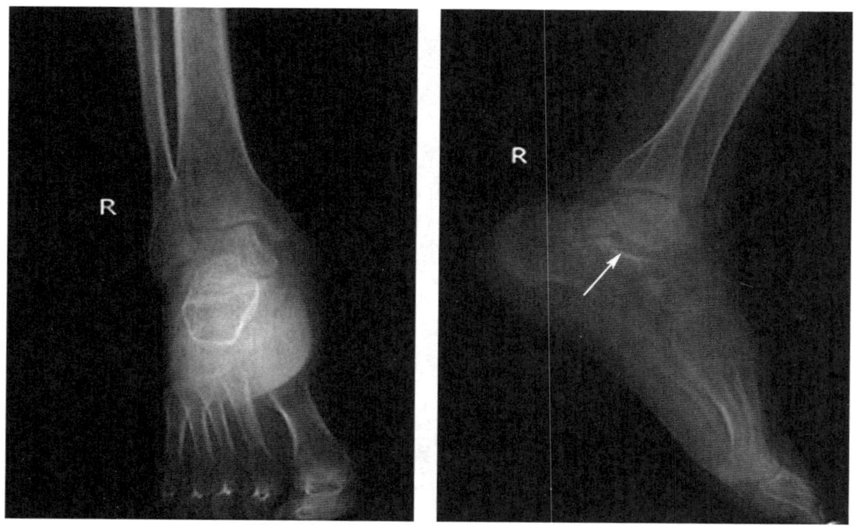

图 20-5-1 右踝关节结核正侧位片

注：踝关节骨质疏松伴周围软组织肿胀显著，距跟关节增宽。

三、鉴别诊断

（一）类风湿关节炎

典型的类风湿关节炎常为多个关节受累，且好侵犯手、足小关节，踝关节是类风湿关节炎周围型的病变部位，发病多为 40 岁左右的中年女性，多双侧为患，不出现寒性脓肿或窦道，实验室检查显示类风湿性因子阳性。若怀疑为踝关节结核，可切取滑膜活检或关节液结核分枝杆菌培养来确定诊断。

（二）踝关节扭伤

踝关节陈旧性扭伤多有明显外伤史，局部肿胀、疼痛，甚至局部皮肤瘀斑、青紫。X 线检查可协助诊断。

四、治疗

通过各种保守治疗及手术疗法的运用，杀灭结核分枝杆菌，抑制结核分枝杆菌生长，改善局部血液循环，促进骨质再生，恢复关节功能，保持关节稳定性，预防关节强直的发生。

（一）内治法与外治法

参见本章第一节概述相关内容。

（二）手术治疗

1. 滑膜切除术 适用于单纯滑膜结核非手术治疗无效及滑膜增厚者。滑膜切除术多采用外侧切口，具有暴露好、组织损伤少、可以满足多种手术需要的优点。

2. 病灶清除术 适用于保守治疗无效的单纯骨结核，或病灶中有明显死骨者。早期全关节结核也应做此手术。可根据病灶采用不同切口，晚期全关节结核，12 岁以上患者，可经前方入路，病灶清除后再行融合术，将踝关节融合于 90° 位。

（三）何氏骨科特色治法

参见本章第一节概述相关内容。

第六节 骶髂关节结核

骶髂关节结核是由结核分枝杆菌侵袭骶髂关节软骨或骨组织而引起的骶髂关节面及骨组织的感染性病变。骶髂关节单纯滑膜结核和单纯骨结核较少见，临床所见多为全关节结核，常由髂骨或骶骨的病灶发展而成。常侵犯一侧骶髂关节，偶有双侧者。本病多发生在 10~30 岁的青少年，女性发病率高于男性。

本病属于中医“流痰”范畴，《外科医案汇编》云：“痰凝于肌肉、筋骨、骨空之处，无形可征，有血肉可以成脓，即为流痰。”简单阐述了本病的病理变化。

一、病因病机

（一）中医病因病机

参见本章第一节概述。

（二）西医病因病理

骶髂关节结核，常由骶骨或髂骨的病变发展而来。根据病变部位可分为单纯滑膜结核、单纯骨结核和全关节结核，临床病例几乎都是全关节结核。其病理变化表现为：关节病变向后发展，穿破后方关节囊或髂骨时，脓液可汇集在臀肌深层；病变向前发展，突破前方关节囊或骶骨时，脓液可汇集于髂腰肌或沿该肌流注到腹股沟或大腿根部；病变突破下方关节囊时，脓液沿骶结节韧带或梨状肌流注到臀部或大粗隆附近；脓液向外面则穿破而形成窦道，少数穿入直肠或腹腔而形成内瘘。

二、临床表现及诊断

（一）全身表现

早期多无明显症状，病变活动期可有低热、盗汗、消瘦、乏力、食欲减退等结核症状。

（二）症状与体征

1. 疼痛 发病缓慢，病程较长。患侧臀部或腰骶部疼痛，活动后加剧，休息时减轻，咳嗽、喷嚏时疼痛加重；骶髂关节后方有压痛或叩击痛；随着病情的发展，疼痛逐渐加剧，可沿坐骨神经向下放射。

2. 脓肿及窦道 患侧臀部及髂后上棘部位肿胀，髂窝部可触及包块。脓肿破溃可形成窦道。

3. 功能障碍 少数患者有跛行，站立或行走时疼痛加重。由于骶棘肌痉挛，引起轻度腰椎向健侧侧弯，腰椎前屈及向健侧活动受限，下肢活动受限。骶髂关节分离试验、骨盆分离试验及直腿抬高试验均为阳性。

（三）实验室检查

病变活动期或合并其他部位结核，抗酸杆菌培养可为阳性，血沉加快，可有轻度贫血。

（四）影像学检查

X 线检查 单纯滑膜结核在 X 线片上不易诊断，当开始转变为全关节结核时则出现关节面模糊、关节边缘破坏和关节间隙增宽；晚期可见关节间隙狭窄或消失，局部常见死骨。有时可见骶骨或髂骨原发病灶。断层 CT 片对诊断很有意义（图 20-6-1、图 20-6-2）。

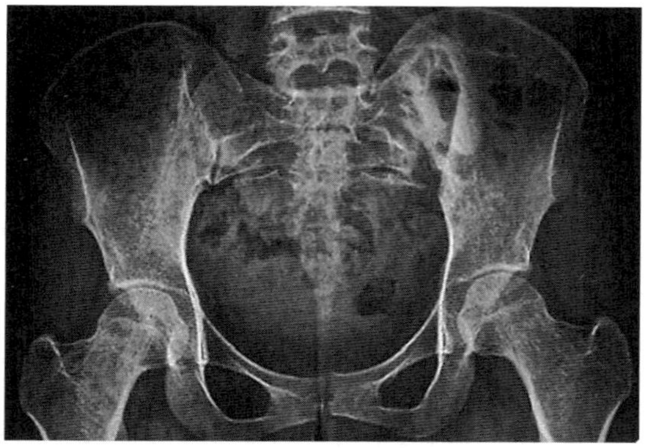

图 20-6-1 左侧骶髂关节结核
注：左侧骶髂关节间隙增宽、髂骨侧骨质破坏伴沙粒状死骨。

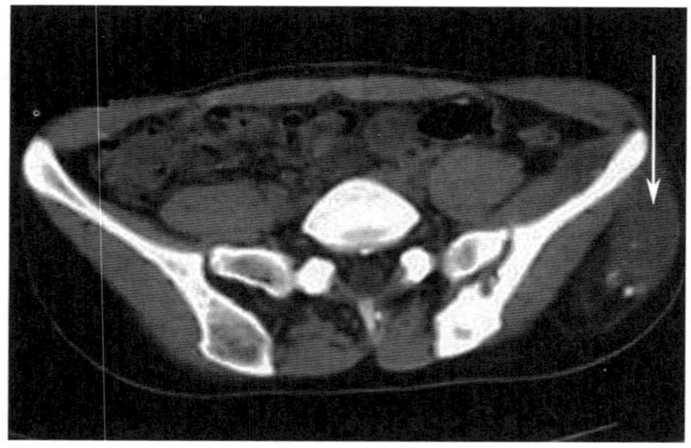

图 20-6-2 左侧骶髂关节结核
注：CT 平扫软组织窗，左侧臀部皮下含钙化的冷脓肿。

三、鉴别诊断

（一）强直性脊柱炎

病变始于骶髂关节，主要侵犯脊柱，周围关节也受累。特点是：常见于男性患者，发病年龄多在 15~30 岁；与遗传基因有关，患者中 HLA-B 阳性率为 90%~95%；血清类风湿因子多为阴性；主要侵犯骶髂关节及脊柱，易导致关节骨性强直，椎间韧带钙化。早期 X 线片可见骶髂关节髂骨处出现硬化，关节边缘模糊不清，随后骶髂关节面出现边缘不整、硬化，两侧骶髂关节均可出现改变；以后关节间隙变窄，关节边缘呈锯齿样破坏，最后关节间隙消失，骶髂关节融合，胸、腰椎椎体呈竹节样变，脊柱常呈后凸畸形。

（二）骶髂关节急性化脓性关节炎

起病急骤，寒战，发热，头痛，食欲减退，局部肿胀、疼痛，可迅速出现脓肿，脓肿破溃而形成窦道。实验室检查显示血白细胞及中性粒细胞计数增高，血沉加快，血、尿细菌培养为阳性，脓性分泌物培养可见脓菌。X 线片可见髂骨呈广泛性破坏，晚期骶髂关节呈骨性强直。

（三）髂骨肿瘤

髂骨为造血系统及淋巴系统转移癌的好发部位。患者多为中老年人，局部肿块较硬。X 线片可见髂骨溶骨性或穿凿样破坏，无边缘致密，不侵犯关节，活检可确诊。

四、治疗

（一）内治法

参见本章第一节概述。

（二）外治法

一般临床常规治疗如下。

1. 中药外治 初期，可用回阳玉龙膏、阳和解凝膏局部外敷。脓肿外溃或窦道形成时，根据具体情况可选用五五丹、七三丹、八二丹药线插入引流。若脓水将尽，可改用生肌玉红膏外敷，以促进疮口愈合。

2. 脓肿穿刺及注射药物 对于老年体弱及没有明显死骨的患者，采用非手术治疗，若局部脓肿，可采用穿刺抽出脓液，并注入抗结核药链霉素或异烟肼，适当加压包扎固定。

（三）手术治疗

本病应尽可能采取非手术治疗。对脓肿或死骨比较明显、非手术治疗无效者，或有经久不愈的窦道者，可行病灶切除术。对无明显混合感染者，可同时做关节内植骨融合术。少数病例病变已停止，但局部疼痛较重，可施行关节外融合术。上述手术均采取后方入路，仅关节前方（髂窝内）有较大脓肿者使用前方入路。术后卧床休息，继续抗结核治疗 1 年左右。

（四）何氏骨科特色治法

参见本章第一节概述。

五、预防与调护

做好结核病的宣传及预防工作，积极治疗受感染者，防止结核感染引起该病是关键。手术患者或有窦道形成者，应清洁换药，及时更换敷料，避免混合感染。饮食上应注意多食富含蛋白质和维生素的食品和水果，以增强患者体质及免疫力。

第二十一章 骨 坏 死

第一节 概 述

骨坏死(osteonecrosis,ON)是指骨的血供中断后,骨细胞和骨髓成分发生坏死及随后修复的病理过程。骨坏死又称无菌性骨坏死或缺血性骨坏死,是指骨作为一个器官的局部坏死,造成骨组织的局部破坏,使其功能部分或全部丧失,以及儿童骨骺坏死所引起的一系列疾病。无菌性骨坏死不是一个单独的疾病,而是一个长期复杂的临床病理过程,是许多引起骨血供破坏疾病的最终结果。

骨坏死包括成人的缺血性骨坏死和儿童的骨软骨病。成人缺血性骨坏死多发生在股骨头、股骨髁、肱骨头、手舟骨、距骨等;儿童骨软骨病是指在骨的发育时期,各骨化中心由于各种原因干扰而出现的软骨内化骨的紊乱,因病变发生在骨骺,故又称为骨骺炎或骨软骨炎。

中医学典籍中虽无“骨坏死”这一病名,但根据其症状、体征与发病机制,多将其归属于“骨蚀”范畴。“骨蚀”的病名最早见于《黄帝内经》,《灵枢·刺节真邪》曰:“虚邪之入于身也深,寒与热相搏,久留而内著,寒胜其热,则骨疼肉枯;热胜其寒,则烂肉腐肌为脓,内伤骨,内伤骨为骨蚀。”后世医家对“骨蚀”缺少专门论述,限于历史条件,其辨证施治的主要内容散见于“骨痹”“骨痿”等篇章中。

一、病因病机

(一) 中医病因病机

骨坏死早期主要表现为局部的僵痛不适,继而出现疼痛加重,活动受限及肌肉萎缩。在中医看来,早期主要为“痹”,痹证日久至后期则发为“痿痹”。因此,中医学认为,本病与先天禀赋不足、跌仆损伤、外邪侵袭等相关。

1. 先天不足 肾为水火之脏,藏阴而寄阳。若先天肾阴不足,肾水匮乏,水不制火,热伐其精,髓减骨枯,发为骨蚀;或肾阳不足,失却温煦,不能养骨生髓,发为本病。

2. 外伤劳损 外来创伤导致骨伤筋离,恶血内阻。一方面阻滞卫气运行于肌肉之间,丧失其卫外功能;另一方面,恶血阻碍正常气血运行,引起局部失养,容易引起外邪侵袭,内伤于骨,恶血与外邪交结而发病。正如《灵枢·贼风》所云:“若有所堕坠,恶血在内而不去……而遇风寒,则血气凝结,与故邪相袭,则为寒痹。”盖肾主骨、生髓,若房劳损于肾,致肾气虚弱,髓不得生,骨无所养,发为本病,如《华佗神医秘传》所载:“骨痹乃嗜欲不节,劳伤于肾。”

3. 外邪侵袭 外邪是引起骨痹痿证的主要原因。但“邪之所凑,其气必虚”,疾病的发生总有其内在的原因,即正气虚弱。然后或有风寒之邪,或因湿热之毒,乘虚而入,致使脉络阻塞,筋骨失养,发为骨蚀。

4. 饮食不节 平素饮食不节,嗜酒及过食肥甘厚味,或长期服用激素,致使湿热蕴结,阻碍气机;或热舍于肾,内伐肾精,精耗髓伤,骨失濡养,发为本病。

(二) 西医病因病理

1. 病因 西医学认为虽然引起骨坏死的因素很多,但归纳起来可分为创伤性和非创伤性两大类。

(1)创伤性骨坏死:创伤性骨坏死的原因比较清楚,是由于创伤使骨的部分或主要血液供应遭受破坏,使骨组织发生缺血性坏死。创伤包括跌打损伤、各种骨折及脱位,关节重建术后,关节脱位手法复位后等。

(2)非创伤性骨坏死:此类因素导致骨坏死发生的机制迄今尚不完全清楚,但目前临床观察发现过量摄入酒精、慢性肝病、应用肾上腺皮质激素类药物,系统性红斑狼疮和其他结缔组织病,痛风和高尿酸血症,动脉硬化和其他血管阻塞性疾病,减压病,各种血红蛋白病和凝血性疾病,以及放化疗和热损伤等,都可以导致骨坏死的发生。

在各种致病因素中，临床上最常见的为创伤、应用皮质激素类药物，过量摄入酒精，减压病和血红蛋白病。

2. 发病机制 对于外伤性骨坏死比较公认的发病机制是，由于一定部位的局部血管供应系统的特殊性，外伤后造成血运的中断，再血管化的不完全和局部应力的作用，发生典型的骨坏死。对于非外伤性骨坏死的发病机制仍不清楚，但目前多数学者倾向认为这类骨坏死仍和局部的血运状态密切相关。因引起骨坏死的原因很多，但骨坏死的发生有一定的规律，总是好发于一定的解剖部位，和儿童骨骺坏死症的发病部位相同，如股骨头、手舟骨、足舟骨、月骨、距骨等，而且局部的血运状况都很差，故局部的血运条件无疑是一个重要因素。

二、诊断

骨坏死主要是根据病史(特别是创伤史、服用激素类药物史、嗜酒史)、临床症状、体征以及X线检查等进行诊断，MRI、核素骨扫描等有助于早期诊断。

由于非创伤性骨坏死早期一般没有明显的临床症状，不易引起患者的重视而延误就诊。在常规X线片上只能反映晚期病变，此时已经出现骨组织塌陷。2~3年内将发展为创伤性关节炎，治疗起来非常困难，所以骨坏死的早期诊断对治疗和预后都非常重要。为了能对骨坏死做到早期诊断，临床上对下列患者要特别警惕：①原因不明的局部疼痛，尤其是髋痛兼有跛行；②对侧髋关节已经明确诊断为骨坏死，非创伤性骨坏死髋关节双侧病变概率较高，可达30%~80%；③有明显诱因，如长期或短期大量应用类固醇激素，长期大量饮酒；④患有胶原病(系统性红斑狼疮、类风湿关节炎等)，镰状细胞贫血，减压病，以及伴有各种可以诱发骨坏死的疾病或病史。

三、治疗

(一) 内治法

中医辨证论治本病一般有较好的效果。

(1) 肾元亏虚：患者腰膝痿软无力，疼痛隐隐，时作时止，劳累后加重，休息后减轻。关节拘紧，屈伸不利，舌质淡，苔薄白，脉沉细无力。治以补肾填髓，强筋壮骨，佐以活血祛瘀。偏于阴虚者，方选左归丸；偏于阳虚者，方选右归丸。并于上方内加入活血化瘀之品如桃仁、红花、鸡血藤、土鳖虫等，配以三七粉温水冲服，每次5g，每天2~3次。

(2) 气滞血瘀：患处疼痛，痛有定处，固定不移，胀痛或刺痛，关节活动受限，舌质紫暗或有瘀点、瘀斑，苔薄，脉弦涩。治以行气活血，破积散瘀。方选桃红四物汤或身痛逐瘀汤加减。为了破气不伤正，可于大量行气活血之药内加入黄芪、人参以补正气。

(3) 湿热浸淫：患处灼热重痛，身热不扬，关节活动不利，口苦口黏，舌苔黄腻，脉滑数或濡数。治以清热利湿，舒筋活络。方选四妙丸或宣痹汤加减。由于湿阻气机，影响气血运行，上方中可加入理气活血之品，如柴胡、香附、木香、桃仁、红花等。

(二) 外治法

一般使用手法治疗。早期可用各种较轻柔的手法，以舒筋活络为主进行治疗。具有改善血液循环、缓解疼痛的作用。晚期有关节功能障碍者，可以使用各种活节展筋的手法，以松解筋骨粘连，缓解疼痛，促进关节功能恢复。

(三) 手术治疗

手术方法包括髓芯减压术、打压支撑植骨术、带血管骨瓣移植术、吻合血管腓骨移植术、人工关节置换术等。

(四) 何氏骨科特色治法

针对骨坏死的病因、病机、病理，何氏骨科有其独特的院内制剂。外敷选用温通散、温筋壮骨散。内服强筋壮骨丸。大量临床实践表明,何氏骨科治疗该病效果非常好。

(五)其他疗法

1. 限制负重 为了减轻体重对骨骼的影响,对于骨坏死患者,可采取限制负重的方法以缓解疼痛,延缓或减轻骨骼塌陷。一般可用扶拐、轮椅等辅助行走。

2. 物理治疗 临床上常选用高压氧、体外震波、高频磁场等,具有缓解疼痛、改善功能,促进坏死骨骼的修复等作用。

第二节 成人股骨头坏死

成人股骨头坏死(osteonecrosis of the femoral head,ONFH),又称成人股骨头缺血性坏死,是临床最常见的骨坏死。髋关节是人体最大的负重关节,股骨头坏死所造成的后果也较其他骨坏死更为严重,所以目前关于骨坏死的各种研究基本是围绕着股骨头坏死而开展的。

本病可分为创伤性股骨头坏死与非创伤性股骨头坏死两大类。创伤性股骨头坏死多见于股骨颈骨折后;非创伤性股骨头坏死的发病原因多种多样,多数与过量使用糖皮质激素或长期酗酒有关,也有少部分患者找不到发病原因,称为特发性股骨头坏死。

本病在我国的发病率呈明显上升趋势,已成为临床常见病,好发于20~50岁,平均年龄为36岁的中青年,多数经历坏死、修复、塌陷、骨关节炎的病理过程,表现为疼痛、功能障碍、行走困难等一系列临床症状,严重影响患者的生活与工作。双侧患病者占70%以上,而且可严重致残,因此本病越来越受到医学界的重视。

中医学典籍中虽无"成人股骨头坏死"这一病名的直接记载,但根据其症状、体征与发病机制,可将本病归于"骨蚀""骨痿""骨痹"等范畴。正如《灵枢·刺节真邪》曰:"虚邪之入于身也深,寒与热相搏,久留而内著,寒胜其热,则骨疼肉枯,热胜其寒,则烂肉腐肌为脓,内伤骨,内伤骨为骨蚀。"

一、病因病机

(一)中医病因病机

中医学认为,本病的致病因素和发病原因是多方面的,但与肝、肾、脾(胃)的关系最为密切。盖肾为先天之本,主骨生髓;肝主筋,藏血,且肝肾同源,若肝肾亏虚,则筋骨失养,从而导致筋挛、筋弛以及骨痿、骨蚀。脾(胃)为后天之本,气血生化之源,若脾失健运,生化无源,则筋骨肌肉皆无气以生。

中医学认为,本病发病过程中气滞血瘀贯穿着整个病理过程的始终。

1. 肝肾亏虚 先天不足,或后天失养,致肝肾亏虚;或过量使用激素,药邪侵入营血,酒性辛窜,久服易伤肝肾,肝虚不能藏血,肾虚不能生髓养骨,可发为骨蚀。

2. 气滞血瘀 外力所伤,筋损骨断,气滞血瘀,脉络瘀阻,骨失所养,则为骨蚀;激素为药物之邪,酒精为湿热之邪,若大量或长期使用,其邪毒可戕伐脉络,使气血运行不畅,久则气滞血瘀,筋骨失养,发为骨蚀。

3. 痰湿蕴结 平素饮食不节或恣食肥甘辛辣,皆能损伤脾胃,使脾失健运,胃失和降,水湿不化,聚而为饮,变生痰浊。长期嗜酒之人,湿热内蕴,脾胃受损,亦可郁结成痰。痰湿互结,蕴阻于内,致气滞血瘀,精耗髓伤,骨失所养而发为本病。

综上所述,本病的病因病机主要包括瘀、痰、虚三个方面。其中,瘀血、痰浊为实、为标;肝肾不足、气血亏虚为虚、为本。

(二)西医病因病理

1. 病因 临床常将引起股骨头坏死的病因分为两大类:①创伤性因素,以股骨颈骨折最为常见;②非创伤性因素,以激素性和酒精性因素较多见。尚有部分股骨头坏死找不到病因的称为特发性股骨头坏死。

(1)创伤性因素:创伤后引起的股骨头坏死很早就被认识到。早在1829—1842年之间,法国解剖学家Jean Cruveilhier就描述了作为创伤后的并发症,可引起股骨头的畸形,推测是血管损伤所致。对于创伤后引起的骨坏死,国内外学者都比较一致地认为是创伤后引起了血供破坏,致使骨坏死。

正常股骨头的血液供应主要来自:①后上支持带血管,即外骺动脉;②后下支持带血管,即下干骺端动脉;③轮匝带血管,即内骺动脉。其中,以后上支持带血管最为重要,供应股骨头血供的外上2/3(图21-2-1)。若股骨颈骨折导致供应股骨头血供的主要血管损伤,极易造成股骨头坏死。有一些学者认为创伤后骨坏死与髓腔内出血有关,股骨颈骨折后髓腔内出血,可阻断局部骨髓和局部骨小梁的血运,导致和加重股骨头坏死。也有学者认为,股骨颈骨折后引起的关节囊内血肿,会引起关节囊内"填塞",引起关节囊内高压,影响股骨头的血运,在股骨头坏死中也起到一定作用。还有一些外伤,开始并未引起骨折与脱位,后期也出现了股骨头坏死,有人认为这种轻微外伤是股骨头坏死的直接原因,有人认为外伤只是一个诱因,其本质可能是特发性股骨头坏死。

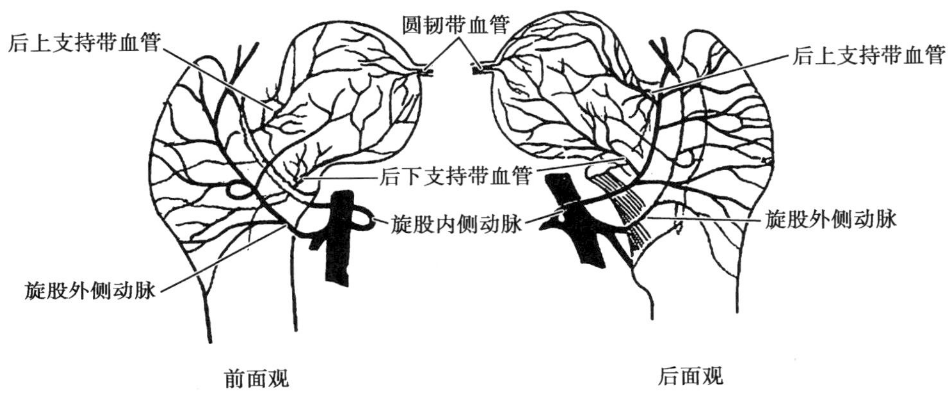

图21-2-1 股骨头血运

(2)非创伤性因素:在非创伤性股骨头坏死中,以糖皮质激素和酒精引起的骨坏死最为常见,尤其是激素性股骨头坏死,由于是一种医源性疾病而更为受到重视。

1)糖皮质激素:需要使用糖皮质激素治疗的疾病包括系统性红斑狼疮、肾小球肾炎、特发性血小板减少性紫癜、白血病、病毒性脑炎、皮肌炎、重症肌无力、哮喘、器官移植术后(肾移植、骨髓移植)等,长期使用糖皮质激素治疗,容易导致骨坏死的发生。自1957年第一例激素性骨坏死报道以来,国内外报道越来越多,其发病率为用药者的18%~57%,一般为大剂量长期使用。此外,临床上滥用糖皮质激素而造成股骨头坏死的病例屡见不鲜,应当予以高度重视。关于股骨头坏死和糖皮质激素用量的关系,一般认为主要是长期大剂量应用糖皮质激素可诱发股骨头坏死;反之,股骨头坏死的发病率也相应降低,比如在肾移植术后,由于联合用药,减少了糖皮质激素的用量,股骨头坏死的发病率也随之降低。激素性股骨头坏死虽与糖皮质激素使用的时间、剂量有关,但量效、时效关系个体差异很大,如有报道称应用糖皮质激素仅1~2周而发病者,临床上也发现有不规则的偶尔服用糖皮质激素而发病的患者,说明个体敏感性差异很大。

2)酒精中毒:长期酗酒是引起本病的另一个常见原因,长期大量饮用烈性酒而引起的慢性酒精中毒,可使成年人出现股骨头坏死。发病危险性与饮酒的频率、剂量及持续时间有关。临床观察发现,有5年以上的长期饮酒史者,若每周饮用烈性酒2次以上,且单次饮用量达150ml以上,则可显著增加诱发股骨头坏死的风险。随着我国烈性白酒年消耗量的增加,酒精中毒性股骨头坏死有增多的趋势,它和激素性股骨头坏死共同占非创伤性股骨头坏死的2/3以上。

2. 发病机制 西医学对本病的发病机制尚未完全明确,医学界提出了几种学说或假说,可供参考。

(1)脂肪栓塞学说：认为股骨头坏死最初是由于脂肪栓子栓塞于骨内血管，脂肪栓子经脂肪酶作用分解出游离脂肪酸，其中的油酸引起骨髓的毒性反应，毛细血管内膜明显剥离，产生瘀血、水肿，从而在脂肪栓子附近产生血小板聚集和纤维蛋白沉积，局部形成血栓，进一步引起骨髓坏死，骨缺氧，骨细胞死亡。脂肪栓子的形成主要来自三个方面：①脂肪肝和高脂血症；②内源性血浆脂蛋白失稳；③骨髓和脂肪库的崩解。

(2)骨内压力增高学说：认为主要是由骨内血管外的压力增高所致。如骨外动脉压不变，而骨内血管外压力增高，可引起血流量减少，导致缺血，缺血可引起骨髓水肿，再引起骨髓内压增高，反过来又引起更严重的缺血，形成恶性循环，使病情不断加重。骨内压的增高主要是由引起股骨头坏死的各种病因，通过骨内外的动、静脉因素，血管外因素和细胞毒因素引起。如长期使用糖皮质激素能增加髓内脂肪体积，造成髓内有限的空间压力增高、静脉回流受阻、股骨头血供减少；而股骨头微循环障碍造成的缺氧又引起骨髓内组织渗出、肿胀，加重髓内高压而形成恶性循环，最终导致股骨头缺血而发生坏死。

(3)累积性细胞损害学说：认为股骨头坏死是许多因素作用下的结果。各种致病因素通过多个环节使骨组织细胞处于一种进行性的疾病状态，而糖皮质激素的使用可通过直接的细胞毒性、骨内脂肪贮存、骨内压力增高以及脂肪栓塞等途径，对骨内细胞造成最后的致死性损害。

(4)骨内小动脉损害学说：激素性股骨头坏死患者，原来往往存在以血管炎为特征的疾病，而小动脉通常是血管炎和糖皮质激素的靶器官，表现为血管内膜炎、血管壁损伤、出血等，结果导致股骨头血供障碍，发生坏死。

(5)骨质疏松学说：由于骨质疏松，易因轻微压力而使骨小梁发生细微骨折，受累骨由于细微损伤的积累，机械抗力下降，从而出现塌陷；塌陷后骨髓细胞和毛细血管被压缩，进而股骨头因缺血而发生坏死。

3. 病理变化过程 尽管本病的病因及发病机制各异，但病理变化却基本相同。其基本病理变化包括早期的缺血性坏死和后期的修复。

(1)细胞的改变：在骨发生缺血 6~12 小时之内，细胞即丧失生物活性，首先是造血细胞和骨髓细胞，其次是骨细胞；48 小时后至 3 周，骨髓腔细胞消失，骨髓细胞逐渐死亡。表现为骨细胞表面深入骨小管的细胞突起皱缩、断裂，有的细胞突起完全消失，细胞核皱缩与胞质分离。随着时间的延长，整个骨细胞可发生皱缩，最后骨细胞完全溶解、消失，骨细胞陷窝空虚，但在早期骨小梁与关节软骨无变化。

(2)再生修复：骨组织是代谢很活跃的组织，在细胞出现坏死后，2~3 周即开始出现活跃的再生修复，这个过程能持续数月甚或数年。其表现为毛细血管及间充质细胞增生，骨小梁逐渐吸收，部分骨小梁出现微骨折，死亡的骨小梁上出现幼稚的成骨细胞，较紧密地排列在骨小梁表面。随着成骨细胞不断成熟，排列在骨小梁表面的细胞数目不断减少，细胞突起增多、变粗，深入骨基质当中或与邻近的细胞相接触，骨髓细胞复现。随着骨坏死吸收和骨间充质再生，新骨形成，骨内出现非常活跃的吸收和新生过程。

(3)骨小梁的变化：并非全部骨小梁都坏死，多数骨小梁显示有陷窝空虚，骨细胞消失，骨小梁坏死后的结构和密度不变。骨细胞周围骨质溶解而显得陷窝扩大。骨坏死的修复通常是从死亡的骨小梁表面开始，并在其周围出现类骨质层和大量骨细胞，呈不规则分布。死亡骨小梁吸收而未能重建新生骨小梁，从而出现囊区，这些囊变区主要为纤维肉芽组织所填充。此时，软骨下骨的力学性能明显下降，不能承担正常的负重功能，在外力作用下会发生骨的塌陷，骨的外形被破坏。

(4)晚期改变：由塌陷引起的显微骨折，会形成新的骨组织的坏死、吸收，引发新的活跃的再生修复。由于修复的不完全和力学性能的不足以承重，塌陷会愈演愈烈，最后使覆盖其上的关节软骨破坏，致使整个关节破坏，形成晚期的创伤性关节炎，甚至关节的半脱位，直致关节功能部分或全部丧失(图 21-2-2)。

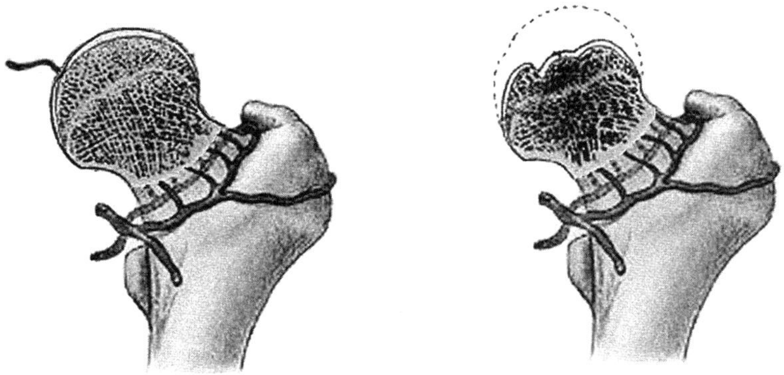

图 21-2-2　股骨头塌陷

二、临床表现及诊断

（一）症状与体征

股骨头坏死患者早期往往缺乏临床症状和体征，最早的症状一般为髋部疼痛，有时可放射至大腿前侧或膝部。疼痛往往与运动有关，休息时可缓解，有的可发生夜间疼痛。关节僵硬与活动受限往往也是其临床症状和体征。最早的跛行为疼痛性跛行，负重期缩短；其次为臀中肌性跛行；最后发展为进行性缩短性跛行。腹股沟中点附近可有压痛，髋关节局部深压痛和叩痛，内收肌紧张、止点处压痛，“4”字征、托马斯征、阿利斯征阳性，当髋关节半脱位时可出现特伦德伦堡试验阳性。髋关节周围肌肉及股四头肌萎缩，患肢可有缩短，一般在 2cm 之内。髋关节活动功能在早期可有外展、内外旋活动轻度受限，晚期由于股骨头塌陷、增生变形、头臼不匹配，髋关节各个方向活动均有不同程度受限。

（二）影像学检查

1. X 线检查　股骨头坏死早期，X 线表现无明显异常，因此用于早期诊断意义不大。当 X 线片上出现斑点状的硬化或囊变时，应疑为本病。典型的表现是软骨下骨骨小梁微骨折，微骨折吸收出现新月形裂隙即新月征。后期出现股骨头塌陷、碎裂，关节间隙消失，髋臼硬化，甚至髋关节半脱位。X 线摄片要求为双髋正位和蛙位投影，后者可更清楚地显示位于股骨头前方的坏死区、新月征及塌陷（图 21-2-3）。

2. CT 检查　对于早期股骨头坏死的敏感性不如 MRI 与核素骨扫描。对早期诊断帮助不大，但对Ⅱ期、Ⅲ期病变可更清楚显示坏死灶边界、硬化带、坏死灶内骨修复情况，特别对于塌陷前已经发生的头内隐匿性骨折的发现要早于 MRI 和 X 线检查，有利于早期发现潜在塌陷病例。二维成像可显示股骨头冠状位和矢状位的病灶大小和部位。

3. MRI 检查　对于骨坏死诊断的特异性和敏感性可达 95%~99%，对Ⅰ期、Ⅱ期股骨头坏死具有较高的诊断价值。

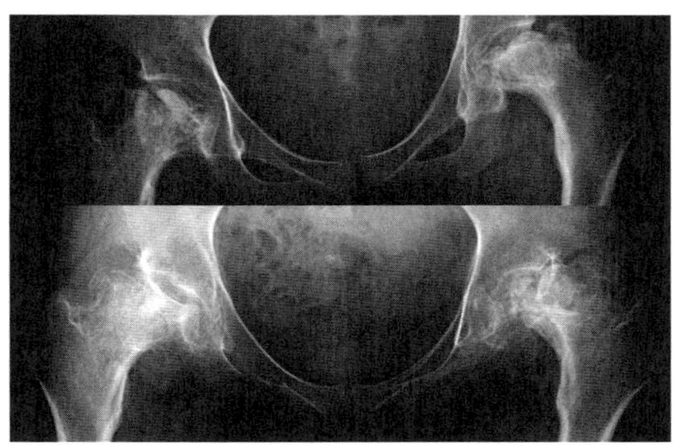

图 21-2-3　股骨头坏死

4. 核素骨扫描　早期诊断骨坏死可采用放射性核素骨扫描，该方法敏感度高（可在 X 线平片阴性时发现异常），但特异性较低。早期血流相和血池相显示局部血流灌注减少；静态相显示股骨头承重区放射性摄取减低（“冷区”）。中晚期静态相出现“炸面包圈”征，即中心为放射性稀疏缺损区（冷区），周围被反应性成骨活跃的放射性浓聚带（热区）所包绕。此征象特异性较高，可作为诊断中晚期骨坏死的重要依据。如均为热区，则应与髋部炎症、骨折等鉴别。同位素扫描可用于病变初筛或寻找多部位坏死灶。单光子发射计算机断层成像（SPECT）可增加敏感性。

（三）临床分期

股骨头坏死一经确诊，则应作出分期。科学的临床病理分期可指导制订合理的治疗方案，准确判断预后，使疗效有可比较的依据。股骨头坏死的临床分期很多，以 Ficat 和 ARCO 分期常被引用。Ficat 根据患者临床表现、影像学特征、血流动力学检查和同位素骨扫描结果，将本病分为四期。

Ⅰ期：为出现影像学特征前期，其特征为关节僵硬和疼痛，通常伴有关节活动的一定限制。X 线片无异常或骨小梁模糊，偶有斑点状骨质疏松。骨内血流动力学检查和同位素骨扫描异常。

Ⅱ期：髋关节疼痛加重，X 线片显示髋关节病变，血流动力学检查和同位素骨扫描皆异常。本期又可细分为 A 期、B 期。A 期为坏死形成期，X 线片表现有广泛的骨质疏松，硬化或囊性变，关节间隙及股骨头外形正常；B 期为移行期，临床症状与体征加重，X 线片显示股骨头变扁，新月征（+）。

Ⅲ期：为塌陷期，X 线片表现为头外形中断，头变扁，但关节间隙正常。

Ⅳ期：为关节炎期，股骨头坏死演变的最后阶段，股骨头进一步变扁、塌陷、碎裂，并且关节软骨破坏，关节间隙变窄或消失，且有骨质增生，出现典型的骨关节炎改变。

后来，Ficat 又在Ⅰ期之前加了 0 期，又可称为前临床期，即对侧股骨头坏死，虽然临床症状、体征及 X 线片检查均无异常，但骨内血流动力学检查可能为异常的“静默髋”，这说明了对早期病变的重视。

ARCO 分期等根据患者临床表现、X 线征象和病理研究，将股骨头坏死分为五期，但分期时一般不考虑病理因素。

0 期：患者没有出现明显的临床症状和体征，X 线、CT 和核磁共振检查均未能发现异常。

Ⅰ期：患者股骨头在 X 线或 CT 检查中仍然正常，但核磁共振检查和骨扫描可以发现异常，如局部出现高信号，骨扫描局部有浓聚情况等。

Ⅱ期：X 线片上出现异常变化，包括骨硬化性骨小梁缺失、局部囊性变等，但股骨头尚未出现塌陷。

Ⅲ期：X 光片上观察到股骨头出现新月征，同时存在明显坏死，部分患者的股骨头可能出现塌陷、变扁的情况。此时临床症状也较为明显，髋关节处常出现疼痛，伴有活动受限等症状。

Ⅳ期：股骨头出现严重塌陷，关节间隙狭窄，髋臼出现骨关节炎的迹象，如骨硬化、边缘骨赘形成等。

20 世纪 80 年代中期，Steinberg 将股骨头坏死分为 0~Ⅵ期，Ⅰ~Ⅳ期又分为 3 个程度不等的亚期，加入了病变的量化概念，更能反映骨坏死的细化程度。具体分期如下。

0 期：X 线检查、核素骨扫描检查均正常，不能诊断。

Ⅰ期：X 线检查正常，核素骨扫描和/或 MRI 检查异常。A（轻度）：<15% 股骨头受累；B（中度）：15%~30% 股骨头受累；C（重度）：>30% 股骨头受累。

Ⅱ期：X 线片显示硬化和/或囊性变。A（轻度）：<15% 股骨头受累；B（中度）：15%~30% 股骨头受累；C（重度）：>30% 股骨头受累。

Ⅲ期：软骨下塌陷（呈新月征），但无股骨头变扁。A（轻度）：<15% 关节面；B（中度）：15%~30% 关节面；C（重度）：>30% 关节面。

Ⅳ期：股骨头变扁，但关节间隙正常、髋臼正常。A（轻度）：涉及关节面<15% 和股骨头压缩<2mm；B（中度）：涉及关节面 15%~30% 或股骨头压缩 2~4mm；C（重度）：涉及关节面>30% 或股骨头压缩>4mm。

Ⅴ期：关节间隙变窄或髋臼改变。

Ⅵ期：晚期退行性改变。

（四）诊断

临床诊断时要全面了解病史，包括职业、生活习惯等，应着重询问糖皮质激素应用史与酗酒史，对于患者无法确切提供用药史时，可通过了解既往病史与用药后有无出现向心性肥胖、痤疮、食欲增加等糖皮质激素的不良反应表现，推测是否曾经使用过糖皮质激素。

对于中晚期病变，根据病史、临床表现和 X 线检查即可作出诊断。对于髋部疼痛而无 X 线征象者，以下几个方面应引起注意。

1. 临床表现 髋关节病变对髋关节功能影响首先是内旋活动受限，其次是内收肌压痛或肌紧张，髋关节可有深部压痛，如果上述体征存在，应高度怀疑本病。

2. 特殊检查 同位素骨扫描对诊断早期骨坏死具有比较高的敏感性。若有异常的示踪剂分布可以确诊。或进行 MRI 检查，若出现异常的信号区也可确诊。

3. 骨功能探查 若上述检查仍不能确定，可行骨功能探查。若骨内压增高，或加强试验阳性，活检得到证实即可确诊。

三、鉴别诊断

（一）髋关节结核

本病可有明显的全身症状，血沉加快，髋关节功能明显受限，可有结核病史。病变以关节间隙变窄，关节面模糊或破坏为主，髋臼骨质疏松。若为单纯骨结核，可见股骨头内呈磨砂玻璃样破坏，后期有全关节破坏。而股骨头坏死则关节间隙往往正常，以股骨头的囊变、塌陷为主，一般无全身症状。

（二）强直性脊柱炎

强直性脊柱炎是一种结缔组织性疾病，骶髂关节首先受累，逐步上行侵犯脊柱，出现腰酸背痛、晨僵，脊柱活动受限、畸形，甚至强直；有部分患者，下行侵犯髋关节，引起髋关节病变，有的患者甚至脊柱病变并不明显而首先在髋关节发病，容易与股骨头坏死混淆。但强直性脊柱炎引起的髋关节病变，首先是滑膜病变，影响软骨；X 线片上主要表现为关节间隙明显变窄甚至消失，骶髂关节模糊或融合，很少出现股骨头的塌陷。实验室检查 HLA-B27 多为阳性，病情活动期血沉、C 反应蛋白水平升高。

（三）髋臼发育不良继发骨关节炎

股骨头包容不全，髋臼浅，股骨头外上部关节间隙变窄甚至消失，骨硬化、囊变，髋臼对应区出现类似股骨头负重区的改变。

四、治疗

股骨头坏死的严重后果为股骨头塌陷，髋关节破坏，造成不可逆转的肢体畸形、功能障碍的严重后果。因此，防止股骨头塌陷，保护髋关节应是治疗的主要目的，尤其是年轻患者。根据股骨头坏死的病因、临床分期、坏死部位及范围、有无塌陷、塌陷程度、年龄、职业、原发病控制程度等因素综合考虑，制订科学的治疗方案。

目前，中医药治疗主要是通过内服、外敷中药，调节全身气血运行、疏通脉络、辅以活血化瘀、补益肝肾、祛痰化湿等法，从而达到缓解疼痛、改善功能、促进坏死修复的目的。

（一）内治法

1. 辨证论治

(1) 气滞血瘀：多见于创伤性及非创伤性股骨头坏死早期。症见髋部胀痛或刺痛，时轻时重，痛有定处，动则痛甚，舌质紫暗，脉沉涩。治以活血化瘀、行气止痛。方选桃红四物汤或身痛逐瘀汤加减。

(2) 肝肾亏虚：多见于激素性股骨头坏死患者。症见髋部疼痛，下肢痿软无力，不耐久步，关节拘紧，转枢不利，活动明显受限，运动后疼痛加剧，休息后疼痛可缓解，腰背酸软，舌质淡，苔薄白，脉沉细。治以活血通络，补益肝肾，强筋壮骨。临床选方要细化辨证，偏于阴虚者多选六味地黄丸或左归丸加减，偏于阳虚者可选右归丸加减。

(3) 痰湿蕴结：多见于酒精性股骨头坏死患者。症见髋部酸胀不适，疼痛不甚，游走于髋、膝之间，轻度跛行，活动受限，休息与活动后疼痛相若，舌苔厚腻，舌体胖大而有齿痕，脉弦滑而虚。治以行气活血，祛湿化痰。方选柴胡疏肝散合二陈汤加减。

2. 西药 目前尚未有疗效确切的西药。

（二）外治法

1. 理筋手法 适当的理筋手法可以舒筋通络，缓解疼痛，改善关节功能。临床上常用的手法有按摩、弹拨、揉法、推法及牵引等。每次治疗30~45分钟，每天1次，半个月为1个疗程。

2. 中药熏洗 使用祛风通络的中药熏洗，在中药和热疗作用下，对解除关节周围软组织的痉挛、缓解疼痛、改善关节活动功能具有较好的疗效。临床可选止痛散（《医宗金鉴》方）加川芎、木瓜、川牛膝、桂枝，具有祛风除湿、活血通络的效果。

（三）手术治疗

1. 保留股骨头的治疗方法 保留股骨头的目的是促进坏死修复，预防与纠正塌陷，避免或延缓人工关节置换。目前，保留股骨头的手术方法有：①髓芯减压术；②打压支撑植骨术；③带血管腓骨移植术（FVFG）；④多条血管束植入术；⑤带血管蒂的骨膜植入术；⑥经股骨大转子旋转截骨术等。保留股骨头手术应争取在塌陷前进行，一旦塌陷，软骨明显退变，疗效则明显下降。

2. 人工关节置换术 人工关节置换是治疗晚期股骨头坏死的最后选择，也是最有效的方法。适用于各种症状严重的晚期坏死，但对于年轻患者要非常慎重，坚决避免滥用。目前主要应用全髋关节置换，其最主要的缺点是后期假体松动。尤其是非创伤性骨坏死，因常伴有如骨质疏松、骨软化等骨质的改变，存在着引起骨坏死的因素，给人工关节置换增加了难度，而且假体使用的年限以及后期的并发症也是不容回避的问题，应予以足够的重视。

（四）何氏骨科特色治法

针对该病的病因、病机、病理，何氏骨科有其独特的院内制剂。外敷选用温通散、温筋壮骨散等。内服选用强筋壮骨丸、止痛壮骨丸等。

落实到具体治疗，何氏骨科根据不同病情，分期外敷何氏止痛壮骨散、壮骨抗痨散、固肾壮骨散等。内服止痛壮骨丸可以活血止痛、强筋壮骨。

五、预防与调护

（一）限制负重

股骨头坏死后，由于自身的修复能力差，死骨吸收与修复不完全，部分坏死区由纤维肉芽组织填充，骨小梁变窄断裂，力学性能下降，因此非常容易塌陷，所以必须采取有效措施加以保护。一般认为单纯保护性限制负重不能阻止病情的发展，但有可能延缓塌陷的发生、减轻塌陷程度及减轻疼痛。建议使用双拐行走，不提倡使用轮椅，对于双侧严重病变者，尤其是激素性坏死，则需用轮椅助行。

（二）功能锻炼

骨坏死后需要限制负重，致使骨得不到一定的应力，不利于骨的生长修复。因此，正确的功能锻炼不仅仅是促使关节功能恢复、减少病残率与降低病残程度的一种有效手段，也是增强患者信心、提高患者战胜疾病的能力不可缺少的方法。功能锻炼要贯彻筋骨并重、动静结合的原则，以主动为主，被动为辅，并根据不同的分期分型、功能受限程度及体质，选择适宜的站立、坐位、卧位方式进行功能锻炼，注意动作协调，循序渐进，着重改善功能与增加肌肉力量。一个较为方便而有效的方法，就是让患者卧床进行双下肢蹬自行车动作，这样股骨头既不负重，又能通过锻炼改善头臼之间的匹配，改善局部血液循环，促进坏死修复，防止肌肉萎缩。

（三）慎用糖皮质激素

临床上滥用糖皮质激素是造成股骨头坏死的重要因素，因此避免长期大剂量使用特别是滥用糖皮质激素是预防激素性股骨头坏死的有效方法。对于因病情需要长期大量糖皮质激素的患者，应定期做MRI检查，有助于及时发现股骨头坏死，一旦发现骨坏死，则应根据坏死部位、范围，决定是否限制负重，预防股骨头塌陷。

（四）戒绝酗酒

酗酒是一种伤害身体的不良生活习惯，长期酗酒不仅损伤肝脏，而且导致股骨头坏死。因此，通过多种途径进行科普教育，宣传酗酒的危害，培养国民的健康饮酒习惯，能有效预防酒精性股骨头坏死的发生。

（五）病情讲解

要使患者充分了解本病的性质与后果，建立正确的治疗信念，不要灰心失望。中医治疗股骨头坏死已经取得较大的成效，经过保留股骨头治疗能避免或延缓人工关节置换。另外，由于现代人工关节置换技术已经十分成熟，即使是髋关节严重损坏，也可使绝大多数患者获得一个基本正常的关节功能。

第三节　足舟骨缺血性坏死

足舟骨缺血性坏死是足舟骨骨化中心缺血性坏死，故又称为足舟骨骨软骨病。足舟骨位于足纵弓之中部，距骨与第一、二楔骨之间，足舟骨的骨化中心在女孩 1.5~3 岁、男孩 2~3 岁时方出现。足舟骨缺血性坏死是骨软骨炎的一种，好发于 3~9 岁儿童，多为男孩，女孩在 4 岁左右发病。患者大多为单纯发病，约 20% 为双侧，还可同时伴有其他部位的骨骺坏死。

一、病因病机

（一）中医病因病机

参见本章第一节概述。

（二）西医病因病机

本病发病原因尚未清楚，少数有外伤史。足部诸骨以足舟骨骨化最晚，同时又位于足纵弓的顶点，是形成正常足弓的关键。由于小儿骨骼、肌肉、肌腱等结构尚未发育成熟，韧带松弛无力，尤其是负荷全身重量的足部，表现更为突出，每于负重时足弓易于塌陷。位于足纵弓中部的足舟骨在足弓的反复塌陷时所接受的挤压应力最大（图 21-3-1）。当足舟骨尚处于软骨内成骨阶段时，过多的行走和运动可导致其受过多的挤压，由于压力增加，骨化中心受到挤压，造成营养血管阻塞，骨失濡养而发生坏死。其基本病理改变与其他骨软骨病相似，一般 1~3 年内骨结构可恢复到完全正常。大多数患者在足部发育到完全成熟以前，足舟骨恢复正常或留有轻度变形，一般不影响足的功能。个别患者晚期在足背部遗留一骨性隆起。

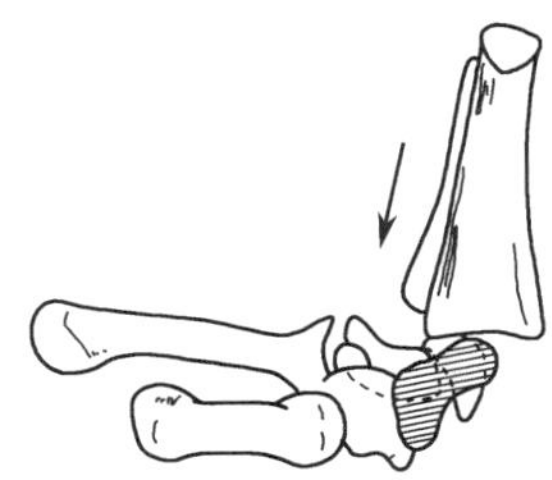

图 21-3-1　足舟骨受到挤压

二、临床表现与诊断

（一）症状与体征

起病缓慢，初期患儿往往仅感劳累后足部不适，休息后症状消失，而常被忽视。随着病情的发展，可出现疼痛、跛行，足舟骨局部轻度肿胀等主要症状和体征。行走时足部疼痛，不能跑跳，严重者不能行走，休息后可缓解。有时患儿喜欢用外侧足负重行走，这样可以减少对足舟骨的压力而使疼痛减轻。检查患处软组织肿胀、压痛、活动受限，足内、外翻时可引起疼痛。

（二）影像学检查

1. X 线检查　主要表现在两个方面：一是形态的改变，足舟骨的骨化中心比正常的体积偏小，在侧位片上可见到该骨变扁，严重者可呈一薄片，并失去光滑的边缘，呈不规则状；二是骨密度的改变，正常骨纹理消失，斑片状的骨密度增高，其间伴有骨质疏松区，但一般很少出现“碎裂”征象。X 线片虽可见足舟骨骨化骨质致密、变窄外形不规则，但其相邻跗骨关节间隙均正常、清晰，附近软组织肿胀阴影增宽。

2. MRI检查 在X线片尚未发现明显改变之前，即可显示病变处水肿、骨髓内出血、骨坏死等所致的异常信号，有利于早期诊断。

三、鉴别诊断

本病应与足舟骨结核相鉴别。足舟骨缺血性坏死多见于3~9岁活动较多的儿童，跛行，喜欢用足外侧走路，活动后足痛，应考虑本病。而足舟骨结核患者常有低热、盗汗史，局部肿胀、疼痛明显，X线检查可见骨质呈虫蚀样破坏，关节间隙常狭窄。实验室检查，结核活动期可有血沉增快。

四、治疗

（一）内治法

1. 常规治疗 以活血通络，补肾壮骨为基本治则。方用桃红四物汤加制何首乌、怀牛膝、川续断、五加皮、骨碎补、淫羊藿、炙甘草，水煎服，每日1剂。

2. 辨证施治 详细内容可参考本章第一节概述。

（二）外治法

临床常规治疗，多以活血止痛膏烊化后贴患处。

（三）何氏骨科特色治法

针对该病的病因、病机、病理，何氏骨科有其独特的院内制剂。外敷选用活血祛瘀散、温通散，病灶处用温筋壮骨散。内服选用强筋壮骨丸、止痛壮骨丸等。

五、预防与调护

（一）运动适度

对患儿要有正确的指导，应避免或减少负重，少站立，少行走，不从事剧烈运动，尤其是跑跳等动作。日常生活中应尽量做到两个避免：一是避免运动量过大，运动时间过长；二是避免足舟骨周围关节软组织的慢性劳损。

（二）鞋子舒适

穿鞋时要注意鞋子的舒适度，尽量少穿或不穿高跟的鞋子，以防止足舟骨应力过大，损伤局部脉络，加重病情。行走时可用纵弓鞋垫，有助于病情恢复。

（三）足部护理

经常用花椒15g、食盐10、生姜30g，或用祛风活血类中药以水煎汤泡脚、足部按摩、局部热敷等，可促进足部血液循环，以消除疲劳，改善病情。

（四）功能锻炼

平日可采取收旋强筋法，以促进疾病痊愈。患者取坐位，两足相距地面约33厘米，以足跟为轴心，两足尖向内翻、内收、旋转，使两足尖靠近。随时做或每日8~10次，每次不少于20下。此法可以减轻足舟骨所承受的剪挤压力，保护及恢复足弓，促进局部血液循环，强健足底筋腱，促使疾病痊愈。

第四节 距骨缺血性坏死

距骨缺血性坏死多发生于距骨骨折或骨折脱位后，尤以距骨体后半部的骨折脱位后最易发生。在踝关节遭受严重损伤时，可使距骨的血供遭到完全破坏而发生缺血性坏死，最终导致距骨体塌陷变形，造成踝关节骨关节炎。虽然距骨骨折仅占全部骨折的1%，但缺血性坏死率却是距骨骨折的50%以上。

一、病因病机

(一) 中医病因病机

参见本章第一节概述。

(二) 西医病因病机

距骨无肌肉附着，全部骨质几乎被软骨关节面包裹，血管进入到距骨内的部位较为集中，其血供主要是来自从距骨颈前外侧进入的足背动脉关节支。踝关节和距跟关节间韧带提供的血液有限，而距骨为松质骨，当受伤时可因被压缩而损伤骨内血管，因此当距骨骨折有移位或距骨骨折脱位后，距骨的血供易于遭到破坏，而发生缺血性坏死。本病的发生与骨折类型有关，即与损伤的程度有关（图 21-4-1）。

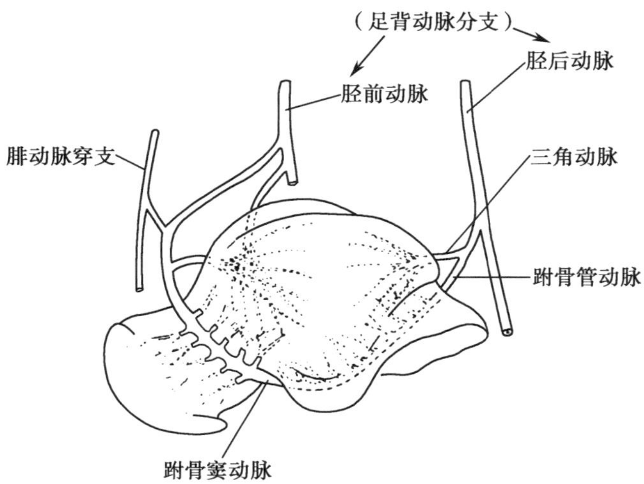

图 21-4-1　距骨血运

1. 距骨颈骨折导致其坏死的机制

Ⅰ型：距骨颈骨折而无脱位，因其韧带未受损伤，血液供应尚可，距骨体坏死率较小，一般不超过 10%。

Ⅱ型：距骨颈骨折合并距跟关节脱位，骨间韧带遭受损伤，距骨体的血供减少，其坏死率增加，为 30%~40%（图 21-4-2）。

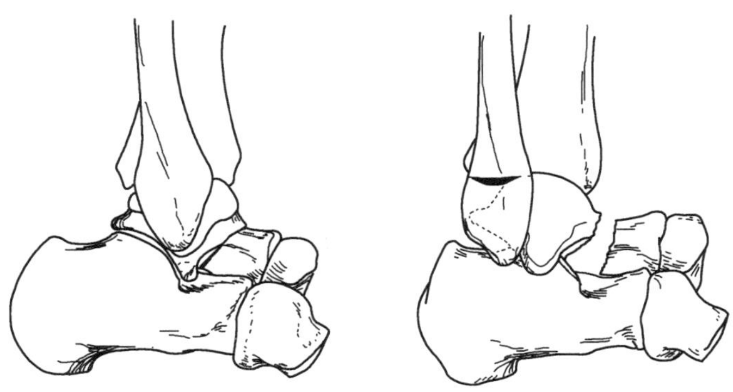

图 21-4-2　距骨颈骨折

Ⅲ型：距骨颈骨折合并距骨体脱位，即踝关节、距跟关节均脱位。由于大多数血管丛经由距骨颈前下方进入骨内，此处骨折脱位极易损伤供应血管而发生坏死。骨折合并半脱位时坏死率为 36% 左右，若为全脱位时，其坏死率可高达 70% 以上(图 21-4-3，图 21-4-4)。

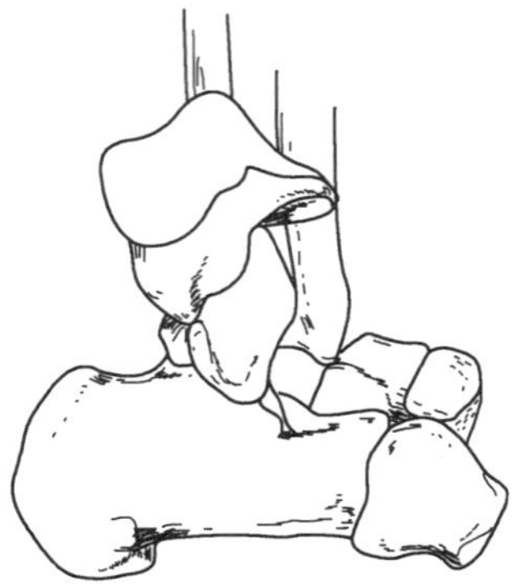

图 21-4-3 距骨颈骨折移位伴踝关节和距跟关节脱位

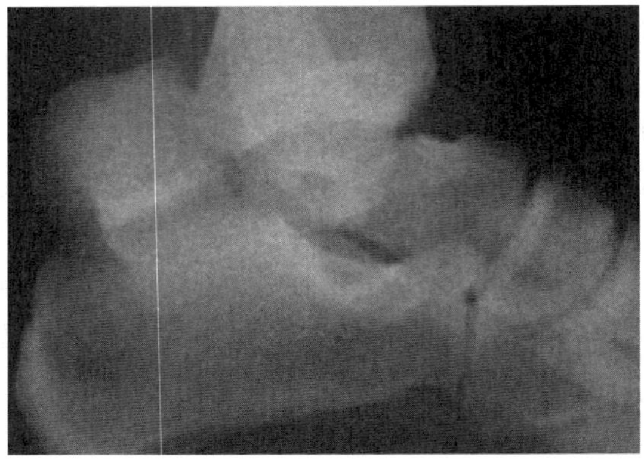

图 21-4-4 距骨颈骨折移位伴踝关节和距跟关节半脱位 X 线片

2. **距骨头骨折** 由于有软组织附着，距骨头部血运丰富，几乎不发生骨坏死。

3. **距骨体部分或全部骨折脱位或半脱位** 其坏死率达 50%~80%。

4. **距骨周围关节脱位** 单纯脱位较骨折脱位的坏死率低得多，三关节(指踝关节、距跟舟关节和距跟关节)均脱位，坏死率达 28% 左右。

二、临床表现及诊断

(一) 症状与体征

主要是疼痛和活动受限。早期表现为踝部酸痛不适，易疲劳，行走能力减弱，休息后可缓解。继而关节僵硬，疼痛，跛行明显，屈伸及内外翻功能障碍，踝关节活动时有粗糙摩擦音。晚期与踝关节创伤性关节炎表现相似。

(二) 影像学检查

1. **X 线检查** 典型的距骨缺血性坏死，早期仅见距骨密度增高，继而可见距骨密度不均匀，软骨下骨囊性变。晚期可出现距骨体塌陷变形，骨小梁结构消失，骨质硬化，关节间隙狭窄(图 21-4-5)。

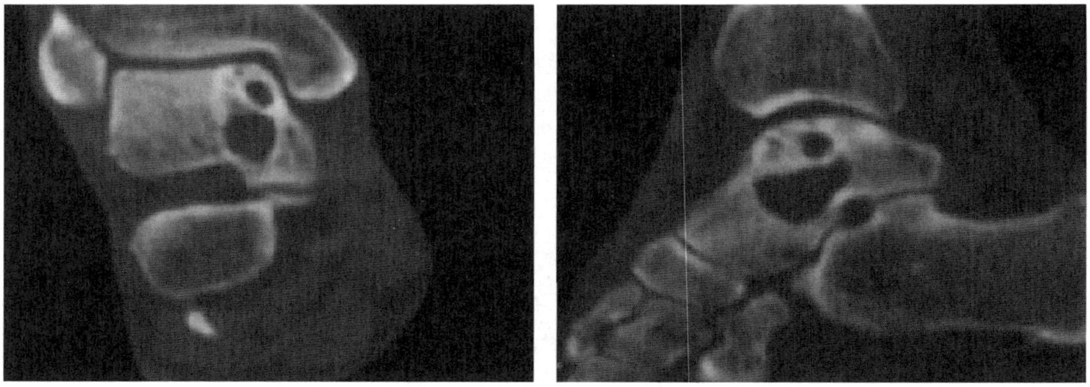

图 21-4-5 距骨缺血性坏死

2. **MRI 检查** 有利于早期诊断，早期即可见距骨内不规则条状带低信号影，边缘混杂少许高信号，伴有渗出、水肿等影像学改变。

三、治疗

内治法和外治法参见本章第一节。

（一）手术治疗

保守治疗无效者，可酌情施行手术治疗。手术方式有骨芯减压术、血管移植术、带血管蒂骨瓣移植术、踝关节融合术。对于年龄较大，症状严重，功能受限明显者，也采用人工关节置换术，但多数远期效果不理想。

（二）何氏骨科特色治法

针对该病的病因、病机、病理，何氏骨科有其独特的院内制剂。外敷选用活血祛瘀散、温通散，病灶处用温筋壮骨散。内服选用强筋壮骨丸、止痛壮骨丸等。

四、预防与调护

（一）妥善处理距骨损伤

距骨骨折脱位，在手法复位及切开复位内固定时，注意要避免进一步破坏距骨血液供应而发生缺血性坏死。

（二）术后护理

骨折整复固定后，早期应卧床休息，抬高患肢，以促进足部血液回流，减轻瘀肿，常规检查外固定松紧度，及时进行调整，拆除固定后，循序渐进增加活动量。

（三）定期检查

对于距骨骨折脱位患者，治疗后 3~6 个月可行核素骨扫描或 MRI 检查，有助于疗效判断。

第二十二章　代谢性骨病

第一节　概　　述

代谢性骨病是指因各种原因所引起的骨矿物质或骨基质代谢紊乱，发生骨组织生物化学和形态学变化，进而出现一系列症状和体征的一类骨疾病。这类疾病临床可表现为骨质疏松、骨的生长障碍、发育畸形和骨坏死等。代谢性骨病分属于中医的"骨痿""骨蚀""五迟"等范畴。

一、病因病机

（一）中医病因病机

"骨痿"这一病名首见于《黄帝内经》，属于痿证中的五体痿之一，五体痿乃是皮痿、肉痿、筋痿、骨痿、脉痿五种痿病的统称。《素问·痿论》曰："肾主身之骨髓……肾气热，则腰脊不举，骨枯而髓减，发为骨痿。""肾者水脏也，今水不胜火，则骨枯而髓虚，故足不任身，发为骨痿。"后世医家在继承《黄帝内经》理论的基础上，对骨痿的认识不断丰富和补充，宋代《三因极一病证方论·五痿叙论》说："随情妄用，喜怒不节，劳佚兼并，致内脏精血虚耗，荣卫失度……使皮血、筋骨、肌肉痿弱无力以运动，故致痿躄。"

骨痿的形成主要有先天和后天两方面的因素。其细分有如下几种。

1. 禀赋不足　父母体质孱弱，精血不旺或妊娠期失于调摄，致使胎儿肾精不足，精髓虚弱不能荣骨，致出生后发育迟缓，筋骨痿弱，步行艰难，发为骨痿。正如《何氏虚劳心传·虚证类》云："有童子亦患此者，则由于先天禀受之不足，而禀于母气者尤多。"

2. 烦劳过度　长期身心劳损，或房事过度，纵欲妄为，形神过耗，则损及五脏，精血不生，筋骨失养，发为骨痿。如《医家四要·病机约论》说："曲运神机则劳心，尽心谋虑则劳肝，意外过思则劳脾，预事而忧则劳肺，色欲过度则劳肾。"又说："五脏俱损，精血难生，筋骨岂能不败？"

3. 恐惧伤肾　恐惧是人们惧怕事物时的一种精神状态，它对机体的生理活动产生不良的刺激。肾在志为恐，恐则伤肾，过度恐惧，长期不能解除，将损伤肾之精气，一旦肾精被伤，则可发生骨节疼痛，足膝痿软无力，形成骨痿。如《灵枢·本神》云："恐惧而不解则伤精，精伤则骨酸痿厥。"

4. 饮食不节　脾胃乃后天之本，气血生化之源。若饮食不节，或嗜食偏食，损伤脾胃，纳运失常，影响水谷精微化生，气血乏源，随致精伤髓减，筋骨失养，发生骨痿。如《素问·五脏生成》曰："是故多食咸，则脉凝泣而变色；多食苦，则皮槁而毛拔；多食辛，则筋急而爪枯；多食酸，则肉胝胎而唇揭；多食甘，则骨痛而发落，此五味之所伤也。"

（二）西医病因病理

现代医学研究认为，代谢性骨病与营养障碍性疾病、内分泌代谢性疾病、遗传性疾病及其他系统疾病等有关。

二、临床表现及诊断

（一）症状与体征

主要临床表现有体质虚弱、腰脊不举、下肢痿弱或瘦削，步履艰难，甚至起卧困难、骨痛等。

（二）影像学检查

X线检查　代谢性骨病无论由哪种原因引起，其X线片上的主要改变不外乎骨质疏松、广泛性纤维囊性变及骨质软化。

三、治疗

(一) 内治法

临床上,主要分为肝肾亏虚与脾胃虚弱两个证型。

1. 肝肾亏虚型 症见形体虚弱,四肢乏力,腰膝酸软,健忘失眠,或有遗精,头晕耳鸣,口干舌燥,舌红少苔,脉细弱。治以补益肝肾,强筋壮骨。方选健步虎潜丸加减。若偏于肾阴不足,则宜选左归丸、六味地黄丸;若偏于肾阳虚,则宜选右归丸、金匮肾气丸加减。若命门火衰,可加鹿茸、海马、紫河车等血肉有情之品以温肾补火。

2. 脾胃虚弱型 症见神疲形寒,肌肉松弛,肢软乏力,食欲不振,大便溏薄,面色萎黄,舌淡,脉弱无力。治以健脾益气。方选参苓白术散。若中气下陷者,可选补中益气汤加减。若脾胃虚弱,气血生化不足,可用八珍汤、人参养荣汤加减。

《素问·痿论》:"阳明者,五脏六腑之海,主润宗筋,宗筋主束骨而利机关也。冲脉者……而络于督脉。故阳明虚,则宗筋纵,带脉不引,故足痿不用也。"以至于"治痿者独取阳明"之说成为历代治疗痿证的指导思想。治疗应"各补其荥而通其俞,调其虚实,和其逆顺;筋、脉、骨、肉,各以其时受月,则病已矣。"所谓"独取阳明",泛指以补益后天为治疗原则。内服中药治疗,应以补益肝肾、健脾益气为主,同时可酌情伍以活血化瘀与血肉有情之品,如当归、丹参、土鳖虫、鹿角胶、阿胶、龟甲、紫河车、鹿茸等。

(二) 外治法

根据具体病情可用中药熏洗、针灸、按摩、刮痧等。

(三) 何氏骨科特色治法

针对代谢性骨病的病因、病机、病理,何氏骨科有其独特的院内制剂。外敷活血祛瘀散、温通散,病灶处用温筋壮骨散。内服强筋壮骨丸、养元壮骨酒等。并可配合温通经络液按摩。

第二节 骨质疏松症

骨质疏松症(osteoporosis,OP)是一种代谢性骨疾病,是以全身骨量减少,骨的微观结构退化为特征的,致使骨的脆性增加以及易于发生骨折的一种全身性骨骼疾病。其临床表现主要为颈、腰、背疼痛,驼背畸形和骨折。

中医虽无"骨质疏松症"这一病名,但根据其病因病机和临床表现,可归属于"骨枯""骨极""骨痿"的范畴。如《素问·痿论》曰:"肾气热,则腰脊不举,骨枯而髓减,发为骨痿。"《灵枢·经脉》曰:"足少阴气绝,则骨枯。少阴者,冬脉也,伏行而濡骨髓者也,故骨不濡,则肉不能著也,骨肉不相亲,则肉软却;肉软却,故齿长而垢,发无泽;发无泽者,骨先死。"唐代孙思邈《备急千金要方·骨极》曰:"若肾病者骨极,牙齿苦痛,手足痛,不能久立,屈伸不利……风历骨,故曰骨极。"

一、病因病机

(一) 中医病因病机

中医认为,骨质疏松症的病因病机主要在于肾精亏虚、脾肾两虚、气虚血瘀。

1. 肾精亏虚 肾为先天之本,主骨、生髓。因为肾藏精,精生髓,髓能养骨,肾精充足,则骨髓充盈,骨骼得到骨髓的滋养,才能强劲坚固;反之,如果肾精虚少,骨髓空虚,不能濡养骨骼,便会出现骨骼脆弱无力,形成骨质疏松症。可见肾精亏虚是本病的主要病机。

2. 脾肾两虚 脾主运化水谷精微,化生气血,为后天之本;肾藏精,主命门真火,为先天之本。脾与肾构成了人体的先天与后天,两者之间具有相互资助、相互促进的关系。脾气的运化,必须得肾阳的温煦,始能健运;肾精的滋养,又须依赖脾所运化的水谷精微不断补充,才能充盛。若先天不足,后天失养,脾肾两虚；或久病累及脾肾，精血不足，无以充养骨髓，则骨枯髓减，导致骨质疏松症的发生。

3. 气虚血瘀 随着年龄的增长，老年人肾气渐虚。血为气之母，气为血之帅。气虚则推动无力，瘀血渐生，可致气虚血瘀。瘀血停滞于骨络之中，阻碍正常气血的运行，使骨骼失养，导致骨质疏松症的发生。

（二）西医病因病理

1. 骨质疏松症的分类 骨质疏松症根据其病因可分为三大类：一是原发性骨质疏松症，主要包括妇女绝经后骨质疏松症（Ⅰ型）、老年性骨质疏松症（Ⅱ型）；二为继发性骨质疏松症，主要包括各种疾病和各种药物所致的骨质疏松症，营养缺乏、遗传缺陷所致的骨质疏松症也归于此类；三是原因不明的特发性骨质疏松症（包括青少年型）。

2. 致病因素 骨质疏松症是一种病因和发病机制都比较复杂的骨代谢疾病，虽然全部发病因素尚未完全阐明，但目前已经认识到其发病与激素调控、营养状况、物理因素、遗传因素、免疫功能及某些药物因素等有关。

(1) 性激素因素：性激素包括雌激素和雄激素。雌激素能增加降钙素的分泌，抑制甲状旁腺激素的活动，从而抑制骨钙溶出。且雌激素可使成骨细胞活性增强，骨形成大于骨吸收，使骨变得强壮、坚硬。此外，雌激素能帮助活性维生素 D 在肾内合成，促进骨的重建过程，且促进钙在肠内的吸收，所以雌激素对钙的调控作用很重要。女性绝经后，体内雌激素水平急剧下降，可引起钙调激素（甲状旁腺激素、降钙素和活性维生素 D）的分泌量异常，正常的骨调节机制发生紊乱，一方面破骨细胞的活性强于成骨细胞，另一方面由于成骨细胞的骨形成速度慢于破骨细胞的骨吸收速度，一定时间内致使骨吸收大于骨形成，因此，每产生一个骨重建基本单位，会有不同程度的骨丢失，从而导致骨质疏松症的发生。

雄激素可间接地促进骨形成。若雄激素缺乏或明显低下者，将导致骨吸收和骨形成的平衡失调，骨吸收大于骨形成，故出现骨质疏松；雄激素中的睾酮对维生素的合成有促进作用。临床实践证实，少数男性老年患者由于雄激素分泌水平严重不足，不但长期阳痿、性功能低下，而且出现明显的骨质疏松，并伴有骨痛剧烈、骨畸形。经过雄激素替代治疗及康复疗法，随着性功能的好转，骨质疏松症状也明显改善。说明雄激素对提高骨密度、改善骨质疏松症状具有一定的作用。

(2) 钙调节激素：与骨代谢有关的激素有 8 种，分别是：雌激素、雄激素、甲状旁腺素（PTH）、降钙素（CT）、活性维生素 D_3［$1,25(OH)_2D_3$］、甲状腺素、皮质类固醇激素、生长激素。其中甲状旁腺素、降钙素、活性维生素 D_3 与钙的代谢关系最为密切，称为钙调节激素。

甲状旁腺素（PTH）的生理功能是促进骨吸收，PTH 刺激破骨细胞的溶酶体，使水解酶释放，分解骨基质，释放钙与磷酸盐；加之 PTH 使细胞内乳酸、枸橼酸聚集，并释出细胞外，使其周围 pH 值降低，而枸橼酸与钙螯合，变成可溶性复合物，就更有利于骨矿的溶解释出。

降钙素由甲状腺滤泡旁细胞（C 细胞）合成与分泌，对钙代谢的影响主要是降低血钙，与 PTH 升高血钙的作用相拮抗，两者协同作用调节细胞外液钙离子浓度，以维持其恒定。降钙素降低血钙的主要机制是抑制破骨细胞的功能（破骨细胞表面有降钙素受体），减少骨吸收；降钙素可以降低血磷，使无机磷从血液和细胞外液中进入骨组织，在骨组织中磷与钙结合成复合物，减少骨钙释出。降钙素不仅参与钙代谢，还参与中枢神经系统的活动，是一种重要的神经递质，有中枢性镇痛作用。绝经后骨质疏松妇女其血中降钙素水平多数偏低，因为降钙素的缺乏会加速骨量的丢失。

活性维生素 D_3 是维生素 D 最主要的代谢产物，生物活性最强，是维生素 D 的生物激素形式，其主要靶器官是肠、骨和肾。维生素 D_3 对骨的作用是双向的，既可以促进骨吸收，使骨中的钙、磷释出，可以促进骨矿化及骨形成；又可以促进肾小管对钙、磷的重吸收。临床实践证实，骨质疏松症患者血中的活性维生素 D_3 水平一般较低。活性维生素 D_3 在治疗骨质疏松症上颇为重要。

(3) 营养因素：在骨量的维持上，营养及矿物盐是不可缺少的。钙、磷、镁、蛋白质和微量元素氟、锌等缺乏与骨质疏松症的发生有密切关系，尤为重要的是蛋白质及钙。如蛋白质缺乏可使骨有机质合成的原料不足，生成减少；钙是骨的重要成分，研究发现，每日钙的摄入量与骨矿含量、骨密度呈正相关，若每日钙摄入量少于 600mg，容易发生骨质疏松症。绝经前后妇女摄入钙过低或钙吸收不足都将发生钙负平衡，而那些摄入或吸收过多者将发生钙正平衡。氟是构成人体牙齿和骨骼的重要微量元素之一，90% 左右的氟存在于骨组织中，氟作为钙、磷沉着的基质，起着骨胶原的作用，摄入适量的氟有利于钙、磷在骨中的沉积，从而增加骨的强度，但不可过量摄入，会引起氟中毒。

（4）年龄因素：年龄是影响人体骨矿含量的主要因素之一。人体骨量（包括含钙量）随着年龄的变化而变化，一生中经历骨量增长、骨量稳定、骨量减少三个阶段。人自出生至 20 岁，骨量快速增加；20~30 岁，骨量继续增加，但增长速度减慢；30~40 岁，骨量达到峰值，并保持稳定；40 岁以后骨量开始减少。女性绝经后由于血中雌激素水平迅速下降，骨量快速丢失，年丢失率为 1.5%~2.5%，至 80 岁左右，骨量丢失 40%~50%。男性激素水平没有明显波动，因此不存在骨量快速丢失现象，但高龄以后累计丢失的骨量也非常明显，至 80 岁左右，骨量丢失可达 30%。所以，骨质疏松症患者以围绝经期妇女居多，女性 50~60 岁后、男性 60~70 岁后患病率升高，80 岁以上患病率达高峰，女性患病率可达 100%。另外，老年人的肠道吸收功能减退，对钙盐和其他营养物质的吸收不足，常发生负钙平衡，影响骨质生成，促进了骨质疏松症的发生。

（5）失用因素：科学研究证实，机械应力对成骨细胞的活性是重要刺激。无重力负荷的状态，可使正常骨代谢遭到破坏，从而使破骨细胞相对活跃，造成骨钙溶出，血钙水平上升，尿钙排泄增加，骨形成作用减少，骨吸收作用增加，引起骨质疏松症。因此，适当的运动、活动及劳动对骨量的形成与维持具有重要的作用。肌肉对骨组织是一种机械力的影响，肌肉发达则骨粗壮、骨密度高。如运动员的肌肉越发达，骨也越致密坚强。老年人活动少，肌肉强度减弱，机械刺激少，骨量减少，加之肌肉协调障碍，老年人容易跌倒并易发生骨折。宇航员在航天飞机失重状态下，呈现钙负平衡，骨密度降低。绝对卧床 11~61 天即可见骨量减少，虽然活动可使其恢复，但却需要比这更长的时间才能达到。

（6）内分泌疾病：很多内分泌疾病可以继发骨质疏松症，如肾上腺皮质疾病，包括库欣病、原发性慢性肾上腺皮质功能减退症；垂体疾病，包括垂体的嗜碱性腺瘤、肢端肥大症；以及甲状腺功能亢进症、甲状旁腺功能亢进症、糖尿病等。其复杂的病理机制可参考有关内分泌疾病的专业书籍。

（7）药物因素：长期服用某些药物也可导致骨质疏松症的发生，如类固醇药物、肝素、免疫抑制剂等，尤其是类固醇药物更易诱发本病。长期使用类固醇药物，可使成骨细胞减少，骨形成受到抑制，造成负钙平衡，骨基质减少，骨吸收增加，导致继发性骨质疏松症。

（8）生活习惯：一些不良的生活习惯也是骨质疏松症发生的危险因素，如酗酒、嗜烟、过量饮用咖啡等。饮酒可以减少钙的吸收，还可以增加尿钙排泄；由于维生素 D 在体内的第一次羟化是在肝脏内进行的，酒精中毒易并发肝硬化，影响维生素 D 在肝细胞微粒体 25- 羟化酶的作用下形成 25(OH)D_3，从而影响钙的吸收；酒精也直接作用于成骨细胞，抑制骨的形成。咖啡因摄入过多会使尿钙和内源性粪钙丢失；吸烟也可使骨量丢失，但机制尚不明确。

3. 病理机制　现代病理研究发现，骨质疏松症的病理形态学特征是全身骨量减少而骨质的矿化仍然正常，其主要病理变化是骨基质和骨矿含量减少，表现为骨皮质变薄，骨小梁数量减少、体积变小。由于破骨细胞的骨吸收强于成骨细胞的骨形成，骨内膜下的破骨细胞将松质骨和密质骨的内部吸收，引起骨重建的负平衡。结果使骨的厚度变薄，特别是骨内膜面变薄，骨髓腔增大，骨小梁减少、变细，其骨小梁减少量可达 30%，并被脂肪组织和造血组织所填充，但因骨外膜的成骨细胞仍缓慢地产生新骨，所以骨的周径可略有增加（图 22-2-1）。

骨量减少，发生骨质疏松的骨钙化正常，使骨变脆，因而易于发生骨折。骨折常发生于长骨与骨盆等处，严重的骨质疏松症患者常常发生椎体的压缩性骨折。

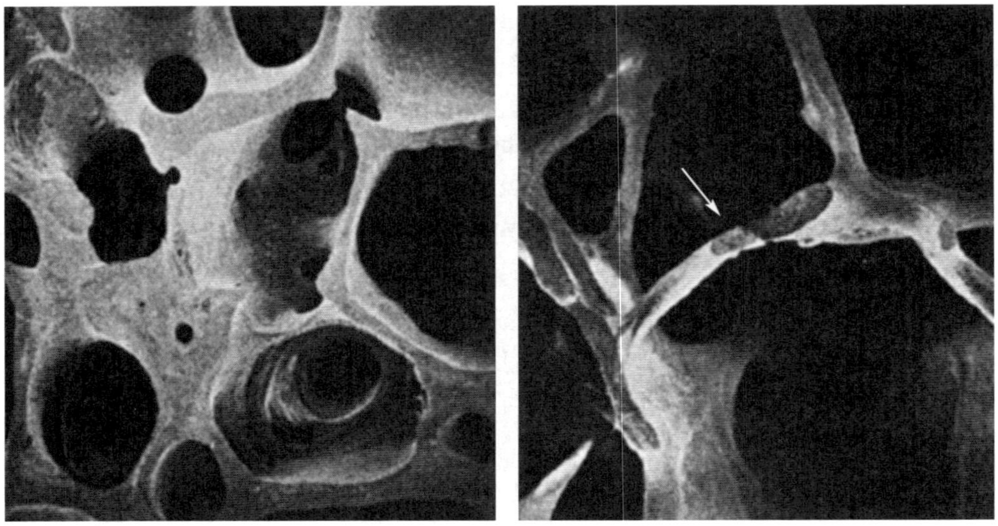

图 22-2-1 骨小梁变细变薄甚至断裂

二、临床表现及诊断

（一）临床表现

骨质疏松症临床表现可不明显，早、中期患者甚至可无任何临床症状。疼痛、畸形和发生脆性骨折是骨质疏松症最典型的临床表现。

1. 疼痛 疼痛是原发性骨质疏松症的最常见症状，以腰背痛多见。多见于胸段及下腰段，沿脊柱向两侧扩散，一般与骨质疏松程度平行。在上下楼梯、体位改变以及震荡时可使疼痛加重，仰卧或坐位时疼痛稍微减轻，但直立时后伸或久立、久坐后疼痛加剧，严重时翻身、坐起及行走均有困难。

2. 畸形 骨质疏松症患者因椎体内部骨小梁萎缩，数量减少，疏松而脆弱的椎体受压，导致椎体鱼椎样变形。椎体发生压缩性时，可有身高缩短或驼背畸形，也可出现脊柱的侧凸畸形。椎体压缩性骨折会导致胸廓畸形、腹部受压，影响心肺及胃肠功能，可出现胸闷、腹胀、胃脘不适、便秘等症状。

3. 骨折 骨折是骨质疏松症最常见、最严重的并发症，骨折的部位以椎体、股骨颈和尺桡骨远端多见。椎体压缩性骨折引起身高缩短，并加重胸椎后凸，使肋弓和髂嵴之间的距离缩短，因胸廓畸形和疼痛，可有胸闷、气短、呼吸困难等表现，也易使肺部感染。严重的椎体压缩性骨折还可累及脊髓、马尾神经或脊神经根，出现双下肢的感觉运动障碍，甚至影响膀胱、直肠功能。

（二）实验室检查

1. 血钙、磷和碱性磷酸酶 在原发性骨质疏松症中，以上三者的水平通常是正常的。但骨折后数月，碱性磷酸酶水平可增高。

2. 血甲状旁腺激素 应检查甲状旁腺功能以排除继发性骨质疏松症。原发性骨质疏松症患者血甲状旁腺激素水平可正常或升高。

3. 晨尿钙 / 肌酐比值 正常比值为 0.13 ± 0.01，尿钙排量过多则比值增高，提示有骨吸收增加可能。

4. 骨更新的标记物 骨质疏松症患者部分血清生化指标可反映骨转换（包括骨形成和骨吸收）状态，在骨的高转换状态（例如Ⅰ型骨质疏松症）下，这些指标可以升高；也可见于治疗的早期反应。这些生化测量指标包括：①骨形成指标，如血清碱性磷酸酶（ALP）、骨钙素（OC）、Ⅰ型前胶原 C 端肽（PICP）、Ⅰ型前胶原 N 端肽（PINP）、骨源性碱性磷酸酶（BALP）；②骨吸收指标，如血浆抗酒石酸酸性磷酸酶（TPACP）、Ⅰ型胶原 C 端肽（S-CTX）、尿吡啶啉（Pyr）、尿脱氧吡啶啉（d-Pyr）、尿Ⅰ型胶原 C 端肽（U-CTX）和 N 端肽（U-NTX）。

（三）影像学检查

1. X 线检查 X 线检查在骨量减少 ≥ 25% 时才能显示异常，故骨质疏松早期一般很难发现。临床上常以椎体的X线片表现来判断骨质疏松。其X线片表现特点有：骨密度减低，骨小梁减少、稀疏，沿应力线保存的骨小梁呈垂直栅栏状排列，椎体因受椎间盘膨胀压迫而呈双凹畸形，有时可见一个或几个椎体呈楔形压缩性骨折，压缩性骨折常见胸11~胸12、腰1~腰2处。骨质疏松明显者，身体其他骨也可表现出骨密度减低，骨质变薄，骨内膜骨质吸收，骨髓腔扩大，周径增宽，骨小梁减少、变细，骨小梁的间隙增宽，横行骨小梁消失，骨结构模糊（图22-2-2）。

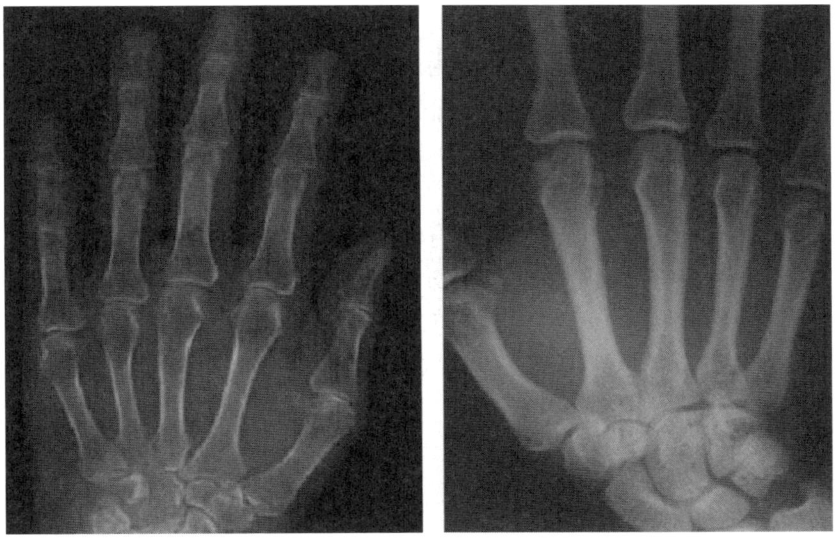

图 22-2-2　骨质疏松与正常比较

2. **骨密度测定**　骨密度的测量已经成为诊断骨质疏松症的主要手段。骨密度测量方法进展较快，临床上用于骨密度测量的方法主要有：单光子吸收法（SPA）、双光子吸收法（DPA）、双能X线吸收法（DXA）、定量CT（QCT）检查法、超声检查法、MRI检查法。其中，双能X线吸收法（DXA）是目前国际学术界公认的骨密度检查方法，其测定值可作为骨质疏松症诊断的金标准。

建议参照世界卫生组织（WHO）推荐的诊断标准。基于DXA测定：骨密度值低于同性别、同种族健康人的骨峰值不足1个标准差属正常；降低1~2.5个标准差为骨量低下（骨量减少）；降低程度等于或大于2.5个标准差为骨质疏松；骨密度降低符合骨质疏松诊断标准的同时伴有一处或多处骨折时为严重骨质疏松。现在也通常用T值（T-Score）表示，即T值≥–1.0为正常，–2.5<T值<–1.0为骨量减少，T值≤–2.5为骨质疏松。

（四）骨质疏松症的诊断

骨质疏松症的诊断应以骨密度减少为基本依据，但须鉴别是原发性还是继发性的骨质疏松症。须参考性别、年龄、病史、骨折和实验室检查等。临床上用于诊断骨质疏松症的通用指标是：发生了脆性骨折和/或骨密度低下。骨质疏松性骨折的发生与骨强度下降有关，而骨强度是由骨密度和骨质量所决定。因目前尚缺乏较为理想的骨强度直接测量或评估方法，临床上通常采用骨密度测量作为诊断骨质疏松、预测骨质疏松性骨折风险、监测自然病程以及评价药物干预疗效的最佳定量指标。

三、鉴别诊断

（一）骨软化症

骨软化症由维生素D缺乏或严重维生素D活性障碍引起，表现为钙化过程障碍，骨样组织增加，有机基质过剩，骨骼的自发性疼痛、压痛出现较早，范围也广，以腰痛及下肢疼痛为甚。临床常有脂肪泻和胃大部切除或肾病史。好发于青壮年，血清钙、磷水平减低，血清碱性磷酸酶水平升高。X线表现为骨质广泛疏松，出现压力性畸形如驼背、脊柱侧弯、髋膝内外翻、长骨弯曲及假性骨折等。

（二）骨髓瘤

骨髓瘤是起源于髓腔网状组织的恶性肿瘤，多发性的称为“多发性骨髓瘤”或“骨髓瘤病”。其病变为广泛的溶骨性破坏，骨髓瘤的X线特征是“轧孔”状骨缺损。病损大小不等，不规则，多半呈圆形或椭圆形。骨膜反应极少，骨皮质轻度变薄。在椎体上，有时类似严重的骨质疏松，但本病伴有顽固的贫血、高血钙、肾功能紊乱和抗感染能力低下。血浆球蛋白水平增高，尿中出现本周蛋白。

（三）成骨不全

是一种遗传性疾病，由成骨细胞数量不足，膜内成骨发生障碍所致，以全身骨骼系统普遍性骨质疏松和脆性增加为特征，因此本病又称脆骨病，常伴有蓝色巩膜、耳聋等症状。X线表现为长骨骨干细长，多发性骨折；颅骨骨化不良，严重时呈薄膜样。

（四）氟骨症

氟骨症是一种以损害骨与关节为主的慢性全身性疾病，主要表现为骨软化、骨硬化、骨质疏松及异位骨化。本病的发生机制系因长期摄入过量的氟化物，刺激成骨细胞使其活跃，促进骨基质形成，需要较多钙盐以成骨，如未能及时补充足够的钙，将使过多的钙从骨中释放而加重骨吸收。其主要临床表现有腰腿痛及关节痛，严重者可造成关节变形、强直，甚至造成椎间孔和椎管狭窄，引起神经根病或脊髓病。多数患者有氟斑牙，尿氟检查可高于正常。

四、治疗

目前多数学者认为，降低骨折发生率为治疗骨质疏松症的终极目标。临床治疗时，不仅要着眼于升高或维持骨量、缓解症状，还应考虑肌力和身体平衡能力的提高，以及全身功能状态的改善等。对于未发生骨折但存在骨质疏松危险因素者，或已出现骨量减少者，应采取积极的预防措施；对于已发生过脆性骨折，或已达到骨质疏松症诊断标准者，应采取药物治疗。由于骨质疏松症是骨吸收增加，骨形成不能充分进行所引起。所以针对骨质疏松症的治疗，其基本原则是抑制骨吸收、促进骨形成。多年来何氏骨科采用以中药为主、以西药为辅治疗骨质疏松症，取得了较好的疗效。

（一）辨证论治

1. 肾精亏虚型

症状：可见腰背疼痛，酸痛无力，伴有腰膝酸软，眩晕耳鸣，健忘早衰，发脱齿摇，畏寒肢冷或潮热盗汗，舌淡苔薄白或舌红苔少，脉虚无力或细数。

治则：滋阴补肾，益精壮骨。

方药：偏于肾阴虚者用左归丸加减；偏于肾阳虚者用右归丸加减。若兼表情呆板，行动迟缓，傻哭傻笑，口角流涎等老年痴呆症状者，治宜补肾益脾、填髓生脑，方用还少丹（《医方解集》）加减。

2. 脾肾两虚型

症状：可见腰背部疼痛，伴有腰膝酸软，肢体倦怠，饮食减少，脘腹胀满，大便稀溏，面色萎黄或㿠白，舌淡苔腻有齿痕，脉沉滑弱。

治则：健脾益气，补髓壮骨。

方药：偏于脾气虚者用补中益气汤合补肾丸加减，偏于脾虚湿盛者用参苓白术散合补肾丸加减（补肾丸为《林如高正骨经验》方）。

3. 气虚血瘀型

症状：腰背疼痛，疼痛持久，痛处固定不移，伴有心悸气短，纳少乏力，少气懒言，口唇齿龈暗红，舌下脉络曲张，舌紫暗有瘀斑，脉沉涩而弱。

治则：益气活血，补肾强骨。

方药：方选身痛逐瘀汤合补阳还五汤加减。如果元气虚弱较甚，可加人参以大补元气。

（二）何氏骨科特色治法

针对骨质疏松症的病因、病机、病理，何氏骨科有其独特的院内制剂。外敷活血祛瘀散、温通散，病灶处用温筋壮骨散、壮骨抗痨散。内服强筋壮骨丸、养元壮骨酒等。

对于该病的治疗，主要有以下三个方面。

1. 内服药物 何氏骨科以内服强筋壮骨丸为主。

2. 外敷药物 何氏骨科强调“重视整体，更重视局部”，在用药上主张“外治为主，内治为辅”。因此，针对骨质疏松症的主要病因及症状，使用壮骨抗痨散、强筋生骨散等外敷患处。

3. 手法治疗 对骨质疏松症患者常用抚摩、切颤、搓揉等复合式手法进行治疗，以疏通经络，活血止痛，并可改善局部气血循环、代谢功能，增强患处对血液及营养物质的摄入。临床治疗时切忌使用重手法，以免发生病理性骨折。按摩时，将温通经络液涂擦患处。

（三）西药治疗

目前治疗骨质疏松症的西药包括三大类：一是促进骨化的钙剂及维生素 D 类药物；二是抑制骨吸收类药物；三是促进骨形成类药物。

1. 促进骨化的药物

(1) 钙剂：钙不足是骨质疏松的主要原因，因此补充钙剂是骨质疏松症的基础治疗措施。适当的钙摄入可以改善骨矿化、防止过多骨量丢失，对与年龄有关的骨质疏松症的治疗具有重要的意义。临床上使用的钙制剂有：碳酸钙、硫酸钙、乳酸钙、葡萄糖酸钙、坏血酸钙、枸橼酸钙、枸橼酸苹果酸钙等。目前尚无充分证据表明单纯补钙可以替代其他抗骨质疏松药物治疗，因此使用钙剂治疗骨质疏松症时应与其他药物联合使用。钙剂的选择要考虑其安全性和有效性，高钙血症时应该避免使用钙剂。此外，应注意避免超大剂量补充钙剂，有潜在增加肾结石和心血管疾病的风险。

(2) 维生素 D：主要由食物中的麦角固醇和皮下的 7- 脱氢胆固醇经紫外线激活而成。维生素 D 可促进肠道钙的吸收，提高血清钙水平，抑制甲状旁腺激素分泌，增加尿钙排泄，维持正钙平衡，降低骨折风险。维生素 D 缺乏时可导致继发性甲状旁腺功能亢进，增加骨的吸收，从而引起或加重骨质疏松。成人推荐剂量为 200IU/d；老年人推荐剂量为 400~800IU/d；治疗骨质疏松症时的剂量为 800~1 200IU/d。常用制剂有：维生素 AD 胶丸、骨化三醇、阿法骨化醇等。研究表明，补充维生素 D 能增加老年人肌肉力量和平衡能力，降低了跌倒的概率，进而降低了骨折风险。维生素 D 用于治疗骨质疏松症时应与其他药物联合使用，注意个体差异和安全性，并定期监测血钙和尿钙，酌情调整剂量。

2. 抑制骨吸收的药物

(1) 二膦酸盐：吸收入血的二膦酸盐大部分快速附着到骨的矿化部位或破骨细胞吸收的陷窝，其余的从肾脏排泄。确切的作用机制尚不明了，可能是作用于破骨细胞或其前体，并导致细胞死亡，从而减少骨吸收，预防骨丢失。不同的二膦酸盐抑制骨吸收的效力差别很大，因此临床上不同的二膦酸盐药物的使用剂量和用法也有所差异。目前，临床上已经使用的二膦酸盐类药物有：阿仑膦酸钠、依替膦酸钠、利塞膦酸钠、伊班膦酸钠、唑来膦酸注射液。口服二膦酸盐类制剂应注意服药前后半小时禁食，更不宜与食物混服。极少数患者可发生药物反流或食管溃疡，故有食管炎、活动性胃炎及十二指肠溃疡、反流性食管炎者应慎用。

(2) 降钙素：是由甲状腺 C 细胞产生的一种含 32 个氨基酸的多肽类激素，其作用是抑制骨吸收。破骨细胞含有降钙素受体，降钙素可以快速抑制破骨细胞的活性、减少破骨细胞数量，预防骨丢失、增加骨量并改善微观骨结构。目前，在临床上应用的降钙素有鲑降钙素和依降钙素两种，可肌内注射或鼻喷给药。鲑降钙素的推荐剂量为每次 50~100IU，每周肌内注射或喷鼻 3 次；依降钙素每次 10IU，每周肌内注射 2 次。一般 3~6 个为 1 疗程。应用降钙素时，少数患者可有过敏性皮疹、休克、面部潮红、恶心或腹泻等不良反应。长期使用可产生抵抗。在绝经后早期喷鼻使用降钙素，对预防骨丢失不起作用。

3. 促进骨形成的药物

(1) 甲状旁腺素(PTH):临床试验证实,PTH 对雌激素缺乏的年轻女性、老年性骨质疏松等多种原因所致的骨质疏松症均有良好的治疗作用。PTH 治疗疗程为 6~24 个月,可单独使用、周期用药或与降钙素、二膦酸盐、雌激素等联合应用。目前临床使用的制剂为生物制剂,重组人甲状旁腺素(1~34 活性片段),可用于治疗严重骨质疏松症和男性骨质疏松症。每次 20mg,皮下注射,隔日 1 次。治疗时间不宜超过 2 年。用药期间要监测血钙水平,预防高血钙症的发生。

(2) 氟化物:氟为亲骨元素,可以替代羟磷灰石中的羟基而形成氟磷灰石,减少骨盐结晶的溶解性及反应性,可加强其稳定性。虽然氟化物也可以增加成骨细胞的数目和刺激骨形成,但由于该盐还可以引起继发性甲状旁腺功能亢进,使骨吸收增加,故临床使用时应与钙剂、维生素 D 合用。临床使用的氟化物通常为氟化钠(NaF),一般剂量为 50~75mg/d,疗程可达 1 年;元素钙 1~2g/d,维生素 D 5 万 IU,每周 1~2 次。氟化钠的副作用较多,有胃肠刺激、贫血等不良反应;长期高氟摄入可引起氟骨症,表现为骨硬化或骨软化,伴骨结构减弱等。

五、预防与调护

骨质疏松症一旦发生骨折,生活质量下降,出现各种并发症,可致残或致死,因此骨质疏松症的预防比治疗更为重要。

(一) 获得理想骨峰值

骨峰值的高低与骨质疏松症的发病有关,科学研究证实,骨峰值高说明体内骨量储备大,对骨量丢失的代偿能力强,骨质疏松的发生得以延缓。骨峰值是人一生中骨量的最高峰,达到骨峰值的年龄为 25~40 岁,其形成 70% 由遗传因素决定,30% 由环境因素决定。因此,从儿童时期起就应重视日光浴与经常运动,多摄入富含钙质的食物,从而提高骨峰值骨量,这对预防骨质疏松症的发生是很有意义的。

(二) 科学调整生活方式

要求患者摄入高钙、低盐和适量蛋白质的均衡饮食;适当进行户外活动和日照,以及有助于骨健康的体育锻炼;避免抽烟、酗酒,慎用影响骨代谢的药物;采取防止跌倒的各种措施;加强自身和环境的保护措施。

(三) 防跌倒及骨量丢失

进入成年后应重视导致骨质疏松症的各种高危因素,积极预防和及时处理以减少骨量丢失。骨折是骨量丢失的重要因素,而跌倒又是造成骨折的主要原因。因此,防止跌倒是预防骨折的首要环节。防治的首要目标是防止第一次骨折,一旦发生骨折,要尽可能避免再次骨折。

第三节 佝偻病

佝偻病(rickets)是指发生在婴幼儿童长骨骨骺闭合以前的骨钙化障碍疾病。其主要原因是维生素 D 不足引起慢性营养缺乏,或其活性代谢产物缺乏,使得合成钙或磷的能力不足而引起钙、磷代谢紊乱,骨钙化障碍,导致骨变形或骨折。本病俗称软骨病,多见于 3 岁以下小儿,以 6 个月至 1 岁小儿最为多见。

根据本病的临床特征,与中医文献记载的“五迟”(立迟、行迟、语迟、发迟、齿迟)、“五软”(头项软、手软、足软、口软、肌肉软)“背偻”“鸡胸”“龟背”等描述相比对,本病应属于中医“骨痿”范畴。

一、病因病机

(一) 中医病因病机

1. 先天不足,胎中失养 父母自身禀赋不足,妊娠期间母亲起居失常,户外活动较少,阳光照晒不足,营养失调或患有痼疾,都会直接影响胎儿的营养和发育,使胎儿先天肾气不足,导致佝偻病的发生。

正如《医宗金鉴·幼科心法要诀》所说:"小儿五迟之病,多因父母气血虚弱,先天有亏,致小儿生下即筋骨软弱,步行艰难,齿不速长,坐不能稳,皆肾气不足之故。"

2. 调护不当,后天匮乏 小儿出生以后,如果户外活动较少,日光照射不足可削弱体质。如隋代巢元方在《诸病源候论》中所说:"若常藏于帷帐之内,重衣温暖,譬如阴地之草木,不见风日,软脆不任风寒。"另外,若婴儿喂养不当,饮食失节,损伤脾胃,也可造成后天匮乏,导致佝偻病的发生。

人体的强壮或弱病,与先后天的各种因素密切相关。先天不足、胎中失养,调护不当、后天匮乏,可导致婴儿机体发育的迟缓或异常。疾病的产生与五脏关系密切,且各具特点:若肾气不足,骨失髓养,则表现为生长发育迟缓,骨骼软弱;若脾气不足,运化无力,水谷精微不能吸收,肌肉失养,则表现为纳差、肌肉松弛或虚胖;若肝气不足,筋失濡养,则表现为坐立、行走无力,甚至肝风内动而抽搐;若心气不足,神不守舍,则表现为惊惕不安、精神恍惚、反应淡漠或语迟;若肺气不足,卫外不固,则表现为气短、自汗、易于感冒。佝偻病后期病情严重者,主要责之于脾肾,病久则由虚变损,肾损则髓不能养骨,引起成骨迟缓,骨骼不坚而变形,出现方颅、囟门晚闭、牙齿迟出、鸡胸、下肢弯曲等畸形;脾损则不能充养四肢,则出现四肢消瘦、乏力、面色苍白等。

(二)西医病因病理

西医学认为该病的病因主要有日光照射不足、含维生素 D 食物摄入不足、生长速度过快以及胃肠和肝肾疾病等。

本病的病理特征是钙化障碍,也就是钙不能及时地沉着于骨样组织和骨前期软骨内。引起佝偻病的原因有多种,这些原因可引起维生素 D 的缺乏(如合成不足,吸收不足,需要量增大,羟化功能障碍等),进一步影响到血清钙、磷的平衡(肠内吸收不足,肠和肾的排泄增加,骨内外的游动速度受影响),血清钙、磷水平低下,不能正常沉积于骨样组织和软骨基质,造成软骨和骨样组织不能正常钙化,使骨的生长停止在软骨和骨样组织阶段。在正常的软骨内成骨过程中,由于成熟软骨细胞柱没有足够的钙盐沉积,不能钙化,同时由于软骨内血管的长入不规则,临时钙化带内没有再吸收,致使骨骺板的厚度增加,但软骨细胞柱状排列紊乱,正常结构消失(图 22-3-1)。这种病理变化以生长最快的干骺端最为显著,如腕、踝、膝、肋前端等处。由于骨脆弱、柔软,常因体重的应力和肌肉的牵拉而变形。最早畸形发生在骨端,以后因骨骼的继续生长,畸形移至骨干的中部,故后期长骨出现弯曲畸形(如"X"形腿、"O"形腿),胸部和骨盆也发生畸形。

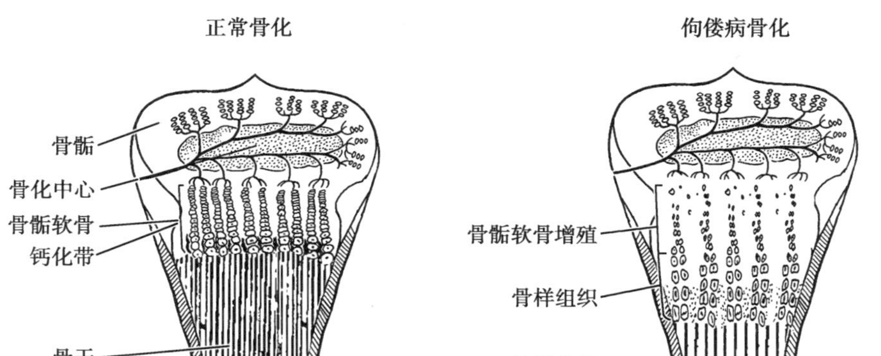

图 22-3-1 正常骨化与佝偻病骨化

二、临床表现及诊断

(一)症状与体征

出生后 6 个月内发生本病的婴儿比较少见,常见于 6 个月到 3 岁的儿童。本病多发生在冬季和日照较少的地区。患儿常有营养不良、胃肠道疾病、肝病、肾病等病史。发病早期，骨骼的变化尚不明显，常表现为易于激动、烦躁不安、不喜玩耍，全身肌肉无力和嗜睡，夜间不安，多汗，皮肤苍白，甚至手足搐搦、角弓反张等症状。病情进一步发展，可见肌肉松弛、紧张度下降，如腹肌松弛、肠壁肌肉无力，引起肠内积气，表现为腹部膨隆如蛙腹、肋下缘外翻等；如四肢肌力软弱，骨的支撑力差，表现为行走迟且易于跌倒。

发病后期，可发生骨骼的改变。如患儿头部增大，额颞部隆起，顶枕部扁平，呈方颅畸形，囟门延迟闭合；胸骨隆起，胸廓横径缩短，前后径增大，呈鸡胸畸形，沿膈肌附着处向内凹陷，形成横沟，即哈里森沟（Harrison groove）；肋软骨处增大，在前胸两侧形成“串珠”畸形；四肢远端也因骨样组织增生，使腕及踝部膨大似“手镯”“脚镯”畸形（图 22-3-2）；牙齿发育也受影响，牙釉质发育不良，出牙较晚。下肢变软的长骨，站立行走时因受体重的影响而发生弯曲，形成“膝内翻”或“膝外翻”畸形，严重者可发生髋内翻，患儿步态摇摆；股骨或胫骨干发生青枝骨折；脊柱发生后凸或侧弯；下肢和脊柱的畸形可降低身高。近年来，由于生活水平的提高、营养条件的改善及采取各种预防措施，典型病例已不多见，但因轻型病变所引起的膝内、外翻畸形仍可见到（图 22-3-3）。

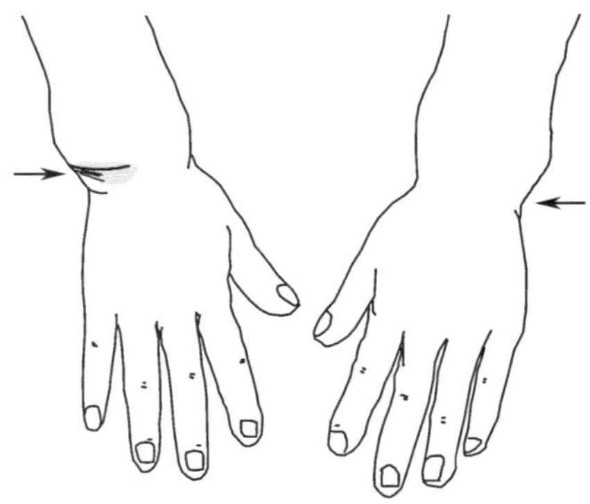

图 22-3-2 佝偻病“手镯”畸形

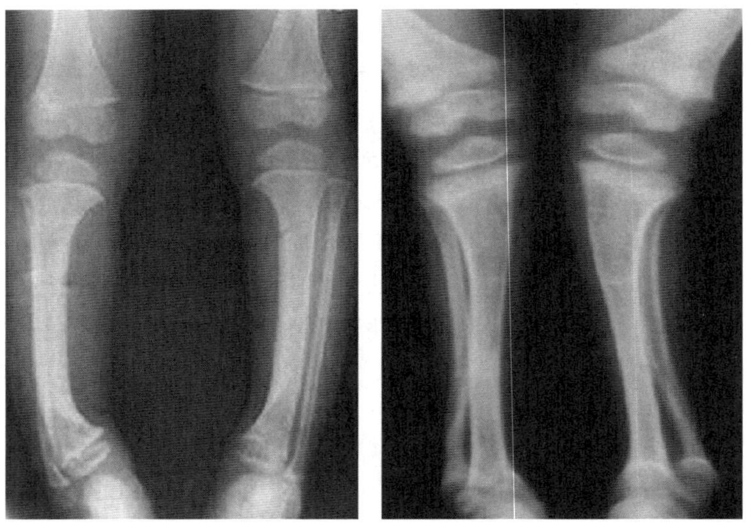

O形　　X形

图 22-3-3 佝偻病畸形改变

（二）实验室检查

血清钙可正常或稍偏低，因甲状旁腺代偿性增生而使血钙保持在正常的低水平。血清磷水平明显下降，可低至 3.5mg/100ml（正常为 4.0~6.0mg/100ml）；血清碱性磷酸酶（ALP）水平中度升高。尿钙减少至 1.25mmol/24h 左右，严重者尿钙不能测出。

（三）影像学检查

X 线检查　本病特征性 X 线片变化主要见于干骺端。在早期，最早的 X 线片改变为长骨骨骺端的临时钙化带不规则，模糊、变薄、骨小梁稀疏，干骺端有一定程度的凹陷，此为中间带骨折变形所致。随着病变的进展，临时钙化带消失，干骺端扩张，其中心部位凹陷，呈杯口状，边缘模糊，并有毛刷状密度增高，自干骺端向骨骺方向延伸，为稀疏骨小梁所形成。骨骺出现迟缓，骨骺线增宽且不规则。骨皮质密度减低，骨小梁粗糙，横骨小梁减少，纵骨小梁持续存在。四肢 X 线片常见“O”形或“X”形畸形改变，多见于下肢。在恢复期，干骺端边缘清楚、规则，但干骺端仍宽阔粗大，骨骺相继出现，骨骺线逐渐变窄，横骨小梁再度出现，纵骨小梁逐渐变粗，但严重畸形者X线片改变不明显。

三、鉴别诊断

（一）呆小症

呆小症患者生长发育迟缓，与佝偻病相似，但其智力低下，有特殊外貌，血钙、血磷正常，X线片示钙化正常等有助于鉴别。

（二）软骨营养不良症

软骨营养不良症亦有骨骼畸形。鉴别主要依据血钙、血磷正常，X线检查示长骨短粗、弯曲，干骺端变粗但轮廓光整。

（三）原发性甲状旁腺功能亢进症

原发性甲状旁腺功能亢进症可发生于任何年龄，以20~50岁者居多，女性发病率高于男性，如果在长骨骺板闭合以前发病者，其病变情况与佝偻病非常相似，但本病系甲状旁腺本身病变（肿瘤或增生）引起甲状旁腺素（PTH）合成与分泌过多，通过其对骨与肾的作用，导致高钙血症和低磷血症。主要临床表现为反复发作的肾结石、消化性溃疡、精神改变与广泛的骨吸收。血液生化指标的变化与佝偻病不同，以高血钙和高尿钙为特点，血清ALP水平也显著增高，从不发生手足抽搐症状。

四、治疗

（一）内治法

1. 辨证论治

（1）脾胃虚弱型：形体虚胖，精神疲惫，面色苍白，多汗无力，易惊多惕，肌肉松弛，头颅松软，囟门迟闭，发少色黄，纳呆，便溏，舌淡，苔薄白，脉缓无力，指纹淡红。治以补脾益肾。内服宜选扶元散加减。汗多者，加煅龙骨、煅牡蛎、五味子；夜惊者，可加蝉蜕、钩藤、夜交藤、酸枣仁；便溏者，加怀山药、神曲。

（2）肾精亏虚型：形体消瘦，面色无华，精神萎靡，不耐寒热，出牙、坐立、行走等发育迟缓，骨骼畸形明显，方颅、鸡胸、驼背，腹大如蛙及下肢弯曲畸形。舌淡，苔少，脉迟无力，指纹淡。治以补精填髓。内服方药宜河车大造丸加减。纳差者，加砂仁、炒白术、神曲；行迟者，加五加皮、杜仲；语迟者，加石菖蒲、远志；发迟者，加龟甲、制何首乌；立迟者，加鹿茸、狗胫骨；齿迟者，加骨碎补、补骨脂等。

本病的病因病机主要责之于脾肾亏虚，一般初期以脾胃虚弱为主，后期以肾精亏损为要。临床所见也有脾肾两虚之证，针对该证可以脾肾双补之法治之。

2. 维生素D疗法 在活动早期，可口服维生素D 0.5万~1万IU/d，持续1个月后改为预防剂量，或者肌内注射维生素D 30万~40万IU一次（大剂量冲击疗法）。在活动期可口服维生素D 1万~2万IU/d，1个月后改为预防剂量，或肌内注射维生素D 360万IU，每1~2周一次，连续注射2~3次（冲击疗法）。在恢复期可采用预防剂量（400IU/d）维持。

3. 钙剂 对有手足搐搦症或饮食中含钙量不足者应在维生素D治疗的同时口服葡萄糖酸钙1~3g/d。

（二）外治法

1. 手法矫正 适用于4岁以下儿童，畸形较轻的膝内外翻者。

2. 自我矫形 经治疗，较轻的骨骼畸形多能自行矫正。为预防鸡胸的发生，可让患儿俯卧抬头，每日2~3次。

3. 夹板固定 适用于4岁以下儿童，膝内外畸形者。经手法矫正后，用小夹板外固定。

（三）何氏骨科特色治法

针对佝偻病的病因、病机、病理，何氏骨科有其独特的院内制剂。外敷温通散，病灶处用温筋壮骨散。内服强筋壮骨丸、养元壮骨酒等。按摩时，外用温通经络液涂擦。

五、预防与调护

(一) 预防

对于佝偻病的治疗,应重视早期预防。主要有以下 2 点。

1. 孕妇预防 从妊娠期开始,孕妇即应注意适当晒太阳、加强营养,供给富含维生素 D 和钙、磷、蛋白质的食物。妊娠中期,如出现手足麻木感,应及时补充维生素 D 和钙剂。

2. 婴儿预防 出生后最好是母乳喂养,并经常晒太阳,适当补充维生素 D 和钙剂。对于早产儿童、双胞胎、人工喂养和生长迅速的婴儿,更应及时补充维生素 D 和钙剂。

(二) 调护

患佝偻病以后,注意饮食和护理,多去户外活动,增加日光照射。注意防止呼吸道感染,不要让患儿久坐、久立、久走,以防发生畸形。若已经造成轻度弯曲畸形,可于睡眠时用小夹板、绷带进行矫正。

第四节 骨软化症

骨软化症(osteomalacia)是发生在成人的佝偻病,指骨组织中新生的类骨矿物盐沉着不足,使骨质发生异常。其特点为骨质钙化不良,类骨组织增加,骨质软化,因而脊柱、骨盆及下肢长骨可能产生各种压力畸形和不完全骨折。多见于妊娠期和产褥期妇女,也见于居住条件差、环境阴暗和阳光较少的地区,同时饮食中缺乏钙和维生素 D 的人群。

中医古代文献中虽无“骨软化症”病名,但一般认为“骨痹”“骨痿”的症状类似于骨软化症,并且与骨软化症发病过程中的两个不同发展阶段相似,其中“骨痹”与初期相似,“骨痿”与后期相似。

一、病因病机

(一) 中医病因病机

中医学认为,本病初期多由于久居阴冷之地,寒凝经脉,深入骨髓。因为阳光具有温煦人体,促进气血运行的作用。若久居阴冷之处,不见风日,则体内阴寒偏盛,阳气衰微,失去正常的温煦气化功能,导致脏腑功能减退,形成本病。或先天禀赋不足,或久病不愈,或多孕多产,累伤肾精,精血不足,也可导致经脉气血失和,骨失濡养,引发骨痹,出现骨重酸痛等症状。后期,病程日久,精亏血虚,不能充养骨髓,骨枯髓减,形成骨痿,甚至骨骼畸形。

(二) 西医病因病理

西医学认为,与佝偻病一样,骨软化症最常见的原因是食物中缺乏维生素 D 和钙、磷等矿物质和蛋白质。此外,多孕多产、肠道疾病、胃切除术后、肝病、肾病、胰腺疾病、长期服用抗惊厥药物、日照不足等都可以引起骨软化症。上述因素均可使维生素 D 吸收不足或代谢发生障碍,不能产生有效的 $1,25(OH)_2D_3$,以致肠道对钙的吸收减少和钙的骨转移减少,所产生的类骨组织不能钙化和骨化,导致骨质软化。

骨软化症中由于干骺端预备钙化带中成熟的软骨钙化不足,使软骨内化骨迟缓,虽单位体积内骨组织含量正常,但矿物质含量减少,致使患者全身广泛性骨质疏松。骨样组织大量取代正常骨组织,以致大量密质骨为松质骨所代替,松质骨的骨小梁纤细、稀少,松质骨内充满血管性脂肪组织,破骨细胞活跃,骨陷窝扩大,骨髓腔逐渐增宽,哈弗斯管增大,间充质内血管丰富,并有幼稚结缔组织增生,骨的强度大为减弱,以致发生压力畸形及病理性骨折。

二、临床表现及诊断

(一) 症状与体征

骨软化症的主要临床表现为骨痛、压痛、畸形和近侧肌无力,重症者可出现低血钙症状,如手足搐搦。

初期患者可表现为全身无力，下肢尤甚，髋关节和腰背部疼痛，全身酸痛，严重者行走困难，影响日常活动。如果局部出现剧烈疼痛，多因发生病理性骨折所致，骨折多见于股骨颈、转子间或转子下部。压痛主要在下部肋骨。后期可出现骨盆缩窄、驼背和胸廓畸形，也可出现髋内翻、股骨和胫骨的扭曲畸形。骨面压痛敏感。

（二）实验室检查

实验室检查早期可无异常，晚期则血清钙、磷降低，血清碱性磷酸酶水平升高。

（三）影像学检查

X线检查　主要有3个特点，一是广泛性骨质疏松，以腰椎和骨盆最明显；二是压力畸形，因为骨质变软，在脊柱和下肢长骨最常见压力畸形，如可见脊柱的驼背和侧凸，下肢长骨的压力畸形有髋内翻、膝内翻、膝外翻、骨盆变形、髋臼内陷、骨盆入口呈三角形等；三是假骨折线，横骨小梁消失，纵骨小梁纤细，骨皮质变薄，在股骨颈、耻骨支、坐骨支、肋骨和肩胛骨的盂下部分常见一线状透光带，横过上述骨，称为假骨折线，此透亮带常为对称性，可持续存在数月至数年。线两端可见骨膜下骨质隆起，治疗生效后，此线愈合而消失（图22-4-1）。

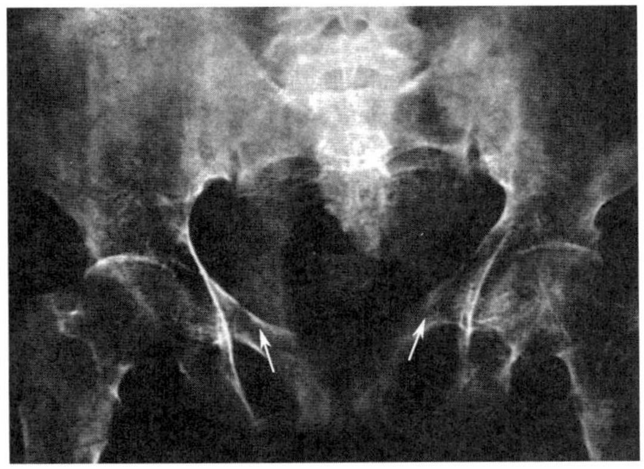

广泛性骨质疏松；Looser线（↑）

图22-4-1　假骨折线X线表现

三、鉴别诊断

（一）骨质疏松症

老年人和绝经后妇女多见。以骨量减少和骨组织显微结构退行性改变为特征，病变致使骨脆性增加，易于发生骨折。实验室检查显示血清钙、血清磷和碱性磷酸酶水平正常。无骨畸形，无假骨折线。

（二）类风湿关节炎

类风湿关节炎主要累及滑膜组织，病变先从手指、腕、肘等关节开始，早期可见受累关节红、肿、热、痛，晚期可见各种关节畸形。本病无独特的生化、免疫或组织学的异常可供作确诊的依据，诊断主要是依靠其特征性的临床表现。由于80%患者血清类风湿性因子呈阳性，这项检验有助于诊断。严重者常出现类风湿结节，眼、肺、心、神经、血管等关节外病变的发生率也相当高，因长期卧床，不见阳光，尤其是长期服用皮质类固醇药物，患者可能继发全身性骨质疏松。

四、治疗

（一）内治法

1. 辨证论治

⑴肾虚寒滞型：久居阴冷潮湿之处，腰膝酸软疼痛或全身疼痛，畏寒肢冷，夜尿频多，男子阳痿早泄，女子痛经、带下稀薄量多，舌淡胖或有齿痕，苔白，脉沉迟无力。治以温阳散寒，益肾通脉。内服宜选独活寄生汤加减。纳差便溏者，可加山药、炒白术、砂仁；精亏神疲较甚者，可加鹿茸、巴戟天；疼痛严重者，可加制川乌、制草乌。

⑵肾虚髓亏型：生长发育不良，腰腿或全身困重无力，行动困难，头晕耳鸣，手足搐搦，肌萎形消，盗汗，舌体瘦小，苔薄，脉细等。治以补肾益髓，强筋壮骨。内服宜选虎潜丸合大补元煎加减。

2. 西药　西医治疗主要是采取补充钙剂的方法，同时给予维生素D。并嘱患者注意多晒太阳。

（二）外治法

除非必要，一般不行手术治疗。下肢畸形严重者，可采取矫形手术以矫正承重力线，预防骨性关节炎，但手术必须在骨骺线消失和疾病治愈或控制后施行，否则畸形复发的机会较多。另外需要注意，由于术后卧床，患者会有大量尿钙排出，如果仍大量使用维生素 D，将有发生高钙血症的可能，以致损害肾脏。所以，手术前后应经常检测血清钙、血清磷及碱性磷酸酶的含量，严格控制维生素 D 的剂量，必要时应停止使用。

（三）何氏骨科特色治法

对于局部疼痛及肌无力患者可对症使用温筋壮骨散外敷。内服强筋壮骨丸、养元酒。

五、预防与调护

（一）加强营养，均衡饮食

注意补充足量的钙和维生素 D，食物以动物肝脏、脂肪、蛋类、乳类、海产品为佳。

（二）户外活动，多晒太阳

在维生素中，与骨骼关系最密切的是维生素 D。对人体最重要的维生素 D 有两种形式，即维生素 D_2（骨化醇）和维生素 D_3（胆骨化醇），前者是麦角固醇经紫外线照射后产生，后者是 7- 脱氢胆固醇经紫外线照射后产生。由此看来，阳光对人体骨骼的生长发育有重要作用。另外，骨的大小、形状和结构可因机械应力的变化而改变，即骨可根据应力的改变，在需要时形成骨，不需要时吸收骨。在反复承受高应力时，骨密度可以增加，相反地，在持续不负重情况下骨量将减少。所以，适当的户外活动对预防骨软化症的形成也具有重要意义。

第二十三章 先天性骨与关节畸形

第一节 概 述

骨与关节畸形是骨科常见病、多发病。根据病因大致可以分为非神经源性畸形(先天畸形、姿势畸形)、神经源性畸形(脊髓灰质炎后遗症及脑或脊髓疾病)及创伤性畸形(关节、四肢、脊柱外伤后遗畸形)三大类。

本章所论述的骨与关节畸形主要指骨与关节的一些先天性疾病,包括骨与关节发育障碍、脊柱和四肢的先天性欠缺,其中多数畸形临床少见,甚至罕见。究其原因迄今仍不清楚。其临床表现以肢体残缺、骨与关节变形为主,且多有肢体功能障碍,治疗多无可靠疗法,主要在于早发现、早治疗、早预防,以期功能恢复,纠正畸形。

一、病因病机

(一) 中医病因病机

中医学认为,本病的发生多与先天禀赋不足、肾精亏虚密切相关。先天禀赋不足,髓不养骨,或秉承遗传,易生骨骼畸形。父母双方或一方,若体质虚弱,精血不足,受孕之胚胎质量不佳,可导致发育畸形。

(二) 西医病因病理

现代胚胎学认为,先天性骨与关节畸形大多是遗传因素、环境因素或遗传与环境因素共同作用造成的。骨与关节畸形的发生可能与下列因素有关。

1. 遗传因素 约 25% 的先天性骨与关节畸形是由遗传因素引起的,主要是单基因缺陷和染色体异常,少部分是多基因遗传病。染色体遗传病包括其数目和 / 或结构的异常;单基因遗传病通常有常染色体显性遗传、常染色体隐性遗传、X 连锁显性遗传和 X 连锁隐性遗传 4 种方式;多基因遗传病的遗传方式较复杂,且受环境因素的影响较大。

2. 环境因素 流行病学研究已经证明了许多环境因素可以干扰胚胎的发育,影响先天性骨与关节畸形的发病率。环境因素可分为三方面。

(1) 母体外环境:即母体所处的周围外环境,这是距胚胎最远,也是最复杂的外环境,大部分致畸因子都来源于这一环境。环境致畸源的种类包括:①生物致畸因子:病毒(如巨细胞病毒、单纯疱疹病毒、水痘病毒等)及其他病原菌(细菌、弓形虫、支原体、立克次体等);②物理致畸因子:电离辐射(X 线、α、β、δ 射线)、太阳黑子活动、微波辐射、高温、噪声及机械性压迫性损伤等;③化学致畸因子:工业"三废"(重金属铅、汞、镉,非金属的砷、硒等,有机化合物的苯类),农药(有机磷类、有机氯类、有机汞类),某些食品添加剂和防腐剂;④药物致畸因子:某些抗生素、镇静药、抗癫痫药物、抗精神病药物、激素类药物、抗肿瘤药物、抗甲状腺药物等;⑤其他因素:季节、居住环境、生活习惯、父母年龄过高、母亲妊娠期间酗酒、大量吸烟(包括被动吸烟)、严重营养不良、缺乏某些维生素或微量元素等。

(2) 母体内环境:即母体自身的内环境,包括母体的营养状况、代谢类型、是否患有某些严重疾病等。

(3) 胚胎微环境:即胚胎所处的微环境,包括胎膜、胎盘、羊水等直接作用于胚胎的微环境。

外环境中的致畸因子,有的可穿过内环境和微环境直接作用于胚胎,有的则通过影响和改变内环境和 / 或微环境,间接作用于胚胎。环境致畸因子是否导致胎儿畸形的发生,与以下五种因素相关:①孕妇及胚胎对致畸因子的敏感性;②致畸因子的性质;③致畸因子的作用时间;④致畸因子的作用时机;⑤致畸因子的剂量。

3. 发育因素 现代胚胎发育生物学研究认为,大多数的出生缺陷是由遗传因素与环境因素相互作用和干扰而引起的。发育从基因的有序表达开始，基因类型、位点及基因的构成对发育均有重要的影响作用。在胚胎和胎儿的发育过程中，各系统器官有其形成的关键时期，称畸形易发期，如骨骼系统的畸形易发期为妊娠第5~9周，若这个时期受到外来干扰，容易出现骨骼系统的先天性畸形。在胚胎发育的后期，则可因机械压抑因素的作用而出现程度较轻的先天性变形。

二、临床表现及诊断

（一）临床表现

致病因素不同，从而导致各种各样的骨与关节的先天性畸形。其主要临床表现为骨的先天性残缺，如先天性肱骨缺如、先天性桡骨缺如、先天性股骨缺如、缺指（趾）或多指（趾）症等；关节的先天性畸形，如先天性髋关节脱位、先天性马蹄内翻足、先天性肌性斜颈等。此外，还有骨本身的营养代谢障碍所导致的一些成骨不全、骨硬化病、软骨发育不良及软骨发育不全等，临床分别表现为骨脆易断、骨软易弯，肢体短小等畸形。

（二）体格检查

对脊柱和四肢的畸形进行体格检查时，应严格按照望、触、动、量四步检查法进行，对四肢的检查特别要强调双侧对照。

躯干和肢体的动态观察十分重要，检查时要注意动态观察肢体的功能状态，包括站立时躯干的屈伸、下肢行走的步态、上肢的使用情况等。对畸形的检查应明确畸形的结构、性质与程度，区分畸形发生的部位是骨关节还是软组织。关节活动度的检查，要包括主动活动与被动活动两个方面，测量各个方向的活动时应注意双侧对比。对于肢体的长短、粗细均应正确测量；对于有神经症状的畸形则应测量其肌力。

（三）实验室检查

对于单独发生的畸形，一般无须实验室检查即可明确诊断。但对于某些继发于全身性疾病的畸形，实验室检查常可协助诊断。

（四）影像学检查

在骨与关节畸形的诊断中，影像学检查是最有价值的方法，其中包括X线、CT及MRI检查。

X线摄片，一般多采取正位、侧位，必要时可采用特殊体位投照，如颈椎开口位（观察寰枢椎情况）、双斜位（颈椎、腰椎、骶髂关节等）、轴位（足舟骨、跟骨等）和切线位（髌骨）等，有时根据病情需要拍摄脊柱或四肢的全长像。近年来，随着CT及MRI影像学科的发展，骨与关节畸形的诊断技术有了新的发展，尤其是对于软组织的畸形或者因骨重叠遮挡而难以观察的部位，CT和MRI检查具有明显的优势。此外，三维CT重建影像，更能全面反映脊柱和骨盆等部位畸形的立体影像，这些技术对诊断的准确性有很大的帮助，有利于正确地诊断和治疗。

（五）诊断

诊断脊柱和四肢畸形时，病史的询问十分重要。应先分清是先天性畸形，还是获得性畸形。只有把畸形的临床症状、影像学检查与病史结合起来，才能正确地诊断。对小儿的先天性畸形诊断要体现一个“早”字，因为只有早检查、早诊断，才能早治疗。

三、治疗

先天性骨与关节畸形的病因尚未完全明确，因此临床很难审因论治。迄今为止，对于治疗该类疾病所达成的共识是早期发现、早期治疗、矫正畸形、改善功能。治疗目的是尽可能矫正结构性畸形，保持最佳的矫正位，防止畸形发展，改善运动功能。

（一）内治法

辨证论治 笔者认为，此类疾病是由先天禀赋不足，后天营养不良，肝肾亏虚，脾胃虚弱所引起。故治疗时可配合补益肝肾、健脾和胃等中药，以达益气活血、强筋壮骨之效，促进疾病好转或痊愈。

(1)肾精不足型：肾主骨、生髓。肾精具有促进骨骼生长的功能，若先天肾精不足，无法充养骨髓，则骨骼易脆或发生各种缺陷、畸形。肾开窍于耳，故肾精不足，不能上充耳目，还可引起听力障碍。临床所见的佝偻病、骨骼发育不良等皆属于此证。

治则：补肾益精，强筋壮骨。

方药：河车大造丸加减。

(2)肝血不荣型：肝主筋，具有束利关节的作用，若肝血不荣，血不养筋，则筋腱痿弱、关节松弛。肝开窍于目，目也依赖肝之阴血濡养，若肝血不足，则目睛失养，出现异常病症，如脆骨病出现蓝色巩膜。临床常见的脑瘫后遗症畸形即属此证。

治则：养血和血，滋阴补肝。

方药：补肝汤或芎归补血汤加减。

(3)筋脉瘀阻型：产时损伤，血离经脉，瘀积不散，阻隔筋脉，发生筋肉挛缩畸形，如先天性肌性斜颈。

治则：活血祛瘀，舒筋通络。

方药：桃红四物汤加减。婴幼儿服药困难者，可用活络油膏外敷，或用手指蘸药膏揉按患处。

(4)脾胃虚弱型：脾(胃)为后天之本，气血生化之源，脾主四肢、肌肉。若脾胃虚弱，气血生化乏源，影响婴儿四肢、肌肉的生长，则出现生长迟缓、肌肉松弛等异常状况。临床常见的多发性肌肉营养不良、进行性肌萎缩等均属此证。

治则：健脾益胃。

方药：扶元散或四君子汤加减。

（二）外治法

1. 推拿按摩 对畸形的关节进行推拿按摩，不仅可以促进骨骼、肌肉组织发育，提高肢体活动功能，还可以减少软组织粘连、挛缩及治疗某些先天性畸形。本法通常适用于筋肉挛缩或骨骼畸形较轻的患者，如肌性斜颈、马蹄内翻足等。临床治疗时，先在患处热敷、按摩，然后术者两手分别置于患处上下两侧，与畸形姿势相反，轻揉使肌肉充分放松后加以扳动。手法矫正后，可用棉花、小夹板、绷带或围领将患部固定于矫正位。

2. 支具矫形 在非手术治疗中，支具疗法应用最广。外固定支具在预防畸形加重，减少骨与软组织继发病理性改变，维持手术后矫形、帮助肢体功能恢复等方面都是不可缺少的。早期通过应用支具矫形，持续固定复位，可获得治愈；还有一些畸形需要长期应用支具以防止复发。临床使用的支具很多，常用的有 Milwaukee 支具、Boston 支具等。另外，如拐杖、夹板、支架、轮椅、矫形鞋等，可支持、矫正或辅助病残肢体，以利于恢复或发挥畸形部位的功能。支具常用的材料有木材、皮革、橡胶、塑料和金属等。合理的支具应具有结构简单、轻巧耐用、佩戴舒适、外形美观、价格低廉等特点。常用的支具按不同需要，可分为固定、保护、矫形、承重、工作及牵引等不同类别。

3. 练功活动 患儿若能积极主动地进行功能锻炼，则有利于改善畸形肢体的活动功能与提高健康肢体的代偿能力。早期轻度的脊柱侧弯畸形，可通过做医疗体操达到治疗和防止畸形加重的目的。对于上肢畸形，可采用伸掌握拳、腕部屈伸、托手屈肘、滑车拉手等方法，通过功能锻炼尽可能恢复其肌力和灵活性；对于下肢畸形，可采用扶杆站立、双拐练走、蹬车活动、轮车助行等方法，以尽量恢复其站立和行走功能。此外，还可练习太极拳、八段锦、五禽戏等功法或医疗体操，以增强体质与全身活动功能。

（三）手术治疗

随着生物力学研究的深入，各种治疗畸形的新手术方法不断涌现，治疗效果不断提高。但是，手术并非可以解决所有的畸形问题，并且有其严格的适应证。一般来说，严重的骨关节畸形常需要施行矫形手术，以便改善或恢复肢体正常形态与功能。手术方法包括软组织手术、肌性手术、骨性手术。一般早期尽可能采取软组织手术，术中注意不可损伤骨骼，否则会影响其生长发育，术后产生严重畸形。对于肌力不平衡或肌腱挛缩造成的畸形，关节结构正常者，可考虑肌腱转移、肌腱延长以矫正畸形。对于畸形严重、骨关节结构发育异常者，可考虑行骨性手术以达到矫形目的，常用的手术方式有截骨术、植骨术、关节成形、关节融合、骨延长或缩短术、人工关节置换术等。

近年来，随着显微外科的发展，矫形手术越来越精细，从而大大提高了手术成功率，使得一些先天性骨与关节畸形得到有效的治疗，如一些先天性骨不连（如胫骨骨不连）、先天性缺指等畸形的治疗取得了满意的疗效，前景可观，但显微外科技术要求较高，且存在一定的并发症，所以应严格掌握其手术适应证。

第二节　骨与关节发育障碍

骨与关节发育障碍包括成骨不全、软骨发育不全、石骨症、骨蜡油样病以及婴儿骨皮质增生症等，本节主要讨论成骨不全、软骨发育不全、石骨症。

成骨不全

成骨不全（osteogenesis imperfecta）是一种少见的先天性骨骼发育障碍性疾病，又称脆骨病或脆骨 - 蓝巩膜 - 耳聋综合征，其病理实质是一组以骨骼脆性增加及胶原代谢紊乱为特征的全身性结缔组织疾病。其病变不仅累及骨骼，还常常累及其他结缔组织如眼、耳、皮肤等，其特点是多发性骨折、蓝巩膜、进行性耳聋、牙齿改变、关节松弛和皮肤异常等。本病具有遗传性和家族性，一般被认为属于遗传性疾病，但也有少数为单发病例。

成骨不全属于中医学的“骨痿”范畴，《素问·痿论》指出骨痿的主要病因是“肾气热”，其病理变化是“骨枯而髓减”。

一、病因病机

（一）中医病因病机

本病相当于中医学的“骨痿”“五迟”，多是先天不足、后天失养、肝肾不足、脾胃虚弱所致。

（二）西医病因病理

本病病因尚不清楚，多数学者认为与常染色体显性遗传有关，部分为常染色体隐性遗传。它是遗传性中胚层发育障碍造成结缔组织异常而累及巩膜、骨骼、韧带等出现相应症状，由于结缔组织广泛分布于全身，所以患儿常有多组织、多器官的病变。其主要病理特点为网织骨虽相对增多，但却成熟障碍，难以转变为板层骨。骨细胞数量增加，骨小梁排列紊乱，哈弗斯管系统不发育。该病患者均有不同程度的骨质疏松，易导致四肢长骨及脊柱的多发性骨折及畸形。骨基质内胶原纤维成熟障碍，排列紊乱，难以钙化成骨，骨小梁纤细、稀疏，代之以大量纤维结缔组织，骨折处骨痂呈纤维性和软骨性，难以骨化。软骨化骨和膜内化骨都将受到影响。

二、成骨不全的分类

关于成骨不全有许多种分类方法，如根据第 1 次发生骨折时间的早晚，分为先天型及迟发型；根据病情轻重分为 3 型；Sillence 于 1979 年根据遗传方式和临床表现将其分为 4 种类型。现代正式的诊断和分类依赖于基因检测结果和更精细的现代扩展分类系统。

（一）根据病情轻重分型

1. 胎儿型　病情严重，常见颅骨骨化不全，胎儿期已有多次骨折，大多是死胎或出生即短期夭折。

2. 婴儿型　出生后可有骨折，以后较轻微的外伤，甚至无外伤都可造成多发性骨折，女性患者多于男性，蓝色巩膜及韧带松弛多见。这类患者较少见。

3. 青少年型（迟发型）　病情最轻，出生时可没有骨折，儿童期容易发生骨折，到青春期后有自动改善的趋势,20 岁前后可因耳硬化造成耳聋。

(二) 根据遗传方式及临床表现分型

1. Ⅰ型 为常染色体显性遗传,临床特点是骨质脆弱,生后骨折,蓝色巩膜。其中又以牙齿正常为 A 型;成牙不全为 B 型。

2. Ⅱ型 为常染色体隐性遗传,可在围生期死亡,存活者表现为深蓝色巩膜,股骨畸形和串珠肋。

3. Ⅲ型 为常染色体隐性遗传,出生时有骨折,因多次骨折导致骨骼畸形进行性加重,巩膜和听力正常。

4. Ⅵ型 为常染色体显性遗传,巩膜和听力正常,仅表现为骨质脆弱。

三、临床表现及诊断

(一) 临床表现

1. 骨脆易折 是本病的典型特征。轻微外伤即可发生骨折,多见于幼童,甚至出生前或婴儿期就发生多处骨折,随着年龄的增长,病情可以减轻。

2. 体形畸形 这主要是肢体骨折后发生畸形愈合,在骨折处形成成角和重叠所引起,脊柱有显著后凸畸形。骨脆弱是本病最突出的表现,易于发生肌肉牵拉而导致骨折。严重的先天性成骨不全可有数十次骨折,下肢比上肢更容易发生骨折,不过骨折愈合速度正常。一处可有几次骨折,畸形愈合,先天性肌萎缩将加重肢体的畸形,丧失机体应有的正常外形。

3. 头面畸形 前额宽阔,顶骨与颞骨隆起,枕骨下垂。颅盖的隆起使颅面失去平衡,面部呈三角形,耳朵向外向下变位,使头颅形成“军盔”状。

4. 蓝巩膜征 虽不是所有患者都有蓝色巩膜,但这个体征较为普遍。患儿两眼巩膜呈蓝色,系由巩膜变薄、透明度增加,使眼内的脉络膜色素外露所致,颜色可自深天蓝色至蓝白色。有时白色巩膜环线角膜,形成一个环,犹如土星光环,故被称为“土星(Saturn)环”。患者往往出现远视,但一般视力正常。有时可在角膜外围混浊,称为青少年环。

5. 结缔组织松弛 由于韧带和关节松弛、肌肉张力减弱,关节活动幅度超过正常范围,患儿因此而导致髌骨复发性脱位,并经常跌倒和易于骨折;脊柱韧带松弛可引起椎体的压迫性骨折,造成脊柱后凸和侧凸。患儿皮肤变薄,常出现皮下出血,毛细血管脆性试验阳性,表明毛细血管脆弱。伤口愈合能力较差,形成的瘢痕宽而粗。

6. 牙齿变化 牙的釉质基本正常,但牙本质缺乏。乳齿和恒齿均易受累,容易折断,龋齿不易填充。牙齿易变成黄棕色或透明的蓝灰色。

7. 耳聋症状 多见于年龄较大的儿童,不是主要特征。耳聋主要是听小骨硬化,声波传导受阻所致,也可因听神经受压而表现为神经性耳聋。耳硬化是由于软骨的异常繁殖,待钙化后,颞骨的岩部也发生硬化。耳鸣和眩晕也时有所见。

(二) 实验室检查

血清钙、磷及碱性磷酸酶指标一般正常,与胶原代谢有关的指标可发生异常,如尿羟脯氨酸含量增加。

(三) 影像学检查

X 线检查:X 线片表现为长骨细长、弯曲,骨皮质变薄,干骺端膨大。多数病例存在明显广泛的骨质疏松,严重者可见囊性变。骨折为多发性,周围骨痂呈球形,可超过骨折断面直径的 3 倍,易被误诊为骨肉瘤。患肢缩短,弯曲畸形。脊柱常见压缩性骨折,并有脊柱侧弯及后凸畸形;股骨颈骨折后常有髋内翻畸形;骨盆也可见畸形。

(四) 成骨不全的诊断

成骨不全的诊断需结合病史、临床表现和家族史。其典型特征包括:①骨质疏松与骨脆性增加;②蓝巩膜；③牙本质发育不全；④早熟性耳硬化等。

然而，这些临床表现仅用于提示诊断，不能作为确诊标准。确诊依赖于分子遗传学检测，发现相关的致病基因突变是诊断的金标准。

四、鉴别诊断

（一）软骨发育不全

以骨粗短为主要特征，常在2~3岁即开始出现侏儒状态，随年龄增大而特征更为明显。躯干长而四肢短小，且两者长短不成比例。骨密质密度无明显减低，干骺端呈喇叭口形，且无多发性骨折现象。

（二）维生素C缺乏症

表现为骨密度减低，但无弯曲变形，且干骺端先期钙化带增厚，其下有一骨质稀疏区，称为“坏血病线”。

（三）呆小病

患儿四肢及躯干均细小，有智力障碍、甲状腺功能不全等症状。

（四）小儿营养不良症

身体瘦弱，面色黄白，神情呆滞，虽容易发生骨折，但无蓝巩膜、耳聋及骨质疏松等表现。

（五）佝偻病

虽有骨密度减低及长骨弯曲，但弯曲程度不及成骨不全明显，且无多发性骨折。佝偻病的干骺端和骨骺线有明显变化，前者表现为杯口状凹陷，后者表现为宽阔。

五、治疗

迄今为止，无论西医还是中医，对本病均无疗效肯定的治疗方法。因此，针对本病主要是预防及对症处理。

（一）中医中药

中医治疗是根据患者病情、症状等进行辨证论治，针对不同证候类型，临床常以河车大造丸、金匮肾气丸、参苓白术丸等化裁运用。何氏骨科则以强筋壮骨丸内服，以强筋壮骨。

（二）西医西药

主要使用药物包括氟化物、维生素D、降钙素和性激素等，但效果均不稳定。另外，运用生长激素、二膦酸盐治疗该病也取得一定疗效，前者的主要作用是促进身高增长和胶原合成，后者的作用则是抑制骨吸收。

（三）手术治疗

对于骨折患者，可行小夹板、支具等固定，固定期间应加强功能锻炼以增加肌力、促进骨折愈合。制动时间不宜过长，以防止失用性骨质疏松。脊柱侧凸及后凸畸形的治疗比较棘手，由于多椎体压缩变形，患者在幼年时即可发生脊柱畸形，但支具治疗不仅不能阻止畸形的发展，还可能会造成肋骨骨折。因此，手术治疗常常是万不得已的选择。由于脊柱存在严重的骨质疏松，矫形手术技术难度极大，原位融合往往成为手术者唯一的选择。

六、预防与调护

（一）预防发病

本病的发生与家族遗传有很大关系，故对有此类发病倾向的患者，做好婚前检查；已婚妊娠者，做好产前检查、产前指导。去除诱导因素，尽可能减少本病的发生机会。

（二）预防骨折

对于患有本病的婴幼儿应加强看护，或采用必要的保护性支具如下肢行走支具，以预防患儿骨折的发生。

（三）加强营养

加强营养，给予富有钙、磷和维生素的饮食，可以增强患者体质，对本病易发生的骨折具有预防作用。另外，常晒太阳及适当的户外活动，具有一定的预防作用。

软骨发育不全

软骨发育不全（achondroplasia）是一种软骨内骨化缺陷导致的四肢与躯干长短不成比例的先天性矮小畸形。本病通常在出生后即表现为四肢短小、躯干却近乎正常的畸形，有明显的家族性及遗传性，女性患病率高于男性。

一、病因病机

病因尚未明确，通常认为本病为常染色体显性遗传，但几乎所有病例均为新突变型。父亲年龄大生育的孩子往往有常染色体基因突变的倾向。其主要病理改变为胚胎时期软骨骨化过程发生障碍，造成四肢长骨生长受阻。病理表现为干骺端的软骨细胞不仅排列异常，而且丧失其生长功能，发生退化性改变，呈明显的黏液样变性。软骨内化骨障碍而膜内化骨正常，因此骨的纵向生长受阻而横向生长正常。患者无内分泌紊乱相关疾病。

二、临床表现及诊断

（一）临床表现

1. 比例失调 患者身体比例失常表现为躯干长短相对正常，却四肢短小，躯干四肢比例失调。即便成年，显著低于正常人群平均身高，且常有“O”形腿畸形。

2. 外形特别 患者表现为头大而宽，马鞍形鼻梁，下颌及前额突出；腰前凸，臀部后翘，骨盆前倾。四肢短粗，手指短小不能并拢，呈“海星”或“三叉”状。因上肢短小，手不能摸及臀部。

3. 摇摆步态 双膝内翻，小腿弯曲，踝内翻，行走晚且呈摇摆步态。

4. 其他症状 可有脊柱侧弯畸形，甚至出现椎管狭窄而致脊髓和神经根受压迫症状。智力、性特征和肌肉发育均正常。

（二）影像学检查

X 线检查显示四肢长管状骨骨干短粗和弯曲，髓腔变窄，干骺端增粗，中心凹陷，呈喇叭口状，骨骺线边缘不齐。肌肉附着处骨皮质增厚。短管状骨短小而致密。颅盖骨大，颅底短小。额部前凸，下颌骨肥大，鼻部内陷。

腰椎正位片可见脊柱长度接近正常，椎弓短，椎弓根间距变异，第 1~5 腰椎弓根间距自上而下依次减小（正常者应依次加大），呈细长的漏斗形，侧位片见椎弓根变短，椎管矢状径变小。骨盆宽而浅，髂骨翼呈方形，髋臼指数增大，髋关节发育不良，股骨颈变短。

三、鉴别诊断

（一）垂体性侏儒症

患者虽然身材矮小，但躯干与四肢比例相称，性腺常发育不良。

（二）佝偻病

佝偻病患儿躯干与四肢比例正常。患儿可见方颅、串珠肋、膝内翻或外翻畸形。X 线片示骨质疏松，干骺部扩大或呈杯状，骨骺板不规则，骨骺边缘模糊等。运用抗佝偻病药物治疗可有明显效果。

四、治疗

由于本病很少有并发症，一般无特殊不适，不影响寿命，且预后良好，故无需积极治疗。

临床治疗主要是对症处理，根据情况，必要时可行截骨术以矫正下肢弯曲畸形，一般要到骨停止生长后方可进行治疗。若有腰椎椎管狭窄或神经根受压时，可行椎管减压及神经根松解术。

石骨症

石骨症（osteopetrosis）又称骨硬化症、大理石骨病、硬化性增生性骨病、泛发性脆性骨硬化症和粉笔样骨，是一种少见的骨发育障碍性疾病。本病最早由德国放射学家 Albers-Schonberg（1904 年）发现，故又称为 Albers-Schonberg 病。其特征为钙化的软骨持久存在，引起广泛的骨质硬化，重者可使骨髓腔封闭，造成严重的贫血。病变可在母胎内形成，可在出生后任何年龄发现，通常使多数骨骼受累。

石骨症是一种少见的全身性骨结构发育异常的先天性疾病，颅骨为好发部位之一，具有骨密度增加、骨质畸形并累及颅底等特征。本病常为家族性，可为常染色体显性和隐性遗传。

一、病因病机

发病原因尚未明确，可能与骨吸收异常有关，骨吸收异常致使钙盐过量沉积于骨内，脆性增加。其主要病理改变为：破骨细胞明显缺乏，且吸收活动减弱，使应在生长期中被破坏的钙化软骨基质得不到破坏而被贮存，大量钙化的软骨基质使骨髓腔明显缩小，甚至闭塞，骨小梁消失，骨皮质增生，骨松质致密，骨内血管、脂肪及髓样物质减少，骨皮质与骨松质均因硬化而不能分辨，骨质脆弱。由于骨髓腔狭小或闭塞，骨髓含量减少，而其他的造血器官如肝、脾及淋巴均可增大，从而产生髓性无功能性贫血。

二、临床表现及诊断

（一）临床表现

本病有家族史，多见于近亲结婚的子女中。本病可分为成年型（轻型、良性型）与幼儿型（重型、恶性型）两种，前者为常染色体显性遗传，后者为常染色体隐性遗传。

1. 成年型 又称轻型、良性型。多见于青少年及成年人，预后较好。病变主要在骨骼系统，由于骨髓变化及贫血不明显，所以通常无症状或症状轻微。常因自发性骨折或体格检查时被发现，骨硬化增生引起茎乳孔缩窄时，可出现面瘫，故本病可成为家族性面瘫的原因。

2. 幼儿型 又称重型、恶性型。常见于婴幼儿或儿童。在幼儿或儿童期发病，发病早，进展快，且神经系统与血液系统常受累。其特点为进行性贫血、出血，血小板减少，肝脾肿大，这是全身性骨髓腔缩小或闭塞引起造血障碍所致；神经系统表现为脑水肿、视力下降或失明、眼球震颤、巨头症、面神经麻痹、精神迟钝、癫痫及脑积水、出血等。病势急剧，患者常因贫血严重和反复感染等而早期死亡。

（二）并发症

由于骨质硬而脆，常有身体其他部位发生骨折，严重者可呈多发性骨折或形成骨髓炎，颅底增生可使颅底诸孔变小而压迫血管、神经，出现相应症状，如影响静脉回流则可引起颅内高压和脑积水而出现头痛等。鼻旁窦腔变小或闭塞而引发鼻窦炎。有出牙延迟或不全，牙根感染等。同时，骨髓腔变小或消失，影响造血功能而致贫血，肝脾及淋巴结均肿大。

（三）实验室检查

可有血清酸性磷酸酶升高，而碱性磷酸酶正常。血钙正常或轻度增高。幼儿型患者血钙平衡试验呈异常的正平衡，尿钙极少，控制钙质可引起手足搐搦，可伴严重贫血等。

（四）影像学检查

X 线检查：明显的改变为广泛性骨硬化，骨呈无结构的密度增高，骨小梁影像消失，可累及全身或大部分骨骼，呈双侧对称性分布。颅骨 X 线检查显示，颅骨异常致密及增厚，内外板及板障合为一体，难以分辨。颅骨高度钙化、密度显著增高，颅窝变浅，垂体窝变小，额窦缩小，鞍背增生等。

骨盆除骨密度增高外，髂骨翼有晕轮样、同心性扇形或圆形致密带。脊柱椎体上下骨板增厚致密，中心区稀疏透亮，似“夹心蛋糕”，但椎间隙一般不受影响。四肢骨以股骨近端及胫腓骨的远端受累严重。于小儿期即可显示病变，严重者在子宫内即可出现。

三、鉴别诊断

（一）氟骨症

氟骨症是一种以成骨细胞活跃及骨转换加速为特征的疾病，又称为地方性氟骨症，系长期摄入饮水中的过量氟化物所致。虽然四肢疼痛与变形，但以腰痛、驼背、脊柱强直、功能受限、椎管变窄为明显。严重时脊髓受压可致瘫痪。另外，可有斑釉齿出现，特别是门齿，表面粗糙呈粉笔样、无光泽、呈棕黄色，并有散在的褐色斑点。牙质变脆，易于折断或脱落。

（二）磷、铅中毒

磷、铅中毒在儿童期多局限于骨的干骺部，不及石骨症广泛，成年期骨增白虽较普遍，但不明显。此病有明显的职业史。

四、治疗

迄今为止，本病的治疗尚无特效疗法。对于良性石骨症，一般予以对症治疗，如控制感染、输血、防止外伤性骨折，给予低钙并磷酸纤维素食物，可延缓骨硬化过程。一旦骨折，固定时间要长于正常人。平时要注意防护，防止出血及感染。

对于恶性石骨症的治疗，有文献报道使用激素、骨髓移植治疗可以取得一些疗效。1 岁以内的幼儿患者，病死率高达 80% 左右，患儿会出现贫血、面瘫、发育迟缓及盲、聋等，如未获得适当治疗，则多数于童年以内即夭折。

第三节　上 肢 畸 形

先天性高肩胛症

先天性高肩胛症是一种较少见的先天性肩胛畸形，因其肩胛骨的位置较正常高，形状异常，同时可伴有肋骨、颈胸椎等畸形，故又称为高位肩胛症。于 1891 年由 Sprengel 首次对该病病因详细论述，故又称 Sprengel 畸形。

一、病因病机

在人胚胎发育的过程中，肩胛骨于胚胎第 5 周出现，此时位于颈 2 到颈 4 水平。在第 3 个月时应下降至胸 2 和胸 7、胸 8 之间，未能完成下降即形成本病。未能完成此下降的原因可能与羊水过多使子宫内压增高，肩胛骨和脊柱有异常连接，肌肉组织异常而不足以拉下肩胛骨等因素有关。由于下降过程中断或受阻，使肩胛骨处于胸廓后较高处，肩胛骨正常发育受到影响，发生形态结构的变化。

高位的肩胛骨形状较正常为小，横径增宽、纵径变短。畸形的肩胛骨常较健侧高 3~10cm，有时几乎与枕骨相连，其上部向前弯曲呈钩状，超过胸廓的顶部；而其内缘与下角均向内移，甚至接近或紧靠邻近椎体的棘突。肩胛骨体一般发育得很小，在肩胛骨与脊柱之间有纤维性软骨样甚至是骨性连接，称为肩椎骨，桥架于肩胛骨内上角或内缘与颈 4 的棘突、椎板或横突。同时，可合并脊柱侧凸、椎体缺如、肋骨融合及肋骨间隙变窄等畸形。肩胛骨周围的肌肉多有欠缺、缺如、发育不良或纤维化，其中以斜方肌受累最常见（图 23-3-1）。

二、临床表现及诊断

(一) 临床表现

患儿外形呈耸肩、短颈,多见单侧肩胛骨向上、向前变位,两侧肩胛骨不对称,患侧畸形的肩胛骨高于健侧(图 23-3-2)。触诊可摸到高位的肩胛骨,较正常为小,肩椎骨也可摸到。肩关节外展活动受限,主要是肩胸活动受限,而肩肱关节活动正常。部分病例可触及肩胛骨 - 椎体骨桥或纤维束条,胸锁乳突肌可有挛缩,肩胛骨周围的肌力不足,可伴有脊柱侧凸和后凸畸形。

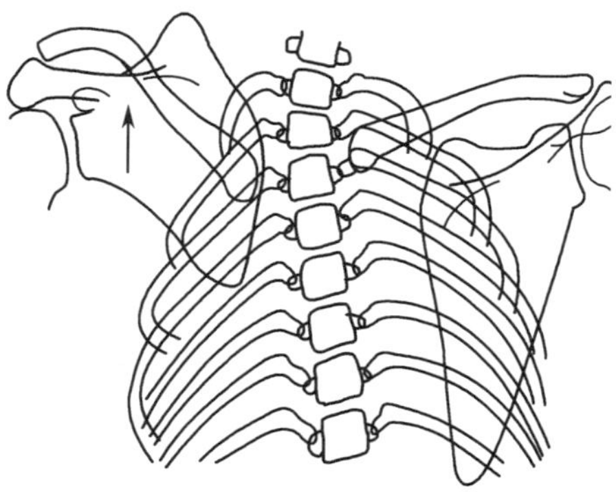

图 23-3-1 先天性高位肩胛骨症

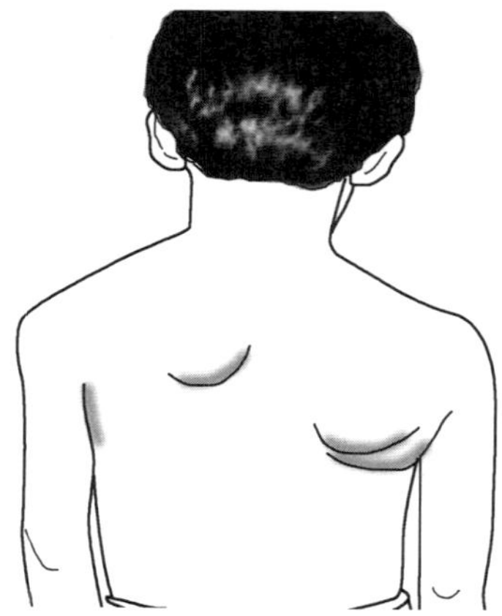

图 23-3-2 背面观

(二) 影像学检查

X 线检查:可见到患侧肩胛骨高于正常侧,形状异常,斜位片上有时可见到肩椎骨。

三、鉴别诊断

冈上肌肌腱断裂:多发生于成年,常有外力损伤史,伤后肩部疼痛、外展活动受限。肩关节外展时呈耸肩状,患侧肩部越是用力,其肩部耸得越高,但当患肩外展超过 90° 时,便可自动外展。病程久者,冈上肌肌萎缩,冈上窝部出现凹陷。

四、治疗

(一) 非手术治疗

对于畸形不严重、无显著功能障碍者,早期可行非手术治疗,如被动牵拉肩胛骨、主动锻炼肩关节,以增进肌力,保持关节最大活动范围,改善和增进肩关节的外展、上举和外旋功能。但是,临床疗效并不理想。

(二) 手术治疗

手术的目的在于切断或切除纤维束带,切除不正常的肩椎骨,剥离肩胛骨使其从高位下移至正常部位,或切除部分肩胛骨。为了保持手术效果,防止术后肩胛骨上移,可在术中将肩胛骨充分游离下移后,再将其与棘突及肋骨做钢丝内固定,然后将肌肉缝于矫正后的位置上,3 周后拆除钢丝。手术的最佳年龄为 3~7 岁,超过 8 岁效果不佳,且手术可能导致臂丛神经牵拉性损伤。

五、预防与调护

加强患侧主动与被动的功能锻炼,伸展、牵引缩短的肌肉,以改善上肢外展和上举功能。同时,由于患者体质虚弱,要避免患侧感受风寒湿气。

第四节 脊柱畸形

先天性肌性斜颈

先天性肌性斜颈是指胸锁乳突肌痉挛所引起的斜颈畸形。其表现为头倾向患侧，下颌和面部转向健侧。本病临床比较常见，若及时治疗，多可治愈；若治疗不及时或治疗不当，可留下斜颈及五官不对称畸形。

一、病因病机

发病原因目前尚未十分明确。但多年来一直存在着各种学说，笔者目前就骨科学中针对本病的病因病机的主要学说进行简要叙述。

（一）宫内学说

宫内学说认为是胎儿在母亲体内胎位不正，胎儿头部在宫内受到异常压迫，或发育障碍所致。

（二）产伤学说

产伤学说认为是产妇在分娩时难产，导致婴儿胸锁乳突肌发生撕裂性损伤，肌肉出现血肿、机化、变性、增生、挛缩而致。

（三）血运障碍学说

血运障碍学说认为是婴儿出生时，胸锁乳突肌的动脉或静脉发生闭锁梗阻、缺血变性、机化增生所致。

本病的主要病理是某种原因导致的胸锁乳突肌肿块，在该肌内或该肌胸骨头和锁骨头内呈梭形硬结。随着年龄增长，胸锁乳突肌发生纤维化、短缩，并在此处皮下呈条索状。头部被该肌肉牵拉，导致头部向患侧倾斜、面部偏向健侧。

二、临床表现及诊断

（一）临床表现

多有胎位不正、难产及产伤史。该病最明显的表现为头斜向患侧，下颌和面部转向健侧。一出生就比较明显，并逐渐加重。颈部向患侧旋转和向健侧倾斜均受限制。常在挛缩侧的胸锁乳突肌的中部可触及一梭形硬块，出生 2~4 周内逐渐增大，6~7 个月后硬块可近乎消失，但胸锁乳突肌开始变短、挛缩，并逐渐出现斜颈畸形。

肌肉挛缩如不治疗，3 个月后患儿将逐渐出现面部不对称，两眼和两耳不在同一平面。患侧眼睛的位置由原来的水平位向下移位，健侧眼睛上升，甚至眼睛大小不等；患侧面部变小且扁平，面部中线凸向健侧。日久则导致颈胸椎代偿性侧弯畸形：颈胸椎段发生侧凸，凹侧指向患侧，患侧软组织发生适应性缩短；双肩高低不一，随着年龄增长畸形也逐渐加重（图 23-4-1）。

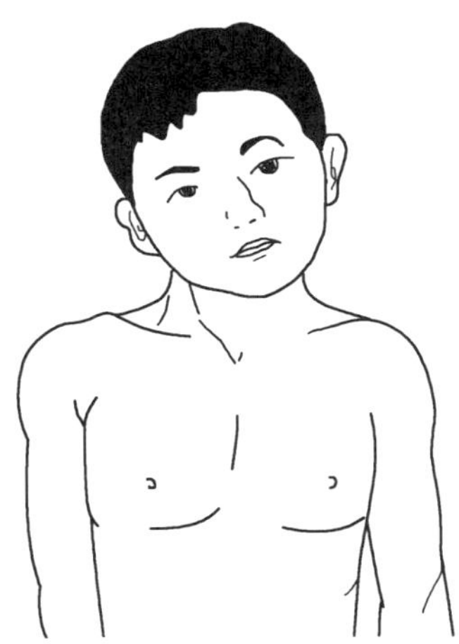

图 23-4-1 先天性肌性斜颈

（二）影像学检查

X 线检查：摄颈椎正、侧位片，除外颈椎骨性因素的畸形，如楔形椎、椎体融合等骨性畸形。

三、鉴别诊断

（一）颈椎先天性畸形

如半椎体、先天性短颈、颈椎半脱位、先天性高肩胛症等可有斜颈畸形，但不发生胸锁乳突肌的异常，

X 线检查可以鉴别。

（二）颈部淋巴结炎

颈部淋巴结炎可引起婴儿发生斜颈，但可触及肿大的淋巴结，与胸锁乳突肌的肿块不同。仔细触摸，不难鉴别。

（三）自发性寰枢椎半脱位

自发性寰枢椎半脱位也可以引起斜颈，但其主要表现为旋转受限，无胸锁乳突肌异常，且五官对称，双眼在同一水平面上。也可以通过 X 线检查鉴别。

四、治疗

（一）外治法

1. 手法治疗 一经明确诊断，即应开始手法治疗。其方法为：在患儿的胸锁乳突肌肿块处施以按、摩、揉、捻等理筋手法，再被动牵拉胸锁乳突肌，将患儿头颈部扳正，逐渐至过度矫正，每次 15 分钟，每日 1~2 次。可将此法教给家长，以方便家庭治疗。并嘱家长在患儿睡眠或给患儿哺乳时，注意其头向患侧扭转，以助矫正畸形。

2. 器械固定 根据患儿颈部大小缝制一柔软棉布袋，并将麦麸适量装入布袋，平时可以此布袋依在患侧；或用特制头圈、脖领等对畸形进行过度矫正固定。

3. 中药热敷 选取具有活血消肿、解痉散结作用的中药，如当归、川芎、桂枝、白芍、桃仁、红花等，煎汤湿敷。

（二）手术治疗

经保守治疗无效，或就诊已晚、年龄超过 1 岁者，一般应尽早手术矫正，以使头面部畸形得以完全恢复。若患儿超过 10 岁，手术效果一般较差。

手术方法为切断胸锁乳突肌的一端或两端，并松解周围挛缩的软组织，术后用颈托固定头部于过度矫正位 4~6 周。也可行胸锁乳突肌近端切断，再切断锁骨端，将胸骨端做“Z”字形延长，如此可以保留胸锁乳突肌肌柱，使术后外形接近对侧。或单纯做胸锁骨端的切断延长。术后同样固定于过度矫正位 4~6 周。手术时应注意，既要达到对胸锁乳突肌彻底松解，又不能损伤血管（颈内静脉、颈总动脉）和神经（副神经）。术后 6 周解除固定，进行颈部功能锻炼。

五、预防与调护

（一）本病的预防

因本病可能与胎位不正、分娩产伤有关，因此要做好以下两点以预防该病的发生。一是做好妊娠期指导及产前检查，妊娠期做好保健，定期检查，如发现胎位不正应及时处理；二是产妇分娩时，接生医生手法要轻柔熟练，注意产程变化，切不可手法粗暴。

（二）调护的原则

患儿治疗期间，要注意医患配合。医生应将简单易学、疗效确切的手法教给家长，使其治疗保持良好的连续性，坚持治疗，循序渐进，以发挥其最佳疗效。

脊柱侧凸

脊柱侧凸又称脊柱侧弯，是指脊柱偏离了自枕骨中点至骶骨棘的连线，即脊柱的一个或数个节段在冠状面上偏离身体中线向侧方弯曲，形成一个带有弧度的脊柱。脊柱侧凸通常还伴有脊柱的旋转和矢状面上生理弯曲的变化，同时胸廓、肋骨、骨盆等也往往随之变化，严重畸形还可以导致心、肺等内脏功能障碍。

一、病因病机

（一）病因

引发脊柱侧凸的原因很多，它是一些疾病的症状或后遗症，因此又称其为脊柱侧凸综合征。临床所见可有以下几种类型。

1. 特发性脊柱侧凸 又称原发性脊柱侧凸，为最多见的一种脊柱侧凸，约占 90%，多年来人们一直致力于特发性脊柱侧凸病因的探索，但至今仍未查到其确切的原因。

2. 先天性脊柱侧凸 胎儿时期即有脊柱发育异常，出生后表现为脊柱侧凸。与遗传因素有关，多有家族史。常见的畸形有半椎体畸形、双椎弓畸形、半椎体及分节障碍、一侧不对称骨桥。此外还有蝴蝶椎、互补半椎体、一侧并肋形成、脊髓纵裂与脑脊膜膨出等。

3. 神经性脊柱侧凸 可由上运动神经元损害引起，如小儿麻痹症、脊柱旁肌肉无力、脑性瘫痪、脊旁肌肉痉挛等。

4. 肌病性脊柱侧凸 由肌营养不良、进行性肌萎缩等肌肉源性疾病所致。脊柱侧凸的发生是由于两侧肌肉受累程度不一致，不能保持脊柱平衡。

5. 神经纤维瘤病性脊柱侧凸 是一种特殊类型的脊柱侧凸，患者往往有神经纤维瘤病家族史。该病常发生于胸椎或颈椎，受累范围可包括 5~7 个椎体，其特点是曲度大而范围小，比较固定，活动度差。有时可在皮肤上发现色素斑，偶可在椎间孔附近找到神经纤维瘤。

6. 后天获得性脊柱侧凸 强直性脊柱炎、脊柱骨折、脊柱结核、脊柱肿瘤、胸部成形术等也可引起脊柱侧凸。

7. 其他原因 脊柱侧凸的形成也与妊娠期间母体受到内外环境变化刺激有关，如高龄产妇、初产难产、孕妇营养不良、妊娠期使用激素等均有引起脊柱侧凸的可能。另外，导致脊柱侧凸的原因还有马方综合征（Marfan syndrome）、营养代谢障碍，前庭功能失调等。

（二）分类

骨科学将脊柱侧凸按其病因可分为非结构性（或功能性）脊柱侧凸、结构性（或器质性）脊柱侧凸两类。

1. 非结构性脊柱侧凸 包括：①姿势性脊柱侧凸；②刺激性脊柱侧凸；③骨盆倾斜性脊柱侧凸；④心因性功能性脊柱侧凸。

2. 结构性脊柱侧凸 包括：①特发性脊柱侧凸；②先天性脊柱侧凸；③神经性脊柱侧凸；④肌病性脊柱侧凸；⑤神经纤维瘤病性脊柱侧凸；⑥后天获得性脊柱侧凸。

（三）病理表现

1. 脊柱侧向弯曲畸形 这是脊柱侧凸的主要变化。脊柱弯曲的凹侧，椎间盘受压，间隙变窄；凸侧则受到张力，间隙变宽。临床上通常将最早出现的某一部位弯曲称为主弯曲，即原发性弯曲。主弯曲的上下可出现相反方向的弯曲，称为次弯曲，又称继发性弯曲或代偿性弯曲。主弯曲一般只有一个，但也可同时出现两个，其大小相似，方向相反。

2. 脊椎结构性改变 脊柱的旋转畸形是重要的结构性改变。由于旋转，椎体转向凸侧，棘突则转向凹侧，并随着发展而向凹侧偏斜。在生长发育过程中，凹侧的椎体由于受压而出现楔形变，椎弓根变短变窄，椎板变小，椎板和棘突明显倾斜，使脊柱的旋转更为明显。由于旋转使凹陷的关节突在狭窄而厚硬的椎板间受压，营养不足，发育不良，早期即可发生软骨的退行性改变，日后甚至可自发性融合。脊柱的旋转畸形也是区分结构性弯曲与非结构性弯曲的主要依据之一。

3. 肋骨与胸廓畸形 由于胸椎与肋骨互相形成关节，所以当脊柱有侧凸和旋转畸形发生时，必然造成肋骨与胸廓畸形。凸侧肋骨随脊柱转向后方，方向垂直，呈扇形互相分离，肋骨角也增大，使胸后壁形成一条嵴状隆起，呈“剃刀背”畸形。凹侧的肋骨则随脊柱转向前方，互相挤在一起，使该侧胸壁向前突出。

4. 软组织变化 随着侧凸畸形的持续存在,凹侧的软组织将发生痉挛而增厚;凸侧软组织则被拉长。这种变化以脊柱与椎间盘之间、脊柱与肋间的韧带变化最为明显。内、外在肌也发生相应的变化。

5. 对内脏及脊髓的影响 由于脊柱、胸廓变形,不仅使胸腔容量减小,也可使脏器移位,发育不良,影响其生理功能,尤其是对心、肺的影响。严重的侧凸畸形,以及退变的小关节等也会压迫脊髓及神经根,导致下肢麻木、胀痛等不适症状。

二、临床表现及诊断

(一) 病史

详细询问家族史,了解发现畸形的年龄、畸形发展速度,以及与生长发育的关系,第二性征出现的时间,家族中是否有类似畸形,以及以往治疗情况等,对诊断先天性脊柱侧凸有参考意义。

(二) 症状与体征

1. 脊柱外观畸形 棘突偏离中线,并表现为双肩高低不一,胸廓不对称。依脊柱侧凸的方向,其畸形犹如“C”“S”字形状,甚至有驼背、剃刀背畸形。严重的脊柱侧凸畸形可造成胸部扁平,骨盆倾斜,以及其他畸形如下肢畸形、脊柱裂、腭裂、泌尿生殖系统畸形等(图 23-4-2)。

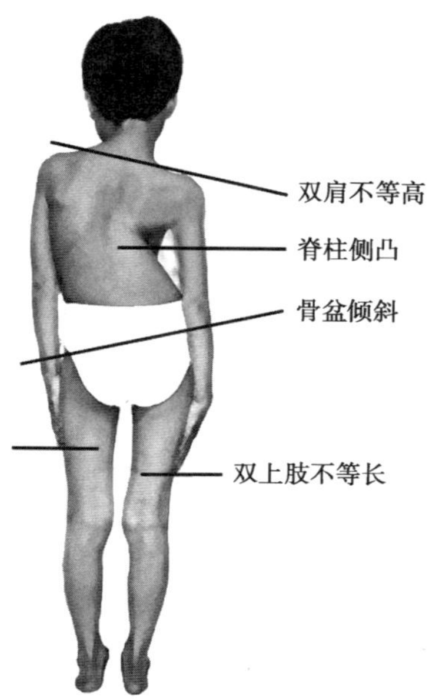

图 23-4-2 脊柱侧凸畸形

2. 内脏功能障碍 由于脊柱、胸廓变形,当内脏移位或受到挤压时,可出现相应的症状。如心、肺受到挤压可表现为呼吸困难,心慌气短;腹部脏器受到挤压,则出现腹痛,甚至消化不良、饮食不多、形体消瘦等。

(三) 影像学检查

1. X 线检查 常规 X 线检查应包括直立位的脊柱正、侧位片,以及卧位的左右侧屈位片。此外,还应拍摄两侧髂嵴正位片,以确定脊柱生长是否停止;拍摄手和腕的正位片以确定骨龄。X 线检查应注意以下几个方面。

(1) 观察侧弯程度:脊柱侧凸者,一般脊柱正位片显示脊柱呈“S”形,侧弯主曲多在胸腰段,侧凸明显,代偿副凸较小。

(2) 测量侧弯度数:测量方法常用 Cobb 法。首先确定端椎,也称为中立椎体。即在 X 线正位片上确定主弯的上端,选取倾斜角最大的椎体(上端椎)的椎体上缘及主弯下端同样位置的椎体(下端椎)的下缘,分别画线,两条线的夹角就是侧弯角,又称 Cobb 角。该角度的大小说明脊柱侧凸畸形的严重程度,通常其角度>10° 即为脊柱侧凸。

(3) 脊椎旋转程度:在脊柱侧凸中,病变中心的椎体常有不同程度的旋转畸形。可根据椎弓根与椎体的关系来判断。Nash-Moe 将椎体的旋转分为 4 度。

Ⅰ°:凸侧的椎弓根向内移动半个椎体的 1/3,凹侧椎弓根移到椎体缘。

Ⅱ°:凸侧的椎弓根向内移动半个椎体的 1/2,凹侧椎弓根移位大部分超过椎体缘。

Ⅲ°:凸侧椎弓根向内移至椎体之中线,凹侧椎弓根全部越过椎体缘。在 X 线片上显示不出来。

Ⅳ°:凸侧椎弓根向内移动超过椎体之中线,凹侧椎弓根仍不显影。

(4) 测量脊柱偏斜度:在 X 线正位片上,自第 7 颈椎中点至第一骶椎中点作一连线,从该连线的中点作一水平线与两侧胸廓肋骨相交,胸廓内之线段即为躯干之横径。然后,由横径的中点作垂直线,该垂直线与第七颈椎与第一骶椎连线距离的长度,即为脊柱偏离中线的程度,长度越大说明脊柱越不平衡。

(5) 观察椎体畸形情况:如半椎体、椎体楔形变及先天融合等。

2. CT 或 MRI 检查 必要时可进一步做 CT 或 MRI 检查,明确脊髓受压情况,并可排除如脊髓纵裂、脊髓空洞症等脊髓其他病变。三维 CT 可观察脊柱侧弯的立体影像,具有更加直观的效果。

三、鉴别诊断

与脊柱侧凸相似的疾病有脊柱结核、脊髓空洞症等，需要进行鉴别。

(一) 脊柱结核

脊柱结核日久，当有椎体一侧破坏、压缩时，常出现脊柱侧凸或后凸畸形。由于结核分枝杆菌一般不直接侵犯骨与关节，绝大多数骨或关节结核都是继发性病变，其中 80% 的原发病灶在肺，其余在消化道，淋巴结和胸膜。结核活动期可有低热、盗汗等全身症状，脊柱活动受限，局部叩击痛等。X 线片表现椎间隙狭窄和椎体骨质破坏，或有寒性脓肿等。实验室检查显示血沉加快。

(二) 脊髓空洞症

好发于青年人，颈胸段多见，有明显的痛、温觉与触觉分离现象，尤其是温度觉减退或消失。脊髓造影通畅，CT 和 MRI 检查能清楚地看到脊髓病变。当患者存在脊柱侧凸和神经障碍时，应考虑脊柱侧凸合并脊髓空洞症。

四、治疗

(一) 治疗的目标

脊柱侧凸的治疗目标是尽可能恢复脊柱的对称性，保持双肩、骨盆在同一水平，尽量矫正结构性畸形，保持最佳的矫正位，防止侧凸发展，改善心、肺功能。

(二) 治疗的方法

由于患者发病的原因、年龄、类型、部位及脊柱侧凸的程度各不相同，因此其治疗方法也不相同。一般来说，脊柱侧凸小于 20° 者，可以进行观察。但侧凸若发生在颈胸段或上胸段者，即使侧凸只有 15°~20°，其畸形已很影响仪表，也需治疗。对于严重畸形的患者，即使现代治疗技术很发达，一般也不能完全被矫正。

脊柱侧凸的治疗分为非手术治疗和手术治疗。一般来讲，12 岁以下可行非手术治疗，以便使脊柱生长有足够长度而增加身高。12 岁以后，骨的发育到达一定程度，可以手术矫形，同时进行固定。一般 Cobb 角在 20°~50° 时，以保守治疗为主，50° 以上者宜手术治疗。对先天性脊柱侧凸，应当早做手术，早期固定，以预防畸形加重。

1. 非手术治疗 非手术疗法是治疗脊柱侧凸的重要手段。该疗法主要有支具治疗、石膏固定矫形，以及体操、牵引等方法。

(1) 支具治疗：适用于年龄小，弯曲度为 20°~40° 者。在非手术治疗中，支具疗法应用最广，使用的种类也很多，常用的有 Milwaukee 支具、Boston 支具。① Milwaukee 支具：其组成包括颌枕托或颈托，承受向上撑开的力量。骨盆托作为撑开的对抗点，并可固定骨盆。还有连接条和压力垫，连接条为后侧两根后柱及前方一根前柱，将颈圈和骨盆托连接起来，调节其长度可起到牵引脊柱作用。压力垫用以在侧方施加矫正力，放于凸侧顶椎部，另外在凹侧腋部加带或垫，作为对抗力。该支具主要是通过轴向撑开和水平向推压来达到矫正目的。治疗时由于该支具具有一定的重量和体积，且需要长期穿戴，有时会发生压迫性溃疡、皮肤过敏，甚至造成颌骨和牙齿畸形等，对患者精神有影响，因此患者不容易长期配合。② Boston 支具：本支具属于腋下支具，其最高点至腋窝下，适合于第七胸椎以下胸腰段侧凸的患者。该支具由无毒、质轻、弹性好、强度大的聚丙烯材料制成，由骨盆式股骨大转子以上至腋下的塑料贴身支持，利用三点或四点力以矫正脊柱侧凸畸形。支具可被衣服掩盖，对生活、活动及外观无影响，易被患者接受。

(2) 石膏矫形固定：适用于 3 岁以下婴幼儿以及不宜采用支具者。Risser 定位石膏矫正：患者在牵引矫形下打石膏，包括双肩、骨盆用石膏固定。在胸腹部开窗以利于呼吸；背侧凹侧开窗以利于肋骨扩张。每隔 3 个月更换石膏一次，畸形不再进展后，可改用支具维持固定。

(3)体操锻炼：体操锻炼对治疗本病效果并不明显，但对于保持肌肉、韧带的柔软性，作为术前的常规准备，具有一定的必要性。体操锻炼有利于全身肌肉的协调，加强腹肌、背部肌肉的力量，轻度的脊柱侧凸，通过有针对性地加强凸侧肌肉的收缩运动，在一定程度上可以阻止侧凸的发展。

此外，还有电刺激疗法。其方法是在凸侧皮肤上安放电极，刺激肌肉使其按时收缩，增加凸侧肌力，阻止侧凸的发展。

2. 手术治疗 手术的目的是矫正部分畸形，防止畸形进一步发展，解除腰背疼痛及患者因畸形造成的心理压力和精神负担，使患者获得正常的生活、学习与工作。椎骨严重畸形(如半椎体畸形)、主弯 Cobb 角>45° 者均可考虑手术矫形。脊柱侧凸的手术方法很多，一般有半椎体切除术、椎骨融合术、脊柱矫形术等，其中脊柱矫形术又分为前路矫形术和后路矫形术两类。对于先天性脊柱侧凸可配合椎体截骨术。

手术主要和严重的并发症是脊髓损伤引起的截瘫，往往是脊柱矫形过程中脊髓受到牵拉或挤压所致。因此，在矫正畸形手术过程中，最好施行脊髓监护，术中神经功能检测可及时发现神经的波幅降低，提示神经受到干扰和影响，从而降低了截瘫的发生概率。若条件不允许，可采用“唤醒”试验，即在术中畸形矫正完成后，停止麻醉，唤醒患者，让患者活动双下肢，检查脊髓有无牵拉损伤。如此可尽量减少瘫痪的发生。

五、预防与调护

(一) 产前教育，先期预防

目前本病尚无有效的预防措施，对有家族史者应做好产前教育及产后指导。对正常孕妇进行教育指导，避免发生胎儿的先天性畸形。对脊柱侧凸应做到早发现、早诊断、早治疗。

(二) 纠正错误，避免外伤

家长平时要多注意孩子行、立、坐、卧的姿势，纠正其不良的生活习惯和错误姿势。活动与运动时，注意避免从高处往下跳以防止脊柱受到损伤，更要避免横向的水平外力对脊柱的撞击，这是因为来自横向的水平外力极易造成脊柱的损伤，导致脊柱侧凸的发生。

(三) 医疗体操，持之以恒

锻炼及医疗体操对预防和治疗脊柱侧凸有一定的效果，但要持之以恒；脊柱侧凸的术后调护及康复训练很重要，要听从医师的指导，循序渐进，不可操之过急，贵在持之以恒。

椎弓峡部裂及脊椎滑脱

椎弓峡部骨质连续性中断称为椎弓峡部不连或椎弓峡部裂，是脊椎滑脱的先驱征象，即脊椎滑脱是椎弓峡部裂所引起的椎体向前或向后移位。这种脊椎滑脱称为脊椎真性滑脱。此外，临床上尚有脊椎假性滑脱者，即椎间小关节增生或炎性改变所引起的椎体向前移位，也可形成脊椎滑脱现象。真性滑脱与假性滑脱之间有着本质上的不同，前者椎弓峡部骨质的连续性中断，而后者的椎弓根则保持完整，脊椎假性滑脱又称为退行性脊椎滑脱。

椎弓峡部裂多为双侧性，也可发生于一侧，约 45% 的峡部裂伴有滑脱。患者多见于 30 岁以上的成年人，女性多于男性，以第 5 腰椎发病最多，是一种引起慢性腰腿疼痛的常见疾病。

一、病因病机

(一) 病因

本病病因尚未完全明确，一般认为本病的致病因素有先天性和外伤性两种。

1. 先天性因素 有明显的家族史和遗传性，为骨化过程发生障碍、先天形成不全或遗传性缺损或结构薄弱。

2. 外伤性因素 急性外伤可致峡部断裂，或者长期应力性疲劳导致峡部骨折。

目前多数学者认为本病是在先天性发育不良的基础上，受到慢性劳损而产生的一种应力性疲劳骨折。

（二）病机

正常人直立时，躯干重量通过第5腰椎传达至骶骨，由于骶骨上面向前倾斜，故第5腰椎在其上受到体重及负荷重物时，有向前、向下滑移的倾向。这种向前的剪切力在正常人可被后关节突所抵消，即第5腰椎的下关节突被阻挡在第1骶椎上关节突的后面，从而防止第5腰椎向前滑移。

峡部裂者，主要病理表现为脊柱关节间软骨发育不良，且多发生在第5腰椎，其次为第4腰椎。因躯干的重力加在骶骨角上，有一向前的分力，形成腰骶间的剪力，使第5腰椎和第4腰椎有向前滑脱的趋势。如双侧椎弓峡部裂，因上下关节突的分离，减弱了阻挡腰椎向前滑脱的能力，腰椎也就失去了正常的稳定性，即使轻度的外伤，或积累性劳损，也可使腰椎的椎体连同以上的脊柱向前滑脱移位。这种滑脱可压迫硬脊膜或神经根，从而产生腰痛或腰腿痛。

二、临床表现及诊断

（一）症状与体征

主要症状是慢性腰痛，酸痛呈持续性或间歇性，有时放射至骶髂部甚至下肢，劳累后加重，卧床休息后减轻。极少数重症患者可有马尾神经受压症状，下肢乏力、感觉改变及二便障碍。峡部裂而无滑脱者，可仅出现较轻的腰痛，有时可无症状。

多数患者主要体征为臀部肥胖，腹部前挺，季肋部与髂骨嵴距离变小，甚至几乎相连，棘突间有“阶梯”样感，骶部显长，臀部后蹶。腰部活动受限。滑脱的棘突有压痛，重压、叩击腰骶部可引起腰及双侧坐骨神经痛，部分患者双侧直腿抬高试验及直腿抬高加强试验均为阳性，并有神经根功能障碍表现。

（二）影像学检查

X线检查：须拍摄腰椎正位、侧位及左右45°斜位片。

1. 前后位片 在环形的椎弓根阴影下，可见到一密度减低的斜行裂隙，约2mm宽，多为双侧。如有明显滑脱，可见滑脱椎体之下缘与下部椎体相重叠，呈新月形密度增厚。第5腰椎横突与椎体前缘相重叠。

2. 侧位片 对诊断椎弓峡部裂很重要，可见到裂隙并能测定椎体滑脱程度，在椎弓根后部可见由后上斜向前下方的裂隙，椎体前移程度越大，裂隙越宽。X线侧位片上，诊断腰椎有无滑脱可采取欧尔门线测定法：自第一骶椎平面之前缘，画一垂直线，正常情况下该线应通过第5腰椎体之前下缘。若第5腰椎向前滑脱，此线将通过该椎体（Ullman线）。腰椎滑脱程度测量根据Meyerding四分法，即将第1骶椎上缘分为四等份，正常时第5腰椎与第1骶椎的后缘构成连续的弧线。滑脱时，第5腰椎前移，根据第5腰椎后缘在骶骨上的位置，分别定为Ⅰ°~Ⅳ°。前移1/4者为Ⅰ°、1/2者为Ⅱ°，3/4者为Ⅲ°，全脱者为Ⅳ°（图23-4-3）。在侧位片上还能鉴别真性滑脱与假性滑脱，真性滑脱者椎骨前后径增大，病椎的棘突与下位椎骨保持原位，仅椎体前移；而假性滑脱者，其前后径不变，棘突移位，小关节增生退变。有一点需要说明的是，虽然在斜位片上可以见到裂隙，但不能确定为一侧或双侧。

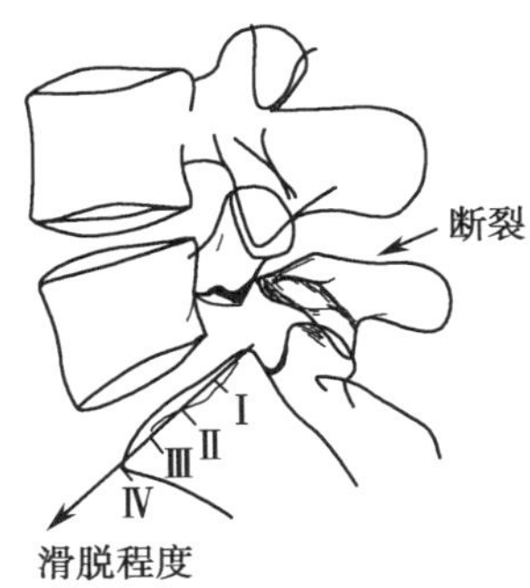

图23-4-3 椎弓峡部裂及椎体滑脱测评

3. 斜位片 左右45°斜位片显示椎弓峡部裂隙最清楚。左右45°斜位片显示正常椎弓附件投影形如“猎狗”外形，即“狗头”为同侧横突，“狗耳”为上关节突，“狗眼”为椎弓根的纵切面影，“狗颈”为峡部，“狗身”为椎体，前后腿分别为同侧和对侧的下关节突，狗尾为对侧横突。当椎弓峡部裂时，则于“狗颈”部可见一带状密度减低阴影，俗称“狗脖子戴项链”。如有滑脱，则上关节突及横突随椎体前移，如砍下的狗头颈。

三、鉴别诊断

（一）退行性脊椎滑脱

又称为脊椎假性滑脱。本病好发于50岁以上的中老年患者，女性多于男性。病变主要由椎间盘退行性改变引起，伴神经根受压时可出现根性坐骨神经痛症状。X线侧位片显示椎体移位，通过测量椎体前缘中点至相应棘突间连线距离，可区分脊柱真性滑脱与假性滑脱。前者因椎弓峡部裂，椎体前移而棘突保持原位，故连线间距增大，而后者间距不变。此外，退行性脊椎滑脱可见椎间隙变窄，相邻上、下椎体边缘增生硬化。

（二）腰椎间盘突出症

又称椎间盘纤维环破裂髓核脱出症，它是腰椎间盘发生退行性变之后，在外力的作用下，纤维环破裂、髓核突出刺激或压迫神经根、血管或脊髓等组织引起腰痛，并伴有下肢放射性疼痛等症状的一种疾病。腰椎间盘突出症出现的症状与椎弓峡部裂、脊柱滑脱很相似，临床检查时往往难以鉴别，需经X线检查加以明确。有时脊柱滑脱合并坐骨神经痛是由移位椎骨的下位椎体后上缘牵拉引起的，也可能是滑脱椎体邻近的椎间盘突出所致，此时较难区分，需要做脊髓造影或CT检查以进一步确诊。

四、治疗

（一）中医治疗

对椎弓峡部裂症状轻微，或虽有腰椎滑脱，但症状不明显，或急性外伤所致者，均可试行手法和牵引治疗，以求滑脱的椎体复位。推拿按摩手法具有松解肌肉痉挛和整复腰椎滑脱的作用，但务必做到刚柔相济、轻快稳妥、力度适当，切忌强力按压和扭转腰部，以免造成更严重的伤害。复位后可用屈髋屈膝、双人字形石膏固定。症状较轻的患者，可用宽腰带或腰围固定以加强下腰的稳定性。

若因先天性发育不良而发生的本病，患者在未出现疼痛等症状之前就已有椎弓峡部裂和腰椎滑脱，但已处于代偿状态，因某种诱因而产生症状，如劳累、轻度扭挟外伤等使原代偿变为失代偿而出现腰骶部疼痛。故治疗本病的原则是将其失代偿恢复为代偿，而并非强求使滑脱的椎体复位，况且已长期处于代偿状况下的腰椎滑脱也不可能通过手法复位，徒施手法不仅不能复位，反而会加重病情。因此治疗本病的方法有二，一是治其外因，二是补益肝肾而强筋壮骨，使之恢复其代偿机制。针对此类患者，何氏骨科以手法按摩、内服强筋壮骨丸、外敷何氏中药治疗。

（二）手术治疗

对于腰椎滑脱明显，腰痛较重，经非手术治疗不能减轻症状者，或脊髓神经根明显受压，出现下肢瘫痪及二便功能障碍者，可施行手术治疗。手术的方法，轻者采用椎体融合术，重者采用椎板减压术、钉棒系统固定。根据手术适应证，可选用后路减压、植骨融合内固定术，手术时应将增生的骨赘、肥厚的黄韧带、峡部的纤维组织增生以及突出的腰椎间盘等造成神经根受压的主要因素彻底清除，这样才能达到神经根的有效减压松解。

五、预防与调护

平时应加强腰腹肌锻炼，防止腰过伸活动。避免过度劳累及腰部受寒。

第五节 下肢畸形

先天性髋关节脱位

先天性髋关节脱位是指先天性或某种因素致股骨头脱出髋臼之外的髋部畸形性疾病，是较为常见的先天畸形，女孩多见。男女之比为1∶6。本病大多向后脱位，出生时即存在，其病理变化包括髋臼、股骨头、关节囊，以及轮匝带的发育异常，因此确切地说，其病名应该是"先天性髋关节发育不良"。

一、病因病机

（一）病因

先天性髋关节脱位的病因虽然尚未完全明确，但学者们对此不断探索研究，产生了各种学说，主要有如下几种。

1. 胚胎学说 认为可能是由于原始的胚基缺陷，继而在不健全的基础上发育而形成髋关节脱位。主要表现在髋臼上缘发育不良而变浅。此外，本病有明显的家族史，患者的家族中得病率达20%~30%。

2. 韧带松弛学说 认为关节韧带松弛是导致髋关节脱位的主要因素。由内分泌不正常诱发，女孩相对容易发病。1968年，Henneman证明雌激素通过影响胶原纤维的横链，阻滞合成胶原纤维的成熟。

3. 宫内位置学说 由于子宫内压力的影响、孕妇妊娠期患病或外伤等子宫内环境的改变，胎儿在宫内下肢呈屈曲内收，一旦羊水过少等，可诱发髋关节脱位。或胎位不正，如臀位时也易发生髋关节脱位。

4. 产后位置因素 新生儿髋关节囊松弛或者不稳定者占半数左右，极易发生髋关节脱位。婴儿出生后若将髋关节在伸直位包裹或捆绑，可推挤股骨头向后上方造成脱位。

以上各种学说，尽管从不同的角度阐释了本病的病因，但是多因素影响导致此病的观点为大多数学者所认同。

（二）病理

正常髋关节由于受到股骨头的刺激，臼与头相互适应，以及周围的关节囊及韧带和肌群得到协调一致的发展。若某些原因导致股骨头脱出髋臼之外，头、臼的发育便会出现异常，使周围的关节囊、韧带、肌肉均出现相应的病理改变。先天性髋关节脱位的病理改变是进行性的，不同时期有不同的改变，随着时间的推移，这种异常改变越来越严重。

1. 髋臼 发育小而浅，臼内充满脂肪纤维组织，髋臼盂唇向臼内翻转，遮蔽髋臼上缘，妨碍复位。臼后上方被股骨头挤压形成假臼，髋臼指数增大。

2. 股骨头 在脱位前，股骨头中心偏离髋臼底，脱位后的股骨头移位于臼外，由于缺乏正常刺激，股骨头发育不良，较正常为小，骨骺出现较晚，其形状亦不规则。表现为头小，化骨核出现晚，与髂骨翼相互挤压而变形，呈椭圆形，内侧扁平，甚至股骨头变尖。股骨头与髋臼往往大小不一致。

3. 股骨颈 股骨颈明显缩短，前倾角增大（正常为30°），严重者可达90°。股骨颈上段外旋，颈干角增大，常呈髋外翻畸形，个别呈髋内翻畸形。

4. 关节囊 关节囊松弛，随脱位而被拉长，呈管状，脱位越高，拉长越明显。关节囊因受牵拉以及受到髂腰肌的压迫而变窄所形成的"峡部"呈"哑铃状"或"葫芦状"，常因此峡部通道太小，股骨头无法通过，造成手法复位失败。股骨头的负重使悬于其上的关节囊增厚，且与髂臼底、髂骨翼及股骨头粘连。

5. 轮匝带 因股骨头脱位的牵拉而变长，最长可达4cm左右，逐渐衰变而消失。有时异常肥大，并有纤维脂肪垫，影响髋关节脱位的整复，这也是手法复位失败的原因之一。

6. 肌肉 股骨头的上移使跨过髋关节的凡是与肢体纵轴平行的肌肉均挛缩，与肢体纵轴垂直的均拉长。因此，内收肌、腘绳肌紧张；髂腰肌挛缩，紧压于关节囊前方并与囊壁粘连；同时臀肌松弛，尤其是臀中肌松弛，不能控制骨盆前倾，丧失了稳定关节的作用，发生摇摆式步态。

7. 骨盆和脊柱 股骨头多向后上方移位，重心的作用使骨盆前倾，人体由于对平衡的需要而上身后移，这样腰椎生理前凸就会加大，从侧面观可见腹部前凸、臀部后耸的特有姿势。晚期易造成脊柱创伤性关节炎。

（三）分类

1. 根据股骨头与髋臼的包容程度分类

(1) 先天性髋关节发育不良：股骨头分化不明显，只是股骨头略向外移，Shenton 线基本正常，但中心边缘角（CE 角）可减小，髋臼较浅。Dunn 称此为先天性髋关节脱位Ⅰ级（图 23-5-1）。

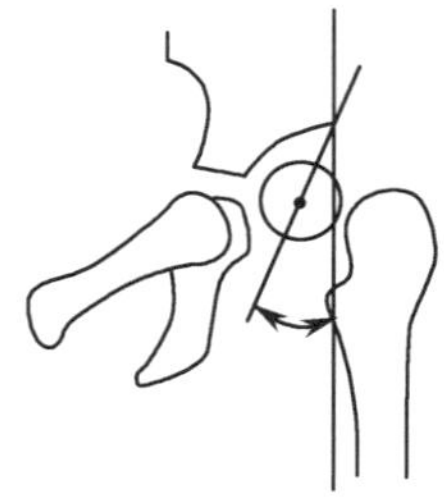

图 23-5-1　CE 角

(2) 先天性髋关节半脱位：股骨头向外上移位，但仍与髋臼的外侧部分形成关节，Shenton 线中断，CE 角<20°。属 Dunn 分类Ⅱ级。

(3) 先天性髋关节完全脱位：股骨头完全脱出真性髋臼以外，与髂骨的外侧面形成关节，原关节囊则被嵌夹于股骨头与髂骨之间。属 Dunn 分类Ⅲ级。

2. 根据起病的因素分类

(1) 真性型：根据临床病理资料，许多学者推论本型主要是由髋关节囊松弛，关节周围肌肉挛缩，髋臼发育不良继续演变而来。本型病情较轻，一般预后较好。

(2) 畸胎型：本型与遗传有关，髋关节脱位发生在母亲子宫内，病理变化复杂严重，常伴有其他先天畸形，无论是手法还是手术治疗，复位均较困难。

二、临床表现及诊断

新生儿和婴儿期、幼儿期的先天性髋关节脱位，因病理改变不同，患儿负重与不负重，其临床表现有所不同。

（一）新生儿和婴儿期

1. 症状　新生儿和婴儿期临床表现往往不明显，细心的家长常因发现患儿肢体不正常而来就诊。主要表现为一侧下肢常呈屈曲状态，活动少，不愿伸直，被动牵拉时可以伸直，但松手后又呈屈曲状，蹬踩力量低于另一侧。若为单侧发病则可见双下肢不等长。其他可见臀部、大腿内侧或腘窝的皮肤皱褶不对称，患侧皮纹较健侧皱褶增多、加深（图 23-5-2）；患儿会阴部增宽，双侧脱位较单侧脱位更为明显。另外，家长在为患儿更换尿布时，髋关节部位可闻及弹响声。

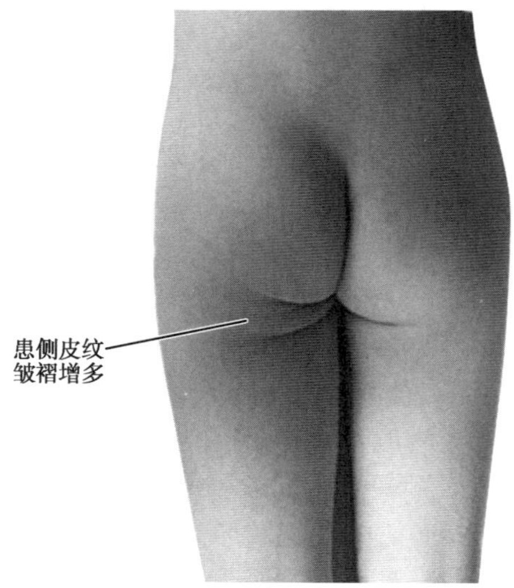

图 23-5-2　皮纹增多

2. 检查

(1) 双髋外展试验：又称蛙式试验。患儿取仰卧位，下肢处于屈膝屈髋自然位。检查者位于患儿的臀侧，双手握住患儿的双膝同时外展、外旋，正常膝外侧可触及床面，当外展一定程度受限而膝外侧不能触及床面时，则为外展试验阳性。正常婴儿一般外展在 70°~80°，若外展在 50°~60° 为阳性，在 40°~50° 为强阳性。

(2) 髋关节整复试验（Ortolani test）：患儿取仰卧位，检查者将患儿双膝和双髋屈曲至 90°，拇指放于大腿内侧，将大腿逐渐外展、外旋。如有脱位，可感到因股骨头嵌于髋臼缘而产生轻微阻力，然后用示指往上抬起大转子，可感到股骨头滑入臼内的震动或弹响；若将大腿内收内旋，拇指向外推，股骨头滑出髋臼，再一次发出震动或弹响声。此即为髋关节整复试验阳性。本试验适用于 6 个月至 1 岁的婴儿。

(3) 巴罗试验（Barlow test）：若髋臼缘过低，做髋关节整复试验时可能不易引出滑过感，此时可用巴罗试验。患儿取仰卧位，足对检查者，先使髋关节屈曲 90°，膝关节极度屈曲，检查者两手握住患儿两膝前方，示指、中指、环指置于两侧大转子顶部，将两股移至半外展位，若股骨头有向前滑脱的感觉，即为巴罗试验阳性。单侧检查法：以同样的方法屈另一侧髋、膝，将两手大拇指放置于屈曲侧小转子处，然后用大拇指向后顶抵，有向后滑脱者为阳性。本试验仅适用于不满 1 周岁的婴儿。

(4) 阿利斯征：患儿仰卧，双髋屈曲 90°，双足底平放于床面，双足跟对齐，观察双膝高低差。因髋关节脱位后使大腿缩短，所以患侧膝平面低于健侧，此为阿利斯征阳性。本体征仅见于单侧髋关节脱位者。

(5) 望远镜试验：又称为套叠试验。患儿仰卧，屈髋屈膝各 90°，检查者一手压迫两侧髂前上棘以固定骨盆，一手握住膝关节向下推动，感到股骨头向后脱出；当上提膝部时，股骨头又进入髋臼，称为套叠试验阳性。提示髋关节周围软组织松弛，容易脱位。此试验仅适用于新生儿检查。

3. X 线表现

(1) 髋臼指数：自髋臼部斜面所引出的斜行线，与两侧"Y"形软骨中点连线所形成的夹角，即髋臼角或称髋臼指数。正常新生儿的髋臼指数为 25.8°~29.4°，6 个月的婴儿为 19.4°~23.4°。若超过 30° 可认为髋臼发育不良，有髋关节脱位的趋势。

(2) 珀金线（Perkin line）测量法：自髋臼顶最外侧的骨化边缘，向下画一垂线，与水平的"Y"线将髋关节分成 4 个方块。正常股骨头骨化中心应在内下方块内，若在其他格内，根据程度分为半脱位或全脱位。新生儿和婴儿由于股骨头骺未出现，X 线片上可识别其股骨颈喙突，若喙突明显在珀金线以外，为髋关节脱位（图 23-5-3）。

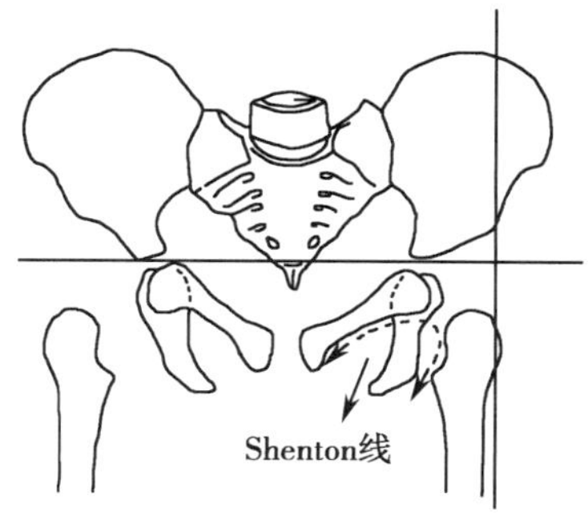

图 23-5-3 珀金线测量和 Shenton 线

(3) Rosen 投照法：患儿取仰卧位，双髋伸直，外展 45° 并内旋，拍摄骨盆正位片。正常情况下，股骨干纵轴线的延长线通过髋臼外缘，有髋关节脱位者，则股骨干延长线通过髂前上棘，并在腰骶以上切过脊柱。在新生儿和婴儿期的髋关节脱位中，患儿在 Rosen 投照位时，由于股骨头容易被复位，拍片会出现假阴性的情况，所以投照时必须是在脱位状态下进行。

（二）幼儿期表现

1. 症状 进入幼儿期及儿童期，发育性髋关节脱位的症状较新生儿期明显。患儿一般行走较晚，站立时臀部后耸，腰前凸加大，患肢缩短，行走时呈摇摆式跛行。双侧髋关节脱位，患儿出现典型的"鸭步"。

2. 检查 可能会出现以下体征：①患肢缩短，阿利斯征；②大转子上移，髂 - 坐连线改变，超过 Nelaton 线，Bryant 三角底边较对侧明显变短；③腹股沟处空虚，触摸不到股动脉搏动，在髋关节后外侧可触及脱出的股骨头；④如果单足站立时，对侧骨盆不能抬起，反而下降，为特伦德伦堡试验（Trendelenburg test）阳性，说明站立侧患有先天性髋关节脱位，这是臀中肌、臀小肌松弛所致；⑤望远镜试验阳性。

3. X 线检查 患儿超过 1 岁后，股骨头骨骺已经骨化，在 X 线片上可见股骨头骨骺脱出髋臼，向后外上方移位。在珀金线划分的方块中，股骨头进入第一或第四象限，Shenton 线中断，CE 角 <20°。在髂骨板外侧，髋臼上方形成假臼，股骨头骨化中心较健侧小，髋臼因缺少股骨头的生理刺激而变浅、变小。

三、鉴别诊断

（一）佝偻病

患儿行走时可呈两侧摇摆步态，两下肢向内或向外弯曲畸形，呈"X"形或"O"形腿。患儿虽坐、立和走路一般都晚于正常幼儿，但无跛行。体形可呈腹部膨隆，常有方颅，肋骨串珠，胸骨前凸呈"鸡胸"状。X 线片无股骨头脱位或半脱位征。

（二）先天性髋内翻

患儿走路时呈跛行步态或摇摆步态，髋关节外展明显受限，单足站立试验阳性，望远镜试验阴性。X 线片可明确诊断。

（三）小儿股骨头坏死

该病又称小儿股骨头骨骺骨软骨病，发病年龄多在 3~9 岁。早期行走时呈跛行步态，髋外展、旋内活动受限，常伴患髋屈曲内收畸形。X 线片显示股骨头骨骺密度增高、囊性变，或骨骺破碎、变扁等，股骨头可稍向外移位，髋关节内侧间隙增宽，但股骨头仍在臼中，髋臼指数正常。

四、治疗

先天性髋关节脱位随着患儿年龄不断长大，其病理损伤也越严重，疗效也越差。因此对于本病应尽量早诊断、早治疗。先天性髋关节脱位的治疗方法很多，应根据患儿的年龄、脱位的程度和局部的病理改变加以选择，以到达整复脱位、维持复位、恢复功能的目的。

（一）0~6 个月

出生后 0~6 个月，这个阶段是治疗婴儿先天性髋关节脱位的黄金时间。原则是早期诊断、早期治疗。一般说来，此时只要将患儿髋关节处于外展屈曲位 2~4 个月即可痊愈，治疗简单，且不遗留残余畸形。常用的装置有 Frejka 枕、Putti 垫、Rosen 支架、Pavlik 挽具、连衣袜套等，只要将髋关节确实可靠地处于屈曲、外展外旋位，或伸直、外展内旋位，都能达到治疗目的。

（二）6 个月 ~3 岁

本年龄组患儿股骨头向上脱位更严重，软组织也有所挛缩，多数已不能自然复位，只能在麻醉下行手法复位。或者先行牵引 2 周，使股骨头下降到髋臼中心或稍低水平，再行手法复位。

1. 牵引 主要是为了克服髋关节周围软组织挛缩，牵引使股骨头至髋臼水平。牵引时间一般不超过 2 周，以防止因牵引过久而发生失用性脱钙。经牵引准备后，即可行轻柔的手法整复。

2. 复位 患儿取仰卧位，麻醉后，助手固定骨盆，术者将患侧髋、膝关节各屈曲 90°，沿大腿长轴方向牵引，同时压迫大转子部位，使股骨头纳入髋臼内，此时常可触及或听到弹响。复位时手法应轻柔、缓慢。

3. 固定 经 X 线片证实复位成功后，于屈髋 90°、外展 70° 双髋以蛙式位石膏固定。3 个月后，在麻醉下更换一次蛙式石膏，然后改为伸直、外展内旋位髋“人”字石膏。使已复位的髋关节保持在稳定的位置下练习髋关节屈伸活动，每次更换石膏时，应同时拍摄 X 线片复查，直至髋臼外上部发育接近正常，才能解除固定。

（三）3~8 岁

3 岁以上的幼儿，由于身体的成长、体重的增加，髋关节病理损害也更为严重，手法复位成功的可能性很小，多需要切开复位，有时需加用其他手术如髋骨截骨术等，以加深髋臼，维持复位后的稳定性。术前需做骨牵引，以松弛挛缩的软组织，使股骨头牵至髋臼水平，利于手术复位，防止因肌肉挛缩而发生再脱位及股骨头缺血性坏死。

手术时切除妨碍复位的各种组织，重叠紧缩修复关节囊。若髋臼发育不良严重，单纯复位不稳定，可同时加用臼盖成形术（Salter 手术）或关节囊周围截骨术（Pemberton 手术）。对于年龄较大，髋臼发育不良，前倾角 >45°，复位后容易引起再脱位者，应同时加用粗隆下旋转截骨，以矫正前倾角，并保留 20° 左右的前倾角。术后用髋“人”字石膏固定 6~8 周。

（四）8 岁以上

8 岁以上的儿童，由于软组织和骨结构畸形已趋固定，切开复位成功的可能性很小，且可发生严重的并发症。手术方法为：将股骨头移至髋臼水平或上方，在该处做植骨加盖术，或做骨盆内移截骨术（Chiari 手术）。或待成年后，行粗隆下分叉截骨术（Lorenz 手术），或行粗隆下外展截骨术（Shanz 手术）等。

五、何氏骨科的治疗

何氏骨科对先天性髋关节脱位的治疗，重视韧带松弛学说。认为婴幼儿先天性髋关节脱位与髋关节周围的韧带松弛有关。因此，对于 3 岁以内，髋臼发育较正常的先天性髋关节脱位患儿，先施以手法复位，再以补筋强腱中药外敷，并配合外展蛙式支架固定。临床中有许多病例取得了较好的效果。

六、预防与调护

（一）孕产期预防

对孕产期妇女及家庭成员进行相关知识教育，是预防本病发生和获得早期诊断的关键。知识讲授主要包括：臀位胎产史、阳性家族史及不正确的抚育方式是发病的危险因素。

（二）早期发现

家长应细心观察婴儿下肢可疑情况，如下肢活动减少，或双下肢活动能力不一致，或牵拉下肢出现异常哭闹，或两下肢外观不对称等。若有上述异常，应高度怀疑本病并及时去医院检查治疗。

（三）正确认识

已明确诊断者，对患儿家长进一步教育，使之配合治疗是获得最佳疗效的保证。教育患儿家长要对治疗及疗程有正确的认识和心理准备，若患儿治疗初期不适应，治疗中发生某些可逆性并发症等，皆不可随意中断治疗。

（四）科学康复

康复训练要科学合理，细心观察有无并发症，定期随诊要严格遵守时间。这些是保证患儿康复的重要因素。

先天性髋内翻

先天性髋内翻（congenital coxa vara）又称颈性髋内翻、发育性髋内翻，是股骨颈的颈干角在幼儿时期呈进行性减小，导致跛行日益加重的一种先天性畸形。颈干角是由股骨颈与股骨干两者轴线构成的钝角，在儿童期为 135°~145°，成年人为 120°~140°，若颈干角 < 120°，则称为髋内翻。本病是一种较为少见的先天性髋关节畸形，多为单侧发病，也可以是双侧发病，单侧与双侧之比为 3∶1。

一、病因病机

（一）病因

本病的病因尚未完全明确。一般认为患者有家族遗传史，且与先天性股骨颈骺板发育异常有关。

（二）病理

胎儿在早期发育阶段，股骨近端骺板横向发育形成半月形软骨板，该软骨板很快又分化为颈部和大转子两部分。颈部骺板发育快、成熟早，因而股骨颈较长。股骨头骨骺在出生后 6~9 个月就已出现，当儿童开始行走负重和外展肌发挥作用时，大转子部分开始形成骺板前身，4 岁时才开始骨化。这样股骨近端将形成两个分开的发育区域，这两个区域发育生长相对量决定颈干角和股骨上端的长度。

在股骨颈与股骨头内侧交界处有一三角形骨缺损区，又称骨发育不全区。由于该区处于股骨颈的主要负重力线上，因骨发育不全而使股骨颈承重能力下降；同时，由于该线之近端为骺软骨板，当患儿站立行走负重时，颈干角因此而呈进行性减小，髋内翻日益加重，大转子上移，最后髋内翻畸形而呈手杖形。

二、临床表现及诊断

（一）症状与体征

出生时畸形不明显，因不负重行走，故不易被发现。开始行走后，患儿逐渐出现无痛性跛行。随着患儿的生长发育，髋内翻畸形逐渐加重，跛行也日益明显。髋内翻、大转子隆起上移，导致患肢缩短，臀部加宽，髋关节外展外旋受限，单足站立试验阳性。若为双侧发病，则腰椎前凸增大，臀部后耸，出现典型的摇摆步态。

（二）影像学检查

X 线检查：正常儿童的股骨颈颈干角应在 130° 以上，而患有髋内翻的儿童则颈干角进行性减小，甚至可达 90°。股骨头骺线透亮区增宽，骺线下方又有一斜行透亮区，此透亮区与上方的骺线会合，形成一三角形骨片，为本病所特有。大转子明显上移（图 23-5-4）。

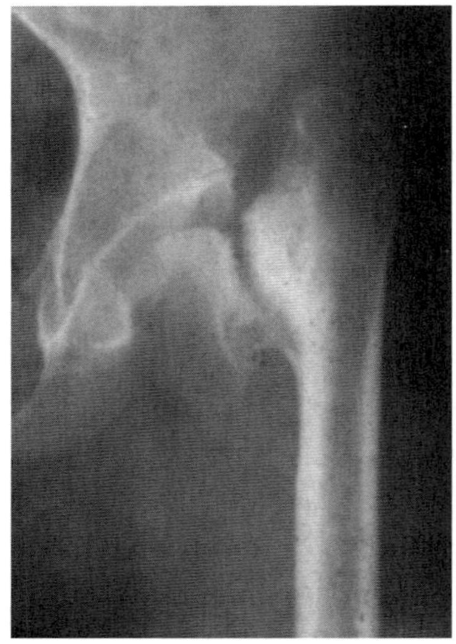

图 23-5-4　先天性髋内翻
注：股骨颈改变，头呈内翻畸形，股骨干明显上移。

三、鉴别诊断

根据临床表现及 X 线检查，诊断先天性髋内翻并不难，但需与下列疾病相鉴别。

（一）先天性髋关节脱位

先天性髋内翻的站立行走姿态、臀部增宽、单足站立试验阳性等与先天性髋关节脱位类似，但本病髋关节整复试验、望远镜试验均为阴性。而先天性髋关节脱位由于股骨头位于髋臼之外，髋关节整复试验、望远镜试验皆为阳性，其后期髋关节功能受限严重。X 线检查可完全区分。

（二）小儿股骨头坏死

小儿股骨头坏死到了中后期亦可出现行走跛行，下肢缩短畸形，与先天性髋内翻相似。但股骨头坏死的儿童主要是髋关节活动受限及疼痛较为明显，而髋部畸形不明显。最后确诊还须进行 X 线检查。小儿股骨头坏死早期可出现股骨头密度增加，随着病程进展逐步可出现骨质碎裂、股骨头扁平、髋关节半脱位等表现。

（三）多发性骨软骨发育不良

多发性骨软骨发育不良也有跛行，但以身材矮小为主要特征，累及四肢，有家族史。

四、治疗

本病治疗的原则是在儿童成长期内使股骨头与股骨颈之间的弯曲应力达到或接近正常，并使剪应力变为生理性的压应力。目前，对于本病的治疗仍是分为非手术治疗与手术治疗两种治疗手段。

（一）非手术治疗

对于颈干角 $>100°$ 的轻度髋内翻患儿，若 X 线检查显示异常透明度较窄，其方向接近水平，而且病情进展较为缓慢者，可先行中医治疗。方法包括使用坐骨负重支架减轻髋部负重，手法松解髋部周围软组织挛缩等。若中医治疗无明显效果，则应尽早采取手术矫正畸形。

（二）手术治疗

如果颈干角 $<100°$，则须手术矫形，加大颈干角，恢复其正常的生理压应力，消除剪应力。手术目的是通过截骨矫形，把原来垂直的骨骺线变成水平骨骺线。手术方式有股骨粗隆间倒“U”形截骨术、粗隆间楔形截骨术、Bordon 截骨术（转子间横行截骨）、Amstafz 截骨术（转子间“Z”形截骨）。手术时要避免损伤股骨近端骨骺，避免骨骺早期融合；截骨后应充分外展髋部，防止髋内翻复发。

五、预防与调护

预防与调护主要有两方面：一是采取保守治疗的患儿，平时应进行必要的肌力和关节活动度训练，配合手法松解髋关节周围挛缩的软组织，以防止肌肉萎缩及关节活动度的受限。二是术后患者如有石膏固定，应注意防止外固定并发症；去除外固定后应注意关节功能的康复训练。

膝内、外翻畸形

膝内翻是指下肢自然伸直或站立时，以膝关节为中心，股骨和胫骨形成一个向内的弧度，两足踝部都能彼此接触，但两膝不能靠拢的畸形，在两腿间形成一个近似“O”形的空隙。膝内翻又俗称为“O 形腿”“罗圈腿”“弓形腿”“箩筐腿”等（图 23-5-6）。

膝外翻是指两下肢伸直时，以膝关节为中心，股骨和胫骨形成一个向外的弧度，自膝部向外倾斜，两足内踝异向分离不能靠拢的畸形，形如"X"状。膝外翻又俗称"X形腿""碰腿症""外八字腿"等(图 23-5-5)。

膝内、外翻畸形是一种继发性疾病，一般主要由佝偻病和骨折畸形愈合引起。不仅影响形体美观，而且常会继发膝关节、踝关节骨性关节炎，妨碍患者正常的生活和劳动。

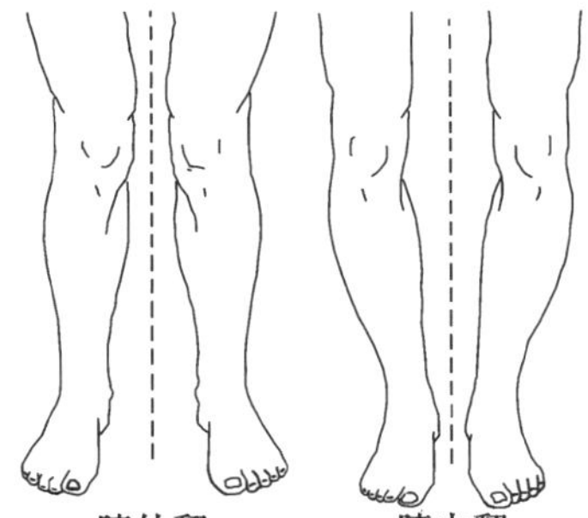

图 23-5-5　膝内、外翻畸形

一、病因病机

（一）病因

多数学者认为，膝内、外翻畸形是一种继发性疾病，其原发疾病有骨代谢与内分泌疾病、骨发育紊乱、化脓及非化脓性关节炎、外伤等，其中以佝偻病最为常见。遗传与胚胎发育障碍也是重要的内在因素。

（二）发病机制

1. 先天性因素致病　在胚胎发育过程中，受到来自母体内外的各种不良刺激的影响，导致胚胎发育障碍。当胚胎发育障碍引起股骨远端或胫骨近端骨骺发育异常时，则产生膝内翻畸形；反之，这种异常致使胫骨外旋时，则为膝外翻畸形。

2. 发育性因素致病　钙的缺乏是发育性膝内、外翻畸形的发病基础。佝偻病一般多发生于小儿，发生在成人者则为骨软化症，主要是缺乏维生素 D 而致。由于维生素 D 具有调节体内钙、磷代谢的功能，当维生素 D 缺乏时，肠道吸收钙、磷功能降低，肾小管再吸收磷的功能也下降，使正常的成骨过程不能充分进行，新形成的骨样组织不能正常骨化，导致已形成的骨组织逐渐被骨化不足的骨样组织所代替，骨骺板处骨样组织不能充分钙化，使承受负重的下肢发生畸形，其中膝内翻畸形较膝外翻畸形多见。

3. 其他因素致病　膝关节化脓及非化脓性感染、膝关节结核、骨骺损伤、骨折畸形愈合以及半月板损伤等原因，也是膝内、外翻畸形的致病因素。

二、临床表现及诊断

（一）症状和体征

1. 畸形　膝内翻或外翻畸形是膝内、外翻患者最突出的体征。膝内翻畸形者，膝关节向外侧凸起，双膝间距离加大，两膝内缘无法靠拢，小腿旋内畸形，甚至足部也呈轻度旋内畸形，患侧小腿外侧隆起，肌肉发达，正面观双下肢呈"O"形，若单膝内翻者则呈"D"形。膝外翻者，小腿呈外展状，下肢伸直时双膝并拢，双踝间距离加大，双踝分开不能接触，双下肢呈"X"形；单侧外翻者呈"K"形。

2. 步态　膝内翻畸形患者，行走时呈左右摇摆步态，畸形越大，摇摆越明显。膝外翻畸形患者，轻者步态无明显异常；重者，小腿明显向外旋转，走路时膝关节屈曲，步幅小，频率快，呈左右摇摆状，且双膝摩擦，两足分开。

3. 膝关节不适及疼痛　患者早期可无自觉症状；但畸形较大或患病日久者，可出现膝关节酸楚不适，一般在行走或劳累后出现，休息后可缓解。随着年龄的增长、病情的发展，患者多在 25~30 年后出现膝关节疼痛，开始只在长距离行走后出现，休息后可自行缓解。因膝内、外翻畸形的不同，其疼痛出现的部位也不相同：膝内翻畸形者疼痛首先出现在膝内侧，膝外翻畸形者则首先出现在膝外侧。以后症状逐渐加重，疼痛为持续性。随着疼痛的加重，膝关节活动亦受限，并可反复出现膝关节肿胀。畸形有逐渐加重的趋势，行动日见困难。

4. 膝内、外翻畸形程度的测量

(1) 膝内翻测量：膝内翻畸形程度的测量方法有 3 种。①胫骨双内侧髁之间的距离：患者自然站立，双足并拢，测量双胫骨内侧髁之间的距离。其距离越大，说明内翻程度越严重；②最大成角处距离：体位同上，先找出双下肢内侧向外凸的顶点，然后测量两顶点之间的距离。其距离越大，说明内翻程度越严重；③下肢轴线测量：正常情况下，髂前上棘与第一、二趾蹼间的连线通过髌骨中点。膝内翻时髌骨外移，测量髌骨中点至该连线之间的距离，可反映膝内翻的程度，距离越大，则膝内翻程度越严重。

(2) 膝外翻测量：膝外翻畸形程度的测量方法有 2 种。①双内踝间距离：患者仰卧，双下肢自然伸直，双膝并拢，测量双内踝之间的距离。距离越大，说明外翻程度越严重；②下肢力线测量：方法同膝内翻的下肢轴线测量，此时由于髌骨内移，测量髌骨中点与外侧力线的距离，距离大小说明膝外翻的程度。

一般膝内翻畸形在站立位较仰卧位时内翻程度较大，而膝外翻者在仰卧位时较站立位时外翻程度加大。所以临床测量时，膝内翻者取站立位，而膝外翻者则取仰卧位。

(二) 影像学检查

对于本病的检查通常只需 X 线检查即可。通过 X 线正侧位片，可以了解畸形的部位和程度，骨质情况，有无骨性关节炎的伴发，以及原发疾病的情况。摄片应包括股骨和胫骨。

1. 膝内翻畸形 主要观察膝关节正位片，以明确畸形部位和严重程度。膝内翻畸形者可见关节间隙不对称，膝关节面倾斜，呈外宽内窄。股骨内侧髁发育小，骨骺线在凸侧增宽，骨干内侧骨皮质较外侧增厚，关节周围可有骨赘形成。下肢力线改变，股四头肌角一般内翻 5° 以上。侧位片应注意髌股关节有无骨性关节炎，以及髌骨发育情况。若有佝偻病者，则骨骺边缘不清，骺板增厚，预备钙化带模糊，呈毛刷状骨质疏松。

2. 膝外翻畸形 股骨下端、胫骨及腓骨上端骨骺横向肥大增厚，股骨外侧髁发育较小。对膝外翻畸形者需测量胫骨和股骨纵轴所形成的夹角即股胫角，以判断膝外翻及外翻程度，膝外翻畸形者一般有下肢力线的改变，以及股胫角 7° 以上的外翻。

三、鉴别诊断

根据典型的外观畸形，诊断并不困难。应注意对原发疾病的诊断，判断原发疾病是否稳定。本病应与以下疾病相鉴别。

(一) 佝偻病

全身骨骺板均受累，病变广泛，骺板增宽，边缘不清，临时钙化带模糊，呈毛刷状改变，骨质疏松等。佝偻病特有的体征有：串珠肋、赫氏沟、膝反屈(军刀腿)、“O 形腿”或“X 形腿”等，还有方颅、鸡胸等畸形。

(二) 胫骨内翻

又称布朗病(Blount disease)，为儿童病理性膝内翻畸形的常见原因，是胫骨近端内侧骨骺的获得性疾病，可能是遗传因素与发育因素共同作用的结果。本病多有家族史，其特征性的临床表现是胫骨内翻、内旋并膝反屈，呈进行性加重。X 线片表现为胫骨近端向内成角，胫骨近端骨骺内侧变薄，呈鸟嘴样改变，骨骺形态不规则并内倾。

四、治疗

生理性膝内、外翻畸形常能自行矫正，故不需要治疗。对于因佝偻病等引起的膝内、外翻畸形，要治疗原发病。由于本病是关节畸形，所以可根据具体情况采取非手术治疗或手术治疗。

(一) 非手术治疗

1. 膝内翻畸形 当膝内翻畸形不严重时，可在膝髁间加软垫，双腿用绷带缠绕固定，每日数次，间歇性固定，多在夜间进行，每次 1~3 小时。内翻矫正后，再用支架长时期固定维持以防止复发。

2. 膝外翻畸形 可通过按摩手法并结合练习主动运动，以增强膝外翻的拮抗力量。重点按摩包括股四头肌、内收肌、缝匠肌等膝部内侧肌肉；同时通过推拿手法以松解下肢外侧软组织的痉挛，尽可能在骨弹性较大的时候矫正畸形。手法治疗之后，可采用小夹板外固定，方法是制作一长形夹板，上至臀部、下至外踝部，在膝部内侧用绷带结扎在小夹板上，具有一定的矫形作用。每日数次，间歇性固定。

（二）手术治疗

对于膝内、外翻畸形非手术治疗后效果不明显者，在患儿5~6岁以后可施行手术治疗。采用"U"形截骨矫正畸形、外固定器固定的方法治疗。本法一般不损失骨骼，每矫正10°畸形，肢体可增加1cm长度，在矫正畸形的同时能增加身高，故患者乐意接受。手术矫形时，明确致病部位及病理类型，确定好截骨部位及角度是手术成功的关键。除矫正膝内、外翻畸形，还应同时矫正胫骨或股骨的旋转畸形，同时也应充分考虑骨骺的生长潜力，以免过度矫正或畸形复发。

先天性胫骨假关节

先天性胫骨假关节是一种罕见的先天畸形，也是一种特殊类型的骨不愈合，病变局部胫骨缺损，形成假关节。本病发病率极小，约为1/140 000，多发生于胫骨中下1/3处，假关节处明显向前突出，踝关节移向胫骨长轴的后方，足呈过度背伸位（图23-5-6）。

一、病因病机

（一）病因

确切的病因尚不完全清楚。有几种学说。

1. 宫内压迫学说 在胚胎时期，由于胫骨受压，使正常骨骼发育受到抑制。

2. 先天性缺损学说 该学说认为，本病为先天性下肢缺损的一种表现。

3. 血运障碍学说 发病部位骨末梢血运障碍，缺乏营养，加之胫骨下1/3处肌肉附着少，骨膜血运差，血不养骨，故发生假关节畸形。

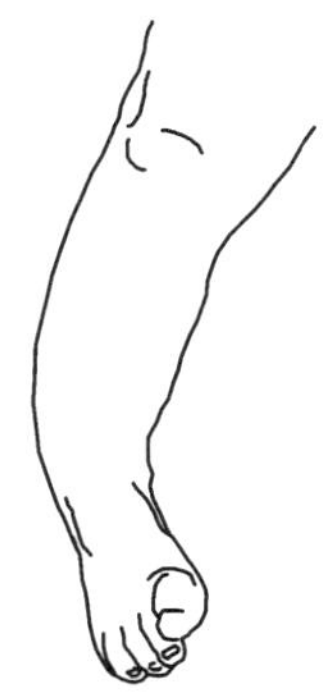

图23-5-6 足过度背伸

4. 纤维性囊性骨炎学说 该学说认为，本病与神经纤维瘤和纤维结构不良有密切关系，假关节是由骨内性和骨外性的神经纤维瘤物质而引起，使局部骨质的正常发育障碍，骨折后也因此影响骨折的修复而造成假关节。

（二）病机

在病变部位可见骨膜和纤维组织增厚，这些增厚的组织形成一个厚的纤维组织套筒而紧贴在骨皮质上面，由于这种软组织结构既不能形成膜内化骨，同时又形成一个屏障，限制血管进入骨骼，且在小血管周围有许多神经细胞聚集，导致血管痉挛狭窄，甚至闭塞，骨皮质缺血继而吸收萎缩，形成假关节。因该处的软组织结构再形成的倾向性很强，极易复发。

二、临床表现及诊断

（一）症状

多数患者出生时并无异常，或只有胫骨中下1/3处向前弯曲。待学步后胫骨弯曲逐渐加重，甚至受到轻微外力时即可发生胫骨骨折。骨折后极难愈合，局部不痛或疼痛轻微，假关节形成后出现异常活动。

本病除具有显著的胫骨下端假关节畸形外，少数患者可合并出现诸如牛奶咖啡斑、神经纤维瘤、多发性皮赘、虹膜错构瘤、脊柱侧弯等神经纤维瘤的征象。

（二）临床分型

临床上根据病因及胫骨形态，一般分为三型。

1. 假关节型 出生时即有胫骨中部的缺损，形成假关节。腓骨完整但有弯曲，假关节局部有较为坚强的纤维组织或软骨连接，骨端脆弱，皮质薄。骨端随年龄增长而逐渐萎缩变细，尤以远端更甚，呈笔尖状。周围软组织萎缩，腓肠肌挛缩。

2. 囊肿型 出生后胫骨下1/3处呈囊肿性改变。临床不易发现，若遇轻微外力即可造成病理性骨折且不愈合，继而形成假关节。

3. 弯曲型 出生时即有弯曲，但无假关节。胫骨前弓处骨皮质增厚，骨髓腔闭塞，胫骨萎缩硬化。

外伤骨折后，久不愈合，断端吸收变细，呈圆锥状，形成假关节。

（三）影像学检查

X线检查：胫骨假关节在胫骨中下1/3处，向前成角，两断端光滑变细，骨质硬化呈锥状，无骨痂形成。有时发现骨端或假关节附近有囊变区，呈磨砂玻璃样改变，常合并腓骨弯曲或腓骨假关节（图23-5-7）。

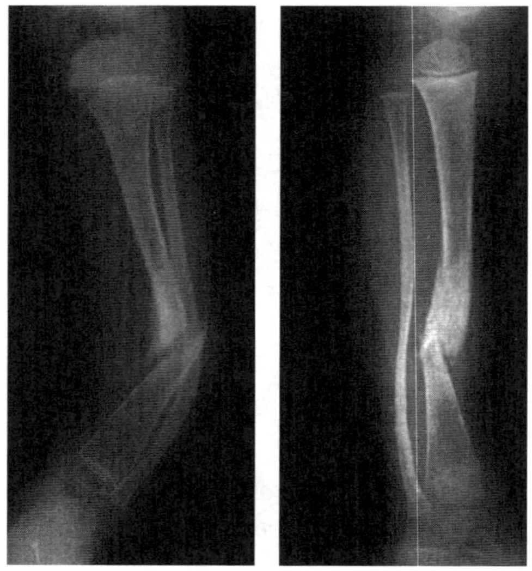

图23-5-7 胫骨假关节

三、治疗

（一）治疗原则

由于本病病因不清，治疗困难，因此临床治疗时有两点要特别注意：其一，尚未形成假关节、仅有胫骨弯曲者，切忌手术矫形，一旦手术必将形成假关节；其二，仅有胫骨囊肿者，应慎行囊肿刮除术。以上两种情况，均应使用下肢支具保护，否则一旦骨折便没有自行愈合的可能。虽然手术是治疗本病的唯一方法，但愈合率低，且多次手术极易造成大段胫骨缺损或胫骨缩短、足踝畸形。临床非常容易犯的错误是将先天性胫骨假关节按照一般骨折处理，反而加重病情。

手术的基本要点是彻底切除假关节内的纤维组织、两端硬化的骨质和骨端周围增厚的骨膜，建立血供良好的植骨床，施行可靠内固定，充分自体骨移植。

（二）主要手术方法

临床治疗方法主要有以下几种。

1. 外固定器疗法 为尽量保护软组织，避免过多影响血运，一般采用小腿后侧入路。彻底切除假关节内的硬化的骨端、增厚的软组织膜，同时将骨端修成正反“U”形，以此增大接触面，保持一定稳定性，有利于愈合。然后打通骨髓腔，腓骨做长斜行截骨，必要时截除部分腓骨以便加压时腓骨两端面相适应。

2. 碎骨植骨术 Hallock主张切除假关节，挖成空穴状，再以碎骨填充植骨。

3. 带血管蒂骨组织移植 切除假关节，再以带血管蒂的腓骨移植。将健侧腓骨所带的腓动静脉与患侧胫前动经脉吻合，使移植的腓骨即刻获得血供而维持其活力，避免了爬行替代的漫长过程，移植骨成活率高，日后随着负重行走的应力刺激，腓骨逐渐增粗，完成胫骨化过程。

先天性马蹄内翻足

先天性马蹄内翻足是指先天性足下垂、内翻、内收畸形，形似马蹄状。本病是最多见的足部先天性畸形，其发病率约为 0.1%，男性多于女性，男女之比为 2∶1，可为单侧发病，也可双侧发病，单侧略多于双侧。本病畸形明显，一出生就能发现，及时诊断和治疗并不困难（图 23-5-8）。

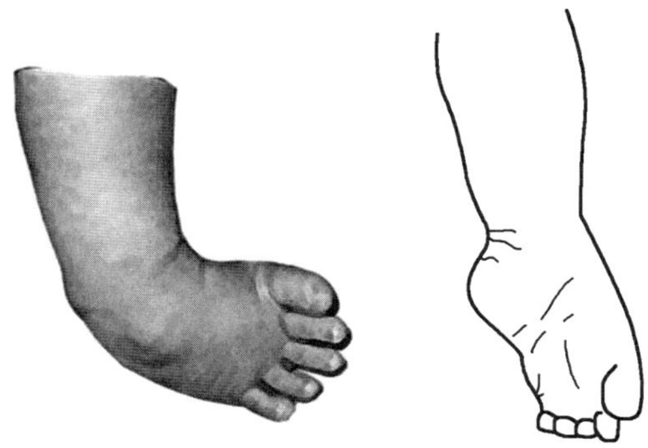

图 23-5-8　先天性马蹄内翻足

一、病因病机

（一）致病因素

本病的病因至今尚未完全明确，但目前多数学者认为主要有以下几种原因。①子宫内位置异常：胎儿在母体子宫内遭受压抑，使足前部保持于内收和旋后位，而后跟于内翻位和踝部于下垂位。受患关节的小腿后侧和内侧的肌肉缩短，内侧关节囊增厚，进一步固定足于畸形位；②宫内发育障碍：胎儿第 9 周开始足部一度呈马蹄内翻状，第 10 周马蹄内翻和跖内收明显，由于某种原因导致胎儿足部生长发育障碍而出现此畸形；③神经肌肉异常：神经异常导致肌力的改变，胎儿早期肌力的不平衡是形成马蹄内翻足畸形的关键，而骨骼关节和软组织挛缩是继发于肌力不平衡的适应性改变；④遗传因素：可能是多种遗传因素所引起。某些外界因素可能也有一定的影响。

（二）病理过程

本病的发病初期，主要是以软组织异常和骨的排列改变为主；后期则出现明显的关节畸形。随着年龄的增长，畸形日趋严重。先天性马蹄内翻足的畸形表现为前足内翻、内收，足跟内翻，踝与距跟关节跖屈，呈马蹄内翻畸形。形成这些畸形的组织包括骨组织和肌肉、韧带、关节囊等软组织。

1. 骨组织　骨关节畸形随着年龄的增长呈进行性加重，早期主要表现为骨的排列的改变。随着年龄的增长，尤其是站立行走后，跗骨及跖骨的形态变异和关节移位逐步加重。主要表现为：①距骨向内向跖侧偏斜，正常距骨颈轴线与距骨体长轴的交角为 150°~155°，而马蹄内翻足的交角则为 115°~135°；②距跟舟关节的距骨面偏向内侧和跖侧，足舟骨向内、向跖侧移位更大，致使距跟舟关节脱位；③距骨的下关节面也向内倾斜，足舟骨与骰骨及与骰骨相连的跟骨三者一起在距下向内面、跖面转移，使距骨、跟骨正常的交叉位置变为平行的上下位置。随着距骨向内、向跖面倾斜，跟骨也随之内翻下垂；④跖骨呈明显内收畸形；⑤由于足中、前外侧缘成为负重区，骰骨和第 4、第 5 跖骨和趾骨代偿性粗大；⑥严重者小腿胫骨远端也呈轻度内旋畸形。

2. 软组织　随着骨的形态结构的变化，患足软组织也出现一系列相应的变化。凡是足内侧、后侧的肌腱、韧带和关节囊，均发生不同程度的萎缩和挛缩。①肌肉：胫骨后肌、胫骨前肌、小腿三头肌、跗长屈肌、趾长屈肌均有挛缩，跗内收肌、跗短屈肌、趾短屈肌也可有一定的挛缩。这些肌肉因失用而发生萎缩。具有背伸外翻功能的腓骨短肌等，因牵引而松弛。②韧带：足内侧及后侧的韧带均发生挛缩，包括跟腓韧带、胫腓后韧带、内侧韧带、胫舟韧带、跟舟韧带等。③关节囊：足内侧及后侧的关节囊也发生挛缩，尤其是踝关节后关节囊和距跟舟关节囊更为明显。④其他：足的跖筋膜产生挛缩，可使足弓加高和第一跖骨头下垂。

二、临床表现及诊断

（一）临床表现

足部的畸形表现为前足的内翻、内收，足跟内翻，踝与距跟关节跖屈。有时尚有高弓畸形。临床上分为松弛型和僵硬型。

1. 松弛型 该型又称轻型。大多为1岁之内的患儿，足跟大小及小腿周径均接近正常。足轻度内翻下垂，足前部内收，踝及足背前方仍有皮纹。足被动外翻背伸时有弹性阻力，但可以矫正其内翻、内收畸形，使患足达到或接近中立位。此型畸形容易矫正，疗效易巩固，不易复发，预后较好。

2. 僵硬型 该型又称重型。畸形较为严重，足跟窄小，足部跖屈内翻畸形明显。足前部内收、内翻畸形，踝内侧和足跟内侧有明显的皮肤皱褶；而凸侧的皮肤则绷紧、变薄，正常皮纹消失。被动背伸外翻时，足部呈僵硬固定，畸形不易矫正。行走时足外侧部着地，若为单侧畸形，行走时呈跛行步态；若为双侧畸形，行走时则呈摇摆步态。严重者可见小腿后肌群萎缩，周径小，小腿短，有时伴有其他畸形，如先天性髋关节脱位、关节挛缩等。此型治疗困难，且易复发，预后较差。

（二）影像学检查

X线检查：距骨与第1跖骨纵轴线交叉成角>15°，跟骨跖面和距骨纵轴线夹角<30°。

此外，也可根据跟骨、距骨的相互关系来了解足骨的关系是否正常。由于出生后跟骨与距骨已有骨化中心，6个月后骰骨出现骨化中心，而足舟骨是最后出现骨化中心的跗骨，因而可拍摄足部正位片和侧位片，将两片中距骨和跟骨纵轴线交角之和称为距骨总指数。正常足约在40°以上，而先天性马蹄内翻足则在40°以下，严重者可减少至0°，即距骨、跟骨平行，正常的交叉消失。

三、鉴别诊断

出生后即出现明显的马蹄内翻畸形者，对其诊断并不困难。若发现时患儿年龄较大，病史上也不能明确为先天性者，应与下列神经性疾患相鉴别。

（一）小儿麻痹症后遗症

这类患者有脊髓灰质炎病史，患者由于脊髓前角运动神经元受损，与之有关的肌肉失去了神经的调节作用而发生萎缩，同时皮下脂肪、肌腱及骨骼也萎缩，使整个肢体变细。部分肌肉肌力下降或完全丧失，肌电图或体感诱发电位检查可明确诊断。

（二）脑性瘫痪

又称脑瘫，是由各种不同病因所致脑部损害的综合征。临床上主要表现为运动功能障碍，肌张力增强，腱反射亢进，有病理反射，常伴有智能低下、共济失调、语言困难、癫痫发作以及其他方面的缺陷。

（三）隐性脊柱裂

该病的症状主要因受累阶段的脊髓与脊神经损害引起，根据临床症状的轻重程度可分为轻症、中症、重症三种。其中，中症与重症可产生马蹄内翻足畸形，但通常伴随运动与感觉障碍较为明显，如腰痛、坐骨神经痛，下肢肌力明显减退，甚至瘫痪等。

四、治疗

治疗原则是越早越好，如有可能，应在出生后第一日就开始治疗。绝大多数患儿通过手法按摩及必要的控制措施，可以使畸形得到矫正，尤其是松弛型者。对于治疗困难的僵硬型者，通过正确、耐心、持久的手法按摩、中药熏洗及合理的控制治疗，也能使部分患儿治愈。

治疗先天性马蹄内翻足时，应采取以非手术治疗为先、为主的原则，手术治疗只是对非手术疗法的补充。非手术治疗即使不能痊愈也能减轻畸形，改善软组织状态，减少手术的难度。

只有非手术疗法失败或复发，或未经治疗的较大患儿，才施以手术治疗。

（一）非手术治疗

适用于轻型患儿。可采用中药外洗、手法（按摩、矫正）及固定。

1. 中药外洗 用何氏温经通络散外洗，每次 20~30 分钟，每日 1 次。

2. 手法治疗 手法治疗适用于新生儿和较小的婴幼儿，利用其结构柔软、生长速度快的特点，通过反复的手法按摩以及有效的固定，可以达到矫正的目的。

(1) 矫正步骤：马蹄内翻足的畸形由三部分组成：前足的内收内翻、足跟的内翻及马蹄形。在手法矫正时，应注意矫正的先后顺序，首先应纠正前足内收和内翻，然后纠正足跟的内翻，最后才能矫正马蹄形。若前足内收、内翻，尤其是内翻没能完全得到纠正，距跟舟关节和跟骰关节尚未恢复正常，此时马蹄畸形不可能纠正，若使用暴力强行纠正则会形成“摇椅足”。

(2) 按摩方法：①按摩松解软组织，先用点、按、揉等手法在患足的内、后、跖侧，松解有硬结的软组织，然后再用拿捏法放松小腿三头肌，注意施术时手法要轻巧灵活，尽量用指腹，避免摩擦皮肤，切不可将患儿娇嫩的皮肤揉破；②矫正前足的内收内翻，患儿取仰卧位，术者在完成按摩松解软组织之后，一手握住足底部，另一手握住前足，并将力点放在足舟骨处，逐渐外展、外翻前足。遇到明显抵抗后，保持于矫正位 10 秒，同时可给予牵引。然后重复上述手法 10 次（图 23-5-9）；③矫正内翻，术者一手四指握于距骨前外侧作为对抗力，拇指则放在跟骨内侧并推动跟骨使之外翻。另一手握住前足，一面外展，一面外翻。在矫正内翻的同时，可进一步矫正内收。每次保持矫正位 10 秒，重复 10 次即可；④矫正足部马蹄形：在内翻和内收得到矫正后，才可矫正马蹄畸形，其方法是术者拇、示指持于跟骨处并向下牵拉，另一手则将跟骰关节向背侧推，此手法同样重复 10 次（图 23-5-10）。

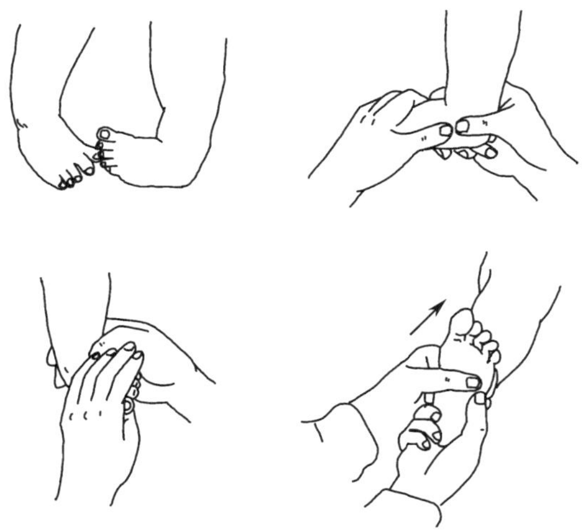

图 23-5-9 矫正前足的内收内翻按摩法

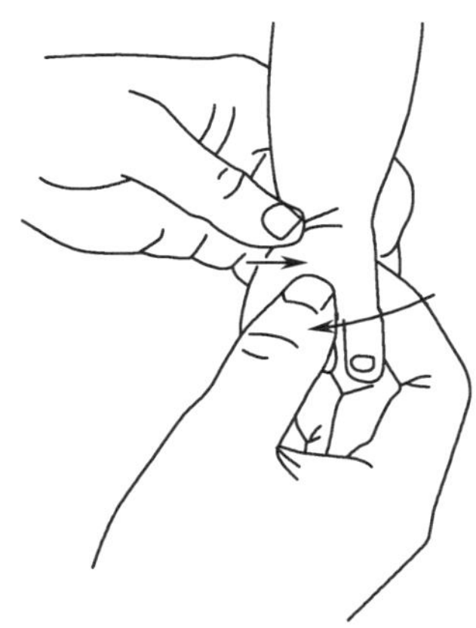

图 23-5-10 矫正足部马蹄形按摩法

3. 固定方法 马蹄足矫正畸形后的固定方法有胶布固定、石膏固定及矫形支架固定三类。一般来说，石膏固定较胶布固定更为可靠，若软组织比较僵硬或患儿年龄较大时可选用。临床上较多采用的是 Denis-Browne 支架固定，该支架是由一长条金属板和两个踏板组成，使用时将足用胶布固定于踏板上，然后再将踏板用附设的螺母固定于金属板上，最后调整角度，逐渐使患足固定于外展 60° 或 60° 以上。若单侧患儿，健足应放于正常位置（图 23-5-11）。

即使畸形已得到彻底矫正，但为预防复发，仍须继续采取措施，给予必要的巩固。一般夜间采用石膏托或支架，白天穿矫形鞋。指导患儿家长学习按摩，经常给患儿按摩，直到患儿学会走路。其后，仍应穿矫形鞋，或是跟外侧垫高、跗骨外翻的特制矫形鞋，一直到患儿能正常走路，不再复发为止。

（二）手术治疗

手术适用于经非手术治疗失败或复发病例，以及年龄较大而有严重畸形和僵硬的病例。术式多样，应根据年龄及畸形程度进行选择。

1. 软组织松解术 适用于6~12岁的患儿。因为此阶段患儿足部骨发育尚未成熟，不宜行截骨矫正术。可根据畸形的情况，选择后、内及跖侧不同部位的松解及肌腱的切断或延长。软组织松解术主要有跟腱延长术、足底腱膜松解术等。

2. 骨组织手术 随着年龄的增长，骨位置异常不但可造成软组织的各种变化，而且继发性的骨性结构改变也日益严重。即使解除了软组织障碍，也难获得满意的结果，只能行骨组织手术。

(1) 跟骨截骨术：行软组织松解术后，跟骨内翻畸形仍十分明显，超过15°，且年龄较大者，可行跟骨楔形截骨术。

(2) 骰骨松质骨挖出术：适合于6岁以下儿童，患有严重的马蹄内翻畸形伴广泛的软组织挛缩、足外侧突出明显者，可采用本术，也可与其他软组织松解术同时进行。

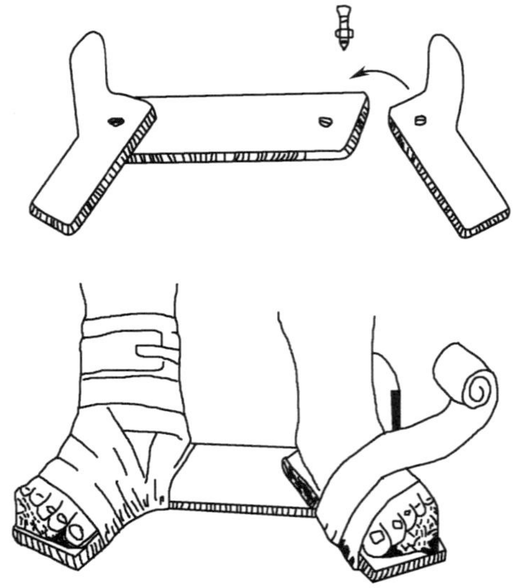

图 23-5-11 Denis-Browne 支架固定

(3) 三关节融合术：即手术时将距跟舟关节、跟骰关节、距跟关节和3个跗骨间关节融合。此术在骨性手术中效果比较确切，适合于10岁以上的患儿。此外，在行三关节融合术时可同时做跟骨截骨术及足底腱膜松解术和跟腱延长术等，以保持矫正后足骨关节正常的力学平衡。

三关节融合术的主要并发症是切口愈合不良、骨性融合不良、畸形复发和关节僵硬等。

平 足 症

平足症又称扁平足，是指足部骨、关节及韧带的结构异常，导致足弓下陷甚至消失的足部畸形。平足症为常见的足部畸形，其特点是足弓塌陷、足跟外翻，站立时足内侧缘接近或接触地面（图 23-5-12）。

一、病因病机

形成平足症的病因可以分为先天因素和后天因素两类。

1. 先天因素 遗传因素或足部发育畸形等原因，可以导致平足症。在先天因素中，先天性跗骨黏合及先天性韧带松弛等，可以导致足弓扁平。

2. 后天因素

(1) 慢性劳损：如长期站立过久，长途步行或负重过多；青年或成年期缺乏锻炼，需长时间站立工作，工作地点地面坚硬而缺少弹力。以上因素皆可能造成足部慢性劳损，导致构成足弓的关节韧带和肌肉松弛、薄弱，从而使足弓下陷。

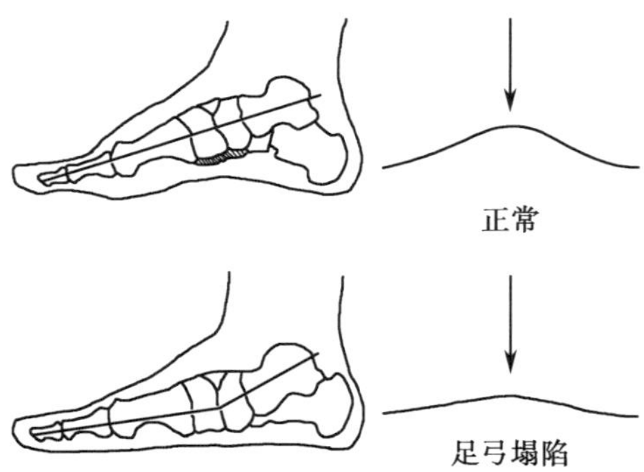

图 23-5-12 平足症与正常足对比

(2) 足部外伤：足部创伤后，骨关节畸形愈合或韧带断裂，可导致足弓低平。跟骨骨折后，距跟关节、距跟舟关节及跟骰关节等发生创伤性关节炎，也可引起平足症。

(3) 中枢性疾病：脊髓灰质炎后遗症、脑性瘫痪等，致足部肌肉失去神经的正常支配，肌力减弱或麻痹痉挛，也可导致平足症。

(4) 足骨关节病：包括类风湿关节炎、足骨关节结核等疾病，有时也会导致足骨关节破坏、韧带松弛而形成平足症。

(5) 其他：平时穿鞋不当，如鞋太窄和鞋跟太高或太平，致肌肉韧带不能正常发挥其作用，引起足部肌肉萎缩，丧失支持力，形成平足症。或体重增加过快，足部负重加大，导致足弓塌陷，形成平足症。

二、分类

临床骨科学根据平足症有无骨结构的异常，分为结构性平足症和姿态性平足症。

（一）结构性平足症

根据其结构异常是先天性或后天性的，又可分为先天性结构性平足症和后天性结构性平足症两种。

（二）姿态性平足症

根据其发病是先天性或后天性的，又可分为先天性姿态性平足症和后天性姿态性平足症两种。其中，先天性姿态性平足症又包括假性平足症、先天遗传平足症及外翻足。

三、临床表现及诊断

（一）临床表现

1. 初期 站立和行走过后，患者常感到足部疲乏、酸痛不适，足底发热，足底和足背部可出现浮肿。上述症状一经休息即可完全消失。检查时足部活动多无异常，但也可发生腓骨肌轻度痉挛，足内翻受限。

2. 中期 此期又称痉挛期。若初期时，患者忽视而未经适当治疗，将发展到痉挛期。此期主要表现为腓骨肌的痉挛，足呈外翻、外展及背伸位，距骨、足舟骨因下陷内倾而呈突出状态。活动明显受限，行走和站立均不能持久，且疼痛加重。即使较长期休息也常不能恢复。

3. 晚期 此期又称强直期。痉挛的腓骨肌若未得到合适、及时的治疗，病程日久则发展为强直，足骨间大小长短韧带也均发生强直，使足固定在外翻、外展及背伸位。患足疼痛减轻或无疼痛时，虽可胜任短途行走，但跑、跳及长途跋涉极为困难。行走步态沉重无弹性，不能吸收震荡力，故膝、髋及腰等负重关节日久有可能发生创伤性关节炎。

上述临床分期虽为常见情况，但也不能截然分开。如某些患者可自初期直接进入强直期，也有患者虽病程长久，仍停留在初期状态。长期的平足症患者，可引起踇外翻、创伤性关节炎等足部的继发性改变。

（二）影像学检查

X线检查：足正位片可见前足外展，跟距角增大。站立位拍足侧位片，测量跟骨下缘与第5跖骨下缘连线夹角，正常为150°~170°，若大于此角度范围为平足症。

（三）诊断

在足底涂上颜色站在白纸上，检查足的压痕形状，正常时足底内侧缘无压痕，平足症时在足内侧缘呈现圆盖状压痕。X线检查有助于诊断（图23-5-13）。

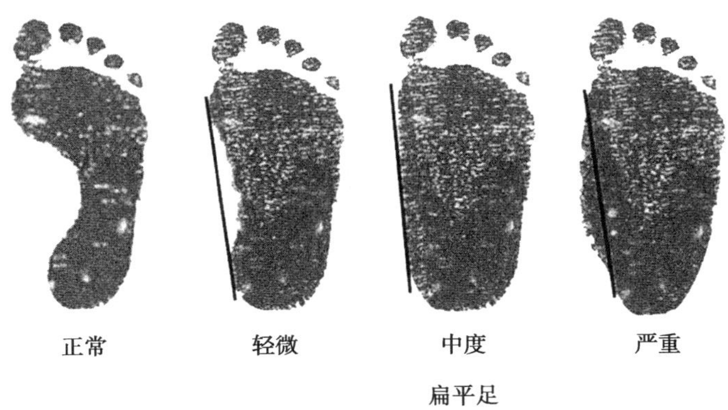

图23-5-13 足印检查

四、治疗

（一）平足症初期

避免过久站立，适当休息。坚持每天用舒筋活血中药外洗或热水浴。加强跖屈肌的锻炼，如用足前部着地行走、足跖屈等，配合按摩、理疗，平时穿矫形鞋或健身鞋等。

（二）平足症痉挛期

除上述治疗外，如果足部痉挛、疼痛明显，卧床休息 2~3 周后仍不缓解者，可在麻醉下行按摩、手法矫正足外翻、外展及背伸畸形。或用短腿石膏固定于过度矫正位，6~8 周拆除。然后再穿矫形鞋继续矫正治疗。

（三）强直性平足症

经非手术治疗，疗效较差，疼痛明显，难以忍受，且已伴有骨性关节炎者，可行骨桥切除矫形术或三关节融合术。手术必须矫正距骨内倾和跟骨外翻畸形。

五、预防与调护

迄今为止，平足症的治疗方法虽多，但尚无一种令人十分满意的治疗方法，故特别强调足部健康要以预防为主。

（一）消除产生平足症的病因

这是预防平足症发生的关键。勿使未成年儿童参加持久站立工作，或负重过大的体力劳作。日常生活中，平时穿鞋子要宽松合脚，不要长时间穿鞋跟过高或太平的鞋子。注意营养和休息，劳逸结合。中老年人要防止体重过快增长，避免足部负荷过大。

（二）锻炼足内、外在肌

预防平足症最重要的方法是锻炼足部内、外在肌，肌肉通过锻炼，可以增强其张力，使足弓得到有效的保护。锻炼时注意循序渐进，长期坚持。平常行走时采用先足跟、后足趾的顺序行走。足部感到疲劳时，应及时休息，用热水或以活血中药煎汤泡脚以帮助恢复。儿童的足部锻炼更为重要，尤其是有先天性平足症而无平足症症状的儿童，每日要有 1~3 次赤足在室内厚地毯上行走、跳跃的活动。此外，适当的跑跳动作、踢毽子、跳皮筋等，均有利于锻炼足部肌肉。

𧿹 外 翻

𧿹外翻是一种常见的𧿹趾外倾，第一跖骨内收的前足畸形。其特点是𧿹趾偏离躯干中线，向足的外侧过度倾斜，同时𧿹趾在纵轴上向外略有旋转畸形。本病为足部常见畸形，女性明显多于男性（图 23-5-14）。

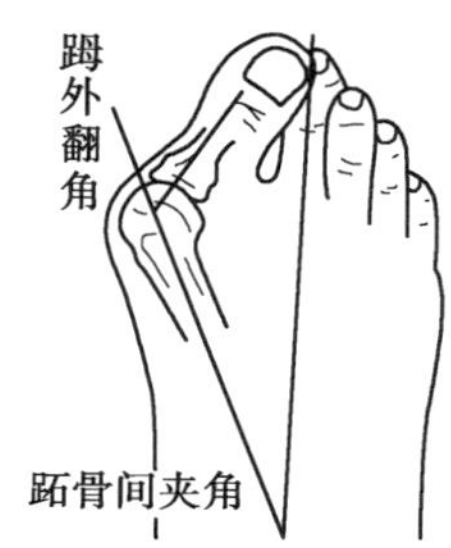

图 23-5-14 𧿹外翻畸形

一、病因病机

（一）病因

1. 遗传因素 与遗传相关的𧿹外翻在出生时即有外翻畸形，或出生后逐渐出现畸形。患者大多有家族史。

2. 压迫作用 长期站立工作、步行过多或经常穿紧小的尖头鞋，如穿着高跟尖头皮鞋，重力促使足前部强塞入这一窄小的三角区域内，长期压迫𧿹趾向外，造成𧿹外翻畸形。

3. 平足症因素 大多数𧿹外翻是平足症的并发症，单纯𧿹外翻较少见。这是由于第一楔骨、第一跖骨与其他楔骨、跖骨连接较松，在不适当的负重下，第一楔骨和第一跖骨向内移位，引起纵弓和横弓的塌陷，𧿹趾因受𧿹收肌和𧿹长伸肌的牵拉向外移位，形成𧿹外翻畸形。

4. 骨性结构异常 原发性跖骨内翻畸形，或足内侧楔骨的外形特异，其内部较窄，使第一跖骨内翻，可继发跗外翻畸形。

5. 骨性关节炎 第一跖趾关节骨性关节炎也可引起跗外翻畸形。

(二) 病机

跗外翻畸形较为普遍,但大部分无症状,只有少数患者有疼痛及功能障碍。跗外翻畸形形成后,跗趾的跖趾关节呈半脱位状态。跗趾的跖趾关节外侧的关节囊、肌腱和韧带紧张、挛缩而变短,内侧关节囊、韧带附着处则因长期受到牵拉而发生变性,可有骨赘形成。

跗趾的跖趾关节软骨劳损、萎缩及滑囊受挤压等因素是产生症状的直接原因。由于跗趾外翻及第一跖骨头外移,与鞋帮长期摩擦可出现摩擦囊,外有增厚的胼胝,形成一隆起,产生红、肿、热、痛等炎症反应,而形成跗囊炎。跗趾继续外翻,处于第二趾的跖侧,形成锤状趾。

二、临床表现及诊断

(一) 临床表现

患者可有家族史或长期穿高跟鞋、尖头鞋史。跗外翻的主要症状是行走时疼痛,疼痛多在跗趾的跖趾关节处。检查时可见跗趾外翻、第一跖骨内收畸形,第二趾呈锤状趾,局部肿胀、压痛。并发跗囊炎时,患处可有红肿及灼热感。跗外翻可能长期存在而无任何不适,且疼痛的程度与畸形的轻重常不一致。很多严重的跗外翻,跗趾已驾叠于第二、三趾之上,或被压于第二趾之下,却可毫无症状。只有部分患者跗趾关节部软骨及滑囊损伤时,才引起疼痛(图 23-5-15)。

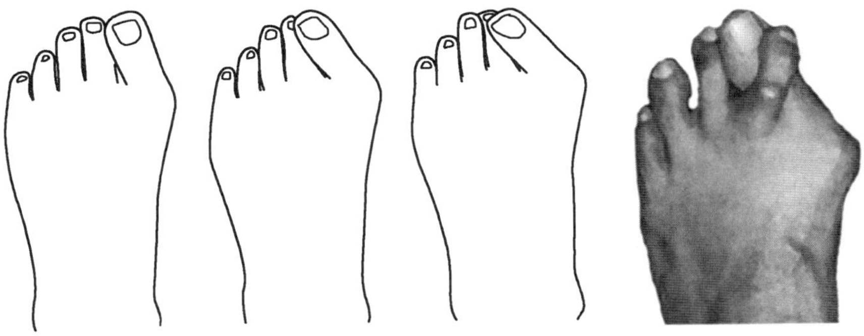

图 23-5-15 跗外翻严重程度

另外,临床上也可见到跗外翻病情不断进展与症状加重的患者。早期,双侧跗外翻畸形和第一跖骨头内侧皮肤增厚,足掌前部增宽,足部容易疲劳与不适,甚至疼痛。若第一跖骨长期受到摩擦,导致了滑囊炎的产生,可出现红、肿、热、痛症状,甚至皮肤溃疡。晚期,随着跗外翻畸形加重,第一跖趾关节还出现疼痛加重、活动受限、足底皮肤增厚和疼痛等骨性关节炎症状。

(二) 影像学检查

X 线检查:足部 X 线正位片,第一跖骨长轴与跗趾近节趾骨长轴所形成的夹角(即跗外翻角)>15° 为跗外翻。跗趾向外倾斜,可见第一跖骨内翻、第一跖趾关节半脱位,第一跖骨头内侧或第一跖趾关节周围有骨质增生,常见第一跖趾关节间隙变窄。

三、鉴别诊断

痛风性关节炎:多发于第一跖趾关节处,常在夜间急性发作,疼痛剧烈,从梦中惊醒。痛风是嘌呤代谢紊乱,致使尿酸盐沉积在关节囊、滑囊、软骨、肾、皮下及其他组织而引起病损及炎症反应的一种疾病。其诱因为酗酒、过量食用海鲜、过劳、着凉、精神紧张及手术刺激等,实验室检查显示血尿酸水平升高。

四、治疗

(一) 非手术治疗

1. 理筋手法 较轻的早期患者,可先做前足按摩,然后将踇趾作内收拔伸以矫正其畸形。长期使用此手法,能够有效防止踇外翻加重,甚至可以逐步矫正至正常位置。

2. 中药外敷 平时可用八仙逍遥汤熏洗患足。若并发踇囊炎,局部红肿热痛,则外敷消肿散、双柏散等,以清热解毒、消肿止痛。何氏骨科则以五行消炎散外敷。

3. 选择合适的鞋子 穿合适的鞋子可以有效解除对第一跖骨头的挤压。鞋子要求平跟、前部宽松、鞋内侧部平直,消除对踇趾的外翻压力,使踇趾可以内收。同时在踇趾与第二趾之间置软垫隔开。

4. 佩矫正带 矫正带的内侧部分为弹力硬质结构,后外侧部为固定带,前外侧部为牵引部,可将踇趾向内侧牵拉,逐步矫正踇外翻畸形。

(二) 手术治疗

对严重的踇外翻患者,若畸形时间较长,经半年以上非手术治疗而不能矫正畸形或减轻足部疼痛,可考虑手术治疗。通过手术可以:①矫正近端趾骨的外翻畸形;②切除第一跖骨头内侧骨赘及滑囊;③矫正第一跖骨的内翻畸形;④矫正并发的其他畸形,如胼胝、锤状趾和关节松弛等。

术后应避免穿尖头高跟皮鞋,以防止压迫踇趾向外翻,再次造成踇外翻畸形。术后功能锻炼对踇外翻术后的恢复是极其重要的,患者本人须认真对待。

五、预防与调护

(一) 穿鞋合适,预防畸形

避免长期穿尖头、高跟皮鞋是预防踇外翻的主要措施。平日穿鞋应选择前部宽松、鞋跟平坦的鞋子,尤其是在运动或需长距离行走时。

(二) 每晚足浴,利于康复

工作、活动一天之后,临睡前以热水泡脚,或用具有活血止痛、祛风除湿的中药进行足浴,可以改善足部血液循环,排出毒素,祛除风湿,消除炎症,利于康复。

(三) 夜缚夹板,有助矫形

对于那些踇外翻畸形较轻的患者,可以教给患者本人(若为儿童可以教给家长)一些简单易行的方法,如每天足浴之后可在踇趾内侧绑缚一个夹板,可使踇趾逐渐变直。

第二十四章 骨 肿 瘤

第一节 概 述

骨肿瘤是指发生于骨及骨的附属组织的肿瘤的统称。凡是发生在骨、软骨、纤维组织、脂肪组织、造血组织、神经组织等与骨骼系统相关组织的肿瘤，无论是原发性肿瘤还是继发性良性、恶性肿瘤，皆属于骨肿瘤。除此以外，还包括部分骨组织或其附属组织内的瘤样病损，如纤维结构不良、骨囊肿、动脉瘤样骨囊肿、嗜酸性细胞肉芽肿等。这些病损中的一部分，在一定时期或情况下也可能发展为肿瘤，可复发或恶变，因此，本书将这些病变纳入骨肿瘤范畴进行讨论。

中医学对骨肿瘤早有记载，如殷墟甲骨文就有"瘤"之病名，古代文献《说文解字》《尔雅》及《正字通》等书中，就谈到有关类似肿瘤的问题。《灵枢·刺节真邪》记载："以手按之坚，有所结，深中骨，气因于骨，骨与气并，日以益大，则为骨疽。"并认为"虚邪之入于身也深，寒与热相搏，久留而内著，寒胜其热，则骨疼肉枯；热胜其寒，则烂肉腐肌为脓，内伤骨，内伤骨为骨蚀"。这说明《黄帝内经》时代人们对骨肿瘤的发病已经有了一定的认识。唐代孙思邈在《千金翼方》中也记载了"骨瘤"这一病名："陷脉散主二十、三十年瘿瘤及骨瘤、石瘤、肉瘤、脓瘤、血瘤，或大如杯盂，十年不差。致有瘘溃，令人骨消肉尽，或坚或软或溃，令人惊惕寐卧不安。"明代薛己在《外科枢要》卷三中阐述："若伤肾气，不能荣骨而为肿者，其自骨肿起，按之坚硬，名曰骨瘤。"清代赵濂《医门补要》记载关于骨瘤病例的治疗："一童周身生骨瘤，坚硬贴骨，大小不一，肌肉日瘦，由母肾虚，与骨肉至戚苟合，胎感其气而气成，久服肾气汤自消。"可见中医学对本病的认识很早，且逐渐深入。

一、中医病因病机

（一）病因

中医学将肿瘤（包括骨肿瘤）的病因概括为外因和内因两个方面。外因主要指一切外在的致病因素，如外感六淫、饮食不节（洁）等；内因指先天禀赋、情志失调、脏腑功能紊乱等。中医学认为肿瘤不仅仅是局部病变，而是全身性疾病在局部的具体表现。

对肿瘤的病因认识，中医学不仅强调外因，而且更重视内因，特别是七情刺激、先天不足及脏腑功能失调等内在因素在发病中的意义，外邪致病主要是通过内因而起作用，内在正气是决定发病的主导因素，即所谓"正气存内，邪不可干；邪气所凑，其气必虚"。中医学认为肿瘤是外邪、情志失调、饮食不节（洁）、脏腑功能失调等多种病因综合作用的结果。

（二）病机

肿瘤的发病机制至今仍未完全清楚。中医学对肿瘤发生的病机认识是通过临床表现，根据辨证论治原则，审证求因推导出来的，并由此得出相应的治疗法则。

1. 正虚邪侵 正气虚弱，腠理不固，则抗病能力低下，不能抵御外邪的侵袭，邪气聚于筋骨，集结不散，阻碍正常气血的运行，从而导致肿瘤疾病的发生。

2. 气滞血瘀 气是一切生命活动的动力，人体各种功能活动，均依赖于气血的运行而维持，而全身各脏腑、组织、器官等都赖于气血的濡养。若气血不和，气不行血，气血瘀滞，聚于筋骨，日久凝结成块，影响正常气血的运行，不通则痛，瘀滞则肿。

3. 痰凝湿聚 肺、脾、肾三者功能失调，或七情郁结，气机阻滞均可导致气化不利，水湿内停，凝结为痰。痰凝湿聚会影响人体气机升降和气血的运行，导致气血凝滞，停聚于不同部位，日久形成积聚肿块。

4. 肾精亏虚 正常情况下，肾藏精、主骨、生髓。若先天禀赋不足或后天肾精损耗太过，则脏腑功能失调，气血阴阳亏虚，不能濡养肌肉筋骨，导致肿瘤发生，发于骨则为骨肿瘤。

5. 热毒内蕴 热毒多由于热邪入里或气郁化热而成，热毒内蕴脏腑经络，久而不散，热化为火。血遇火热则凝，津液遇火则灼液成痰，血凝痰聚，壅阻脏腑经络，遂结为肿瘤。

二、西医病因病理

现代医学认为，骨肿瘤是由于骨内某种组织发生异常的增生而形成。引起骨肿瘤发病的因素甚为复杂，究其确切原因，目前仍有很多因素并不清楚。近年来，经国内外众多学者的不懈努力、不断探讨，初步了解到肿瘤发生的原因可暂且归纳为物理、化学、生物、遗传、激素、营养、机体免疫七大类因素。

正常细胞在物理、化学、病毒等因素作用下形成癌变，其形成机制可以归纳为两个观点：一是基因突变学说，该学说认为细胞基因结构发生突变，使细胞 DNA 发生根本性改变，致使细胞发生了不可逆转的恶变；二是基因表达失调学说，认为癌变不是因为遗传基因的突变，而是由于 DNA 复制、转录或翻译水平表达功能的改变，是可逆转的改变。

从患者出现癌变到死亡，其间要经历多个阶段并持续多年。这个发展过程如果不经治疗加以控制，任其自然演化而止于生命结束，这称为肿瘤的自然病程，分为启动、促进和演进 3 个阶段。启动阶段因接触致癌物质而发生，短促且不可逆转，是肿瘤发生的关键阶段。促进阶段具有可逆性，时间也长得多，发生于反复或持续接触某一非致癌或不引起启动过程的物质之后。演进阶段的不可逆性表现在肿瘤细胞的核型发生了明显的改变，它是细胞发生恶性转化的基础，这些核型变化对于肿瘤的侵袭特性有重要意义，且直接关系到转移的发生和继续生长。

三、肿瘤的分类

骨肿瘤根据其来源可分为原发性和继发性。原发性骨肿瘤来自骨骼及其附属组织，包括恶性和良性两类。继发性肿瘤为转移性肿瘤，是指从体内其他部位转移至骨的肿瘤，均为恶性。按照组织来源，又可分为骨基本组织肿瘤和骨附属组织肿瘤。骨基本组织肿瘤是由骨内膜、外膜、骨和软骨组织发生的肿瘤，骨附属组织肿瘤是由血管、脂肪、神经、骨髓网状组织等发生的肿瘤。有些病变并非真性肿瘤，但其临床、X 线检查的病理表现与骨肿瘤相似，称为肿瘤样病损。

四、临床表现及诊断

（一）性别和年龄

按性别来说，骨肿瘤的发生，一般是男性多于女性，有统计为 1.5∶1。从年龄来讲，不同年龄段，其肿瘤好发倾向不同，如幼儿好发急性白血病，少年易患尤因肉瘤，青年则多发骨肉瘤，而骨皮质旁肉瘤、骨巨细胞瘤、软骨肉瘤及纤维肉瘤多发生于成年人，转移性骨肿瘤则多见于中老年人。

（二）好发部位

不同肿瘤有其好发部位，如软骨母细胞瘤多发生于骨骺部位，骨肉瘤好发于干骺端，尤因肉瘤多发生于骨干，骨样骨瘤多发于股骨干皮质部，脊索瘤多发生在颅底和骶骨等。发病部位虽不是绝对的，但了解不同骨肿瘤的最好发部位，对提示某部位发生何种肿瘤的可能性较大具有参考意义（图 24-1-1）。

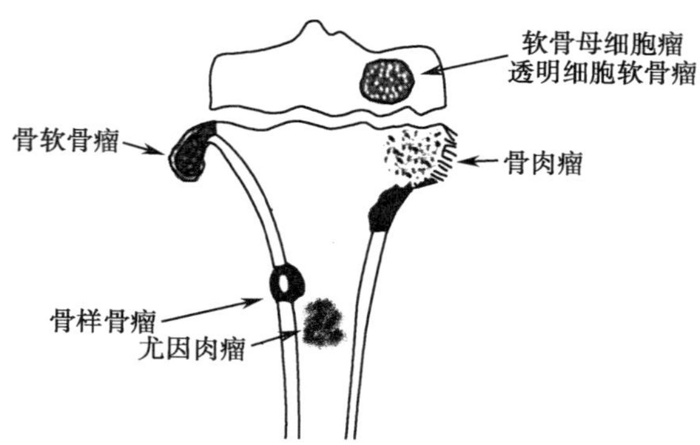

图 24-1-1 好发部位

（三）症状和体征

1. 疼痛 疼痛常是恶性骨肿瘤首先出现的症状。疼痛的性质、程度、持续时间，对诊断骨肿瘤有着重要的意义。良性骨肿瘤一般疼痛较轻，发展缓慢；恶性骨肿瘤开始多为较轻的间歇性隐痛或钝痛，逐渐加重成为持续性剧痛，夜间加重为其重要特征。

2. 肿块 良性骨肿瘤常以肿块表现为主，生长缓慢，边缘清楚、质硬、表面光滑，多不疼痛，故不易被发现；恶性骨肿瘤肿块多出现在疼痛之后，生长迅速，边缘不清，范围广泛，质地较软或呈韧性，压痛明显，且常合并软组织水肿、静脉怒张等症状（图 24-1-2）。

3. 功能障碍 骨肿瘤所致的功能障碍，多是疼痛和肿块影响所致，但其差异很大。良性骨肿瘤一般无功能障碍或障碍不大，但良性骨肿瘤恶变或病理性骨折时，则功能障碍明显；生长迅速的恶性肿瘤，一般均功能障碍明显。

4. 病理性骨折 骨肿瘤导致骨质破坏，皮质变薄，轻微的外力即可能引起病理性骨折。

5. 畸形 影响骨骼发育的良恶性肿瘤或病理性骨折，均可造成局部各种类型的畸形，如髋内翻、膝内翻及膝外翻等。

6. 全身表现 良性骨肿瘤很少引起全身表现。恶性骨肿瘤早期亦多无全身表现，但随着病程的进展，患者将会逐渐出现消瘦、乏力、贫血，甚至发热等症状；晚期则出现恶病质。

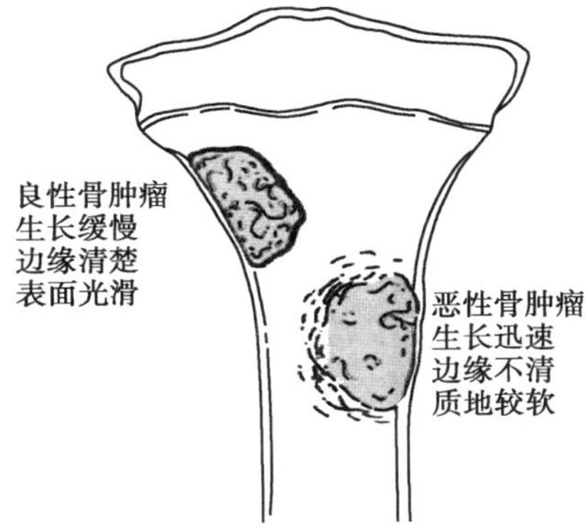

图 24-1-2 良性与恶性特征

五、影像学检查

（一）X 线检查

对骨肿瘤进行 X 线检查是极为重要、不可或缺的。通过 X 线检查，可以对某些骨肿瘤的组织学分类作出预测，鉴别其良恶性，对选择治疗方法及预后也具有重要作用。

1. 良性骨肿瘤基本表现

(1) 肿瘤呈局限性：形状大小多规则，边缘光滑整齐，周围常有一硬化圈，与周围骨界限清楚（图 24-1-3）。

(2) 囊性骨破坏：骨内出现囊状破坏区，生长缓慢，多呈膨胀状。

(3) 骨皮质：一般不受侵犯而保持完整，可因膨胀性压迫而变薄。

(4) 骨膜：一般无骨膜反应，如有病理性骨折则可出现骨膜增生。

(5) 软组织：不受侵犯，即使肿瘤突入软组织内，其界限仍旧清楚，一般无肿块或肿胀，可被推压移位。

(6) 钙化：骨破坏区内有时可见到数量不等、形状不规则的钙化影。

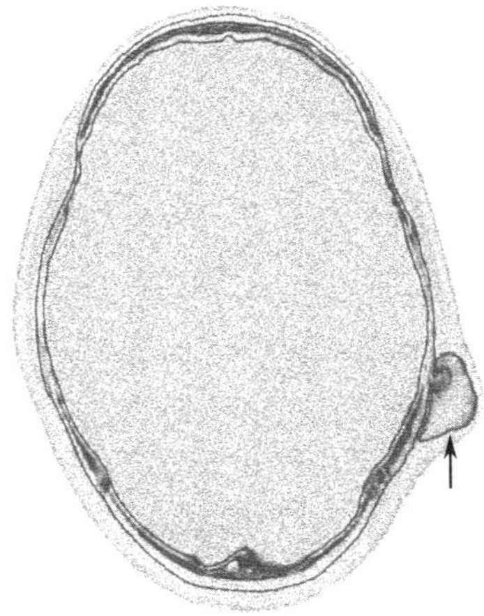
图 24-1-3 良性骨肿瘤

2. 恶性骨肿瘤基本表现

(1) 骨破坏：为肿瘤侵蚀骨皮质与骨髓腔的表现，表现为囊状、浸润性或弥漫性骨破坏。早期一般呈筛孔状、虫蚀状及线状，可发展为斑片状、鼠啮状或大片溶骨状。破坏区形状不规则，边缘模糊不清（图 24-1-4）。

(2) 软骨破坏：肿瘤破坏软骨关节并向关节腔内发展时，表现为关节面的骨破坏、塌陷、关节间隙增宽、关节变形，甚至半脱位。

(3) 瘤骨形成：瘤骨系一些分化较差的肿瘤细胞形成的骨组织。表现为磨砂玻璃样密度增高、斑片状或絮状骨硬化，以及细针状不规则地垂直于骨干的放射状瘤骨。

(4) 骨皮质：表现为变薄、中断、消失或呈不规则的残

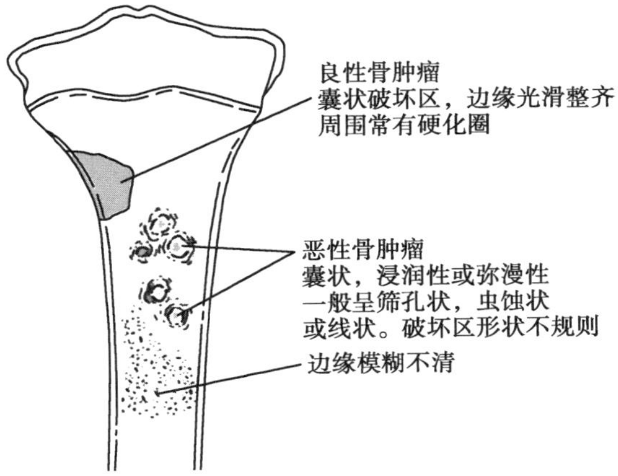

图 24-1-4 骨破坏类型

留骨片，因进展迅速，一般无膨胀性改变。

(5) 骨膜反应：骨膜反应也是恶性肿瘤的一个特征。主要表现为：①较薄而整齐的线样骨膜反应，表示肿瘤早期、恶性度低或距肿瘤较远；②较厚的葱皮样、花边状或放射状骨膜反应，反映肿瘤生长迅速、恶性度高或肿瘤已向骨外发展；③ Codman 三角的出现是肿瘤向骨外发展的主要表现。边缘部分的骨膜受肿瘤刺激，生长特别迅速，将骨外膜顶起，在边缘形成一个翘角，类似帐篷拉线的边角，该处空隙的血肿因机化而成骨，即在肿瘤两端皮层外出现一个类似三角形的致密骨性阴影（图 24-1-5）。

(6) 软组织阴影：软组织出现肿瘤样阴影，说明肿瘤已经突破皮质侵入软组织，这是恶性骨肿瘤或良性骨肿瘤恶变的表现。恶性骨肿瘤穿破骨皮质侵犯软组织，形成边缘不清的肿块或弥漫性肿胀。X 线片下常见的软组织阴影有棉絮团样、斑点状、斑片状、象牙样等。

(7) 合并症：常见病理性骨折及失用性骨萎缩。

(二) 放射性同位素骨扫描

骨动态显像早期血流有助于良、恶性骨肿瘤的鉴别。良性骨肿瘤在血流相对病变部位不出现放射性增高或仅有轻度增高，恶性骨肿瘤则可出现明显的放射性核素浓聚区。这表现在：①高度浓聚表现在骨肉瘤、尤因肉瘤、骨旁骨肉瘤、骨巨细胞瘤、骨软骨瘤、骨样骨瘤、嗜酸性肉芽肿及骨囊肿等；②轻度浓集多表现在软骨肉瘤、多发性骨髓瘤、内生软骨瘤等。骨扫描发现病灶比 X 线检查早 3~6 个月，而且显示的病灶范围往往大于 X 线检查表现的范围，这对于确定截肢平面及放射治疗的面积具有极高的价值。

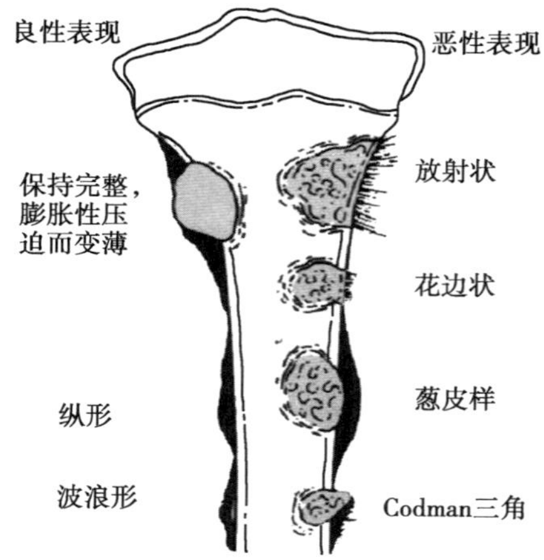

图 24-1-5 骨膜反应对比

(三) CT 检查

CT 检查可以显示肿瘤的横断面，而且可以发现 X 线检查不能显示的软组织肿胀或肿块，补充 X 线检查的不足。CT 检查能很好地反映病变的大小、位置、骨皮质完整性，骨内外浸润的范围，肿瘤和周围软组织、血管和神经的关系，瘤内成分及关节软骨是否受累等。当临床高度怀疑骨肿瘤而常规 X 线检查阴性者，应进行 CT 检查。此外，对于颅底、脊柱、骨盆等复杂部位的病变也可选用 CT 检查。

(四) MRI 检查

MRI 对骨骼、肌肉、韧带、软骨、脂肪等产生的信号强弱不同，使之产生固有的、精确的对比度，MRI 所显示的解剖结构清晰，对正常组织和肿瘤组织之间有良好的分辨率。MRI 对软组织和骨肿瘤，可显示肿瘤的范围、确定肿瘤解剖部位、肿瘤侵犯范围及瘤体与血管、神经、脂肪的关系及有无出血和坏死。MRI 能清楚地显示髓内界限，但不能显示钙化和骨膜反应。虽然 MRI 检查在发现肿瘤和确定肿瘤范围及邻近血管、神经受累等方面具有突出点，但 MRI 信号变化对区别良恶性肿瘤并无明显特异性。

六、病理组织学检查

病理组织学检查是确认肿瘤非常可靠的检查，可分为切开活检和穿刺活检两种。病理组织学检查是根本性的，但临床检查时要特别注意，由于病理组织取材部位不当或制片技术问题，也可能造成误诊。因此，与临床表现及影像学检查相结合，对骨肿瘤的诊断具有决定性的意义。

七、实验室检查

实验室检查是骨肿瘤的辅助诊断方法。对骨肿瘤患者进行全面实验室检查，包括血、尿、大便常规及肝肾功能检查。凡骨有广泛性破坏时，血钙往往升高；多发性骨髓瘤有时以贫血为首要症状，且血沉加快，血中、尿中本周蛋白（Bence-Jones protein）含量增高；骨肉瘤、转移性骨肿瘤则碱性磷酸酶水平升高；男性酸性磷酸酶升高，提示来自前列腺癌的骨转移。肿瘤标志物的免疫学检查，对确定转移性骨肿瘤的原发性肿瘤有很大的帮助，如癌胚抗原（CEA）异常提示胃肠道肿瘤，糖类抗原 19-9（CA19-9）异常提示胰腺、胆道癌，糖类抗原 15-3（CA15-3）异常提示乳腺癌，前列腺特异性抗原（PSA）异常提示前列腺癌。

八、鉴别诊断

（一）与非肿瘤疾病的鉴别

1. 骨髓炎 多有急性发作史，病理特点是骨质破坏、坏死和由此诱发的修复反应。早期以破坏和坏死为主，后期以增生为主。X 线片除显示骨膜破坏和反应外，有死骨形成。有时可见骨干增粗、硬化，骨髓腔亦封闭，无死骨，此为硬化性骨髓炎。

2. 骨关节结核 有结核病史和其他部位病灶，由于寒性脓肿聚集及关节软骨破坏，病症早期表现为关节梭形膨大、积液，晚期表现为脱位、畸形及关节强直。X 线检查，单纯骨结核表现为骨干肥厚，溶骨区周围骨膜有反应性成骨。

3. 先天性发育异常 先天性骨发育异常可形成肿块，但当骨骺闭合后即停止发展。如内生软骨瘤病（Oilier 病）、干骺续连症皆有肿块，类似软骨瘤和骨软骨瘤。临床当仔细鉴别。

4. 内分泌紊乱引起的骨病变 如甲状旁腺功能亢进，表现为多发骨囊性变，有时需与骨巨细胞瘤、骨囊肿等鉴别。血清钙高、磷低，碱性磷酸酶升高为该病的特征。

5. 神经性关节病 是某些神经系统疾病如脊髓结核、脊髓空洞症等引起的关节病变。可发现神经系统体征，尤其是感觉障碍明显。X 线检查可见关节端明显变形，广泛骨质破坏和吸收，有时又有大量骨赘形成。

6. 骨化性肌炎 因外伤或手术引起肌肉内出血，血液不被吸收，逐步形成骨化或钙化。病变部位肌肉内可触及硬性包块，X 线检查显示肌肉内有毛糙不整齐的团块状密度增高影。

（二）良性、恶性骨肿瘤的鉴别

对于骨肿瘤的良恶性，应从肿瘤的发病情况、生长方式、生长情况、组织结构、细胞形态、瘤细胞转移和对机体的影响等临床表现，并结合 X 线检查之特征加以区分。

（三）原发性恶性骨肿瘤与转移性骨肿瘤的鉴别

转移性骨肿瘤多发生于 50 岁以上的中老年人，40 岁以下少见，有癌症病史，病变常多发。以脊椎骨、骨盆和股骨为好发部位。10 岁以下的转移性骨肿瘤主要来自肾上腺或交感神经节的神经母细胞瘤，转移灶多在颅骨。转移性骨肿瘤的 X 线检查表现主要有溶骨型和成骨型两大类，临床上以溶骨性破坏多见。具体鉴别参见本章各节。

九、治疗

对于骨肿瘤的治疗应采取早期发现、正确诊断、科学治疗的原则。早期发现与正确诊断是骨肿瘤诊治的关键，尤其是恶性骨肿瘤，应积极进行病理学检查，不可无目的地观察，以免贻误时机。早期发现可以为诊断和治疗争取宝贵的时间，而正确诊断又是治疗的前提，科学治疗是获得良好效果的根本保证。若想获得理想的治疗，此三者缺一不可。

实践证明，对于良性骨肿瘤及瘤样病损的治疗，手术是主要的根治办法。在保存功能的前提下，要求彻底切除以防止复发。对于恶性骨肿瘤则应根据肿瘤特点及患者自身情况，采取以手术为主的联合治疗方案。化学治疗（简称化疗）、放射治疗（简称放疗）、免疫疗法及中医中药等都可以作为辅助治疗措施，但辅助并非置于次要位置。尤其是中医药治疗对于化疗、放疗及手术后体质恢复具有西医无法取代的作用及价值，甚至单独采用中医药也有治愈某些骨肿瘤的成功案例。

（一）手术治疗

临床上，通常将手术分为用于良性骨肿瘤与用于恶性骨肿瘤的主要术式。

1. 用于良性肿瘤的主要术式 有肿瘤刮除填充术与肿瘤切除术之分。其中肿瘤刮除填充术多用于溶骨型良性肿瘤或瘤样病损，优点是方便简单，能保留骨骼和关节完整，易于恢复功能，缺点是对一些具有侵袭性的肿瘤，术后肿瘤复发率高。手术前，应对肿瘤范围和部位做好充分估计，切口不可过小或偏向一侧，以免肿瘤刮除不彻底；刮除时，应将外露的健康软组织用纱布或护巾盖好，以免肿瘤组织局部播种；术中应避免骨折及穿通关节软骨面；肿瘤刮除后应充分冲洗和灭活，且不可残留空腔，因残存的空隙常积血，易导致复发或感染。

肿瘤切除术的目的在于完整地切除肿瘤，一般用于向骨皮质外生长的肿瘤，或在骨髓腔内生长的良性硬化型肿瘤。外科分期系统是由 Enneking 等人于 1980 年提出，并经补充修改，已被广泛采用，按照 Enneking 外科分期，对良性肿瘤而言，切除范围可在肿瘤反应区，而对恶性肿瘤则必须在健康组织内。手术要点包括完整切除、避免发生骨折，以及对血管、神经与肿瘤粘连的巧妙处理等。

2. 用于恶性肿瘤的主要术式 临床上主要分为肿瘤截除术和截肢术两种。肿瘤截除术分为病损骨干阶段截除、带关节端骨截除及全骨段切除。肿瘤截除术将破坏骨的连续性，不同于良性肿瘤切除术保留着骨病损段的连续性，恶性肿瘤截除后大多数部位需要重建骨骼的连续性。只有少数部位的肿瘤截除后不予重建，如锁骨、肋骨、肩胛骨、桡骨上段和尺骨下段、坐骨、耻骨、髌骨、腓骨上 2/3 段等。

目前，截肢术已不再是恶性骨肿瘤的首选手术方法，保肢手术已成为标准治疗。近年来，由于术前、术后辅助化疗的应用，恶性骨肿瘤患者的生存率显著提高，医师也比以往更为慎重，更多考虑保肢手术而非截肢术。

（二）化学治疗

所谓“化疗”，就是对疾病使用化学药物治疗的简称。化学治疗是人类对疾病最早开始使用的、历史最悠久的，也是最常见、最基本的治疗方法。肿瘤的化学治疗以 20 世纪 40 年代应用氮芥为开端，在概念上，这类药物与抗细菌化学治疗相同，即像杀灭细菌一样杀灭肿瘤细胞，进而治愈患者。目前，“化疗”一词已妇孺皆知，它专指针对各种肿瘤的、使用特定的化学药物所进行的治疗。

化疗药物的作用机制为干扰核苷酸、蛋白质的合成，或者直接与 DNA 结合影响其结构和功能，改变机体激素状况等，化疗主要针对恶性肿瘤，不仅对局部肿瘤有效，而且对周身多发性转移性病灶也起到一定的治疗作用。有效的传统化疗药物主要包括：烷化剂中的环磷酰胺、异环磷酰胺等；抗肿瘤抗生素中的多柔比星、丝裂霉素 C 等；抗代谢药物中的甲氨蝶呤，植物碱药中的长春新碱等；以及重金属类的顺铂、碳铂、卡铂等。

随着其他肿瘤化疗研究的进展，对于骨恶性肿瘤化疗的研究也取得了卓越的成就。包括原发性肿瘤在内，对微小转移病灶也显效，延长了生存率，提高了治愈率。自 20 世纪 80 年代，产生了“新辅助化疗”的概念，其方法与目的是手术前及手术后给予化学治疗，以预防癌细胞播散与生长，这种“化疗—手术—化疗”的辅助化疗方法，取得了满意的效果。临床使用化疗时应注意其副作用较严重，甚至可危及生命，因此化疗的运用亦应慎重。

（三）放射治疗

不同肿瘤对放射线的敏感性决定了是否采取放射治疗。放射线对某些肿瘤敏感，如尤因肉瘤、原发性骨恶性淋巴瘤、血管瘤、动脉瘤性骨囊肿；对某些肿瘤中度敏感，如骨巨细胞瘤；对某些肿瘤不敏感，如骨肉瘤等。因此，临床通常只针对那些对放射线敏感的肿瘤进行放疗，而中度敏感的放疗作为辅助治疗，不敏感的一般不予放疗。一些良性成骨或成软骨性肿瘤，放疗可促进其恶变，因此对良性肿瘤的使用应极为慎重。

病变组织对放射线的吸收量决定了疗效，但若正常组织被放射线照射，多会造成正常组织受损，因此在最大限度控制肿瘤的同时应将周围正常组织反应减少到最小。

放射治疗的禁忌证：晚期肿瘤出现恶病质、肿瘤所在脏器穿孔或合并大量积液、急性炎症、血小板或白细胞过低，以及心力衰竭未能控制等。

（四）免疫疗法

免疫疗法已成为肿瘤治疗领域的重大突破，在某些类型肿瘤的治疗中显示出显著疗效。目前，常作为一种重要的辅助或联合治疗手段，与手术、放疗、化疗等传统方法协同应用，未来发展前景广阔。

（五）靶向治疗

靶向治疗为常规治疗无效的晚期骨肉瘤等患者提供了新的选择，通过针对特定分子通路抑制肿瘤生长，但因其高度异质性，目前仍属个体化、非标准的辅助治疗方案，总体仍处于探索和发展阶段。

（六）中医药疗法

中医治疗骨肿瘤不仅重视局部病灶，更重视整体状况。综合运用各种方法以充分调动人体内在积极因素，主要是通过调理气血，改善全身及脏腑功能，增强体质，提高抗病能力，以达到攻毒伐邪、抑瘤扶正的治疗目的。

1. 治法与方药 中医强调辨证施治的原则，针对不同患者、不同肿瘤，有很多行之有效的治法与药物，在临床治疗时可作参考。

(1) 扶正培本法：正气先虚，邪气留之，是肿瘤形成的主要病机。肿瘤形成后，日久亦可耗伤气血，致使正气更加亏虚，而肿瘤在体内得到控制还是继续恶化、扩散或转移，也取决于正邪双方斗争的结果。所以补虚扶正、培元固本是治疗肿瘤的根本大法。根据脏腑经络、气血阴阳偏盛偏衰的不同，其补虚扶正药物如下。

1) 益气养血药：人参、党参、黄芪、红景天、炙甘草、当归、白芍、熟地黄、黄精、制何首乌、桑椹、阿胶、龙眼肉等。

2) 养阴生津药：天冬、麦冬、北沙参、西洋参、生地黄、知母、石斛、玉竹、百合、天花粉、鳖甲、龟甲等。

3) 健脾化湿药：白术、苍术、茯苓、陈皮、白蔻仁、砂仁、草果、木香、藿香、佩兰、山楂、神曲、白扁豆、厚朴、土茯苓、薏苡仁等。

4) 滋阴补肾药：生地黄、熟地黄、枸杞子、制何首乌、女贞子、旱莲草、五味子、菟丝子、天冬、知母、桑寄生、龟甲、鳖甲等。

5) 温肾助阳药：仙茅、巴戟、续断、杜仲、狗脊、锁阳、淫羊藿、补骨脂、肉苁蓉、骨碎补、益智仁、胡芦巴、肉桂、附子、冬虫夏草等。

现代研究表明，扶正培本法对提高和调整机体免疫功能，促进和改善机体的物质代谢，改善骨髓造血功能等方面具有较好的作用。

(2) 活血化瘀法：气滞血瘀、经络不通也是肿瘤发生的重要病机。所以，临床通过活血化瘀、破瘀散结、疏通经络、祛瘀生新等治疗，可以祛瘀止痛、消除肿块，恢复人体正常气血运行的功能。临床常用的药物有：桃仁、红花、赤芍、当归、川芎、三七、丹参、三棱、莪术、水蛭、大黄、王不留行、泽兰、五灵脂等。

(3) 理气散结法：气滞则经络阻塞，血行不畅而致血瘀。气滞又可导致津液不能输布，而凝结成痰；气滞、痰凝日久则可化热生火等病变。因此，理气散结对加强抗病能力、调节脏腑功能、防治肿瘤，具有十分重要的作用。常用理气散结药有：香附、枳壳、香橼、佛手、大腹皮、青皮、橘皮、川楝子、乌药、广木香等。

(4) 清热解毒法：邪热瘀毒既是形成肿瘤的致病因素，也是肿瘤形成后的病理产物。临床表现为发热、疼痛、肿块增大、口渴、便秘、苔黄、舌质红绛、脉数等邪热壅盛之症。而炎症和感染又是促进病情发展与恶化的重要因素之一。清热解毒药可以控制和消除肿瘤周围炎症和感染，也是治疗肿瘤最常用的方药之一。常用清热解毒药有：白花蛇舌草、七叶一枝花、半枝莲、半边莲、金银花、连翘、蒲公英、紫花地丁、鱼腥草、板蓝根、大青叶、忍冬藤、夏枯草、黄连、黄芩、黄柏、龙葵、虎杖、蛇莓、青黛等。

(5) 软坚散结法：肿瘤多坚硬成块，故临床上也常以软坚散结法治疗肿瘤。该法不仅能软化肿核、消散肿块，而且还具有某些消除病因的作用。考肿瘤形成之因，多为寒热相搏、气滞血瘀、痰湿凝聚，往往风、火、痰、湿、瘀相杂，故常多运用软坚药，配合散结药，再根据具体病情，辅以相应的佐使药，作为主要治疗方法。常用药物有：海藻、昆布、蛤壳、海浮石、牡蛎、风化硝、天南星、半夏、浙贝母、僵蚕、皂荚、白芥子、瓦楞子、天葵子等。

(6)驱毒逐邪法：本法又称以毒攻毒法。癌瘤之成，不外乎气滞血瘀，痰凝湿聚，或因热毒内蕴，或为寒毒深伏，久之均能瘀积邪毒。邪毒盘踞，非攻不克。临床常选用一些有毒之品、性峻力猛之药进行治疗，通过破除气结、痰滞、血瘀、毒瘤，不仅可以消除坚硬有形的肿物，更可达到驱逐癌毒之目的。常用之药有以下三类。

1）动物类药：全蝎、蜈蚣、斑蝥、守宫（壁虎）、蟾蜍、水蛭、红娘子、土鳖虫等。

2）金石矿物类药：砒石、雄黄、硫黄、轻粉等。

3）草本植物类药：生半夏、生天南星、生附子、乌头、巴豆、狼毒、大戟、芫花、毛茛、藜芦、马钱子、洋金花、八角莲等。

这些药多有剧毒，使用时务必十分谨慎。

2. 辨证论治举隅 在治疗肿瘤方面，中医药不仅积累了大量的临床经验，而且形成了独特的理论体系与临床辨证规律，其中关于肿瘤的辨证论治极具特色。

(1)正虚邪聚：局部包块，疼痛或微痛，皮色不变，神疲乏力，面色无华，舌体胖大或瘦小，苔薄白，脉沉细无力。

治则：补虚祛邪。

方药：八珍汤、补中益气汤或十全大补汤。

(2)气滞血瘀：局部包块坚硬漫肿，肿块刺痛且疼痛固定不移，脘腹或肢体胀痛，大便干，小便涩，舌紫暗或有瘀斑、瘀点，脉沉弦或弦涩。

治则：行气活血，软坚攻下。

方药：蟾酥丸、抵当丸、大黄䗪虫丸合木香顺气丸加减。

(3)肝肾亏虚：局部包块漫肿，局部疼痛及压痛，头晕目眩，耳鸣，腰脊酸软，肢体无力，遗精，阳痿或月经不调，舌红少苔，脉细数。

治则：补益肝肾。

方药：调元肾气丸或金匮肾气丸合补中益气汤加减。

(4)热毒蕴结：病变局部红肿发热，疼痛及压痛明显，口渴，大便秘结，小便黄赤，舌质红绛，苔黄厚，脉弦数等。

治则：清热解毒，活血止痛。

方药：黄连解毒汤或清营汤合桃红四物汤加减。

(5)癥瘕积聚：肿块坚硬，久治不散。疼痛不适，压痛明显，纳呆腹胀，舌暗苔腻，脉沉涩。

治则：软坚散结，消癥化积。

方药：消癌片、抗癌止痛散、大车螯散加减。

中医学认为，疾病的发生不外乎正、邪两方面斗争的结果。邪正斗争，不仅关系着疾病的发生，而且直接影响着疾病的发展与转归，同时也影响着病证的虚实变化，且邪正斗争贯穿疾病过程的始终。恶性骨肿瘤的局部变化与全身影响错综复杂，因此在临床治疗时应正确处理好“邪与正”“攻与补”“标与本”的辨证关系。肿瘤早期，正气尚未衰竭，应以攻为主，攻中寓补；中期正盛邪实，或肿瘤切除者，应攻补兼施；晚期正虚邪实，或放化疗后者，可先施以补益之剂，待患者体质增强、耐受攻伐之后，再根据具体情况进行攻邪或采取攻补兼施之计。

就肿瘤而言，肿瘤病变为本，在病变发展过程中所出现的各种并发症如出血、感染，以及在放疗、化疗中出现的红细胞减少、白细胞下降等则属标。治本固然重要，但如果不能顾及标的话，有时也可能发生严重的后果，甚至危及生命。故临床上应根据“急则治其标，缓则治其本”的原则，具体问题具体分析，标本兼顾，认真对待，才能取得较好的疗效。

第二节 骨 瘤

骨瘤(osteoma)是因骨膜性成骨过程异常,以密质骨骨小梁结构过度增殖所形成的一种良性肿瘤。多见于颅、面各骨,骨瘤的瘤体由生骨性纤维组织、成骨细胞及其产生的新生骨所构成,含有分化良好的成熟骨组织,并有明显的板层结构。骨瘤伴随人体的发育而逐渐生长,当人体发育成熟后,大部分肿瘤亦停止生长。多发性骨瘤称加德纳综合征(Gardner syndrome),同时有肠息肉和软组织病损,系一家族性、常染色体畸变引起的显性遗传性疾病。本病为一种少见的良性肿瘤,发病年龄在 10~79 岁不等,以 20~40 岁最常见,男女发病无明显差异。

一、临床表现及诊断

(一) 症状与体征

骨瘤为位于骨表面的无痛性肿块,除局部畸形外,常无症状。骨瘤生长缓慢,一般待全身骨骼发育成熟后,骨瘤即停止生长。本病好发于颅骨面,额窦居首位,鼻窦次之,颅骨区外骨瘤少见。生于颅骨表面者,可见皮下丘状凸起,皮肤颜色正常,骨性硬度,无明显疼痛和压痛,肿瘤与皮下无粘连,巨大者可导致面部不对称畸形;生于鼻窦部者,可引起头痛、鼻塞等症状;生于眼眶内者,常造成眼球突出,视力减退,甚至失明;生于下颌骨者,则可使牙齿松动;少数生于颅骨内板者,可出现头晕、头痛及癫痫发作等。发生于四肢长骨者,以股骨远端即胫骨近端多见;若肿块较大或邻近关节者,可影响关节功能。

(二) 影像学检查

1. X 线检查 位于颅骨面的骨瘤可见原有骨质破坏而同时出现不同程度骨化,边界清楚,肿块突出于骨外或腔内。发生于长骨者位于干骺端,可见一致密骨样团块阴影,位于一侧骨皮质,表现为平滑、边缘清晰的赘生物,好似骨的向外延伸,且有围绕骨干生长倾向,骨皮质一般不受侵蚀。肿瘤骨化程度不同,如肿瘤高度骨化而看不出细致纹理结构者称象牙骨瘤。骨瘤多为单发,偶有多发。

2. CT 检查 CT 检查可清楚地确定瘤体所在部位及其与周围组织的关系,可见与正常骨皮质相连续的一高 CT 值的骨性肿块。CT 值大小不等。源于骨皮质的骨瘤,其 CT 值与密质骨等同,源于松质骨的骨瘤内,CT 值稍低于骨皮质。

(三) 病理学检查

多为致密骨块。肿瘤骨呈黄白色,骨样硬度,表面凹凸不平,覆以假包膜。骨瘤具有正常骨小梁结构,但骨小梁粗厚,排列不均,互相连接成网状,骨小梁间为疏松的纤维组织。显微镜下可见瘤体由纤维组织与新生骨构成,骨细胞肥大,基质染色不均。成纤维细胞与成骨细胞均无恶性变现象。

二、鉴别诊断

骨瘤发生于鼻旁窦内、下颌骨者,表现典型,诊断多无困难。发生于颅骨者,应与脑膜下钙化、骨软骨瘤、血管瘤及骨肉瘤等鉴别。此外,骨瘤还应与骨化性肌炎及骨旁骨肉瘤相鉴别。

三、治疗与预后

骨瘤的生长伴随人体的发育而逐渐增大,至发育停止后亦多停止生长。因此,对小而无症状的骨瘤,可采取对症治疗,无须手术切除。深在的、有生长趋势或症状显著、影响功能者,应及早手术摘除。突出骨外的骨瘤可自根部切除,在某些解剖复杂区域,通常仅需进行病变刮除或基底部切除,以达到减压或改善外形的目的即可,无需进行广泛的边界切除。本病一般预后良好,少数病例术后可能复发,但至今尚未见有恶变的报道。

第三节 骨样骨瘤

骨样骨瘤（osteoid osteoma）是一种起源于骨组织的良性肿瘤，由成骨性结缔组织及其所形成的骨组织构成。表现为孤立性、小圆形或卵圆形巢状肿瘤组织。临床上较少见，约占良性骨肿瘤的1.6%，本病以青壮年多见，男女发病率之比约2∶1。任何骨均可发病，但以股骨和胫骨为多见。

一、临床表现及诊断

（一）症状和体征

主要症状为逐渐增强的局部疼痛和压痛，疼痛比一般良性肿瘤明显。本病起病隐匿，疼痛常为就诊的主要原因，初期为患处局限性间歇性疼痛，休息后疼痛减轻或消失，活动后加剧，随后疼痛逐渐变为持续性剧痛，尤以夜间为甚，服用水杨酸类药物，多数可有良好的止痛效果，但其他止痛药止痛效果则不及水杨酸类药物。这是骨样骨瘤的一个重要的诊断特点。

局部无红、肿、热等炎症表现，局部压痛明显，且有肥厚感，肌萎缩。位于脊椎者，除产生局部疼痛、压痛外，可合并肢体不同程度的知觉及运动功能障碍，或产生神经根痛，可合并脊柱侧弯；位于下肢者可出现痛性跛行及坐骨神经痛，由于不随意的肌肉痉挛，可产生继发畸形。

（二）影像学检查

X线检查：肿瘤早期往往不显影，周围骨硬化亦不明显，X线检查常为阴性。当病变发展到一定程度时，X线片则可见“瘤巢”和“反应骨”征象。瘤巢是诊断本病的主要征象，多为单发的圆形或椭圆形透亮区，边缘清晰，直径一般在0.5~2cm，中央可见钙化影。在“瘤巢”周围常有广泛的骨膜反应骨，骨皮质增厚硬化，有时整个骨干均显示增粗硬化，密度很高，往往将小的“瘤巢”遮盖。此“反应骨”现象是本病的另一重要表现。

（三）病理检查

瘤巢完整切除时，其剖面可见灰红色颗粒状、砂砾状骨样组织，呈骨小梁放射状排列。瘤巢直径多在1cm以内，质地脆而易碎，周围为硬化骨。镜下见肿瘤中央为骨样组织，周围有少量纤维组织及成骨细胞围绕，间质中有丰富的血管，并可见到多核巨细胞。肿瘤位于松质骨内时，骨小梁显著粗大，位于骨膜下时可见大量反应性新生骨。瘤巢中央偶见钙化或骨化。

二、鉴别诊断

（一）骨脓肿

临床上有炎症表现，局部有红、肿、热、痛及压痛，一般骨膜反应较明显，呈多层状、花边状，局部软组织可以出现炎症性水肿。血常规检查白细胞增高。X线检查可见骨皮质内密度减低的病灶及其周围骨的增生硬化，有时可见密度增高、无结构的死骨。本病系毒力较小的化脓菌侵袭感染所致，因此使用抗生素治疗有效。

（二）硬化性骨髓炎

主要表现为部分骨皮质广泛增生硬化，看不见瘤巢影像。本病病程缓慢，临床症状轻微，常为间歇性疼痛，服水杨酸类药物不能缓解。

三、治疗

骨样骨瘤虽有自愈倾向，但其病程长，痛苦大，确诊后即应早期治疗。以清除“瘤巢”为主，可采取切除术或同时做植骨术，手术效果较好，一般疼痛可迅速消失，不再复发。本病预后良好，恶变者极少。

第四节 骨软骨瘤

骨软骨瘤（osteochondroma）又称软骨性外生骨疣，是最常见的良性软骨源性骨肿瘤。它是骨与软骨形成的一种发育性异常，起于软骨生长板外周，可见于任何软骨生长骨上，但多见于生长迅速的长骨。肿瘤位于骺端，向骨皮质表面生长，通过软骨化骨形成菜花状瘤体，基底与骨皮质连续，表面覆盖软骨帽。本病有单发性和多发性两种，前者多见。后者常合并骨骺发育异常，并有遗传倾向，又称为遗传性多发性骨软骨瘤、骨干连续症、干骺端连续症等。

一、临床表现及诊断

（一）症状与体征

多发生于男性青少年，10~20 岁年龄组最多见。肿瘤分布遍及全身骨骼，但好发生于四肢长骨干骺端，尤其股骨下端和胫骨上端最为常见。局部突起肿块为其主要体征，肿块表面光滑亦可呈凹凸不平分叶状，不与皮肤粘连，为骨性硬度，且固定。一般无症状，或只有轻微酸痛。虽然肿块生长缓慢，但当巨大肿块可压迫周围肌肉、神经、血管等软组织时，可引起相应的压迫症状和关节功能障碍。多发型者，广泛多发的骨软骨瘤的生长，导致长骨的发育障碍，特别当一骨多发时可造成骨的严重畸形。

（二）X 线检查

X 线检查可见骨干骺端有骨性突起，自一侧骨皮质向软组织内背离关节生长。根据形状和基底的大小，临床上将其分为蒂柄型和广基型两种。蒂柄型者，其底较小、顶端多较大，呈杵状、圆顶状或菜花状；广基型者，相对矮圆，基底宽大，表现为骨端的骨性隆起，或为尖端细长的锥形骨赘。其基底与骨皮质相连，中心部可见有骨小梁通过，边缘部可呈波状纹改变。顶端的软骨帽厚薄不一，年幼者较厚，成年人则较薄，有时出现不规则的斑点状钙化及骨化。当软骨帽钙化密度变淡，形似云雾状，边界不清，有骨皮质的破坏缺损，甚至波及基底部或停止生长后又开始增大，则提示有恶变的可能（图 24-4-1、图 24-4-2）。

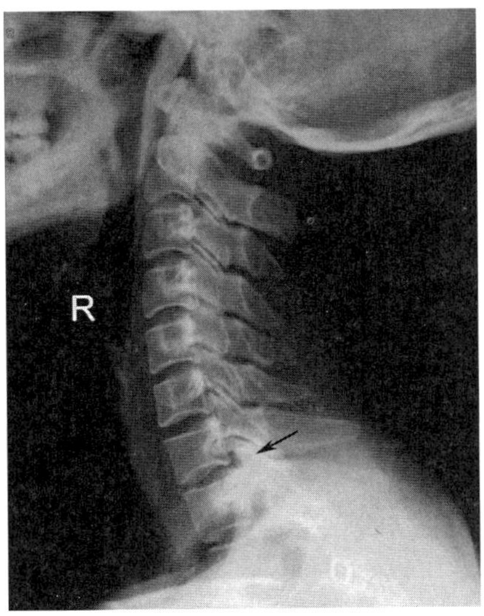

图 24-4-1　骨软骨瘤

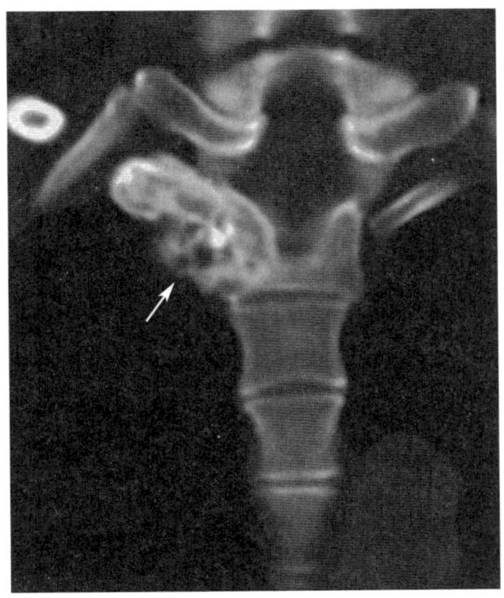

图 24-4-2　骨软骨瘤对骨的破坏

（三）病理检查

虽然肿瘤的形态多种多样，但皆由纤维组织包膜、软骨帽和骨性基底三部分构成。镜下见骨软骨瘤分为 3 层：表层为纤维组织、基底部为海绵状松质骨、中间为软骨层。软骨层细胞排列似骨骺软骨细胞，在软骨细胞间质可见钙化。

二、鉴别诊断

骨软骨瘤患者多为青少年,局部有一生长缓慢的硬性固定的肿块,无明显症状。一般外生骨疣处有一个大的充液滑囊,肌肉或肌腱可在其上滑动。X线检查可见发自干骺端的外生瘤块,多可明确诊断。有时需与肌腱附丽处骨(钙)化及骨旁骨瘤作鉴别。

(一)肌腱骨化

肌腱骨化为大的肌腱抵止处,如股骨大粗隆、跟骨结节及枕骨结节等处沿肌腱的骨化、钙化。

(二)骨旁骨瘤

是一种少见的、起源于骨膜或骨旁结缔组织的良性肿瘤,因在肿瘤的X线片上可见到骨皮质旁的团块状骨化影,故需与骨软骨瘤鉴别。本病多发生于股骨远端后侧,起自一侧骨皮质,同时向骨内外生长,产生骨化团块影像,表面呈不规则分叶状。

三、治疗

对于无功能障碍和无恶变倾向的骨软骨瘤,一般不需治疗,只要密切观察即可。若肿瘤增大,影响关节活动,或压迫神经、血管,应手术切除。肿瘤若发生在脊柱部位,为防止压迫脊髓,应及早切除。手术应在软骨膜和骨膜外显露,从基底切断,包括软骨膜及少许正常皮层骨质,取下完整的肿瘤。一般肿瘤不复发。但在躯干部位,如骨盆,肿瘤复发和恶变机会增多。应引起注意的是手术切除肿瘤时应彻底,不宜采用局部搔刮术,不彻底的手术反而促进或加速恶变。

第五节 软骨瘤

软骨瘤(chondroma)是一种以透明软骨为主要病变的良性骨肿瘤。根据发生部位和范围不同,分为内生(髓腔内)软骨瘤和外生(骨皮质旁)软骨瘤。内生软骨瘤又分为单发性与多发性,以单发性多见。多发性软骨瘤侵犯一侧肢体合并发育畸形者,又称奥利尔病(Ollier disease),有较高的恶变率。多发性软骨瘤同时伴有体表或脏器的血管瘤,则称为马富奇综合征(Maffucci syndrome)。

一、临床表现及诊断

(一)症状与体征

软骨瘤的发病年龄在20~40岁多见,男性多于女性。好发于四肢短骨,50%发于手足,其中90%发生在手,实际上手是唯一好发部位。本病起病隐匿,病程经过缓慢,多无任何症状,只是偶尔因外伤或其他原因摄片时被发现。手足短骨受累时,局部缓慢肿胀呈梭形或球形,不痛或仅有轻微隐痛。表面光滑,触之坚硬,轻度压痛,不影响关节功能,发生病理性骨折时则疼痛剧烈。发生于长骨,尤其是下肢者,可引起肢体弯曲畸形、短缩及跛行。多发性内生软骨瘤可引起肢体畸形和功能障碍。

(二)影像学检查

X线检查可见,单发性内生软骨瘤病变位于干骺端的中央区或略偏一侧,指骨病变常侵犯整个骨干,表现为局限于骨髓腔的圆形或椭圆形透亮区,边缘整齐,周围多有一环形硬化带。局部骨皮质膨胀变薄,有的骨皮质可断裂,一般无骨膜反应。透亮区内常有不规则的砂砾样钙化或骨化,对诊断极有价值。外生软骨瘤X线片则表现为软组织阴影,其中有时有散在钙化点,附近骨皮质呈局限性弧形凹陷,边缘轻度硬化。多发性软骨瘤X线片显示骨质膨胀,或向一侧膨出,溶骨区内有散在点状、片状或环状钙化阴影。

(三)病理检查

肿瘤为透明软骨组成,质地坚韧,呈分叶状,色淡蓝,略有光泽,部分肿瘤组织呈黏液样。出现钙化及骨化时,肿瘤失去光泽。显微镜下见主要成分是透明软骨,肿瘤组织为分化成熟的软骨细胞。瘤细胞呈不规则分散排列，细胞较小，细胞核大小均匀，较为一致，多为单核，染色深。

二、鉴别诊断

（一）骨囊肿

骨囊肿多见于儿童及青少年，病灶在长骨的干骺端与骺线相连，以肱骨和股骨多见，症状一般较轻。X线检查表现为局限性骨质破坏，较透明，囊肿为空腔，内含少量液体。

（二）骨纤维异常增殖症

本病是一种原因不明、缓慢进展的自限性良性骨纤维组织疾病。正常骨组织被吸收，而代之以均质梭形细胞的纤维组织和发育不良的网状骨骨小梁，可能是网状骨未成熟期骨成熟停滞或构成骨的间质分化不良所致。多发生于20岁以前，女性多见。以股骨、胫骨及肋骨多见。X线检查表现为局限性骨质破坏，位于髓腔内，骨质轻度扩展，病变呈毛玻璃样。

三、治疗

对于无症状、病变范围较小者可不手术，但要定期观察。若有症状、病变范围较大、病变在长骨者，可行刮除植骨术或切除植骨术，只要手术彻底，很少复发。有的部位如腓骨近端，也可行阶段切除术。若术后复发，有恶变者可考虑截肢手术。

第六节　软骨母细胞瘤

软骨母细胞瘤是以排列紧密的多角形成软骨细胞为主的良性骨肿瘤。临床较少见，约占良性骨肿瘤的3.5%。好发于长骨骨骺端，常合并关节反应症状。该肿瘤复发率及恶变率均较高。

一、临床表现及诊断

（一）症状与体征

多见于10~25岁的男性。凡有骺软骨的部位皆可发生本病，以股骨下端、胫骨上端最多，肱骨上端也较为常见，短骨中以距骨和跟骨较多。主要表现为局部疼痛或不适，病程缓慢，表浅者可扪及肿块，有压痛。近1/4患者邻近关节有积液且影响关节活动。少数患者有炎症反应，全身低热、白细胞增多和红细胞沉降率增快，病变局部红、肿、热、痛，局部所属淋巴结肿大等表现。

（二）影像学检查

X线检查可见，肿瘤常位于骨骺部位，多较局限，亦可累及干骺端。肿瘤体积大小不等，一般瘤体直径在2~10cm，初发时位于中心，增大后偏向一侧，使骨皮质膨出变薄，但无骨膜反应，边界清楚，多数病灶周围有一圈轻度致密骨阴影。由于肿瘤多位于骨骺部，可波及邻近关节，出现关节肿胀、积液、滑膜增厚等滑膜炎表现。肿瘤中心因钙质沉着而密度增高或出现斑点状钙化影，多呈肥皂泡沫状，可合并病理性骨折。

（三）病理检查

为韧性肿物，肿瘤截面呈灰蓝色，砂砾样，可有小囊腔和血腔。镜下可见主要成分是多角形或圆形成软骨细胞，排列致密，包膜边界清楚，核大呈圆形或椭圆形，染色较深。间杂有多核巨细胞，软骨样或骨样或黏液组织，并见钙化。

二、鉴别诊断

（一）骨巨细胞瘤

骨巨细胞瘤是由骨髓间质细胞分化而来，以单核瘤样细胞和多核巨细胞为主要成分的溶骨性肿瘤。

多见于 20~40 岁者，发病缓慢，局部肿胀，内有泡沫样阴影，病灶内无钙化，周围有骨壳形成，而无硬化带。

（二）软骨肉瘤

软骨肉瘤的发病年龄较其他原发性骨骼肉瘤患者晚，多在 50~70 岁发病。病变多位于扁骨及长骨干骺端，呈不规则溶骨性破坏，边缘模糊不清，内有不规则斑片状钙化。常伴有软组织肿块，内有瘤软骨钙化。

三、治疗

手术刮除及植骨术为首要治疗，彻底手术刮除并行植骨术可以治愈，很少复发，预后良好。对巨型者有时需用截除术或附加大块植骨，绝大部分可以治愈。但应该注意的是，软骨母细胞瘤具有局部侵袭性和较高的复发倾向，因此临床治疗上需采取积极彻底的手术方案。

第七节　软骨黏液样纤维瘤

软骨黏液样纤维瘤（chondromyxoid fibroma）为一种类似黏液瘤的软骨良性肿瘤，又称纤维黏液性软骨瘤，是一种特殊分化的软骨源性良性骨肿瘤。较少见，占良性骨肿瘤的 3.6%。这种肿瘤的临床和 X 线检查表现均属良性，但病理过程有时似恶性肿瘤，不易与软骨肉瘤区分。

一、临床表现及诊断

（一）症状和体征

男性多于女性，好发年龄为 10~30 岁。多发于胫骨上端和股骨下端。主要症状为局部间歇性疼痛、肿胀，表浅部位可扪及肿块。肿瘤生长缓慢，附近关节功能多不受影响，但浅表部位的肿瘤多因局部骨质膨胀而变形，且有压缩。如果病变范围大，亦可累及关节，影响关节功能。

（二）影像学检查

X 线检查显示，肿瘤好发于下肢，特别多见于胫骨，多呈偏心性生长，不侵及骨骺。肿瘤呈圆形或椭圆形溶骨性破坏，常表现为多囊状透亮区，其中有斑点状钙化影，边缘锐利清楚，病变周围有不同程度的增生硬化。骨皮质变薄并膨胀，无明显骨膜反应。

（三）病理检查

肿瘤似软骨，为白色不透明纤维样组织，硬韧而脆，截面呈分叶状，软骨样和黏液样组织交错，肿瘤边缘清楚局限。镜下见肿瘤有黏液样组织、软骨组织和纤维组织。其中，黏液成分较多，星状细胞散在基质内，黏液染色呈阴性；边缘区多种细胞密集，有梭形瘤细胞、多核巨细胞、吞噬细胞，瘤细胞核肥大而深染，甚至出现双核、多核等，易被误诊为恶性肿瘤。

二、鉴别诊断

（一）骨巨细胞瘤

发病年龄较大，病变处呈溶骨性皂泡样改变，膨胀更显著，骨皮质变薄如纸。病灶内无钙化，周围有骨壳形成，无硬化带。

（二）软骨母细胞瘤

发病年龄较小，病变膨胀较轻，瘤内无骨嵴，常有钙化斑点。肿瘤多位于骨骺部，可波及邻近关节，出现关节肿胀、积液、滑膜增厚等滑膜炎表现。

（三）多房性骨囊肿

发病年龄较轻，多见于股骨和肱骨上端干骺部中央部，不呈偏心性生长，周围硬化较轻，易产生病理性骨折。

三、治疗

手术刮除及植骨术应彻底搔刮，包括周围部分正常组织，然后植骨，预后良好。若病变范围广泛，可行截除术及植骨。复发率为 10%~25%，手术不彻底为常见复发原因，恶变者罕见。

第八节 骨血管瘤

骨血管瘤（bone hemangioma）系错构瘤，是一种由于骨内血管结构增生而形成的良性肿瘤。本病好发于脊柱，其次为颅骨、下颌骨和四肢长骨等。可单发，也可多发。发病年龄为 10~30 岁，男女性别无明显差异。病程长，有些可在生长发育中静止和退化。

一、临床表现及诊断

（一）症状与体征

本病的主要症状为局部疼痛和肿胀。早期患者无症状或症状轻微，有时到发生病理性骨折时才被发现。病变位于脊柱和颅骨的患者，可产生神经压迫症状，有时发生瘫痪。晚期患者溶骨性破坏改变显著时，易被误诊为转移癌而放弃进一步检查治疗。

（二）影像学检查

X 线检查表现可分以下 3 种类型。

1. 垂直型 多见于椎体，病变椎体略膨胀，由于大部分骨小梁吸收，小部分骨小梁增粗，在 X 线片上可见有条纹交叉的阴影，可呈典型的“栅栏状”或“网眼状”影像（图 24-8-1）。

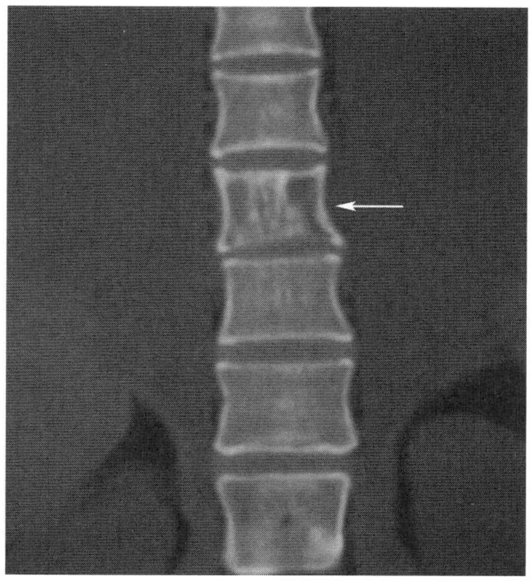
图 24-8-1 栅栏状影像

2. 日光型 多见于颅骨。发生于颅骨的血管瘤表现为圆形骨质缺损区，缺损区内有自中央向周围放射的骨针，排列较规则。X 线片显示在肿瘤破坏的囊性透亮区内，出现向四周放射的骨间条纹形状阴影。

3. 泡沫型 多见于长骨，表现为偏心性或中心性囊状骨缺损区，内有多少不等的骨嵴，引起骨骼局限性膨胀，骨干增粗，肿瘤呈泡沫状囊肿，周围骨皮质变薄，一般无骨膜反应（图 24-8-2）。

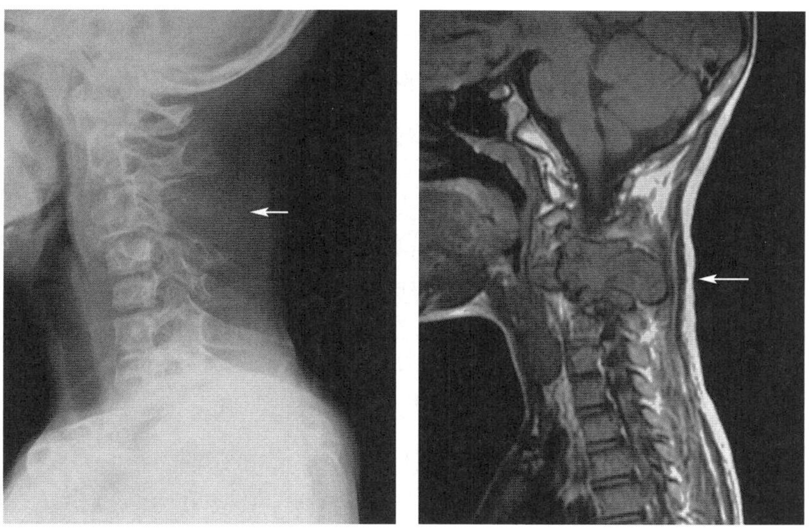
图 24-8-2 椎血管瘤伴动脉瘤样骨囊肿

(三) 病理学检查

骨血管瘤为一种极易出血，掺杂于骨小梁间而不易单独分离的软组织肿瘤，肿瘤使骨质膨胀变薄，在肿瘤壁上常见到粗糙而硬化的不规则骨嵴，肿瘤组织因出血而呈灰红色或暗红色。镜下可见大量增生的毛细血管及扩张的血窦。肿瘤组织边缘可有残存的正常骨小梁，在肿瘤组织间可见到脂肪性骨髓。

二、鉴别诊断

患者多为青少年，患处有发展缓慢的疼痛性肿块，X 线检查的特殊表现有助于诊断。活检时出血较多，不可误认为恶性肿瘤。应与骨巨细胞瘤、骨髓瘤、骨囊肿等鉴别。血管造影有助于鉴别诊断。

三、治疗

目前，对于该病尚缺乏有效的根治手段，临床上主要采取放疗和手术。脊椎血管瘤常采用放疗，产生脊髓压迫时应及早手术解除压迫，术后再行放射治疗。颅骨血管瘤者，因大剂量照射损害脑组织，故以手术切除为宜。四肢长骨血管瘤宜用手术切除或手术与放疗并用。一般预后良好。

第九节　原发性恶性骨肿瘤

骨　肉　瘤

骨肉瘤（osteosarcoma）是原发于骨组织的最常见的恶性肿瘤，特征是肿瘤细胞直接形成肿瘤骨样组织和肿瘤骨组织，占原发性恶性骨肿瘤的 38.5%，是最具代表性的恶性骨肿瘤。其临床表现、X 线检查及病理表现复杂，恶性程度高、危害性大，预后差。

一、临床表现及诊断

(一) 临床表现

好发于青少年，男性发病率高于女性。15~20 岁发病率最高。好发于四肢长骨干骺端，以股骨远端、胫骨近端最多见。早期常无症状，或仅有间歇性隐痛，这是骨肉瘤不易被发现的重要原因之一，因此要引起高度重视。中期主要表现为局部疼痛，日渐加剧，夜间加重，压痛明显。肿瘤发展迅速，质地韧硬，与深部组织粘连固定，肿瘤邻近关节，可引起关节放射痛及功能障碍。晚期，随着病程进展，以上表现呈进行性加重，疼痛难忍，肿瘤极度增大，肿瘤表面出现粗大扩张的静脉，偶可摸到颤动，并听到血管杂音。少数干骺端病例可侵越关节软骨，进入关节腔，致使关节疼痛、肌肉萎缩、功能障碍。少数病例发生病理性骨折。患者逐渐出现食欲不振、消瘦、贫血、发热、不能入睡，呈恶病质状态。

(二) X 线检查

1. 早期表现　X 线检查在诊断骨肉瘤中具有头等重要价值，凡是在青少年骨生长相对旺盛时期，无明显诱因而出现的四肢疼痛，特别是腿痛，应及时行 X 线检查，如发现骨皮质内有纵行线样透亮区，或有数量不等，针孔样大小的筛孔样透亮区，或在干骺部见局限性小破坏区等，应疑及骨肉瘤的可能（图 24-9-1）。

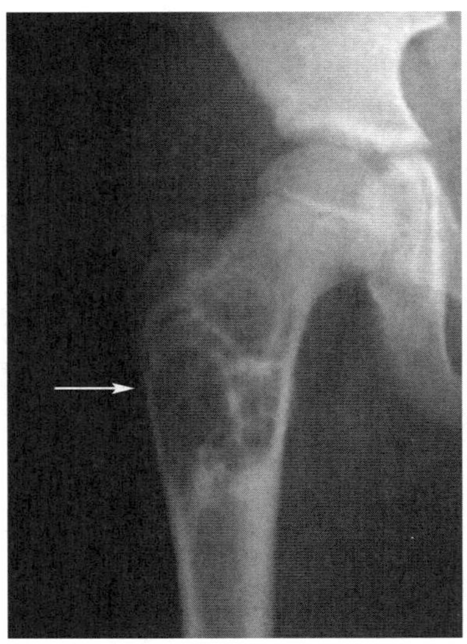

图 24-9-1　骨肉瘤

2. 典型表现

(1) 骨质破坏：表现为原来的骨皮质和髓腔的破坏，即骨的溶解。骨髓腔内发生骨肉瘤以溶骨型为多，自内而外迅速生长，松质骨呈斑片状或大片溶骨状破坏，境界模糊，高度溶骨破坏者，受累骨干可整段破坏殆尽。骨皮质的破坏和肿瘤骨的形成常同时存在，X 线片上显示纹理杂乱、密度致密的肿瘤骨阴影重叠于破坏的松质骨上，骨皮质可有筛孔状、细线状或虫蚀状破坏，进一步发展则出现骨皮质的缺损、断裂。

(2) 瘤骨形成：瘤骨是肿瘤细胞形成的一些分化不良的骨组织，其数量不等，形态各异，密度不均，呈排列紊乱的致密影，是诊断骨肉瘤的可靠依据。表现为肿瘤中心部或软组织肿块内有斑片状或絮状阴影，边缘有模糊的棉絮状瘤骨，或为密度极高的象牙样瘤骨；或是与骨皮质垂直或呈斜行，基底与骨皮质衔接的针状瘤骨。

(3) 骨膜反应：是肿瘤成骨和破骨活动所引起的反应。早期骨肉瘤将骨膜自骨面上剥离，其下产生反应性新骨，X 线片上表现为“日光反射线状”或“针状骨膜反应”。在肿瘤与骨干连接处，即骨膜自骨皮质上掀起处，新生骨可形成 Codman 三角。随着肿瘤继续发展，新生骨受挤压和破坏，骨膜反应可变成毛发蓬松状，Codman 三角消失。增生骨膜的再破坏是诊断骨肉瘤的重要征象之一。

(4) 软组织肿块：骨肉瘤生长迅速，极易从骨皮质向软组织浸润，形成软组织肿块。肿瘤穿过骨皮质进入软组织内而形成软组织肿块时，X 线片显示梭形、圆形、棉絮状、云片状界限不清的软组织阴影。在软组织肿块内也可出现不规则的骨化区，即在软组织内形成各种形态的瘤骨。

3. 骨肉瘤的分型 临床及 X 线检查表现根据肿瘤内瘤骨及破坏的多少不同而分为成骨型、溶骨型及混合型。85% 以上的骨肉瘤通常位于长骨的干骺端，表现以肿瘤骨形成、髓腔硬化及骨膜反应为主，但亦有不同程度的骨破坏，在 X 线片或 CT 片中十分致密，称为成骨型，又称硬化型。溶骨型以骨破坏为主，骨膜反应不明显，但亦有少量瘤骨形成。实际上单纯成骨型或溶骨型是没有的，成骨型与溶骨型常混合存在，故通常以混合型骨肉瘤占多数。

（三）实验室检查

实验室检查常见血红蛋白含量低，血沉增快，血清碱性磷酸酶和乳酸脱氢酶升高。血清碱性磷酸酶增高对诊断本病颇有帮助，其变化与肿瘤样骨细胞的活跃程度有密切关系，一般此酶愈高，预后愈差。

（四）病理检查

肿瘤多侵蚀骨皮质而进入软组织内。肿瘤骨少时，瘤组织为灰白色鱼肉样，质脆，因极易出血而亦呈暗红色。肿瘤骨多时，切面呈黄白色或淡黄色，质硬，可见散在的砂砾样骨质。肿瘤常有广泛坏死、溶化及囊腔形成。

镜下见肉瘤细胞具有明显的异型性，大小不一，不规则多角或梭形瘤细胞，胞核肥大，形态各异，常见核分裂相和巨核等，有时可见多少不等的瘤性软骨组织形成。

二、鉴别诊断

（一）骨髓炎

骨髓炎的骨质破坏规则且局限，破坏区周围有成骨，成骨区内无破坏。骨膜反应由轻到重，由模糊到清楚，由幼稚到成熟。而骨肉瘤则与此相反，在骨破坏边缘模糊的同时出现密度很高的瘤骨，骨膜反应残缺不全及骨膜延续遭到破坏。骨肉瘤发展迅速，破坏性较大，可快速侵犯软组织。此外，抗感染治疗后症状减轻者为骨髓炎，而抗感染治疗骨肉瘤无效。

（二）软骨肉瘤

发病年龄较大，多发生于 30~50 岁的患者，病程较缓慢。主要表现为骨皮质膨胀变薄或增厚，软组织阴影内有大量棉絮状和砂砾样钙化影。病骨区周围常有较多之环形、半环形及弧形钙化，此为软骨肉瘤的特征性改变。但极少有放射状骨针或 Codman 三角骨膜反应。若继发于内生软骨瘤，则可见到不规则的致密斑点，肿瘤若穿破骨皮质，则呈毛发蓬松状外观。

（三）骨纤维肉瘤

发病年龄较大，好发于骨干或干骺端。表现为局限性溶骨性破坏，有散在的小钙化点，无瘤骨形成及环形钙化，亦无骨膜反应。一般须经病理检查确诊。

(四) 尤因肉瘤

多见于青少年,发病年龄较骨肉瘤小,平均 15 岁,好发于长骨骨干。发病时可有发热及白细胞增多等全身症状。表现为骨髓腔内不规则的斑点状溶骨性破坏及葱皮样骨膜反应,对放射治疗颇为敏感。确诊需要通过活体组织检查。

(五) 骨巨细胞瘤

一般起病缓慢,病程较长,症状较轻,边界较为清楚,周围骨质正常。但有时恶性骨巨细胞瘤与骨肉瘤不易区分,应仔细鉴别诊断。恶性骨巨细胞瘤发病年龄较大,不见肿瘤性骨质,尤其波纹状类骨质;不见软骨及肿瘤型多核巨细胞。恶性骨巨细胞瘤的基质细胞异型性较骨肉瘤细胞轻,且可呈束状或编织状排列。

三、治疗

骨肉瘤的治疗效果极差,因本病高度恶性及早期发生血源性肺转移,患者多因肺转移而死亡。近年来,本病的治疗主要有两方面的进展:一是以大剂量化疗为主的综合治疗应用;二是保肢手术的开展,使肢体的截肢率明显下降。因此,骨肉瘤患者 5 年存活率已提高到 60%。

骨肉瘤必须以手术治疗为主,辅以必要的化疗。高位截肢术及关节离断术仍为目前常用方法。根据肿瘤浸润范围,做根治性切除瘤段、灭活再植或植入假体的保肢手术或截肢术,但术前要进行大剂量化疗,术后继续大剂量化疗 6~9 个月或更长。

一般而言,对骨肉瘤行截肢或关节解脱的手术指征有如下几点:①肿瘤已经使肢体完全丧失功能者;②肿瘤严重肿胀,皮肤有破溃危险,或疼痛剧烈,或已发生病理性骨折,甚至已发生肺转移,患者难以忍受极大痛苦和长期体力消耗者;③肢体功能严重丧失,或经关节切除后无法施行功能重建者;④肿瘤已使患者失去保肢条件,或限于经济和技术条件,不能采用保肢手术者。

骨肿瘤发展较快,发生肺内转移较早,且肺转移是患者死亡的主要原因。故应努力争取早期发现、早期诊断,早期采用上述各种综合治疗方法,并设法控制转移瘤的发生,以提高骨肉瘤的疗效。

软骨肉瘤

软骨肉瘤(chondrosarcoma)是发生于软骨细胞的恶性骨肿瘤,发病仅次于骨肉瘤,占原发性恶性骨肿瘤的 20% 左右。本病分为原发性和继发性两种。前者是一种以肿瘤细胞形成软骨而很少形成骨为特征的常见恶性骨肿瘤,大部分开始即为恶性,而后者则由软骨瘤、骨软骨瘤等恶变而来,预后相对较好。

一、临床表现及诊断

(一) 临床表现

本病男性发病率高于女性,以 11~30 岁发病最多。好发于四肢长骨,股骨及胫骨发病最多,其次为骨盆和肱骨。症状因病变部位而异,原发者病程短、症状重;继发者病程长而症状轻。早期无症状,以后主要表现为疼痛,并逐渐加剧,呈持续性疼痛,局部可扪及质硬肿块,压痛不明显。发生于脊椎与骨盆的肿瘤可引起放射性疼痛,向骨盆内生长的肿瘤,可致大小便障碍。肿瘤若发生在干骺端,则引起邻近关节疼痛或功能障碍。

继发性软骨肉瘤多见于 35 岁以上的人,有良性骨肿瘤病史,肿块突然增大,疼痛骤然加剧,局部肿胀明显。但继发性软骨肉瘤比原发性者症状轻,发展慢,预后相对较好。

(二) X 线检查

在长骨干骺端可见大小不等、形状不规则的骨质破坏透明区,边界模糊不清。肿瘤可压迫、侵蚀骨皮质,使其膨胀变薄,毛糙不齐;骨皮质内面呈波浪形。一般骨膜反应较少,多局限于骨干侧,当骨皮质被穿破时,肿瘤在骨外形成弥漫性的软组织肿块影像。肿瘤中显示形态不一的斑点状、环状、团块状及絮状软骨钙化影，为诊断软骨瘤的一个重要特点(图 24-9-2)。

(三) 病理检查

肿瘤为不规则圆形或哑铃形，边缘不甚清，常分叶，呈灰白色、质硬脆、有光泽的半透明样软骨组织。镜下见软骨肉瘤由肉瘤性成软骨细胞及软骨基质构成。主要见到各种分化程度不等的瘤细胞，其形态多样，大小不一，排列紊乱。多数细胞具有多核，常见核分裂象及瘤巨细胞。瘤细胞间为数量不等的软骨基质，含有钙化或少量纤维组织。

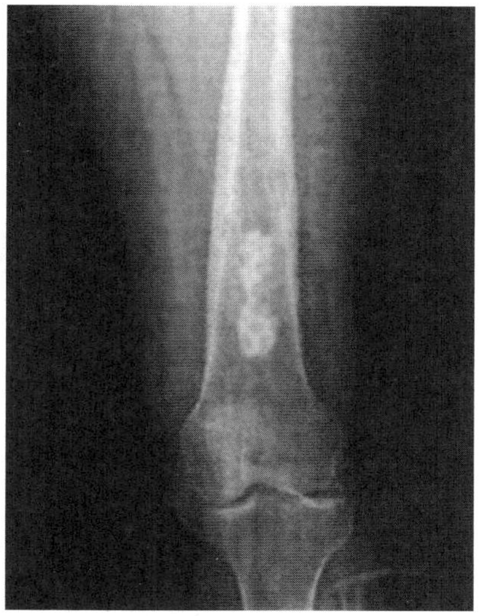

图 24-9-2　软骨肉瘤

二、鉴别诊断

(一) 软骨瘤

好发于儿童时期，多发于手、足短骨。软骨瘤较轻，肿瘤体积较软骨肉瘤小，且少有侵袭破坏者。一般无疼痛，不引起软组织肿胀，X 线片显示骨皮质多完整，亦无软组织块影。瘤内常有散在砂砾样钙化，但较软骨肉瘤少且小。很少有骨膜反应。

(二) 骨肉瘤

发病年龄较软骨肉瘤轻，病程进展迅速，肿瘤呈明显溶骨性破坏，有较多瘤骨或瘤软骨形成，骨膜反应明显，形态多种多样，Codman 三角常见。

(三) 骨囊肿

骨囊肿为良性病变，囊壁为一层纤维包膜，囊内为黄色或褐色液体，预后良好。X 线片显示边缘光滑整齐，内无钙化，亦无软组织肿块。

三、治疗

软骨肉瘤对放疗、化疗均不敏感，故其治疗以早期手术为主，手术应彻底，否则易于复发，且复发后生长更快。手术治疗以截肢术为主，对范围局限者也可行截除重建术。本病预后较骨肉瘤好。

骨巨细胞瘤

骨巨细胞瘤(giant cell tumor of the bone)是由骨髓间质细胞分化而来，以单核瘤样细胞和多核巨细胞为主要成分的溶骨性肿瘤。骨巨细胞瘤具有侵袭性，多数学者认为本病是一种潜在恶性或介于良恶性之间的骨肿瘤。该瘤易于复发，甚至恶变，可向其他部位转移，另有部分肿瘤一开始就表现为恶性，故处理时需慎重。

一、临床表现及诊断

(一) 临床表现

本病临床多见，仅次于软骨瘤，男性发病率略高于女性，以 20~40 岁成年人多见，好发部位为长骨的骨端，以股骨、胫骨、肱骨、桡骨骨端多见。发病缓慢，局部肿胀，初期常为钝痛或间歇性疼痛，但不明显，有时瘤相当大时才有症状。较大的肿瘤，局部可有温度升高、皮肤潮红或静脉扩张，压痛明显。肿瘤生长速度较快，较晚者常合并病理性骨折。

(二) X 线表现

多见于股骨下端、胫骨上端及桡骨远端，肿瘤多起源于骨骺线闭合后的骨骺或干骺端。早期多为偏心性溶骨变化，皮质有不同程度的膨胀、变薄或破裂，肿瘤向一侧横径扩张的程度较明显，可有骨膜反应，如形成骨包壳，则是诊断骨巨细胞瘤的重要依据，此为肿瘤向外扩展破坏骨皮质时，刺激骨膜形成的反应性新生骨。约 30% 的患者会出现皂泡状囊状阴影，此为骨巨细胞瘤的特征性改变。发展较快者，肿瘤在短期内生长迅速，体积巨大，骨壳大部分或全部吸收消失，与瘤体相连的骨干呈虫蚀状破坏，整个骨端可被破坏，常合并病理性骨折（图 24-9-3）。

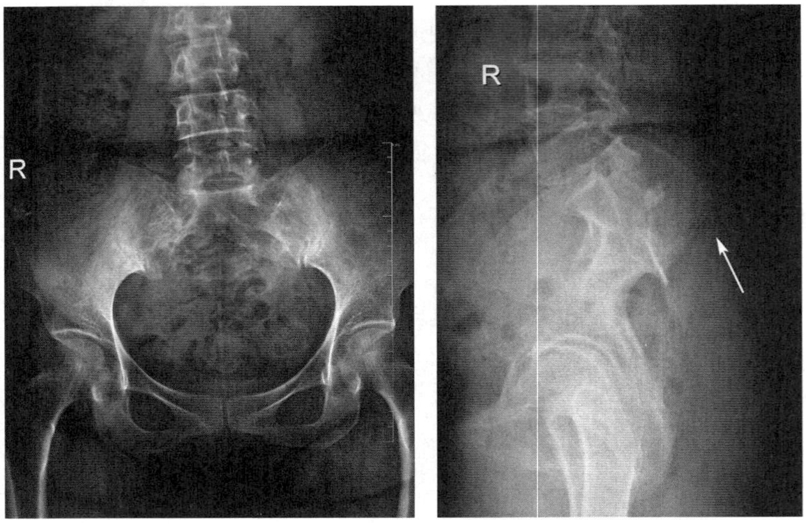

图 24-9-3 骶骨巨细胞瘤

（三）病理检查

肿瘤组织为淡红色脆弱的肉芽组织，因出血可呈暗红色。其中常混以坏死组织，内有大小不等的囊腔形成，内含少量血性或棕黄色液体，腔内覆以光滑的薄膜。

镜下可见丰富的血管网，充满形状一致的短梭形、圆形或椭圆形间质细胞和散在的多核巨细胞，细胞核相似。根据间质细胞的多少和分化程度及巨细胞核数的多少，可分为以下不同等级。

Ⅰ级为良性，表现为间质细胞分化较好，细胞及核的形状大小均匀一致，异型及核分裂少见，多核巨细胞量多、体大、核多。

Ⅱ级介于良性与恶性之间，间质细胞多而密集，细胞及核的形状大小变异较大，部分胞核深染，核分裂较多，多核巨细胞较少且小，分布不均，核少，并可出现轻度间变。

Ⅲ级为恶性，间质细胞分化极差，明显间变，数量极多，排列异常密集，呈不规则旋涡状。细胞大小不一，呈显著多形性，胞核大、染色深、分裂相多。多核巨细胞少，体积小，核很少且有异形。

应该注意的是，细胞学的分级仅能反映一般规律，临床个别Ⅰ级发生远处肺转移，而Ⅲ级有时预后也不太差，这说明对骨巨细胞瘤属性的认识，应结合临床和 X 线检查表现进行综合考虑。

二、鉴别诊断

患者多为 20~40 岁的成年人，病变多在膝关节周围，疼痛，肿胀。X 线检查表现为骨端局限性均匀一致的溶骨性破坏，呈肥皂泡沫状。镜下为间质细胞和多核巨细胞。但骨巨细胞瘤的表现有时差异性很大，临床上应与以下疾病相鉴别。

（一）孤立性骨囊肿

发生于儿童或青少年，生长慢，症状轻。X 线检查显示骨干或骨端呈透亮病变，皮质轻度膨胀，边界清楚，囊内充满液体，不穿破骨皮质。

（二）骨纤维肉瘤

多见于成年人四肢长管状骨干骺端或骨端。X 线检查表现可为溶骨性破坏，边界不清。但疼痛及肿胀较明显。有时两者不易鉴别，须靠病理检查才能区别。

（三）动脉瘤样骨肿瘤

本病多发生于青少年，发病部位多为长管状骨干骺端或脊椎椎弓部。X 线片显示透亮的破坏区，呈气球样囊状，囊腔内充满血液，实质性组织很少，局部穿刺可抽得血性液体。

（四）良性软骨母细胞瘤

又名骨骺巨细胞瘤，发病多在骨骺闭合之前，出现骑跨于骨骺、骺板和干骺等囊状骨破坏，边界清晰，有增生硬化环围绕，囊内可出现多房骨间隔，囊肿内出现数量不等的斑点状、小环形钙化阴影——软骨钙化，随着病程发展，这种钙化越来越多，密度越来越高。

三、治疗

骨巨细胞瘤因其具有潜在恶性、肿瘤属性不清、手术后复发率较高的特点，故临床上根据肿瘤部位、性质来选择不同的手术方法，术后配合中药治疗，常可收到良好的效果。对于本病的治疗，可有以下几点建议。

1. 生长在腓骨头、尺骨下端、桡骨上端、锁骨、肋骨等处者，可做肿瘤全切除。

2. 对支持躯体的重要骨骼，如股骨、胫骨，属早期者行刮除植骨术。若肿瘤已穿破皮质，切除范围应包括被浸润的软组织。产生病理性骨折者，应考虑行肢段切除或肿瘤段切除，术后形成骨缺损，可行自体植骨、人工关节或异体关节置换术。

3. 脊椎骨巨细胞瘤并截瘫者，清除肿瘤，减压并行自体植骨或人工椎体进行修复。骶椎的晚期巨大肿瘤，可按照脊索瘤的术式行肿瘤切除术。

4. 对于恶性骨巨细胞瘤，一经确诊，即应作行截除重建或截肢术。

5. 对于不能手术的骨巨细胞瘤，可采取放疗手段治疗，照射量不超过 20 戈瑞。但放疗对骨巨细胞瘤仅有抑制作用。

恶性纤维组织细胞瘤

恶性纤维组织细胞瘤（malignant fibrous histiocytoma，MFH）是骨的原发性肿瘤，以组织细胞多行性为结构的恶性肿瘤。本病常被误诊为其他恶性肿瘤，1972 年由 Feldman 等首先报道，临床较少见，但近年来国内外文献报道逐渐增多，约占恶性骨肿瘤的 4%。

一、临床表现及诊断

（一）临床表现

本病多发于 30~50 岁的男性，男女之比约为 2∶1。发病部位多在长骨干骺端，以股骨、胫骨发病最多，其他骨干、骨膜均可发病。单发、多发以及一骨多病灶均有出现。病程长短不一，从数月到数年不等。主要表现为疼痛，一般较轻，夜间不加重。疼痛后局部出现肿胀或肿块，少数亦有先出现肿块而后疼痛者。血清碱性磷酸酶一般不高。

（二）X 线表现

肿瘤大多位于干骺端或骨骺，呈偏心性生长，表现为溶骨性破坏，可呈虫蚀样、老鼠咬状或地图状破坏区，境界不清，边缘不整齐，呈带状的硬化边。可有轻度骨膜反应，偶出现 Codman 三角。骨皮质膨胀变薄，肿瘤破坏骨皮质侵入软组织，形成肿块，大小不一。

（三）病理检查

肿瘤与正常骨分界不清，有的质地坚硬或呈砂砾样，有的则柔软或韧性，切面有各种颜色，如苍白、褐色、橙色或黄色等。镜下见肿瘤细胞多样化，瘤性组织细胞，细胞质丰富，吞噬脂类，形成泡沫细胞；瘤性成纤维细胞排列呈具有特征性的束状或轮辐状，可见其向纤维细胞过渡。核分裂象多。

二、鉴别诊断

恶性纤维组织细胞瘤在临床及 X 线片上无明显特征，因此诊断很困难。本病需要与以下几种易于混淆的疾病相鉴别。

（一）骨巨细胞瘤

好发于骨骺，呈偏心性、膨胀性，轮廓清晰，内有肥皂泡样骨间隔。X 线检查显示病变呈大片溶骨性或分房状膨胀性骨破坏，皮质菲薄，并有软组织肿块，但无骨化和钙化影。

（二）骨肉瘤

本病好发于青少年，特征是肿瘤细胞直接形成肿瘤骨样组织和肿瘤骨组织，病情险恶，进展较快，骨膜反应明显有骨针及瘤骨。实验室检查中血清碱性磷酸酶增高对本病诊断极有帮助，其变化与肿瘤样骨细胞的活跃程度有密切关系。而恶性纤维组织细胞瘤常见于中年人，血清碱性磷酸酶水平不升高，很少形成肿瘤性骨样组织。

（三）骨纤维肉瘤

本病为纤维源性恶性肿瘤，分为中央型和周围型两种。中央型骨纤维肉瘤在向髓腔上下和四周扩展时，其瘤体最大直径常与骨髓腔纵轴相符，骨皮质破坏较早而且广泛，可继续发展进入软组织。周围型骨纤维肉瘤易于侵犯周围软组织，形成较大肿块。X 线片显示骨纤维肉瘤呈溶骨性、虫蚀样破坏，一般无骨膜反应，无反应性骨硬化。病理上瘤细胞均为纤维细胞，呈“人”字形排列。

三、治疗

以手术广泛切除或截肢及关节离断为主，再辅以化疗或放疗。另外，根据患者术后或放化疗的情况，可配合中药对症治疗，常取得较好的效果。

本病复发率高，以肺转移为主，也可转移至肝、肾上腺、胸壁和其他骨。

尤 因 肉 瘤

尤因肉瘤（Ewing’s sarcoma）是一种未分化的网状细胞肉瘤，为起源于骨髓内的间充质性结缔组织的恶性骨肿瘤，以小圆细胞含糖原为特征。本病约占恶性骨肿瘤的 5%。

一、临床表现及诊断

（一）临床表现

本病多发生于 10~20 岁青少年，四肢长骨骨干为好发部位，以股骨、盆骨、肱骨及胫骨多见，肩胛骨及肋骨亦有发生。

最常见的症状是疼痛和肿胀，开始为间歇性隐痛，迅速发展为持续性剧痛，夜间尤其严重。随着疼痛的加剧而出现肿块，肿块迅速生长，表面呈红、肿、热、痛的炎症表现，表面有静脉怒张，压痛明显，大的肿瘤柔软并有波动感。多数患者常伴有发热（38~40℃）、全身不适、食欲下降、贫血等全身症状。

（二）实验室检查

血常规检查显示白细胞计数升高，其计数可高达（10.0~30.0）$\times 10^9$/L，血沉增快。由于大量骨膜新生骨的形成，血清碱性磷酸酶可轻度升高，这对成年人具有重要诊断意义。肿瘤细胞糖原染色阳性；亦有文献报道，尿本周蛋白定性试验阳性对本病有一定的诊断价值。

（三）X 线检查

X 线检查表现多种多样，主要为骨质破坏，并显示明显的骨膜反应。病变发生于长骨，其典型的表现为长骨骨干的对称性梭形扩张，病变区骨内出现虫蚀状破坏，沿骨长轴广泛蔓延，并由内向外迅速出现溶骨破坏，骨外显示葱皮样骨膜反应。位于干骺端者，除骨质破坏外，可出现放射状新生骨。位于髂骨、肩胛骨等扁平骨处者，多以溶骨性破坏为主，表现为地图形的骨破坏，边界不清，范围大小不等，伴有软组织肿胀；很少有骨膜反应。

（四）病理检查

肿瘤组织呈灰白色鱼肉状，质软，因易有广泛出血坏死而呈暗红色或棕色。镜下见瘤细胞呈圆形或多角形，胞质少，染色浅，包膜不清楚，核较大，核分裂象多见。瘤组织内细胞较密集，细胞排列成圈，若菊花，但无蕊，故称“假菊花团”。瘤组织被纤维组织分割成大小不等的片块。组织化学检查以显示丰富糖原为特征，糖原特殊染色阳性。

二、鉴别诊断

（一）急性化脓性骨髓炎

急性化脓性骨髓炎与尤因肉瘤在症状及 X 线片表现上颇为相似，早期鉴别诊断相当困难。但急性化脓性骨髓炎所致的疼痛较尤因肉瘤剧烈，时间短，多在 2 周内，夜间不加重，化脓时可有跳痛，在骨破坏附近可出现骨质增生，骨膜反应为平行状，骨破坏出现后软组织肿胀往往消退，而尤因肉瘤早期即可出现软组织肿块，密度高，骨破坏呈进行性加重，骨膜呈多层的葱皮样。另外，急性化脓性骨髓炎全身恶化不明显，且抗生素治疗后症状明显改善，而尤因肉瘤则对放射治疗敏感。最后确诊必须依靠病理检查。

（二）骨网织细胞肉瘤

发病年龄多在 20~40 岁，临床症状不明显。软组织肿块较小，骨膜反应少见，X 线片显示溶冰样破坏。镜下见有均匀分布的网织纤维，而尤因肉瘤则无。过碘酸希夫（PAS）染色显示，尤因肉瘤细胞质内有大量糖原，而骨网织细胞肉瘤细胞内无糖原。

（三）骨肉瘤

两者难以鉴别，必须依赖活组织检查才能明确诊断。

三、治疗

本瘤对放射治疗比较敏感，故可采取放疗，如结合化疗可缩小手术范围，并能提高存活率。照射范围应包括全肿瘤区与周围软组织，否则极易复发。放疗一般采用 60~70Gy；化疗则可用化学药物如环磷酰胺、放线菌素 D、长春新碱或 5- 氟尿嘧啶等。

肿瘤分期属 G_2T_1~$2M_0$ 者，对放疗极为敏感，经小剂量照射后，能使肿瘤迅速缩小，局部疼痛明显减轻，但由于尤因肉瘤易早期转移，单纯放疗远期疗效差。化疗也很有效果，但预后也差。

过去用截肢手术治疗或放疗，5 年生存率仅有 5%~15%，现多采用放疗、化疗加手术（保肢或截肢）的综合治疗方法，较大地提高了患者生存率，5 年存活率可达 75%。

骨 髓 瘤

骨髓瘤（myeloma）是起源于骨髓造血组织，以浆细胞为主的恶性肿瘤，又称为浆细胞瘤、浆细胞性骨髓瘤、浆细胞肉瘤。分为多发性及单发性两种，前者多见，后者罕见。通常所说的骨髓瘤一般指多发性骨髓瘤而言。多发性骨髓瘤为常见恶性骨肿瘤，约占恶性骨肿瘤的 5%。

一、临床表现及诊断

（一）临床表现

多见于 40~60 岁的男性，发生于椎骨、肋骨、颅骨、髂骨、骨盆、胸骨及股骨等含红骨髓的骨。病程可有 1~20 年不等，主要表现为难以定位的深部疼痛，常为全身性疼痛，以进行性胸背部和腰骶部疼痛最为常见，少数患者以背部疼痛为首发症状，疼痛的程度轻重不一。部位表浅的骨病变常可见到软组织肿块。由于骨髓破坏和红细胞生成减少，造血功能被抑制，患者可有明显的贫血症状，常为本病的首见症状，表现为面色苍白、乏力、体重下降，肝脾肿大等，皮肤、黏膜可有渗血或紫癜，多数呈中度贫血；晚期则表现为严重贫血，可发生内脏和颅内出血。此外，慢性肾衰竭是多发性骨髓瘤的重要临床表现之一，可有尿频、尿急、尿浊及尿蛋白等。

（二）实验室检查

实验室检查对多发性骨髓瘤诊断具有非常重要的意义。表现如下。

1. 血常规检查 主要为贫血，血沉增快。实验室检查可见患者全血减少，约 1/3 患者血红蛋白<80g/L，血沉增快。少数病例可在外周血内见骨髓瘤细胞。

2. 血生化检查 50% 患者血清总蛋白升高，白蛋白含量可正常或降低，A/G（白蛋白和球蛋白的比例）倒置。20%~50% 患者的血清钙水平升高。血中尿酸含量可增多，胆固醇含量降低。

3. 尿常规检查 多数患者有蛋白尿，少量有血尿和管型。草酸钙结晶、碱性磷酸盐水平明显增高。约 60% 的患者尿本周蛋白定性试验出现阳性。

4. 骨髓活组织检查 骨髓活组织检查对多发性骨髓瘤诊断具有决定性意义，骨髓活组织检查可发现大量畸形浆细胞，一般认为浆细胞超过 3% 时可疑，若超过 10% 即可作为诊断依据。

5. 肾功能检查 多数患者肾功能不全，出现氮质血症、肌酐水平增高、高尿酸血症。

（三）X 线检查

骨髓瘤的 X 线检查特征是"轧孔"状骨缺损。病损大小不等，无规则，多半呈圆形或椭圆形。骨膜反应极少，骨皮质轻度变薄。在椎体上有时类似严重的骨质疏松。

根据病程进展情况，可分为初期、中期与晚期。初期，骨病变处呈弥漫性骨质疏松，骨小梁变细、稀疏，骨皮质变薄；中期，出现溶骨性骨质破坏，破坏开始于骨髓，表现为圆形、椭圆形或不规则形的骨性破坏区，长骨骨皮质外层常保持完整，其中仍可有密度接近于正常或较为疏松的骨小梁结构，骨破坏边缘多无骨质硬化；晚期，骨髓瘤穿破骨皮质向骨外浸润扩展时，常伴有软组织肿块。

（四）病理检查

肿瘤切面呈灰白色或深红色，质软而脆，血管丰富，有广泛出血及坏死，骨质呈极度疏松状，骨小梁稀少、变细。

镜下见肿瘤组织内细胞很丰富，但细胞间无支持性间质或很少。瘤细胞大小和形状比较一致，形状类似浆细胞，呈圆形或椭圆形，核偏向一侧，核深染呈车轮状，核分裂象不多见，胞质丰富，核周围的胞质常淡染。浆细胞可产生免疫球蛋白（Ig），50% 以上可产生 IgG，其次为 IgA、本周蛋白和 IgD。

二、鉴别诊断

（一）老年性骨质疏松

虽然老年性骨质疏松症与骨髓瘤在 X 线片上无法区别，但老年性骨质疏松发病年龄大，无骨髓瘤的临床表现，血、尿常规检查正常。骨髓瘤在外周血及骨髓中可查到骨髓瘤细胞。

（二）转移性骨肿瘤

转移性骨肿瘤多为在正常骨中的溶骨性破坏。其破坏灶边缘模糊，周围无骨质疏松，多发病灶之间的骨正常。肋骨转移瘤较少出现软组织块影。实验室检查仅有暂时性碱性磷酸酶升高表现。

（三）骨巨细胞瘤

骨髓瘤主要侵犯成年人的造血性骨髓，发病部位以脊椎、肋骨、颅骨、胸骨、骨盆及股骨多见，有的骨髓瘤呈肥皂泡状改变，可累及整个骨干。而骨巨细胞瘤好发部位为长骨的骨端，多单发，周围有骨壳形成，很少出现骨质疏松。

三、治疗

目前，多发性骨髓瘤的治疗是以全身保守疗法为主，采用化疗、放疗、激素疗法、支持疗法及选择性手术等进行综合治疗。

骨髓瘤患者多为中、重度贫血，且氮质血症、脱水、高血钙及高尿酸血症等都是威胁生命的合并症，因此需要合理地处理。支持疗法对改善本病至关重要，包括纠正贫血、止痛和加强营养等。另外，由于患者较易发生反复感染，故积极合理的抗生素治疗极为必要。同时也应采取切实可行的预防措施，特别要注意口腔黏膜和皮肤的清洁卫生。

化疗除了常用的环磷酰胺、美法仑等，若能适当配合丙卡巴肼、卡莫司汀、洛莫司汀、长春新碱等药，可以提高疗效。此瘤对放疗较敏感，局部放疗有良好止痛效果。亦可同时配合激素治疗，如肾上腺皮质激素、睾酮等长期持续治疗。

此外，根据中医辨证施治，配合中药，可收到较好的疗效。

脊　索　瘤

脊索瘤(chordoma)是一种先天性的来源于残余的胚胎性脊索组织的局部低度恶性肿瘤。占恶性骨肿瘤的 5% 左右。胚胎时期的脊索形成于颅底及脊柱，残留或迷离的胚胎性脊索组织可在脊柱的两端或其他部位发展成脊索瘤。

一、临床表现及诊断

(一) 临床表现

本病发生于任何年龄，以 20~50 岁多见，男性发病率略高于女性，以骶尾部发病最多，头颅部次之，脊椎及其他部位少见。病程发展较慢，一般为单发。

症状以疼痛和肿块为主。因肿瘤部位不同而出现相应症状，晚期出现压迫症状。位于骶尾部的肿瘤主要表现为腰骶部疼痛，向前生长可在盆腔或腹膜内形成巨大肿块，出现膀胱及直肠的刺激症状，甚至便血、小便困难、肛门直肠疼痛及肠梗阻等；向后生长则腰骶部出现肿块。发生于颅底的脊索瘤可压迫脑垂体、视神经交叉及脑桥，出现相应部位的症状，晚期可出现颅内压增高。

(二) X 线检查

发生于头颅部者，可出现蝶枕软骨结合部周围的溶骨性破坏；位于脊椎的肿瘤，表现为局限性溶骨性破坏；骶尾部肿瘤可出现膨胀性骨缺损，使正常骨结构缺失。一般骨病变为早期骨膨胀生长，骨内正常结构消失，呈磨砂玻璃样阴影；晚期为广泛溶骨性破坏，骨病灶周围可见大而边缘清楚的软组织阴影，肿块内可见残存骨片或钙化斑。总之，脊柱两端膨胀性溶骨性破坏，有软组织肿物，内有钙化或骨片，即可初步诊断为脊索瘤。

(三) 病理检查

瘤体为质软凝胶状肿块，有时呈明显分叶状，有的体积很大，假包膜不完整。切面呈灰白色，半透明胶冻样，其中可有广泛出血，坏死区呈暗红色。部分区域可液化、囊性变和钙化。

镜下可见大小不等、形状各异的上皮细胞排列成束状或成片，细胞间为黏液基质；肿瘤中央部多为大细胞，呈圆形、多角形及立方形，常见胞质空泡、核居中，空泡内黏液染色阳性。

二、鉴别诊断

(一) 骨巨细胞瘤

骨巨细胞瘤发生在脊柱时，以骶椎为好发部位，发展较快，疼痛及神经根痛明显。X 线检查表现为局限性溶骨性破坏，边界不很清楚。

(二) 转移性骨肿瘤

癌症骨转移是导致转移性骨肿瘤发生的主要原因，本病的全身症状较明显而剧烈，常为多发性转移。其他部位经 X 线检查后，也可发现转移灶，且常见肺转移。一般有原发性肿瘤症状，如贫血、消瘦、低热、乏力、食欲减退等。

三、治疗

应早期彻底切除。术后可补加剂量放射治疗，减少局部复发，提高疗效。不适宜手术者，亦可行放疗，减轻症状。术后或放疗同时配合中药辨证施治，延长患者生存时间，改善生活质量，可取得较好的疗效。

脊索瘤预后不佳，恶性程度高者，多在数月内死亡；术后存活时间较长者，也终因局部不断复发，致使全身情况恶化而死亡。

非霍奇金淋巴瘤

非霍奇金淋巴瘤（non-Hodgkin lymphoma）是一种较少见的、淋巴结以外的发生于骨的淋巴瘤。也称网状细胞肉瘤，为原发于骨髓内的网织细胞，恶性程度较低，较少向远处转移。它与起源于淋巴组织发生的网织细胞肉瘤截然不同，后者恶性程度较高，病势较急，易于多处转移。骨的原发性非霍奇金淋巴瘤极为罕见，须与非霍奇金淋巴瘤侵犯骨的继发性病变相区别。但在严重或晚期病例，均有广泛骨破坏及周围血液的白细胞改变，很难区别。

一、临床表现及诊断

（一）临床表现

本病多见于 40~60 岁男性，病程长，多数患者长期内无症状。主要表现为局部有间歇性隐痛、肿胀。随着病情的进展，疼痛加剧，肿胀明显，局部皮肤温度升高，压痛明显。下颌部肿瘤常引起牙齿松动，肢体肿瘤约 20% 的患者可合并病理性骨折。全身症状有发热、乏力、食欲缺乏、体重减轻、肝脾大及周围淋巴结肿大等。少数患者可出现贫血和血中白细胞增多。

（二）X 线检查

局部 X 线检查表现为骨干髓内破坏。早期在松质骨内有点状溶骨性病灶，并逐渐扩大，汇成片状破坏区，边界不清。在溶骨区内，常残存骨组织形成“溶冰”样现象。在骨皮质结节状破坏的同时，有略似葱皮的骨外膜层状反应骨形成。骨皮质破坏主要是一种浸润性的点状溶骨，同时可伴有骨硬化。

（三）病理检查

瘤体呈灰白色韧性组织，中间可因出血而呈暗红色。镜下见瘤细胞呈圆形，核较大，呈圆形或椭圆形，常有切迹。胞质丰富，境界清楚。网织纤维较多，并分布在瘤细胞之间或包裹瘤细胞。PAS 糖原反应阴性。以上两点是和尤因肉瘤重要的鉴别点。

二、鉴别诊断

（一）尤因肉瘤

尤因肉瘤的瘤细胞也属圆细胞，与非霍奇金淋巴瘤很相似。但非霍奇金淋巴瘤的细胞核较大，常有切迹或凹陷；网织细纤维染色时，可见网织细纤维包围瘤细胞群，并穿插于瘤细胞之间；临床症状较尤因肉瘤为轻，且病变进展较缓慢，发病年龄多在 40 岁以后。

（二）多发性骨髓瘤

多发性骨髓瘤的特征为广泛的溶骨性破坏，伴有顽固的贫血、高血钙、肾功能紊乱和抗感染能力降低。X 线检查的特征是“轧孔”状骨缺损，病损大小不等，不规则，多半呈圆形或椭圆形。骨膜反应极少，骨皮质轻度变薄。

（三）白血病

白血病为造血系统的恶性肿瘤性疾病。与实体肿瘤不同，不是生长在局部的赘生物，而是全身播散，可能侵犯各系统、器官和组织的恶性血液病。临床表现为贫血、出血、感染及各器官浸润症状。

三、治疗

放疗和化疗为首选，手术为辅。手术可采用保肢体手术或截肢术。由于肿瘤局部复发率和转移率较高，因此放疗、化疗和手术的联合治疗方案是必要的。照射范围要广，一般采用总量 45~50Gy，4~5 周内照射。经联合使用放化疗后，可做局部广泛切除。中医可根据辨证施治原则，放化疗的同时即可采用中药干预，效果较好。

骨旁骨肉瘤

骨旁骨肉瘤（parosteal osteosarcoma）是一种来源于骨表面的恶性肿瘤，为低度骨肉瘤，因位于骨皮质旁而命名。本病又称皮质旁骨肉瘤、骨膜骨化纤维肉瘤等，较少见。一般起于长骨干外侧面的邻近骨旁软组织内。

一、临床表现及诊断

（一）临床表现

本病多发生于 25~45 岁成年人，男女性别发病率相近。好发于股骨下端后侧骨皮质，无痛，以肿块为主，病程发展缓慢，常经 1~2 年之久，甚至持续数年。肿块呈骨样硬度，但压痛较轻，基底固定，患肢活动受限。体积巨大的肿瘤，其表面凹凸不平，肿瘤虽将紧邻重要神经、血管包裹在内，但不引起传导障碍及压迫症状。

（二）X 线检查

肿瘤多位于干骺部一侧，见基底宽广的丘状突起，肿瘤向一侧皮质外生长，围绕骨干周径蔓延并贴近于骨干表面，犹如溶化的蜡烛凝结于蜡烛周围。肿瘤骨较为致密，肿瘤影像与其所在部位的髓腔相互重叠，不易判断肿瘤在髓腔内发展情况，但骨外的肿瘤部位往往超过骨内发展的范围。肿瘤向骨内生长部分与正常骨质间没有明显界限，除基底部与骨皮质相连外，肿瘤与骨之间常有一线状透明带，称“自由间隙”。肿瘤起自干骺端，沿骨干生长，可侵犯全部长骨的 2/3，肿瘤表面为波浪状或胡须状瘤骨，在肿瘤的致密影像中，出现大小不等的透明区，为骨旁骨肉瘤的重要特征。

（三）病理检查

肿瘤由坚硬的骨组织构成，呈黄白色或灰白色，可见散在束状的纤维组织。镜下见大量肉瘤性成纤维细胞。此外，可见成骨细胞，骨样组织及新生骨。偶见软骨肉瘤组织。

二、鉴别诊断

多发生于青年，常见股骨下端无痛性缓慢增长肿块，X 线片见围绕骨干生长的瘤骨。病理可见大量肉瘤性成纤维细胞。本病应与骨化性肌炎、骨肉瘤及软骨肉瘤相鉴别。

（一）骨化性肌炎

当骨化性肌炎不是孤立地在肌肉中出现，而是累及骨膜和骨皮质粘连时，易与骨旁骨肉瘤相混淆。骨化性肌炎常由创伤或反复的慢性损伤所致，常发生于骨干。骨化往往先从病变的周缘开始并向中心发展。而骨旁骨肉瘤骨化的特点是从基底部向其周围发展，骨化可以均匀，也可含有透亮区或囊性区。

（二）软骨肉瘤

尤其是外周型软骨肉瘤易与骨旁骨肉瘤相混淆，因此应予以仔细鉴别。外周型软骨肉瘤多由宽基底软骨瘤恶变而来，X 线片表现为表面突起，如菜花样或花篮样形态，瘤体内部可见结节状、斑点状、环状的钙化影，以及尚未骨化或钙化的、多变的颗粒状结构。病损旁的软组织内则有很淡的、钙化很少的阴影，并有与表面垂直的放射状骨刺。外周型软骨肉瘤成骨多呈云雾状，且密度要比骨旁骨肉瘤为低。

三、治疗

主要是手术治疗。瘤体小而局限者，可做广泛切除术或截除术；瘤体大而广泛者，宜行截肢术。术后配合化疗及中药辨证施治，预后较好。

第十节　转移性骨肿瘤

转移性骨肿瘤（metastatic tumor involving bone）是指原发于骨外器官或组织的恶性肿瘤，通过血行与淋巴道转移到骨骼的继发性肿瘤，它不包括生长在骨骼附近而直接侵犯骨骼的肿瘤。任何器官的恶性肿瘤，无论癌或肉瘤均可转移至骨内形成骨肿瘤，但大部分为癌，少数为肉瘤。由于在治疗及预后方面的发展，恶性肿瘤患者生存年限的延长，骨内转移的机会逐渐增多；再加X线、CT及MRI等影像学诊断技术的广泛运用，使转移性骨肿瘤的发现已较常见。

一、临床表现

（一）性别与年龄

转移性骨肿瘤的发病在年龄与性别上有一定的规律，多发生于41~60岁年龄组，60~70岁次之，小于40岁者较少。男性多于女性，男女之比为2.6∶1。

（二）转移瘤的部位

骨转移是肿瘤最常见的三个转移部位之一，在躯体癌症患者中有一定的发病率。骨转移几乎可发生在所有的癌症患者中，转移性骨肿瘤的发病率为原发性骨肿瘤的35~40倍。脊柱、股骨、肋骨、肱骨和骨盆是好发部位，躯干骨多于四肢骨，下肢多于上肢，膝、肘以远之骨少见。骨转移癌常为多发，极少单发。

（三）肿瘤的来源

临床根据肿瘤在骨内转移发生的频率，分为亲骨性肿瘤与厌骨性肿瘤两类。容易发生骨内转移的肿瘤称为亲骨性肿瘤，如前列腺癌、甲状腺癌、乳腺癌、肾癌及肺癌等，常发生骨内转移；很少发生转移的肿瘤称为厌骨性肿瘤，如皮肤癌、口腔癌、食管癌、胃癌及结肠癌等，很少在骨内发生转移。转移性骨肿瘤以前列腺癌、乳腺癌、甲状腺癌及肺癌的转移最为常见，其次为膀胱癌、肾癌及子宫癌等，其他肿瘤则较少见。

（四）症状和体征

一般主要表现为局部疼痛、肌痉挛和运动障碍。临床症状及体征，因原发性肿瘤的类型、转移部位、生长速度、病情轻重的不同而各异。疼痛为转移瘤的主要临床表现，病初多为局部间歇性钝痛，以后逐渐变为持续性剧痛，夜间尤甚，严重时难以忍受，甚至止痛药也不能缓解。肿瘤骨转移可引起骨骼损害，局部压痛明显，常伴有肿胀、肿块、肢体功能障碍、病理性骨折等。转移瘤位于脊椎时，则可导致脊柱不稳和脊髓神经根压迫症状如放射痛，严重者出现截瘫和大小便障碍。晚期，出现精神不振、消瘦、乏力、贫血及低热等恶病质表现。

（五）实验室检查

若为成骨性骨转移，血清碱性磷酸酶常明显增高；溶骨性骨转移，血清钙、磷增高，以血钙的增高多见且明显；部分转移瘤中可出现球蛋白增高，白蛋白及球蛋白比例倒置；少数骨转移尿本周蛋白定性试验为阳性。由于贫血，可常见血沉增快。

二、X线检查

转移性骨肿瘤一般分为溶骨性和成骨性两类，不同肿瘤可有不同程度的混合存在。因此，其X线检查可有溶骨型、成骨型或两者兼有的不同表现。

(一) 溶骨型

骨科临床上以溶骨性骨转移最常见,常为多发,单发少见。其原发肿瘤多为肾癌、甲状腺癌、肺癌、宫颈癌、结肠癌及神经母细胞瘤等。形成虫蛀样或地图状骨质缺损,境界不清楚,边缘不规则,周围无硬化。溶骨区内可见残留骨小梁和骨皮质,无骨膜反应,少数病例有骨皮质膨胀。

(二) 成骨型

该型较为少见。绝大多数来自前列腺癌,少数来自乳腺癌、膀胱癌及肺癌等。一般均为多发性病灶,X 线检查可见圆形或椭圆形致密影,边缘不整,病变密度不均,有时呈棉絮状。骨小梁紊乱、增厚、粗糙,受累骨体积可增大。骨皮质无膨胀,也无骨膜反应。

乳腺癌以溶骨为主,但有时也有较多的成骨。骨转移癌多数没有软组织阴影。

三、病理检查

转移性骨肿瘤组织与原发肿瘤有密切关系,大多数为灰白色、质脆、易出血坏死的瘤组织,以局部骨质破坏为主,在骨内向周围正常骨质浸润,与正常骨间没有清楚的界限。镜下所见因原发肿瘤的不同性质而异。对分化良好的肿瘤,可识别其原发肿瘤;但在相当多的病例很难识别,甚至难以确定是转移性骨肿瘤还是原发性骨肿瘤。

四、鉴别诊断

凡是有肿瘤史或正在治疗的肿瘤患者,躯干或四肢近端出现疼痛,即应高度怀疑转移性骨肿瘤。首先应做系统的全身骨骼检查,特别是常见转移部位的检查。X 线检查若不能发现病灶,应进行核素骨扫描,可提前发现病变。MRI 检查可提前发现局部的变化。

在确定病变是单发还是多发后,再根据病变表现与骨肉瘤、骨网织细胞肉瘤、多发性骨髓瘤、甲状旁腺功能亢进症等疾病相鉴别。

(一) 多发性骨髓瘤

多发生于中年以上男性。病程短,症状较明显。全身骨骼有广泛小斑点状破坏,以颅骨、脊柱、肋骨、骨盆、股骨与肱骨为显著。X 线检查表现为多发、散在、穿凿样骨质破坏。少数病例骨髓瘤也可形成较大囊状骨破坏。实验室检查可见高球蛋白血症、尿本周蛋白阳性,末梢血中可找到浆细胞。

(二) 骨肉瘤

好发于青少年,病变多在四肢长骨。骨肉瘤生长迅速,早期可发生肺转移。X 线片见骨皮质破坏广泛,骨膜反应及软组织肿块也较明显。贫血和血中白细胞计数略升高,50% 患者出现碱性磷酸酶显著升高。

(三) 骨网状细胞肉瘤

本瘤发病慢,症状轻,多数患者长期无明显症状。X 线检查征象也以溶骨性破坏为主,通常主要为骨的灶性破坏,无论长骨还是扁平骨,均系在骨髓腔或松质骨产生穿透性、斑点状破坏区,以后逐渐扩大,汇成小片状破坏区,边界不清。在溶骨区内常残存着骨组织,形成所谓“溶冰”样图像。有时需靠活组织检查进行鉴别。

(四) 甲状旁腺功能亢进症

也有多发性溶骨破坏,但伴有全身骨质疏松。血钙和碱性磷酸酶升高,血磷降低。另外,全身酸痛、感情淡漠或烦躁易怒也是鉴别之处。

五、治疗

转移性骨肿瘤尚无根治方法。除对原发肿瘤进行有效治疗外,对骨内转移灶亦应积极治疗,以延长患者生命、改善生活质量。临床治疗时,应根据肿瘤具体情况,采用放疗、化疗、激素疗法、碘疗法、手术治疗及中医治疗等。

(一) 手术治疗

转移性骨肿瘤的手术治疗很少应用,但手术作为姑息性治疗方法,能解除疼痛,提高生活质量。对脊椎转移瘤患者实施病灶切除和脊柱融合术,有助于预防截瘫,并对截瘫后的康复具有积极意义。骨盆肿瘤可行局部切除、内固定或人工髋关节置换术,为了减少患者的痛苦,可采用世界卫生组织(WHO)推荐的"三步阶梯疗法"镇痛。对有病理性骨折风险的患者,及时进行手术干预,可有效改善其生存质量和延长寿命。

(二) 药物治疗

转移性骨肿瘤以药物治疗为主,可选择对原发肿瘤有效的化学药物。激素常作为骨转移瘤的辅助治疗。例如用雌激素拮抗剂治疗前列腺癌骨转移;用抗雌激素药治疗乳腺癌骨转移;大剂量孕激素治疗子宫内膜癌、卵巢癌及肾癌骨转移,效果较好,不但可以止痛,还可以抑制肿瘤的发展。

由于帕米膦酸二钠可减轻患者疼痛,改善功能,故静脉注射该药已成为转移性骨肿瘤的常规治疗手段。二膦酸盐口服也有效。骨转移的发生、发展和扩散依靠破骨细胞对骨质的吸收,二膦酸盐是破骨细胞活性的抑制因子,在动物实验中能延长动物生存时间,明显减小肿瘤转移灶的边界。

(三) 其他治疗

除手术、放疗、化疗及激素等治疗以外,尚有内分泌疗法、超声疗法、基因治疗、分子生物学疗法、免疫疗法、营养支持疗法及中医药疗法等。

第十一节　骨肿瘤样疾病

临床上常会遇到某些骨骼病变类似骨肿瘤而并非真性肿瘤的疾病,因其临床表现、X 线征象或病理改变与骨肿瘤相似,故将此类疾病称为骨肿瘤样疾病。骨肿瘤样疾病包括哪些疾病,目前尚未统一。WHO 与我国的骨肿瘤分类病种并非完全一致,而国内不同的骨病学教科书所收录的病种也存在差异。

孤立性骨囊肿

孤立性骨囊肿(bone cyst)是一种骨的囊肿样局限性瘤样病损,其实质是在骨内形成充满浆液的囊性病变,并非真正的肿瘤,为一种常见的良性骨病变。孤立性骨囊肿是生长缓慢的破坏性骨病,病因尚不清楚,可能与外伤、感染、破骨细胞异常增殖、骨样组织细胞本身病变有关。但近年来,多数学者认为本病与骨内血液循环障碍而使其压力增高有关。

一、临床表现及诊断

(一) 临床表现

本病临床常见,5~15 岁儿童最多见,男性发病率高于女性,男女发病率之比为 2∶1。发病部位以长骨干骺端最多,如股骨、肱骨及胫骨常见。本病生长缓慢,多数无明显症状,或仅有轻微疼痛及压痛,下肢功能障碍时可出现跛行,约 50% 患者因病理性骨折就诊及治疗。

(二) X 线检查

多发生于长骨干骺端松质骨内或骨干髓腔内,呈椭圆形或圆形透亮区,中心位,与正常骨分界清楚。骨皮质膨胀变薄,溶骨质内呈单房或多房的囊状阴影,边缘可见少许硬化现象。由于囊肿的侵蚀,骨皮质菲薄而膨胀,极易发生病理性骨折。合并病理性骨折时,可出现"冰裂样"变,病理性骨折后的骨痂、软骨痂形成明显,局部有不同程度的骨膜反应。

(三) 病理检查

囊肿多呈椭圆形、单房性,不太规则,其中充满质清液体,囊内壁为一层薄而光滑的纤维组织,呈灰白色或棕红色；囊壁外之骨皮质因囊肿压迫而明显变薄。镜下可见纤维组织膜内散在多核巨细胞，常围绕胆固醇结晶，有时夹杂一些骨样组织或骨小梁。骨折后，腔内含有血性液体并出现骨痂。

二、鉴别诊断

根据发病年龄、部位及影像学表现，孤立性骨囊肿诊断并不困难，必要时可以进行穿刺活检以明确诊断。本病需要与以下疾病相鉴别。

（一）嗜酸细胞肉芽肿

临床表现为骨干或近干骺端处肿胀、疼痛较为明显，骨质破坏范围较骨囊肿小，常见骨膜反应。显微镜下可见大量嗜酸性细胞及组织细胞。

（二）骨纤维异常增殖症

发生于长骨干骺端，多见于股骨、胫骨等处，是一种骨组织逐渐被增生的纤维组织所代替的疾病，症状轻，常合并病理性骨折。畸形是本病的主要症状。X 线检查表现为骨髓腔内局限性骨质破坏，呈“磨砂玻璃样”改变。骨质轻度膨化，镜下可见纤维组织及骨化。

（三）动脉瘤样骨囊肿

本病发生于骨而向骨外膨胀生长，呈特殊的 X 线检查表现。X 线检查表现为偏心性，骨皮质呈气球样膨胀，具有侵蚀性，可穿破骨皮质包壳，边缘呈虫蚀状，其内容物为充满血液的囊腔血窦，以纤维组织为间隔，中有多核巨细胞聚积，并有骨化。

（四）骨巨细胞瘤

骨巨细胞瘤可发生在任何骨骼，但本病好发于股骨远端和胫骨近端。骨巨细胞瘤发病缓慢，局部肿胀，初期常为钝痛，但不明显，有时肿瘤相当大时才出现症状。X 线检查可见肿瘤呈偏心性、膨胀性、溶骨性破坏，病变为多房性、泡沫状。病理检查提示囊性变，囊内液体少，常为坏死组织。

三、治疗

以手术治疗为主，刮除植骨术是主要治疗方法。手术时应将囊壁膜彻底刮除，并做碎骨片紧密植骨。由于刮除未能彻底，常易复发。有时骨折后，囊腔会被骨痂充实而自愈，故发生骨折后，一般不必急于手术。如骨折愈合后，病灶依然存在，可进行手术治疗。

另外，近年应用氢化可的松局部注射可获愈，具体方法是囊内注射甲泼尼龙（40~80mg）加自体骨移植或者人工骨填充，有时可取得较好疗效，可避免手术之苦。

何氏骨科治疗孤立性骨囊肿则以外敷中药为主，临床应用消肿止痛散、壮骨抗痨散外敷。伴有病理性骨折者，用何氏生骨散、壮骨抗痨散外敷。常取得较好疗效。

动脉瘤样骨囊肿

动脉瘤样骨囊肿（aneurysmal bone cyst）为一种骨质局部破坏性病损，因外周同时有骨膜反应、骨沉积，类似动脉瘤样膨胀而得名。本病是一种从骨内向骨外膨胀性生长的血性囊肿，其内充满血液和骨样组织。其发病机制目前争议较多，多数学者认为本病是骨内动脉与静脉异常吻合，致内压增高，血管腔扩大，骨质破坏而出血，受累骨吸收并发生继发性反应性修复而形成囊肿。外伤可能为重要诱因。

一、临床表现及诊断

（一）临床表现

本病多发生于 10~30 岁的青少年，男性多于女性。四肢长骨为好发部位，依次为股骨、胫骨、肱骨。主要表现为局部不适、疼痛及肿胀，发展迅速，疼痛和肿胀逐步加剧。偶尔可发生病理性骨折。若病变靠近关节则会出现关节功能障碍；病变位于脊柱时，则侵犯和压迫脊髓或神经根，可引起神经症状，甚至截瘫；发生于长骨的病变，局部肿胀、质硬、压缩不明显。个别病例则表现为局部持续性疼痛，皮肤发亮、温度升高，表浅静脉怒张，甚至可有类似恶性肿瘤表现。

（二）X 线表现

因发生部位不同而有差异。位于长骨干骺端或骨干的病变，主要表现为溶骨性病损，其偏心性者向骨外突出如“气球状”膨胀，囊肿表面为一薄层骨壳，由于骨骺板的存在，病变一般不侵犯骨骺，周围为薄如蝉翼的骨壳。当它迅速增大时，可似吹气样，骨皮质可破入软组织内而形成较大的软组织肿块。病变呈局限性透亮区，边缘有狭窄的硬化带，内有粗细不等的骨小梁或骨嵴间隔呈蜂窝状，与正常骨分界清楚。

（三）病理检查

大体上为一多房性、充满血液之囊肿，切面呈蜂窝状或海绵状。病损内有纤维性间隔，其中有些含骨组织。镜下可见大小不等的囊腔，多数充满血液，呈暗红色或棕色，但囊腔内并无内皮覆衬。囊壁的血管改变见中小静脉明显扩张充血，血管壁呈不同程度的增厚。纤维性间隔中有不成熟的骨或骨样组织，并有大量破骨细胞样的多核巨细胞，亦可见吞噬细胞。

二、鉴别诊断

（一）孤立性骨囊肿

孤立性骨囊肿是在骨内形成充满浆液的囊性病变，呈对称性轻度膨胀的骨破坏，周围为致密硬化带，常因病理性骨折而发现。囊内为一空腔，内含透明黄色液体，囊壁纤维组织可见新生骨，多核巨细胞较少。

（二）骨巨细胞瘤

发病年龄较大，病变多位于长骨端的关节面下方。X 线表现为肿瘤膨胀性生长，病变多呈球形，内为“肥皂泡样”影，骨化及反应性骨硬化现象少见。但是动脉瘤样骨囊肿经 CT 及 MRI 检查，可以显示特征性的“液 - 液平面”征象，病理检查显示囊腔内充满血性液体和血凝块。

三、治疗

动脉瘤样骨囊肿有自愈倾向，治疗方法取决于病变发生部位和破坏程度。大多数病例采用手术治疗，包括刮除、边缘切除或广泛切除等手术方法。

以彻底手术治疗为主，手术不彻底时易复发。手术刮除可辅以灭活措施，如液氮冷冻疗法，可以降低手术后复发率。囊肿位于不适宜手术部位时，可行放疗，或行刮除术后应用放疗，效果较好，但放疗有破坏骨骺和一定的诱导恶变的可能，需要严格评估、谨慎应用。对于关节破坏严重的患者，可以考虑进行人工关节置换术，以达到恢复患肢运动功能的目的。

骨纤维异常增殖症

骨纤维异常增殖症（fibrous dysplasia of bone）又称骨纤维结构发育不良，是一种以骨纤维异常增殖变性为特征的骨病。本病临床上较为常见，但病因至今尚未明确，多数学者认为是由原始间叶组织发育异常，骨内纤维组织异常增生所致。

一、临床表现及诊断

（一）临床表现

本病好发于青少年和中年，以 11~30 岁发病最多，男女发病无明显差异。在骨的髓腔内有纤维骨，可以是单发性，也可以是多发性。有时可有反应骨形成。全身骨骼均可发病，以股骨、胫骨、颌骨为好发部位。病程缓慢，依照发病部位和临床表现，本病可分为 3 种类型。

1. **单发型** 病变单发一骨，肋骨、上颌骨最多，次为长管状骨，可侵犯骨的一端或整个骨干。病变早期常无症状，当累及股骨时，由于负重而引起股骨弯曲畸形、跛行及间歇性疼痛。少数病例在发生病理性骨折后才被发现。若病变部位表浅，局部可见肿胀及肿块，局部可有压痛。

2. **多发型** 病变侵犯多骨，常偏于一侧肢体，双侧患病时不对称。发病部位以股骨、胫骨、髂骨为主，掌骨、跖骨次之，躯干骨以肋骨多见，颅面骨同时受累者也并不少见。骨骼病变出现越早，临床症状越明显。可因病变部位不同，而出现各种畸形。发生于下肢者，表现为骨干膨胀弯曲，出现髋、膝关节内外翻畸形，跛行、行走困难及疼痛等，由于弯曲畸形和骨骺早期闭合，患者下肢缩短，多发者则身材矮小；发于颅面骨者，出现头颅及颜面部的不对称性畸形，且逐渐加重，并可有头痛、鼻塞、听力障碍及脑神经压迫症状，以及眼球受压突出、神经受压萎缩等体征；发生于上肢的病变，症状出现较迟且不明显。

3. **合并内分泌紊乱型** 此型又称奥尔布赖特综合征（Albright syndrome）。骨病变与多发型相同，绝大部分为女性。该病有三个特征，即多骨性骨纤维异常增殖症（骨骼早熟）、区域性皮肤色素沉着、儿童期出现性早熟现象。表现为：①皮肤色素沉着：腰背部、臀部、四肢及口唇周围出现散在的斑点状或大片黄色、褐色斑，不高出皮肤，边缘不规则，一般仍具有正常皮肤结构；②骨骼早熟：骨发育及成熟均较正常儿童为早，骨龄要比实际年龄提前几年。由于骨骼早熟，骨骺闭合过早，所以成年时一般身材较矮小；③性早熟：女性表现为月经初潮提前，乳房、腋毛及阴毛发育过早。男性则表现为外生殖器发育成熟如成人。此类患者多伴有其他内分泌紊乱状况，如垂体功能障碍而引起巨人症及肢端肥大症，智力发育低下，以及合并甲状腺功能亢进等。

（二）X 线表现

病变受累骨骼呈单囊或多囊状骨膨胀，骨皮质变薄，骨髓腔扩大呈磨砂玻璃样变，与正常骨分界明显。无骨膜反应，也无周身骨或局部骨质疏松现象。股骨近端病损可使股骨颈弯曲，酷似“牧羊人手杖”。颅面骨受累时，颅底骨质致密，枕颞骨变形，呈致密与囊性相混杂的阴影。

（三）病理检查

大体呈灰白色干脆组织，橡皮硬度，截面沙砾感。镜下可见纤维细胞及其产生的胶原纤维。胶原呈束状或旋涡状，其间杂有散在新生骨小梁，呈棒状、弧状。有时于扩张的血管或渗出的周围有少量的泡沫细胞及多核巨细胞浸润。偶可见到孤立的、微小的软骨组织，有骨化现象。

二、鉴别诊断

（一）骨巨细胞瘤

多见于 20~40 岁的青壮年，好发于长骨干骺端，多为单发病变，偏心生长，呈明显膨胀。单纯溶骨性改变，周围无明显硬化。X 线片显示肿瘤内有典型的“肥皂泡样”改变。

（二）孤立性骨囊肿

多发生于 20 岁以下者，多见于四肢长骨，呈对称性、中心性破坏，骨膨胀程度较轻，变形少见。长骨的干骺端可见有圆形或椭圆形透亮区，透亮区阴影多接近骨骺，此为 X 线片表现的典型特征。无骨膜反应。

（三）孤立性内生软骨瘤

常见于手、足部的小骨。为多发性病变，X 线片表现为偏心性溶骨性破坏，病变内可有钙化灶。

三、治疗

对于本病的治疗，通常分为 3 种情况：①无症状或症状轻微者，可不予治疗，但应严密观察及预防病理性骨折；②单发性病变引起局部疼痛，或合并畸形时，可行刮除植骨术，大部分患者可获得治愈；③多发性病变不宜手术，应以保护患肢、预防畸形发展、避免发生病理性骨折为主。

本病在生长发育时期发展缓慢，成年以后生长更加缓慢或病变自行静止，很少发生新的病灶。一般预后良好，但也有3%左右的恶变率。

骨嗜酸细胞肉芽肿

骨嗜酸细胞肉芽肿（eosinophilic granuloma of bone）是以骨骼病变为主或局限于骨的含有大量嗜酸性细胞的肉芽肿，是一种常见的原因不明的良性肿瘤样病变，属于组织细胞增殖症的一种类型。

本病通常分3种类型：①骨的嗜伊红细胞肉芽肿：病程较慢，主要局限于骨病变，也可见于骨外，单发多于多发；②儿童型组织细胞增多症：又称汉-许-克病（Hard-Schuller-Christian disease）。除侵袭骨外，主要为颅骨不同部位多发病变，产生如突眼、地图颅及尿崩等压迫症状；③婴儿型组织细胞增多症：又称莱特雷尔-西韦综合征（Letterer-Siwe syndrome）。呈急性或亚急性病程，具有恶性肿瘤表现，除侵犯骨外，常伴有全身性病损。

一、临床表现及诊断

（一）临床表现

任何年龄均可发病，5~10岁男性较多。全身骨骼都可发病，但以颅骨、肋骨、脊柱、肩胛骨及骨盆等多见。四肢长骨病损则多见于骨干和干骺端。单发或多发，或多骨多发，单发者多见。

临床症状的差异较大，一般发病较慢，属隐匿性，在发生症状之前，可有较长的病史。有的临床症状轻微，以局部疼痛、肿块、压痛为主要表现，多无明显全身症状。病变发生于颅骨时，常有头痛，局部出现软组织肿块，甚至有大范围的颅骨破坏及骨质凹隆。脊柱病变时，可见腰背部疼痛，活动受限，且逐渐加重，亦可造成脊柱后凸或侧弯畸形；若病变压迫脊髓或神经根时，可出现相应的神经症状，甚至截瘫。四肢长骨的病变，可触及骨质变化，长骨隆起肥厚，主要表现为局部肿胀或肿块，轻度疼痛及压痛。

实验室检查对本病帮助不大。血液检查可见白细胞计数和嗜酸粒细胞计数中度增多，但并不常见。血清钙、磷和碱性磷酸酶均正常。

（二）X线表现

病损一般为孤立的、界限分明的溶骨性改变。因发病部位不同，X线片的表现也各有差异。位于颅骨的病变，表现为颅骨内外板均遭破坏，边缘锐利而弯曲，出现穿凿样或地图样溶骨性破坏的颅骨缺损。肩胛骨之病变为边缘锐利、界限明显的骨质破坏。椎体病变，为囊性破坏，边缘硬化，继之因骨质破坏压缩，呈楔形或薄板状，椎间隙无异常，少数病例出现脊髓或神经压迫症状。长骨病变表现为长圆形中心性溶骨破坏，骨皮质膨胀变薄，形状不规则，但边缘清晰，穿破骨皮质后，骨膜产生反应性新骨，呈葱皮样贴附于骨皮质的表面。有的可引起病理性骨折。

（三）病理检查

肉芽肿呈棕黄色或灰黄色，质脆软易碎，在骨内产生局限性骨质破坏，边缘清楚。镜下可见基质由围绕小细胞群或单细胞丰富的网状组织构成，围绕宽广的细胞间网状组织区。内含有数量不等的嗜酸粒细胞，成熟或较幼稚；亦可见大量组织细胞，胞质丰富，有时呈泡沫状；还可见其他细胞浸润，如数量不等的淋巴细胞、浆细胞及泡沫细胞等。

二、鉴别诊断

青少年及儿童患者，患部有轻微疼痛，X线片上呈现边缘锐利的溶骨性破坏，有不规则的新生骨，血常规检查中白细胞总数及嗜酸粒细胞计数增高者，应考虑本病。本病的单发性病例应与慢性骨髓炎、骨结核、骨巨细胞瘤、尤因肉瘤相鉴别，多发性骨病应与多发性骨髓瘤及转移性骨肿瘤相鉴别。

（一）慢性骨髓炎

骨嗜酸细胞肉芽肿的病理表现类似于慢性骨髓炎，但是慢性骨髓炎多由急性化脓性骨髓炎演变而来，一般有急性化脓性骨髓炎病史。慢性骨髓炎 X 线片可以同时出现骨的破坏、坏死和增生。

（二）骨结核

结核分枝杆菌一般不能直接侵犯骨与关节，绝大多数骨结核都是继发性病变。多为慢性发病，轻微外伤或机体抵抗力低下是发病的诱因，初起时患者常有低热、倦怠、乏力、消瘦、午后低热、盗汗等。X 线检查对本病的诊断非常重要，早期可见局部骨小梁模糊的磨砂玻璃样改变，稍晚则可见游离性死骨。有时可见到寒性脓肿阴影。此外，脓液结核分枝杆菌培养阳性率为 75% 左右，对鉴别诊断帮助很大。

（三）骨巨细胞瘤

以 20~40 岁者多见，好发部位主要在长骨干骺端，其中以股骨下端最多，胫骨上端次之，脊椎的骨巨细胞瘤多在骶椎。X 线片显示肿瘤内有“肥皂泡样”改变，为骨巨细胞瘤的特征性改变。

（四）尤因肉瘤

最常见的症状是疼痛和肿胀，压痛明显，多数患者有发热（38~40℃）、贫血、白细胞增多和血沉升高。骨内出现虫蛀状破坏，骨外显示葱皮样骨膜反应，髓内骨破坏犹如“冰碎片”，软组织也常被累及。

三、治疗

（一）病灶注射泼尼松

病灶内注射泼尼松制剂是治疗骨嗜酸细胞肉芽肿的理想方法，其治疗包括已确诊、局部复发或继发病灶，泼尼松注射疗法均有效。每次注射 125~250mg，通常只需 1~3 次，6~12 个月内病变停止发展，然后完成病灶修复。1983 年 Nauert 等报道，病灶局部注射甲基氢化泼尼松琥珀酸钠 125~150mg 的方法较放射治疗和手术疗法更优。

（二）手术治疗

局部肿瘤搔刮术也是治疗本病行之有效的重要方法，一般很少复发。也可在某些部位做病骨切除术。如脊髓受压，则可采取适当的减压手术进行治疗，术后病灶能完全修复；唯有发生于椎体者，痊愈后椎体仍存在轻度楔形变。

（三）放射治疗（放疗）

由于本病对放疗较为敏感，所以对特殊病例或不适于手术部位，可行放射治疗，或手术后辅助以放疗。放疗剂量一般为 20~30Gy。

本病有自愈倾向。单骨性病变一般皆能自行吸收，修复痊愈；多骨性病变亦可自行痊愈，预后良好。

滑膜软骨瘤病

滑膜软骨瘤病（synovial chondromatosis）是一种由滑膜结缔组织化生引起的滑膜病变。这是滑膜较少见的增生性病损，其特征是膝、髋、肩等大关节滑膜内有多发性软骨结节，也可发生在滑囊或腱鞘。因此，本病又称关节软骨瘤、滑膜多发性软骨瘤病等。

一、临床表现及诊断

（一）临床表现

本病男性发病多于女性，男女之比为 2∶1，以 30~50 岁多见。约 50% 累及髋关节，其余主要累及肘、膝、腕、踝和肩关节，通常单发，偶尔对称性发于双膝。

临床表现取决于游离体的位置、大小、数目及病程长短。一般病程缓慢，早期可无症状，或仅感觉长期不适，持续多年。逐渐出现关节肿胀、疼痛和功能障碍，有时出现关节活动时的捻发音或绞锁。

（二）X 线表现

典型的 X 线片表现为小的钙化阴影散布于关节腔内，而关节间隙或关节面常保持正常。游离体钙化后可出现 X 线阻射，但有时未钙化，X 线检查可为阴性，CT 或对比关节造影有助于明确诊断。病变的晚期可伴发骨性关节炎或关节畸形，关节周围可出现骨质疏松。

（三）病理检查

病理检查可见关节滑膜组织增厚，滑膜面积形成大小不等的黄色软骨结节，直径 3~5mm，可单发或多发。大的结节可有蒂和滑膜相连，也可脱落于关节腔内而形成游离体，并逐渐增大，大部分可钙化或骨化。软骨细胞增生活跃，核肥硕或双核，注意不要误诊为滑膜肉瘤。

二、鉴别诊断

除排除关节以外的骨化或钙化，如骨瘤、血肿钙化等病变外，主要与关节内出现游离体的疾病相鉴别。

（一）骨性关节炎

多见于 50 岁以上的中老年患者，以关节疼痛、活动受限和关节畸形为主要临床表现。X 线检查早期可无任何变化，随着病情进展，可见软组织肿胀，关节缘增生骨赘，关节间隙变窄，或可见软骨下骨硬化或囊性变。

（二）大骨节病

大骨节病有较强的地域性，主要分布在我国东北、华北及河南等地的山谷及潮湿寒冷的地区，多发生于骨生长旺盛的 7~16 岁青少年，其主要病理变化是全身性的骨软骨改变，以负重大和活动多的四肢管状骨发育障碍最为明显。由于软骨发育不均匀，关节软骨面变得粗糙并可形成破溃，软骨边缘常有明显增生，部分软骨可脱落成为游离体。本病的 X 线片改变以指骨变化出现最早，其次是距骨和跟骨。距骨的主要改变为上方关节面呈波纹状不整齐，跟骨则为跟骨结节骨骺提前闭合和跟骨结节变短。

（三）神经性关节炎

神经性关节炎与滑膜软骨瘤病都可有关节内游离体，但神经性关节炎 X 线检查表现为，早期可见显著的关节肿胀，关节间隙增宽；后期关节边缘可出现不规则的巨大骨赘，脱落后形成大量关节内游离体。由于神经性关节炎是由神经系统病变引起，有疼痛轻、损害重的临床特点，因而鉴别并不困难。

三、治疗

本病属于半自限性疾病，有临床症状的仅占一小部分。一旦出现临床症状，宜早期采取手术治疗，彻底切除滑膜，或关节镜下手术摘除游离体。

有学者认为，瘤体小而少、无症状或症状轻的患者，可不予手术治疗；对于病程长、瘤体大而多，影响关节功能者，行瘤体摘除术。个别严重病例，可考虑做全关节置换术。

甲状旁腺功能亢进性棕色瘤

甲状旁腺功能亢进性棕色瘤（hyperparathyroidism brown tumor）是一种因甲状旁腺功能亢进而引起的局限性、非肿瘤性病损。甲状旁腺功能亢进是以甲状旁腺激素分泌过多和高钙血症为特征的内分泌系统疾病，由此可引起一系列骨代谢的紊乱而造成骨骼损伤，严重者可在骨内形成境界清楚、内含血性纤维组织的囊性变，即所谓“棕色瘤”。

一、临床表现及诊断

（一）临床表现

本病多发生于青年，发病部位以长骨骨干、肋骨、锁骨和下颌骨多见，瘤常为多数。临床主要症状为慢性骨痛及局部压痛。骨痛随着病程而逐渐加重，病程长者可以发生病理性骨折、畸形及肢体缩短。病变位于颌骨者可使颜面毁容。发生于脊柱者，可能压迫脊髓而产生相应的症状。全身症状可见周身无力、疲乏、嗜睡、食欲不振等，或出现泌尿系统结石等病变。实验室检查可有高钙血症，碱性磷酸酶增高，尿的羟脯氨酸量亦增高。

（二）X 线表现

肿瘤局部表现为溶骨性破坏，骨皮质可扩张，并有新生的骨膜骨壳包围，瘤腔内可有骨小梁形成，呈多房状。本病一般会导致全身骨骼病变，X 线片表现为广泛性骨质疏松，骨膜下骨吸收，特别是末节指骨和锁骨远端骨质吸收最为严重，颅骨表现为弥漫性的颗粒状 X 线透亮区。

（三）病理检查

甲状旁腺功能亢进性棕色瘤的特征是红棕色质软的环形肿块，有大小不等的出血区和囊性区。镜下可见被吸收的骨皮质与骨小梁表面可见大量破骨细胞及纤维组织，以及吞噬含铁血黄素颗粒的巨细胞，同时还可以见到新骨形成和成骨细胞。

二、鉴别诊断

X 线片见骨内有较小的多发性囊腔和其他骨改变的征象，伴有甲状旁腺功能亢进征象，生化检查为高血钙、低血磷和碱性磷酸酶升高，即可诊断为本病。在临床诊断过程中，不能只关注骨科方面的临床表现，要重视患者的全身症状，这样才不致于误诊和漏诊。本病应与骨巨细胞瘤、骨纤维异常增殖症相鉴别。

（一）骨巨细胞瘤

以 20~40 岁者多见，好发部位主要在长骨干骺端。X 线片显示肿瘤内有“肥皂泡样”改变，为骨巨细胞瘤的特征性改变。与甲状旁腺功能亢进性棕色瘤不同，骨巨细胞瘤一般无甲状旁腺功能亢进所产生的一系列病理变化。

（二）骨纤维异样增殖症

骨纤维异样增殖症是一种骨组织逐渐被增生的纤维组织替代的疾病，好发于长骨干骺端，除干骺端外，还可侵犯骨干。畸形是其主要症状，X 线片表现为“磨砂玻璃样”改变，病理检查显示病变由增生的纤维细胞和不成熟编织骨小梁组成。而甲状旁腺功能亢进性棕色瘤 X 线片表现多为全身性改变，病理检查显示病变由增生的纤维组织、破骨细胞样巨细胞、含铁血黄素构成。甲状旁腺功能亢进性棕色瘤系继发于甲状旁腺功能亢进而形成，同时可以出现甲状旁腺激素水平升高、血清钙升高，血清磷降低，尿钙及尿磷均升高等原发疾病的病理变化。

三、治疗

只要临床表现及生化检查指标与本病高度相关时，即应广泛探查甲状旁腺。一旦甲状旁腺瘤切除，骨骼的病损会自发地逐步改善。甲状旁腺切除术后，可对患者进行钙剂补充治疗，并定期监测相关实验室指标，了解血钙、血磷等变化情况。

对于病理性骨折，可按照一般原则进行处理。除非肿瘤压迫重要部位，引起严重并发症，否则对棕色瘤本身一般无须处理。本病一般预后良好。

结　语

骨肿瘤作为骨病的一个特殊类别，古人对此已有一定的认识。唐代著名医药学家孙思邈在他所著的《备急千金要方》一书中，将肿瘤分为 7 种类型：“瘿瘤及骨瘤、脂瘤、石瘤、肿瘤、血瘤或息肉。”其中就明确地记载了骨瘤，说明中医学对骨肿瘤早已有所认识。

骨肿瘤包括原发性骨肿瘤、继发性骨肿瘤及瘤样病变等。骨肿瘤来源于骨基本组织和骨附属组织。骨基本组织指骨、软骨、骨膜、骨髓纤维组织等。骨附属组织指骨内的神经、血管、骨髓等。骨肿瘤虽有良性或恶性之分，但并非截然分开，有些肿瘤表现为良性与恶性之间的中间型性质，故有“相对恶性”与“低度恶性”之称谓。骨肿瘤虽然不是常见骨疾病，但恶性骨肿瘤对人体生命危害极大，值得重视。

毋庸置疑，癌症强调“三早”（早发现、早诊断、早治疗）是有重要意义的。骨肿瘤治疗早期诊断、早期治疗为原则也早已成为业界人士的共识。社会在发展,科技在进步,近现代医学及中医学在肿瘤的研究与治疗上取得了许多举世瞩目的、令人兴奋的巨大成就,但是很多情况下癌症的治疗并不乐观,甚至十分棘手,医者也常感到无能为力。肿瘤治疗的过程中,恶化、死亡的事件时有发生,癌症仍旧是人类尚未能攻克的疾病。

目前,西医学针对骨肿瘤的治疗方法主要还是手术、化疗、放疗、免疫疗法等。这些方法虽然有时能起到治疗作用,但也不能保证治愈每一位患者。不仅如此,上述各种治疗所产生的弊端也是显而易见的,肿瘤放疗、化疗的毒副反应使许多患者不能顺利完成放化疗的周期,甚至迫使治疗终止,因此运用中医药或者中西医结合进行治疗,已成为广大肿瘤医务工作者的迫切任务与重要课题。

第二十五章　何天祺导引养生拳

第一节　源　　流

笔者日常修炼的养生功法，也称为导引养生拳法，是家父何仁溥先生传授给我和两位兄长即长兄何天祥（1923—2019）、四哥何天佐（1941—2018）的。何氏先辈系蒙古族医武世家特呼尔氏（汉姓何氏），历代均有任军中医官者。因属八旗统辖，故称“旗人”。我的祖父，何氏骨科第三代传人何兴仁，曾任成都西校场八旗军医官。因随军转战，何氏先辈广泛接触了满汉文化，渐融蒙古族、满族、汉族传统骨伤科学及武学为一体，并在历代传承之中不断发展和丰富。

家父何仁溥，自幼从其父何兴仁学医习武。幼年启蒙于成都市蜀华街前清秀才瑞炳麟开办的私塾；民国初年就读于成都储才中学；中学毕业后入位于成都春熙路北段的基督教青年会学习英文，合格后由该会推荐到华西协合大学医院（今四川大学华西临床医学院）学习西医学。因有武功基础，身体素质好，在青年时代，足球、网球水平出色。家父除跟随祖父学习何氏祖传骨伤科医术及武学外，青年时期还先后拜满族、蒙古族骨科名医开长斋、春三爷，汉族擅长治疗骨结核、骨髓炎的中医外科名医徐寿仙和著名拳师马震江、马镇江为师。严格的家教和博采众长的师承经历，加上对近代西方文化的学习，使何仁溥在青少年时期便奠定了对何氏骨科承先启后的坚实基础。撰有《特呼尔正骨手法》《无暇斋正骨经验》《仁斋医话》等著述。其生平事迹载入《四川省近现代名人录》《成都满蒙族志》《四川何氏骨科流派史实研究》等史料、书籍中。

蒙古族骨科医生医武不分家，强调“手法如书法，手到、心到、气到，才能心手合一，运用自如”。施行手法时注意尽可能减轻患者痛苦，切忌伤而再伤，应做到气沉丹田、力透肱腕、劲达指端，“视之不见，触之如电”，手法得当，才能奏立竿见影之效。

何天祥、何天佐和我作为何氏骨科第五代嫡系传人，均在父亲的严格训导下，通过自身的不懈努力，全面继承了何氏先辈的骨伤科学和武学，并运用祖传的骨伤科医术治病救人，取得卓越的临床疗效。深受国内外、军内外广大患者的信赖和赞扬。

我在修炼家父所传气功导引养生功的基础上，融入个人心得，拓展了原功法的动作和程式，形成了一套系统的养生功拳法，命名为何天祺导引养生拳。经过几十年的修习，深切体会到此功法结构合理、功效全面、简单易学。若能持之以恒，对身心健康大有裨益。

第二节　基础知识

导引养生是中国传统医学宝库中的珍品，历史悠久，源远流长。迄今约有五千年的历史，是防治疾病、延年益寿的有效手段。由于时代不同、个人经验和认识的差异，古籍中关于“导引”的名称和内容记载不一或简略各异。在本文中将较多地引用周稔丰、余永年先生的论述，对一些重要问题则多用个人经验和独门绝学，务求学习者能轻松掌握个中真谛。

“导引”一词最早见于《庄子·刻意》，该书云：“吹呴呼吸，吐故纳新，熊经鸟申，为寿而已矣。此导引之士，养形之人，彭祖寿考者之所好也。”这段文字的第一、二句为呼吸锻炼，第三句为仿生运动。说明当时“导引”主要由吐纳（呼吸）和模仿各种动物的运动组成。吐纳与肢体运动有着有机的联系。养生家们分别强调了其主要的作用。如《道枢·契真》说：“吐纳以练藏，导引以和体。”《道枢·阴符》言：“吐纳以练五藏，导引以开百关。”李颐谓：“导气令和，引体令柔。”

我认为“导引”作以下解释比较全面：气功导引养生是一种身心并练，内外兼修，具有和气血、通经络、活肢节、健脏腑、养精神，促进身心健康、防治疾病和益寿延年作用的一种古老的医疗体育和养生延寿方法。导引，分而言之，则可以分为意念导引、呼吸导引、运动肢体导引、按摩导引、声音导引等等。但逐渐又把练劲、练意、练气、按摩、动作和发声等结合在一起练习。我的养生导引拳就是继承古代各种气功导引养生法，并将其熔为一炉的整体性导引术。

练功之人对呼吸非常讲究，认为这是气功导引养生术与一般体育锻炼如保健操、徒手操的根本不同之处。历代养生家无不对此十分重视，并根据个人喜好及修炼心得，各有不同的体会与发展，形成了众多流派及丰富多彩的方法。

呼气之法，前贤多有论述。我认为"太上玉轴六字气诀"较为全面，摘录如下："《道藏》有《玉轴经》，言五脏六腑之气，因五味熏灼不和，又六欲七情，积久生疾，内伤脏腑，外攻九窍，以致百骸受病。轻则痼癖，甚至盲废，又重则伤亡。故太上悯之，以六字气诀，治五脏六腑之病。其法以呼字而自泻脏腑之毒气；以吸字而自采天地之清气以补之。当日小验，旬日大验，年后万病不生。延年益寿，卫身之宝。非人勿传。呼有六曰：呵、呼、嘶、嘘、嘻、吹也。吸则一而已。呼有六者，以呵字治心气；以呼字治脾气；以嘶字治肺气；以嘘字治肝气；以嘻字治胆气；以吹字治肾气。此六字气诀分主五脏六腑也。"

第三节　先期基本功的练习

先期基本功的练习，是何天祺导引养生拳的基础，也是重要和关键的部分。其基本方法是：以马步沉气站桩为主，佐以试力、发力、试声、推手进行练习。

马步沉气站桩

马步是武术中最独特的锻炼方法，它是以静站的方式养练气息，增强力量，在不动中锻炼内部气息的调动，锻炼劲力的增长，即所谓的"静中求动"。另一方面，通过站桩的锻炼，以气息调动了劲力的增长，以气养劲，以劲固形，身体犹如松柏一般岿然不动，练熟之后则可气灌丹田，强若不倒之翁。

马步沉气站桩的方法，早在《黄帝内经》中就有记载："提挈天地，把握阴阳，呼吸精气，独立神守，肌肉若一。"《老子》一书中也有言："抱一无离，独立不改，以观其妙，周行不殆，以观其徼。"

提挈天地：是在马步沉气站桩时的一种意念活动，经过"独立神守"后，好像要把青天托起来，把地气提起来似的。把握阴阳：是指能够掌握人体活动力量变化的规律，在练功发力时阴阳、虚实的变化规律。肌肉若一：是指经过长时期的"独立神守"锻炼之后，全身的肌肉在神经系统的支配下，到达高度协调统一的程度。

蹲马步练习时，要注意保持顶平、肩平、腿平、心平。顶平则头正，肩平则身正，腿平则劲正，心平则气正。只有这几点协调一致，才能在下一步行拳时有力，不致漂浮。

该拳具有"静中求动"的特点，练功时以静为主，排除杂念，保持身体平直、胸舒、腹软、周身放松、气息均匀的状态，逐渐达到静寂之化境，气清而平，平则气血和畅，久练之后可祛除心头浮躁之气。

经过一段时间的马步沉气站桩后，机体将会产生不同的生理变化。例如，手脚的酸麻感，双肩、双膝的胀痛等，这些生理变化的现象叫作"气感反应"。由于练功，四肢关节产生"酸、胀、麻、痛"的机体反应，使得许多人往往不愿继续坚持练功。而这个时候，一定要克服困难，继续坚持，再过一段时间，便可由"酸、胀、麻、痛"的机体反应期，转变为全身开始微感发热出汗，随之出现舒畅的感觉。

练功到此阶段，在马步站桩姿势不动的情况下，双手、单手，左右交替，进行向上、下、前、后局部试力、整体试力、固定发力、活动发力，正面力、斜面力、撑抱力、牵拉力的训练，由浅入深，由小到大，直至找到"劲"的感觉，出手锻炼时一定要保持马步姿势不动，不要加快呼吸或延长呼吸，千万不要憋气，因为在憋气期间，机体停止了气体交换，导致机体内部缺氧，容易出现疲劳，久而久之，也可能出现心肌变性或肥大。在马步沉气站桩练功时，机体在完成肌肉运动的同时，伴有许多器官和系统活动上的变化，许多人有打嗝、放屁、肠鸣音等现象出现，感觉十分畅快。

（一）试力功法练习

试力是该拳的基本功之一。马步沉气站桩是在原位保持一定姿势不动的练习，而试力则是不动转为活动练习的活动过程。试力就是求物找“劲”法，也是何氏养生功最重要、最复杂的环节。必须有一定的马步沉气站桩的基础方能进行，马步沉气站桩是积蓄力量、增长力量的有效措施，而试力则是如何分配力量和使用力量的方法。

试力训练，一定要身稳如山，下肢不动，双手套路演练的每一个动作都要有寻找“物”的阻力感。要求手不空出，意不空回，出手如剑，回手如钩，动作宜慢，不宜快，力要连续不断且要有动乎不得不止，止乎不得不动之意。初学者刚开始动作就像视之无“物”，空空如也，什么阻力都没有，在训练时一定要由浅入深，由局部到整体，由内而外，逐步提高，初试以手行之，逐渐全身行之。

1. 上肢前后试力法 根据意念想象中的用力大小，马步站桩，屈肘握拳，分别单手交替，双手同时向前方撑开，要有阻力感，要有撑之不开，挤压不瘪之意，然后好像要把假想大树拉过来的试力活动。

2. 上肢左右试力法 马步站桩，屈肘握拳，分别向左右两侧伸展，同时由拳变掌出手，想象手掌像一把利剑刺入一棵大树，然后用力将大树拉回来，一定要有假想之物的阻力感。反复交替，逐步增加阻力感。

3. 上肢上下试力法 马步站桩，屈肘握拳，左右交替，双手同时分别由拳变掌出手，要有托起青天的阻力感，然后向下拉飞鹰的阻力感，一上一下，反复交替，逐步增加阻力感，动作要慢不要快。

4. 双手抱球试力法 马步站桩，屈肘握拳，两肘弯曲环抱，手心向下由拳变掌，手指撑开，想象双手在水里按压一个漂浮力很强的大皮球，反复按压以增加阻力感，然后想象将一个进水后很沉重的皮球抱起来，反复按压抱起，增加阻力感。

经过以上基本功训练后，便可以正式进入何天祺导引养生拳的练习了。

（二）关于运动量

大家知道，任何过度的体育锻炼都会对身体造成伤害。机体的肌肉和神经只有受到一定量的刺激后，才能产生反应，这种反应表现为肌肉的收缩运动，肌肉的收缩运动达到一定程度后才能引起一系列的生理变化，如血液循环的变化、呼吸运动的变化，如果运动量过小且时间又短，就不能引起明显的生理变化了。因此，在练习何氏养生拳时，同样也要根据自身情况，制定一个合理适度的运动量。既可达到锻炼的目的，又不致因运动量过大而过度疲劳。

在练习的过程中，适度的运动量对机体的刺激一般会产生明显的生理变化，如呼吸平稳而有轻微的酸胀、全身轻松、心情舒畅等良好的感觉。掌握适当的运动量，要有一个标准，这个标准包括以下 3 个方面。

1. 自身感受 主要是练功者四肢肌肉是否出现轻微的酸、胀、麻、痛的感觉。但不能出现过度疼痛、胸闷、心悸、气喘等现象。

2. 练功时间 每次练功时间的长短，应根据练功者不同的体质情况来制定。一般初学者应由 5 分钟开始，以后逐步增加到 30 分钟。时间短，达不到预期的效果，而时间长又会产生过度疲劳。

3. 恢复时间 从停止练功开始到身体因练功而产生的各种反应完全消失并恢复到正常状态的时间，称为恢复时间。恢复时间的长短是与每一个练功者的体质密切相关的，因而用恢复时间来帮助练功者掌握自己最佳运动量是一个好方法。如果练功时产生的疲劳经过一夜的休息还不能完全消失，说明运动量过大，应当减少一点；相反，如果练功后疲劳很快消失，说明运动量过小，还可以适当增加一些。

上述掌握运动量的方法，仅仅是一些大的原则，练功者可根据自身情况灵活运用。

第四节　基 本 功 法

一、基本功法

我在自己几十年的导引养生修炼中，对吸气和呼气同等重视。吸气方法可分为两种。

第一种用鼻吸气。吸气时，腹部收，膈肌上提，胸腔充盈。意想天地间的真气、元气充盈满脑，集于头顶百会穴，称为“百凤朝阳”。

第二种也是用鼻吸气。吸气时腹部放松并挺出，膈肌下沉，让胸腔扩大充盈。意想天地精华如千河万流一齐涌入，灌溉“丹田”，称为“万流汇海（气海穴）”。

呼出方法也分为两种。

第一种动作柔和缓慢，松静自然，呼出无声，即所谓“吐唯细细”的呼出法。

第二种为暗吸明呼。即吸气时不出声，呼气时出声，称为“嗨字劲”。

我认为掌握了“百凤朝阳”“万流汇海”两种吸气方法与“吐唯细细”“嗨字劲”两种呼气方法，便可算得上掌握了气功养生的关键，只要恒心练习，终身受益无穷。

练此功法时应心无旁骛，精神宁静安舒，气息顺达。动作要求伸筋拔骨、转骨拧筋。每式动作中配合呼吸，都要做到自然协调。

练此功法时要注意以下几点：其一，要选择空旷幽静、空气新鲜之场所，最好在松柏或花木草地处；其二，早晚练习宜空腹，如遇心慌气短等情况，可以少进食些点心或食物，以免饥饿伤气，且功前宜解净二便；其三，练功或功间休息时，一般勿与他人说话闲谈，以免分神走意；其四，每次练功不可潦草，须全神贯注，神气意力合而为一。如口中有津，可随时吞下。

二、功法的要素

想要修炼好气功导引养生功法，有三个重要元素必须注意。一是意念，二是呼吸，三是肢体动作。其中，意念是主导，它引领气血运行，支配呼吸，协调肢体动作；呼吸是气功导引养生功法特别要注意的，它使得气功导引养生功法有别于其他的体育锻炼和养生方法；肢体动作是一切运动共有的。而气功导引养生功法特别强调意念的主导，呼吸与肢体动作的有机配合，以及肢体运动本身的协调性。所以，气功导引养生功法不刻意追求一招一式的精准，而是着意追求全套功法的整体性、连贯性和协调性，只有切实做到了这几点，才能真正修炼好气功导引养生功。

三、功法的效果

此功法可以调和阴阳，补益气血，疏通经络，补虚扶正，祛邪固本，若能长期坚持练习，将可以达到如下效果。其一，可以增强记忆力，对神经衰弱、头痛、胸闷、心悸、更年期综合征等症状有一定的预防和改善作用；其二，有助于胃肠功能的改善，对便秘、消化不良等疾病有一定的治疗作用；其三，有助于风湿性关节炎、类风湿关节炎等疾患症状的改善；其四，对颈椎病、肩周炎、腰椎间盘突出症、坐骨神经痛、慢性腰腿痛等有一定的疗效；其五，有一定的养颜驻容、延年益寿的良好功效。

第五节　何天祺导引养生拳功法

第一式　凝神调息

练功者自然站立，脚与肩膀同宽，脚尖向前。身直头正，心宁神静，两目半闭内视，如周围空无一物，看不见任何东西。松肩垂腕，双上肢自胸前缓缓上举过头，同时以意念带动人体两侧三阳经及背后督脉的气血徐徐上升，直到头顶百会穴。同时用“百凤朝阳”法吸气，气满则暂停片刻。之后，双手下沉，同时用意念带动气血沿着体内侧三阴经及任脉下行，直达双脚趾尖。双手沉到少腹后自然放回体侧位置。同时，用“吐唯细细”法呼出。此法可重复5次。

第二式　沉气站桩

双脚展开比肩略宽，脚尖朝外约30°，半屈膝关节，使臀部如坐凳状，下腰收腹挺胸，头正目平视。双手握拳，握而不紧，空而不松，拳心向上，若有气萦绕于掌心。双手臂屈肘约100°，平靠在腰部两侧，腕横纹与腹面平齐，前后适当。同时，用“万流汇海”法吸气，“吐唯细细”法呼气各1次。

第三式　如意乾坤

左手慢慢向前伸出，意想有气自肩向指运行，推动手由拳变掌，五指自然分开，掌心向上，手臂伸直，手掌内翻180°，再外翻180°，有托天（掌心向上时）抚地（掌心向下时）之气势。同时，用“万流汇海”法吸气，左手再渐渐收回，意想有气自指向肩运行，推动手由掌变拳，并恢复伸出拳前的姿势。同时用“吐唯细细”法呼气。

右手的动作和呼吸与左手相同。

双手同时动的动作和呼吸：双手的动作和呼吸同单手动作相同。

行“百凤朝阳”吸气法1次。行“嗨字劲”呼出法1次。

“嗨字劲”呼出法：屈膝下腰，双手由握拳变抱物状，向前下方伸臂去抱，同时用“吐唯细细”法呼出；意想抱物向上的同时，伸膝提腰，引躯体随手向上。用“百凤朝阳”法吸气。当双手与胸平齐时，自然翻手，用较快的速度屈膝下腰伸肘，像把重物浊气推向地面，同时快速发声地呼出体内浊气。

体位恢复沉气站桩的起势。行“百凤朝阳”法吸气及“吐唯细细”法呼气各1次。

第四式　哪吒舒臂

沉气站桩的起势不变，左手慢慢向左侧伸出，意想有气自肩向指运行，推动手由拳变掌，五指自然分开，掌心向上，手臂伸直，手掌内翻180°，再外翻180°，有托天（掌心向上时）抚地（掌心向下时）之气势。同时，用“万流汇海”法吸气，左手再渐渐收回，意想有气自指向肩运行，推动手由掌变拳，并恢复伸出拳前的姿势。同时用“吐唯细细”法呼气。

右手的动作和呼吸与左手相同。

双手同时动的动作和呼吸：左手向左侧，右手向右侧。动作和呼吸与单手相同。

行“百凤朝阳”吸气法1次。行“嗨字劲”呼出法1次。

然后，体位恢复沉气站桩的起势。行“百凤朝阳”法吸气及“吐唯细细”法呼气各1次。

第五式　韦陀擎天

沉气站桩的起势不变，左臂向上伸展，意想有气自肩向指运行，推动手由拳变掌，五指自然分开，掌心向上，手臂伸直，左手手指向右侧，用“百凤朝阳”法吸气；翻腕旋掌，左手再缓缓收回，意想有气自指向肩运行，推动手由掌变拳，并恢复伸出拳前的姿势。同时，用“吐唯细细”法呼气。

右手的动作和呼吸与左手同。

双手同时动的动作和呼吸与单手相同。

行“百凤朝阳”吸气法1次。行“嗨字劲”呼出法1次。

然后，体位恢复沉气站桩的起势。行“百凤朝阳”法吸气及“吐唯细细”法呼气各1次。

第六式　金鹏亮翅

沉气站桩的起势不变，左手慢慢向前伸出，意想有气自肩向指运行，推动手由拳变掌，五指自然分开，掌心向上，手臂伸直，手掌内翻180°，有托天抚地之气势。同时，用“万流汇海”法吸气。直臂划向左侧面，用“吐唯细细”法呼气。用“万流汇海”法吸气的同时，左手返回正前方，手臂伸直，手掌外翻180°。左手再渐渐收回，意想有气自指向肩运行，推动手由掌变拳，并恢复伸出前的姿势。同时，用“吐唯细细”法呼气。

右手的动作和呼吸与左手同。

双手同时动的动作和呼吸与单手相同。

行“百凤朝阳”吸气法 1 次。行“嗨字劲”呼出法 1 次。

然后，气沉丹田，神形归一，体位回复沉气站桩的起势。行“百凤朝阳”法吸气及“吐唯细细”法呼气各 1 次。

第七式 凤凰搅羽

沉气站桩的起势不变，在屈膝下腰的同时，意想有气自肩向指运行，推动左手由拳变掌，五指自然分开，掌心向上，左手伸向右下侧，用“吐唯细细”法呼出，气随意走，身随气动，以身体正中线为轴，气息运行一周天。左手向上经头的前上方自然翻腕达到左后上方，左手向上的同时，伸膝提腰令身体自然上升，并用“百凤朝阳”法吸气；左手继续环绕，顺势翻腕达左侧偏后下方，同时屈膝下腰，领身体随手下行，气亦细细呼出；左手自左侧偏后下方缓缓向上时，意想有气自指向肩运行，推动手由掌变拳，最后回复起势位，同时伸膝提腰，领身体随手上行，最后亦回复起势位。用“百凤朝阳”吸气法。

右手的动作和呼吸与左手同。

双手同时动的动作和呼吸与单手相同。

行“百凤朝阳”吸气法 1 次。行“嗨字劲”呼出法 1 次。

然后，体位恢复沉气站桩的起势。行“百凤朝阳”法吸气及“吐唯细细”法呼气各 1 次。

第八式 罗汉云手

沉气站桩的起势不变，先是左手由拳变掌，掌心向上，伸肘令手达体中线的下位，从下划弧形，沿着身体前面绕到身体右侧，再继续划弧形到头上方的体中线上位，顺势翻腕 180°，接着左手由左侧继续划圆弧形 180°，完成左手 360° 的圆形环绕。

右手紧接着左手划弧形到头上方的体中线上位，顺势翻腕 180° 时起动，做与左手相同的动作，形成首尾相含的左右圆环，共做 9 次。在左右手动作的同时，练功者的上半身也应随之左右转动，与手协调，身手合一，并加大动作范围。动作要快慢结合、刚柔相济。

罗汉云手是一个与武术关联较多的术式。此式动作相对速度稍快，武功实战力较强，对吐纳的要求与前不同。需要随着动作的节奏自调呼吸，以顺为原则。

第九式 天地舒息

沉气松肩，意守丹田，变为自然站立体位，与凝神调息式（第一式）完全相同，亦同样做 5 遍。

第十式 顺揉丹田

左手自然伸直五指略分开，置于腹部，掌心对着神阙穴。右手同样姿势放在左手背上。

用左手掌外沿及五指指腹，顺时针方向逐点旋转按压腹部。在按压六点钟位到十二点钟位时，用“吐唯细细”法呼出。

同样方法共做 5 次。

参考文献

［1］施杞. 中医骨伤科学 [M]. 北京: 中国中医药出版社, 2005.
［2］安官布, 金玉. 蒙医学概述 [M]. 赤峰: 内蒙古科学技术出版社, 1995.
［3］琪格其图. 现代蒙医学 [M]. 沈阳: 辽宁民族出版社, 2002.
［4］阙再忠, 何洪阳. 中医骨伤科学 [M]. 成都: 四川人民出版社, 1983.
［5］何天佐. 何氏骨科学 [M]. 北京: 人民卫生出版社, 2009.
［6］周成刚. 骨病解难 [M]. 北京: 北京科学技术出版社, 2013.
［7］Klaus Buckup. 骨科临床检体手册 [M]. 2 版. 济南: 山东科学技术出版社, 2010.
［8］陈安民, 李锋. 骨科疾病诊疗指南 [M]. 3 版. 北京: 科学出版社, 2013.
［9］王文燕, 王广智. 明理正骨 [M]. 济南: 山东科学技术出版社, 2014.
［10］董福慧. 尚天裕实用中医骨伤科学 [M]. 北京: 中国中医药出版社, 2013.
［11］孙绍裘, 孙达武. 中医骨伤科发展简史 [M]. 北京: 人民军医出版社, 2015.
［12］韦以宗. 中国骨科技术史 [M]. 2 版. 北京: 科学技术文献出版社, 2009.
［13］施杞, 石仰山. 石筱山伤科学 [M]. 北京: 人民卫生出版社, 2014.
［14］王志成. 骨科主治医生 1510 问 [M]. 3 版. 北京: 中国协和医科大学出版社, 2012.
［15］郭光文, 王序. 人体解剖彩色图谱 [M]. 2 版. 北京: 人民卫生出版社, 2008.
［16］坂井建雄, 板桥尚词. 3D 人体解剖图 [M]. 沈阳: 辽宁科学技术出版社, 2013.
［17］Felix Bronner, Mary C Farach-Carson, Helmtrud l. Roach. 人体骨骼发育学 [M]. 北京: 人民军医出版社, 2014.
［18］邹仲之, 李继承. 组织学与胚胎学 [M]. 8 版. 北京: 人民卫生出版社, 2013.
［19］杨君礼. 骨科诊疗图解 [M]. 3 版. 北京: 人民军医出版社, 2014.
［20］裴福兴, 邱贵兴. 骨科临床检查法 [M]. 北京: 人民卫生出版社, 2008.
［21］毕荣修, 谢进. 骨伤科典型创伤病例精解 [M]. 济南: 山东科学技术出版社, 2013.
［22］吴瑞宏, 玛丽·霍克曼. 骨肿瘤: 影像学诊断实用指南 [M]. 天津: 天津科技翻译出版有限公司, 2014.
［23］黄荣宗, 吴大真. 骨伤方剂学 [M]. 北京: 人民卫生出版社, 2000.
［24］赵定麟, 陈德玉, 赵杰. 现代骨科学: 骨病卷 [M]. 2 版. 北京: 科学出版社, 2014.
［25］张俐. 中医骨病学 [M]. 北京: 人民卫生出版社, 2012.
［26］施杞, 王和鸣. 骨伤科学 [M]. 北京: 人民卫生出版社, 2001.
［27］何裕民. 癌症只是慢性病 [M]. 3 版. 上海: 上海科学技术出版社, 2014.

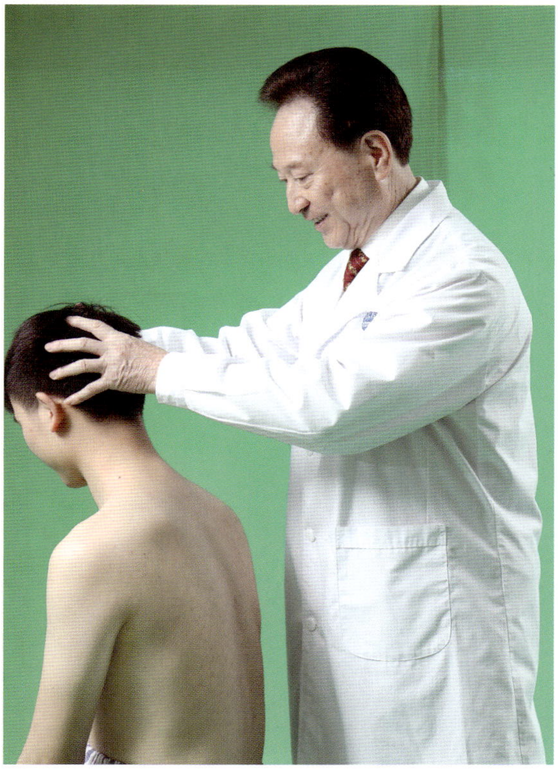

附图 1　何氏点按法

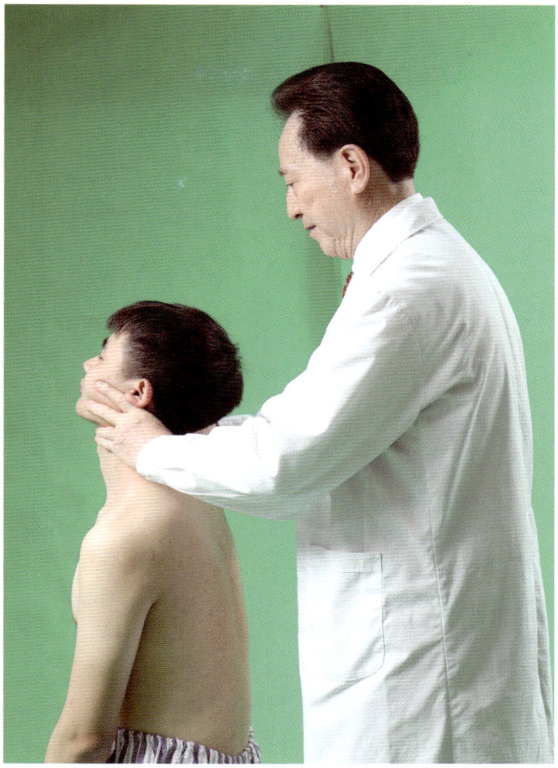

附图 2　何氏旋转牵引法

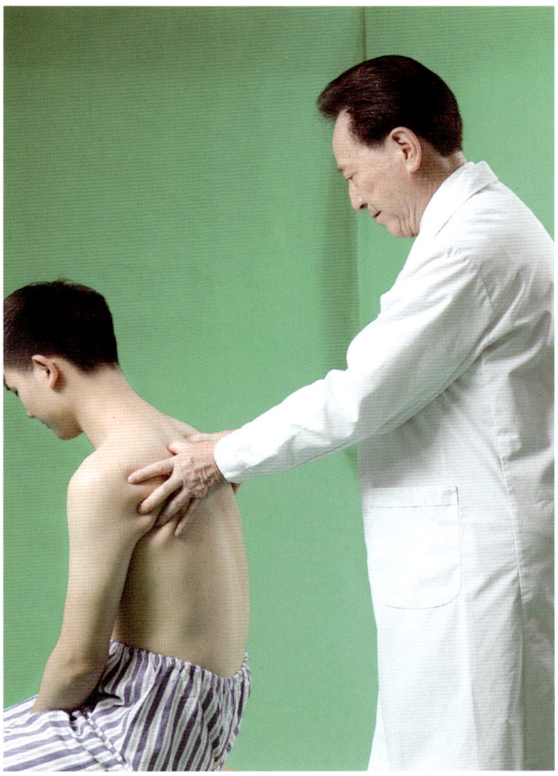

附图 3　何氏理筋法

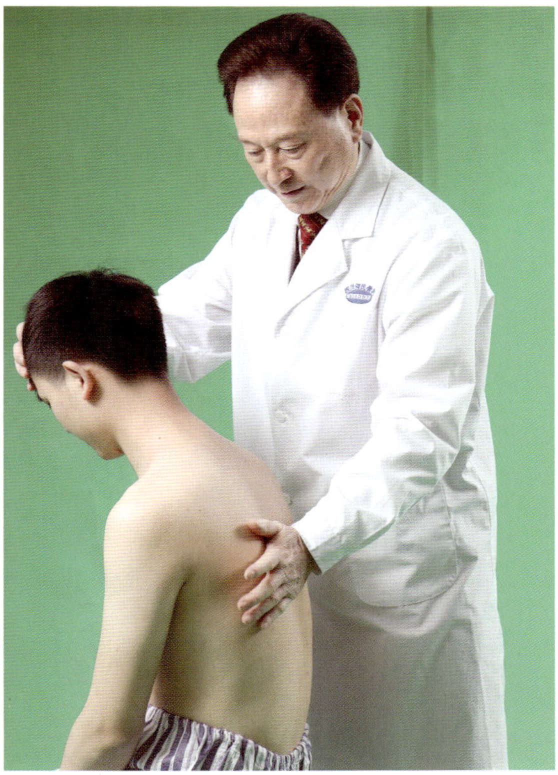

附图 4　何氏揉法

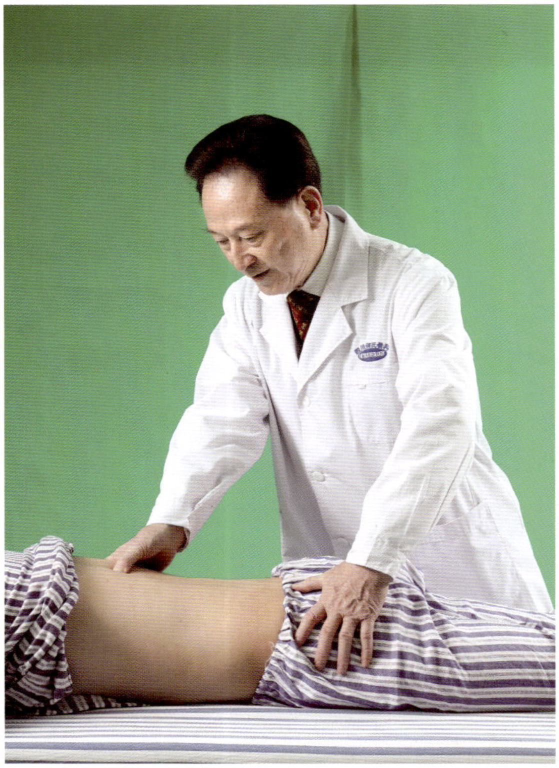

附图 5　何氏点法

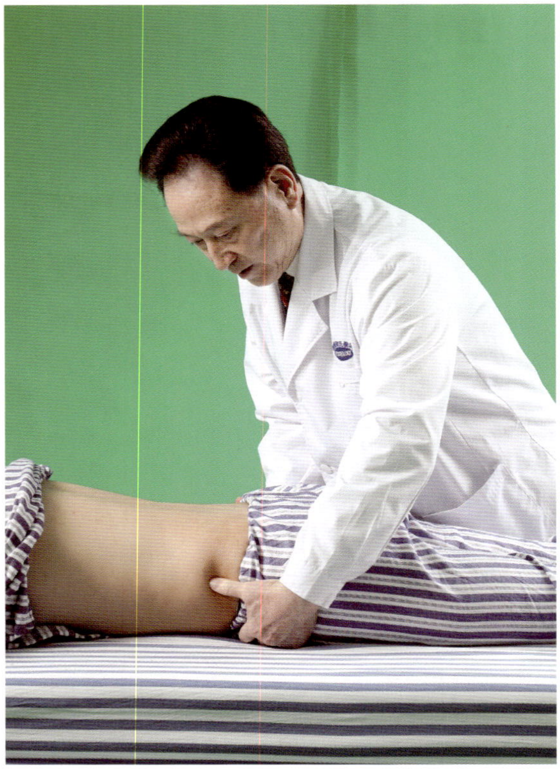

附图 6　何氏分筋法(大分法)

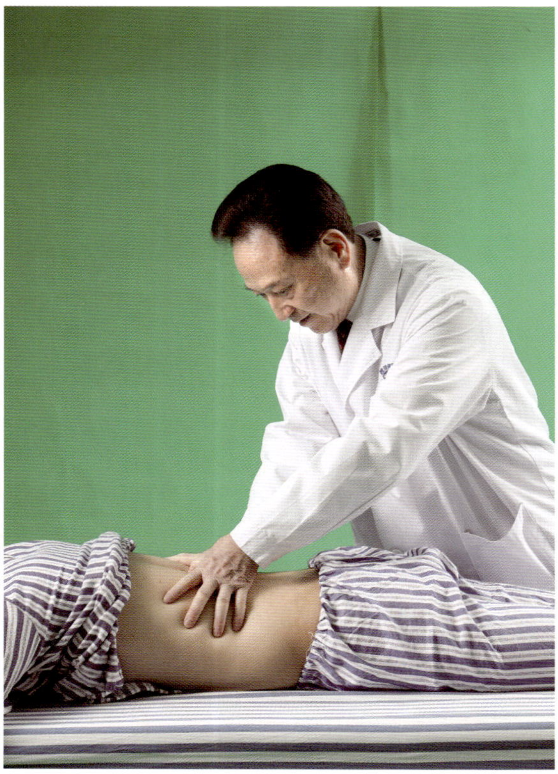

附图 7　何氏分筋法(小分法)

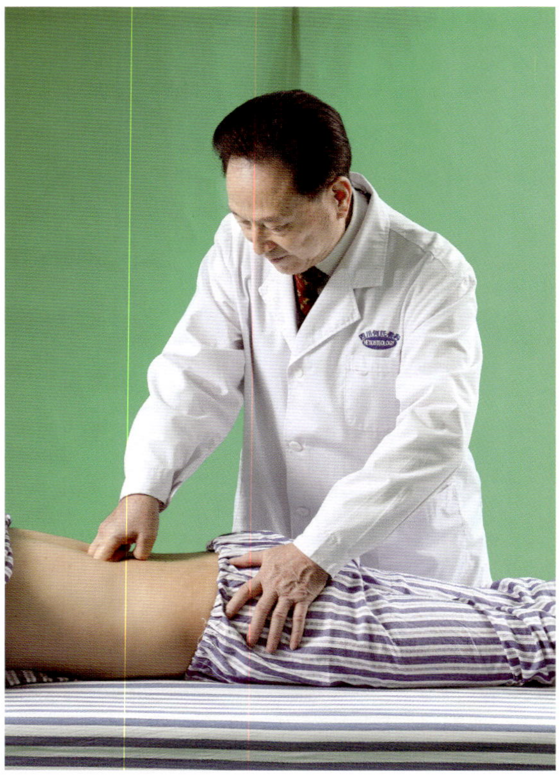

附图 8　何氏夹脊震抖法

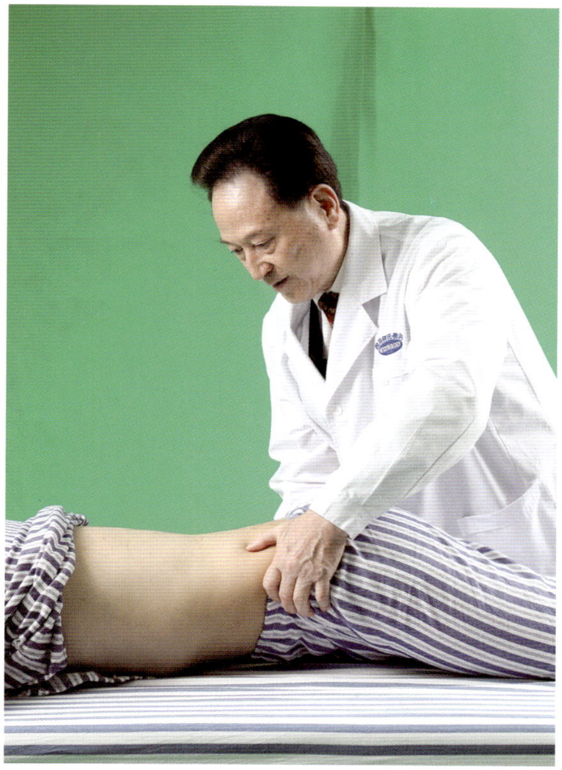

附图 9　何氏正脊法

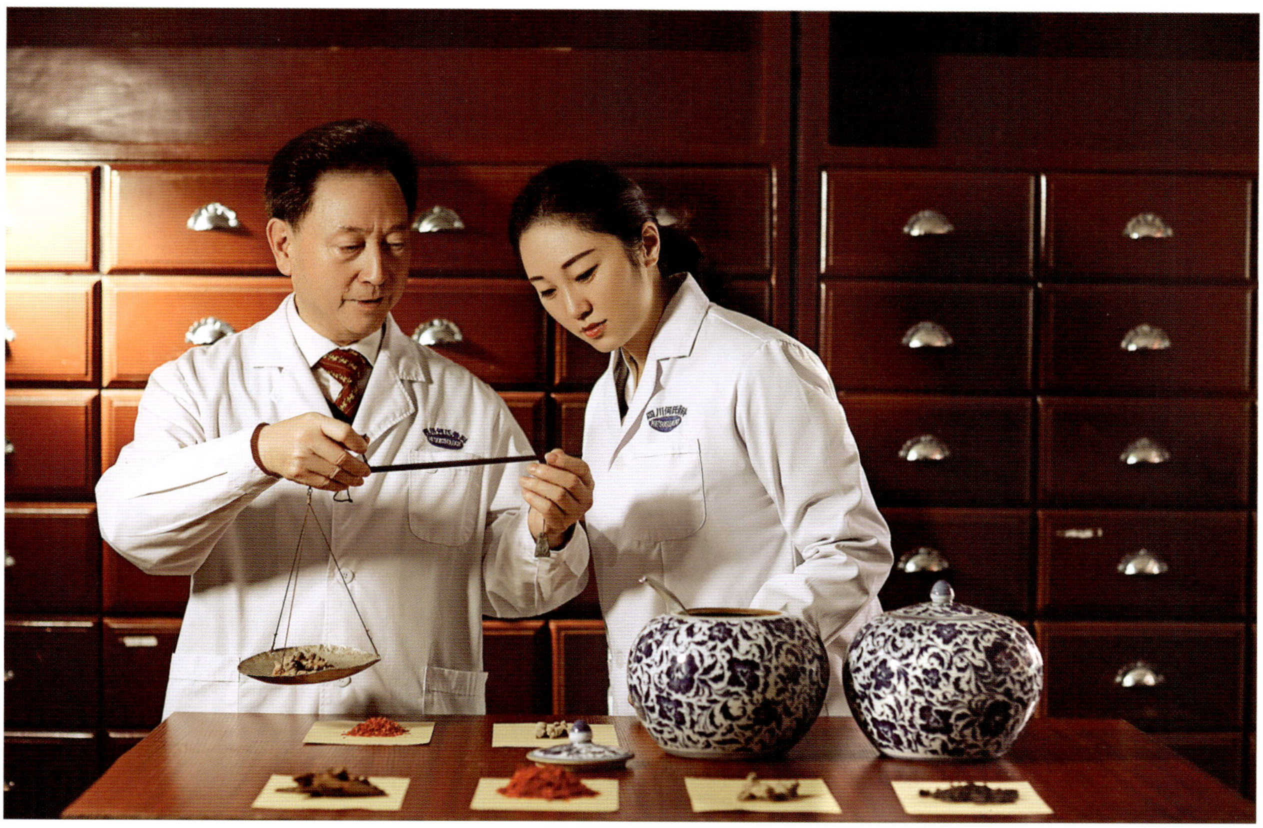

附图 10　何天祺院长指导女儿何依玲，依据祖传方药，特殊药物坚持自己采集和炮制